Washington Manual® Pediatria

Washington Manual® Pediatria

SEGUNDA EDIÇÃO

Editor

Andrew J. White, MD
Assistant Professor and Program Director of Pediatrics
Washington University School of Medicine
St. Louis Children's Hospital
St. Louis, Missouri

Thieme
Rio de Janeiro • Stuttgart • New York • Delhi

Dados Internacionais de Catalogação na Publicação (CIP)

W582p
    White, Andrew J.
        Pediatria/Andrew J. White; tradução de Mônica Regina Brito, Nancy dos Reis Juozapavicius, Sandra Mallmann, Luciana Baldini & Edianez Chimello. – 2. Ed. – Rio de Janeiro – RJ: Thieme Revinter Publicações, 2018.
        668 p.: il; 14 x 21 cm; (Washington Manual®)
        Título Original: *The Washington Manual® of Pediatrics*
        Inclui Apêndice, Formulário e Índice Remissivo
        ISBN 978-85-67661-79-7
    1. Pediatria. I. Título.
                                      CDD: 618.92
                                      CDU: 616-053.2

A Lippincott Williams & Wilkins/Wolters Kluwer Health não teve participação na tradução desta obra.

Tradução:
MÔNICA REGINA BRITO (Caps. 1 a 5)
Médica Veterinária
Tradutora Especializada na Área da Saúde, SP
NANCY DOS REIS JUOZAPAVICIUS (Caps. 6 a 10)
Tradutora Especializada na Área da Saúde, SP
SANDRA MALLMANN (Caps. 11 a 15 e formulário)
Tradutora Especializada na Área da Saúde, RS
LUCIANA BALDINI (Caps. 16 a 20)
Médica Veterinária
Tradutora Especializada na Área da Saúde, SP
EDIANEZ CHIMELLO (Caps. 21 a 27 e apêndices)
Tradutora Especializada na Área da Saúde, SP

Revisão Técnica:
MIRIAM TERESA CAPETTI
Título de Especialista em Pediatria pela Sociedade Brasileira de Pediatria (SBP)
Especialização em Radiologia e Diagnóstico por Imagem pela PUC-RJ
Médica Radiologista do Hospital Federal da Lagoa, RJ
Médica Radiologista do Hospital Municipal Jesus, RJ

Título original:
The Washington Manual® of Pediatrics, Second edition
Copyright © 2016 Department of Pediatrics, Washington University on behalf of the School of Medicine
ISBN 978-1-4963-2895-3

© 2018 Thieme Revinter Publicações Ltda.
Rua do Matoso, 170, Tijuca
20270-135, Rio de Janeiro – RJ, Brasil
http://www.ThiemeRevinter.com.br

Thieme Medical Publishers
http://www.thieme.com

Impresso no Brasil por Intergraf Indústria Gráfica Eireli.
5 4 3 2 1
ISBN 978-85-67661-79-7

Nota: O conhecimento médico está em constante evolução. À medida que a pesquisa e a experiência clínica ampliam o nosso saber, pode ser necessário alterar os métodos de tratamento e medicação. Os autores e editores deste material consultaram fontes tidas como confiáveis, a fim de fornecer informações completas e de acordo com os padrões aceitos no momento da publicação. No entanto, em vista da possibilidade de erro humano por parte dos autores, dos editores ou da casa editorial que traz à luz este trabalho, ou ainda de alterações no conhecimento médico, nem os autores, nem os editores, nem a casa editorial, nem qualquer outra parte que se tenha envolvido na elaboração deste material garantem que as informações aqui contidas sejam totalmente precisas ou completas; tampouco se responsabilizam por quaisquer erros ou omissões ou pelos resultados obtidos em consequência do uso de tais informações. É aconselhável que os leitores confirmem em outras fontes as informações aqui contidas. Sugere-se, por exemplo, que verifiquem a bula de cada medicamento que pretendam administrar, a fim de certificar-se de que as informações contidas nesta publicação são precisas e de que não houve mudanças na dose recomendada ou nas contraindicações. Esta recomendação é especialmente importante no caso de medicamentos novos ou pouco utilizados. Alguns dos nomes de produtos, patentes e *design* a que nos referimos neste livro são, na verdade, marcas registradas ou nomes protegidos pela legislação referente à propriedade intelectual, ainda que nem sempre o texto faça menção específica a esse fato. Portanto, a ocorrência de um nome sem a designação de sua propriedade não deve ser interpretada como uma indicação, por parte da editora, de que ele se encontra em domínio público.

Todos os direitos reservados. Nenhuma parte desta publicação poderá ser reproduzida ou transmitida por nenhum meio, impresso, eletrônico ou mecânico, incluindo fotocópia, gravação ou qualquer outro tipo de sistema de armazenamento e transmissão de informação, sem prévia autorização por escrito.

Este livro é dedicado a todos aqueles que buscam conhecimento.

Andrew J. White

Colaboradores

Adrienne D. Atzemis, MD
Associate Professor
Section of Child Abuse/Pediatrics,
 Department of Pediatrics
Washington University School of Medicine
St. Louis, Missouri

Leonard B. Bacharier, MD
Professor of Pediatrics and Medicine
Harvey R. Colten Scholar in Pediatrics,
 Washington University School of Medicine
St. Louis Children's Hospital
St. Louis, Missouri

Dustin Baldridge, MD, PhD
Instructor
Department of Pediatrics
Washington University School of Medicine
St. Louis, Missouri

Susan J. Bayliss, MD
Professor of Dermatology and Pediatrics,
 Division of Dermatology
Departments of Internal Medicine and
 Pediatrics
Washington University School of Medicine
St. Louis, Missouri

Anne Marie Beck, MD
Professor
Department of Pediatric Nephrology
Washington University School
 of Medicine
St. Louis, Missouri

Kathryn Q. Bernabe, MD
Assistant Professor
Departments of Surgery and Pediatric
 Surgery
Washington University School of
 Medicine
St. Louis, Missouri

Anne E. Borgmeyer, DNP, RN, CPNP, AE-C
Pediatric Nurse Practitioner
Intensive Services
St. Louis Children's Hospital
St. Louis, Missouri

Erin E. Casey, MD
Pediatric Chief Resident
St. Louis Children's Hospital
St. Louis, Missouri

Tara Conway Copper, MD
Clinical Fellow, Pediatric Emergency
 Medicine
Department of Pediatrics
Washington University School of Medicine
St. Louis Children's Hospital
St. Louis, Missouri

Megan A. Cooper, MD, PhD
Assistant Professor
Division of Rheumatology
Department of Pediatrics
Washington University School of Medicine
St. Louis, Missouri

DePorres Cormier II, MD
Pediatric Resident (2012–2015)
St. Louis Children's Hospital
St. Louis, Missouri
Fellow
Developmental and Behavioral Pediatrics
Boston Children's Hospital
Boston, Massachusetts

Melanie E. Fields, MD, MSCI
Instructor
Division of Pediatric Hematology/Oncology
Washington University School of Medicine
St. Louis, Missouri

Stephanie A. Fritz, MD, MSCI
Assistant Professor of Pediatrics
Division of Infectious Diseases
Washington University School of Medicine
St. Louis Children's Hospital
St. Louis, Missouri

Kristin P. Guilliams, MD
Assistant Professor
Departments of Neurology and Pediatrics,
 Divisions of Pediatric Neurology and
 Pediatric Critical Care Medicine
Washington University School of Medicine
St. Louis, Missouri

Christina A. Gurnett, MD, PhD
Associate Professor
Department of Neurology
Washington University School of Medicine
St. Louis, Missouri

David A. Hunstad, MD
Associate Professor and Chief
Division of Infectious Diseases
Washington University School of Medicine
St. Louis, Missouri

Jonica Huntman, Pharm D
Clinical Pharmacist
St. Louis Children's Hospital
St. Louis, Missouri

Andrew B. Janowski, MD
Fellow
Department of Pediatric Infectious
 Diseases
Washington University School of Medicine
St. Louis, Missouri

Mark C. Johnson, MD
Associate Professor
Division of Pediatric Cardiology
Department of Pediatrics
Washington University School of Medicine
St. Louis Children's Hospital
St. Louis, Missouri

Robert M. (Bo) Kennedy, MD
Professor
Division of Emergency Medicine
Department of Pediatrics
Washington University School of Medicine
St. Louis Children's Hospital
St. Louis, Missouri

Lila C. Kertz, MSN, RN, CPNP,
AE-C Pediatric Nurse Practitioner
Division of Allergy, Immunology, and
 Pulmonary Medicine
Department of Pediatrics
Washington University School of Medicine
St. Louis, Missouri

Nikoleta S. Kolovos, MD
Associate Professor of Pediatrics
Washington University School of Medicine
St. Louis, Missouri

Jamie S. Kondis, MD
Instructor, Child Abuse and Pediatrics
Department of Pediatrics
Washington University School of Medicine
St. Louis, Missouri

Kathryn B. Leonard, MD
Fellow
Division of Emergency Medicine
Department of Pediatrics
Washington University School of Medicine
St. Louis Children's Hospital
St. Louis, Missouri

Amit M. Mathur, MBBS, MD
Professor
Division of Newborn Medicine
Department of Pediatrics
Washington University School of Medicine
Medical Director
Neonatal Intensive Care Unit
St. Louis Children's Hospital
St. Louis, Missouri

William H. McAlister, MD
Professor
Department of Radiology and Pediatrics
Washington University School of Medicine
St. Louis, Missouri

Sarah Mermelstein, MD
Instructor in Pediatrics
Department of Pediatrics
Division of Adolescent & Diagnostic Medicine
Washington University School of Medicine
St. Louis, Missouri

Carrie Nalisnick, MD
Associate Medical Director
Pediatric Hospital Medicine
WellStar Kennestone Hospital
Marietta, Georgia

Christopher O'Boynick, MD
Private Practice
St. Louis, Missouri

Kevin O'Bryan, MD
Instructor
Department of Pediatrics
Washington University School of Medicine
St. Louis, Missouri

Kathryn Plax, MD
*Ferring Family Professor of Pediatrics,
    Department of Pediatrics
Washington University School of Medicine
St. Louis, Missouri*

Robert J. Rothbaum, MD
*Centennial Professor of Pediatrics
Division of Pediatric Gastroenterology,
    Hepatology, and Nutrition
Department of Pediatrics
Washington University School of Medicine
St. Louis, Missouri*

David A. Rudnick, MD
*Associate Professor
Departments of Pediatrics and
    Developmental Biology
Washington University School of Medicine
St. Louis, Missouri*

Kiran M. Sargar, MD
*Fellow in Radiology
Mallinckrodt Institute of Radiology
Washington University School of Medicine
St. Louis, Missouri*

Jennifer N. A. Silva, MD
*Director, Pediatric Electrophysiology
Washington University School of Medicine
St. Louis Children's Hospital
St. Louis, Missouri*

Paul S. Simons, MD
*Associate Professor of Pediatrics, Department
    of Developmental and Behavioral
    Pediatrics
Washington University School of Medicine
St. Louis, Missouri*

Mythili Srinivasan, MD, PhD
*Associate Professor
Department of Pediatrics
Washington University School of Medicine
St. Louis Children's Hospital
St. Louis, Missouri*

Ashley L. Steed, MD, PhD
*Critical Care Medicine Fellow
Department of Pediatrics
Washington University School of Medicine
St. Louis, Missouri*

Lynne M. Sterni, MD
*Assistant Professor
Division of Pediatrics
Department of Anesthesiology and Pain
    Medicine
St. Louis Children's Hospital
St. Louis, Missouri*

**Akshaya J. Vachharajani, MD,
MRCP (UK)**
*Associate Professor
Division of Newborn Medicine
Department of Pediatrics
Washington University School of Medicine
St. Louis Children's Hospital
St. Louis, Missouri*

Brad W. Warner, MD
*Jessie L. Ternberg Distinguished Professor of
    Pediatric Surgery
Washington University School of Medicine
Surgeon-in-Chief
St. Louis Children's Hospital
St. Louis, Missouri*

Andrew J. White, MD
*Professor of Pediatrics
Washington University School of Medicine
St. Louis Children's Hospital
St. Louis, Missouri*

Kate Kernan, MD
*Pediatric Critical Care Fellow
University of Pittsburgh Medical Center
Pittsburgh, PA*

Sarah Tycast, MD
*Primary Care Physician
The Children's Clinic
Portland, OR*

Caroline Horner, MD
*Assistant Professor
Department of Pediatrics
Washington University School of Medicine
St. Louis, MO*

Patti Gyr, MSN, RN, CPNP
*Asthma Pediatric Nurse Practitioner
St. Louis Children's Hospital*

Avraham Beigelman, MD
*Assistant Professor
Department of Pediatrics
Washington University School of Medicine
St. Louis, MO*

Peter Michelson, MD
Associate Professor
Department of Pediatrics
Washington University School of Medicine
St. Louis, MO

Monique Gupta Kumar, MD
Assistant Professor
Department of Pediatrics
Emory University School of Medicine
Atlanta, GA

Kara Sternhell-Blackwell, MD
Assistant Professor
Department of Medicine
Washington University School of Medicine
St. Louis, MO

Dorothy Grange, MD
Professor
Department of Pediatrics
Washington University School of Medicine
St. Louis, MO

David Wilson, MD, PhD
Associate Professor
Department of Pediatrics
Washington University School of Medicine
St. Louis, MO

Alexander Fay, MD, PhD
Neuromuscular Fellow
Department of Neurology
Washington University School of Medicine
St. Louis, MO

Katherine Rivera-Spoljaric, MD
Assistant Professor
Department of Pediatrics
Washington University School of Medicine
St. Louis, MO

Prefácio

A primeira edição de *The Washington Manual®* of Pediatrics foi criada a partir de *The Washington Manual® Pediatrics Survival Guide* com o objetivo de proporcionar informação concisa e acessível a estagiários, residentes e estudantes de medicina que tratam de pacientes pediátricos no hospital, nas unidades de terapia intensiva, no departamento de emergência e nos ambulatórios de subespecialidades. Por esta razão, este Manual não contém uma descrição completa de cada subespecialidade pediátrica ou uma descrição detalhada da fisiopatologia das doenças discutidas. No entanto, fornece abordagens definidas estabelecidas para o diagnóstico e tratamento dos problemas pediátricos mais comuns. Além disso, contém referências bibliográficas baseadas em evidências científicas para os tratamentos descritos, sempre que essas evidências estiverem disponíveis.

Os autores deste manual são estagiários, residentes, chefes de residência médica, bolsistas de subespecialidades e o corpo docente do St. Louis Children's Hospital e Washington University. Estes profissionais talentosos, entusiastas e dedicados trabalharam em conjunto para elaborar um manual para médicos e estudantes de medicina, e para aqueles que buscam conhecimentos sobre pediatria. Além do trabalho árduo dos muitos autores, os meus especiais agradecimentos à Dr.ª Susan Dusenbery, Dr.ª Ana Maria Arbelaez e Dr.ª Tami Garmany, cujos esforços na primeira edição e no *Survival Guide* preparam o caminho para esta versão atual. Também, este livro não existiria se não fosse pela incansável atividade, dedicação e habilidades organizacionais de Leigh Ann Bryant, cuja paciência e gentil persistência foram primordiais para concretizar este trabalho.

Andrew J. White, MD

Sumário

1 Tópicos Comuns 1
Tara Conway Copper ▪ Carrie Nalisnick

2 Crescimento e Nutrição 13
Tara Conway Copper ▪ Carrie Nalisnick

3 Controle de Fluidos e Eletrólitos 22
Tara Conway Copper ▪ Carrie Nalisnick

4 Emergências 33
Kate Kernan ▪ Robert M. (Bo) Kennedy

5 Envenenamentos 49
Robert M. (Bo) Kennedy ▪ Erin E. Casey

6 Ortopedia Básica 63
Kathryn B. Leonard ▪ Christopher O'Boynick ▪ Robert M. (Bo) Kennedy

7 Neonatologia 82
Akshaya J. Vachharajani ▪ Amit M. Mathur

8 Cuidado Crítico 106
Ashley L. Steed ▪ Nikoleta S. Kolovos

9 Cirurgia 135
Kathryn Q. Bernabe ▪ Brad W. Warner

10 Medicina dos Adolescentes 150
Sarah Mermelstein ▪ Sarah Tycast ▪ Kathryn L. Plax

11 Pediatria Comportamental e do Desenvolvimento 169
Paul S. Simons ▪ DePorres Cormier, II

12 Maus-Tratos na Infância 187
Adrienne D. Atzemis ▪ Jamie S. Kondis

13 Doenças Alérgicas e Asma 201
Leonard B. Bacharier ▪ Avraham Beigelman ▪ Anne E. Borgmeyer ▪ Patti Gyr Caroline Horner ▪ Lila C. Kertz

14 Cardiologia 233
Mark C. Johnson ▪ Jennifer N. A. Silva

15 Doenças Dermatológicas   256
Kara Sternhell-Blackwell ▪ Monique Gupta Kumar ▪ Susan J. Bayliss

16 Doenças Genéticas   278
Dustin Baldridge ▪ Dorothy Grange

17 Gastroenterologia   293
David A. Rudnick ▪ Robert J. Rothbaum

18 Endocrinologia   305
Ana Maria Arbelaez ▪ Mareen Thomas ▪ Amy Clark ▪ Stephen Stone

19 Hematologia e Oncologia   337
Melanie E. Fields ▪ David Wilson

20 Doenças Infecciosas   362
Andrew B. Janowski ▪ David A. Hunstad ▪ Stephanie A. Fritz

21 Doenças Neurológicas   412
Alexander Fay ▪ Kristin P. Guilliams ▪ Christina A. Gurnett

22 Doenças Pulmonares   430
Katherine Rivera-Spoljaric ▪ Leonard B. Bacharier

23 Doenças Reumatológicas   443
Megan A. Cooper ▪ Andrew J. White

24 Doenças Renais   459
Anne Marie Beck

25 Radiologia   476
Kiran M. Sargar ▪ William H. McAlister

26 Sedação   504
Lynne M. Sterni ▪ Mythili Srinivasan ▪ Robert M. (Bo) Kennedy

27 Segurança do Paciente e Melhoria da Qualidade   521
Peter Michelson ▪ Kevin O'Bryan

Formulário   527
Jonica Huntman

Apêndice A – Diretrizes de Imunização, 2015   578
Apêndice B – Marcos de Desenvolvimento   581
Apêndice C – Curvas de Crescimento   595
Apêndice D – Estágios de Tanner   605
Apêndice E – Diretrizes para Fototerapia/Transfusão de Troca   607
Apêndice F – Hipertensão em Crianças e Adolescentes   609
Apêndice G – Procedimentos Comuns   617

Índice Remissivo   623

Washington Manual® Pediatria

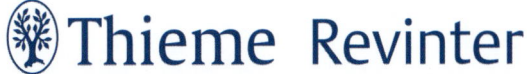

Tópicos Comuns
Tara Conway Copper • Carrie Nalisnick

- O cuidado de crianças é realizado de forma mais eficaz através de uma compreensão de suas necessidades, habilidades e problemas comuns de desenvolvimento.
- Este capítulo aborda a orientação preventiva, o desenvolvimento normal e os problemas comuns que surgem no ambulatório, pronto-socorro e unidades de internação.

CONSULTAS DE SUPERVISÃO DE SAÚDE

Vigilância sanitária por meio de triagem, aconselhamento e fornecimento de orientação preventiva está entre as funções mais importantes de um pediatra. Consultas de puericultura possibilitam a avaliação da nutrição, desenvolvimento físico e cognitivo, saúde geral e situação vacinal. Em cada consulta, a discussão destes tópicos, bem como um exame completo do paciente, deve ocorrer. Através de consultas de supervisão de saúde regulares, os pediatras podem fornecer conselhos e instruções com base nas habilidades de desenvolvimento atuais da criança e antecipação dos futuros marcos do desenvolvimento. A AAP fornece um resumo da frequência recomendada e conteúdo das consultas de supervisão de saúde no *Periodicity Schedule* de 2014. Os pediatras identificam os pacientes com desvio do desenvolvimento normal e recorrem a serviços de terapia apropriados se necessário. As consultas de rotina também proporcionam um fórum para aconselhamento dos pais sobre problemas comuns da infância.

DESENVOLVIMENTO

- Aquisição dos marcos do desenvolvimento ocorre em tempos específicos durante a infância e em uma sequência específica. As crianças são monitoradas para a aquisição dos marcos, e aquelas que não desenvolvem essas habilidades como previsto requerem avaliação complementar.
- A Tabela 1-1 lista os marcos motores grosseiros, motores finos, cognitivos, de linguagem e sociais, bem como a idade típica em que essas habilidades são adquiridas em crianças de 1 mês a 8 anos de idade.

SONO
Princípios Gerais

- A duração do sono em um período de 24 horas diminui conforme a criança se desenvolve, com recém-nascidos dormindo 16–20 horas por dia e adolescentes necessitando de 9 horas de sono.
- A capacidade de dormir durante a noite geralmente se desenvolve entre 3 e 6 meses de idade, e, após esse período, os lactentes podem continuar a acordar por causa da rotina.
    - A síndrome da morte súbita infantil (SIDS) é definida como a morte súbita de um lactente, que permanece inexplicada após exaustiva investigação. O risco pode ser reduzido colocando os bebês para dormir em uma posição supina, usando uma superfície firme para dormir, removendo cobertores soltos do berço do bebê, abandono do tabagismo parental, e permitindo que o bebê durma em um espaço separado daquele dos cuidadores.
- Há uma redução dramática no sono diurno entre 18 meses e 5 anos de idade.
- Adolescentes requerem 9 horas de sono por noite, porém obtém 7 horas de sono em média, resultando em déficit de sono.

TABELA 1-1	Marcos do Desenvolvimento por Idade		
Idade	Habilidades motoras grosseiras	Habilidades motoras finas	Habilidades cognitivas, de linguagem e sociais
1 mês	Levanta a cabeça na posição prona	Mãos fechadas	Fixa e segue objetos até a linha média, reage à voz
2 meses	Levanta o tórax na posição prona	Mãos fechadas 50% do tempo, segura um chocalho colocado em sua mão	Segue objetos além da linha média, reconhece a voz, sorriso social, faz sons
4 meses	Apoia-se nas mãos na posição prona, vira da posição de bruços para a posição de costas, mantém a cabeça firme	Mantém as mãos abertas, alcança e segura objetos na mão, traz as mãos para a linha média	Vira-se em direção à voz, dá risada, vocaliza quando a pessoa para de falar
6 meses	Senta sem apoio, vira da posição de costas para a posição de bruços	Agarra objetos com os dedos, transfere de uma mão à outra	Diferencia pessoas estranhas, balbucia consoantes
9 meses	Engatinha, força para ficar em pé, anda sem destino	Junta dois brinquedos, come com as mãos	Brinca de esconde-esconde, descobre objetos escondidos, segue um dedo, fala "papa" e "mama" indiscriminadamente, atende pelo nome, entende "não"
12 meses	Anda sem destino, anda sozinho	Preensão em pinça	Fala "papa" e "mama" apropriadamente, 1–2 palavras adicionais, jargões imaturos, segue comandos com gestos
15 meses	Anda sozinho, inclina-se para pegar um objeto, engatinha para subir escadas	Faz torres com 2 cubos, imita rabiscos, usa uma colher e um copo	Vocabulário de 3–5 palavras, segue comandos simples, pode dar nome a um objeto, fala "não" com sentido, aponta para uma ou duas partes corporais
18 meses	Joga a bola de pé, sobe escadas com apoio, senta em uma cadeira	Faz torres com 3-4 cubos, inicia rabiscos	Vocabulário de 10–25 palavras, jargões maduros, aponta para três partes corporais e para ele mesmo

Idade	Motor	Motor fino/adaptativo	Linguagem/social
24 meses	Pula, chuta bola, arremessa com as mãos acima da cabeça, sobe e desce escadas com apoio	Faz torres com 6 cubos, imita movimentos verticais	Vocabulário de 50 ou mais palavras, frases de 2 palavras, usa pronomes, 50% inteligível, segue comandos de duas partes, refere-se a si mesmo pelo nome, aponta para 6 partes corporais, interage com outras crianças
3 anos	Pedala um triciclo, alterna os pés subindo as escadas	Faz torres com 9 cubos, come sozinho, copia um círculo, desenha uma pessoa com 3 partes, desabotoa roupas	Vocabulário de 200 ou mais palavras, usa plural, 75% inteligível, sabe o nome completo, sabe a idade e gênero, conta até 3, reconhece cores, vai ao banheiro sozinho
4 anos	Alterna os pés descendo as escadas, salta em um pé só	Faz torres com 10 cubos, capaz de cortar e colar, copia um quadrado, abotoa roupas, pega uma bola	100% inteligível, usa a palavra "Eu" corretamente, coloca e tira a roupa com supervisão, conhece as cores, conta histórias, brinca em grupo
5 anos	Salta, anda na ponta dos pés	Copia um triângulo	Vocabulário de 2.000 ou mais palavras, identifica moedas, sabe o nome de quatro a cinco cores, sabe a idade e o dia do aniversário
6 anos	Anda em linha reta	Amarra o tênis, penteia o cabelo, copia uma forma de diamante	Vocabulário de 10.000 ou mais palavras, consegue ler 250 palavras, sabe direita e esquerda, os dias da semana e seu número de telefone
7 anos	Anda de bicicleta	Toma banho sozinho	Sabe dizer a hora com intervalos de 30 minutos
8 anos	Anda de ré em linha reta		Sabe dizer a hora com intervalos de 5 minutos, conhece os meses do ano

Problemas Comuns

Insônia Comportamental da Infância
- Apresentação Clínica
  - Existem dois tipos de insônia comportamental da infância.
  - Distúrbio de associação do início do sono é observado em lactentes e crianças que aprendem a pegar no sono apenas em determinadas condições e não desenvolvem a capacidade de se autoacalmar.
  - Distúrbio por falta de estabelecimento de limites envolve o início tardio do sono devido a um adiamento ou recusa da criança em dormir, seguido por frequentes exigências por atenção quando já na cama.
- Tratamento
  - Os pais devem estabelecer um horário regular de sono e uma rotina de deitar.
  - Métodos que permitam que a criança aprenda a se autoacalmar na hora de deitar também podem ser usados nos despertares noturnos.
  - As crianças devem ser colocadas na cama sonolentas, porém acordadas, e os pais devem ignorar a criança ou aumentar gradualmente o período de tempo antes da calma, até que a criança aprenda a se autoacalmar.
  - Os pais precisam estar preparados para uma piora do comportamento antes da melhora.

Terrores Noturnos
- Apresentação Clínica
  - O pico ocorre entre 4 e 12 anos de idade.
  - O despertar ocorre do sono profundo de ondas lentas, geralmente no primeiro terço da noite.
  - A apresentação é consistente com o medo intenso, incluindo grito ou choro, taquicardia, taquipneia, rubor, diaforese e aumento do tônus.
  - A criança tem amnésia parcial ou completa do evento.
  - Após o evento, o exame físico é normal.
- Avaliação Diagnóstica
  - O diagnóstico é estabelecido com base no histórico típico.
  - O histórico também deve focar em uma etiologia de sono interrompido, incluindo síndrome das pernas inquietas, apneia obstrutiva do sono ou convulsões.
  - Polissonografia não é regularmente indicada.
- Tratamento
  - Tranquilização dos pais, educação e boa higiene do sono são os mais importantes – estes episódios são autolimitados e cessam na puberdade à medida que o sono de ondas lentas diminui.
  - Despertares programados podem ser usados para episódios frequentes. Os pais devem acordar a criança 15–30 minutos antes do horário típico do episódio por várias semanas, até que os episódios parem.
  - Benzodiazepínicos de curta duração podem ser usados em circunstâncias raras e graves, quando a criança corre o risco de lesão.

Pesadelos
- Apresentação Clínica
  - Pesadelos ocorrem durante o sono REM e, portanto, em um horário mais tardio do que os terrores noturnos.
  - Pesadelos resultam em despertar, ansiedade significativa após acordar e potencialmente recusa de voltar a dormir.
  - As crianças podem-se lembrar do evento.
  - O exame físico é normal.
- Avaliação Diagnóstica
  - O diagnóstico é estabelecido pelo histórico clássico.

- Tratamento
  - Uma boa higiene do sono é importante. Luzes noturnas e cobertores de segurança podem ser eficazes.
  - A criança deve evitar programas de televisão assustadores antes do horário de dormir.
  - Em casos graves, uma avaliação por um pediatra do desenvolvimento pode ser necessária.

Sonambulismo
- Apresentação Clínica
  - A maior incidência de apresentação é aos 4–8 anos de idade.
  - A criança desperta durante o sono de ondas lentas, no primeiro terço da noite, e perambula em um estado de consciência alterada. Comportamentos bizarros podem ocorrer durante o episódio.
- Avaliação Diagnóstica
  - O diagnóstico é estabelecido pelo histórico clássico.
  - Polissonografia é raramente indicada, exceto na suspeita de apneia obstrutiva do sono ou síndrome das pernas inquietas como fatores precipitantes.
- Tratamento
  - Proteger a criança contra perigos. Certifique-se de que o quarto seja um lugar seguro, longe de escadas.
  - Os pais podem colocar um sino ou alarme na porta do quarto da criança, de modo que eles saibam quando o despertar ocorre.
  - Raramente, em casos graves, benzodiazepínicos podem ser usados.

CÓLICA

Princípios Gerais
- Cólica é definida como choro excessivo intermitente e inexplicável que ocorre por > 3 horas por dia, > 3 dias por semana e > 3 meses.
- A cólica é geralmente pior no final da tarde e à noite.
- A cólica começa ao redor de 2 semanas de idade, atinge o pico às 6 semanas e se resolve aos 3–4 meses.
- Há múltiplas teorias não comprovadas sobre a causa de cólica, incluindo gás, refluxo gastroesofágico, alergias alimentares e intolerância às proteínas contidas no soro do leite de vaca.

Diagnóstico
- Cólica é um diagnóstico de exclusão, e um diagnóstico diferencial completo deve ser considerado durante a avaliação de uma criança com choro excessivo.
- O exame físico é normal.
- Exames laboratoriais não são necessários para estabelecer o diagnóstico.

Tratamento
- Os pais devem ser tranquilizados de que possuem um bebê saudável.
- Estudos não mostraram uma melhora significativa na cólica com várias terapias, incluindo gotas de simeticona e fórmula infantil de soja.
- Há algumas evidências mostrando que a eliminação de determinados alimentos da dieta da mãe lactante pode ser eficaz em alguns bebês, mas isso deve ser monitorado de perto e continuado apenas se for eficaz.

EVACUAÇÃO

Princípios Gerais
- As primeiras fezes após o nascimento são chamadas de mecônio. As primeiras fezes devem ser eliminadas dentro de 48 horas.

- Lactentes apresentam evacuações moles amareladas que ocorrem frequentemente.
- A frequência das evacuações varia, e o intervalo normal é amplo, desde uma por semana até 8 por dia.
- Quando as crianças começam a comer alimentos sólidos, suas fezes se tornam mais firmes.
- Crianças com fezes sanguinolentas devem ser avaliadas por um médico.

Constipação
- A definição de constipação é variável e depende da frequência, consistência e dificuldade das evacuações.
- Apresentação Clínica
    - Uma criança com constipação tipicamente tem fezes duras, infrequentes e dificuldade na passagem de fezes.
    - Há frequentemente um ciclo de defecação dolorosa e retenção fecal.
    - Escape fecal (encoprese) pode desenvolver-se na constipação crônica, à medida que os conteúdos aquosos do cólon proximal vazam ao redor das fezes firmes.
    - O exame retal pode demonstrar impactação fecal ou fissuras.
    - O exame abdominal é normal e cíbalos podem ser palpados.
- Avaliação Diagnóstica
    - Uma radiografia abdominal não é necessária, a menos que exista o receio de um diagnóstico que não seja constipação típica com base no histórico e no exame físico.
        - Quando o paciente apresenta distensão abdominal ou outros achados que sugiram obstrução intestinal, uma radiografia abdominal é essencial.
    - Considerar a doença de Hirschsprung e hipotireoidismo em lactentes que apresentam constipação.
        - Consultar o Capítulo 17, Gastroenterologia, para mais informações sobre a doença de Hirschsprung.
- Tratamento
    - Encorajar evacuações regulares.
    - Inicialmente, as crianças que apresentam constipação podem ser tratadas com a adição de mais frutas e vegetais na dieta.
    - Se a constipação persistir, tratar com um agente osmótico como polietileno glicol (MiraLax) até que haja um padrão de evacuação regular.
    - Desimpactação pode requerer o uso de um enema.
    - Se essas medidas forem ineficazes, uma limpeza com polietileno glicol pode ser necessária.

Diarreia
- Apresentação Clínica
    - A maior parte das diarreias em crianças representam gastroenterite viral, e se resolvem em 5–10 dias.
    - O paciente tem evacuações aquosas e moles frequentes, com ou sem vômito ou febre.
    - Diarreia sanguinolenta deve incitar uma avaliação para outras etiologias de diarreia.
    - O exame físico deve avaliar a presença de sinais de desidratação, incluindo membranas mucosas secas, olhos encovados, taquicardia, baixa elasticidade da pele, enchimento capilar lento, perda da produção de lágrimas e uma quantidade reduzida de urina.
    - O exame abdominal na gastroenterite viral mostra sensibilidade difusa, porém com ruídos intestinais normais e ausência de distensão abdominal. Verificar a presença de apendicite, incluindo dor no quadrante direito inferior, renitência de parede abdominal e sinais peritoneais.
- Avaliação Diagnóstica
    - Um perfil eletrolítico pode ser indicado na presença de desidratação.
    - Um *swab* anal para pesquisa de bactérias e vírus pode ser obtido caso uma amostra fecal fresca não estiver disponível.

- Um exame de fezes para pesquisa de ovos e parasitas pode ser enviado se o histórico sugerir uma infecção parasitária.
- Se o paciente tem um abdome agudo, uma consulta cirúrgica é fundamental.
- Tratamento
  - Hidratação é o componente mais importante do tratamento. Consulte o Capítulo 3, Controle de Fluidos e Eletrólitos, para manejo da hidratação.
  - Os pacientes podem continuar com suas dietas regulares.

Diarreia Intratável da Infância
- Definida como diarreia prolongada em lactentes, causada pela perda de enterócitos e, consequentemente, da capacidade de absorção.
- Ocorre, inicialmente, em virtude de uma infecção, mas conforme a má absorção piora, a subnutrição resultante previne o reaparecimento da mucosa gastrointestinal.
- Há ausência de outros fatores que podem causar diarreia crônica, como infecção parasitária, insuficiência pancreática ou defeito congênito da mucosa do intestino delgado.
- O tratamento consiste de alimentação com fórmula infantil tipo hidrolisato proteico isenta de lactose e sucrose. Se a diarreia persistir, descontinuar a dieta e instituir nutrição parenteral total (TPN) por 2–4 semanas para permitir a reabilitação da mucosa.

Diarreia em Crianças Pequenas
- Ocorre entre 1 e 3 anos de idade com a ingestão excessiva de bebidas contendo carboidratos.
- A criança é saudável e apresenta um crescimento normal. Nenhum exame laboratorial é indicado.
- O tratamento consiste em limitar a ingestão de sucos.

MICÇÃO
Princípios Gerais
- Recém-nascidos normais têm uma fralda molhada no primeiro dia de vida e esse número aumenta em um a cada dia, até que o lactente apresente 6–8 fraldas molhadas por dia.
- Menos de três episódios de micção por dia pode ser um sinal de desidratação.
- Aos 2–4 anos de idade, as crianças estão prontas em nível do desenvolvimento para começarem a aprender a usar o banheiro.

Enurese
- Definição
  - Enurese em crianças com mais de 5 anos de idade é definida como dois episódios de urinar na cama (enurese noturna) ou episódios diurnos de urinar nas calças (enurese diurna) por semana, por 3 meses consecutivos.
  - A prevalência varia com a idade e ocorre em 7% dos meninos e 3% das meninas aos 5 anos de idade, 3% dos meninos e 2% das meninas aos 10 anos, e 1% dos homens e <1% das mulheres aos 18 anos.
- Apresentação Clínica
  - A anamneses deve incluir perguntas sobre a frequência e quantidade de urina durante o dia e noite, presença de disúria e histórico de constipação.
  - É importante obter o histórico parental de enurese, visto que as crianças apresentam uma incidência de enurese de 44% quando um dos pais foi enurético, e uma incidência de 77% quando ambos os pais foram enuréticos. Isso é comparado a uma incidência de 15% na ausência de histórico parental de enurese.
  - Verificar a presença de causas orgânicas de enurese na anamnese e exame físico, incluindo infecções do trato urinário, diabetes melito, anormalidades neurológicas, medicamentos e doença renal crônica.

- Avaliação Laboratorial
  - Realizar uma urinálise para procurar por sinais de infecção, glicosúria ou baixa gravidade específica.
  - Em crianças com enurese diurna, uma ultrassonografia vesical deve ser realizada com a bexiga urinária cheia e vazia.
- Tratamento
  - Embora grande parte das enureses se resolva espontaneamente, as consequências psicossociais de urinar na cama podem necessitar de terapia.
  - Comece com modificação comportamental, incluindo recompensas por permanecer seco, urinar antes de ir dormir, evitar líquidos antes de dormir, e acordando a criança 2 a 3 horas depois de ela ter ido dormir para urinar.
  - Na persistência da enurese, o tratamento com alarme de urina por 8-12 semanas apresenta uma taxa de sucesso de 75%-95%.
  - Desmopressina (DDAVP) é um tratamento de segunda linha para enurese noturna.
  - Tanto o alarme como a DDAVP apresentam uma alta taxa de recidiva quando descontinuados.

DISCIPLINA
- Disciplina é uma ferramenta que os pais podem usar para modificar e orientar o comportamento de uma criança.
  - A disciplina deve incorporar o reconhecimento positivo (p. ex., elogio) pelo comportamento desejado, e o reconhecimento negativo (p. ex., castigo) pelo comportamento indesejado.
  - Disciplina é mais eficaz quando é consistente, quando a relação entre a criança e os pais é positiva e solidária, e quando expectativas claras são definidas.
  - Castigo é um método de eleição do reconhecimento negativo, pois remove a participação da criança em atividades desejadas. Os minutos de castigo devem ser iguais à idade da criança.
  - A AAP não recomenda o castigo físico, pois esta tem eficácia limitada e pode ter consequências danosas.

VACINAÇÕES
- Vacinações é a terapia preventiva mais eficaz que os pediatras fornecem às crianças. Avaliação regular da história de imunização da criança é uma parte fundamental do cuidado do paciente.
- O programa atualizado de vacinas e o programa de reforços de vacina para crianças e adolescentes estão disponíveis no website do *Centers for Disease Control and Prevention* (CDC) (consulte o Apêndice A).
- Os riscos e benefícios das vacinas devem ser discutidos com os pacientes e pais antes da administração. Contraindicações e precauções à administração da vacina, bem como informações sobre a prevenção e controle de reações adversas são fornecidas pelo *Advisory Committee on Immunization Practices* (ACIP).
- Os produtores de vacinas e os profissionais da área de saúde são obrigados a comunicar os eventos adversos para o *Vaccine Adverse Event Reporting System* (VAERS)
- Não há evidência científica que corrobore qualquer associação entre a vacina e o autismo.

SAÚDE ORAL
Desenvolvimento Dentário
- A erupção dos primeiros dentes inicia-se aos 5-7 meses com os incisivos centrais mandibulares e é concluída com a erupção dos segundos molares aos 20-30 meses de idade.
- A queda dos dentes primários ocorre entre 6 e 13 anos, iniciando-se com os incisivos centrais mandibulares.
- A erupção secundária dos dentes é concluída aos 17-22 anos.

- A sucção do polegar ou de chupeta geralmente cessa espontaneamente, constituindo um problema dentário apenas se persistir por um longo tempo. Se este comportamento ainda estiver presente aos 3 anos de idade, um aparelho bucal pode ser recomendado.

Higiene Dental

- As crianças devem consultar um dentista quando o primeiro dente aparece, o mais tardar até seu primeiro aniversário e, após, a cada 6 meses. A *American Academy of Pediatric Dentistry* (AAPD) encoraja as famílias a estabelecer um dentista para seus filhos ao redor de 1 ano de idade.
- Os dentes devem ser limpos pelo menos duas vezes por dia com pasta de dentes fluorada.
- Idade < 2 anos: Limpar os dentes com uma toalha molhada ou usar uma escova de dente infantil com uma minúscula quantidade de pasta de dentes fluorada.
- Idade 2–5 anos: Escove os dentes com uma quantidade do tamanho de uma ervilha de pasta de dentes fluorada.
- Idade 5+ anos: Monitore a criança para uma técnica de escovação eficaz.
- Idade 12+ anos: Use uma tira de 2,5 cm de pasta de dentes fluorada.
- Suplementação de flúor é recomendada para reduzir a desmineralização do dente e promover remineralização. Fontes importantes de flúor incluem pasta de dentes, água potável, fórmula infantil e alimentos preparados.
- Fluorose dentária ocorre quando uma criança é exposta a um excesso de flúor, resultando em alterações no esmalte dentário, incluindo manchas e depressões.

Cáries Dentárias

- Cáries dentárias são uma condição evitável, causadas pelo ácido produzido pela fermentação bacteriana de restos alimentares nas superfícies do dente. O ácido desmineraliza e destrói o esmalte dentário, a dentina e o cemento, causando cáries.

Cáries Precoces

- Anteriormente conhecida como cárie de mamadeira ou cárie de amamentação.
- Classificada como cárie precoce ou ECC grave, baseada na idade de início e número de cáries.
- Prevenção é o principal componente de controle. Além da higiene e rastreio dental adequado, a AAPD recomenda:
    - Evitar o consumo frequente de líquidos e sólidos adocicados em uma mamadeira ou copos de treinamento antivazamento.
    - Não colocar os lactentes para dormir com uma mamadeira contendo leite ou bebidas adocicadas.
    - Retire a mamadeira entre 12 e 18 meses de idade.

TESTE DE CHUMBO E TOXICIDADE

Definições

- O nível sanguíneo de chumbo (BLL) normal é zero, e nenhum limiar de segurança foi determinado.
- O prévio "nível de preocupação" de 10 µg/dL está desatualizado. Um nível que necessita de uma avaliação mais aprofundada é atualmente definido como o percentil 97,5 de BLL em crianças americanas de 1-5 anos de idade nos dois ciclos anteriores da NHANES. Em 2007-2008/2009-2010, este nível foi constatado ser de 5 µg/dL.

Epidemiologia

- Entre 2007 e 2010, 2,6% das crianças de 1–5 anos de idade apresentaram um BLL igual ou superior a 5 µg/dL, comparado a 4,1% em 2003 e 2006, e 8,6% em 1999 e 2002.
- Reduções nos BLLs são atribuídas à remoção de chumbo da gasolina e tinta, e ao uso descontinuado de latas soldadas com chumbo.

- A principal via de intoxicação é por ingestão oral com absorção gastrointestinal. As principais fontes de chumbo incluem: tintas à base de chumbo, brinquedos e cerâmica vitrificada em casa.
- Ainda existem discrepâncias entre grupos em nossa população, com negros não hispânicos, aqueles de famílias de baixa renda e aqueles incluídos no Medicaid tendo os BLLs mais elevados.

Triagem para Exposição ao Chumbo
- A triagem de avaliação de risco para exposição ao chumbo deve ser realizada aos 6 meses, 9 meses, 1 ano e, então, anualmente até os 6 anos de idade.
- A obtenção dos níveis de chumbo deve ser realizada aos 12 e 24 meses, e quando um paciente está em risco.

Anamnese
- Avaliar a presença de fatores de risco, incluindo:
  - Histórico de moradia em uma casa construída antes de 1978.
  - Viver em uma casa com tinta descascada ou que tenha sido recentemente renovada.
  - Histórico de pica (comer substâncias não nutritivas, como solo ou lascas de tinta).
  - Exposições ocupacionais de membros da família, como fundição do chumbo, ou passatempos do paciente como cerâmica, pesca ou caça.
  - Histórico de um irmão ou amigo próximo sendo tratado para intoxicação por chumbo.
  - Histórico de possuir cerâmica importada ou ingerir alimento enlatado importado.
- Deficiência de ferro, zinco, proteína, cálcio ou vitamina C, o que pode resultar em maior absorção do chumbo ingerido.
- Geralmente, os pacientes são assintomáticos.
- Mesmo em níveis baixos (<10 μg/dL), o chumbo pode afetar o QI e o comportamento. Baixo desempenho escolar, agressão, hiperatividade e falta de atenção podem ser observados.
- Quando presente, os sintomas incluem: dores de cabeça, cólica abdominal, constipação, letargia, retardo do crescimento, perda de peso, vômito, ataxia e cáries dentárias. À medida que o nível eleva, os sintomas progridem para convulsões, encefalopatia e coma.

Exame Físico
- Os achados no exame físico são inespecíficos, mas podem exibir atraso no desenvolvimento (particularmente atraso de linguagem), baixa estatura e alterações do estado de consciência ou convulsões com toxicidade grave.

Exames Laboratoriais e Imagem
- Amostras venosas são mais precisas do que os valores capilares na ponta de dedo. Confirmar os valores elevados obtidos de uma amostra da ponta do dedo com uma amostra venosa.
- Um hemograma completo com esfregaço pode exibir anemia microcítica hipocrômica com pontilhado basófilo.
- Radiografias abdominais podem demonstrar partículas de chumbo no trato gastrointestinal.

Tratamento
- Prevenção primária é a conduta de eleição, e a terapia de quelação não reverte os defeitos neurocognitivos em crianças com neurotoxicidade por chumbo.
- Consulte a Tabela 1-2 para a conduta recomendada.
- As seguintes práticas não são recomendadas para qualquer BLL: procura por linhas de chumbo na gengiva; teste da função neurofisiológica; teste do cabelo, dentes ou unhas para chumbo; raios X ou fluorescência de raios X de ossos longos; e avaliação da função renal (exceto durante quelação com EDTA).

TABELA 1-2	Avaliação e Controle de BLL Elevado Confirmado
BLL (μg/dL)	Intervenção
< 10	História do ambiente
	Educação na redução do risco – alimentar e ambiental
	Se a avaliação revelar risco, testar novamente em 3 meses
10-14	História do ambiente
	Educação sobre o chumbo – alimentar e ambiental
	Relatar o BLL ao departamento de saúde local
	Repetir o teste em 1 mês para novos casos, 1-3 meses para casos conhecidos
15-19	Seguir ações para 10-14 μg/dL
	Se o BLL permanecer dentro dessa faixa por 3 meses ou aumentar, seguir ações para 20-44 μg/dL
20-44	Seguir ações para 10-14 μg/dL
	Anamnese completa e exame
	Hemoglobina, hematócrito, nível de ferro
	Investigação do ambiente (inspeção de chumbo, abatimento)
	Redução do perigo de chumbo
	Monitoramento do neurodesenvolvimento
	Radiografia abdominal (na suspeita de ingestão de partículas de chumbo) com descontaminação intestinal, se necessário
45-69	Seguir ações para 20-44 μg/dL
	Considerar testes de protoporfirina eritrocitária livre e zinco protoporfirina
	Confirmar o BLL 24-48 h antes de iniciar a terapia de quelação
	Terapia de quelação com succímero (DMSA) a 10 mg/kg por via oral, a cada 8 horas por 5 dias, seguido por 10 mg/kg por via oral, a cada 12 h por 14 dias (máx. 1.500 mg/dia)
	Reavaliar o BLL 1-3 semanas após quelação
≥ 70	Hospitalizar e iniciar terapia de quelação ao mesmo tempo em que o BLL é urgentemente confirmado
	Terapia de quelação com dimercaprol, 25 mg/kg/dia via IM, dividido a cada 4 h por pelo menos 3 dias, mais infusão IV de 50 mg/kg/dia de EDTA CaNa$_2$ (máx. 1 g/dia) por 5 dias
	A primeira dose de dimercaprol deve ser administrada 4 h antes da administração de EDTA CaNa$_2$
	Seguir ações para 20-44 μg/dL
	Considerar a realização de protoporfirina eritrocitária livre e zinco protoporfirina
	Reavaliar o BLL 1-3 semanas após quelação

Adaptada das Recomendações do CDC Advisory Committee on Childhood Lead Poisoning Prevention.
Copyright © 2015 Wolters Kluwer, Inc. É proibida a reprodução não autorizada do conteúdo.

LEITURAS SUGERIDAS

American Academy of Pediatrics. Guidance for effective discipline: Committee on Psychosocial Aspects of Child and Family Health. Pediatrics 1998;101(4):723–728.

American Academy of Pediatric Dentistry (AAPD). Guideline on Fluoride Therapy. Chicago, IL: American Academy of Pediatric Dentistry (AAPD), 2013:4.

American Academy of Pediatric Dentistry (AAPD). Policy on Early Childhood Caries (ECC): Classifications, Consequences, and Preventative Strategies. Chicago, IL: American Academy of Pediatric Dentistry (AAPD), 2011:3.

American Academy of Pediatrics Committee on Environmental Health. Lead exposure in children: Prevention, detection, and management. Pediatrics 2005;116(4):1036–1046.

Avery GB, Villavicencio O, Lilly JR et al. Intractable diarrhea in early infancy. Pediatrics 1968;41(4):712–722.

Bhargava S. Diagnosis and management of common sleep problems in children. Pediatr Rev 2011;32(3):91–99.

Centers for Disease Control and Prevention (CDC). Blood lead levels in children aged 1–5 years—United States, 1999–2010. MMWR Morb Mortal Wkly Rep 2013;62(13):245–248.

Centers for Disease Control and Prevention (CDC). General recommendations on immunization: Recommendations of the Advisory Committee on Immunization Practices (ACIP). MMWR Morb Mortal Wkly Rep 2011;60(RR02):1–60.

Centers for Disease Control and Prevention (CDC). Managing Elevated Blood Lead Levels Among Young Children: Recommendations from the Advisory Committee on Childhood Lead Poisoning Prevention. Atlanta, GA: CDC, 2002.

Centers for Disease Control and Prevention (CDC). Recommendations to prevent and control iron deficiency in the United States. MMWR Morb Mortal Wkly Rep 1998;47(RR-3):1–36.

Centers for Disease Control and Prevention (CDC). Recommended immunization schedules for persons aged 0 through 18 years—United States, 2014. MMWR Morb Mortal Wkly Rep 2014;63(05):108–109.

Chandran L, Cataldo R. Lead poisoning: Basics and new developments. Pediatr Rev 2010;31(10):399–406.

Cohen GM, Albertini LW. Colic. Pediatr Rev 2012;33(7):332–333.

Garrison MM, Christakis DA. A systematic review of treatments for infant colic. Pediatrics 2000;106:184–190.

Kliegman RM et al. Nelson Textbook of Pediatrics. 18th Ed. Philadelphia: WB Saunders, 2007.

Kroger AT, Sumaya CV, Pickering LK, Atkinson WL. General recommendations on immunization, recommendations of the Advisory Committee on Immunization Practices (ACIP). MMWR Morb Mort Wkly Rep 2011;60(RR02):1–60.

Committee on Practice and Ambulatory Medicine, Bright Futures Periodicity Schedule Workgroup. Periodicity Schedule: Policy Statement 2014 Recommendations for Pediatric Preventive Health Care. Pediatrics 2014;133(3):568–570.

Taylor LE, Swerdfeger AL, Eslick GD. Vaccines are not associated with autism: An evidence based meta-analysis of case–control and cohort studies. Vaccine 2014;32(29):3623–3629.

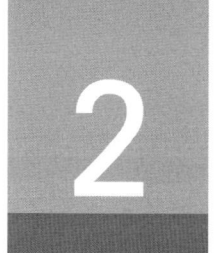

Crescimento e Nutrição
Tara Conway Copper • Carrie Nalisnick

CRESCIMENTO NORMAL

Padrões Típicos de Crescimento
- Pediatras monitoram o peso, altura e perímetro cefálico. Desvio da normalidade pode identificar crianças com deficiências nutricionais, endocrinopatias e outras condições subjacentes. (*Consulte o Apêndice C para curvas de crescimento do CDC*).

Peso
- É normal que o peso de um recém-nascido diminua até 10% abaixo do peso de nascimento na primeira semana de vida em decorrência da ingestão limitada e excreção de fluido extravascular. Na segunda semana de idade, o peso é tipicamente reconquistado e pode exceder o peso de nascimento.
- Bebês nascidos a termo devem crescer ao redor de 30 g/dia nos primeiros 1–3 meses de vida, 20 g/dia entre o 3º e 6º mês, e 10 g/dia entre o 6º e 12º mês de idade. Tipicamente, o peso ao nascimento dobra em 4 meses e triplica em 1 ano.
- As crianças ganham ~2 kg/ano entre 2 anos de idade e o início da puberdade. Crianças que ganham < 1 kg/ano devem ser monitoradas de perto para deficiências nutricionais.

Altura
- Bebês nascidos a termo devem crescer 25 cm no primeiro ano, 10 cm durante o 2º ano e 7,5 cm durante o 3º e 4º anos. A altura deve aumentar em 50% no primeiro ano e duplicar em 4 anos.
- As crianças crescem ~5 cm/ano entre 4 anos de idade e o início da puberdade.
- O crescimento pré-púbere é não linear, ocorrendo em surtos e momentos de crescimento mais lento.

Perímetro Cefálico
- O perímetro cefálico de bebês nascidos a termo deve aumentar 2 cm/mês nos primeiros 3 meses e, então, 1 cm/mês entre 3 e 6 meses, e 0,5 cm/mês entre 6 e 12 meses. O perímetro cefálico tipicamente aumenta em 2 cm de 1 a 2 anos, estando o crescimento da cabeça quase completo aos 4 anos de idade.

Recém-Nascidos Prematuros e Outras Variantes dos Padrões Típicos de Crescimento
- As metas de crescimento do recém-nascido prematuro diferem das metas de recém-nascidos a termo, e, embora estudos adicionais sejam necessários para compreender as necessidades nutricionais de bebês prematuros, as seguintes metas de crescimento podem ser usadas como referência: o peso deve aumentar em 15 g/kg/dia, a altura em 1 cm/semana e o perímetro cefálico em 0,7 cm/semana.
- Favor consultar o Capítulo 18, Endocrinologia, para informações detalhadas sobre as causas de baixa estatura e desvios dos padrões típicos de crescimento.

DIETA NORMAL

Lactentes

Aleitamento Materno

- A *American Academy of Pediatrics* (AAP) recomenda o aleitamento materno durante os primeiros 12 meses de vida (exclusivamente durante os primeiros 6 meses).
- A AAP recomenda que os bebês em aleitamento materno recebam 400 IU de vitamina D suplementar por dia.

Alimentação com Fórmula Infantil

- Ainda que o leite materno deva ser a escolha primária para a alimentação de lactentes, há muitas fórmulas infantis que fornecem uma nutrição adequada (Tabela 2-1).
  - Embora seja uma prática comum trocar de fórmulas em bebês com dificuldade em ganhar peso, com refluxo fisiológico frequente ou outras dificuldades de alimentação, há dados limitados para esta prática.
- Fórmula infantil fortificada com ferro é o substituto recomendado para bebês que não recebem aleitamento materno. A quantidade recomendada de consumo é de 100 kcal/kg/dia. Em recém-nascidos, isto representa 60–90 mL a cada 3–4 horas, aumentando para 120 mL a cada 3–4 horas no primeiro mês de idade.
- Se fórmula infantil em pó é usada, assegure-se de que os membros familiares estejam seguindo as instruções de mistura com precisão.

Alimentos Complementares

- Alimentos complementares (qualquer alimento e bebida que não seja o leite humano ou a fórmula infantil) podem ser introduzidos entre 4 e 6 meses de idade, quando o bebê estiver pronto em nível de desenvolvimento.
- Não existe uma sequência recomendada específica para a introdução de alimentos, desde que nutrientes essenciais que complementem o leite materno ou a fórmula infantil sejam fornecidos.
- Em geral, os pais devem começar com alimentos com um único ingrediente e introduzi-los um de cada vez em intervalos de 2 a 7 dias.
- Os pais podem gradualmente introduzir outros alimentos pastosos, frutas e vegetais macios, e alimentos sólidos macios 2–3 vezes por dia.
- Antes dos 12 meses de idade, leite de vaca, mel e alimentos redondos e duros que constituem risco de asfixia, devem ser evitados.

Crianças Pequenas, Crianças Maiores e Adolescentes

- Aos 12 meses de idade, as crianças podem passar de leite materno ou fórmula infantil para leite integral contendo cálcio e vitamina D. A transição precoce para leite integral está associada ao desenvolvimento de anemia por deficiência de ferro.
- As crianças devem receber uma dieta de frutas, vegetais, grãos integrais e carne magra.
- O Departamento de Agricultura dos Estados Unidos (USDA, do inglês *United States Department of Agriculture*) criou os sistemas de orientação alimentar com base nas Diretrizes Dietéticas para Americanos de 2010, chamada MyPlate, para substituir a pirâmide alimentar. As mensagens fundamentais incluem: controle da porção, fazendo metade do prato de frutas e vegetais, sendo metade dos grãos de grãos integrais, mudando para leite desnatado ou leite 1%, escolhendo alimentos com concentração mais baixa de sódio, e bebendo água em vez de bebidas adocicadas.
- O programa alimentar inclui três refeições e 2–3 lanches por dia. A quantidade de consumo aumenta à medida que o peso e as necessidades energéticas da criança aumentam. As crianças são capazes de autorregular seu consumo de energia alimentando-se sozinhas.

TABELA 2-1 Nutrição Enteral Infantil Comum

Fórmula infantil	Carboidrato	Proteína	Gordura	Uso clínico
Leite materno	Lactose	Soro:caseína = 80:20	100% LCT	Nutrição do lactente
Enfamil Premium, Similac Advanced	Lactose	Soro de leite de vaca: caseína = 60:40	100% LCT	Fórmula padrão
Isomil à base de soja	Polímeros de glicose, isenta de sacarose e lactose	Isolado de proteína de soja	100% LCT	Intolerância à proteína do leite de vaca
ProSobee	Polímeros de glicose, isenta de lactose	Isolado de proteína de soja	100% LCT	Intolerância à proteína do leite de vaca, galactosemia
Nutramigen	Polímeros de glicose, isenta de lactose	Hidrolisado de caseína	100% LCT	Má absorção de gordura/proteína, colestase
Alimentum	Polímeros de glicose, isenta de sacarose e lactose	Hidrolisado de caseína	66% LCT; 33% MCT	Má absorção de gordura/proteína, colestase
Pregestimil	Polímeros de glicose, isenta de lactose	Hidrolisado de caseína	45% LCT; 55% MCT	Má absorção de gordura/proteína, colestase
EleCare Neocate	Polímeros de glicose, isenta de lactose	Aminoácidos	67% LCT; 33% MCT	Intolerância grave à proteína do leite de vaca ou múltiplas alergias alimentares

LCT, triglicerídeos de cadeia longa; MCT, triglicerídeos de cadeia média.
Adaptada de Infant Formulas, Pediatrics in Review, 2011.

- As necessidades nutritivas devem ser alcançadas primariamente pelo consumo de uma variedade de alimentos saudáveis, mas, em alguns casos, suplementos alimentares podem ser necessários para garantir a ingestão adequada de um ou mais nutrientes.
  - Mulheres em idade reprodutiva devem ingerir 400 µg de folato por dia a partir de alimentos fortificados, um suplemento, ou ambos, além de uma dieta variada.
  - As recomendações para o consumo de ferro incluem:
    - Crianças de 9–13 anos: 8 mg/dia.
    - Meninas de 14–18 anos: 15 mg/dia.
    - Meninos de 14–18 anos: 11 mg/dia.
  - As recomendações para o consumo de cálcio incluem:
    - Crianças de 4–8 anos: 800 mg/dia.
    - Crianças e adolescentes de 9–18 anos: 1.300 mg/dia.
    - Adolescentes e adultos de 19 anos ou mais: 1.000 mg/dia.
- Limitar os refrigerantes e sucos de frutas. Permitir não mais do que 120–180 mL diários de suco de fruta 100% natural em virtude do seu alto teor calórico e conteúdo açucarado.
- O excesso dietético de gordura, colesterol, sódio e açúcar é comum em adolescentes. A avaliação da ingestão dietética de um adolescente é um componente fundamental da supervisão médica.

PREOCUPAÇÕES COMUNS DA INFÂNCIA
Déficit de Crescimento (FTT)
- "Ausência de ganho do peso esperado" é outro termo aceito que descreve com precisão a condição sem sugerir um fracasso dos cuidadores.
- FTT é um sinal físico de desnutrição. É tipicamente detectado em um contexto ambulatorial através do monitoramento seriado do crescimento em consultas de puericultura de rotina.
- As causas de FTT podem ser agrupadas em uma de três categorias:
  - Ingestão Inadequada
    - Oferta insuficiente de alimentos (p. ex., insegurança alimentar, negligência, falta de compreensão das necessidades calóricas da criança, diluição da fórmula infantil).
    - Incapacidade da criança em ingerir alimentos (p. ex., aversão alimentar, disfunção oromotora, atraso no desenvolvimento).
    - Êmese (p. ex., devido à obstrução funcional ou física ou pressão intracraniana elevada).
  - Má Absorção
    - Síndrome subjacente, como fibrose cística, doença celíaca, ou insensibilidade ou intolerância às proteínas dos alimentos.
  - Maiores Exigências Metabólicas
    - Doença crônica como insuficiência cardíaca congestiva, disfunção renal crônica.
    - Síndromes variadas, como as síndromes de Turner, Down e Russell-Silver.
    - Infecções congênitas (TORCH).
    - Resistência à insulina como em pacientes com histórico de crescimento intrauterino restrito (IUGR).
- Ausência de ganho do peso esperado é algumas vezes definida como < percentil 3 a 5 do peso para a idade ou decaimento de 2 percentis ao longo do tempo, porém estas são definições matemáticas arbitrárias e não substituem o julgamento clínico do pediatra.
- Pode haver consequências de longo prazo de subnutrição no neurodesenvolvimento.
- Anamnese
  - A anamnese deve incluir perguntas sobre a dieta, evacuações, padrões de crescimento, gravidez e complicações no parto, histórico familiar, horário de refeição do paciente e família, e histórico social com especial atenção a possíveis situações de alto risco (p. ex., pobreza, múltiplos cuidadores, pais adolescentes ou pais com doença mental ou deficiência intelectual).

- Uma revisão completa dos sistemas deve ser realizada para ajudar na detecção de condições subjacentes que poderiam causar FTT.
- Exame Físico
  - Traçar o peso, altura e perímetro cefálico em gráficos de crescimento para avaliar os percentis e comparar aos registros documentados anteriormente.
  - Verificar a presença de aparência debilitada e de dismorfologia que possa sugerir uma causa genética subjacente de FTT.
  - Observar a criança enquanto ela come, tomando nota de qualquer disfunção oromotora.
  - Focar o exame nos indícios observados na anamnese que podem corroborar um diagnóstico específico.
- Exames Laboratoriais
  - Estudos demonstraram pouco valor dos dados laboratoriais na avaliação do FTT; no entanto, exames de triagem razoáveis a serem considerados incluem: hemograma completo (CBC) com diferencial, painel metabólico completo (CMP), teste do suor, anticorpos antitransglutaminase tecidual (TTG) e anti-IgA, urinálise (UA) e pesquisa de substâncias redutoras e conteúdo de gordura nas fezes. Os resultados da triagem neonatal devem ser revisados.
  - Avaliação laboratorial de segunda linha pode incluir níveis de vitaminas lipossolúveis, ácidos orgânicos urinários e aminoácidos séricos. Se a altura também estiver afetada, considerar a mensuração do hormônio estimulante da tireoide (TSH), de T4 livre e do hormônio do crescimento.
- Tratamento
  - O foco do tratamento deve ser a reposição nutricional.
  - O manejo específico deve tratar a causa subjacente.
  - Melhoras no ganho de peso são mais bem mensuradas em semanas e meses e, portanto, um tratamento ambulatorial é preferível. Hospitalização pode ser necessária em casos de grave subnutrição. Durante o tratamento ambulatorial e hospitalar, o peso deve ser monitorado com frequência, e o consumo calórico deve ser calculado para determinar se as necessidades calóricas da criança estão sendo atendidas.
  - Mães em aleitamento materno podem extrair o leite com uma bomba, e fornecer o mesmo em uma mamadeira para quantificar melhor o volume de leite fornecido.
  - Acesso a uma equipe multidisciplinar é fundamental para um tratamento bem-sucedido. Isso pode incluir terapeutas ocupacionais, fisioterapeutas, fonoaudiólogos, psicólogos e psiquiatras, um nutricionista e uma assistente social.

Refluxo Fisiológico

- Durante o 1º ano de vida, a maioria dos lactentes regurgita ou "cospe" pequenas quantidades de alimento após a refeição.
- Apresentação Clínica
  - Regurgitação benigna ocorre logo após a alimentação, de forma não forçada, e não está associada à perda de peso ou desidratação.
  - O exame físico se encontra dentro dos limites normais.
- Tratamento
  - Se sinais de alerta, como perda de peso, desidratação, vômito em jato ou vômito bilioso estiverem presentes, tranquilização é indicada. O refluxo fisiológico tipicamente se resolve espontaneamente até 1 ano de idade.
  - Medidas para reduzir a regurgitação incluem frequentes arrotos durante as refeições e segurar o bebê em um ângulo de 30 graus após as refeições.

- Na presença de achados preocupantes na anamnese ou no exame físico, considerar outros diagnósticos, como estenose pilórica, má rotação entérica/volvo, distúrbios metabólicos ou pressão intracraniana elevada.
  - Consulte o Capítulo 17, Gastroenterologia, para informações adicionais sobre regurgitação e vômito.

Alimentação Seletiva

- Crianças pequenas podem reduzir a ingestão de alimentos à medida que suas taxas de crescimento diminuem, e afirmar independência mostrando suas aversões de certos alimentos. Com o tempo, estes pacientes tendem a comer uma dieta bem balanceada e ter um crescimento normal.
- Apresentação Clínica
  - Determinar a extensão da dieta pela anamnese, incluindo a quantidade de consumo de leite de vaca.
  - O exame está geralmente dentro dos limites normais.
- Avaliação
  - Um CBC para pesquisa de anemia por deficiência de ferro pode ser indicado, particularmente em pacientes que consomem um grande volume de leite.
  - Se a anamnese e o exame físico forem preocupantes, uma avaliação mais aprofundada para alergia alimentar, aversão oral, deficiência de vitaminas ou outras anormalidades subjacentes pode ser necessária.
- Tratamento
  - Fornecer uma variedade de alimentos em cada refeição de todos os grupos alimentares básicos, e permitir que a criança faça escolhas.
  - Não pressione a criança a comer um alimento específico, visto que isto pode resultar em problemas alimentares mais significativos.
  - Crianças com dietas altamente restritivas ou anemia por deficiência de ferro podem necessitar de suplementação de vitaminas e minerais.

Obesidade

- Definição
  - Obeso é definido como um índice de massa corporal (BMI) ≥ percentil 95 para a idade.
  - Sobrepeso é definido como um BMI no percentil 85 a 94 para a idade.
- Avaliação
  - Focar nas consequências médicas da obesidade, como hipertensão, diabetes tipo 2 e resistência à insulina, coronariopatia, hipercolesterolemia, hipertrofia ventricular esquerda, apneia obstrutiva do sono, estresse mecânico nas articulações, pseudotumor cerebral e esteatose hepática.
  - Triagem Laboratorial
    - Todas as crianças: lipoproteína de alta densidade (HDL) sem jejum ou perfil lipídico em jejum em crianças entre 9 e 11 anos, e novamente entre 18 e 21 anos de idade.
    - Sobrepeso: perfil lipídico em jejum, alanina aminotransferase (ALT), aspartato transaminase (AST), glicemia de jejum, CBC.
    - Obeso: perfil lipídico em jejum, ALT, AST, glicemia de jejum, ultrassonografia abdominal para fígado gorduroso, urinálise (UA) para diabetes, outros testes laboratoriais conforme indicado pelo exame.
- Tratamento
  - Reconhecer pacientes com sobrepeso ou obesidade e educá-los sobre as consequências da obesidade na saúde.
  - Agendar consultas frequentes com os pacientes com sobrepeso e obesidade para encorajar pequenas, porém consistentes, modificações na dieta e estilo de vida.
  - Há dados limitados sobre os medicamentos para perda de peso em pacientes pediátricos.
  - Cirurgia bariátrica é um tratamento extremo, porém eficaz, em adolescentes com obesidade grave.

Deficiência de Vitaminas

As variadas apresentações das deficiências vitamínicas específicas podem ser inespecíficas e amplas. A Tabela 2-2 resume os achados comuns em crianças com deficiências vitamínicas específicas.

Deficiência de Ferro

- Epidemiologia
- Deficiência de ferro pode ocorrer durante a primeira infância, infância ou adolescência.
  - Bebês nascidos a termo possuem reservas de ferro adequadas até os 6 meses de idade, grande parte da qual é adquirida no 3º trimestre; os níveis de ferro de bebês prematuros é variável, e o déficit aumenta conforme a idade gestacional diminui.
  - Crianças de 9–18 meses de idade apresentam um maior risco de deficiência de ferro em virtude da rápida taxa de crescimento e quantidade inadequada de ferro na dieta.
  - Adolescência, crescimento rápido, deficiência nutricional e menstruação aumentam o risco de deficiência de ferro.

TABELA 2-2 Sinais Clínicos da Deficiência de Vitaminas e Minerais

Vitamina/Mineral	Pérolas clínicas
A	Manchas de Bitot (queratinização da conjuntiva)
	Nictalopia (cegueira noturna)
	Hiperceratose folicular
	Déficit de crescimento
	Imunidade da mucosa prejudicada
B_1 (tiamina)	Beribéri – insuficiência cardíaca, neurite periférica
	Encefalopatia de Wernicke – oftalmoplegia, nistagmo, ataxia
B_2 (riboflavina)	Queilose, glossite
B_3 (niacina)	Pelagra – diarreia, dermatite (fotossensibilidade), demência
B_6 (piridoxina)	Espasmos infantis, convulsões refratárias
	Anemia hipocrômica
B_{12}	Anemia megaloblástica
	Neuropatia
C	Escorbuto – cicatrização inadequada de feridas, sangramento gengival, dor ao apoiar os membros
	Anormalidades na radiografia do esqueleto
D	Raquitismo – osteomalacia, pernas arqueadas, rosário raquítico
	Hipocalcemia
	Níveis elevados de fosfatase alcalina
E	Ataxia, hiporreflexia
	Hemólise em bebês prematuros
	Retinopatia pigmentada
K	Coagulopatia com tempo de protrombina elevado
Folato	Anemia megaloblástica
Ferro	Anemia microcítica
Zinco	Erupção acral

- Anemia por deficiência de ferro pode causar déficits cognitivos e comportamentais, embora isso seja difícil de determinar com certeza em decorrência dos fatores de confusão.
- Triagem de Anemia
  - A AAP recomenda a triagem universal para anemia por deficiência de ferro, com um nível de hemoglobina e avaliação dos fatores de risco a 1 ano de idade.
  - Triagem seletiva pode ser realizada a qualquer momento em que os fatores de risco forem identificados.
  - Hemoglobina < 2 desvios padrão (SD) abaixo da média (11 mg/dL em crianças de 12 meses de idade) é diagnóstico de anemia.
- Anamnese
  - A anamnese deve focar nos fatores de risco para deficiência de ferro e nos sintomas de anemia por deficiência de ferro.
  - Fatores de risco durante a primeira infância e infância incluem: baixo nível socioeconômico, nascimento prematuro ou baixo peso ao nascimento, exposição ao chumbo, aleitamento materno sem uma fonte adicional de ferro após os 4 meses de idade e desmame para leite integral ou alimentos complementares que não sejam ricos em ferro.
  - Deve-se perguntar aos pacientes sobre suas dietas e presença de sangue nas fezes ou urina; meninas adolescentes devem fornecer um histórico menstrual detalhado.
  - Os pacientes são geralmente assintomáticos, mas os sintomas na anamnese podem incluir letargia, fadiga, redução das atividades e palidez.
- Exame Físico
  - Os sinais vitais podem mostrar taquicardia ou taquipneia se a anemia for grave.
  - Palidez é mais perceptível nas membranas mucosas, conjuntiva e leitos ungueais.
  - Um sopro de fluxo sistólico pode estar presente.
- Exames Laboratoriais e Imagiológicos
  - CBC com esfregaço exibe baixa concentração de hemoglobina e hematócrito, amplitude de distribuição dos eritrócitos (RDW) elevada, baixo volume corpuscular médio (MCV), e hemácias microcíticas e hipocrômicas.
  - Frequentemente, o diagnóstico é confirmado pela observação de uma melhora na anemia com a terapia de ferro – deve ocorrer uma elevação na hemoglobina (Hb) de 1 g/dL após 1 mês de uma terapia de reposição de ferro apropriada.
  - Ferritina sérica é um marcador sensível para deficiência de ferro (em crianças, < 10 µg/L é sugerido como o valor de corte). No entanto, por ser um reagente de fase aguda, a proteína C reativa (CRP) é geralmente usada em conjunto para excluir a elevação causada por inflamação.
  - Outros exames também podem ser usados para confirmar a deficiência de ferro, como capacidade total de ligação do ferro (TIBC), saturação da transferrina e nível de ferro.
  - Todos os exames de ferro são baixos na deficiência de ferro, exceto a TIBC, a qual é alta.
  - Uma radiografia de tórax pode ser obtida na anemia grave para procurar por cardiomegalia.
  - Caso haja histórico de exposição ao chumbo, obter um nível sérico de chumbo.
- Prevenção
  - Bebês prematuros amamentados no peito devem receber 2 mg/kg/dia de ferro desde o primeiro mês de idade até o desmame para uma fórmula infantil contendo ferro ou até que estejam consumindo alimentos complementares contendo ferro.
  - Bebês nascidos a termo de 6 a 12 meses de idade requerem 11 mg/dia de ferro. Bebês a termo amamentados no peito devem receber 1 mg/kg/dia de suplementação de ferro, começando aos 4 meses de idade e continuando até que alimentos complementares contendo ferro sejam introduzidos. Bebês alimentados com fórmula infantil fortificada com ferro tipicamente recebem a quantidade necessária de ferro.
  - Leite integral não deve ser usado antes dos 12 meses de idade, e crianças pequenas não devem receber mais do que 700 mL de leite de vaca integral por dia.
  - Crianças de 1 a 3 anos requerem 7 mg/dia de ferro, e, de forma ideal, esta quantidade é obtida através de alimentos riscos em ferro.

- Tratamento
  - Sulfato ferroso a 3–6 mg/kg/dia de ferro elementar, com um máximo de 150 mg/dia, é a dose recomendada para tratar anemia por deficiência de ferro.
  - Continuar a suplementação diária de ferro por 1 mês e reavaliar o CBC, com o objetivo de uma elevação de 1g/dL na hemoglobina. Se a hemoglobina estiver inalterada, considerar uma investigação adicional da anemia (consulte o Capítulo 19, Hematologia e Oncologia).
  - Continuar com a suplementação de ferro e verificar novamente o CBC a cada 2–3 meses. Quando a Hb alcançar os níveis normais, continuar com a suplementação por mais 2–3 meses antes da descontinuação.
  - Considerar o fornecimento de uma transfusão de concentrado de hemácias na anemia grave ou sintomática. Visto que as transfusões sanguíneas na anemia grave podem precipitar ou piorar a insuficiência cardíaca, essas devem ser realizadas lentamente e com monitoração constante.
  - Se o nível sanguíneo de chumbo estiver elevado, procurar pela fonte de intoxicação por chumbo. Consulte a seção "Teste de Chumbo e Toxicidade" do Capítulo 1, Tópicos Comuns, para mais detalhes.
  - Encaminhar uma adolescente com história de ciclos menstruais intensos para um obstetra/ginecologista para avaliação da menorragia.

LEITURAS SUGERIDAS

Baker RD, Greer FR; the Committee on Nutrition. Clinical report—diagnosis and prevention of iron deficiency and iron-deficiency anemia in infants and young children (0–3 years of age). Pediatrics 2010;126:1040–1050.

Behrman RE, Jenson HB, Kliegman RM et al., eds. Nelson Textbook of Pediatrics. 18th Ed. Philadelphia: Saunders Elsevier, 2007.

Bryk J, Zenati M, Forsythe R, Peitzman A et al. Effect of calorically dense enteral nutrition formulas on outcome in critically ill trauma and surgical patients. J Parenter Enteral Nutr 2008;32(1):6–11.

Gidding SS et al. Dietary recommendations for children and adolescents: a guide for practitioners. Pediatrics 2006;117:544–559.

Hagan JF, Shaw JS, Duncan PM, eds. Bright Futures: Guidelines for Health Supervision of Infants, Children, and Adolescents. 3rd Ed. Elk Grove Village, IL: American Academy of Pediatrics, 2008.

Jaffe AC. Failure to thrive: current clinical concepts. Pediatr Rev 2011;32:10.

Kavey RW, Simons-Morton DG, de Jesus JM. Expert Panel on Integrated Guidelines for Cardiovascular Health and Risk Reduction in Children and Adolescents: Summary Report. Pediatrics 2011;128 Supplement 6:S1–S44.

Kleinman R, ed. American Academy of Pediatrics' Pediatric Nutrition Handbook. 5th Ed. Elk Grove Village, IL: American Academy of Pediatrics, 2004.

Lauer B, Spector N. Vitamins. Pediatr Rev 2012;33:339–352.

Martinez JA, Ballew MP. Infant formulas. Pediatr Rev 2011;32:179.

Rome ES. Obesity prevention and treatment. Pediatr Rev 2011;32:363–373.

Controle de Fluidos e Eletrólitos

Tara Conway Copper • Carrie Nalisnick

- Este capítulo serve como uma rápida referência das anormalidades volêmicas e eletrolíticas em crianças, focando nas definições, diagnóstico diferencial, apresentações comuns e abordagem básica de controle.

MANUTENÇÃO DE FLUIDOS

- As necessidades de manutenção volêmica são baseadas nas perdas insensíveis através da pele e trato respiratório e perdas sensíveis através da urina e das fezes.
- Fluidos intravenosos (IVF) de manutenção são fornecidos quando os pacientes não conseguem ou não querem tomar líquidos oralmente. A fluidoterapia não substitui o líquido já perdido; para essa finalidade, uma reposição de fluidos deve ser fornecida além da fluidoterapia de manutenção. O clínico também deve considerar perdas contínuas de fluidos durante o fornecimento de IVF suplementar.
- Cálculo do IVF de manutenção (em mL/h):

$$(\text{Área da Superfície Corpórea (BSA)} \times 1.500 \text{ mL}) \div 24 \text{ h}$$

$$\text{BSA m}^2 \text{ (fórmula de Mosteller)} = \sqrt{[(\text{altura (cm)} \times \text{Peso (kg)}) \div 3.600]}$$

- Isto é geralmente fornecido com IVF contendo dextrose 5% e 77 mEq/L de sódio (composto por cloreto de sódio 0,45% ou ½ salina normal).

DESIDRATAÇÃO E HIPOVOLEMIA

- Desidratação é comum em crianças, sendo geralmente causada por gastroenterite, com perdas em excesso da ingestão retida.
- A desidratação pode ser isotônica, hiponatrêmica ou hipernatrêmica, e o histórico irá sugerir a etiologia. A seção seguinte discute a desidratação isotônica.
  - Avaliação da desidratação

  Porcentagem de desidratação = (peso antes da enfermidade – peso atual)/peso antes da enfermidade

- O peso antes da enfermidade geralmente não é precisamente conhecido. A Tabela 3-1 fornece os achados no exame físico que permitem a estimativa do grau de desidratação.
- Tratamento
  - Desidratação leve: 3%–5%
    - Terapia de reidratação oral (ORT): 50 mL/kg mais reposição das perdas contínuas com solução de reidratação oral (ORS) durante 4 horas.
    - Se houver vômito, ministrar pequenas quantidades (5–10 mL) frequentes, a cada 1–2 minutos, para fornecer o volume total de ORS calculado ao longo de 4 horas.
    - Reavaliar o estado de hidratação e as perdas contínuas a cada 2 horas.
    - Dosagem sérica de eletrólitos não é necessária na desidratação leve e moderada quando uma desidratação isotônica é suspeita.
  - Desidratação moderada: 6%–9%
    - Tentar ORT com 100 mL/kg mais reposição das perdas contínuas com ORS durante 4 horas.

TABELA 3-1 Sintomas Associados à Desidratação

Sintoma	Mínima ou nenhuma desidratação (perda < 3% do peso corpóreo)	Desidratação leve a moderada (perda de 3%–9% do peso corpóreo)	Desidratação grave (perda > 9% do peso corpóreo)
Estado de consciência	Bom; alerta	Normal, fatigado ou inquieto, irritável	Apático, letárgico, inconsciente
Sede	Bebe normalmente; pode recusar líquidos	Sedento; ansioso para beber	Bebe pouco; incapaz de beber
Frequência cardíaca	Normal	Normal a elevada	Taquicardia, com bradicardia nos casos mais graves
Qualidade dos pulsos	Normal	Normal a reduzida	Fraco, débil ou impalpável
Respiração	Normal	Normal; rápida	Profunda
Olhos	Normal	Levemente encovado	Profundamente encovado
Lágrimas	Presente	Reduzidas	Ausentes
Boca e língua	Úmida	Seca	Ressecada
Prega cutânea	Retração instantânea	Retração em < 2 s	Retração em > 2 s
Enchimento capilar	Normal	Prolongado	Prolongado; mínimo
Extremidades	Quentes	Frias	Frias; mosqueadas; cianóticas
Débito urinário	Normal a reduzido	Reduzido	Mínimo

Fonte: Adaptada de Duggan C, Santosham M, Glass RI. The management of acute diarrhea in children: oral rehydration, maintenance, and nutritional therapy. Morb Mortal Wkly Rep 1992;41(No. RR-16):1-20; World Health Organization. The Treatment of Diarrhea: A Manual for Physicians and Other Senior Health Workers. Geneva, Switzerland: World Health Organization, 1995. Disponível na página http://www.who.int/child-adolescent-health/New_Publications/CHILD_HEALTH/WHO.CDR.95.3.htm

- Se a ORT falhar, iniciar a reidratação intravenosa (IV) com salina normal, com uma meta de repor o déficit de fluidos ao longo de 4 horas.
- Desidratação grave: ≥ 10%
  - Desidratação grave é uma emergência médica e resulta em choque.
  - Obter eletrólitos e glicose sérica.
  - Tratar a hipoglicemia (glicose < 60 mg/dL) e as anormalidades eletrolíticas.
  - Fornecer um *bolus* IV rápido de 20 mL/kg de salina normal e repetir se necessário para melhorar a perfusão.
  - Assim que o pulso, a perfusão e o estado de consciência voltarem ao normal, a ORT pode ser iniciada, com meta de repor o déficit restante ao longo de 2–4 horas.
- Reposição de perdas contínuas
  - Considerar a fonte subjacente de perda de fluidos do paciente ao escolher a composição dos fluidos de reposição. Por exemplo, perdas fecais contêm mais água do que sódio (35–60 mEq Na/L), portanto ½ NS seria um fluido de reposição apropriado.

TABELA 3-2 Composição da ORS Comparada aos Fluidos Orais Comuns					
ORS	Carboidrato (mmol/L)	Sódio (mmol/L)	Potássio (mmol/L)	Cloreto (mmol/L)	Osmolaridade (mOsm/L)
Recomendações da WHO	Deve igualar o Na, mas não > 110	60–90	15–25	50–80	200–310
ORS WHO (2002, osmolaridade reduzida)	75	75	20	65	245
ORS WHO (1975)	111	90	20	80	311
Pedialyte	139	45	20	35	250
Suco de maçã	667	0,4	44	45	730
Gatorade	323	20	3,2	11	299
Refrigerante	622	1,6	N/A	N/A	650

Adaptada de MMWR Recommendations and Reports: Managing acute gastroenteritis among children: oral rehydration, maintenance, and nutritional therapy.

- As indicações para o tratamento hospitalar incluem: intolerância à ORS (vômito incontrolável, recusa ou ingestão inadequada), incapacidade de fornecer cuidados adequados em casa, diarreia sanguinolenta aguda, receio de enfermidades complicadoras, desidratação grave, ausência de seguimento, sintomas progressivos, idade jovem ou incerteza diagnóstica.
- Consulte a Tabela 3-2 para a composição dos fluidos orais comuns, comparado às recomendações da WHO para a composição da ORS.

ANORMALIDADES ELETROLÍTICAS

Hipernatremia

Definição

- Hipernatremia é definida como uma concentração sérica de sódio >150 mEq/L.

Etiologia

- A etiologia da hipernatremia pode ser dividida em duas categorias:
  - Excesso de consumo de sódio, por exemplo, fórmula infantil preparada incorretamente, ingestão de água do mar ou cloreto de sódio, e causas iatrogênicas como administração de bicarbonato de sódio ou salina hipertônica (3%).
  - Estados de desidratação (desidratação hipernatrêmica)
    - Déficit de água, por exemplo, devido ao aumento de perdas insensíveis como ocorre em bebês prematuros, na diabetes insipidus, e na diaforese ou taquipneia de qualquer causa, ou devido ao consumo oral inadequado de água como visto na adipsia, abuso/negligência infantil, e aleitamento materno ineficaz.
    - Déficit de água e sódio, por exemplo, devido à êmese, diarreia, queimaduras ou perdas urinárias, como observado na diabetes insipidus e na doença renal crônica.

Apresentação Clínica

- A hipernatremia geralmente se apresenta no contexto de desidratação. Sintomas do sistema nervoso central (CNS), como irritabilidade, agitação, fraqueza, letargia e hiper-reflexia predominam. Náusea e sede também estão tipicamente presentes.
- Hemorragia cerebral é possível devido ao deslocamento de água das células para o espaço intravascular hipernatrêmico. Isso resulta em redução do volume cerebral e ruptura dos vasos em ponte. Como consequência, podem ocorrer convulsão e coma.
- Desidratação grave e hipercoagulabilidade hipotética decorrentes de hipernatremia podem promover trombose (p. ex., trombose de veia renal, periférica e seio dural).
- O movimento da água do espaço intracelular para o espaço extracelular ajuda a preservar o volume intravascular. Os pacientes geralmente não buscam atenção médica até que a desidratação seja grave.

Tratamento

- Se desidratado, primeiro restaurar o volume intravascular com *bolus* repetidos de fluido isotônico de 20 mL/kg NS.
  - Em seguida, calcular o déficit de água livre para determinar as necessidades de reposição:

$$\text{Déficit de água livre (L)} = [0{,}6 \times \text{peso (kg)}] \times [(\text{Na atual}/140-1)]$$

onde

$$(0{,}6 \times \text{peso}) = \text{água corpórea total (TBW)}$$

- Repor a água livre por via enteral ou intravenosa. A reposição enteral é a via de eleição, mas é geralmente contraindicada devido à condição do paciente.
- A reposição IV de água livre pode ser realizada com um dos diversos IVF, cada com concentrações variadas de sódio (Na). A decisão em usar D5W, ¼ NS (39 mEq/L), ½ NS (77 mEq/L) ou Ringer lactato (130 mEq Na/L), todos com glicose e potássio, depende no grau e duração da hipernatremia.
- Quando administrados na mesma taxa, o IVF com menor concentração de sódio irá corrigir o sódio mais rapidamente do que um IVF com maior teor de sódio.
- Hipernatremia crônica deve ser corrigida lentamente, enquanto que a hipernatremia aguda pode ser tratada mais rapidamente.
- O volume (em litros) do infundido escolhido a ser administrado pode ser calculado como segue:

$$(\text{Na sérico} - \text{Na desejado})/(\text{Alteração em Na/L do fluido administrado})$$

onde

$$\text{Alteração em Na/L} = (\text{Na infundido (mEq/L)} - \text{Na Sérico})/[(0{,}6 \times \text{peso}) + 1]$$

- A meta é reduzir a concentração sérica de sódio em não mais do que 12 mEq/L em 24 horas. Isto equivale a 0,5 mEq/L/h.
- A taxa de infusão é calculada dividindo-se o volume a ser administrado pelo tempo pretendido de correção.
- Na prática, uma taxa de infusão de manutenção de 1,25–1,5× é apropriada.
- Corrigir a hipernatremia com precaução. Monitorar constantemente a concentração sérica de sódio, aproximadamente a cada 4–6 horas, e ajustar a taxa de infusão se necessário.
- Durante os estados hipernatrêmicos, as células cerebrais formam osmóis idiogênicos para proteger as células da perda de água. Uma correção demasiadamente rápida da hipernatremia pode criar um gradiente osmótico que estimula o movimento da água para dentro das células, produzindo edema cerebral. Convulsões, hérnia cerebral e morte podem ocorrer.
- Tratar a causa subjacente da hipernatremia.

Hiponatremia

Definição
- Hiponatremia é definida como uma concentração sérica de sódio <135 mEq/L.

Etiologia
- A etiologia de hiponatremia pode ser dividida em categorias:
  - Estados de desidratação (desidratação hiponatrêmica), por exemplo, gastroenterite e hiponatremia do corredor.
    - A hipovolemia ativa a vasopressina, a qual reduz a excreção de água; reposição oral de fluidos é geralmente hipotônica, e o fluido perdido nessas condições é rico em sódio.
  - Volume circulante eficaz reduzido, por exemplo, insuficiência cardíaca congestiva (CHF) e síndrome nefrótica.
    - Volume reduzido de plasma circulante eficaz resulta em liberação de vasopressina e hiponatremia.
  - Excesso de consumo de água (intoxicação por água), por exemplo, polidipsia primária ou administração excessiva de água pelo cuidador.
    - Os rins de um adulto saudável podem eliminar 10 L/m^2 de água por dia, enquanto que os neonatos podem desenvolver intoxicação por água com apenas 4 L/m^2 de água por dia, pois são incapazes de diluir a urina no mesmo grau.
  - Excreção reduzida de água, por exemplo, síndrome da secreção inapropriada do hormônio antidiurético (SIADH), e eliminação reduzida de água livre em decorrência de insuficiência adrenal, hipotireoidismo ou efeito colateral de um medicamento.

- Perda excessiva de sódio, por exemplo, perda cerebral de sal ou doenças renais primárias como doença renal policística congênita, insuficiência renal crônica ou nefrite intersticial aguda.
  - Perda cerebral de sal consiste em uma patologia do CNS pelo suposto aumento na liberação do peptídeo natriurético atrial, resultando em alto débito urinário de urina rica em sódio e hiponatremia.
  - A perda de sódio também resulta em hipovolemia e liberação de vasopressina.
- Pseudo-hiponatremia (p. ex., hipertrigliceridemia e hiperglicemia).
  - A concentração sérica de sódio diminui em virtude da hiperglicemia. A concentração diminui 1,6 mEq/L a cada 100 mg/dL. A concentração sérica de glicose está acima do normal (superior a 100 mg/dL por convenção).

Apresentação Clínica

- Um gradiente osmótico agudo entre os espaços intracelular e extracelular resulta em inchaço celular que primariamente afeta o cérebro causando náusea, dor de cabeça, letargia, confusão, agitação, hiporreflexia e, quando grave, convulsões, coma e morte.
- Hiponatremia crônica manifesta-se com náusea, fadiga, tontura, confusão, cãibras e distúrbios da marcha.
- Baixa temperatura corpórea, apesar do ambiente aquecido, também pode ser observada.

Tratamento

- Se desidratado, primeiro restaurar o volume intravascular com *bolus* repetidos de 20 mL/kg NS de fluido isotônico.
- Hiponatremia causando disfunção cerebral é uma emergência e requer atenção imediata. Restrição de água e salina hipertônica (3%) são terapias fundamentais. Somente salina 3% para melhorar o estado de consciência deve ser fornecida.
- Fora do contexto agudo, reposição IV de sódio pode ser realizada com um dos vários IVF, cada um com concentrações variadas de sódio. Salina normal (154 mEq/L) ou salina 3% (513 mEq/L) são tipicamente usadas.
- Primeiro, calcular o déficit de sódio (NaD):

$$NaD \text{ (em mEq/L)} = (Na \text{ desejado} - Na \text{ do paciente})/2$$

(Dividido por 2 porque é protocolo repor metade do déficit de sódio)

- Em seguida, calcular o déficit de sódio corporal total (TBNaD):

$$TBNaD \text{ (em mEq/L)} = NaD \times (0,6 \times peso)$$

(o peso antes da enfermidade deve ser usado)

- O volume (em litros) do infundido escolhido a ser administrado deve ser calculado como segue:

$$TBNaD/(Na \text{ infundido (mEq/L)})$$

- A meta é aumentar o sódio sérico em 0,5 mEq/L/h.
- A taxa de infusão é calculada dividindo-se o volume a ser administrado pelo tempo de correção desejado.
- Tratamento adicional da hiponatremia depende da etiologia subjacente. Reidratar se desidratado, limitar o consumo de água em casos de ingestão excessiva de água ou excreção reduzida de água, e repor o sódio se houver excesso de perda de sódio.
- A síndrome de desmielinização osmótica (anteriormente conhecida como mielinólise pontina central) ocorre em decorrência da rápida correção da hiponatremia crônica. Embora o mecanismo seja incerto, a adaptação do cérebro à hiponatremia crônica envolve a extrusão de íons intracelulares que não podem ser repostos rapidamente durante o tratamento da hiponatremia, resultando em desmielinização e lesão cerebral potencialmente irreversível. Hiponatremia que se desenvolve ao longo de horas é muito menos provável de resultar nesta complicação.

Hipercalemia

Definição
- Hipercalemia é definida como uma concentração sérica de potássio > 5,5 mEq/L.

Etiologia
- Causas de hipercalemia incluem ruptura celular (p. ex., síndrome da lise tumoral, rabdomiólise, amostra de sangue hemolisado), aumento do consumo de potássio (p. ex., ingestão oral de potássio, transfusões sanguíneas), trocas transcelulares (p. ex., acidose, deficiência de insulina), excreção reduzida (p. ex., falência renal, insuficiência adrenal) e efeito colateral de medicações (p. ex., drogas anti-inflamatórias não esteroidais (NSAIDs), trimetoprima).

Apresentação Clínica
- Os pacientes são geralmente assintomáticos. Em níveis mais elevados, os sintomas podem incluir fraqueza/paralisia muscular ascendente ou palpitações.
- A hipercalemia promove despolarização da membrana celular em repouso. Despolarização cardíaca é o mais preocupante devido ao risco de arritmias e parada cardíaca.
- Alterações eletrocardiográficas (EKG) pioram com o aumento dos níveis de potássio.
  - 5,5–6,5 mEq/L: Ondas T apiculadas e encurtamento do intervalo QT
  - 6,5–8 mEq/L: Ondas T apiculadas, intervalo PR prolongado, diminuição ou desaparecimento da onda P, ampliação do complexo QRS, onda R amplificada
  - > 8 mEq/L: Onda P ausente, bloqueios de ramo, complexo QRS progressivamente ampliado que se une à onda T para formar um padrão sinusoidal, resultando em fibrilação ventricular ou assistolia.
- Digno de nota, nem todas as crianças com hipercalemia manifestam alterações EKG, e a ausência de alterações EKG não exclui a necessidade de terapia.

Tratamento
- Repetir o teste para garantir que o valor não esteja falsamente elevado devido a uma amostra hemolisada.
- Interromper os suplementos orais e IVF contendo potássio.
- Obter um EKG e monitorar com telemetria.
- Diuréticos de alça promovem a excreção urinária de potássio, e Kayexalato reduz a absorção gastrointestinal de potássio. Estes são os únicos medicamentos que reduzem o potássio corporal total.
- Albuterol e insulina (administrada com glicose para evitar hipoglicemia) promovem a troca intracelular de potássio. Embora controverso, acredita-se que o bicarbonato de sódio funcione de forma similar.
- Gluconato de cálcio estabiliza o miocárdio por meio da antagonização da despolarização induzida pela hipercalemia. O gluconato de cálcio deve ser fornecido apenas na presença de anormalidades EKG (além de ondas T apiculadas) ou quando a concentração de potássio for > 7 mEq/L.
- Considerar diálise se a hipercalemia implicar risco de vida.

Hipocalemia

Definição
- Hipocalemia é definida como uma concentração sérica de potássio < 3,5 mEq/L.

Etiologia
- Causas de hipocalemia incluem trocas transcelulares (p. ex., na alcalose ou com o uso de insulina ou agentes β-adrenérgicos), consumo inadequado (p. ex., anorexia nervosa), perdas extrarrenais

(p. ex., êmese, diarreia, diaforese ou uso de laxantes), perdas renais (p. ex., devido ao uso de diuréticos, acidose tubular renal, nefrite intersticial, síndrome de Bartter ou síndrome de Gitelman), hipomagnesemia ou hipocalemia espúria devido ao manuseio inadequado da amostra.

Apresentação Clínica
- Os sintomas incluem fraqueza, cãibras, constipação ou obstrução intestinal, retenção urinária e paralisia ascendente. A hipocalemia pode afetar a capacidade de concentração urinária, resultando em poliúria e, por fim, polidipsia.

Tratamento
- Suplementação de potássio pode ser fornecida por via enteral ou parenteral. As preparações enterais são preferíveis em virtude da captação mais lenta e do risco reduzido de hipercalemia. Na presença de hipocalemia sintomática, potássio IV pode ser administrado a uma concentração de 0,5–1 mEq/kg ao longo de uma hora. Cloreto de potássio é o mais comumente usado.
- Corrigir a hipomagnesemia se presente, visto que a hipomagnesemia contínua enfraquece a resposta à terapia de hipocalemia.
- Tratar a causa subjacente.

Hipercalcemia

Definição
- Níveis normais de cálcio variam com a idade e o laboratório.
- Cálcio sérico > 10,5 mg/dL e cálcio ionizado > 5,0 mg/dL são tipicamente considerados como elevados.

Etiologia
- As causas de hipercalcemia incluem hiperparatireoidismo primário (p. ex., adenoma de paratireoide, hiperparatireoidismo neonatal grave, hiperparatireoidismo neonatal transitório ou neoplasia endócrina múltipla [MEN] I ou MEN IIA), malignidade (p. ex., linfoma, leucemia, disgerminoma, rabdomiossarcoma, neuroblastoma ou nefroma mesoblástico congênito), hipercalcemia hipocalciúrica familiar, doenças granulomatosas, síndrome de Williams, necrose de tecido adiposo subcutâneo, insuficiência adrenal, hipervitaminose D ou imobilização prolongada.

Apresentação Clínica
- Sintomas de hipercalcemia incluem: fraqueza muscular, fadiga, dor de cabeça, anorexia, náusea, vômito, constipação, dor abdominal, poliúria, polidipsia, perda de peso, alterações do estado de consciência e letargia.
- O exame pode demonstrar bradicardia, fraqueza muscular proximal, hiper-reflexia, estado de consciência alterado e sinais da condição subjacente.

Avaliação Diagnóstica
- Os exames laboratoriais incluem: cálcio ionizado e sérico total, albumina, hormônio da paratireoide, fósforo, fosfatase alcalina, eletrólitos, creatinina, magnésio, níveis de vitamina D, cálcio urinário, fósforo urinário e creatinina urinária.
- Outras avaliações dependem da causa suspeita de hipercalcemia e podem incluir: radiografias, EKG, ultrassonografia renal, cariótipo, função da tireoide ou procura por malignidade.

Tratamento
- Se assintomático, o tratamento pode ser adiado até que haja o diagnóstico da causa subjacente.

- Se sintomático ou cálcio sérico > 12 mg/dL:
  - Hidratação IV com salina normal é a base do tratamento.
  - Diuréticos de alça podem ser usados para aumentar a excreção de cálcio na urina uma vez que o paciente esteja adequadamente hidratado.
  - Bisfosfonatos e calcitonina podem ser usados para hipercalcemia refratária.
  - Glicocorticoides podem ser usados para reduzir a absorção de cálcio proveniente do intestino e tratar a hipercalcemia secundária a uma doença granulomatosa.
  - Na hipercalcemia grave, particularmente com insuficiência renal, diálise pode ser necessária.

Hipocalcemia

Definição
- Os valores normais dos níveis de cálcio variam com a idade e o laboratório.
  - Cálcio sérico < 8,5 mg/dL e cálcio ionizado < 4,0 mg/dL são tipicamente considerados como baixos.
  - O nível de cálcio total deve ser corrigido em função do nível de albumina sérica usando a fórmula:

$$\text{Cálcio corrigido} = 0{,}8 \times (4 - \text{albumina sérica}) + \text{cálcio sérico}$$

  - Os níveis de albumina não afetam o cálcio ionizado e, portanto, baixos níveis séricos de cálcio secundário à hipoalbuminemia não causarão sintomas.

Etiologia
- As causas de hipocalcemia incluem: hipoparatireoidismo (p. ex., síndrome de DiGeorge, síndrome de Kearns-Sayre, pós-tireoidectomia, paratireoidite autoimune ou secundária ao cálcio materno elevado), pseudo-hipoparatireoidismo, hipocalcemia neonatal transitória, deficiência de vitamina D, causas iatrogênicas (p. ex., aminoglicosídeos, diuréticos de alça ou síndrome do intestino curto), hipomagnesemia, doença de Wilson ou sequestro (p. ex., pancreatite, hiperfosfatemia, recebimento de produtos com citrato ou síndrome do osso faminto).

Apresentação Clínica
- Os sintomas de hipocalcemia incluem: dor muscular, cãibras, irritabilidade, alterações do estado de consciência, convulsões, fraqueza/espasmo muscular, dormência e formigamento, perda capilar e dificuldade respiratória.
- Os pacientes podem exibir tetania, obtida no exame como o sinal de Chvostek (percussão do nervo facial anterior à orelha causa contração do músculo facial ipsolateral) ou sinal de Trousseau (colocação de um manguito de medição de pressão sanguínea ao redor do braço e insuflação acima da pressão sanguínea sistólica por 3–5 minutos causa flexão do punho).
- O exame também pode exibir sibilância ou estridor com desconforto respiratório em virtude do laringospasmo.
- O EKG demonstra arritmias ou QTc prolongado.

Avaliação Diagnóstica
- A avaliação laboratorial pode incluir: cálcio ionizado e cálcio sérico total, eletrólitos, fosfatase alcalina, fósforo, hormônio da tireoide, níveis de vitamina D, cálcio urinário, creatinina urinária e fósforo urinário.
- Outros exames para determinar a etiologia podem ser necessários, bem como um EKG para pesquisar anormalidades de QTc e arritmias.

Tratamento
- Corrigir a causa subjacente se possível.
- Se o paciente for assintomático, suplementos de cálcio oral e vitamina D podem ser suficientes.

- Se sintomático, tratar com cálcio IV.
- O tratamento consiste de uma dose em *bolus*, seguida por uma infusão contínua.
- Um acesso IV estável é necessário para evitar necrose subcutânea decorrente do extravasamento.
- Corrigir a hipomagnesemia e a deficiência de vitamina D.

Hiperfosfatemia

Definição
- Hiperfosfatemia é definida como um valor de fósforo > 7 mg/dL em lactentes e > 4,5 mg/dL em adolescentes e adultos.

Etiologia
- As causas de hiperfosfatemia incluem: insuficiência renal, hiperparatireoidismo, rabdomiólise, hipocalcemia, enema contendo fosfato ou uso de laxantes, síndrome da lise tumoral e excesso de fórmula infantil contendo fósforo ou ingestão de leite de vaca no período neonatal.

Apresentação Clínica
- Os pacientes são tipicamente assintomáticos. Os pacientes apresentam sintomas da condição subjacente ou podem apresentar sinais e sintomas de hipocalcemia.

Tratamento
- Para o tratamento agudo, fornecer hidratação IV e um diurético de alça.
- Tratar a causa subjacente.
- Considerar diálise.

Hipofosfatemia

Definição
- Hipofosfatemia é definida como um valor de fósforo < 2,5 mg/dL.

Etiologia
- As causas de hipofosfatemia incluem: diuréticos, hipoparatireoidismo, cetoacidose diabética, síndrome de Fanconi, síndrome da realimentação, consumo alimentar inadequado e ingestão excessiva de alumínio.

Apresentação Clínica
- Fósforo é importante porque é um componente da adenosina trifosfato (ATP), a qual o organismo requer para sobrevivência. Os sintomas da hipofosfatemia incluem: letargia, obstrução intestinal, mialgias e fraqueza.
- Hipofosfatemia pode levar a uma acidose tubular renal e raquitismo.
- O exame físico pode exibir sinais de raquitismo hipofosfatêmico, incluindo baixa estatura, fronte ampla, punhos alargados e encurvamento das pernas.

Tratamento
- Para o tratamento agudo, fornecer fósforo oral ou IV.
- Tratar a causa subjacente.

LEITURAS SUGERIDAS

Behrman RE, Jenson HB, Kliegman RM, et al., eds. Nelson Textbook of Pediatrics. 18th Ed. Philadelphia: Saunders Elsevier, 2007.

Finberg L. Water and Electrolytes in Pediatrics, Physiology, Pathophysiology and Treatment. 2nd Ed. Philadelphia: WB Saunders Company, 1993.

King CK, Glass R, Bresee JS, et al. Managing acute gastroenteritis among children: Oral rehydration, maintenance, and nutritional therapy. MMWR Recomm Rep 2003;52(RR-16):1–16.

Lietman SA, Germain-Lee EL, Levine MA. Hypercalcemia in children and adolescents. Curr Opin Pediatr 2010;22(4):508–515.

Owen GM, Garry P, Fomon SJ, et al. Concentrations of calcium and inorganic phosphorus in serum of normal infants receiving various feedings. Pediatrics 1963;31(3):495–498.

Rose BD. Clinical Physiology of Acid Base and Electrolyte Disorders. 5th Ed. New York: McGraw Hill, 2001.

Teach SJ, Yates EW, Feld LG. Laboratory predictors of fluid deficit in acutely dehydrated children. Clin Pediatr (Phila) 1997;36:395–400.

Zaoutis LB, Chiang VW, eds. Comprehensive Pediatric Hospital Medicine. Philadelphia: Mosby Elsevier, 2007.

Zhou P, Markowitz M. Hypocalcemia in infants and children. Pediatr Rev 2009;30:190.

Zitelli BJ. Atlas of Pediatric Physical Diagnosis. 5th Ed. St. Louis, MO: Mosby, 2007.

4 Emergências
Kate Kernan ▪ Robert M. (Bo) Kennedy

Consultas no departamento de emergência (ED) são estressantes tanto para as crianças como para os pais. Durante um dia movimentado no ED, as esperas são geralmente longas e, os pacientes e pais não têm consciência das muitas exigências sobre você e outros funcionários. Isso frequentemente faz com que os pacientes e pais já estressados fiquem impacientes e agitados. Ajudam a otimizar as interações com as famílias:

- Limpar suas mãos com antisséptico de mãos à base de álcool quando entra no quarto indica seu respeito pela saúde do paciente.
- Apresentar-se e explicar seu papel na avaliação no ED.
- Obter um breve histórico relevante, a fim de possibilitar uma terapia rápida e apropriada. Um histórico mais detalhado pode ser obtido após a intervenção inicial.
- Executar conscientemente uma rápida avaliação cardiopulmonar à medida que entra no quarto. Observar a cor do paciente, o estado de consciência e o trabalho respiratório. Se algum destes estiver anormal, proceda para auscultação dos pulmões, notando o grau de troca gasosa, sibilos, estertores, etc. Simultaneamente, note a frequência e natureza do pulso e enchimento capilar. Esta rápida avaliação possibilita que você determine se precisa iniciar a ventilação mecânica imediatamente ou urgentemente buscar acesso vascular para administrar fluidos rapidamente. De outro modo, você pode proceder com a obtenção do histórico e realizar um típico exame físico.
- Para exames de rotina, realizar primeiro a auscultação (pulmões, coração e abdome) e depois as partes mais invasivas (orelhas e garganta). Se possível, manter as crianças pequenas no colo dos pais (ou muito próximo a eles) durante o exame físico. Você pode usar a ajuda dos pais durante o exame (p. ex., deixar que um dos pais posicione o estetoscópio no tórax).
- Manter os pais informados sobre o progresso clínico de seu filho. Fornecer uma expectativa de prazo, por exemplo, de que o resultado dos exames laboratoriais, como um CBC, estará disponível em cerca de 2 horas. Quanto mais informados os pais estiverem sobre o processo e o tempo, mais pacientes eles ficarão. Explicar o que esperar no curso da enfermidade e fornecer parâmetros de retorno que requeiram uma reavaliação urgente.

REANIMAÇÃO CARDIOPULMONAR

- Normalmente, em pacientes pediátricos, a hipóxia secundária à falência respiratória causa bradicardia, seguida por parada cardíaca.
- Pacientes que recebem reanimação tardia ou que estejam em assistolia apresentam um prognóstico desfavorável.
- Todas as reanimações iniciam-se com ventilação e assistência circulatória mecânica. Verificar a glicemia em todos os pacientes com estado de consciência reduzido ou convulsão. Identifique a causa precocemente. As causas reversíveis devem ser tratadas para o alcance bem-sucedido do retorno da circulação espontânea. Durante a reanimação, um membro da equipe designado deve obter um histórico rápido e focado que pode orientar os esforços de reanimação.

Etiologia

- Causas mais comuns:
  - Trauma: batidas de carro, queimaduras, abuso infantil, armas de fogo.
  - Pulmonar: aspiração de corpo estranho, inalação de fumaça, afogamento, falência respiratória.
  - Infecciosa: sepse, meningite.
  - Sistema nervoso central: traumatismo craniano, convulsões.
  - Cardíaca: cardiopatia congênita, miocardite.
  - Outros: síndrome da morte súbita infantil (SIDS), envenenamento, suicídio, desidratação, anomalias congênitas.
  - Causas reversíveis (Hs e Ts): *H*ipovolemia, hipóxia, hipoglicemia, hipo/hipercalemia, íon hidrogênio (acidose), hipotermia, pneumotórax de *T*ensão, tamponamento, toxinas e trombose (pulmonar e coronária).

Tratamento (Suporte Básico de Vida; Tabela 4-1)

- Concentrar-se em compressões fortes e rápidas com mínimas pausas. Fazer entre 100 e 120 compressões/minuto, a uma profundidade de 1/3 a 1/2 do diâmetro AP do tórax (~3,80 cm em bebês, 5 cm em crianças e pelo menos 5 cm em adolescentes e adultos).

TABELA 4-1	Técnicas Básicas de Suporte de Vida Pediátrico	
Sem respirar ou apenas arquejando		
Sem pulso palpável em um período de 10 s (carótida em adultos, braquial ou femoral em crianças)		
Peça ajuda, AED		
Compressões	Metade inferior do esterno em crianças e adultos	
	Largura de um dedo abaixo da linha mamária em bebês	
	Duas mãos em adultos, calcanhar de uma mão em crianças	
	Dois polegares circundando o tórax em bebês com 2 socorristas	
	Profundidade de pelo menos 5 cm ou 1/3 a 1/2 do diâmetro AP em adultos, cerca de 3,80 cm em crianças ou 1/3 a 1/2 do diâmetro AP em bebês	
	Taxa: 100-120 compressões/minuto	
Via aérea	Inclinação da cabeça-elevação do mento	
Respiração (após as primeiras 30 compressões)	2 respirações a 1 s/respiração	
Relação compressão/ventilação	Ausência de via aérea avançada:	
	Um único socorrista 30:2	
	Dois socorristas: 15:2 até a puberdade, e então 30:2	
	Após intubação:	
	~8–10 respirações/min, 1 respiração a cada 6-8 s, não sincronizado com as compressões	
Aspiração de corpo estranho	Compressões abdominais/ manobra de Heimlich	Golpes nas costas e compressões torácicas se < 1 ano de idade

American Heart Association, Guidelines Pediatric Advanced Life Support, 2011.

- O objetivo é potencializar o fluxo de sangue oxigenado através das artérias coronárias para o miocárdio, a fim de possibilitar a retomada da despolarização espontânea e bombeamento do coração. Compressões cardíacas eficazes também fornecem sangue oxigenado para o cérebro e outros órgãos essenciais. Minimizar a interrupção de compressões; todas as vezes que as compressões são interrompidas, o fluxo sanguíneo através das artérias coronárias para, e as compressões iniciais na retomada são ineficazes. Visto que o débito cardíaco durante as compressões é de apenas 25–33% do normal, as ventilações também devem ser apenas de 25%–33% do normal; ventilações com pressão positiva impedem o retorno do sangue ao coração e, portanto, a hiperventilação compromete o débito cardíaco.

COMA

- Histórico: trauma, ingestão, infecção, jejum, diabetes, uso de drogas, convulsão.
- Exame físico: frequência cardíaca, pressão arterial, padrão respiratório, temperatura, tamanho e resposta pupilar, erupção cutânea, postura anormal, sinais neurológicos focais, Escala de Coma de Glasgow (GCS; Tabela 4-2).
- Exames laboratoriais: glicose à beira do leito, CBC, eletrólitos, transaminases, amônia, lactato, análise toxicológica, gasometria venosa, hemocultura. Se a glicemia estiver baixa sem uma etiologia aparente, obter rapidamente exames laboratoriais para hipoglicemia (BMP, UA, peptídeo C, insulina, beta-hidroxibutirato, cortisol, hormônio do crescimento, lactato, piruvato e ácidos graxos livres totais) para determinar a causa antes de administrar glicose intravenosa. Em bebês, obter também a concentração de aminoácidos plasmáticos e ácidos orgânicos urinários.

TABELA 4-2 Escala de Coma de Glasgow

		Lactente		Criança/adulto	
Olho					
		Abre espontaneamente	4	Abre espontaneamente	4
		Abre ao estímulo verbal	3	Abre ao estímulo verbal	3
		Abre ao estímulo doloroso	2	Abre ao estímulo doloroso	2
		Nenhum	1	Nenhum	1
Verbal					
		Balbucia	5	Fala apropriada espontânea	5
		Irritável	4	Confusa	4
		Chora ao estímulo doloroso	3	Palavras inapropriadas	3
		Grunhe/geme ao estímulo doloroso	2	Som incompreensível	2
		Nenhum	1	Nenhum	1
Motor					
		Movimento espontâneo	6	Obedece comandos	6
		Localiza dor	5	Localiza dor	5
		Retirada com a dor	4	Retirada com a dor	4
		Flexão decorticada	3	Flexão decorticada	3
		Descerebração	2	Extensão descerebrada	2
		Nenhum	1	Nenhum	1

- Tratamento
    - Suporte das vias aéreas, respiração e circulação (ABC), e administração de oxigênio. Intubação traqueal pode ser necessária no paciente não responsivo para fornecer ventilação prolongada e reduzir o risco de aspiração. No entanto, inicialmente, a maioria dos pacientes pode ser ventilada com eficácia usando balão e máscara.
    - Se a glicemia for < 40–60 mg/dL, administrar 0,5 g/kg de dextrose por via IV (10 mL/kg de solução isotônica D5 [salina normal ou Ringer lactato] ou 5 mL/kg de solução D10) e repetir o teste de glicemia à beira do leito. Repetir conforme necessário.
    - Considerar a administração de naloxona na suspeita de overdose de opiáceos. Flumazenil é apropriado para overdose por benzodiazepínicos. Podem ocorrer convulsões. Tiamina é usada principalmente em adultos.
    - Na suspeita de infecção, iniciar tratamento com antibióticos de amplo espectro.
    - Considerar uma tomografia computadorizada (CT) de crânio.

TRAUMA

- Trauma é a causa mais comum de morte em crianças com mais de um mês de idade.
- Batidas de carro são a causa mais comum de morte em crianças com mais de 1 ano de idade.
- Homicídio como resultado de abuso infantil é a causa mais comum de morte em crianças com menos de 1 ano de idade.
- Afogamento está em segundo lugar entre as mortes por trauma acidental.
- Histórico: mecanismo de lesão, velocidade do veículo, lado do impacto, dano à cabine do passageiro, ou ejeção/lesão/morte de outros passageiros podem predizer o risco de lesão.

Pesquisa Primária e Tratamento do Paciente Vítima de Trauma (ABCs)

- Vias Aéreas
    - Imobilizar a coluna cervical.
    - Examinar a presença de corpos estranhos ou dentes soltos na boca.
    - Intubar se necessário. Geralmente, vias aéreas avançadas são colocadas em pacientes com GCS < 8, reflexo faríngeo ausente, trauma da orofaringe ou das vias aéreas, aqueles prováveis de receber suporte ventilatório prolongado ou quando a ventilação com máscara-balão é difícil.
- Respiração
    - Administrar oxigênio suplementar.
    - Inspecionar o tórax para elevação simétrica, feridas abertas e/ou pneumotórax.
    - Considerar o uso de sonda orogástrica para descomprimir o estômago.
- Circulação
    - A frequência cardíaca e enchimento capilar são os melhores indicadores do estado circulatório em crianças. Hipotensão ocorre tardiamente; a pressão arterial é mantida pela taquicardia e pelo aumento da resistência vascular sistêmica (medida pelo enchimento capilar) até sobrecarregada.
    - Aplique pressão direta com gaze estéril nas feridas sangrantes.
    - Insira 2 cateteres intravenosos (IV) de grosso calibre.
    - Insira um cateter venoso femoral ou uma ou mais agulhas intraósseas se o acesso IV for demorado e o paciente estiver instável.
    - Administrar uma infusão rápida de solução de Ringer lactato ou salina normal aquecida a uma concentração de 20 mL/kg. Se o paciente permanecer instável e perda sanguínea for provável, fornecer produtos sanguíneos e obter uma avaliação cirúrgica de urgência. Repetir o *bolus* de Ringer lactato ou salina normal, ou o sangue, conforme necessário para manter uma perfusão adequada.

- Incapacidade. Determinar o seguinte:
  - Nível de consciência (alerta/respondendo a estímulos verbais/respondendo à dor/ não responsivo).
  - Igualdade do tamanho e resposta pupilar à luz.
  - Tônus muscular (flacidez unilateral/bilateral).

Pesquisa Secundária

- Remover todas as roupas e realizar uma avaliação completa da cabeça aos pés, procurando por:
  - Cabeça-orelha-olhos-nariz-garganta: lesão no escalpo/crânio, equimose periorbital (fratura orbital), hemotímpano (fratura craniana basilar), fístula liquórica proveniente do nariz ou orelhas, tamanho pupilar, reflexo corneano, hifema, sensibilidade ou deformidade da coluna cervical, centralização da traqueia.
  - Tórax/abdome/pelve: deformidade ou sensibilidade clavicular, ruídos respiratórios, bulhas cardíacas, sensibilidade ou deformidade costal, simetria da parede torácica, enfisema subcutâneo, sensibilidade ou distensão abdominal, aspirados orogástricos sanguinolentos, palpar o baço para pesquisa de sensibilidade, instabilidade pélvica.
  - Geniturinário: tônus retal, sangue nas fezes, sangue no meato uretral.
  - Coluna: (rolamento lateral do paciente com a coluna cervical estabilizada) desvio ao longo da coluna vertebral, sensibilidade ao longo da coluna.
  - Extremidades: deformidade ou sensibilidade local, síndrome compartimental (5 Ps: dor com movimento **p**assivo dos dedos da mão/pés, **p**arestesia, **p**alidez, **p**ulsos impalpáveis, **p**oiquilotermia).
  - Pele: enchimento capilar, lacerações, abrasões, contusões, queimaduras.
  - Neurológico: estado de consciência, GCS, tônus muscular, movimento intencional das extremidades, sensação intacta.

Exames Laboratoriais e Imagiológicos

- Solicitar os seguintes testes laboratoriais:
  - Hemoglobina e hematócrito.
  - CMP.
  - Grupo sanguíneo e prova cruzada.
  - Amilase/lipase.
  - Urinálise.
  - PT/PTT na presença de lesão craniana.
- Considerar uma análise toxicológica e um teste de gravidez com urina.
- Obter as seguintes radiografias:
  - Radiografias simples: coluna vertebral, tórax, pelve e qualquer extremidade com dor ou deformidade.
  - CT abdominal: em pacientes com trauma fechado do tronco, queixando-se de dor, sensibilidade no exame, achados abdominais ou torácicos cutâneos, incluindo sinal do cinto de segurança, ruídos respiratórios diminuídos, vômito ou GCS < 13.
  - CT do crânio: considerar em crianças com fratura craniana palpável, estado de consciência alterado, GCS < 14 com perda prolongada da consciência, ou sinais de fratura craniana basilar. Além disso, a obtenção de imagens em crianças mais velhas deve ser considerada na presença de queixas de dor de cabeça severa e vômito persistente.
- Considerar um ecocardiograma de urgência na presença de baixo débito cardíaco, apesar da infusão de líquidos e/ou veias distendidas (tamponamento) em um paciente com trauma penetrante.

Prevenção

- Veículo motorizado
  - < 9 kg: cadeira de bebê no banco traseiro virada para trás.
  - > 9 kg: cadeira para criança no banco traseiro virada para frente.
  - Até 8 anos, 36 kg e 1,45 cm: assento de elevação e cinto de segurança com alça de ombro.
  - < 13 anos: banco traseiro com o uso de cinto de segurança.
- Bicicleta: **sempre** usar capacete.

Lesão Cerebral Traumática

- Tratamento inicial: garantir oxigenação, normalizar a ventilação, prevenir hipotensão e manter um posicionamento com alinhamento na linha média, com a cabeceira da cama elevada a 30 graus para minimizar lesão cerebral secundária. É essencial a identificação precoce de lesões que requerem intervenção neurocirúrgica. O controle osmótico e, raramente, hiperventilatório da ICP elevada pode ser indicado por sinais de hipertensão, bradicardia e respiração irregular (tríade de Cushing) indicando herniação iminente. Esteja ciente de que a hiperventilação diminui o fluxo sanguíneo ao cérebro.
- Lesão cerebral traumática (GCS 3-8)
  - Requer intubação e ventilação urgente.
  - Geralmente seguida pelo monitoramento da ICP na unidade de terapia intensiva, controle ventilatório avançado e intervenção neurocirúrgica.
- Lesão cerebral traumática moderada (GCS 9-12).
  - Geralmente associada à perda prolongada da consciência, déficits neurológicos focais e achados na CT de crânio.
- Lesão cerebral traumática leve (GCS > 13)
  - Geralmente referida como concussão (veja abaixo), a TBI leve normalmente se manifesta com dor de cabeça, confusão ou amnésia. Está associada a alterações apenas temporárias na consciência, apresenta neuroimagens normais e não há déficits focais.

Diagnóstico e Tratamento

- Bebês (< 12 meses): na presença de hematoma do escalpo significativo, fontanela tensa ou protuberante, ou qualquer anormalidade do estado de consciência, realizar uma CT de crânio para avaliar a presença de sangramento intracraniano.
- Traumatismo craniano leve sem perda da consciência e exame neurológico normal
  - Anamnese detalhada e exame físico.
  - Observação na clínica, consultório, ED ou em casa.
  - CT e imagem por ressonância magnética (MRI) não são recomendadas.
- Traumatismo craniano leve, breve (< 1 minuto) perda da consciência e exame neurológico normal
  - Anamnese detalhada e exame físico.
  - Observação por pessoal médico. Se houver declínio do estado de consciência, êmese persistente ou qualquer déficit neurológico focal, obter uma CT de crânio com urgência.

Tipos de Lesão

- *Hematoma epidural*: localizado entre a dura-máter e o crânio
  - Opacidade em formato lenticular na CT.
  - O histórico natural inclui uma perda da consciência, seguida por um intervalo lúcido e, então, redução da resposta, geralmente dentro de um período de 2-3 horas. Se não drenado cirurgicamente com urgência, o hematoma pode causar uma rápida deterioração e herniação.
  - Fratura do crânio, geralmente sobrejacente à artéria meníngea média, é comum.

- Os bebês podem demorar mais para exibir letargia, pois as suturas cranianas abertas se separam para acomodar o efeito de massa do hematoma em expansão.
- *Hematoma subdural:* localizado abaixo da dura-máter e sobre o cérebro, e está geralmente associada a uma contusão cerebral, edema cerebral, ou uma lesão cerebral mais significativa do que o hematoma epidural.
  - Opacidade em forma de crescente na CT.
  - Tipicamente, não há um intervalo lúcido.
  - Lesões maiores e aquelas causando desvio da linha média serão submetidas à evacuação neurocirúrgica.
- *Hemorragia subaracnóidea:* sangramento entre a aracnoide e a pia-máter.
- *Contusão:* associada a fraturas cranianas; os sintomas focais estão presentes no lado da lesão ou no lado contralateral.
- *Concussão:* alteração imediata e transitória da consciência, visão e equilíbrio
  - Considera como uma lesão funcional, uma concussão tipicamente resulta no rápido início de comprometimento neurológico, o qual se resolve espontaneamente.
  - Pode ou não envolver perda da consciência e está associada a exames imagiológicos normais.
  - A limitação de esforço aeróbico e cognitivo é fundamental para otimizar a recuperação após uma concussão. **Retorno às brincadeiras** deve progredir de forma gradual, quando os sintomas de dor de cabeça, concentração comprometida e transtorno do sono em repouso tenham se resolvido por pelo menos 24 horas. Atividade aeróbica leve pode progredir para moderada e, então, para treinamento pesado sem contato de um esporte específico, seguido por treinamento com contato total e, finalmente, jogo competitivo. Esta progressão deve ser interrompida com o retorno dos sintomas. Cada etapa deve durar um mínimo de 24 horas, envolvendo um mínimo de 1 semana inteira de tempo de recuperação após a lesão.
  - Ao dar alta ao paciente, esteja certo de que os pais entenderam as instruções de cuidados, os sinais de alerta e os sintomas. Não é necessário instruir os pais a acordarem as crianças periodicamente durante a noite. Os indicadores para a busca de atenção médica são: dor de cabeça persistente, vômito persistente, tontura, fraqueza, visão embaçada ou dupla, ou ataxia. Irritabilidade ou mudança de comportamento, dor cervical, convulsões, febre e secreção aquosa do nariz ou orelhas justificam o retorno ao ED para uma nova avaliação médica.
- Para maiores informações sobre a avaliação e tratamento de concussão, consulte a Tabela 4-3.

Lesão Cervical
- Sempre excluir uma fratura ou luxação!

Diagnóstico e Tratamento
- Imobilizar o pescoço com um colar cervical devidamente ajustado. Uma tábua de imobilização é desnecessária.
- Lesão na coluna cervical pode ser excluída sem radiografias se:
  - O paciente estiver alerta e responde a comandos.
  - Não há dor na linha média do pescoço na palpação.
  - O exame neurológico for normal.
  - Não há lesão tipo distração (p. ex., fratura de ossos longos).
- Se uma imagem for obtida, o colar cervical deve ser mantido no local.
- Radiografias simples (incidências anteroposterior, lateral e transoral) podem ser usadas para excluir precauções da coluna cervical em pacientes com estado de consciência normal, incluindo aqueles com uma história transitória de alteração do estado de consciência, desde que tenham

retornado à linha de base e não possuam queixas ou achados neurológicos focais no exame físico. Essas imagens devem ser obtidas naqueles com amplitude de movimentos limitada ou queixas de sensibilidade na linha média.
- Considerar a obtenção de radiografias naqueles com lesão significativa do tronco, colisão de veículo motorizado (MVC) de alto risco, lesão por mergulho ou condições predisponentes, incluindo a síndrome de Down.
- Uma CT da coluna cervical deve ser obtida em indivíduos com estado de consciência alterado, queixas neurológicas focais persistentes ou achados no exame.
  - Se as radiografias ou o exame for anormal, considerar a obtenção de uma CT de coluna cervical.
  - Se houver sintomas de lesão da coluna cervical, consultar um neurocirurgião e obter uma MRI sem contraste para excluir hematoma, edema e estenose de medula espinal.
- Os pacientes podem retornar ao jogo quando apresentarem uma amplitude de movimento total livre de dor, força e sensação normais, e lordose normal da coluna cervical.

TABELA 4-3 Avaliação e Tratamento de Concussão

Características		
Características cognitivas	**Sintomas**	**Sinais**
Perda da consciência	Dor de cabeça	Perda da consciência ou consciência comprometida
	Visão dupla	
Confusão	Tontura	Ataxia
Amnésia	Náusea	Vômito
Desorientação em relação ao tempo/data/local	Sonolência/transtornos do sono	Fala enrolada
		Alterações de personalidade

Avaliação
- Uma avaliação neurológica completa é necessária em uma avaliação de traumatismo craniano. Isto inclui uma avaliação da coluna cervical.
- Exames imagiológicos são geralmente necessários apenas se houver suspeita de lesão estrutural (ou seja, a história do mecanismo de lesão ou os achados físicos o deixam preocupado quanto à existência de fratura craniana, lesão da coluna cervical, sangramento intracraniano).

Tratamento: "Quando eu posso voltar para o jogo?"
- **Repouso** é a base do tratamento. Isso significa repouso até que todos os sintomas – incluindo a sensação de estar atordoado, tontura, sonolência e dor de cabeça – tenham desaparecido. O risco de um impacto secundário perigoso pode ser reduzido desta forma (lesão repetida predispondo o cérebro já lesionado a manifestar uma resposta mais prejudicial – até fatal – após uma segunda concussão).
- Além disso, o atleta deve ficar protegido da situação em que o alerta, a coordenação ou a resposta reduzida poderia predispô-lo a uma lesão adicional de qualquer tipo. **Essa é uma fase fundamental e mandatória do tratamento de uma concussão.**
- **Retorno ao jogo** deve ocorrer de forma controlada e gradual. Atividade aeróbica leve pode progredir para um treinamento específico do esporte, treinamento sem contato, reavaliação médica e, então, progressão para um treinamento com contato total e jogo competitivo. **Este processo deve envolver o mínimo de 1 semana inteira de tempo de recuperação após a lesão.**

QUEIMADURAS

- O caráter de uma queimadura pode mudar ao longo dos primeiros dias após a lesão. Mantenha isso em mente quando precisar decidir se deve internar o paciente e quando discutir o prognóstico.
- Classificação: gravidade da queimadura
  - Primeiro grau/superficial: envolve apenas a epiderme; dolorosa e eritematosa.
  - Segundo grau/espessura parcial: envolve a epiderme e a derme, poupando os apêndices dérmicos. Queimaduras de segundo grau superficiais são dolorosas e apresentam bolhas. Queimaduras de segundo grau profundas podem ser brancas e indolores; podem necessitar de enxerto.
  - Terceiro grau/espessura total: endurecida e indolor; requerem enxerto.
- Queimaduras elétricas geralmente envolvem tecidos além da lesão cutânea superficial. Alta voltagem pode causar rabdomiólise. Isso é mais típico da corrente industrial, não residencial.

Diagnóstico e Tratamento

- Início precoce da ressuscitação volêmica, identificação de lesões associadas e encaminhamento a um centro de queimaduras pediátricas são fundamentais para otimização do resultado.
- A morbidade e a mortalidade são em grande parte determinadas pela área de superfície corporal (BSA) envolvida, grau da queimadura, e presença ou ausência de lesão nas vias aéreas. Utilizar um gráfico de queimaduras para estimar a BSA das queimaduras: a mão e os dedos do paciente representam ~1% da BSA.
- Eletrólitos, CBC, tipo sanguíneo e fator Rh (para queimaduras grandes); considerar o nível de monóxido de carbono em vítimas presas em espaços fechados com chamas e fumaça.
- Vias Aéreas
  - Considerar a possibilidade de inchaço progressivo das vias aéreas no contexto de lesão por inalação.
  - Queimaduras por inalação são mais comuns no contexto de fogo em um espaço fechado, queimaduras faciais, narinas queimadas, material carbonáceo nas narinas sou boca, tosse, rouquidão, falta de ar ou sibilância.
  - Edema e obstrução das vias aéreas podem ser iminentes; na dúvida, intubar precocemente.
  - Administrar oxigênio umidificado. A oximetria de pulso não é exata se o nível de monóxido de carbono for significativo; obter a PaO_2 a partir da análise de gasometria.
- Respiração: monitorar de perto para sinais de desconforto.
  - Pode estar comprometida no contexto de consciência alterada, exposição a toxinas e queimaduras circunferenciais do tórax ou abdome.
- Circulação
  - Administrar 20 mL/kg de Ringer lactato ou salina normal quando a BSA queimada for > 10% em bebês ou > 15% em crianças.
  - Se hipotensivo, tratar primeiro de acordo com os princípios de trauma. Manter um débito urinário de pelo menos 1 mL/kg/h.
- Fluidoterapia
  - Usar a fórmula de Parkland (primeiras 24 horas):

$$4 \text{ mL/kg} \times \% \text{ BSA queimada} + \text{fluidos de manutenção}$$

OU

$$5.000 \text{ mL/m}^2 \text{ BSA queimada} + 2.000 \text{ mL/m}^2 \text{ BSA/24 horas}$$

- Administrar metade do volume total ao longo das primeiras 8 horas e o restante ao longo das próximas 16 horas.
- GI: considerar o uso de sonda nasogástrica; começar com bloqueadores H_2 para profilaxia de úlcera de estresse (úlcera de Curling).

- GU: monitorar o débito urinário por meio de um cateter de Foley quando > 25% da BSA estiver queimada.
- Analgesia: usar a via IV, não subcutânea ou oral, para administração de medicamentos.
- Diretrizes para internação: considerar o tratamento hospitalar da queimadura para:
  - Queimaduras em > 10% da BSA em bebês ou > 15% em crianças (Fig. 4-1).
  - Queimaduras elétricas ou químicas.
  - Queimaduras que envolvem a face, mãos, pés, períneo ou articulações.

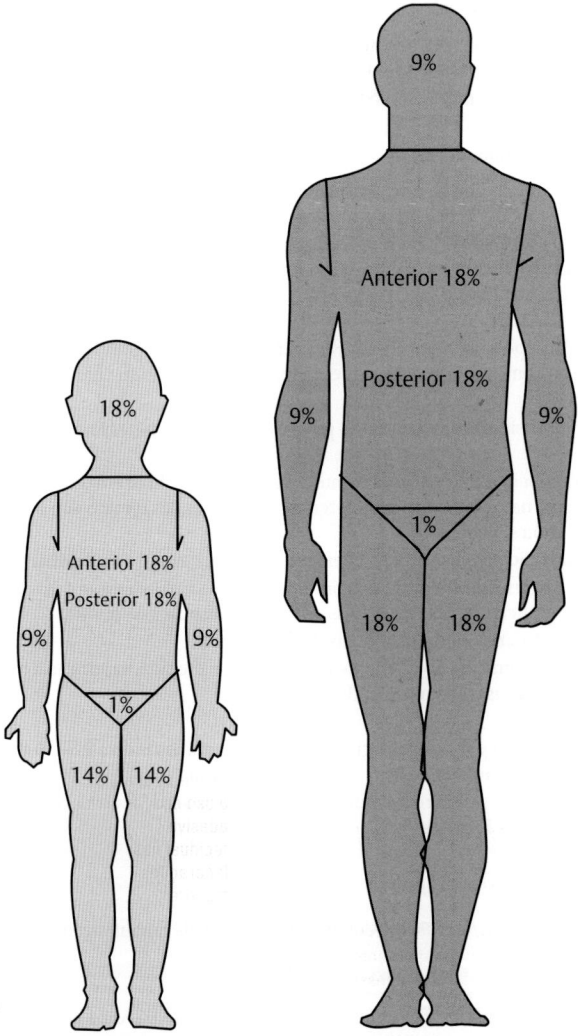

Figura 4-1 Regra dos nove para criança (esquerda) e adulto (direita). A área de superfície da palma e mãos corresponde a ~1% da BSA em uma criança. A palma corresponde a ~1% da BSA em uma criança mais velha/adolescente. (Adaptada de Scherer JC. Introductory Medical-Surgical Nursing. 4th Ed. Philadelphia: Lippincott Williams & Wilkins, 1986:687).

- Lesão por inalação.
- Crianças com um ambiente perigoso em casa ou seguimento incerto.
- Considerações especiais
  - Queimaduras químicas podem necessitar de irrigação para remover os químicos que permanecem no paciente; remover todas as roupas, visto que podem conter químicos.
  - Queimaduras elétricas por alta voltagem podem causar lesão grave no tecido profundo, não revelada na superfície da pele. Monitorar para arritmia, rabdomiólise ou síndrome compartimental.

LACERAÇÕES (TABELA 4-4)

- A maioria das lacerações, incluindo aquelas nos dedos das mãos e pés, pode ser anestesiada com géis tópicos, como uma mistura de lidocaína (4%), epinefrina (1:1.000) e tetracaína (0,5%) [LET], para reduzir a ansiedade do paciente. Caso anestesia local adicional seja necessária, uma

TABELA 4-4 Características dos Fios de Suturas para Lacerações em Diversos Locais

Local	Suturas profundas	Suturas cutâneas (absorvíveis)*	Suturas cutâneas (não absorvíveis)
Escalpo	Normalmente desnecessário	Catgut cromado 4-0 ou Vicryl RAPIDE 4-0	Absorvível de preferência Se grampos forem usados, enviar o removedor de grampos para casa com o paciente; grampos são removidos em 7–10 dias
Face (sem tensão)	Normalmente desnecessário	Catgut rápida absorção 5-0 ou 6-0. Considerar reforço com adesivo tecidual e/ou Steri-Strip™† Considerar apenas o uso de adesivo tecidual nas lacerações menores.	Nylon 6–0 Remover em 5–7 dias
Face (com tensão; p. ex., mento ou sobrancelha)	Monocryl ou Vicryl 5-0	Vicryl RAPIDE 5-0 Considerar reforço com adesivo tecidual e/ou Steri-Strip™†	Nylon 6-0 Remover em 5-7 dias
Pálpebra	Nenhuma	Catgut rápida absorção 6-0	

(Continua)

TABELA 4-4 — Características dos Fios de Suturas para Lacerações em Diversos Locais (*Continuação*)

Local	Suturas profundas	Suturas cutâneas (absorvíveis)*	Suturas cutâneas (não absorvíveis)
Orelha	Monocryl ou Vicryl 5-0 na cartilagem	Catgut rápida absorção 5-0 ou 6-0. Considerar reforço com adesivo tecidual e/ou Steri-Strip™†	Nylon 6-0 Remover em 7–10 dias
Mucosa oral	Normalmente desnecessário	Catgut cromado 5-0 se o fechamento for necessário	
Borda vermelha do lábio	Monocryl ou Vicryl 5-0 na derme profunda	Catgut rápida absorção 6-0 na porção cutânea. Catgut cromado 5-0 na borda vermelha do lábio	
Tronco e extremidades	Monocryl ou Vicryl 4-0 ou 5-0	Catgut cromado ou Vicryl RAPIDE 4-0 ou 5-0	Nylon 4-0 ou 5-0 Remover em 10–14 dias
Palma da mão‡	Normalmente desnecessário	Catgut cromado 4-0 ou Vicryl RAPIDE 5-0 Não usar adesivo tecidual	Nylon 4–0 ou 5–0 Remover em 7–10 dias
Dorso da mão	Monocryl ou Vicryl 5-0	Catgut cromado ou Vicryl RAPIDE 5-0	Nylon 5–0 Remover em 7–10 dias
Sola do pé (suturas são geralmente desnecessárias, salvo se a laceração for extensa)	Monocryl ou Vicryl 4-0	Catgut cromado ou Vicryl RAPIDE 4-0, e adesivo tecidual e Steri-Strip™†	Nylon 4–0 Remover em 10–14 dias

*Suturas absorvíveis são geralmente preferíveis, pois evitam a necessidade de uma segunda consulta médica para remoção da sutura, o que causa uma angústia intensa em muitas crianças pequenas.
†Nota: Steri-Strip™ deve ser colocado abaixo do adesivo tecidual – perpendicular ao corte – para fornecer suporte.
‡A maioria das lacerações na palma, dedos e pé < 2 cm que não envolve tendões ou estruturas neurovasculares **não** precisa de sutura. Aproximar as bordas da ferida com bandagem e manter o curativo seco e limpo por 3–7 dias.

solução de lidocaína ou lidocaína com epinefrina deve ser tamponada com bicarbonato de sódio 8,4% na proporção de 1:10, e injetada lentamente com uma agulha calibre 30 para minimizar a dor da injeção.
- Muitas lacerações superficiais na mão e pé com extensão < 2 cm cicatrizam bem com um curativo simples.

MORDIDAS

- Entrar em contato com um centro antiveneno para conselho sobre mordidas venenosas. Profilaxia antitetânica é aconselhável (Tabela 4-5). Anti-histamínicos podem ajudar a tratar sintomas locais menores.

Humanos

- Microrganismos mais comuns: anaeróbios, *Staphylococcus aureus* e estreptococos.
- Tratamento
  - Usar irrigação **abundante** e desbridamento.
  - Não suturar quando não crítica esteticamente. **Não usar adesivo tecidual devido ao alto risco de infecção**.
  - Se localizada na face, considerar a sutura primária tardia (limpar, cobrir, suturar em 4 dias se não infectado).
  - Se esteticamente significante, limpar bem, suturar frouxamente e inspecionar em 2–3 dias para evidência de infecção.
  - Administrar profilaxia antitetânica se necessário.
  - Considerar profilaxia antibiótica em mordidas na mão ou pé (amoxicilina-ácido clavulânico ou clindamicina). Normalmente não necessário em mordidas na face, visto que estas apresentam um menor risco de infecção.
  - Exploração cirúrgica no envolvimento de articulações

Mamíferos

- Microrganismos mais comuns: anaeróbios, *S. aureus*, estreptococos do grupo A e *Pasteurella multocida*.
- Determinar as circunstâncias do ataque e o estado de saúde do animal.

TABELA 4-5	Profilaxia Antitetânica	
Cenário clínico	**Ferida limpa**	**Ferida suja sujeita ao tétano**
Totalmente imunizado e < 5 anos desde o último reforço	Nenhuma	Nenhuma
Totalmente imunizado e 5–10 anos desde o último reforço	Nenhuma	Td
Totalmente imunizado e > 10 anos desde o último reforço	Td	Td
Incompletamente imunizado ou incerto	Td	Td e imunoglobulina antitetânica

Td, tétano e toxoide diftérico.

- Tratamento: o mesmo que para mordidas humanas.
- Entrar em contato com o departamento de saúde local para avaliar o risco local de raiva.
- Mordida de gato: geralmente uma ferida por perfuração e, portanto, mais difícil de irrigar e de alto risco de infecção.
- Mordida de cachorro: uma lesão por esmagamento; resulta em tecido desvitalizado propenso à infecção.
- Mordida de morcego: comumente surge na presença de um morcego morto e circunstâncias duvidosas de uma "mordida" de verdade. Profilaxia antirrábica é recomendada quando a possibilidade de uma mordida de morcego existe (p. ex., quando um morcego é achado no quarto de uma criança). O sono das crianças é pesado e elas podem não acordar com a presença de um morcego pequeno no quarto, e uma mordida de morcego pode ser superficial e não percebida facilmente.

Hymenoptera (Abelhas, Vespas e Formigas)

- Uma picada de qualquer membro desta família pode resultar em anafilaxia fatal. As características da **anafilaxia** provocada pela picada de um inseto são as mesmas que aquelas da anafilaxia provocada por qualquer outra causa: rubor, dor abdominal, vômito, angioedema e urticária generalizada, seguido por comprometimento das vias aéreas, hipotensão e choque. Os sintomas geralmente se manifestam em 10–20 minutos da picada, mas reações iniciando-se até 72 horas depois foram relatadas.
  - Para o tratamento, administrar epinefrina (1:1.000) por via intramuscular o mais rápido possível (formulação de 1 mg/mL, 0,01 mL/kg de peso corporal por via subcutânea, com uma dose máxima de 0,3–0,5 mL). A administração tardia de epinefrina foi associada a um risco aumentado de mortalidade. Epinefrina aerossolizada **não** é uma medida terapêutica equivalente, embora possa ser administrada em conjunto com a terapia intramuscular.
  - Após a administração de epinefrina, proceder com medidas de suporte apropriadas.
  - Pacientes com história de reação anafilática devem carregar epinefrina injetável com eles.
- As lesões são imediatamente dolorosas com uma sensação de ardor, e rapidamente progridem para uma urticária intensamente eritematosa.
- Inspecionar a ferida à procura de qualquer corpo estranho persistente (ou seja, ferrão). Não utilize pinças para extrair um ferrão; isto pode causar a compressão do saco de veneno e injeção adicional no sítio da ferida. Use a borda de um cartão de crédito, ou algo igualmente obtuso para empurrar o ferrão para fora.
- Profilaxia antitetânica é desnecessária.
- Anti-histamínicos, como difenidramina, são administrados como terapia de primeira linha para reduzir o inchaço e o prurido nas reações locais. Um analgésico leve também pode ser prescrito.
- Se a lesão for extensa e incapacitante, um esteroide sistêmico como a prednisona pode ser administrado.

Aranhas

- Aranha marrom
  - Essa aranha é endêmica no meio-oeste e sudeste dos Estados Unidos.
  - A grande maioria das picadas resulta em reações leves, com vesícula, rubor e inchaço local. A picada inicial é tipicamente indolor.
  - Nos casos severos, pode ocorrer lesão do tecido local e vascular com reações sistêmicas, como coagulação intravascular disseminada, hemólise, artralgias, febre, urticária e vômitos (loxoscelismo).
  - O tratamento é de suporte. Nenhum antiveneno está disponível.
- Viúva Negra
  - Essa aranha produz uma neurotoxina que causa dor, cãibras musculares e abdome rígido rapidamente após o envenenamento.

- Uma picada também pode causar paralisia motora ascendente, convulsões, choque e febre.
- O tratamento é de suporte. Administrar diazepam e gluconato de cálcio para os espasmos musculares, e narcóticos para a dor. Antiveneno está disponível para pacientes que não sejam alérgicos ao soro de cavalo.

SEDAÇÃO PARA PROCEDIMENTOS EM CRIANÇAS

- As indicações e estratégias para a sedação em procedimentos devem ser individualizadas para cada paciente. Se a dor pode ser eficazmente controlada com anestesia local e/ou analgesia oral, muitas crianças não requerem sedação. Para crianças pequenas, permitir que um dos pais participe reduz consideravelmente a ansiedade da criança e a necessidade de sedação (p. ex., realizar a sutura enquanto uma criança senta no colo da mãe ou esta distrai a criança).
- Para procedimentos de urgência e emergentes, os riscos e benefícios da sedação devem ser meticulosamente considerados, e a sedação de efeito mais leve usada. O risco de vômito está pouco correlacionado com a duração do jejum em crianças sedadas no ED. O risco de aspiração pulmonar é desconhecido, porém raro.
- Óxido nítrico inalado ou Versed intranasal pode fornecer ansiólise e analgesia leve a moderada, sem a necessidade de um cateter intravenoso assustador. Quando óxido nítrico 50% é combinado com oxicodona oral e uma injeção de lidocaína no sítio da fratura, a redução de uma fratura do antebraço pode ser bem tolerada, embora muitos pacientes permaneçam verbalmente responsivos. O aumento da experiência com sedação profunda à base de cetamina sugere que os riscos de aspiração pulmonar são baixos, quando a observação diligente direta do paciente e a desobstrução imediata das vias aéreas (p. ex., virando o paciente de lado para limpar a orofaringe) são usadas.
- Para informações adicionais sobre sedação, consulte o Capítulo 26, Sedação.

LEITURAS SUGERIDAS

Berg MD, Schexnayder SM, Chameides L, et al. Part 13: pediatric basic life support: 2010 American Heart Association Guidelines for Cardiopulmonary Resuscitation and Emergency Cardiovascular Care. Circulation 2010;122(suppl 3):S862–S875.

Birchenough SA, Gampper TJ, Morgan RF. Special considerations in the management of pediatric upper extremity and hand burns. J Craniofacial Surg 2008;19(4):933–941.

Fleisher GR. The management of bite wounds. N Engl J Med 1999;340:138–140.

Halstead ME, Walter KD; The Council on Sports Medicine and Fitness. Sport-related concussion in children and adolescents. Pediatrics 2010;126:597–615.

Halstead ME, McAvoy K, Devore CD, et al.; AAP Council on Sports Medicine and Fitness, Council on School Health. Returning to learning following a concussion. Pediatrics 2013;132:948–957.

Holmes JF, Lillis K, Monroe D, et al. Identifying children at very low risk of clinically important blunt abdominal injuries. Ann Emerg Med 2013;62(2):107–116.e2.

Jamshidi R, Sato T. Initial assessment and management of thermal burn injuries in children. Pediatr Rev 2013;34(9):395–404.

Kennedy RM, Luhmann JD. The "ouchless emergency department": getting closer: advances in decreasing distress during painful procedures in the emergency department. Pediatr Clin North Am 1999;46(6):1215–1247.

Kuppermann N, Holmes JF, Dayan PS, et al. Identification of children at very low risk of clinically-important brain injuries after head trauma: a prospective cohort study. Lancet 2009;374(9696):1160–1170.

Leonard JC, Kuppermann N, Olsen C, et al. Factors associated with cervical spine injury in children after blunt trauma. Ann Emerg Med 2011;58:145–155.

Luhmann JD, Kennedy RM, Porter FL, et al. A randomized clinical trial of continuous flow nitrous oxide and midazolam for sedation of young children during laceration repair. Ann Emerg Med 2001;37:20–27.

Luhmann JD, Schootman M, Luhmann S, et al. A randomized comparison of nitrous oxide plus hematoma block versus ketamine plus midazolam for emergency department forearm fracture reduction in children. Pediatrics 2006;118(4):e1–e9.

McAllister JD, Gnauck KA. Rapid sequence intubation of the pediatric patient: fundamentals of practice. Pediatr Clin North Am 1999;46(6):1249–1284.

Mitaweh H, Bell MJ. Management of pediatric brain injury. Curr Treat Options Neurol 2015;17(5):348.

Quinn J, Cummings S, Callahan M, et al. Suturing versus conservative management of lacerations of the hand: randomized controlled trial. BMJ 2002;325:299–301.

Trott A. Wounds and Lacerations; Emergency Care and Closure. 4th Ed. Philadelphia, PA: Saunders (Elsevier), 2012.

White NJ, Kim MK, Brousseau DC, et al. The anesthetic effectiveness of lidocaine-adrenaline-epinephrine gel on finger lacerations. Pediatr Emerg Care 2004;20(12):812–815.

Envenenamentos
Robert M. (Bo) Kennedy • Erin E. Casey

- Quando deparado com um paciente vítima de envenenamento, quer acidental ou intencional, pense longe! Esta é uma tarefa mais simples quando diante de um paciente que apresenta uma toxídrome clássica (lembre-se do mnemônico "doido como chapeleiro (alucinações), seco como osso (anidrose)"), mas é igualmente importante quando diante uma criança que simplesmente apresenta um dilema diagnóstico.
- Ao coletar sangue durante a fase aguda da enfermidade, sempre que possível obtenha amostras adicionais. Colete o número de amostras que considere necessário no contexto dos sinais e sintomas do paciente; sangue e urina (e, ocasionalmente, vômito ou fezes) podem ser úteis.
- Inclua envenenamento no diagnóstico diferencial.
- **Centros antiveneno** podem ser uma excelente fonte de informação.
- O *National Capital Poison Center* pode ser contatado no número **1-800-222-1222**.

Classificação por Idade

Lactentes (< 12 Meses de Idade)
- Ingestões acidentais são raras nessa faixa etária, em virtude das capacidades de desenvolvimento limitadas.
  - Em vez, considerar:
    - Uso indevido de um medicamento (p. ex., administração a um lactente de um medicamento prescrito para outro membro da família).
    - Dosagem inapropriada (concentração ou erro de medida) de um medicamento prescrito ou de venda livre.

Crianças Pequenas (1-3 Anos de Idade)
- Crianças pequenas têm uma combinação de desenvolvimento potencialmente fatal de mobilidade independente, destreza manual em progressão e impulsividade.
- De acordo com a publicação anual de 2013 do *National Poison Data* da *American Association of Poison Centers*, 35,5% de todas as exposições ocorreram em crianças menores de 3 anos de idade.
- Há uma predominância masculina para ingestões em crianças < 13 anos de idade.

Crianças em Idade Escolar
- Crianças nessa faixa etária com desenvolvimento normal tipicamente **não** ingerem substâncias tóxicas, exceto quando estas são indevidamente armazenadas (p. ex., anticongelante armazenado em uma garrafa de refrigerante).

Adolescentes
- Existe uma predominância feminina de ingestões em adolescentes e adultos.
- Envenenamentos intencionais são mais comumente reconhecidos nessa faixa etária.
  - Tentativas de suicídio.
  - Ingestão recreacional por diversão/alteração da percepção/intoxicação resultando em overdose não intencional.

- Efeitos clínicos mais severos da toxina devido ao maior volume ingerido.
- As taxas de morbidade e mortalidade associadas aos envenenamentos intencionais (tentativas de suicídio ou envenenamentos deliberados) são as mais elevadas em todas as faixas etárias.

DIAGNÓSTICO

Histórico
- Geralmente mínimo ou nenhum histórico disponível, devido ao **estado de consciência alterado** ou à consciência comprometida.
- A queixa principal das vítimas de envenenamento é a alteração do estado de consciência.
- Obter o cronograma da progressão dos sintomas.
  - Presença de um pródromo.
  - Tratamentos/medicamentos administrados para os sintomas antes da chegada.
- Recente introdução de um novo composto no ambiente
  - Isso é particularmente importante com crianças de 1 a 3 anos de idade (p. ex., o fluido de freio do carro acabou de ser trocado e o recipiente deixado acessível na garagem).
  - Feriados podem aumentar a disponibilidade de bebidas alcoólicas ao alcance de uma criança.
- Novo cuidador
  - Um nível de atenção possivelmente menor à atividade da criança.
  - Novos membros da família, como parentes idosos tomando medicamentos prescritos que podem ser acidentalmente guardados ao alcance de uma criança pequena.
- Ambiente de casa
  - Mais de 90% dos envenenamentos ocorrem em casa.
    - Os venenos mais comuns nas ingestões acidentais incluem cosméticos, produtos de limpeza, e produtos isentos de prescrição, como analgésicos, pomadas tópicas, anti-histamínicos e xaropes.
  - Medicamentos prescritos representam outro perigo comum.
    - Eles estão disponíveis para todos os membros da família: **tampas resistentes à criança não são à prova de criança**.
    - A orientação preventiva deve incluir a de manter todos os medicamentos prescritos e de venda livre, bem como os produtos tóxicos, em seus recipientes originais e proteger esses produtos com o uso de um cadeado ou uma trava.
- Uma consulta repetida com uma queixa principal de ingestão é preocupante. Esses pacientes são mais prováveis de serem **crianças que sofrem abuso químico**. Um dos seguintes é provavelmente verdadeiro:
  - O ambiente de casa não é seguro (p. ex., "laboratório" de metanfetamina).
  - Supervisão negligente dos cuidadores.
  - A substância tóxica foi intencionalmente administrada na criança.
- Plantas
  - Plantas comumente encontradas no jardim de casa que são preocupantes estão listadas na Tabela 5-1.
  - Cogumelos também são comuns nas ingestões pediátricas.
    - Cogumelos de jardins são improváveis de serem venosos, enquanto que aqueles encontrados em áreas arborizadas são mais preocupantes, e podem ser pálidos ou ter um face inferior branca.
- O serviço de proteção à criança pode ajudar a avaliar o ambiente da casa para confirmar os detalhes do histórico por meio de uma inspeção da casa.
  - Auxiliar os pais a proteger a criança.

TABELA 5-1 Plantas de Jardim de Interesse

Planta	Aparência	Toxina	Partes venenosas	Sintomas
Beladona (Atropa Belladona)	Cor creme, formato de sino, flores violetas com bagas negras brilhantes	Alcaloides (hiosciamina; atropina é um derivado)	Todas as partes; a baga é a mais comumente ingerida	Midríase anticolinérgica, boca seca, retenção urinária, agitação, ataxia, convulsões
Dulcamara (Solanum dulcamara) "doce-amarga"	Flores roxas compostas de 5 pétalas com centro amarelo, bagas verdes mudam para bagas vermelho-brilhantes	Alcaloides (solanina) Glicosídeos cianogênicos	Todas as partes; particularmente as bagas verdes	Náusea/vômito, ataxia, tontura, convulsões
Glicínia (West sinensis ou W. floribunda)	Trepadeiras lenhosas com ramalhetes suspensos de flores brancas ou violetas	Glicosídeos cianogênicos	Sementes (grandes quantidades devem ser consumidas para um efeito tóxico)	Náusea/vômito/ diarreia
Ruibarbo (Rheum officinale ou R. palmatum)	Caule magenta (como o aipo), desbota para um branco esverdeado na ponta, folhas largas e amplas	Oxalatos, glicosídeos cianogênicos	Folhas	Náusea/vômito/ diarreia, hipocalcemia em decorrência da quelação pelos oxalatos
Teixo (Taxus)	Sempre verde com folhas estreitas e planas, bagas vermelhas foscas	Alcaloides (solanina)	Todas as partes, exceto as bagas	Náusea/vômito, bradicardia, midríase, convulsões, irritação orofaríngea
Trombeta (Datura stramonium)	Folhas largas e serrilhadas, vagens espinhosas que levaram ao apelido de "figueira do diabo"	Alcaloides (hiosciamina, escopolamina)	Todas as partes; as folhas e as sementes são as mais comumente ingeridas	Midríase anticolinérgica, boca seca, retenção urinária, agitação, delírio, ataxia, convulsões
Visco (Viscum album)	Encontrada em árvores decíduas, bagas brancas brilhantes	Alcaloides (tiamina)	Todas as partes, **exceto** a baga	Náusea/vômito/ diarreia, midríase, bradicardia, fraqueza muscular

- Fornecer instruções relacionadas com uma supervisão adequada.
- Ajudar a fornecer um ambiente alternativo seguro.
- Descobrir recentes mudanças na vida/abalos emocionais, os quais podem motivar uma tentativa suicida.

Apresentação Clínica
- Ingestão de medicamentos prescritos (Tabela 5-2).
- Ingestão/exposição a substâncias de venda livre (Tabela 5-3).

Exames Laboratoriais

Glicemia e Eletrólitos Séricos
- Sódio
  - Sobrecarga de sal resultando em hipernatremia pode ser diferenciada da desidratação hipernatrêmica mensurando-se a excreção fracionada de sódio (FE_{Na}) do paciente.
    - Espera-se que uma criança com alta carga de sódio apresente uma FE_{Na} elevada (> 2%), visto que o organismo tenta alcançar o equilíbrio.
    - De modo contrário, uma criança com hipernatremia secundária à desidratação ainda apresenta uma resposta renal ávida de reabsorção de água facilitada pela reabsorção de sódio e, portanto, a FE_{Na} deve ser baixa (< 1%).
- **Equação da FE_{Na}**

$$[Urina_{Na} \times Plasma_{creatinina}/Plasma_{Na} \times Urina_{creatinina}] \times 100$$

- Bicarbonato
  - MUDPILES (**M**etanol, **U**remia, **D**KA, **P**araldeído, Ferro/**I**NH, ácido **L**ático, **E**tanol/**E**tilenoglicol, **S**alicilatos) é um mnemônico útil para ajudar a focar no diagnóstico diferencial de acidose metabólica com hiato aniônico.
    - Em casos de ingestão, pensar em metanol, metformina, ferro, isoniazida, ibuprofeno, etilenoglicol e salicilatos.
  - CAT (Monóxido de **C**arbono, Cianeto, **C**afeína, **A**lbuterol, **T**olueno, **T**eofilina) pode abranger um grande remanescente de substâncias.
    - Estes agentes também podem provocar uma acidose metabólica com hiato aniônico, tanto como os próprios ânions primários ou por meio da indução do aumento de produção de ácido lático.

Gasometria
- Análise da gasometria arterial é útil na avaliação do estado acidobásico.
- Um paciente com metemoglobinemia (por ingestão de sulfonamida, naftalina, quinina, nitratos e nitritos) pode apresentar uma PaO_2 e uma saturação de oxigênio normal, embora a oximetria de pulso possa ser baixa.
- Metemoglobinemia > 30% é tratada com 1–2 mg/kg de azul de metileno, administrado por via IV ao longo de vários minutos. Repetição da dose pode ser necessária.
  - **Azul de metileno é contraindicado em pacientes com deficiência de glicose-6-fosfato, pois pode causar hemólise grave.**
- Intoxicação por monóxido de carbono pode apresentar valores normais na gasometria arterial e oximetria de pulso, mas a inalação de monóxido não produz uma aparência cianótica (ao contrário, esses pacientes irão apresentar lábios vermelho-cereja).

Triagem de Drogas
- Rastreamentos "abrangentes" de drogas na urina e soro não são completamente abrangentes.
- É fundamental conhecer o painel de rastreio de drogas na urina e soro de rotina de seu hospital.

TABELA 5-2 Achados Comuns e Abordagem Terapêutica nas Ingestões de Medicamentos Prescritos

Veneno	Sinais e sintomas	Antídoto/tratamento	Comentários
Atropina/anti-histamínicos/anticolinérgicos	Boca seca, midríase, taquicardia, hipertermia	Fisostigmina 0,02–0,06 mg/kg IV Infusão contínua de fluidos contendo dextrose	Pode produzir convulsões ou bradicardia Requer monitoração
Barbituratos e anticonvulsivantes	Fala enrolada, hipotermia, nistagmo, ataxia, depressão do CNS	Carvão ativado, alcalinização da urina	—
Benzodiazepínicos	Miose, depressão respiratória	Flumazenil 0,2 mg IV em *bolus* e, então, 0,2 mg/min até um máx. de 3 mg	Administração de flumazenil pode precipitar convulsões em pacientes habituados
β-bloqueadores	Bradicardia, hipotensão, hipoglicemia	Glucagon, *bolus* de 0,05 mg/kg e, então, 0,07 mg/kg Infusão contínua de fluidos contendo dextrose	Requer monitoração
Bloqueadores dos canais de cálcio	Hipotensão, arritmias, possível hiperglicemia	Cloreto de cálcio 10-25 mg/kg, não exceder 1 g em *bolus* IV lento Pode repetir a dose a cada 10-20 minutos até 3 doses	Requer monitoração
Digitálicos	Arritmia, hipotensão, hipercalemia	Fragmentos Fab; 80 mg inativa 1 mg de digoxina	Requer monitoração
Fenotiazínicos (como haloperidol, clorpromazina, muitos outros)	Febre, agitação, fraqueza, hipotensão, arritmia, reação extrapiramidal	Difenidramina 1–2 mg/kg/dose (máx. 50 mg)	—
Ferro	Náusea, diarreia sanguinolenta, dor abdominal, choque, agitação/delírio (estágios tardios da intoxicação), coma, leucocitose, acidose metabólica	Deferoxamina: 40–90 mg/kg IM a cada 8 h ou, quando em choque ou coma, 15 mg/kg/h × 8 h; hemodiálise se o nível de ferro for > 180 μmol/L ou paciente estiver anúrico	Dose tóxica 20–60 mg/kg de ferro Dose altamente tóxica > 60 mg/kg Dose letal 200–300 mg/kg

(Continua)

TABELA 5-2 Achados Comuns e Abordagem Terapêutica nas Ingestões de Medicamentos Prescritos (*Continuação*)

Veneno	Sinais e sintomas	Antídoto/tratamento	Comentários
Hipoglicêmicos orais	Letargia, coma, convulsões, hipoglicemia grave	Infusão contínua de fluidos contendo dextrose; octreotida 1μg/kg SC a cada 12 h	Hipoglicemia pode ser resistente à dextrose IV; monitoração frequente da glicemia é necessária
Insulina	Sudorese, tontura, palidez, síncope, convulsão, coma	Infusão contínua de fluidos contendo dextrose	Frequentes dosagens da glicemia são necessárias para alcançar uma taxa de infusão de glicose apropriada e evitar hiperglicemia iatrogênica
Narcóticos/clonidina	Miose, hipotensão, hipotermia, depressão respiratória, coma	Naloxona 0,1 mg/kg IV	A meia-vida da naloxona é inferior à da clonidina ou do narcótico fornecido; repetição da dose pode ser necessária. Se a clonidina for a substância suspeita, monitoração é necessária

TABELA 5-3 Achados Comuns e Abordagem Terapêutica nas Ingestões ou Exposições a Substâncias de Venda Livre

Veneno	Sinais e sintomas	Antídoto/tratamento	Comentários
Acetaminofeno	Dose tóxica > 150 mg/kg Náusea, vômito, letargia; em > 24 h: lesão hepática, icterícia, encefalopatia; em > 7 dias: insuficiência renal	Dose oral de N-acetilcisteína: dose inicial de 140 mg/kg, seguida por 17 doses de 70 mg/kg a cada 4 h; infusão IV de Acetadote: 150 mg/kg durante 1 h, então 50 mg/kg durante 4 h, seguido por 100 mg/kg durante 16 h (total de 21 h de infusão) Carvão ativado se < 4 h	Consulte nomograma de toxicidade e algoritmo de tratamento (Figs. 5-1 e 5-2) Verificar nível após 4 h da ingestão
Alcalinos corrosivos	Disfagia, queimaduras orais e esofágicas	**Não fornecer eméticos e não realizar lavagem gástrica** Quando em contato com os olhos ou pele: lavar com água	Acompanhe o dano hepático verificando a glicemia e os LFTs Esofagoscopia 3–5 dias após a ingestão Estenose esofágica ocorre em 15%
Etanol (também presente em perfume, loção pós-barba, enxaguatório bucal)	Fala enrolada, delírio, náusea, vômito, hipoglicemia, hipotermia, ataxia, depressão respiratória, coma	Manejo das vias aéreas Fluidos IV contendo dextrose Tratamento de suporte (aquecimento) Administrar tiamina 100 mg IV/IM nos **casos de abuso crônico** para evitar lesão neurológica	Crianças pequenas com depósitos de glicogênio menores são mais prováveis de apresentar níveis baixos de glicose no sangue Em adolescentes, lembre-se de verificar gravidez, uso de drogas recreacionais e trauma coexistente

(Continua)

TABELA 5-3 Achados Comuns e Abordagem Terapêutica nas Ingestões ou Exposições a Substâncias de Venda Livre (*Continuação*)

Veneno	Sinais e sintomas	Antídoto/tratamento	Comentários
Etilenoglicol (anticongelante, fluido de freio, óleo de motor)	Taquipneia (compensatória para acidose metabólica), prostração, insuficiência renal com deposição de cristais de oxalato e necrose tubular aguda, morte	Gotejamento de etanol (compete com a álcool desidrogenase) é controverso Fomepizol (inibidor da álcool desidrogenase) Diálise pode auxiliar na remoção do álcool tóxico e de seus metabólitos	Fluoresceína no anticongelante à base de etilenoglicol pode estar presente na urina/vômito e irá brilhar sob a lâmpada de Wood se a ingestão for recente
Hidrocarbonetos	Inalação/aspiração pode resultar em desconforto e insuficiência respiratória, ocasionalmente 12–24 h após exposição.	Tratamento de suporte O uso de esteroides é controverso sem evidências médicas	Lembre-se de que os sintomas de desconforto respiratório podem ser tardios
Ipeca	Êmese repetida	Interrupção da administração do emético	Foi demonstrado que o uso/abuso crônico de ipeca provoca fraqueza do músculo esquelético e cardiomiopatia
Laxativos (tipicamente contendo magnésio)	Diarreia, rupturas de pele com dermatite química similar a queimaduras, arritmias/desequilíbrios eletrolíticos são raros	Interrupção da administração do laxativo	
Monóxido de carbono	Dor de cabeça, prostração, edema cerebral (reflexo pupilar lento)	Fornecimento de oxigênio suplementar	Oximetria de pulso e gasometria arterial podem estar normais.

Sal	Alteração do estado de consciência, convulsões (tipicamente na hiponatremia em vez de hipernatremia), edema cerebral, coma	Ajuste cuidadoso da osmolaridade sérica ao longo do tempo (para mais detalhes, consulte o Capítulo 3, Controle de Fluidos e Eletrólitos)	Geralmente decorrente da concepção errônea de alimentação de lactentes (ou seja, fornecimento de água livre por PO, enema ou diluição da fórmula infantil ou por causa de disciplina inapropriada (ingestão forçada de sobrecarga de sal) **Educação parental e segurança da criança são fundamentais**
Salicilato	Êmese, pirexia, zumbido, coma, hiperventilação, convulsões, sangramento, acidose metabólica e alcalose respiratória	Esvaziamento gástrico se < 1 h carvão ativado Alcalinização da urina (manter pH: 7,5-8) Hemodiálise na ocorrência de insuficiência renal, edema pulmonar, nível de salicilato > 100 mg/dL ou na presença de alterações do CNS	Dose tóxica > 150 mg/kg Dose letal > 500 mg/kg Obter o nível na admissão e 6 h pós-ingestão

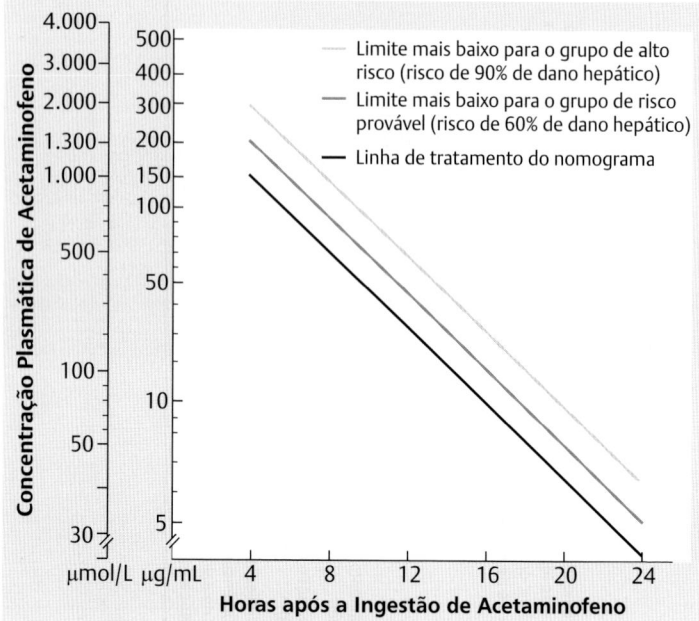

PRECAUÇÕES PARA O USO DESTE GRÁFICO:
1. A coordenada do tempo refere-se ao tempo pós-ingestão
2. Os níveis séricos desenhados após 4 horas podem não representar os níveis máximos.
3. O gráfico deve ser usado apenas com relação a uma única ingestão aguda.

Figura 5-1 Nomograma demonstrando a concentração plasmática ou sérica de acetaminofeno em função do tempo pós-ingestão de acetaminofeno.

- Benzodiazepínicos: lorazepam e alprazolam não têm oxazepam como um metabólito. Portanto, essas ingestões podem ter um resultado falso-negativo no rastreio de drogas na urina.
- Opiáceos sintéticos (p. ex., hidrocodona, oxicodona, metadona e fentanil), bem como as "drogas de grife" (p. ex., fentanil/sufentanil).
- Substâncias recreacionais ilícitas: dietilamida do ácido lisérgico (LSD), ácido gama hidroxibutirato (GHB), flunitrazepam (Rohypnol) e cetamina, as quais são geralmente usadas como drogas de abuso, bem como em agressões sexuais quimicamente assistidas. Essas drogas não são comumente inclusas nos ensaios de urina de rotina e geralmente precisam ser solicitadas pelo nome.

Exames Laboratoriais Específicos

Hipoglicemia Intencionalmente Induzida

- Nível do peptídeo C e de insulina
  - Para essas amostras, o sangue deve ser coletado o mais rápido possível, enquanto o paciente ainda está hipoglicêmico.
  - Peptídeo C é uma subunidade da insulina, o qual é clivado a partir da insulina no interior das células das ilhotas pancreáticas.
  - Se o nível de insulina for alto, e o nível de peptídeo C for simultaneamente baixo, é possível deduzir que a insulina não foi produzida pelo pâncreas do paciente.

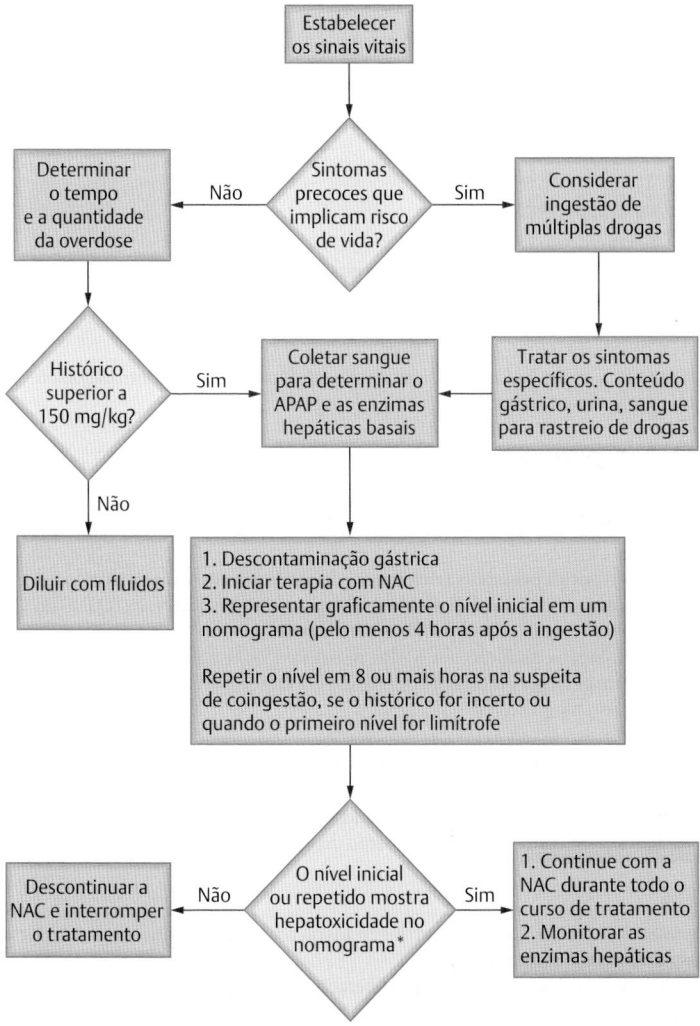

*Na apresentação tardia de overdose de APAP, um nível de acetaminofeno pode ser insignificante. Se houver evidência clínica de toxicidade hepática, o paciente deve receber um curso completo de NAC. A NAC pode ser útil mesmo quando a falência hepática tenha se desenvolvido.

Figura 5-2 Algoritmo de tratamento para a intoxicação por acetaminofeno.

- Note que **esses valores podem ser interpretados apenas quando o sangue é coletado antes da terapia com glicose**.
- Painel hipoglicêmico oral
  - Ensaios séricos que medem os membros da classe de drogas sulfonilureia, bem como algumas meglitinidas, estão disponíveis.

Carboxi-Hemoglobina
- Os sintomas tipicamente começam ao redor de uma carboxi-hemoglobina mensurada de 10%.
  - Isso pode variar em pacientes adolescentes que sejam fumantes crônicos, visto que seus níveis podem alcançar 10% na linha de base.
  - Em bebês muito pequenos, a hemoglobina fetal pode ser erroneamente interpretada como carboxi-hemoglobina.

Níveis de Drogas Específicas
- Emetina (metabólito do ipeca)
  - O nível pode ser mensurado na urina ou em uma amostra de soro se especificamente solicitada.
  - A melhor janela para coleta é dentro de 3 horas da êmese, devido ao alto volume de distribuição da droga.
- Ensaios de drogas quantitativos específicos
  - Medicamentos antiepiléticos, medicamentos anti-hipertensivos e anticoagulantes são substâncias comumente encontradas em casos de ingestão pediátrica.

Outros Exames Diagnósticos Úteis

Eletrocardiograma
- Taquiarritmias
  - **A ingestão de antidepressivos tricíclicos** e de **medicamento antipsicótico** pode apresentar-se com taquicardia sinusal, porém o prolongamento dos intervalos QT e/ou QRS pode preceder arritmias ventriculares potencialmente fatais.
  - **Digoxina** diminui a condução nos nodos sinoatrial (SA) e atrioventricular (AV) e acelera a condução entre os dois, comumente resultando em taquicardias atriais ou taquicardias juncionais com ou sem bloqueio AV.
- Bradiarritmias
  - β-**bloqueadores** e **bloqueadores dos canais de cálcio** tipicamente resultam em bloqueio AV.
- Inversão da onda T
  - **Ipeca** em usuários crônicos ou em níveis tóxicos pode resultar em inversão da onda T em todas as derivações, bem como em prolongamento do intervalo QT.

Radiografia
- Corpos estranhos radiopacos que foram ingeridos ou aspirados pela criança podem ser visualizados nas radiografias de tórax ou abdome.
- Ferro (sulfato ferroso) ou comprimidos de liberação entérica podem ser observados no trato gastrointestinal.
- Uma radiografia negativa não exclui ingestão ou aspiração.

TRATAMENTO

Eliminação de Venenos Ingeridos
- Carvão ativado pode ser considerado quando < 1 hora após a ingestão; a dose é de 0,5–1 g/kg (30–50 g). Essa administração pode ser repetida 3–4 vezes nas primeiras 24 horas.
  - Agentes absorvidos pelo carvão ativado: atropina, barbitúricos, clorpromazina, cocaína, colquicina, digitálicos, anfetaminas, morfina, fenitoína, salicilatos, teofilina e antidepressivos tricíclicos.
  - Ferro não é absorvido pelo carvão ativado.
- Métodos de eliminação secundária
  - Aceleração do trânsito intestinal (catárticos): citrato de magnésio, sorbitol, polietilenoglicol.

- Diurese forçada: administrar um alto volume de fluidos IV a uma taxa de pelo menos duas vezes a de manutenção, ao mesmo tempo em que fornece diuréticos para aumentar o débito urinário.
  - Usar com precaução, visto que os possíveis efeitos colaterais incluem edema cerebral, hiponatremia e edema pulmonar.
- Alcalinização: para TCAs, barbitúricos, salicilatos e isoniazida
  - Administrar $NaHCO_3$ e acompanhar o pH urinário.
- Acidificação: para anfetaminas, quinina, fenfluramina e fenciclidina
  - Administrar ácido ascórbico e acompanhar o pH.
- Hemodiálise, hemofiltração ou diálise peritoneal: para metanol, lítio, etilenoglicol e salicilatos.

Antídotos/Terapia para a Ingestão de Medicamentos Prescritos (Consulte a Tabela 5-2)

Antídotos/Terapia para a Ingestão/Exposição de Substâncias de Venda Livre (Consulte a Tabela 5-3)

ABUSO INFANTIL POR ENVENENAMENTO

- Falsificação da condição pediátrica (PCF) era anteriormente conhecida como síndrome de Münchausen por procuração.
- PCF é uma situação que envolve o comportamento patológico de busca por um médico pelo cuidador em prol da criança, em que o cuidador fabrica, induz ou exagera sinais e sintomas de enfermidade levando à percepção de uma criança doente quando apresentada ao pessoal médico.
- A criação dessas circunstâncias pode resultar em um diagnóstico incorreto, e medicamentos, intervenções diagnósticas e procedimentos cirúrgicos desnecessários.
- Nestes casos, a avaliação e o tratamento requerem o envolvimento de uma equipe multidisciplinar familiarizada com a dinâmica da PCF.
- Confrontação aberta com o cuidador suspeito deve ser evitada até estar combinada pela equipe multidisciplinar institucional.
- Manter a criança sob rigorosa supervisão hospitalar.

Diagnóstico

- Fazer perguntas específicas com relação ao ambiente familiar, cuidadores, cronograma, acesso a substâncias e tentativas de intervenções antes da busca por cuidados médicos.
  - Tipicamente, no envenenamento acidental, < 2 horas transcorrem entre o tempo de ingestão e o momento de procura por cuidados médicos.
  - Geralmente, os pais percebem que erraram e podem ficar com medo de perder o filho por causa de sua falha na supervisão e, então, inventam uma história, tornando o diagnóstico e o tratamento mais desafiadores.
- Conduzir uma avaliação do desenvolvimento da criança, seja baseada no exame físico (algumas vezes complicado pela alteração do estado de consciência) ou pela anamnese.
  - Isso pode ser a chave para validar o mecanismo de acesso a substâncias (p. ex., uma criança de 3 meses de idade não poderia pegar um comprimido e coordenar a transferência deste para sua boca, mas uma criança de 11 meses de idade poderia).
- **Pergunte sobre a história médica pregressa de ingestão.** Em estudo realizado em 1989 (Litovitz), notou-se uma tendência entre os "reincidentes" com um diagnóstico de ingestão.

- Crianças com uma história de ingestão de drogas eram 1,49 vezes mais prováveis de ingerir outra droga, 1,24 vezes mais prováveis de "repetir" a ingestão do produto caseiro, e 2 vezes mais prováveis de "repetir" a ingestão de plantas.
  - Doze por cento de todo o grupo de "reincidentes" tinham menos de 1 ano de idade.
  - Isso levanta questões alarmantes, com base nas limitadas capacidades de desenvolvimento do lactente; uma grande porcentagem desses reincidentes eram claramente vítimas de abuso infantil por envenenamento.
  - Embora esses números possam indicar envenenamento deliberado ou supervisão negligente, ambos os cenários representam um perigo para a segurança e bem-estar da criança, e são dignos de intervenção.
- Em crianças não verbais ou pré-verbais suspeitas de serem vítimas de envenenamento, uma densitometria óssea é uma ferramenta de triagem confiável para outros sinais de lesão abusiva quando usada em conjunto com uma anamnese e exame físico detalhados.
- Peça ajuda se achar que seu paciente pode ter sido uma vítima de envenenamento.

LEITURAS SUGERIDAS

Black J, Zenel J. Child abuse by intentional iron poisoning presenting as shock and persistent acidosis. Pediatrics 2003;111:197–199.

Garrettson LK, Bush JP, Gates RS, et al. Physical change, time of day, and child characteristics as factors in poison injury. Vet Hum Toxicol 1990;32(2):139–141.

Hoffman RJ, Nelson L. Rational use of toxicology testing in children. Curr Opinion Pediatr 2001;13:183–186.

Maxwell JC. Party drugs: properties, prevalence, patterns, and problems. Subst Use Misuse 2005;40(9–10):1203–1240.

Mowry JB, Spyker DA, Cantilena LR Jr, et al. 2013 Annual Report of the American Association of Poison Centers' national poison data (NDPS): 31st Annual Report. Clin Toxicol (Phila) 2014;52:1032–1238.

Paschall RT. The Chemically Abused Child. In: Giardino AP, ed. Child Maltreatment. 2nd Ed. vol 1, St. Louis: GW Medical Publishing, 2005.

Shannon M. Ingestion of toxic substances by children. N Engl J Med 2000;342(3):186–191.

Shnaps Y, Frand M, Rotem Y, et al. The chemically abused child. Pediatrics 1981;68(1):119–121.

Wright R, Lewander WJ, Woolf AD. Methemoglobinemia: etiology, pharmacology, and clinical management. Ann Emerg Med 2004;34(5):646–656.

Ortopedia Básica

Kathryn B. Leonard ▪ Christopher O'Boynick
Robert M. (Bo) Kennedy

TRAUMA MUSCULOESQUELÉTICO

Fraturas

Em geral, ligamentos em crianças são funcionalmente mais fortes do que os ossos. Portanto, crianças têm mais probabilidade de sofrer fraturas do que entorses. A fise (placa de crescimento) é uma estrutura cartilaginosa nas extremidades dos ossos longos que é geralmente mais fraca do que o osso circundante e, portanto, predisposta a sofrer lesões.

As fraturas através da fise podem ser classificadas utilizando o **sistema de Salter-Harris** (Tabela 6-1).

- **Tipo I:** Fratura através da fise que separa a metáfise e a epífise. São fraturas com frequência difíceis de serem apreciadas na radiografia e são diagnosticadas clinicamente quando é encontrada sensibilidade local na placa de crescimento.
- **Tipo II:** A fratura se estende através da fise e para dentro da metáfise.
- **Tipo III:** A fratura se estende através da fise e epifisariamente para dentro do espaço intra-articular.
- **Tipo IV:** A fratura envolve a epífise, a fise e a metáfise.
- **Tipo V:** Esta é uma lesão por esmagamento da fise resultante de compressão axial e é difícil de diagnosticar radiograficamente.

Em geral, o prognóstico para a cura normal piora conforme o tipo da classificação aumenta.

Avaliação

- O exame de qualquer paciente com suspeita de fratura deve tratar dos "**5 Ps**."
  - Sensibilidade focal (***P**oint tenderness* em inglês).
  - **P**ulso distal.
  - **P**alidez.
  - **P**arestesia distal.
  - **P**aralisia distal.
- A avaliação radiográfica geralmente deve incluir a articulação acima e abaixo da fratura e pelo menos duas incidências da região lesionada (geralmente anteroposterior e lateral).

Administração Geral

- Manter os pacientes em dieta zero (NPO) caso seja necessária sedação cirúrgica.
- Cobrir cortes abertos com curativo estéril. Fraturas abertas requerem profilaxia para tétano, antibióticos e desbridamento urgente na sala de cirurgia.
- Administração inicial da dor envolve colocação de talas e analgesia, por exemplo, oxicodona oral 0,2 mg/kg.

TABELA 6-1 Tipos de Fraturas de Salter-Harris

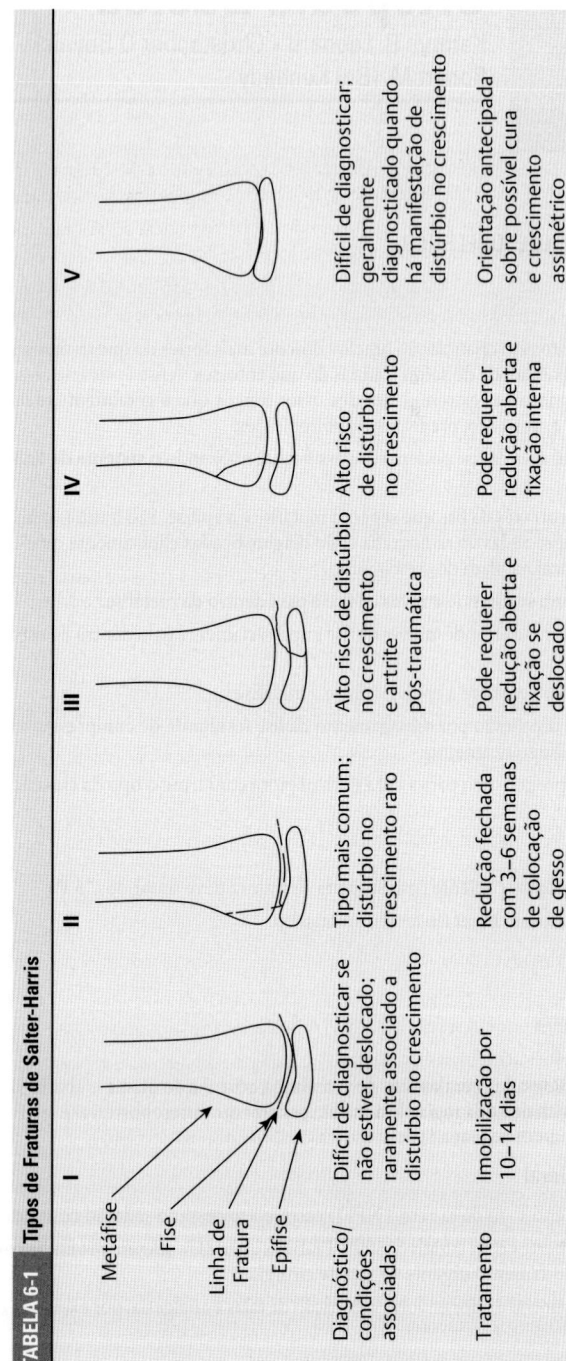

	I	II	III	IV	V
Diagnóstico/condições associadas	Difícil de diagnosticar se não estiver deslocado; raramente associado a distúrbio no crescimento	Tipo mais comum; distúrbio no crescimento raro	Alto risco de distúrbio no crescimento e artrite pós-traumática	Alto risco de distúrbio no crescimento	Difícil de diagnosticar; geralmente diagnosticado quando há manifestação de distúrbio no crescimento
Tratamento	Imobilização por 10-14 dias	Redução fechada com 3-6 semanas de colocação de gesso	Pode requerer redução aberta e fixação se deslocado	Pode requerer redução aberta e fixação interna	Orientação antecipada sobre possível cura e crescimento assimétrico

Legenda: Metáfise, Fise, Linha de Fratura, Epífise

- A necessidade de redução fechada é multifatorial e relacionada à idade do paciente (potencial para remodelagem), osso(s) envolvido(s), e ângulo do deslocamento.
- A redução fechada pode ser atingida sob sedação, seguida por imobilização com uma tala ou gesso bivalvular (Fig. 6-1). Gessos ou talas devem abranger a articulação proximal e distal ao local da lesão.
- Redução aberta na sala de cirurgia é indicada em caso de redução fechada fracassada, fraturas intra-articulares deslocadas (Salter-Harris tipos III e IV), fraturas instáveis, e fraturas abertas.
- Após a colocação do gesso, é importante monitorar para verificar se há sinais e sintomas de **síndrome de compartimento,** novamente descrita pelos "Ps":
  - D or (*pain* em inglês) fora de proporção na lesão ou dor com movimento passivo dos dedos/artelhos (sinal inicial).
  - Parestesias distais ao gesso.
  - Palidez ou cianose da extremidade distal ao gesso.
  - Pulso fraco ou filamentoso distal ao gesso.
  - Outros sinais incluem: Inchaço marcante de tecidos distais ao gesso/agitação crescente e/ou necessidade de analgesia.

Preocupações Relacionadas a Trauma Não Acidental

Embora nenhuma fratura seja patognomônica, certos tipos e padrões de fraturas devem despertar a suspeita do médico para lesão não acidental. Ao considerar um paciente pediátrico que tem menos de três anos de idade e não verbal, as seguintes fraturas devem levantar suspeitas de abuso infantil, particularmente se um histórico implausível ou inconsistente de lesões for fornecido.

Fraturas Múltiplas

- Um paciente com menos de três anos de idade e que se apresenta sem um mecanismo de lesão plausível precisa de uma pesquisa esquelética completa para avaliar a presença de fraturas adicionais.
- Fraturas múltiplas não explicadas no histórico devem gerar uma suspeita razoável de trauma não acidental.
- Fraturas em vários estágios de cura devem ser preocupantes indicando lesões repetidas.

Fraturas Complexas no Crânio

- Essas fraturas no crânio contêm mais de uma linha de fraturas, algumas vezes descritas como padrão estrelado, e podem ser acompanhadas de deslocamento ou diástase.
- A maioria das lesões acidentais é resultado de quedas em uma superfície plana com fraturas lineares resultantes sobre a parte convexa do crânio. A presença de uma fratura de crânio complexa implica um grau maior de força aplicado ao crânio do que é geralmente esperado de uma queda curta em uma superfície plana (p. ex., cair da cama ou do sofá no chão).

Fraturas nas Costelas

- Fraturas nas costelas podem estar presentes posteriormente, lateralmente, ou anteriormente ao longo da haste da costela.
- Fraturas nas costelas posteriores estão com mais frequência associadas a compressão torácica direcionada anteroposteriormente.
- Fraturas nas costelas laterais e anteriores podem também ocorrer após apertos. Essas fraturas também ocorrem de golpes diretos no peito.

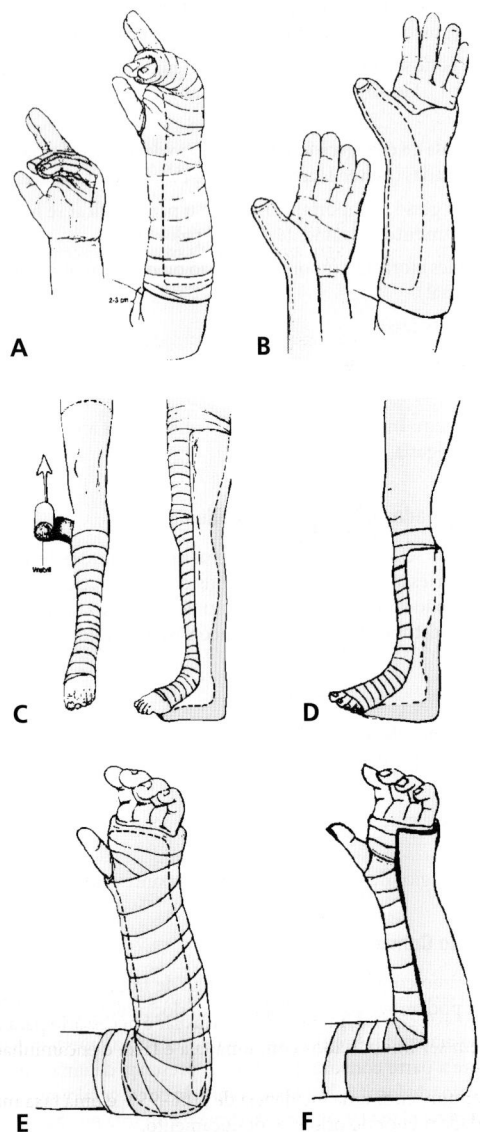

Figura 6-1 Gessos adequados para vários tipos de fraturas. A. Fratura de boxeador. **B.** Fratura escafoide e do polegar. **C.** Lesão no joelho e/ou fratura espiral. **D.** Torção de tornozelo; fratura no pé, tornozelo ou fíbula distal. **E.** Fratura no radio distal e no punho. **F.** Lesão no cotovelo e punho.

- Olhe com cuidado as costelas acima e abaixo da fratura conhecida, porque um golpe direto com frequência fratura diversas costelas simultaneamente. A adição de visualizações oblíquas aumenta a capacidade de detectar fraturas nas costelas em casos de suspeita de abuso.

Lesões Metafisárias Clássicas ("Fraturas de Canto" ou "Fraturas em Alça de Balde")
- Pense nessas como fraturas de avulsão na placa de crescimento, nas quais ou um crescente (alça de balde) ou fragmento (canto) de osso está arrancado da zona de calcificação provisional e contido pelo periósteo.
- Isso geralmente resulta de força de puxões ou torções.
- Essas lesões geralmente não são agudas e representam lesão anterior na fise.

Fraturas no Úmero
- Essas são as lesões mais comuns de ossos longos associadas a abuso, particularmente em crianças com menos de três anos de idade.

Fraturas no Fêmur
- Essas são a segunda fratura mais comum vista em abuso infantil, e são extremamente suspeitas de abuso de uma criança não ambulante sem mecanismo plausível.

LESÕES MUSCULOESQUELÉTICAS NAS EXTREMIDADES SUPERIORES

Fratura Clavicular
- Essa é a fratura mais frequente em crianças. Pode ocorrer como resultado de trauma no nascimento, cair sobre um braço estendido, ou trauma direto no ombro.
- Tratamento:
  - A maioria das fraturas é tratada não cirurgicamente com uma tala ± faixa, com a união do osso esperada em 2–4 semanas.
  - A cirurgia é reservada para fraturas abertas, fraturas com lesão neurovascular associada (especialmente fraturas no esterno com deslocamento posterior) e fraturas que comprometem a pele (expostas).

Deslocamento do Ombro
- Essas são menos comuns na imaturidade esquelética, visto que a maioria das lesões tende a produzir fraturas. Quando ocorre deslocamento do ombro, 90% são deslocamentos anteriores.
- As descobertas no exame incluem deformidade óbvia com perda do contorno usual arredondado do ombro e dor significativa com gama de movimentos limitada.
- Deve ser realizada redução fechada, seguida por radiografias pós-redução para certificar-se de que não haja fratura associada. Um raios X lateral axilar é necessário para confirmar a redução.
- Os pacientes devem ser imobilizados com uma tala e faixa e encaminhados para acompanhamento ortopédico.
- A recorrência é comum, com uma incidência de 50%–95% e uma taxa mais alta de recorrência associada a uma idade menor no primeiro deslocamento.

Fratura no Úmero Proximal
- A maioria dessas fraturas irá ser remodelada e pode ser administrada com uma tala e faixa por 2–4 semanas (não é necessário tala ou gesso) e o paciente encaminhado para acompanhamento ortopédico próximo.
  - Em crianças com menos de doze anos de idade com fraturas de Salter-Harris tipo I ou II, até 40 graus de angulação e deslocamento de metade da largura da haste podem ser aceitáveis e tratados conforme descrito acima. Em adolescentes, 20 graus de angulação e deslocamento de < 30% da largura da haste podem ser aceitáveis.

Lesões nos Cotovelos

- Lesões nos cotovelos são comuns em crianças. É necessária consulta ortopédica para a maioria delas.
- Um exame neurovascular cuidadoso para avaliar os pulsos distais, reabastecimento capilar, e função motora/sensorial dos nervos radial, ulnar, e mediano é essencial, visto que o comprometimento neurológico ou vascular (geralmente transiente) pode estar presente com essas lesões.
- Nas radiografias de cotovelo, deve-se prestar atenção especial ao que segue:
  - **Linha umeral anterior:** Nas visualizações laterais do cotovelo, essa linha deve intersectar o terço médio do capítulo para excluir deslocamento posterior do úmero distal.
  - **Linha radiocapitelar:** Uma linha desenhada através do meio da cabeça radial deve intersectar o centro do capítulo. A falha na interseção com o centro do capítulo indica deslocamento da cabeça radial.
  - **Sinal de corpo adiposo posterior:** Essa lucência posterior ao úmero é geralmente visível no ambiente de efusões de moderadas a grandes nas articulações. As fraturas estão presentes > 70% do tempo quando um corpo adiposo posterior é visto no raio X.
  - **Sinal de corpo adiposo anterior:** A elevação do corpo adiposo posterior é chamada de "sinal de vela" e indica uma efusão. Isso também sugere possível fratura associada.
- Se não for vista nenhuma fratura no raio X lateral, e o capítulo não estiver deslocado posteriormente, mas estiver presente um corpo adiposo posterior, aplicar uma linha de extensão total do braço e encaminhar para cirurgia ortopédica para acompanhamento.
- Lesões comuns no cotovelo incluem fraturas supracondiliana no úmero, fraturas no côndilo lateral, fraturas no epicôndilo medial, e deslocamentos de cotovelo.

Fratura Supracondiliana no Úmero

- Explicam a maioria das fraturas de cotovelo em crianças. Geralmente ocorrem após uma queda sobre um braço estendido com hiperextensão do cotovelo ou trauma direto.
- O tratamento depende do grau de deslocamento da fratura:
  - **Tipo I:** Não deslocada: Tratada com imobilização em um gesso em toda a extensão do braço ou uma tala posterior com o cotovelo flexionado a 60–90 graus.
  - **Tipo II ou III:** Fraturas deslocadas requerem consulta com ortopedista e podem precisar ser tratadas com redução fechada, colocação de pinos ou redução aberta, se uma fixação interna for instável.

Subluxação da Cabeça Radial ("Cotovelo Nursemaid" ou Cotovelo Puxado)

- Essa lesão geralmente ocorre em crianças com menos de cinco anos de idade e é com frequência o resultado de tração axial excessiva sobre um cotovelo estendido.
- O histórico clássico é uma criança que chora de dor e se recusa a usar o braço após ser puxada ou levantada por aquele braço. A criança tende a segurar o braço pronado e levemente flexionado no cotovelo e se recusa a supinar ou pronar o pulso. Há algumas vezes uma leve sensibilidade sobre a cabeça radial.
- Observe que fraturas na cabeça radial/pescoço podem imitar o cotovelo *nursemaid* ou puxado. Histórico e exame cuidadoso das áreas de sensibilidade local significativa e inchaço são muito importantes.
- Radiografias são desnecessárias se a redução for bem-sucedida. Se forem obtidos raios X, o posicionamento do braço para visualizações múltiplas com frequência resulta em redução.
- A redução é realizada supinando ou pronando rápida e completamente o pulso, seguida por uma flexão do cotovelo; um pequeno estouro é sentido sobre a cabeça radial no cotovelo.
- O paciente utilizará aquele braço geralmente dentro de 5–10 minutos. Se não houver evidências de recuperação, o diagnóstico deve ser reconsiderado.

Fraturas no Antebraço

- Fraturas do rádio e da ulna são extremamente comuns em crianças. A maioria dessas fraturas envolve o antebraço distal.
  - **Fratura de Colles:** Fratura do rádio distal com deslocamento, resultando em deformidade clássica "dorso de garfo" do pulso.
  - Fraturas em alça de balde do rádio distal ou da ulna são tratadas com uma tala no pulso se a dor na supinação/pronação for mínima. Se um dos pais está preocupado que a criança não mantenha a tala, ou se houver dor significativa com movimento do pulso, uma tala em pinça de confeiteiro pode ser aplicada.
  - Fraturas em um ou ambos os córtices devem ser imobilizadas por uma tala de braço inteiro posterior em pinça de confeiteiro para imobilizar o cotovelo e evitar pronação e supinação.
  - Fraturas com deslocamento ou angulação são instáveis e requerem redução seguida por imobilização conforme acima.
- Fraturas das **hastes radiais e ulnares** merecem atenção especial:
  - O potencial para remodelagem diminui na diáfise e em crianças mais velhas. Pouquíssima angulação é aceitável, e a maioria dessas lesões requer encaminhamento ortopédico.
  - O periósteo posterior do rádio e da ulna contribui para fraturas em galho verde ou em arco, que devem ser reconhecidas e encaminhadas a um especialista ortopédico em decorrência do potencial limitado para remodelagem dessas lesões.
- Quando ocorrem fraturas isoladas da ulna ou do rádio, revisão cuidadosa das imagens do cotovelo e pulso é importante para excluir padrões de deslocamento associados:
  - Uma **fratura de Monteggia** é uma fratura ulnar com deslocamento associado da cabeça radial.
  - Uma **fratura de Galeazzi** é uma fratura na haste radial com rompimento da articulação radioulnar distalmente.

Fraturas nas Mãos

Fratura Escafoide

- Essa é a fratura mais comum no osso carpal e geralmente ocorre em adolescentes. Geralmente ocorre com trauma direto ou de queda sobre um braço superestendido com hiperextensão do pulso.
- As características incluem dor e inchaço no pulso, sensibilidade na tabaqueira anatômica, dor com supinaçao contra resistência, ou dor com compressão longitudinal do polegar.
- As radiografias podem estar normais, mesmo com visualizações dedicadas do escafoide. Se as descobertas físicas sugerirem uma fratura escafoide (apesar das radiografias normais) o tratamento deve incluir:
  - Tala com bandagem gessada no polegar ou gesso.
  - Acompanhamento ortopédico é de máxima importância sejam estas lesões confirmadas ou suspeitadas.
- Há risco de má união ou necrose avascular com essas fraturas, embora isso seja menos comum na população pediátrica, pode ser devastador se não observado.

Fratura de Boxeador

- Essa é uma fratura do quinto osso do metacarpo com angulação dorsal apical. Geralmente ocorre após um objeto ter ficado preso com um punho fechado.
- Avaliação para verificar má rotação fazendo com que o paciente flexione os dedos para fechar a mão e avaliar a sobreposição dos dedos ("tesoura"). A má rotação deve ser reduzida antes da colocação de uma tala goteira ulnar.
- Tratamento:
  - Tentativas de redução fechada são geralmente ineficazes visto que essas fraturas são instáveis. Coloque uma tala goteira ulnar (ver Fig. 6-1) com os metacarpos flexionados a 70–90 graus, e encaminhe para um cirurgião de mão para considerar inserção de pino para estabilização, especialmente aquelas com angulação de > 30–40 graus.

Lesões e Anormalidades Musculoesqueléticas nas Extremidades Inferiores
- Fraturas no quadril pediátrico devem ser consideradas uma emergência, e deve-se buscar consulta ortopédica imediatamente.

Escorregamento da Epífise da Cabeça do Fêmur
- Escorregamento da epífise capital do fêmur (SCFE) é o deslocamento da cabeça do fêmur em relação ao colo do fêmur e à placa fiseal. Pense nisso como uma fratura de Salter-Harris classe I (ver Tabela 6-1).
- SCFE é a doença de quadril mais comum em adolescentes. As idades de apresentação mais comuns são 8–15 anos, com uma idade média de 12 anos em meninas e 13,5 anos em meninos (relacionado à época do desenvolvimento puberal).
- A razão homens:mulheres é aproximadamente 2:1. O SCFE é mais frequente em afro-americanos na puberdade e em crianças obesas. O SCFE também ocorre com mais frequência em criança com endocrinopatias; assim, crianças que se apresentam com SCFE que estão fora da gama de idade usual ou com sinais/sintomas sugestivos devem ser encaminhadas para uma avaliação endocrinológica.
- Entre 25% e 50% dos casos são eventualmente bilaterais.
- A apresentação clássica é queixa de dor surda, não irradiante, latejante nos quadris, virilha, coxas, ou joelhos que é pior do que atividade física.
  - Início agudo de sintomas graves sugere escorregamento agudo e crônico. Esses pacientes apresentam dor significativa e incapacidade de suportar peso.
- Sob exame, os pacientes geralmente apresentam claudicação e mantêm a perna em descanso em posição neutra, isso é, flexão e rotação externa. Flexão, rotação interna, e abdução do quadril afetado são limitadas e dolorosas. Quando o quadril é flexionado de forma passiva, a coxa abduz e rotaciona externamente.
- A avaliação radiográfica deve incluir visualizações anteroposteriores da pelve e em perna de rã dos quadris para comparação de lado a lado.
  - Uma linha desenhada ao longo do aspecto lateral do pescoço femoral (linha de Klein) deve intersectar uma porção da epífise femoral, mas em casos de SCFE, a linha irá passar fora da epífise.
- Tratamento:
  - Consulta ortopédica imediata.
  - Não sustentar peso.
  - Fixação cirúrgica.

Doença de Legg-Calve-Perthes
- Essa doença envolve necrose avascular idiopática da cabeça do fêmur.
- A doença ocorre com mais frequência em homens e em crianças entre 4 e 8 anos de idade.
- Os pacientes apresentam claudicação, dor referida no joelho, e rotação interna e abdução do quadril limitadas. O início dos sintomas é geralmente insidioso.
- Para casos que duram há mais tempo, o diagnóstico é feito por radiografias em AP e perna de rã, que mostram a fragmentação e, então, a cura da cabeça femoral. No início do processo avascular, radiografias simples podem ser normais, e imagem por ressonância magnética (MRI) pode ser necessária para o diagnóstico.
- Todos os pacientes devem ser encaminhados para avaliação ortopédica.

Joelho

Fraturas
- Antes do fechamento da placa de crescimento, as fraturas no joelho são mais comuns do que lesões ligamentosas.

- A fise distal femoral é o local mais vulnerável em consequência dos agrupamentos dos ligamentos colaterais mediais e laterais.
- Outros locais de lesão incluem avulsão da espinha tibial na inserção do ligamento cruzado anterior (mais comumente em virtude de quedas de bicicleta) e fraturas da tuberosidade tibial (mais comumente ocorre em adolescentes do sexo masculino durante atividades esportivas).
- Fraturas na patela podem ocorrer como resultado de trauma direto no joelho e fratura de avulsão durante a extensão.

Lesões Ligamentosas
- Quando ocorrem lesões ligamentosas, elas são geralmente o resultado de trauma direto ou atividades esportivas (Tabela 6-2).

Doença de Osgood-Schlatter
- Essa fratura dolorosa e crônica de microavulsão da tuberosidade tibial ocorre como resultado de um vigoroso puxão dos quadris em uma criança em crescimento. É mais comumente vista em adolescentes entre 11 e 15 anos de idade, particularmente aqueles que participam em esportes que incluem corridas e saltos.
- Com frequência autolimitados, os sintomas podem persistir até que a epífise tibial feche.
- O exame físico revela sensibilidade local no tubérculo tibial (isto é, inserção de tendão patelar). Manobras adicionais que elicitam a dor incluem extensão do joelho ativo, agachamento e saltos.
- Não é necessário obter raios X se a apresentação for clássica. Se obtido, a elevação ou fragmentação do tubérculo tibial são vistas na radiografia.
- Tratamento:
  - Descansar de atividades agravantes como saltar e subir escadas.
  - Imobilizador de joelho e muletas se a dor for grave.
  - Alongamento do quadríceps e dos isquiotibiais.
  - Drogas anti-inflamatórias não esteroidais (NSAIDs) e gelo.

TABELA 6-2 Lesões nos Ligamentos do Joelho

Ligamento	Lesão	Exame físico	Administração
Colateral medial	Torção ou golpe na lateral do joelho	Efusão da articulação e limitação dos movimentos, dor no ligamento	Gelo, elevação, NSAIDs, não suportar peso, consulta ortopédica assim que o edema melhorar
Cruzado anterior	Hiperextensão com o pé plantado	Teste de gaveta anterior após a dor estar resolvida, hemartrose, e fratura de avulsão agudamente	Muletas, imobilizador de joelho, encaminhar para consulta ortopédica
Cruzado posterior	Golpe direto na tíbia enquanto o joelho estiver flexionado	Sensibilidade no joelho posterior e pequena efusão	Gelo, elevação, NSAIDs, não sustentar peso, consulta ortopédica assim que o edema melhorar

Parte Inferior da Perna

Fraturas na Diáfise Tibial
- Essa fratura comum é com frequência resultado de trauma direto.
- A maioria delas pode ser administrada com redução fechada e gesso.

Fraturas em Crianças Pequenas
- Essa é uma fratura oblíqua da tíbia distal, não deslocada, em uma criança ambulante abaixo dos três anos de idade. Geralmente, ocorre como resultado de forças de baixa energia, e os pacientes com frequência se apresentam sem histórico de lesão.
- A criança se apresenta com marcha antálgica e recusa em sustentar peso. Há com frequência sensibilidade mínima à palpação, mas a dor é elicitada com rotação interna ou externa do tornozelo.
- As radiografias podem não ser reveladoras; peça uma visualização oblíqua da tíbia se necessário.
- Tratamento: Imobilização com tala ou gesso por 3 semanas.

Pé/Tornozelo

Entorses do Tornozelo
- Essas lesões ocorrem em consequência da inversão durante flexão plantar, com rompimento do ligamento talofibular sendo a lesão mais comum.
- Pacientes apresentam dor anterior ao maléolo lateral, inchaço e equimoses.
- **As regras de Ottawa para tornozelo e pé** indicam que devem ser feitas radiografias se:
  - A dor no tornozelo estiver próxima ao maléolo e *ou*:
    - O paciente não consegue sustentar peso imediatamente após a lesão e no momento da avaliação (quatro etapas) *ou*
    - Estiver presente sensibilidade óssea na borda superior ou ponta de qualquer um dos maléolos.
  - Estiver presente dor no pé na parte média do pé e *ou*:
    - O paciente não consegue sustentar peso ou
    - Sensibilidade óssea está presente na base navicular do quinto metatarso.
    - Radiografias normais. É difícil excluir uma fratura de Salter-Harris I.
- Entorses no tornozelo são classificadas conforme segue:
  - **Grau I:** Leve estiramento do ligamento
    - Apresenta inchaço e sensibilidade leves, sem instabilidade articular, e capacidade de sustentar peso e andar com assistência mínima.
  - **Grau II:** Laceração incompleta do ligamento
    - Apresenta dor moderada, inchaço, sensibilidade e equimoses; leve instabilidade articular e gama de movimentos limitada, e sustentação de peso e ambulação com dor.
  - **Grau III:** Laceramento completo de um ligamento
    - Apresenta dor grave, inchaço, sensibilidade e equimose; instabilidade significativa articular; e incapacidade de sustentar peso ou ambular.
- Tratamento:
  - **Grau I:** Bandagem elástica ou tala de compressão de estribo, gelo, elevação, NSAIDs, e sustentar peso conforme tolerado.
  - **Grau II e III:** Gesso ou tala posterior por 3 semanas.
  - Se houver suspeita de Salter-Harris I (sensibilidade local sobre a fise). Gesso ou tala, elevação, e consulta ortopédica em uma semana.
  - **RICE** (mnemônico do tratamento para entorses)
    - Descanso (*R*est em inglês): Ambulação é permitida se não for dolorosa e não resultar em inchaço.
    - Gelo (*I*ce em inglês): Com a pele protegida por tecido, gelo na área por 15-20 minutos a cada duas horas enquanto desperto, nas primeiras 48 horas após a lesão.

- Compressão: Usar faixas ou gesso imobilizador.
- Elevação: Manter elevado com a maior frequência possível. A criança pode precisar levar um aviso para a escola.

Doença de Sever
- Essa é uma apofisite calcânea ocorrendo na inserção do tendão de Aquiles.
- É uma lesão de sobrecarga, geralmente afetando crianças entre 10–12 anos de idade (meninos mais do que meninas) que jogam futebol ou outros esportes que incluem corridas e saltos.
- Os exames físicos revelam sensibilidade local do posterior do calcanhar.
- O tratamento consiste de descanso, gelo, NSAIDs, e exercícios de flexibilidade com liberação quando a dor estiver resolvida. Almofadas de calcanhar nos sapatos podem fornecer algum conforto.

AVALIAÇÃO DE UMA CRIANÇA COM CLAUDICAÇÃO

O diagnóstico diferencial para uma criança que apresenta claudicação ou recusa em sustentar peso é amplo e varia de acordo com a idade. Um histórico e exame físico completos são essenciais para diferenciar etiologias benignas de etiologias potencialmente ameaçadoras à vida. As causas mais comuns de claudicação são trauma (fratura, lesão no tecido mole, lesão por sobrecarga), infecção (artrite séptica, osteomielite), inflamação (sinovite transiente, doenças reumatológicas), ou outras doenças nos quadris (displasia de desenvolvimento do quadril [DDH], SCFE, Doença de Legg-Calve-Perthes [LCPD]).

As doenças mais importantes a serem excluídas são as que potencialmente ameaçam a vida ou o membro, e incluem etiologias infecciosas (discutidas abaixo), tumores, DDH e SCFE.

Histórico
O histórico deve focar em:
- Início e duração da claudicação.
- Dor *versus* fraqueza.
- Trauma.
- Febre ou outros sintomas sistêmicos.

Exame Físico
- Marcha: A criança deve ser despida até um estado adequado e a marcha avaliada proximamente.
- Membro: Todo o membro deve ser palpado para verificar evidências de sensibilidade local, derrame articular ou calor. Deve ser avaliada a gama completa de movimentos em todas as articulações. Deve ser avaliada a extensão dos membros.
- Neurológico: Um exame completo deve procurar por quaisquer déficits motores ou anormalidades de tônus. Avaliar reflexos do tendão profundo.
- Costas, abdome e virilha: A dor pode ser referida desses locais e pode ser a causa da claudicação.

Diagnóstico Diferencial
Diagnóstico diferencial com base na idade é mostrado na Tabela 6-3.

Avaliação Laboratorial e Radiográfica
- Radiografias simples da área afetada são o estudo diagnóstico inicial escolhido para avaliar as evidências de fratura, efusão, lesões líticas ou outras anormalidades.
- Exames laboratoriais de rotina geralmente não são indicados em crianças afebris com um exame normal ou mecanismo óbvio de lesão traumática. Se a criança estiver febril ou com aparência doentia, uma contagem sanguínea completa (CBC), taxa de sedimentação de eritrócitos (ESR), proteína C-reativa (CRP), e cultura de sangue devem ser obtidos.
- Exames adicionais devem ser orientados pela avaliação inicial.

TABELA 6-3	Diagnóstico Diferencial de Claudicação Por Idade	
Criança (0–5 anos de idade)	**Idade escolar (5–12 anos de idade)**	**Adolescente (13–18 anos de idade)**
Artrite séptica	Artrite séptica	Artrite séptica
Osteomielite	Osteomielite	Osteomielite
Sinovite transitória	Sinovite transitória	SCFE
DDH	Síndrome de sobrecarga	Síndrome de sobrecarga
Anomalia congênita no membro	Dores do crescimento	Fratura
LCPD	LCPD	Contusão
Fratura na infância	Fratura	Entorse/tensão
Lesão não acidental (abuso infantil)	Contusão	Síndrome de dor patelofemoral
Contusão	Entorse/tensão	Osteocondrite dissecante
Corpo estranho	Corpo estranho	Escoliose
Doenças neurológicas	Discrepância na extensão do membro	Doença reumática (JIA, SLE, IBD)
Doença reumática (JIA)	Doenças neurológicas	Tumor
Tumor	Doença reumática (JIA, ARF, HSP, dermatomiosite)	
	Tumor	

ARF, febre reumática aguda; DDH, displasia de desenvolvimento do quadril; HSP, púrpura de Enoch-Schonlein; IBD, síndrome do intestino irritável; JIA, artrite idiopática juvenil; LCPD, doença de Legg-Calve-Perthes; SCFE, escorregamento da epífise da cabeça do fêmur; SLE, lúpus eritematoso sistêmico.

ETIOLOGIAS INFECCIOSAS

Artrite Séptica

Antecedentes

- Esse diagnóstico é uma **emergência ortopédica**.
- A bactéria entra na articulação através de disseminação hematógena, inoculação direta, ou extensão da infecção. Os organismos a considerar são *Staplylococcus aureus* Gram-positivos (mais comuns) e espécies estreptocócicas, assim como organismos *Kingella kingae* e *N gonorrhea* Gram-negativos (principalmente em adolescentes).

Apresentação Clínica

- A maioria das artrites sépticas ocorre nas extremidades inferiores, com o joelho e os quadris sendo as articulações mais comumente afetadas. Infecções multifocais são mais comuns em neonatos.
- De forma clássica, se apresenta com início agudo de febre, dor nas articulações, e inchaço, com gama de movimentos limitada na articulação afetada e/ou recusa em sustentar peso. Neonatos podem apresentar aparência séptica, irritabilidade, ou pseudoparalisia no membro afetado.
- A articulação pode parecer quente, vermelha, inchada e sensível (embora isso seja menos comum com envolvimento do quadril). Com envolvimento do quadril, o quadril tende a ser mantido em abdução e rotação externa (posição neutra) para maximizar o conforto.

Avaliação

- A avaliação laboratorial deve incluir:
  - ESR and CRP, que são elevados em 90%–95% desses pacientes. A CRP irá ficar elevada antes da ESR.
  - CBC com diferencial. Contagem de leucócitos (WBC) é elevada em cerca de 50% desses pacientes.
  - Cultura do sangue.
  - Análise do fluido sinovial (contagem celular e diferencial, coloração de Gram, cultura). A cultura do fluido sinovial com frequência não cresce mesmo quando claramente infectada.
- Radiografias simples podem mostrar sinais sutis de efusão na articulação, como alargamento do espaço da articulação, inchaço do tecido mole, obliteração de planos adiposos normais, ou osteomielite. O ultrassom pode mostrar efusão da articulação.

Diagnóstico

- Os critérios de Kocher podem ser usados para auxiliar o diagnóstico de artrite séptica em crianças com uma articulação dolorida. Os critérios incluem: (1) não sustentar peso do lado afetado, (2) ESR > 40 mm/h, (3) histórico de febre >38,5°C, e (4) WBC > 12,000 mm^3.
- Quando todos os quatro critérios forem atingidos, há uma probabilidade de 99% de que a criança tenha artrite séptica e uma probabilidade de 93% quando três critérios forem atingidos. A probabilidade cai para 40% com dois critérios e 3% quando somente um critério for atingido.
- O diagnóstico definitivo é feito com exame microscópico de fluido sinovial obtido por **artrocentese**.

Administração

- Terapia antibiótica parenteral empírica deve ser iniciada após *aspiração da articulação do quadril,* e a articulação deve ser cirurgicamente drenada e irrigada.
- Artrite séptica deve ser diagnosticada e tratada o mais rápido possível para evitar complicações. Aspirações de quadril são geralmente feitas sob orientação fluoroscópica. Se o fluido sinovial tiver > 50.000 WBC, o quadril pode ser aberto e irrigado na sala de cirurgia.

Osteomielite

Antecedentes

- A osteomielite ocorre mais comumente em pacientes com menos de 5 anos de idade, com predileção pelos ossos longos da perna, embora qualquer osso possa ser afetado. Bebês e neonatos têm mais probabilidade de ter osteomielite multifocal e artrite séptica concorrente.
- Disseminação hematógena é o caminho mais comum da infecção, e as metáfises dos ossos longos são altamente vasculares, fornecendo um ambiente ideal para disseminação da infecção.
- *Staphylococcus aureus* é o patógeno mais comum, com uma incidência crescente de casos atribuídos a *S. aureus* resistente à meticilina (MRSA) adquirido na comunidade. *Streptococcus* bethá-hemolítico do grupo A é o segundo patógeno mais comum. *K. kingae* é com frequência isolado em crianças pequenas e em crianças em idade pré-escolar e pode ter uma apresentação clínica mais sutil com menos inflamação.

Apresentação Clínica

- O paciente está geralmente febril. Sensibilidade local sobre o osso está presente; no entanto, em contraste com a criança com articulação séptica, a criança permite avaliação da gama de movimentos da extremidade afetada. Vermelhidão e inchaço podem estar subjacentes à área de sensibilidade, mas não estão consistentemente presentes.
- Neonatos podem apresentar e demonstrar uma "pseudoparalisia" da extremidade afetada.

Avaliação
- Avaliações padrão incluem CRP, ESR, cultura de sangue e CBC. Contagem elevada de WBC é com frequência surpreendentemente ausente.
- Radiografias simples podem não mostrar as mudanças destrutivas no osso nos primeiros 10–14 dias de doença. MRI ou uma cintilografia óssea podem oferecer mais informações.
- Embora a MRI seja mais sensível, com mais frequência requer sedação nesse grupo de idade para obter um estudo satisfatório. A MRI é mais útil no detalhamento de abscessos subperiósteos na necessidade de drenagem cirúrgica.
- Cintilografia óssea pode ser mais útil na busca por doença multifocal.

Administração
- Culturas de sangue e aspirações ósseas devem idealmente ser obtidas antes do início dos antibióticos na criança clinicamente estável. Cobertura empírica com antibióticos deve ter como alvo os organismos mais comuns e padrões de sensibilidade local. Clindamicina e vancomicina são os agentes iniciais escolhidos mais comuns com uma cefalosporina de terceira geração adicionada para neonatos.

Sinovite Transitória
Essa condição inflamatória benigna e autolimitante é um diagnóstico de exclusão. É a causa mais comum de dor aguda nos quadris em crianças de 3 a 10 anos de idade e deve ser diferenciada de uma artrite séptica.

Apresentação
- Essas crianças geralmente têm uma aparência não tóxica com pouca ou nenhuma febre, embora resistam à avaliação da amplitude de movimentos e suportar peso.

Avaliação
- ESR, CRP e WBC são geralmente normais. O fluido sinovial, quando obtido, é estéril, com frequência com WBC < 50.000 células/mm^3.
- Radiografias são recomendadas para excluir para excluir outros possíveis diagnósticos. Ultrassom também é frequentemente realizado para confirmar a presença de uma efusão.

Administração
- Esses pacientes podem ser acompanhados clinicamente e conduzidos de forma conservadora com NSAIDs. O prognóstico é excelente, embora em uma pequena porcentagem de casos possa haver recorrência.

DOENÇAS MUSCULOESQUELÉTICAS DE DESENVOLVIMENTO
Displasia de Desenvolvimento dos Quadris (DDH)
Definição e Etiologia
- Nesse espectro de anormalidades, a cabeça do fêmur e o acetábulo estão desalinhados ou têm desenvolvimento anormal.
- A etiologia pode ser mecânica (anormalidade no posicionamento no útero) displasia acetabular primária, ou frouxidão ligamentosa.

Epidemiologia
- Fatores de risco incluem apresentação pélvica, oligo-hidrâmnio, sexo feminino, posicionamento pós-natal, etnia branca e histórico familiar. (No entanto, a maioria das crianças afetadas não tem fatores de risco identificáveis.)

- O quadril esquerdo tem mais probabilidade de ser afetado do que o direito.
- Condições associadas incluem torcicolo, pés chatos (metatarso varo) escoliose, plagiocefalia e orelhas de implantação baixa.

Avaliação

- A American Academy of Pediatrics (AAP) recomenda que bebês e crianças pequenas sejam triados para verificar a presença de DDH em cada consulta de supervisão de saúde até que a criança esteja andando normalmente.
- Descobertas físicas chave no exame incluem:
  - Instabilidade no quadril com manobras de Ortolani e Barlow podem ser vistas em bebês até 12 semanas de idade (Fig. 6-2).
  - Assimetria das dobras glúteas e da coxa.
  - Discrepância na extensão da perna. Um sinal de Galeazzi positivo pode estar presente no exame físico (Fig. 6-2).
  - Abdução limitada (< 45 graus) em crianças com mais de três meses de idade.
  - Teste de inclinação de Trendelenburg positivo ou marcha de Trendelenburg ao caminhar.
- Diagnóstico por imagem:
  - Ultrassom é a modalidade principal para diagnóstico até 4–6 meses de idade.
    - A AAP recomenda imagem dos quadris com ultrassom às 4–6 semanas de idade para bebês do sexo feminino com posicionamento pélvico com > 34 semanas de idade. A imagem é opcional para bebês do sexo masculino nascidos com apresentação pélvica ou meninas com histórico familiar positivo.
    - Radiografias simples (visualização AP bilateral dos quadris) devem ser feitas após 4–6 meses de idade.

Administração

- O histórico natural de DDH depende da gravidade e da idade do paciente. A maior parte da instabilidade dos quadris em recém-nascidos é fisiológica, e em até 90% dos casos se estabiliza por volta das 8–12 semanas de idade. Pacientes com displasia não tratada podem desenvolver marcha alterada ou dores nos quadris conforme ficam mais velhos.
- Bebês com os quais há preocupação para DDH sob exame devem ser encaminhados para avaliação por ortopedista e imagem diagnóstica.
- Método de tratamento por idade:
  - 0–6 meses:
    - Suspensório de Pavlik para órtese de abdução.
    - Fraldas triplas, se o tratamento não é recomendado.

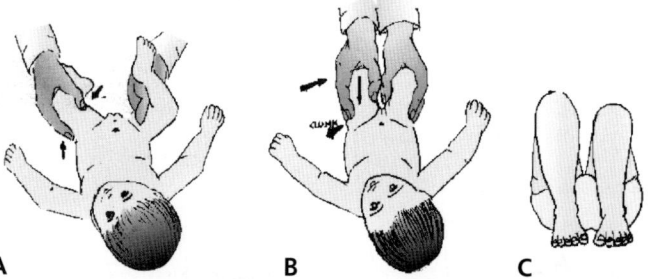

Figura 6-2 A. Manobra de Ortolani (o quadril está deslocado). **B.** Manobra de Barlow (o quadril é deslocável). **C.** Sinal de Allis ou Galeazzi (discrepância no comprimento das pernas).

- 6–18 meses:
  - Redução fechada e bandagem gessada por 3–4 meses.
  - Redução aberta seguida por bandagem gessada se a redução fechada não for bem-sucedida.
- Mais de 18 meses de idade:
  - Redução aberta e osteotomia.

Escoliose

- Essa doença envolve curvatura lateral da coluna > 10 graus com deformidades coronais e rotacionais associadas.
- Aproximadamente 2%–3% da população têm escoliose (curvatura ≥ 10 graus). Mulheres são afetadas com mais frequência e com maior incidência de progressão da curva. Há com frequência histórico familiar.
- A classificação depende da magnitude, localização, direção e etiologia. Oitenta por cento dos casos são idiopáticos, ocorrendo na adolescência (durante estirões de crescimento), mas as causas podem ser congênitas ou neuromusculares.
- Curva de progressão é mais provável em pacientes esqueleticamente imaturos e naqueles com curvas > 30–40 graus no final do crescimento.
- A triagem deve começar aos 8 anos de idade em consultas de supervisão de saúde de rotina.
- A incidência de dores nas costas exceto em pacientes com curvatura toracolombar não é maior do que na população em geral. A função pulmonar é anormal em pacientes com curvas torácicas graves ≥ 70 graus).
- No exame físico, avaliar assimetria corporal (quadris, ombros, escápulas, coluna) quando olhados por trás (Fig. 6-3). Diferenças de comprimento da perna são mais aparentes ao apalpar a crista ilíaca.
  - Teste de Adams de inclinação para frente: Com as mãos juntas, costelas proeminentes no lado convexo; uma leitura escoliométrica (ângulo de rotação do tronco) de 5–7 graus correlacionada com uma curva de (ângulo de Cobb) de 15–20 graus.
- O diagnóstico é feito com incidências em PA de extensão total *em pé* e laterais da coluna. O ângulo de Cobb mede o grau de angulação e é o padrão ouro para o diagnóstico.
- Administração:
  - Encaminhamento para os pacientes com:
    - Ângulo de rotação do tronco > 7 graus.
    - Ângulo de Cobb > 20–29 graus em menina pré-menarca ou menino entre 12–14 anos de idade.

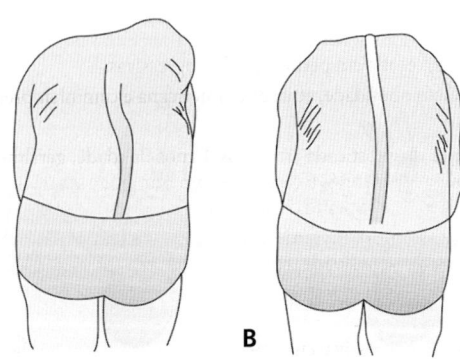

Figura 6-3 Escoliose. A. Deformidade. **B.** Coluna normal.

- Ângulo de Cobb > 30 graus em qualquer paciente.
- Progressão da curvatura > 5 graus em qualquer paciente.
- A escolha da terapia depende do grau da curvatura e do potencial para crescimento posterior.
  - Curva de < 10 graus: Não atende a definição de escoliose, sem necessidade de acompanhamento.
  - Curva de 11–20 graus: Observação com exame repetido (radiografias conforme indicado).
  - Curva de 21–40 graus: Suportes são indicados para pacientes imaturos com potencial de crescimento.
  - Curva > 40 graus: Cirurgia indicada para pacientes esqueleticamente maduros com curvas ≥ 50 graus e alguns pacientes esqueleticamente maduros com curvas entre 40 e 50 graus.

Dedos para Dentro

- Pé apontando para a linha média durante o caminhar é característico de três condições (Tabela 6-4).
- Sob exame, determinar o ângulo de progressão do pé, amplitude de rotação do quadril interna e externa, ângulo coxa-pé, e grau do metatarso varo.
- Em geral, dedos para dentro são uma variação de desenvolvimento comum que se resolve espontaneamente conforme a criança cresce. Se os dedos para dentro persistirem de forma leve, problemas funcionais de longo prazo são incomuns. Casos graves ou persistentes devem ser encaminhados para um especialista ortopédico.

Dedos para Fora

- Pés apontando para longe da linha média durante o caminhar geralmente se resolvem espontaneamente com o tempo. Indicações para encaminhamento incluem dedos para fora unilaterais/assimétricos ou persistência de sintomas acima dos oito anos de idade causando limitação de atividade.

Pernas Tortas (Geno Varo)

- Diagnóstico diferencial:
  - Varo fisiológico (causa mais comum; geralmente se corrige por volta dos 2 anos de idade).
  - Raquitismo.
  - Pernas tortas como condição familiar.
  - Perturbação traumática no crescimento.
  - Displasia esquelética.
  - Doença de Blount. Essa é uma perturbação patológica de crescimento da epífise medial da tíbia que, com frequência, resulta em pernas tortas progressivas.
- Fatores de risco incluem obesidade, etnia afro-americana e caminhar prematuro.
- Há dois tipos:
  - Infantil: Geralmente diagnosticada antes dos 4 anos de idade, geralmente bilateral (até 80% dos casos); geralmente piora após o caminhar começar; pode ser tratada com órteses ou hemi-epifisiodese cirúrgica (rompimento da placa de crescimento em um lado) se a órtese falhar.
  - Adolescente: Diagnosticado mais tarde na infância; unilateral ou bilateral; com mais probabilidade de estar associado à obesidade; requer intervenção cirúrgica para corrigir deformidade.
- Crianças com características sugestivas de etiologia patológica devem ser encaminhadas a um ortopedista.
  - Curvatura grave ou progressiva; curvatura persistente após 3 anos de idade; curvatura unilateral/assimétrica; estatura baixa; histórico de doença metabólica, trauma, infecção ou tumor.

TABELA 6-4 Tipos de Pés para dentro

Condição (incidência)	Histórico	Exame físico	Terapia
Metatarso aduto ou varo (5%–10%)	Diagnosticado mais comumente em bebês/crianças pequenas Associado a displasia de quadril Comum haver histórico familiar positivo	Antepé varo, em forma de C (metatarsos apontando na linha média)	A maiora dos casos se resolve por volta dos dois anos de idade Encaminhar ao ortopedista é indicado se estiver rígido (pode requerer colocação de gesso seriado) ou for persistente
Torção interna da tíbia (5%–10%)	Diagnosticado entre 1–4 anos de idade, após a criança se tornar ambulante Mais frequente quando sentada ou dormindo sobre os pés com os pés virados para dentro	Ângulo coxa–pé anormal (interno) (normal: 0–20 graus no nascimento; 20 graus por volta dos 2–3 anos de idade; 0–40 graus adultos)	O crescimento corrige a maioria dos casos até os 5 anos de idade Encaminhar a especialista se não houver melhora no primeiro ano de caminhada Cirurgia pode ser indicada em casos graves em crianças com mais de 8–10 anos de idade
Anterversão femural (80%–90%)	Diagnosticado entre 3 e 8 anos de idade	Patela voltada medialmente quando em pé e apontada em direção à linha média ao caminhar Rotação interna aumentada e rotação externa diminuída em ambos os quadris	Geralmente se resolve por volta dos 8–12 anos de idade. Cirurgia é indicada se a rotação interna ≥ 80 graus, ou perturbação grave na marcha persistir além dos 11 anos de idade

Joelhos para dentro (Geno Valgo)

- Essa condição é com frequência observada primeiro por volta dos 2–3 anos de idade, progride por 1–2 anos, e espontaneamente se corrige aos 3–4 de idade.
- Diagnóstico diferencial:
  - Valgo fisiológico (mais comum: histórico natural conforme acima).
  - Raquitismo.
  - Displasias esqueléticas.
  - Pós-traumático.
- Crianças com características que sugerem etiologia patológica devem ser encaminhadas para um ortopedista:
  - Deformidade grave ou progressiva após 4–5 anos de idade, joelhos para fora persistentes após 7 anos de idade; deformidade unilateral ou assimétrica; histórico de doença metabólica; trauma, infecção ou tumor.

LEITURAS SUGERIDAS

American Academy of Pediatrics. Clinical practice guidelines: early detection of developmental dysplasia of the hip. Pediatrics 2000;105:896–905.
Beaty JH, Kasser JR, eds. Rockwood and Wilkins' Fractures in Children. 7th Ed. Lippincott Williams & Wilkins, 2009.
Connolly LP, Connolly SA. Skeletal scintigraphy in the multimodality assessment of young children with acute skeletal symptoms. Clin Nucl Med 2003;28(9):746–754.
Craig C, Goldberg M. Foot and leg problems. Pediatr Rev 1993;14:395.
Egol K, Koval KJ, Zuckerman JD. Handbook of Fractures. Philadelphia: Wolters Kluwer, 2015.
Fleisher GR, Ludwig S, eds. Textbook of Pediatric Emergency Medicine. 6th Ed. Philadelphia: Wolters Kluwer/Lippincott Williams & Wilkins, 2010:324–336, 345–58, 372–377, 1336– 1375, 1568–1586.
Kleinman PK. Diagnostic Imaging of Child Abuse. 3rd Ed. Cambridge, UK: Cambridge University Press, 2015.
Marsh J. Screening for scoliosis. Pediatr Rev 1993;14:297.
Plint AC, Bulloch B, Osmond MH, et al. Validation of the Ottawa ankle rules in children with ankle injuries. Acad Emerg Med 1999;6:1005.
US Preventive Services Task Force. Screening for developmental dysplasia of the hip: recommendation statement. Pediatrics 2006;117:898–902.a

Neonatologia
Akshaya J. Vachharajani ▪ Amit M. Mathur

ABORDAGEM AO RECÉM-NASCIDO COM DIFICULDADES RESPIRATÓRIAS
- Você está examinando um bebê recém-nascido com dificuldades respiratórias.
  - A meta imediata deve ser a avaliação e o tratamento adequados desse recém-nascido.
  - Determinação das causas subjacentes deve ser a meta secundária.
- O algoritmo na Figura 7-1 resume a abordagem ao bebê com dificuldades respiratórias.

Histórico
- O recém-nascido é a termo, prematuro tardio, ou prematuro?
- Há quaisquer fatores de risco para sepse no histórico materno?
- Foi observado mecônio no parto?

Exame Físico
- Observar cor e saturações de oxigênio, preenchimento capilar, volume do pulso e pressão sanguínea.
- Medir sinais vitais; esses são vitais na avaliação da gravidade da dificuldade respiratória e também indicam a urgência da intervenção.

Etiologia
- Sinais de dificuldades respiratórias como batimento das asas do nariz, retrações na parede torácica, e ronco apontam para etiologia respiratória (alveolar).
- Um estridor inspiratório indica obstrução nas vias aéreas superiores.
- Um estridor inspiratório com choro fraco sugere paralisia nas cordas vocais.
- Taquipneia (frequência respiratória > 60 respirações por minuto) sem retrações na parede torácica é uma boa pista para uma etiologia cardíaca subjacente ou fluido intersticial retido.
- Hiperpneia (respirações com suspiros profundos) sugere acidose metabólica (sepse, choque, erro inato de metabolismo). Para mais informações sobre causas cardíacas, veja Figura 7-2.

Estudos Laboratoriais e Imagem
- Uma radiografia torácica para diferenciar causas parenquimatosas (doença da membrana hialina, pneumonia, aspiração de mecônio, fluido na fissura menor) de causas pleurais (derrame, pneumotórax) ou causas na cavidade torácica (hérnia diafragmática) de dificuldades respiratórias.
- Gasometria capilar para seguir pH e CO_2.
- Contagem sanguínea completa (CBC) e contagem diferencial dos leucócitos reforçam ou excluem posteriormente uma etiologia infecciosa para a dificuldade. Cultura de sangue é o padrão ouro para diagnosticar ou excluir sepse, embora possa ser falso-negativa em 30% dos casos por uma variedade de razões (causas comuns: amostra de sangue inadequada e pré-tratamento com antibióticos).

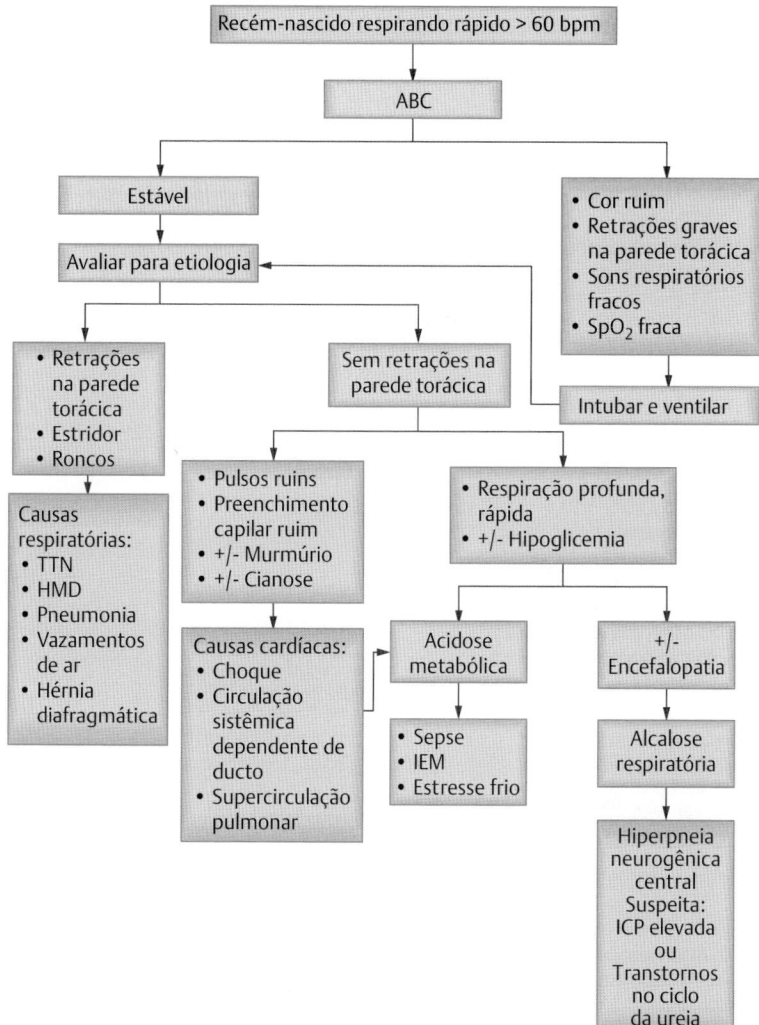

Figura 7-1 Abordagem para dificuldade respiratória em um recém-nascido. ABC, vias aéreas, respiração, circulação; TTN, taquipneia transiente do recém-nascido; HMD, doença da membrana hialina; IEM, erro inato do metabolismo; ICP, pressão intracraniana.

Tratamento

- Diretrizes para intubação/terapia de reposição de surfactante

  - Algumas indicações para intubação endotraqueal e ventilação mecânica de um bebê incluem apneia, saturação de oxigênio fraca apesar de suplementação de oxigênio ou por cânula nasal ou por pressão positiva contínua nas vias aéreas (CPAP), doença respiratória grave com parede anterior torácica retraindo até a coluna, preenchimento capilar fraco ou cor.

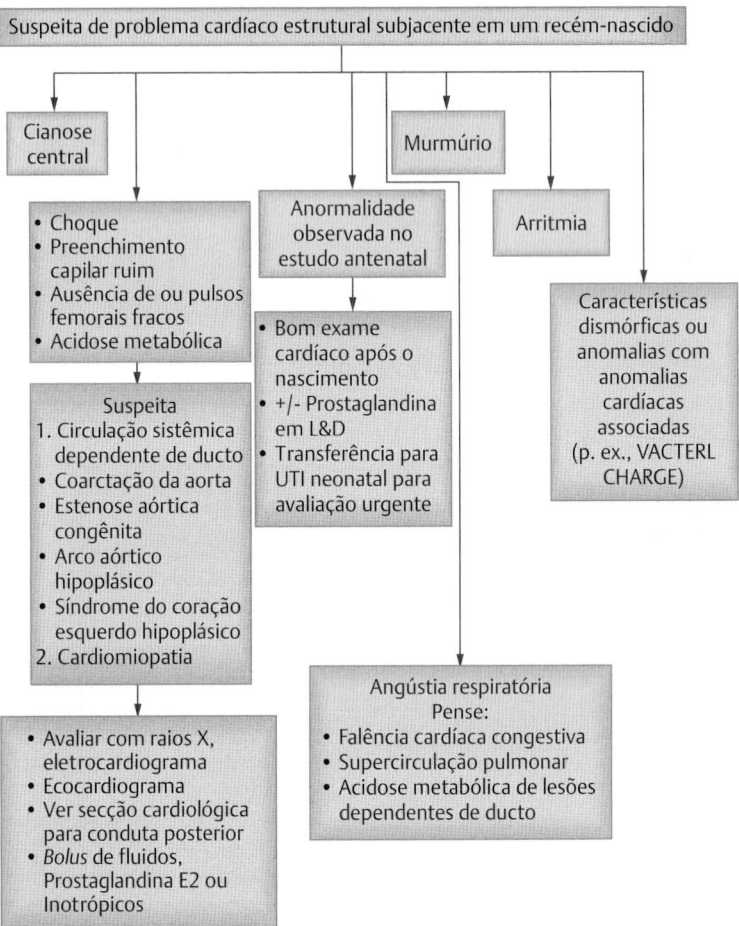

Figura 7-2. Algoritmo para usar quando houver suspeita de doença cardíaca em um recém-nascido. Olhe as seções e algoritmos relevantes para informações posteriores sobre os sintomas e sinais mencionados aqui.

- Terapia profilática com surfactante através de um tubo endotraqueal foi prática em bebês que têm menos de 28 semanas de idade gestacional estimada. Testes de controle randomizados recentes sugerem que profilaxia surfactante, mesmo nos bebês mais prematuros, pode ser evitada administrando CPAP imediatamente após o nascimento na sala de parto (*support trial*).
- Ver Tabelas 7-1 e 7-2 para informações posteriores sobre intubação endotraqueal em recém-nascidos.
- Administração de fluidos
  - Manter equilíbrio eletrolítico e de fluidos com 80 mL/kg/dia de fluidos de manutenção (50 mL/kg/dia de nutrição parenteral "inicial" [2,5 g/kg de proteína] mais 30 mL/kg/dia de $D_{10}W$) é uma boa prescrição para as primeiras 24 horas após o nascimento.
  - Subsequentemente, a idade gestacional, débito urinário, pesagem diária e eletrólitos no soro ajudam a orientar a quantidade e o tipo de fluidos de manutenção incluindo o início de alimentação enteral.

TABELA 7-1 Tamanho do Tubo Endotraqueal em Recém-Nascidos

Tamanho do tubo (diâmetro interno em mm)	Peso (g)	Idade gestacional (semanas)
2,5	< 1.000	< 28
3	1.000–2.000	28–34
3,5	2.000–3.000	34–38
3,5–4	> 3.000	> 38

Considerações Especiais: Hipertensão Pulmonar

- Bebês a termo e prematuros tardios com esforço respiratório (especialmente os pequenos para a idade gestacional e com fluido amniótico manchado por mecônio) estão sob risco de desenvolver hipertensão pulmonar. Seu tamanho e gestação podem retardar intervenção agressiva (intubação, ventilação mecânica). Eles podem desenvolver hipertensão pulmonar (porque diferente de bebês prematuros, eles têm camadas médias bem desenvolvidas em suas artérias pulmonares, que respondem à hipóxia com vasoconstrição).
- O primeiro sinal de problema é evolução ruim com dessaturação. Diferencial de > 10% na saturação pré-ductal e pós-ductal (cianose diferencial, mãos rosadas, pés azulados) indica desvio da direita para a esquerda através do ducto arterioso patente (PDA). A ausência desses sinais não exclui o desvio da direita para a esquerda, que pode ser através do forame oval.
- É aconselhável manter a saturação de oxigênio > 95% em bebês a termo até que seu processo de doença seja identificado e seja excluída hipertensão pulmonar.

ABORDAGEM AO RECÉM-NASCIDO COM MURMÚRIO CARDÍACO

- Eu ouço um murmúrio hoje! Você deixou passar (você examinou o bebê?) e a enfermeira ouviu.
- Um murmúrio pode ou não indicar doença cardíaca.
- Examine o bebê.
  - Use o quinto sinal (oximetria de pulso) por seu valor diagnóstico.
  - Meça a pressão sanguínea em todas as quatro extremidades.
  - Veja a radiografia torácica e o eletrocardiograma (ECG), se disponíveis.
  - Realize um teste de hiperoxia se necessário.
  - Essa informação composta pode ser usada para o diagnóstico.

TABELA 7-2 Tubos Endotraqueais e Profundidade de Inserção em Recém-Nascidos*

Peso (g)	Profundidades de inserção (cm a partir do lábio superior)
1	7
2	8
3	9
4	10

*Regra geral: Peso + 6 = profundidade de inserção.

Diagnóstico Diferencial

- Esse recém-nascido tem doença cardíaca?
- Deve-se suspeitar de doença cardíaca para um recém-nascido que tenha qualquer das características do fluxograma acima.
- Todos os recém-nascidos são examinados para verificar a existência de doença cardíaca congênita após o nascimento, com oximetria de pulso pré- e pós-ductal antes da alta. Oximetria de pulso pré- e pós-ductal em temperatura ambiente deve ser individualmente 95% ou mais. Se a SpO_2 for menor, então deve ser feito um exame detalhado no bebê incluindo um ecocardiograma para avaliar a existência de doença cardíaca estrutural.
- Se um recém-nascido a termo ou prematuro parece bem e teve um exame normal, então pense no seguinte:
  - Murmúrio inocente. Em um bebê que está em temperatura ambiente, tem oximetria de pulso > 95%, está se alimentando bem, e tem exame normal exceto pelo murmúrio, é muito improvável que o murmúrio represente uma emergência cardíaca que necessite de um ecocardiograma urgente e consulta. A maioria desses murmúrios é inocente e precisa somente de monitoramento e acompanhamento clínico.
  - Regurgitação da tricúspide resultante de hipertensão pulmonar fisiológica.
  - PDA hemodinamicamente insignificante que está fechando. Repetir exames para confirmar o desaparecimento do murmúrio.
- O recém-nascido está em choque ou tem falência cardíaca congestiva?
- Preenchimento capilar ruim, volume do pulso ruim, taquicardia, pressão cardíaca baixa, e acidose metabólica sugerem choque. Lembre a definição de choque compensado e hipotensivo de PALS (choque compensado é choque sem hipotensão e choque hipotensivo é choque com hipotensão). Use-a clinicamente.
- Taquicardia, taquipneia, ou doença respiratória, hepatomegalia, ou cardiomegalia na radiografia torácica sugerem falência cardíaca congestiva.

Etiologia

- A doença cardíaca é cianótica ou acianótica? O diagnóstico diferencial é extenso, e o diagnóstico é difícil. Use o algoritmo apresentado na Figura 7-3 para orientação.
- Um teste de hiperoxia é útil, e fazer um diagnóstico de hipertensão pulmonar *versus* doença cardíaca cianótica é crítico. Se a SpO_2 for > 95% em temperatura ambiente ou no oxigênio suplementar, é improvável que o recém-nascido precise de um teste de hiperoxia.
- Hipertensão pulmonar é mais bem diagnosticada com base em circunstâncias clínicas. A presença do murmúrio de regurgitação da tricúspide é pouca informação que não é diagnóstica. Sinais de alerta para hipertensão pulmonar estão nas Figuras 7-3 e 7-4.
  - Um bebê a termo com fluido amniótico manchado por mecônio no nascimento com baixa oximetria de pulso e parênquima pulmonar opaco com PCO_2 alto e PO_2 baixo e cianose diferencial provavelmente tem hipertensão pulmonar por síndrome de aspiração de mecônio. Se o bebê tem PCO_2 normal e baixa oximetria de pulso, doença cardíaca cianótica pode ser suspeitada nesse mesmo bebê, porque o PCO_2 baixo ou normal aponta contra doença pulmonar significativa. O teste de hiperoxia pode não ser diagnóstico nessa situação. Uma PaO_2 muito baixa pode ser obtida no teste de hiperoxia tanto em hipertensão pulmonar grave quanto em doença cardíaca cianótica.
- A informação da oximetria de pulso, delineada na Figura 7-4, pode ser útil no diagnóstico de doença cardíaca congênita.

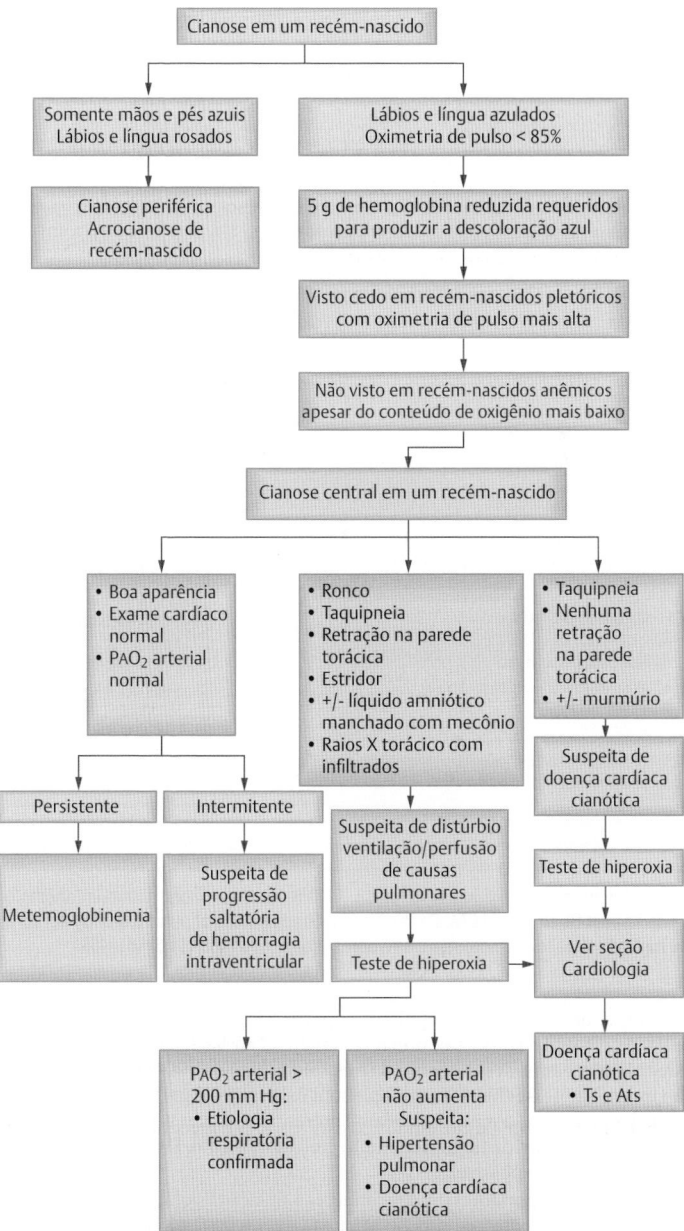

Figura 7-3 Diagnóstico diferencial de cianose em um recém-nascido. *Ts,* tetralogia de Fallot, transposição dos grandes vasos, retorno venoso pulmonar total anômalo, e tronco arterioso. Ats, atresia pulmonar, atresia tricúspide. Teste de hiperoxia pode ser realizado oferecendo 100% de oxigênio (usar analisador de oxigênio no capuz) com capuz de oxigênio ou intubando e ventilando um recém-nascido. (Adaptada de Park MK. Pediatric Cardiology for Practitioners. 5ª Ed. Filadelfia: Mosby Elsevier, 2008.)

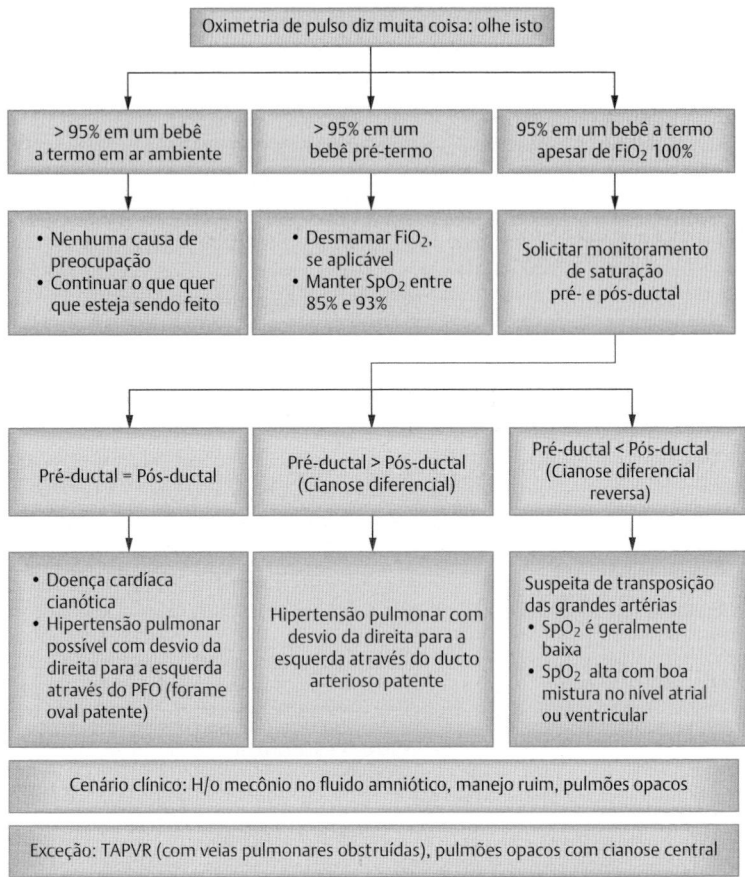

Figura 7-4 Uso diagnóstico de oximetria de pulso. TAPVR, retorno venoso pulmonar anômalo total. (Adaptada de Koppel RI, Druschel CM, Carter T, et al. Effectiveness of pulse oximetry screening for congenital heart disease in asymptomatic newborns. Pediatrics 2003;111(3):451–455.)

- Um bebê grande (a termo) com pulmões opacos e PaO_2 baixo deve deixar o médico com suspeita de retorno venoso pulmonar anômalo (TAPVR) com veias obstruídas. Bebês grandes não têm comumente doença da membrana hialina, e fazer um diagnóstico de hipertensão pulmonar nesses bebês e começar com óxido nítrico pode ser letal se eles tiveram o TAPVR; o óxido nítrico irá causar edema pulmonar e piorar o prognóstico. É imperativo considerar terapia com óxido nítrico muito cuidadosamente. Deve ser obtido um ecocardiograma o mais rápido possível.
- A etiologia não é tão importante como reconhecer a situação fisiológica, instituindo o tratamento (prostaglandina ou agentes redutores pós-carga), e pedir uma avaliação cardiológica urgente.

Diagnósticos Clínicos
- Certos murmúrios cardíacos são **comuns** em certos cenários clínicos.
  - Murmúrio em um bebê grande para sua idade gestacional e de mãe diabética ou recém-nascido em terapia crônica com esteroides: Pensar em cardiomiopatia hipertrófica.

- Murmúrio em um recém-nascido com trissomia 21: Pense em defeito do canal atrioventricular.
- Murmúrio em um recém-nascido prematuro. Pense em PDA.
- Murmúrio em um recém-nascido prematuro com catarata. Pense em PDA e rubéola.
- Murmúrio em um recém-nascido com arritmia. Pense em anomalia de Ebstein, especialmente se a mãe recebeu lítio durante a gravidez.
- Para detalhes posteriores sobre murmúrios, ver Capítulo 14, Cardiologia.

ABORDAGEM AO RECÉM-NASCIDO COM APNEIA E BRADICARDIA

- Você é chamado para examinar um bebê com quedas na frequência cardíaca. Isso pode ser apenas o único sinal evidente, mas é geralmente uma manifestação de apneia. Apneia não é registrada se não for observada, apneia obstrutiva pode não ser percebida visto que os monitores de apneia usados na prática clínica detectam movimentos na parede torácica (pletismógrafos). A parede torácica continuará a se mover na apneia obstrutiva, e não despertará nenhum alarme. A parede torácica para de se mover com apneia central e, portanto, os monitores de uso clínico irão detectar somente a apneia central.
- Avaliação urgente e instituição de intervenções que ameaçam a vida devem ser a meta imediata.
- Examine o bebê primeiro e avalie se há sinais de bem-estar ou sepse.
- Quedas na frequência cardíaca em um recém-nascido doente podem exigir intervenções terapêuticas urgentes como intubação endotraqueal.
- Estabilize o bebê primeiro (ABCs).
- Pense na etiologia e intervenção adicional adequada após a estabilização inicial.

Diagnóstico Diferencial

- Eventos têm início recente, e o recém-nascido tem aparência doentia.
  - Sepse. Conduta inclui um CBC, cultura de sangue, radiografia torácica (pneumonia) ou séries obstrutivas (enterocolite necrosante), punção lombar e início de antibióticos. Punção lombar é considerada obrigatória em um recém-nascido com quedas na frequência cardíaca porque esse pode ser o único sintoma de meningite. Até 30% dos casos de meningite existem com uma cultura de sangue negativa.
  - Esforço respiratório. A administração inclui aumentar o suporte respiratório como usando CPAP, que deve ser administrado antes de solicitar uma análise de gás capilar. Uma análise de gás capilar pode revelar pH e CO_2 normais porque a ventilação minuto é mantida aumentando a frequência respiratória. Esperar para instituir CPAP até que os resultados de gás capilar sejam anormais pode levar a atelectasia alveolar que pode não responder à CPAP. Ventilação mecânica através de intubação endotraqueal pode então ser requerida.
- Eventos de início recente e o recém-nascido tem boa aparência.
  - Sepse. Indicações para exame séptico incluem histórico de instabilidade de temperatura, intolerância à alimentação, distensão abdominal e letargia. Ver discussão anterior para conduta.
  - PDA. Avaliar oximetria de pulso, pressão do pulso e pulsações pré-cordiais; PDA pode ocorrer com ou sem murmúrio.
  - Anemia. Anemia grave em bebês prematuros pode apresentar-se como um novo início de apneia e bradicardia. Verificar CBC, e se Hb for < 7 g/dL, considerar transfusão de pRBCs. Lembre-se de que a anemia pode coexistir com sepse.
  - Bloqueio atrial ectópico. Essa é uma causa comum de queda na frequência cardíaca em bebês prematuros e é autolimitada. Não causa necessariamente comprometimento hemodinâmico e justifica um ECG.
  - Apneia obstrutiva por incoordenação de sucção e engolimento, se associada à alimentação oral introduzida recentemente ou observada enquanto o bebê está sendo alimentado com mamadeira.

- Posição incorreta de um tubo de alimentação. Verificar com radiografia torácica.
- Exame do olho para verificar se há retinopatia de prematuridade (ROP). Essa é uma causa comum de queda na frequência cardíaca como resultado de estimulação vagal na compressão do globo ocular durante o exame (esses bebês podem também ter taquicardia de efeitos anticolinérgicos de gotas de ciclopentolato para o exame ocular).
- Nervo vago induzido. Em um bebê ventilado onde as vias aéreas estão patentes (tubo endotraqueal) é improvável que seja obstrutiva na origem, e mais provável que seja central. Considere bradicardia induzida por nervo vago por pressão intracraniana aumentada ou mais comumente, de um tubo endotraqueal baixo irritando a carina.
- Não pronto para desmamar. Em um bebê que está sendo desmamado do suporte ventilatório, quedas na frequência cardíaca e apneia indicam que é necessário pensar duas vezes a respeito de extubar o bebê ou desmamar o suporte atual, a despeito da análise de gás no sangue. Também pode ser uma pista para começar ou ajustar a dose de cafeína antes de extubar ou parar a CPAP.
- Hemorragia intraventricular (IVH). Considerar se são as primeiras 24 horas de vida em um bebê extremamente prematuro (< 26 semanas de gestação), especialmente se houver uma queda rápida na hemoglobina. Um ultrassom da cabeça é diagnóstico. IVH ocorre mais provavelmente na primeira semana de vida e, portanto, um ultrassom da cabeça após a primeira semana de vida (em resposta a apneia e bradicardia) tem menos probabilidade de ser frutífero.
- Hidrocefalia. Considerar se um bebê com HIV conhecido tem circunferência occipitofrontal crescente, fontanela protuberante, e frequência crescente de quedas na frequência cardíaca. Ultrassons semanais devem ser considerados.
- Eventos não têm início recente, e o recém-nascido tem histórico de queda nas frequências cardíacas.
- Se o bebê estiver bem, então passar tempo elicitando o histórico vale o tempo e o trabalho.
- Sempre fale com a enfermeira, examine os gráficos, e examine o bebê antes de partir para as conclusões.
  - Benigna. O evento é mais significativo se estiver associado à parada de respiração e/ou mudança de cor, ou se durar > 20 segundos. Quedas transientes e autorresolvidas na frequência cardíaca podem não ser significativas e não merecer embarcar em uma expedição diagnóstica cara e desnecessária. A frequência cardíaca de 80–100 batidas por minuto que varia em um bebê a termo que está dormindo provavelmente não é patológica. O bebê pode ter tido quedas na frequência cardíaca no passado e precisar somente de ajustes na dose de cafeína adequados ao peso.
  - Convulsões. Essas devem ser consideradas em todos os recém-nascidos sem boa explicação para apneia. A frequência cardíaca aumenta com convulsões sutis. Pense em convulsões se a apneia estiver associada a movimentos anormais dos olhos ou dos membros. Procure convulsões com um EEG, se o bebê tem meningite ou um início/progressão recentes de hemorragia intraventricular.
- Apneia de prematuridade. Esse é um diagnóstico de exclusão e, portanto, mencionado no final. É decorrente da imaturidade do centro respiratório. Pode ser central ou obstrutivo, mas geralmente é misto em sua etiologia. Uma vez que o diagnóstico tenha sido feito, carga de citrato de cafeína seguido pela dose de manutenção pode ser útil para melhorar o problema.

ABORDAGEM AO RECÉM-NASCIDO COM UM RESULTADO DE ANÁLISE DE GÁS NO SANGUE INACEITÁVEL

- Um bebê em um ventilador tem um resultado de gás "ruim" mostrando acidose respiratória.
- Não adivinhe a próxima mudança a ser feita no ventilador e não pergunte aos supervisores ou colegas o que deve ser feito. *Examine o bebê.*

- Determine se é uma emergência.
- Considerar uma emergência se a cor do bebê estiver ruim, a frequência cardíaca estiver caindo, e o tórax não estiver se expandindo bem.
- Peça uma radiografia torácica e continue a avaliar o bebê.

Imagem

- Uma radiografia torácica ajuda a fazer um diagnóstico e decidir sobre o tratamento em algumas, mas não em todas as situações.
    - Por exemplo, a menos que seja observada assincronia no ventilador do paciente, nunca será corrigida, e PDA pode ter suspeita e diagnóstico mais bem confirmados clinicamente do que por radiografia.
    - O padrão ouro para diagnosticar PDA é um ecocardiograma.
- Um tubo endotraqueal mal posicionado ou bloqueado, atelectasia *versus* pneumonia, e síndrome de vazamento de ar todos podem ser diagnosticados em uma radiografia torácica, e deve ser instituída terapia adequada.

Etiologia e Tratamento

- Problema: DOPE
    - Mnemônico DOPE de PALS é útil.
      D: **D**eslocamento do tubo endotraqueal. Se a parede torácica não estiver se expandindo bem com respirações ventiladoras, ausculte o peito para verificar os sons da respiração. Estão presentes? Um teste padrão ouro para verificar necessidade de intubação endotraqueal é usar o detector de CO_2 (se o detector de CO_2 ficar amarelo, o tubo fica na traqueia; se o indicador estiver roxo, o tubo não é na traqueia).
      O: **O**bstrução. Você consegue passar um cateter de sucção através do tubo endotraqueal?
      P: **P**neumotórax. Os sons da respiração são desiguais (atelectasia ou pneumotórax)? Transiluminação com luz de fibra óptica e observação do "halo" ao redor da fonte de luz pode diagnosticar o pneumotórax em um recém-nascido prematuro (resultados falso-negativo e falso-positivo possíveis).
      E: Mau funcionamento do **e**quipamento. Desconectar o bebê do ventilador e ventilação mecânica com uma bolsa de respiração regulatória de fluxo pode ajudar a determinar a pressão adequada necessite para mover a parede torácica (se for mais alta do que a pressão inspiratória atual, então a complacência do pulmão está piorada). Se a parede torácica se move com a pressão atual, então há uma má função de equipamento.
    - O tratamento envolve corrigir o problema identificado.
- Problema: possível assincronia
    - O recém-nascido exala quando o ventilador libera sua respiração? Parece que há um movimento de gangorra no peito e no abdome? Isso indica assincronia ventiladora do paciente. Isso é incomum com uma ventilação mandatória intermitente sincronizada disponível em ventiladores modernos.
    - Tratamento (em ventilação por pressão)
        - Aumentar a frequência ventiladora ou fornecer suporte de pressão para respirações iniciadas pelo recém-nascido pode melhorar a ventilação sem mudar o modo de ventilação (se o ventilador permitir esse modo).
        - Mudar para modo de assistência de forma que cada respiração seja ventilador suportada podendo também ser tentada (esse é um modo ruim para suporte de desmame).
        - Sedar o bebê de forma que ele não "lute" com o ventilador. Use a menor dose de opioides para começar e controle para ser eficaz. É importante evitar esse fenômeno em bebês grandes a termos para evitar pneumotórax.

- Problema: mudança (piora) na complacência do pulmão.
  - Observar as anotações do terapeuta respiratório ou converse com um e observe se o volume corrente entregue pelo ventilador está diminuindo em um período de tempo; isso indica piora da complacência pulmonar.
    - Verificar a posição do tubo endotraqueal (está no mesmo nível onde foi originalmente gravado? Deslizou para dentro ou para fora?).
    - Você ouve um murmúrio ou sente pulsos periféricos limitados (o ducto arterioso está patente e causando complacência diminuída)?
    - Há instabilidade de temperatura? O caráter das secreções endotraqueais mudou (como uma quantidade aumentada de secreções ou uma mudança na cor para amarelo)? Se forem vistas essas mudanças na secreção, isso indica que o paciente pode ter pneumonia, que pode piorar a complacência pulmonar.
    - O bebê está no ventilador por um período longo e desenvolvendo doença pulmonar crônica?
- No modo de ventilação de controle de volume, suspeite de todas as possibilidades acima se você observar pressão aumentada gerada pelo ventilador para entregar o mesmo volume.
- *Algumas vezes, é bom pensar fora da caixa.*
- O gás no sangue resultou inaceitável por uma causa extrapulmonar?
  - O abdome está distendido e tenso (enterocolite necrosante, perfuração intestinal espontânea, ou obstrução intestinal)? A distensão do abdome está comprometendo o volume corrente dos pulmões? Isso é visto em bebês com ascite (hidropisia) ou defeitos na parede abdominal não reparados que estão sendo tratados com uma bolsa Silastic (silo), e os conteúdos do silo são progressivamente reduzidos dentro da cavidade abdominal.
- O bebê tem suficiente condução do movimento ventilatório?
  - O bebê está muito sedado?
  - A frequência do ventilador precisa ser aumentada? (na linguagem das enfermeiras, "o bebê está cavalgando o ventilador.")
- O tubo endotraqueal é muito velho? Pense em mudar mesmo se houver protestos; um tubo endotraqueal bloqueado pode causar acidose respiratória.

ABORDAGEM AO RECÉM-NASCIDO COM ASPIRADO PRÉ-GAVAGEM

- Sempre examine o bebê com aspirado pré-gavagem (PGA) em vez de tentar localizar sua última CBC ou cultura de sangue!
- Exame imediato e avaliação para verificar se há enterocolite necrosante devem ser a meta primária.

Diagnóstico e Tratamento

Enterocolite Necrosante

- Avaliar para verificar se há sinais de enterocolite necrosante e verificar se o bebê parece bem ou doente. Em um bebê de aparência doentia, a possibilidade de enterocolite necrosante é alta.
- Parar a alimentação enteral, descomprimir o estômago com sucção nasogástrica contínua (Replogle) (para evitar êmese e aspiração assim como comprometimento respiratório), avaliar a presença de sepse (CBC, sangue, urina e, possivelmente, cultura de líquido cefalorraquidiano) e avaliar radiologicamente para verificar se há pneumatose intestinal.

- Começar antibióticos de amplo espectro (vancomicina e gentamicina). Clindamicina é reservada para perfuração intestinal por alguns, mas preferida rotineiramente por outros.
- Considerar cirurgia. Perfuração intestinal é uma indicação absoluta, enquanto trombocitopenia progressiva e acidose metabólica são indicações relativas. O recém-nascido deve, portanto, ser monitorado muito proximamente com exame clínico frequente, CBCs, eletrólitos, gases no sangue e radiografias abdominais (filmes em decúbito anteroposterior e lateral) para esses parâmetros.
- Considerar ventilação mecânica e analgesia, que são adjuntos importantes para a conduta bem-sucedida. Considerar suporte inotrópico.

Obstrução Intestinal
- Êmese biliosa em um recém-nascido é um sinal de alerta para obstrução intestinal/vólvulo. Exame o bebê primeiro.
- Avaliar se há sinais de obstrução intestinal e verificar se o bebê parece bem ou doente. Um bebê com boa aparência com PGA bilioso ou verde deve ser avaliado imediatamente para verificar se há obstrução intestinal. Um ânus patente e ausência de hérnias inguinais obstruídas excluem duas causas comuns de obstrução intestinal (**ânus imperfurado e hérnia inguinal obstruída**).
- Pilares do tratamento: Parar alimentação intestinal, descompressão nasogástrica do estômago (tubo de Replogle), e administração de fluido parenteral ou nutrição.
- Investigações radiológicas, como radiografia abdominal simples e estudos de contraste: Confirmam o diagnóstico e ajudam a delinear a causa.

Tubo de Alimentação Colocado Incorretamente
- A ponta do tubo pode estar no duodeno e é uma causa benigna comum desses PGAs biliosos.
- A passagem de mecônio não exclui obstrução intestinal e, portanto, uma série abdominal obstrutiva é útil.
- PGAs não biliosos e parcialmente digeridos com frequência atormentam a equipe da casa, especialmente no meio da noite.

Dismotilidade Intestinal
- Avaliar para exame físico normal. O exame radiológico também deve ser normal. Bebês prematuros têm **dismotilidade intestinal**, que melhora com o tempo.
- Tratar a condição subjacente conforme justificado.
  - Como regra de ouro, se o PGA for não bilioso e o bebê tiver boa aparência, seria prudente continuar alimentação enteral se o volume do PGA é ≤ 50% do volume de alimentação total.
  - Considere reduzir o volume da alimentação de gavagem.
  - Considerar reduzir a carga osmótica das alimentações enterais parando a fortificação do leite materno ou reduzindo a densidade calórica da alimentação (reduzir de 24 para 22 cal/oz). No entanto, não há evidências para apoiar essa prática.

ABORDAGEM AO RECÉM-NASCIDO COM ALIMENTAÇÃO RUIM
Apresentação Clínica e Exame Físico
- Um bebê a termo não se alimenta pela boca.
- Examine o bebê. Ele está com aparência doentia ou boa aparência?

Diagnóstico e Tratamento

- Em um bebê com **aparência doentia** avaliar se há sepse, esforço respiratório, e falência cardíaca congestiva. Avaliação adequada dependendo dos sinais e sintomas seria então indicada.
- Em um bebê de **boa aparência**, considerar se ele ou ela é (ou tem):
  - Prematuro ou prematuro tardio? Sinais de alerta são pele fina avermelhada, tecido mamário mal desenvolvido, testículos não desceram ou rugas escrotais mal desenvolvidas (lábios menores proeminentes) e poucas dobras no terço anterior do pé. Uma classificação de Ballard detalhada pode ser útil.
  - Não se alimenta porque não se alimentou até agora ou pode ser muito jovem (somente algumas horas de idade) e não aprendeu a se alimentar. Um pouco de tempo é tudo o que pode ser necessário.
  - Muito sonolento apenas porque é um bebê normal ou de sulfato de magnésio materno ou narcóticos? Frio? Hipoglicêmico? Todas essas condições são facilmente reversíveis e requerem observação.
  - Barreiras anatômicas para a alimentação (fenda palatina, queixo pequeno)?
  - Infecção tópica (sapinho)? Língua presa não é uma causa de alimentação ruim.
  - Alguma característica dismórfica (trissomia 21) ou esforço respiratório? O bebê é neurologicamente normal?
  - Hipotônico? O bebê hipotônico que se alimenta mal deve levantar suspeitas de síndrome de Prader-Willi. Exame neurológico anormal em associação a alimentação ruim é comumente visto em encefalopatia isquêmica hipóxica, trissomia (características dismórficas e hipotonia), síndrome de Prader-Willi (testículos não desceram e características dismórficas), e muitas desordens musculares, das quais distrofia miotônica é fácil de diagnosticar examinando a mãe. Ver Figura 7-5 para mais informações.
  - Em retirada de drogas narcóticas por abuso materno? Nesse caso, o bebê mais provavelmente irá sugar vigorosamente e não ganhar peso em vez de não sugar nada.
- Lembre-se de que alimentação é um esforço de equipe; a "equipe" consiste no bebê e na mãe (se o bebê é amamentado) e no bebê e no cuidador (se estiver tomando mamadeira).
- Razões maternas para alimentação ruim incluem inexperiência, ansiedade, seios empedrados, ou fissura dolorosa nos mamilos.
- Razões do(a) cuidador(a) (p. ex., mãe, pai, enfermeira) incluem inexperiência: a alimentação varia de "boa" (termina a mamadeira em < 20 minutos) a "ruim"!

Abordagem a um Recém-Nascido com Hipoglicemia

- Glicose no sangue de < 40 mg/dL é considerada perigosa em todos os recém-nascidos.
  - Varredura de rotina e monitoramento de concentração da glicose no sangue não são necessárias em recém-nascido saudável a termo após uma gravidez e parto totalmente normais.
  - Diretrizes de triagem e conduta da American Academy of Pediatrics (AAP) estão disponíveis para bebês pequenos para a idade gestacional, bebês nascidos de mães diabéticas e bebês prematuros tardios.
  - A glicose alvo no sangue para tratamento em bebês assintomáticos sob risco é < 25 mg/dL nas primeiras 4 horas de idade e < 35 mg/dL nas próximas 4 a 24 horas de idade.
  - Bebês sintomáticos devem sempre ter o nível de glicose no soro verificado no laboratório antes que um *bolus* de glicose intravenoso (IV) (dose de 2 mL/kg 10% de dextrose OU dose de 200 mg/kg) seja dado.
  - As diretrizes completas estão além do escopo deste capítulo e os leitores devem consultar o artigo original.

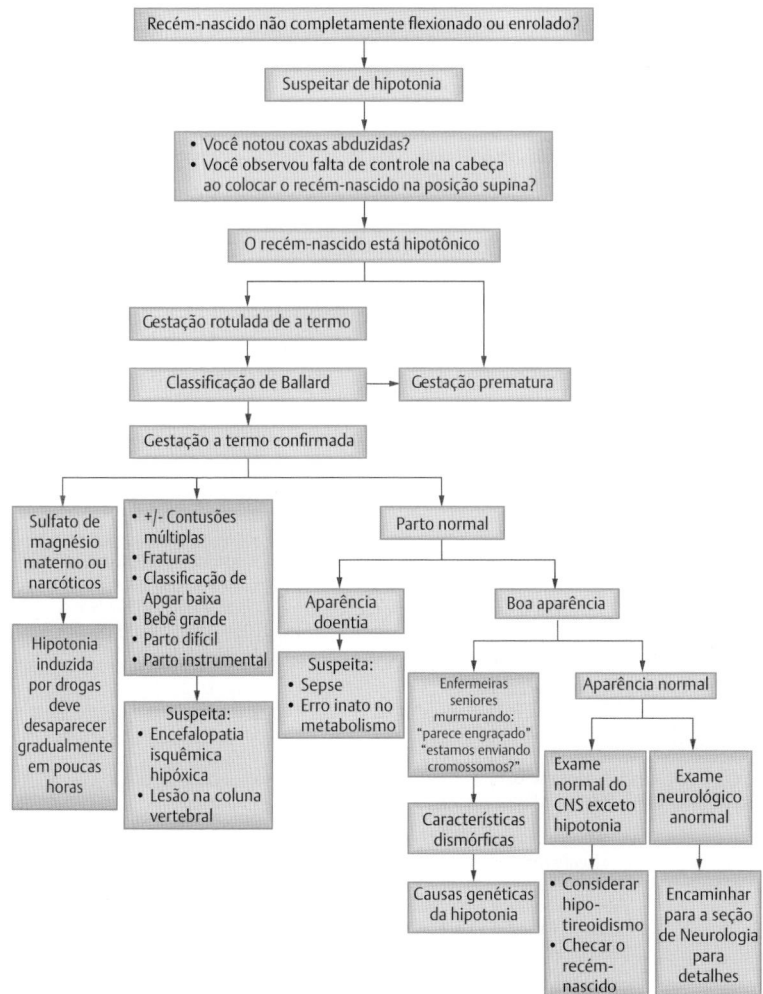

Figura 7-5 Abordagem a um recém-nascido hipotônico.

- Sempre confirmar a glicose no sangue obtida por métodos de monitoramento no leito com estimativa de glicose urgente no laboratório quando um recém-nascido estiver sintomático. Também mensurar a insulina, TSH, tiroxina, hormônio de crescimento, cortisol, lactato e piruvato.
- O tratamento é importante porque baixa glicose no sangue é um dos fatores de risco para resultados neurodesenvolvimentais adversos. Manobras terapêuticas têm precedência sobre manobras diagnósticas e, em realidade, são paralelas umas às outras (Fig. 7-6).
- Ver Capítulo 18, Endocrinologia, para mais detalhes.

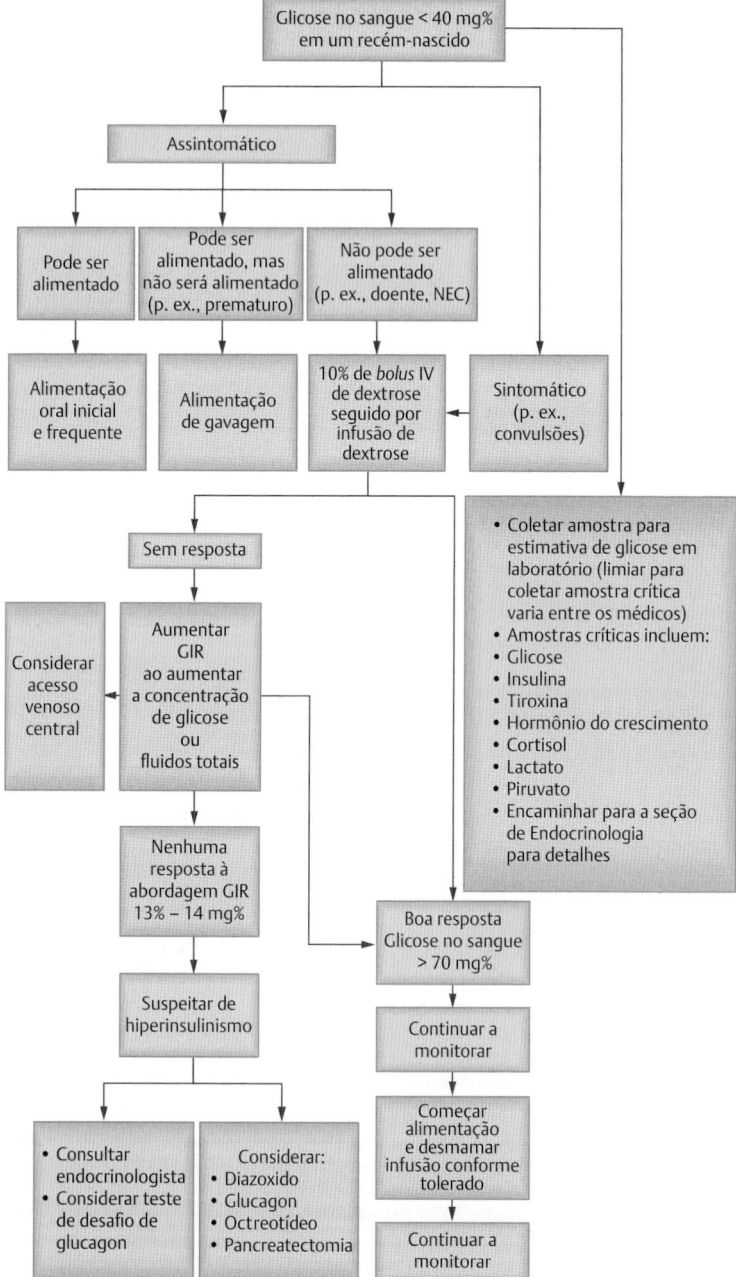

Figura 7-6 Abordagem a um recém-nascido com hipoglicemia. Valores-alvo de glicose no sangue diferem com autores diferentes; geralmente, > 70 mg% são aceitáveis. GIR, velocidade de infusão de glicose; NEC, enterocolite necrosante.

A ABORDAGEM AO RECÉM-NASCIDO QUE NÃO URINOU

- Não fique em pânico; fluxo de urina não documentado no trabalho de parto, parto ou no berçário são a causa mais comum de falta de débito urinário nas primeiras 24 horas após o nascimento.

Definição: Oligúria – Débito Urinário < 1 mL/kg/hora

Etiologia

- Pré-renal
  - Se o bebê parece bem, está hemodinamicamente estável, tem genitália normal, e não tem massa abdominal, então a causa mais importante é ingestão inadequada, especialmente se o bebê mama no peito. Assim, esse bebê precisa ser monitorado proximamente para verificar alimentação e débito urinário.
  - Causas pré-renais de oligúria têm um prognóstico muito bom e assim devem ser identificadas logo (hemorragia, sepse, choque) e tratadas adequadamente.
- Renais: anomalias anatômicas do trato urinário. Se há fatores antenatais indicadores de anomalias no trato urinário (inibidores de enzima conversora de angiotensina [ACE] maternos usados na gravidez, histórico familiar de anomalias renais, dilatação pélvica, ou outra anomalia renal vista no ultrassom), estigmas físicos de problemas renais subjacentes (covas pré-auriculares, pele abdominal enrugada), e anomalias associadas a malformações renais (p. ex., fístula traqueoesofágica e associação VACTERL), pode valer a pena verificar perfil de eletrólitos, creatinina no soro e ultrassom renal enquanto monitora a ingestão e débito atentamente.
- Pós-renal
  - Uma bexiga palpável sugere obstrução uretral.
  - Rins palpáveis sugerem hidronefrose por obstrução ureteropélvica, ureteral, no colo da bexiga ou uretral.
  - Retenção de urina pode ser vista em bebês em uso de morfina/sedação.

Diagnóstico e Tratamento

- Para detalhes sobre a excreção fracionada de sódio e diagnóstico bioquímico de falência renal, ver Capítulo 24, Doenças Renais.
- Cateterismo urinário. É muito útil para diferenciar entre retenção de urina, oligúria e anúria, e, portanto, é a segunda intervenção (após histórico e exame físico). É melhor diagnosticar retenção e tratá-la com cateterismo do que tratar com um *bolus* de fluido desnecessário e potencialmente aumentar o risco de IVH em bebês muito prematuros.
- Desafio de fluido. Falta de urina no cateterismo pode não diferenciar completamente falência pré-renal de falência renal intrínseca e, por tato, deve ser tentado um desafio de fluido (solução salina normal dose de 10 mL/kg).
- Desafio diurético. Se ainda não houver débito urinário após algumas horas (2–4 horas), então um segundo *bolus* de fluido seguido por furosemida (dose de 1 mg/kg IV) deve ser tentado. A furosemida converte a falência renal de anúrica para oligúrica, que tem um prognóstico melhor e é mais fácil de administrar.
- Qualquer condição que possa causar falência pré-renal. A doença deve ser identificada e tratada.
- Drogas nefrotóxicas. Esses agentes devem ser interrompidos (gentamicina e vancomicina).
- Potássio no fluido parenteral. Deve ser removido, e o monitoramento de sinais eletrocardiográficos de hipercalemia deve ser agressivo.

- Monitoramento eletrolítico. Monitorar o fósforo e cálcio junto com eletrólitos séricos e urinários, ureia e creatinina é útil para definir posteriormente um diagnóstico (falência pré-renal *versus* renal), personalizar composição de fluido parenteral, e dar um prognóstico para a família.
- Fluidos contínuos e nutrição. Se anúria estiver presente, então a ingestão de fluidos deve ser restrita a 400 mL/kg/m² por superfície de área corporal mais o débito urinário contínuo, se houver; ingestão de proteína deve ser mínima para evitar catabolismo (1 g/kg/dia); e a ingestão de potássio deve ser zero. O catabolismo deve ser minimizado posteriormente fornecendo calorias adequadas de gorduras e carboidratos.
- Diálise. É indicada se houver falência cardíaca congestiva ou anormalidades eletrolíticas que ameaçam a vida não responsivas a tratamento médico.

ABORDAGEM AO BEBÊ COM ICTERÍCIA (FIG. 7-7)
- Examine o bebê e revise o histórico.
- Lembre-se de que icterícia neonatal pode ser não conjugada (lipídios solúveis, risco de kernicterus, responde a fototerapia) ou conjugada (solúvel em água, sem risco de kernicterus, e não tratada com fototerapia).

Epidemiologia
- Identifique os fatores de risco para icterícia conforme delineados nas diretrizes da AAP para icterícia. Observe que essas diretrizes são somente para bebês com idade gestacional ≥ 35 semanas, não para bebês prematuros com idade gestacional de < 35 semanas.
- A ênfase deve estar na identificação dos fatores de risco para hemólise e exclusão de hemólise em todos os bebês com icterícia. Bilirrubina subindo rapidamente, contagem de reticulócitos alta, e hemoglobina em queda (na ausência de sangramento extravascular) são bons indicadores de hemólise. Devem ser identificados fatores de risco para kernicterus.

Histórico e Exame Físico
- Observe a adequação da alimentação, passagem de fezes e micção (fatores de risco para circulação enteropática de bilirrubina aumentada).
- Examine para verificar o seguinte:
  - Bem-estar (sem sepse).
  - Parâmetros de crescimento. (Bebês pequenos para idade gestacional têm probabilidade de ser pletóricos, resultando em bilirrubina mais alta e requerendo fototerapia inicial. Isso pode ser sintomático de infecção intrauterina e, portanto, provavelmente icterícia conjugada.)
  - Contusões e cefalo-hematomas (produção de bilirrubina aumentada).
  - Palidez, edema e hepatoesplenomegalia (indicadores de hemólise e falência cardíaca congestiva)

Tratamento
- Início, continuação, descontinuação e efetividade do monitoramento com fototerapia devem ser de acordo com as diretrizes da AAP. Essas diretrizes são baseadas em horas e, portanto, a idade exata em horas deve ser lembrada ao decidir sobre o tratamento (p. ex., 17 horas, não dia 1).
- Bebês que são alimentados no peito apresentam um desafio especial. As mães não devem ser desencorajadas a amamentar, e deve-se buscar o suporte de um consultor de lactação (se disponível).

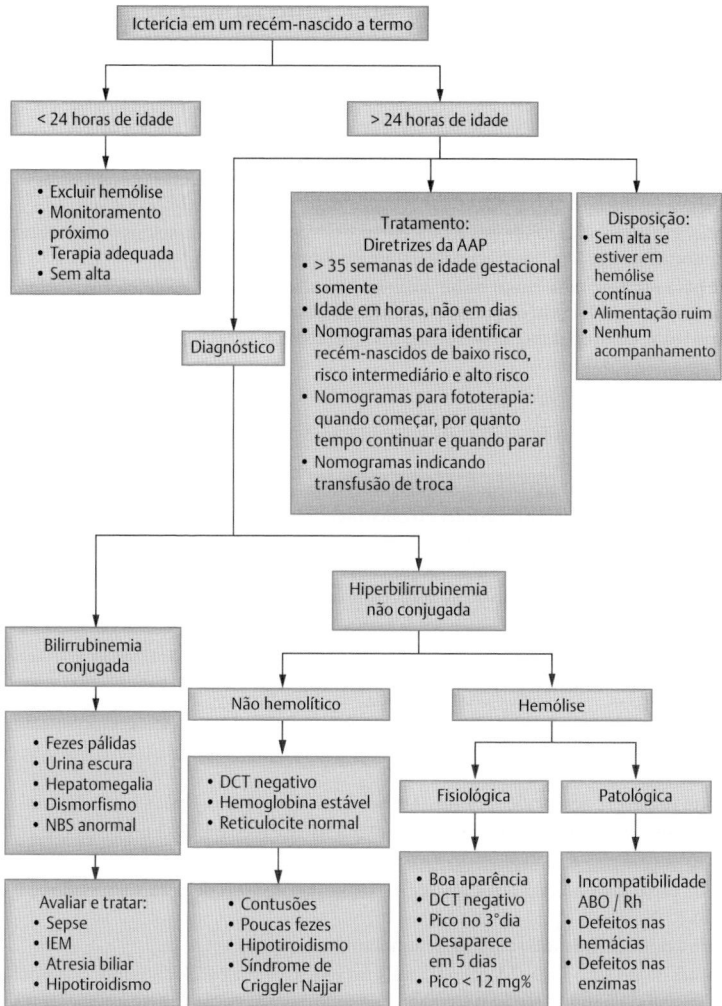

Figura 7-7 Abordagem a um recém-nascido a termo com icterícia. DCT, teste direto de Combs; IEM, erro de metabolismo inato.

Acompanhamento

- Monitoramento clínico com/sem bilirrubina de acompanhamento após a alta deve ser agendado em até 48 horas após a alta do hospital. Bebês sendo amamentados estão sob risco mais alto de ser readmitidos com desidratação e níveis de bilirrubina aumentados.
- Agendamento de acompanhamento após a alta e o possível período de tempo para alta são importantes. Se a alta ocorre no fim de semana ou em um feriado, significa arranjos domésticos difíceis para checar alimentação e curvas de peso; fototerapia doméstica e dosagens de bilirrubina.

ABORDAGEM AO RECÉM-NASCIDO COM "ALTO" POTÁSSIO NO SORO
- A amostra estava hemolizada? Se positivo, repetir uma amostra venosa.

Tratamento
- Identificar instabilidade hemodinâmica requerendo tratamento urgente.
  - Verificar no monitor cardíaco do leito se há ondas T altas ou complexos QRS alargados.
  - Procurar preenchimento capilar ruim e hipotensão.
- Se você vir qualquer das condições acima, então, a despeito do nível de potássio, o recém-nascido está sintomático e, portanto, precisa de tratamento de emergência.
- Avalie para verificar se há causas de hipercalemia após o tratamento de emergência. Algumas das causas comuns são excesso de potássio na nutrição parenteral total (TPN) ou fluidos IV, débito urinário ruim, contusões, hemólise, ou acidose metabólica.

Tratamento de Emergência
- Fluidos IV com potássio devem ser interrompidos imediatamente enquanto aguarda administração de gluconato de cálcio.
- Gluconato de cálcio 10% IV é melhor, porque tem um efeito protetor direto sobre o miocárdio. O potássio para o coração na diástole, e o cálcio age contra isso com seu efeito inotrópico positivo. Tem longa duração e é muito eficaz.
- Bicarbonato de sódio também é útil, porque causa alcalose metabólica e desloca o potássio intracelularmente, reduzindo o potássio no soro. Uma dose de 2 mL/kg de bicarbonato de sódio 4,5% deve ser usada.

Tratamento Não Emergencial
- Condutas de emergência podem não ser necessárias mesmo se os níveis de potássio no soro forem 5,5–6,5 mEq/L em bebês prematuros se:
  - Não houver arritmia cardíaca.
  - Débito urinário é adequado (> 1 mL/kg/hr).
  - Suplementação de potássio no fluido parenteral não é excessiva (2–3 mEq/kg/dia).
  - pH do sangue não acidótico.
- Pode ser prudente observar clinicamente e monitorar os níveis de potássio seriados e o débito urinário.
- Reduzir o potássio no fluido parenteral também é uma opção.
- Se o potássio no soro for > 7,5 mEq/L, mesmo sem arritmia cardíaca, remover o potássio do fluido parenteral, aumentando a frequência de infusão de glicose (para aumentar a insulina endógena, que irá então deslocar o potássio intracelularmente) com ou sem infusão de insulina, e adicionar cálcio ao fluido parenteral de uma vez só ou sequencialmente é uma opção razoável.
- É necessário continuar a monitorar para verificar se há comprometimento hemodinâmico.
- Induzir alcalose respiratória aumentando o suporte ventilatório (especialmente ventilação minuto aumentando a frequência de ventilação). Essa é uma maneira simples de tratar hipercalemia se o acesso IV não estiver estabelecido.
- Nebulizações contínuas com albuterol (agonista de receptor β_2) causam deslocamentos transcelulares de potássio e reduzem o potássio.
- A falta de acesso IV geralmente não é uma questão porque a hipercalemia é vista em prematuros extremos (hipercalemia não hemolítica causada por contusões, débito urinário ruim secundário a nível de hormônio antidiurético alto, fluxo de sangue renal cortical ruim, e baixa taxa de filtragem glomerular) nos primeiros dias de vida, quando a maioria dos recém-nascidos tem linhas umbilicais.

Neonatologia | 101

ABORDAGEM AO RECÉM-NASCIDO COM PRESSÃO SANGUÍNEA "ALTA"
- Hipertensão é definida como pressão sanguínea > 95º percentil nos nomogramas de Zubrow com base na idade pós-concepção.
- Condições ideais para mensurar a pressão sanguínea em um bebê são:
  - 90 minutos após alimentação.
  - Dormindo ou quieto por 15 minutos.
  - Na posição pronada.
- Antes de solicitar uma bateria de testes, verifique as condições sob as quais a pressão sanguínea foi mensurada conforme acima.
- Um manguito de tamanho correto deve ser usado; o manguito deve cobrir dois terços da extensão do braço e 75% da circunferência do membro. A pressão sanguínea deve ser mensurada nos braços em vez de nas pernas (onde é normalmente mais alta).
- Uma medida única não é diagnóstico, e três leituras sucessivas em intervalos de 2 minutos devem ser feitas antes de se decidir sobre "hipertensão".
- Regra de ouro: Pressão sanguínea sistólica > 100 mm Hg em um bebê a termo com algumas semanas de vida deve ser tratada.

Etiologia
- Agitação e controle inadequado da dor são duas explicações comuns para pressão sanguínea alta registrada.
- Cafeína, teofilina e corticosteroides são medicações comuns implicadas.
- Fluido parenteral excessivo e administração de sódio nos últimos dias são duas causas importantes que podem passar despercebidas a menos que as prescrições de TPN sejam monitoradas proximamente.

Histórico
- Histórico de linhas arteriais umbilicais é um fator de predisposição comum para hipertensão renovascular.
- Estigmas de doenças renais (conforme delineado anteriormente) devem aumentar a suspeita de doença renal intrínseca (refluxo vesicoureteral, rim multicístico displásico, rim em ferradura).
- Um bebê com doença pulmonar crônica com frequência tem hipertensão de múltiplas etiologias.
- Doenças endócrinas não são vistas comumente em recém-nascidos (exceto síndrome de Cushing com terapia de esteroides, e hipertiroidismo neonatal, que é raro).

Exame Físico
- Verificar se pulso e pressão sanguínea estão desiguais nos braços e pernas (coarctação da aorta).
- Palpar para verificar para massa renal palpável e auscultar para verificar ruídos renais em qualquer lado do umbigo (causas renovasculares são as causas mais comuns de hipertensão). Bebês de mães diabéticas podem apresentar hematúria grosseira. Esses bebês devem ser avaliados para verificar se há hipertensão e massa(s) renal(ais) palpável(veis), que são indicativas de trombose na veia renal.

Estudos Laboratoriais e Imagem
- A avaliação laboratorial envolve:
  - Exame urinário (macroscópico, microscópico e cultura; infecção ainda é a causa mais comum de hipertensão renovascular).
  - Mensurações renais como nitrogênio ureico do sangue, creatinina no soro e eletrólitos.
  - Ultrassom renal para verificar anomalias anatômicas.
  - Estudos de Doppler para verificar anomalias vasculares.
  - Ecocardiograma para coarctação da aorta.
  - A razão de renina/aldosterona no soro.

- A razão de renina para aldosterona é recomendada para distinguir entre hiperaldosteronismo primário e secundário, mas o tempo de resposta para os resultados é muito longo e interpretar os resultados em prematuros extremos pode não ser muito útil clinicamente. Se não for encontrada nenhuma causa nos testes de triagem inicial, então se espera que as subespecialidades tenham sido envolvidas há algum tempo. Níveis urinários de ácido vanilimandélico para diagnosticar feocromocitoma não são requeridos rotineiramente.

Tratamento
- O tratamento depende da causa, mas terapia sintomática com drogas está além do escopo desta discussão.
- Inibidores de ACE como enalapril são evitados em bebês com < 44 semanas de idade gestacional. Essa medicação pode inibir o crescimento nefrônico, que continua até 44 semanas.

REQUISITOS NUTRICIONAIS DOS RECÉM-NASCIDOS
- Leite materno é a fonte preferível de nutrição sempre que possível.

Calorias
- Recém-nascidos prematuros alimentados por via parenteral requerem 90–100 kcal/kg/dia para promover crescimento sustentado.
- Recém-nascidos alimentados por via enteral requerem 120 kcal/kg/dia.
- Fatores que podem aumentar a demanda calórica incluem estresse térmico, taxa metabólica aumentada (p. ex., estado de hipertiroidismo, recuperação pós-operatória) e perdas fecais aumentadas (má absorção).
- Manutenção de fluidos tanto para bebês a termo quanto prematuros no final da primeira semana é de cerca de 150 mL/kg/dia. Leite materno e fórmulas para bebês maduros a termo fornecem 20 kcal/oz, enquanto as fórmulas para bebês prematuros fornecem 20 ou 24 kcal/oz. Considerando ingestão de fluido de manutenção total, o bebê a termo ingere 100 kcal/kg/dia com leite materno ou fórmula de bebê a termo e um bebê prematuro ingere 120 kcal/kg/dia com a fórmula de 24 kcal/oz dos prematuros.

Proteínas
- Estima-se que o consumo adequado de proteínas deva ser ~2,5 g/kg/dia em bebês a termo e 3,5–4,0 g/kg/dia em bebês prematuros (~0%–15% da ingestão calórica). Por via parenteral, TrofhAmine é usada como fonte de aminoácidos.

Gorduras
- Aproximadamente 40%–45% da ingestão calórica deve vir de gordura.
- Bebês prematuros não conseguem digerir ácidos graxos de cadeia longa na fórmula (falta de sais biliares).
- Usar nas fórmulas para prematuros ácidos graxos de cadeia média como fonte predominante de gordura. Parenteralmente é usado Intralipid 20% para fornecer calorias de gordura. A infusão é iniciada a 0,5 g/kg/dia e gradualmente aumentada para 3 g/kg/dia.

Carboidratos
- Aproximadamente 40%–45% da ingestão calórica vem dos carboidratos. Parenteralmente, a dextrose é usada como fonte de carboidratos. Velocidades iniciais de infusão de glicose usuais são 6–8 mg/kg/min. São gradualmente avançadas para entregar mais calorias, até um máximo de 10–12 mg/kg/min.
- Lactose é o carboidrato predominante no leite materno e na fórmula, e é bem absorvido em bebês prematuros.

Estratégias para Fornecer Nutrição

- Em bebês prematuros que estão instáveis após a internação no berçário, começar uma infusão de "nutrição parenteral total inicial", ou "TPN inicial". Essa solução de TrofhAmine fornece 2,5 g/kg/dia de proteína quando infundida a 50 mL/kg/dia.
- Para atender aos requisitos de líquidos, $D_{10}W$ é acrescentado a TPN a 30 mL/kg/dia. TPN regular com ajuste de ingestão de fluido é iniciada no dia de vida número 1 com 2,5 g/kg/dia de proteínas, 0,5 g/kg/dia de Intralipid, e $D_{12.5}W$ com ± eletrólitos dependendo da perda de peso, dosagem de eletrólitos e débito urinário.
- Para administração, um cateter central é preferível (cateter na artéria umbilical, cateter venoso umbilical central, cateter central inserido perifericamente). Em linhas colocadas perifericamente, para evitar lesão aos vasos, a concentração máxima permitida de dextrose é 12,5%. Todos os cateteres centrais têm 500 U de heparina por litro.
- "Alimentação trófica" (até 20 mL/kg/dia) é geralmente iniciada por alimentação de gavagem nos dias de vida números 2–4, dependendo da condição clínica do bebê e da disponibilidade de leite materno. O volume de início e a taxa de avanço da alimentação dependem do peso do bebê ao nascer e tolerância à alimentação. A meta é atingir nutrição enteral total por volta dos 10–14 dias de vida. Leite materno é preferido e é fortificado com fortificantes de leite materno uma vez que a ingestão atinja 100 mL/kg/dia. Fortificantes líquidos são usados desde que sejam produtos estéreis.

Monitoramento Nutricional

- Parâmetros usados para rastrear o crescimento são pesagens diárias, medições de altura semanais e circunferência cefálica.
  - Suplementos de ferro são iniciados às 2–3 semanas de vida, com alimentação plena a 2–4 mg/kg/dia.
- Bebês prematuros precisam de quantidades mais altas de calorias, proteína, cálcio, fosfato, ferro e ingestão de sódio comparados com seus pares a termo.
- Bebês sob alto risco de doença óssea metabólica (< 30 semanas de gestação, TPN prolongada, diuréticos, esteroides) devem ter níveis de cálcio ionizado, fósforo e fosfatase alcalina monitorados às quatro semanas de idade e a cada duas semanas após isso.
- Em bebês em TPN prolongado, devem ser realizados os seguintes testes de laboratório a cada duas semanas: eletrólitos no soro incluindo cálcio, magnésio, albumina, fosfatase alcalina e fosfato.

Ganho Esperado de Peso

- Bebês a termo: 20–30 g/dia nos primeiros três meses, 15–20 g/dia nos próximos três meses, e 10–15 g/dia nos próximos seis meses. Esses bebês irão dobrar seu peso no nascimento em cinco meses, triplicar em um ano e quadruplicar em dois anos.
- Bebês prematuros: 15 g/kg/dia.

Aumento Esperado na Circunferência da Cabeça

- Bebês a termo: 2 cm/mês pelos primeiros três meses, 1 cm/mês pelos três meses seguintes, e 0,5 cm/mês pelos próximos seis meses.
- Bebês prematuros: 0,5 cm/semana.

RETINOPATIA DE PREMATURIDADE

- ROP é uma doença do desenvolvimento da vasculatura retinal que ocorre com a interrupção dos vasos retinais em formação. Constrição e obliteração do leito capilar avançado são seguidas por neovascularização da retina, que pode-se estender para dentro do vítreo (Fig. 7-8).

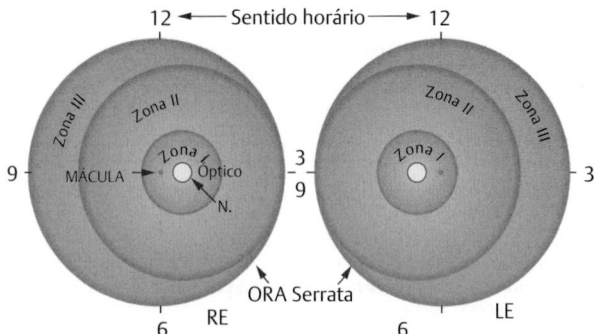

Figura 7-8 Esquema do olho direito e olho esquerdo mostrando as zonas e sentido horário usados na descrição de retinopatia de prematuridade.

- A incidência varia inversamente à idade gestacional.
- A complicação mais séria e mais temida da ROP é descolamento da retina e perda associada da visão que pode ocorrer em 6%–8% dos bebês.
- A doença ocorre quando os vasos posteriores à crista se tornam dilatados e tortuosos.

Classificação (Tabela 7-3)
Exame

- Quem deve ser examinado?
    - Bebês com peso de < 1.500g no nascimento ou com ≤ de 30 semanas de idade gestacional **e** bebês selecionados entre 1.500 e 2.000g ou com > de 30 semanas de gestação com curso neonatal instável (conforme definido pelo neonatologista). As pupilas são dilatadas usando gotas de colírio de ciclopentolato e fenilefrina.
    - Chupetas e sacarose oral são recomendadas para conforto durante o exame.
- Quando deve ocorrer o exame?
- ROP não é detectada antes de 31 semanas de idade gestacional corrigida.
- Bebês nascidos com 22–27 semanas de idade gestacional devem ser examinados quando tiverem 31 semanas de idade.
- Bebês nascidos com idade gestacional de 28–30 semanas devem ser examinados com quatro semanas de idade.

TABELA 7-3	Classificação Internacional de Retinopatia de Prematuridade
Estágio	Descrição
1	Uma linha de demarcação se desenvolve na região vascularizada da retina e na zona avascular
2	A linha torna-se uma crista que se projeta para dentro do vítreo; há evidências histológicas de desvio atrioventricular
3	Proliferação vascular extrarretinal ocorre com a crista; tufos neovasculares podem ser encontrados posteriores à crista
4	Cicatrizes e fibroses podem ocorrer quando a neovascularização se estende para dentro do vítreo; isso pode causar tração da retina, levando a descolamento da retina
5	Descolamento total da retina

Tratamento

- Fotocoagulação a *laser* é direcionada para a parte avascular para reduzir a produção dos fatores de crescimento responsáveis pelo crescimento vascular exuberante. Há critérios bem definidos para identificar bebês que precisam de terapia a laser.
- Outras opções terapêuticas incluem crioterapia e ligadura escleral/vitrectomia para estágios posteriores.

LEITURAS SUGERIDAS

AAP. Clinical practice guideline: management of hyperbilirubinemia in the newborn infant 35 or more weeks of gestation. Pediatrics 2004;114(1):297–316.

Abrams S. Calcium and vitamin D requirements of enterally fed preterm infants. Pediatrics 2013;131:e1676–e1783.

Adamkin D. Clinical report—postnatal glucose homeostasis in late-preterm and term infants. Pediatrics 2011;127:575–579.

Perlman JM, Wyllie J, Kattwinkel J, et al. Neonatal Resuscitation: 2010 International Consensus on Cardiopulmonary Resuscitation and Emergency Cardiovascular Care Science with Treatment Recommendations. Pediatrics 2010;126(5):e1319–e1344.

Butler TJ, Szekely LJ, Grow JL, et al. A standardized nutrition approach for very low birth weight neonates improves outcomes, reduces cost and is not associated with increased rates of necrotizing enterocolitis, sepsis or mortality. J Perinatol 2013;33:851–857.

Cornblath M, Hawdon JM, Williams A, et al. Controversies regarding definition of neonatal hypoglycemia: suggested operational thresholds. Pediatrics 2000;105:1141–1145.

Dionne JM, Flynn JT. Hypertension in the neonate. Neoreviews 2012;13:e 401.

Ewer AK, Yu VY. Effect of fortifying breast milk on gastric emptying. Arch Dis Child Fetal Neonatal Ed 1996;74(1):F60–F62.

Faix RG, Polley TZ, Grasela TH. A randomized, controlled trial of parenteral clindamycin in neonatal necrotizing enterocolitis. J Pediatr 1988;112(2):271–277.

Lucas A, Morley R, Cole TJ. Adverse neurodevelopmental outcome of moderate hypoglycemia. Br Med J 1988;297:1304–1308.

McClure RJ, Newell SJ. Gastric emptying in pre-term infants: the effect of breast milk fortifier. Acta Paediatr 1996;85(9):1112–1115.

Nwanko MU, Lorenz JM, Gardiner JC. A standard protocol for blood pressure measurement in the newborn. Pediatrics 1997;99:e10.

Fierson WM, et al. Policy Statement: American Academy of Pediatrics. Screening examination of premature infants for retinopathy of prematurity. Pediatrics 2013;131:189–195.

SUPPORT Study Group of the Eunice Kennedy Shriver NICHD Neonatal Research Network; Finer NN, Carlo WA, Walsh MC, et al. Early CPAP versus surfactant in extremely preterm infants. N Engl J 2010;362(21):1970–1979.

Zubrow AB, Hulman S, Kushner H, et al. Determinants of blood pressure in infants admitted to neonatal intensive care units: a prospective multicenter study. J Perinatol 1995;15:470–479.

Cuidado Crítico
Ashley L. Steed ▪ Nikoleta S. Kolovos

FALÊNCIA RESPIRATÓRIA

Definida como a incapacidade do sistema respiratório de fornecer oxigênio adequado para atender às demandas do corpo e/ou excretar o dióxido de carbono produzido. Essa falência é caracterizada por hipoxemia (conteúdo de oxigênio diminuído no sangue), que pode levar à hipóxia (privação de oxigênio no tecido) asssim como à hipercapnia (dióxido de carbono aumentado no sangue).

Causas de Hipoxemia e/ou Hipercapnia

Hipoventilação Alveolar: Definida como ventilação minuto inadequada.

- Múltiplas etiologias, incluindo estímulo respiratório prejudicado por causa de sensório alterado (isto é, sedação, coma, estado epilético), obstrução nas vias aéreas superiores, disfunção no sistema nervoso periférico (síndrome Guillain-Barré, botulismo), ou fraqueza nos músculos respiratórios (distrofia muscular, fadiga).
- Exame físico: encefalopatia/apneia/hipopneia, com frequência vistas nas pessoas com estímulo respiratório prejudicado; estridor/retrações supraternais com obstrução das vias aéreas; neuropatia/miopatia com doenças neuromusculares subjacentes.
- Tratamento: oxigênio suplementar pode compensar a hipotermia em casos leves, mas ventilação mecânica não invasiva ou invasiva pode ser necessária em casos de moderados a graves. Posicionamento adequado do paciente ou colocação de um dispositivo oral ou nasal nas vias aéreas pode aliviar a obstrução das vias aéreas superiores. Misturas gasosas hélio:oxigênio (Heliox) ajudam a reduzir o fluxo turbulento e superar a resistência aumentada causada por obstrução nas vias aéreas superiores.

Incompatibilidade Ventilação/Perfusão (V/Q): De forma ideal, unidades ventiladas do pulmão recebem o fluxo sanguíneo para que ocorra a troca de gases. No entanto, quando a ventilação e a perfusão não são ideais, podem resultar hipoxemia e hipercapnia. Alvéolos ventilados que não são perfundidos são chamados de espaço morto (V/Q > 1). Em contraste, quando os alvéolos recebem o fluxo sanguíneo, mas não são ventilados, não ocorre nenhuma troca de gases e o sangue é então "desviado" (V/Q < 1).

- Existem várias causas de incompatibilidade V/Q. Um exemplo extremo de V/Q > 1 é o embolismo pulmonar. Pneumonia, atelectasia e asma podem levar a V/Q < 1.
- Exame físico: Típico dos pacientes com dificuldades respiratórias por múltiplas causas como taquipneia, dilatação nasal e retrações. Etiologias específicas podem levar a crepitações em pacientes com pneumonia ou chiados e expiração prolongada em pacientes com doença reativa nas vias aéreas. Um embolismo pulmonar maciço pode resultar em colapso cardiovascular.
- Tratamento: Direcionado ao tratamento da causa subjacente (p. ex., esteroides para asma ou antibióticos para pneumonia). Assim como com a hipoventilação, oxigênio suplementar pode compensar a hipoxemia, mas casos de graves a moderados irão necessitar de suporte respiratório.

Deficiência de difusão: Difusão de oxigênio do espaço alveolar dentro do sangue depende da área disponível para troca, espessura da parede alveolar, diferença de pressão parcial no espaço e a taxa de fluxo sanguíneo. Menos área disponível para troca gasosa, espessura aumentada da parede alveolar, diferença diminuída na pressão parcial de oxigênio, e taxa aumentada de fluxo sanguíneo irão limitar a difusão de oxigênio. CO_2 se difunde mais prontamente através da superfície alveolar, e assim a eliminação é menos afetada por essas mudanças.

- Exemplos de deficiência de difusão incluem fibrose pulmonar e mudanças enfisematosas.
- Achados no exame são sinais e sintomas não específicos de dificuldade respiratória.
- Tratamento: Orientado à otimização da difusão de oxigênio ao aumentar a área da superfície disponível para as mudanças gasosas (isto é, aplicação de pressão contínua positiva), limitando qualquer processo de doença subjacente resultando em uma parede alveolar espessada, e/ou aumentando a diferença na pressão parcial de oxigênio com oxigênio suplementar.

Causas Adicionais de Hipoxemia

Desvio: O sangue venoso sobrepassa pelos alvéolos ventilados e se mistura com o sangue oxigenado.

- As etiologias incluem desvios anatômicos (isto é, mistura intracardíaca, malformações arteriovenosas cerebrais) e casos extremos quando nenhuma ventilação atinge alguns espaços aéreos e V/Q = 0. Vasoconstrição pulmonar hipóxica ajuda a limitar essa última situação limitando a perfusão para áreas do pulmão com baixa ventilação por meio de constrição das arteríolas pulmonares redirecionando, assim, o fluxo sanguíneo para os alvéolos com oxigênio aumentado.
- Achados de exames variam de cianose sem desconforto a choque por extrema diminuição no conteúdo geral de oxigênio no sangue.
- O tratamento visa o processo subjacente. Por exemplo, otimizar o equilíbrio entre fluxo de sangue sistêmico e pulmonar em pacientes com defeitos de mistura cardíaca até que seja possível a correção cirúrgica.

Pressão Parcial Inspirada Baixa de Oxigênio: Altas altitudes têm baixa pressão parcial de oxigênio na atmosfera, o que diminui diretamente a diferença de pressão parcial estimulando a entrega de oxigênio. Oxigênio suplementar pode ser usado se necessário.

SUPORTE RESPIRATÓRIO

Suporte Não Invasivo

Insuficiência respiratória pode ser apoiada com estratégias não invasivas que variam de oxigênio suplementar por cânula nasal a ventilação mecânica com uma máscara facial justa ou nasal dependendo da gravidade. Isso se distingue do suporte invasivo, que é aplicado por meio de uma via aérea artificial (isto é, um tubo endotraqueal ou de traqueostomia).

- Suporte mecânico não invasivo pode ser oferecido com pressão positiva durante a fase inspiratória e expiratória. Pressão positiva bifásica nas vias aéreas (BIPAP) oferta uma pressão mais alta de gás durante o ciclo inspiratório (configuração de IPAP) e mais baixa durante o ciclo expiratório (configuração de EPAP). A entrega de pressão aumentada é disparada pelo esforço inpiratório do paciente. A configuração inicial típica é IPAP (pressão inspiratória positiva nas vias aéreas) 8–10 cm H_2O e EPAP (pressão expiratória positiva nas vias aéreas)

4–5 cm H₂O e é ajustada com base no trabalho respiratório e de liberação de oxigênio do paciente. Pressão contínua positiva nas vias aéreas (CPAP) pode ser usada sem mudança na pressão através do ciclo respiratório; as configurações são geralmente aquelas usadas para EPAP. Além disso, uma taxa de reserva pode ser estabelecida para pacientes com hipopneia ou apneia periódica.

- Indicações comuns para suporte mecânico não invasivo incluem doença neuromuscular estática ou lentamente progressiva, hipoventilação central, insuficiência respiratória crônica e exacerbações graves de asma.
- Vantagens: evitar via aérea artificial e, portanto, diminuir as necessidades de sedação em comparação com a sedação requerida para tolerância do paciente ao tubo endotraqueal. Consequentemente, interatividade do paciente e nível de mobilidade são menos diminuídos.
- Desvantagens: requer alguma cooperação dos pacientes e, portanto, pode requerer alguma sedação, particularmente em crianças mais jovens. Esses dispositivos não podem fornecer suporte ventilatório total, e avaliação da mecânica pulmonar é mais difícil. Distensão gástrica gasosa pode ocorrer, limitando a capacidade de fornecer nutrição enteral total. O uso em longo prazo pode causar rompimento da pele ou hipoplasia no terço médio da pele na área de vedação da máscara.

Suporte Invasivo

Indicações para suporte respiratório incluem: falência respiratória, choque (com meta de diminuição de consumo de oxigênio sistêmico por meio da redução da demanda de oxigênio necessária para o trabalho de respiração), necessidade de ventilação controlada como terapia (isto é, tratamento de hipertensão intracraniana) ou para facilitar segurança durante os procedimentos, doença nas vias aéreas superiores, e incapacidade de controlar ou proteger as vias aéreas (isto é, sensório alterado).

Intubação

Preparação

- Tenha acesso imediato a: oxigênio, equipamento de sucção, máscara de tamanho adequado, bolsa de ventilação, laringoscópio iluminado com lâmina de tamanho adequado, tubo endotraqueal do tamanho esperado assim como um 0,5 mm maior e 0,5 mm menor, guia, detector de CO_2, oximetria de pulso, acesso intravenoso (IV) seguro, e ventilador. Considere ter uma máscara laríngea (LMA) do tamanho adequado e/ou máscara oral em caso de dificuldade de intubação.
- Posicione o paciente de tal forma que os eixos oral, faríngeo e traqueal estejam alinhados para atingir uma visualização ideal das vias aéreas.
- Farmacoterapia (ver Tabela 8-1). Sedativos e agentes bloqueadores neuromusculares são usados para conforto do paciente e para facilitar a visualização das vias aéreas.
- Rever histórico de intubação anterior e registros se disponíveis.

Sinais de Vias Aéreas Difíceis

- Considerar a presença de um anestesiologista ou otorrinolaringologista com habilidades avançadas em vias aéreas se o paciente tiver sinais de vias aéreas difíceis como micrognatia, fendas faciais, hipoplasia no terço médio da face, protrusão maxilar, assimetria facial, abertura da boca pequena, pescoço curto, mobilidade limitada na coluna cervical, sangramento oral ou nas vias aéreas superiores, edema, ou corpos estranhos.

TABELA 8-1 Seleção de Medicamentos para Intubação

Classe	Dose	Tempo de início	Vantagens	Desvantagens
Sedativos				
Propofol	1 mg/kg dose pode ser repetida	30–45 segundos	Agente hipnótico, amnéstico	Vasodilatação, fluxo sanguíneo cerebral (CBF) diminuído, dor no local da injeção
Cetamina	1 mg/kg dose pode ser repetida	30–45 segundos	Analgésico e anestésico não narcótico, aumenta pressão sanguínea sistêmica, broncodilatador	Pode induzir laringospasmo grave, aumenta CBF, salivação aumentada, emergência pode ser complicada por delírio
Fentanil	1 µg/kg dose pode ser repetida	1–2 minutos	Analgésico fornecedor de narcótico	Bradicardia e rigidez na parede torácica se dado rapidamente em grandes doses
Agentes bloqueadores neuromusculares				
Rocurônio	1–1,5 mg/kg	30 segundos–1,5 minutos	Nenhum efeito hemodinâmico, metabolizado no fígado, dura 15–30 minutos	Menos ideal em pacientes com estômago cheio em virtude do tempo de início
Succinilcolina	1 mg/kg	30–60 segundos	Início rápido de ação ideal para intubação emergente de pacientes com estômagos cheios. Agente despolarizador, dura 5–10 minutos	Pode aumentar ICP (pressão intracraniana), pode potencializar hipercalemia em pacientes com lesões de esmagamento, lesões na coluna vertebral, ou doença neuromuscular, pode disparar hipertermia maligna

MANEJO DAS VIAS AÉREAS

Indução de Sequência Rápida e Intubação Emergencial

Indução de sequência rápida raramente é usada em cuidado pediátrico antes da intubação dada a incapacidade de muitos pacientes para tolerar uma falta de ventilação mesmo que breve. No entanto, pacientes sob risco elevado de aspiração pulmonar (alimentação oral recente conhecida, trauma orofacial, massa abdominal) devem ser considerados para indução de sequência rápida.
- Isso é obtido por pré-oxigenação e denitrogeniação dos pulmões utilizando 100% de oxigênio e uma máscara justa.
- Uma dose defasciculante de bloqueador neuromuscular pode ser considerada em pacientes com hipertensão intracraniana ou lesão ocular.
- Fluidos isotônicos podem ser administrados se o estado cardiovascular for tênue.
- Pressão cricoide deve ser administrada para evitar aspiração de conteúdos do estômago ou sangue.

Ventilação com Bolsa-Válvula-Máscara

A maioria dos pacientes deve ser submetida à ventilação com bolsa-válvula-máscara para facilitar troca de gás durante a indução e após bloqueio neuromuscular.
- Dependendo da última ingestão enteral dos pacientes, a minimização do tempo de submissão à ventilação com bolsa-válvula-máscara e aplicação de pressão cricoide são justificadas para reduzir o risco de aspiração.
- Uma máscara bem ajustada que cubra o nariz e a boca é essencial. Uma via aérea oral ou nasal pode também ser necessária se ocorrer obstrução nas vias aéreas superiores em virtude do tônus ruim das vias aéreas após administração de sedação e bloqueio neuromuscular.
- Duas pessoas podem ser necessárias, uma para garantir uma selagem adequada posicionando o paciente e a máscara de forma ideal e uma para operar a bolsa.
- Se um paciente não puder ser ventilado com uma bolsa e máscara, não aplique bloqueio neuromuscular. Na emergência, consulte um anestesiologista ou otorrinolaringologista ao colocar dispositivos de resgate nas vias aéreas (isto é, via aérea oral ou LMA).

Bolsas de Ventilação
- Bolsas autoinfláveis: não requerem selagem adequada ou fonte de gás para encher (podem puxar gás do ambiente).
- Bolsas de fluxo inflável (isto é, bolsas de anestesia): enchem somente quando conectadas a uma fonte de gás e têm uma selagem adequada, requerem regulação de pressão por meio de uma válvula de controle, e permitam ao operador calibrar a complacência do pulmão (mudança na expansão do pulmão para uma pressão liberada).

Seleção de Lâmina Laringoscópica e Tubos Endotraqueais
- Tipos de lâmina
  - Miller: lâmina reta com uma ponta levemente curvada, posicionada posterior à epiglote permitindo visualização da glote ao levantar a epiglote para cima. Particularmente útil para pacientes com epiglotes relativamente grandes e frouxas (isto é, bebês).
  - Macintosh: lâmina curvada, posicionada na valécula, de forma que a epiglote seja levantada para cima indiretamente para expor a glote.
- Tubos endotraqueais
  - A fórmula de Cole estima o tamanho do tubo endotraqueal com base na idade:
    - Tamanho (diâmetro interno em mm) = idade (anos) $/4 + 4$.
    - Bebês devem tipicamente ser intubados com um tubo endotraqueal de 3,0–3,5-mm.
    - Menos confiável para bebês e pacientes com Trissomia 21; esses pacientes com frequência requerem um tubo endotraqueal 0,5 mm menor do que o estimado pela fórmula de Cole.

- Durante a intubação, o tubo endotraqueal deve passar facilmente através da glote, permitindo um vazamento de 15 cm de H_2O de pressão de ar. No entanto, o vazamento não deve ser tão grande a ponto de comprometer a ventilação efetiva. Se for, o tubo endotraqueal deve ser substituído por um tubo maior ou um com uma bainha de forma que seja garantida ventilação efetiva.
- Tubos endotraqueais com bainha *versus* sem bainha: A porção mais estreita das vias aéreas na criança pequena é a região subglótica, permitindo, assim, um ajuste razoável do tubo endotraqueal após a passagem fácil pela glote e dentro da região subglótica. No entanto, em adultos, a porção mais estreita das vias aéreas está no nível das cordas vocais e, portanto, tubos endotraqueais com bainha são usados a fim de facilitar a troca de gases efetiva. Tradicionalmente, tubos endotraquerais sem bainha foram usados em crianças com mais de oito anos de idade, porém mais recentemente tubos endotraqueais sem bainha têm sido utilizados em crianças mais novas também. Os pacientes geralmente requerem um tubo com 0,5 mm de diâmetro interno menor do que estimado pela fórmula de Cole ao utilizar um tubo com bainha (ver Duracher e Newth, leituras sugeridas).

Durante e após Intubação

- Quando a via aérea é visualizada, o tubo endotraqueal deve ser observado para passar através das cordas vocais dentro da glote. Pare o avanço do tubo endotraqueal após a bainha passar através da glote ou em uma colocação pré-determinada, observado por uma marca no tubo endotraqueal ou pela seguinte aproximação:

3 × tamanho do tubo endotraqueal (em mm) = profundidade adequada do tubo endotraqueal (cm)

- Posição do tubo deve ser confirmada com detecção de CO_2, elevação simétrica da parede do peito, auscultação igual sobre a parede do peito, e mudança de gás favorável.
- Radiografia do tórax é útil para avaliar a profundidade da colocação do tubo endotraqueal.

Ventilação Mecânica

- Uso de pressão positiva para mover o gás para dentro dos pulmões a fim de obter oxigenação e ventilação. Mais especificamente, um ventilador libera um fluxo de gás regulado, que gera uma pressão que é transmitida para os pulmões (pressão nas vias aéreas) que move um volume (volume corrente) de gás.
- Os maiores determinantes de oxigenação são volume alveolar do pulmão e fração de oxigênio inspirado (FiO_2). O volume alveolar do pulmão é afetado principalmente por medidas que determinam a média da pressão das vias aéreas, bem como pressão expiratória final positiva (PEEP), tempo inspiratório, e pico de pressão nas vias aéreas. O maior determinante da depuração de CO_2 (isto é, ventilação) é a ventilação minuto, definida como a quantidade de gás movida para dentro e fora dos pulmões por minuto. A ventilação minuto é determinada pelo volume corrente atingido e a frequência respiratória.
- Embora ventiladores modernos ofereçam modos diferentes, a meta primordial é selecionar uma estratégia que mantenha a oxigenação e ventilação, seja confortável para o paciente, e minimize lesão e complicações ao pulmão induzidas pelo ventilador como pneumotórax, comprometimento cardiovascular e atrofia no músculo respiratório.

Modos de Ventilação Mecânica Convencional

- Ventiladores modernos podem fornecer estratégias diferentes de liberação de gás conforme determinado pelo modo selecionado. Os modos diferem de acordo com os parâmetros estabelecidos pelo médico, como tempo e padrão de respiração (mandatório, assistido, suportado ou espontâneo) assim como que suporte é oferecido (regulado por fluxo ou pressão). Os modos assistidos iniciais mais comuns são aqueles nos quais o médico estabelece uma frequência respiratória e ou um volume corrente (controle de volume) ou pico de pressão aérea (controle de pressão).

- **Ventilação Mandatória**
  - Na ventilação mandatória controlada, o ventilador entrega um número estabelecido de respirações por minuto com um volume corrente estabelecido (controle de volume) ou pressão (controle de pressão) com um tempo inspiratório fixo a despeito dos esforços do paciente, e não provê nenhum fluxo de gás entre as respirações entregues. O acréscimo de um fluxo de gás contínuo permite respiração espontânea do paciente, e esse modo de ventilação é chamado de ventilação mandatória intermitente.
- **Ventilação Assistida ou Suportada**
  - Avanços posteriores na tecnologia permitiram modos de ventilador que sincronize respirações entregues com o esforço respiratório do paciente, o que permite maior conforto e sincronia.
  - Com ventilação assistida (não importa se a entrega de gás é regulada por volume ou por pressão) em um paciente que está respirando espontaneamente, o ventilador fornece uma respiração em resposta ao esforço inspiratório do paciente. O ventilador sente esse esforço por meio de uma mudança no fluxo de gás contínuo (fluxo disparado) ou uma mudança na pressão (pressão disparada). O gatilho do fluxo é mais sensível à iniciação respiratória do paciente. Portanto, a respiração é temporariamente sincronizada com o paciente e é entregue a um volume corrente (controle de volume) ou pressão (controle de pressão) pré-estabelecidos. A respiração é entregue com um tempo inspiratório que pode ser desconfortável em um paciente que está respirando espontaneamente. Um número obrigatório de respirações (frequência pré-estabelecida) é dado; se não for detectado nenhum esforço respiratório do paciente, o ventilador entrega as respirações em intervalos fixos semelhantes ao da ventilação mandatória. Respiração espontânea acima da frequência respiratória pré-estabelecida pode ser suportada. O paciente determina o tempo de inspiração para essas respirações suportadas.
  - Ventilação assistida consegue fornecer suporte completo para aqueles pacientes com esforço respiratório fraco. Uma estratégia comum para desmamar de ventilação mecânica assistida é diminuir o número de respirações mandatórias pré-estabelecidas e confiar na respiração espontânea suportada conforme o paciente melhora.
  - Com ventilação suportada, a frequência e o tempo inspiratório de entrega de gás são totalmente regulados pelos esforços do paciente. Portanto, essa estratégia de ventilação somente pode ser usada em pacientes com estímulo respiratório adequado. O suporte é entregue por pressão adicional positiva em sincronia com os esforços do paciente em um padrão de fluxo desacelerado. O nível de suporte é determinado por uma pressão pré-estabelecida (isto é, pressão conforme descrita acima) ou um volume corrente pré-estabelecido (chamado de suporte de volume) no qual o módulo ventilatório modifica o suporte de pressão necessário para atingir o volume corrente pré-estabelecido. No suporte de pressão, o volume corrente atingido é dependente do esforço do paciente e da complacência do sistema respiratório e, portanto, deve ser cuidadosamente monitorado. No suporte de volume, o volume corrente atingido é o parâmetro estabelecido; portanto, deve-se prestar atenção cuidadosa ao suporte de pressão necessário para obter aquele volume corrente.
  - A ventilação suportada é um modo frequentemente usado conforme os pacientes estão desmamando do suporte respiratório mecânico. Essa forma de ventilação também diminui o trabalho necessário para superar a impedância do tubo endotraqueal.
- **Ventilação Espontânea**
  - Um nível constante de pressão é mantido através do circuito respiratório enquanto o paciente respira espontaneamente (CPAP). A aplicação da CPAP melhora a troca de gás e diminui o trabalho mantendo o volume expiratório do pulmão (isto é, evitando o desrecrutamento e, assim, o colapso das vias aéreas).
  - Portanto, os pacientes devem ter estímulo e força respiratória adequadas. Esse modo de ventilação também é útil em pacientes que estão desmamando de suporte respiratório mecânico.

- **Estratégias para Prover Suporte Respiratório**
  - Conforme delineado acima, parâmetros ventilatórios pré-estabelecidos são usados para garantir oxigenação adequada, ventilação e conforto do paciente.
  - Modalidades mandatórias e assistidas comuns são aquelas nas quais o médico estabelece a frequência respiratória e ou o volume corrente (controle de volume, que é entregue por meio de um padrão de fluxo de gás constante) ou o pico da pressão nas vias aéreas (controle de pressão, que é entregue por meio de uma pressão constante). Assim, o controle de volume garantirá uma ventilação minuto, mas pode requerer pressões altas nas vias aéreas dependendo da complacência respiratória, além disso, para um volume corrente dado, o controle de volume leva a picos de pressão nas vias aéreas mais altos do que o controle de pressão devido ao padrão de fluxo constante. Alternativamente, o controle de pressão entrega gás com uma pressão constante em um padrão de fluxo desacelerado, o que pode melhorar a distribuição de gás entre unidades de pulmão com diferenças individuais na complacência. Embora essa estratégia não garanta a ventilação minuto, fornece a capacidade de controlar a pressão nas vias aéreas.
  - Para pacientes com complacência respiratória ruim, como aqueles com pneumonia grave ou síndrome respiratória aguda, modos de controle de pressão podem ser mais seguros ao limitar as pressões nas vias aéreas que arriscam complicações como pneumotórax.
  - Para pacientes com vazamentos moderados ao redor do tubo endotraqueal, o controle de pressão pode atingir ventilação efetiva superando o vazamento com estabelecimentos de pressão aumentados, O controle de volume não é útil nesse ambiente já que a avaliação do volume do ventilador é imprecisa por causa do vazamento.
  - Ventiladores modernos oferecem controle de volume regulado por pressão, que combina a vantagem de ventilação minuto garantida com um limite de pressão alta pré-estabelecido. Entrega de gás é fornecida por uma pressão constante com um padrão de fluxo inspiratório desacelerado com o objetivo de entregar um volume corrente pré-estabelecido. O volume corrente entregue é avaliado pelo ventilador, e a pressão necessária para atingir volume corrente pré-estabelecido é ajustada conforme a complacência respiratória varia. Essa estratégia pode minimizar o risco de lesão no pulmão induzida por ventilador e maximizar o conforto do paciente. (Ver Tabela 8-2 para uma comparação de estratégias ventilatórias comuns.)
- **Estabelecendo Parâmetros Ventilatórios Convencionais**
  - Volume corrente: O volume corrente médio em descanso para uma criança que está respirando espontaneamente não intubada é 5–7 mL/kg com respirações maiores "de suspiro" periodicamente intercaladas; volumes correntes médios nos adultos são 350–600 mL dependendo do tamanho do pulmão. Ventiladores modernos não mais requerem grandes volumes correntes pré-estabelecidos para compensar entrega de gás inadequada pela complacência de circuito ventilador; portanto, volumes correntes fisiológicos são escolhidos (geralmente 6–8mL/kg dada a falta de respirações "de suspiro"). Um volume corrente adequado deve gerar elevação adequada do tórax.
  - Frequência respiratória: Uma norma fisiológica para idade é selecionada e então ajustada prestando particular atenção à capacidade do paciente de exalar completamente e realizar troca de gás.
  - Tempo inspiratório: Um tempo fisiológico, específico da idade é selecionado, resultando em uma razão inspiratória média de 1:2. Pontos de partida razoáveis são 0,4–0,5 segundos para bebês, 0,6–0,8 segundos para crianças mais novas, e 0,8–1,2 segundos para adolescentes e adultos. Deve-se prestar atenção particular à frequência respiratória do paciente e tempo inspiratório de forma que a exalação completa seja atingida entre respirações. Em pacientes com doença pulmonar obstrutiva, essa fisiologia é particularmente importante e pode necessitar de frequências estabelecidas mais baixas do que as normativas em um ventilador.
  - Pressão expiratória final positiva (PEEP): Dependendo da complacência do pulmão do paciente e da necessidade de intubação, a PEEP deve ser ajustada para manter recrutamento dos pulmões na capacidade residual funcional, que é o volume inicial dos pulmões na qual a complacência do pulmão é ideal. Um valor inicial de 5cm em H_2O é, com frequência, suficiente para a maioria dos pacientes com complacência razoável do pulmão; aumentos geralmente são feitos com incrementos de 1–2 cm H_2O. Deve-se prestar atenção cuidadosa aos efeitos hemo-

TABELA 8-2 Comparação de Estratégias Ventiladoras Convencionais Comuns

Modo	Controle de volume	Controle de pressão	Controle de volume regulado por pressão (PRVC)
Parâmetro estabelecido pelo médico	Volume corrente	Pico de pressão inspiratória	Volume corrente
Parâmetro variável	Pico de pressão inspiratória	Volume corrente	Pico de pressão inspiratória
Pressão média das vias aéreas	Mais baixo para volume corrente dado, tempo inspiratório e pico de pressão nas vias aéreas	Mais alto para volume corrente dado, tempo inspiratório e pico de pressão nas vias aéreas	Mais alto para volume corrente dado, tempo inspiratório e pico de pressão nas vias aéreas
Outros parâmetros estabelecidos	Frequência, PEEP (pressão expiratória final positiva), tempo inspiratório, FiO_2 (fração de oxigênio inspirado)	Frequência, PEEP, tempo inspiratório, FiO_2	Frequência, PEEP, tempo inspiratório, FiO_2
Padrão de fluxo	Fluxo inspiratório constante	Fluxo inspiratório desacelerado	Fluxo inspiratório desacelerado
Vantagens	Volume corrente e ventilação minuto garantidos	Pico de pressão nas vias aéreas é limitado. Padrão de fluxo desacelerado pode permitir inflação de espaços aéreos com constantes de tempo mais longas e pode ser mais confortável para o paciente	Volume corrente e ventilação minuto garantidos com um padrão de fluxo desacelerado com vantagens semelhantes listadas para controle de pressão
	Mudanças na complacência do sistema respiratório facilmente detectadas (pico de pressão inspiratória aumenta)		
Desvantagens	Pico de pressões nas vias aéreas e alveolares pode variar excessivamente	Volume corrente varia com a complacência e ventilação minuto adequada pode não ser atingida se não forem observadas alterações na complacência dos pulmões	Pico de pressões nas vias aéreas e alveolares varia com o tempo conforme a complacência dos pulmões muda, e, portanto, pode não ser detectado tão facilmente
	Fluxo contínuo pode causar desconforto ao paciente, assincronia e trabalho respiratório aumentado		

dinâmicos, visto que PEEP excessiva irá diminuir o retorno sistêmico venoso e, portanto, a pré-carga do coração direito e, consequentemente, o débito cardíaco. Além disso, sub ou superdistensão do pulmão por PEEP abaixo da ideal irão prejudicar a troca de gás. A avaliação da distensão do pulmão é auxiliada por radiografia do tórax.

- FiO_2: A necessidade de oxigênio suplementar é baseada na patofisiologia que necessita de intubação, e seu uso será determinado por circunstâncias clínicas e titulado para manter oferta adequada de oxigênio para o corpo. Devem ser feitas tentativas de limitar seu uso a níveis não tóxicos, geralmente < 60%, ao mirar também estratégias ideais de ventilação, depuração das vias aéreas e evacuação de pneumotóraces.

Ventilação Oscilatória de Alta Frequência

- Ventilação oscilatória de alta frequência (HFOV) é usada com mais frequência no ambiente pediátrico como estratégia de resgate de ventilação para aqueles pacientes com hipóxia ou hipercapnia, a despeito da administração ideal convencional. O modo de ventilação usa pressões médias altas nas vias aéreas para facilitar o recrutamento alveolar e a manutenção com oscilações sinusoidais sobrepostas atingindo pequenas mudanças nos volumes pulmonares em frequências suprafisiológicas (3–15 Hz correspondendo a 180–900 ciclos por minuto) para promover trocas de gases favoráveis. Essa forma de ventilação pode também induzir menos lesão ventilatória associada à ventilação ao minimizar o estiramento do pulmão.
- Estabelecendo Parâmetros de HFOV
  - Pressão Média nas Vias Aéreas: Determinante principal da oxigenação. Essa pressão é geralmente estabelecida em 5 cm de H_2O acima da que é usada durante a ventilação mecânica convencional e aumentada até que oxigenação adequada seja atingida. Na fase de desmame de HFOV, a pressão média nas vias aéreas é geralmente diminuída em incrementos de 1 cm de H_2O, a transição para ventilação convencional é considerada quando a pressão média das vias aéreas necessária para atingir troca de gás ideal é viável em um ventilador convencional (geralmente < 20 cm H_2O).
  - ΔP: A amplitude (isto é, tamanho das oscilações) é uma determinante chave da ventilação e é ajustada para atingir troca de gás e vibração adequadas ("agitação") do paciente, geralmente direcionados no nível da virilha. Ajustes incrementais na amplitude são geralmente feitos por 2–3 cm de H_2O.
  - Frequência (hertz): A frequência também influencia a ventilação do paciente por meio dos efeitos inversos no volume corrente (isto é, quanto mais baixos os hertz, maior o volume corrente). Configurações iniciais de frequência são baseadas no tamanho do paciente, com frequências mais altas usadas em bebês (12–15 Hz) titulando para frequências mais baixas em adolescentes (3–8 Hz). O ajuste à frequência é geralmente feito em 0,5–1 Hz para aperfeiçoar a ventilação.
  - Inflação da bainha endotraqueal: A quantidade de bainha merece atenção particular no paciente sob HFOV. Ao esvaziar a bainha parcial ou completamente a fim de atingir um vazamento ao redor do tubo endotraqueal, a eliminação passiva de dióxido de carbono pode ser obtida e a ventilação aumentada. No entanto, a capacidade de atingir uma pressão média nas vias aéreas pode ser comprometida por um grande vazamento. Portanto, as circunstâncias clínicas e a troca de gases irão orientar o ajuste da inflação da bainha.

Avaliação de Ventilação Mecânica

- Em um paciente intubado, avaliação clínica frequente da aeração, movimento da parede torácica, trabalho de respiração e avaliação da troca de gases são essenciais. Se um paciente parece aflito, certifique-se de que está recebendo suporte ventilatório adequado e que o nível de sedação é suficiente para prevenir a assincronia paciente-ventilador.

- Análise dos gases no sangue é chave para avaliar a adequação da ventilação mecânica.
- Gás no sangue arterial (ABG) fornece a maior parte das informações sobre a troca de gases.
- Em pacientes sem acesso arterial, os gases no sangue capilar irão fornecer uma boa estimativa do pH e do $PaCO_2$, mas não refletem o PaO_2. Gás no sangue venoso obtido de uma linha central também pode ser útil, mas gases venosos periféricos, particularmente aqueles obtidos com um torniquete, não devem ser usados.
- O PCO_2 de gás no sangue venoso é geralmente 5 mm mais alto do que PCO_2 arterial com uma leve diminuição concordante no pH venoso.
- Monitoramento de CO_2 exalado: Mensurado na extremidade do tubo endotraqueal. Dependendo do grau de ventilação de espaço morto e/ou doença pulmonar obstrutiva, esse valor no final da exalação pode servir como um procurador para $PACO_2$, que deve também se correlacionar bem com $PaCO_2$. Quando o CO_2 exalado é mensurado continuamente em um paciente intubado, a forma de onda exibida pode, também, fornecer informações sobre o grau de doença pulmonar obstrutiva.

Falência Respiratória Refratária à Ventilação Mecânica

- Em doença pulmonar grave com hipóxia ou hipercapnia refratária aos meios acima de suporte mecânico e ameçando a oferta do oxigênio para o corpo, a oxigenação da membrana extracorpórea (ECMO) pode ser necessária. Esse suporte é obtido através da circulação contínua do sangue do paciente através de um trocador de gás fora do corpo. Na ECMO venosa-venosa (VV-ECMO), o sangue venoso do paciente é submetido à troca de gases fora do corpo e, então, retornado ao sistema venoso do paciente, onde entra nos pulmões já tendo sido submetido à troca de gases.

CHOQUE

- Choque é uma síndrome clínica caracterizada por perfusão inadequada do tecido e subsequente pouca liberação de oxigênio, o que em última instância leva a mecanismos homeostáticos desequilibrados e dano celular irreversível. É um diagnóstico clínico e não é baseado apenas na mensuração da pressão sanguínea.
- Dado que a perfusão do tecido depende do volume de sangue, tônus vascular e função cardíaca, todos os estados de choque resultam de anormalidades em uma ou mais dessas entidades.

Classificação

- O choque é classificado de muitas formas, e qualquer sistema de classificação deve permitir sobreposição. Alguns esquemas classificam choque com base na etiologia (Tabela 8-3) e outros com base nas características do exame do paciente (como choque "quente" ou "frio"). A despeito da classificação, uma compreensão completa da etiologia é necessária a fim de direcionar os esforços terapêuticos para perfusão ideal do tecido e liberação de oxigênio.
- Qualquer paciente em choque, a despeito da etiologia inicial, pode exibir características fisiopatológicas de diferentes tipos de choque em momentos diferentes da doença. Portanto, a avaliação frequente, incluindo tanto exame físico quanto avaliação laboratorial, são de máxima importância para titular a terapia de forma adequada.

Monitoramento

- Um alto índice de suspeita e conhecimento das condições que predispõem ao choque é essencial para reconhecimento e intervenção iniciais. Um histórico completo, mas direcionado, irá com frequência revelar a etiologia e orientar medidas corretivas.

TABELA 8.3 Classificação de Choque

Tipos de choque	Hipovolêmico	Distributivo	Cardiogênico	Séptico
Etiologia	Desidratação Gastroenterite Ataque cardíaco Queimaduras Hemorragia Grande cirurgia abdominal/terceiro espaço	Anafilático Neurogênico Toxicidade por droga	Congênito Isquêmico Traumático Cardiopático Toxicidade por droga Tamponamento	Bacteriano Fúngico Viral Parasítico
Patofisiologia	Volume intravascular diminuído → retorno venoso diminuído → pré-carga miocárdica diminuída	Anormalidades no tônus vasomotor → má distribuição do volume circulatório → acumulação periférica e desvio vascular → vasodilatação e pré-carga miocárdica diminuída	Falência na bomba → débito cardíaco inadequado	Infecção e resposta inflamatória → dano ao tecido e função endotelial prejudicada → vazamento capilar → pré-carga miocárdica diminuída e vasodilatação, potencialmente cardiogênico também
Diagnóstico	Apresentação prematura (compensada): Turgor da pele ruim, olhos fundos, extremidades frias, taquicardia, normotensivo, SVR (resistência vascular sistêmica) aumentada, débito de urina diminuído, pressão de enchimento cardíaco normal ou próximo do normal Apresentação tardia (descompensado): hipotensão, sensório alterado, falência cardiopulmonar e anúria	Hipotensão profunda Anafilaxia → outras manifestações como angioedema, êmese Choque espinal → bradicardia	Apresentação semelhante a do choque hipovolêmico, exceto pelo turgor da pele normal e falta de olhos fundos	Choque "frio" com apresentação semelhante a choque hipovolêmico e choque cardiogênico, exceto com evidências de infecção Choque "quente" apresentará circulação hiperdinâmica, SVR diminuída, e preenchimento capilar rápido Com frequência regulação térmica anormal (febre ou hipotermia)
Tratamento Inicial	Repleção de volume (produtos sanguíneos se a etiologia for hemorragia)	Repleção de volume Vasopressores	Inotrópicos, lusitropia Redução pós-carga Pode requerer diuréticos	Repleção de volume Vasopressores e inotrópicos Antimicrobianos

- Sinais de perfusão diminuída dos tecidos, conforme manifestados por mudanças na temperatura corporal, frequência cardíaca, frequência respiratória, preenchimento capilar, débito urinário, características do pulso, e alteração no estado mental devem ser avaliados.
- Investigações laboratoriais devem incluir eletrólitos do soro (incluindo cálcio ionizado), painéis renal e hepático, e contagem sanguínea completa com diferencial. Tipagem e triagem são necessárias se o paciente precisar de produtos de sangue; no entanto, para o paciente e choque hemorrágico agudo, transfusão com produtos de doador universal pode ser necessária antes do cruzamento em laboratório. Análises de gases no sangue (idealmente arterial), lactato, e saturação de oxigênio venoso central podem fornecer informações adicionais sobre a adequação da perfusão dos tecidos e liberação de oxigênio, bem como orientar a terapia.
- Monitoramento cardiopulmonar contínuo, oximetria pulsada, temperatura e mensurações de pressão sanguínea são essenciais.
  - Colocação de linha central pode ser necessária para ressuscitação de volume, provisão de infusões vasoativas, monitoramento da pressão venosa central (CVP) e avaliações laboratoriais frequentes.
  - Cateteres intra-arteriais podem ser usados para análises frequentes e monitoramento contínuo da pressão sanguínea.
  - Técnicas de termodiluição ou monitoramento arterial pulmonar podem ser considerados para determinação de débito cardíaco, *status* do volume e resistência vascular sistêmica (SVR) para orientar administração ideal.
- A colocação de um cateter de Foley permitirá a avaliação da perfusão renal conforme manifestada pelo débito de urina (< 1mL/kg/hr sugere hipoperfusão renal).

Tratamento

- Administração do choque é dirigida para aperfeiçoar a perfusão de leitos vasculares críticos a fim de aperfeiçoar a liberação de oxigênio enquanto minimiza demanda desnecessária de oxigênio. Eventualmente, se o choque permanecer não corrigido, um estado irreversível de falência multiorgânica irá se desenvolver.
- O tratamento da causa subjacente é obrigatório (p. ex., a cessação da hemorragia em um paciente que está sangrando profusamente ou terapia antibiótica em um paciente com sepse bacteriana).
- A menos que haja suspeita de choque cardiogênico, a ressuscitação inicial começa com fluidos intravenosos. Essa medida para aumentar a pré-carga irá beneficiar os pacientes com hipovolemia e/ou SVR diminuída. Fazer infusão de 20 mL/kg de cristaloides isotônicos (solução salina normal, solução de lactato de Ringer) com avaliação continuada antes de repetir os *bolus* de fluido. Avaliação por exame físico para verificar se a administração de fluido melhorou a perfusão (estado mental, preenchimento capilar, frequência cardíaca melhorada e débito de urina) ou descobertas de exame pioradas (hepatomegalia, crepitações na auscultação dos pulmões, ou taquicardia piorada). Administração criteriosa de fluidos é justificada se houver suspeita de choque cardiogênico. E pequenos *bolus* (5–10 mL/kg) são recomendados inicialmente conforme a avaliação ocorre.
  - Pacientes com choque séptico podem precisar repetir *bolus* de fluidos a cada 5–10 minutos e 80–100 mL/kg de fluido para melhorar a perfusão. Múltiplos pontos periféricos de acesso intravenoso ou uma linha venosa central são necessários.
  - Acidose metabólica grave pode ser tratada com 1–2 mEq/kg de bicarbonato de sódio intravenosamente. No entanto, bicarbonato de sódio deve ser dado com cautela para pacientes com ventilação prejudicada, porque pode ocorrer acidose intracelular aumentada.
  - O uso de medicações com efeitos vasopressores, como dopamina, epinefrina, norepinefrina e vasopressina pode ser necessário para melhorar a perfusão (Tabela 8-4). Uma compreensão da patofisiologia do paciente é importante para escolher um agente ideal.

TABELA 8-4	Medicações Vasoativas Usadas no Choque				
Medicação	**Dopamina**	**Epinefrina**	**Norepinefrina**	**Dobutamina**	**Milrinona**
Indicação	Agente para classificação múltipla de choque	Choque séptico "frio", choque cardiogênico	Choque séptico "quente", choque distributivo	Choque cardiogênico	Disfunção cardíaca em pacientes com pressão sanguínea aumentada (cuidado na disfunção renal)
Mecanismo de ação	Doses baixas: aumenta fluxo sanguíneo renal e esplâncnico e inotropia (aumenta contratilidade miocárdica) Altas doses, cronotropia (aumenta a frequência cardíaca) e SVR	Cronotropia, inotropia e aumenta SVR	Aumenta SVR	Inotropia e lusitropia (melhora o relaxamento diastólico)	Inotropia, lusitropia e diminui SVR
Dosagem típica	2–20 µg/kg/min	0,01–1 µg/kg/min	0,01–1 µg/kg/min	5–20 µg/kg/min	0,125–1 µg/kg/min

- Lusitropia e redução pós-carga com milrinona ou dobutamina para melhorar o desempenho miocárdico podem ser indicados para pacientes com disfunção cardíaca grave.
- Disfunção de órgão-alvo, incluindo sistemas renal, gastrointestinal, hematológico (coagulação) e sistema nervoso central (CNS) deve ser identificada e tratada. Cuidado de apoio para esses sistemas orgânicos é necessário enquanto a etiologia subjacente do choque é tratada.
- Corticosteroides devem ser considerados em pacientes que fracassam em responder à terapia vasopressora. O tratamento inicial pode ser justificado para aqueles sob risco de insuficiência adrenal (histórico de anormalidade no CNS, uso crônico de esteroides, púrpura fulminante, ou hiperpigmentação sugerindo insuficiência adrenal crônica). Doses de hidrocortisona de 50 mg por área de superfície corporal (m^2) por dia dividido a cada 6–8 horas são recomendadas. Também, considere projetar um nível de cortisol aleatório antes da administração, visto que essa informação pode auxiliar na descontinuidade da medicação mais tarde, uma vez que o paciente tenha melhorado.
- Se o estado hemodinâmico do paciente permanece ambíguo apesar da avaliação clínica contínua, considerar ou o cateterismo de Swan-Ganz ou monitoramento do contorno do débito cardíaco induzido por pulsação para avaliação de débito cardíaco, *status* de volume, e SVR.
- Em casos de choque refratário à catecolamina, considerar outras etiologias como tamponamento cardíaco, novo pneumotórax, perda de sangue contínua e catástrofe intra-abdominal (tecido infectado ou necrótico).
- Em casos de falência cardiopulmonar grave refratária às medidas terapêuticas mencionadas acima, ECMO venoso-arterial (VA-ECMO) pode ser necessária. Para pacientes em choque, esse suporte é obtido drenando-se o sangue de uma cânula venosa, circulando o sangue através de um trocador de gás, e então o bombeando de volta para a circulação arterial central do paciente. Somente pacientes no final do estágio terapêutico são candidatos adequados para VA-ECMO, visto que esse suporte não trata da etiologia subjacente do choque, mas em vez disso oferece tempo para que outras medidas terapêuticas surtam efeito. Mais importante, pacientes que estão sangrando não são candidatos para VA-ECMO, considerando que o circuito da ECMO requer anticoagulação sistêmica. Consulta em tempo hábil com um cirurgião pediátrico é necessária para qualquer paciente para o qual possa ser requerido um suporte de ECMO.

PRESSÃO INTRACRANIANA AUMENTADA

- Pressão intracraniana aumentada (ICP) é uma sequela comum de uma variedade de insultos ao CNS, incluindo trauma, infecção, lesão isquêmica, e doença metabólica.
- Terapia orientada para diminuição da ICP somente mostra melhorar o resultado para lesão cerebral traumática, mas pode beneficiar outros pacientes cuidadosamente selecionados.
- A ICP é exercida por entidades que ocupam o espaço intracraniano incluindo parênquima cerebral, sangue, fluido espinhal (CSF), e qualquer patologia intracraniana como tumores, hematomas, abscessos, ou outras lesões com efeito de massa.
- Se o volume de um componente no espaço intracraniano aumenta, o volume dos outros componentes, geralmente sangue ou CSF, deve ser reduzido para manter a ICP dentro de limites normais.
- Uma vez que a capacidade desse mecanismo falhe, a ICP aumenta.
- Se a pressão se torna suficientemente alta, irá ocorrer movimento do cérebro ou do tronco cerebral na superfície tentorial ou através da base do crânio (herniação), que pode levar a dano do cérebro e do tronco cerebral e à morte.

Pressão da Perfusão Cerebral e Autorregulação Cerebral

- O cérebro depende de um fornecimento constante de sangue para fornecer oxigênio e substratos metabólicos. Esse suprimento de sangue exerce uma pressão, conhecida como pressão de perfusão cerebral (CPP), que deve ser mantida para fornecer energia ao tecido cerebral metabolicamente ativo. CPP é usada como medida do fluxo sanguíneo cerebral (CBF) e pode ser calculada se a pressão arterial média (MAP) e a ICP forem conhecidas (CPP = MAP − ICP). Observe que se a CVP for mais alta do que a ICP, então a CPP é calculada como segue: CPP = MAP − CVP. Embora a CPP ideal em crianças não seja conhecida, esforçar-se para manter a CPP acima de limiares específicos da idade (para crianças < 6 anos de idade 44–55 mm Hg e para crianças > 6 anos de idade 50–60 mm Hg) é razoável, com base nas evidências atuais. As metas de ICP são < 20 mm Hg.
- Autorregulação refere-se à capacidade do cérebro de manter o CBF apesar de amplas flutuações na MAP. Sob circunstâncias normais, o CBF é bem mantido para MAP variando entre 60–150 mm Hg em adultos. No entanto, fora dessa faixa, o CBF varia com a pressão sanguínea. Em pressões sanguíneas mais baixas, o CBF pode ser inadequado e resultar em isquemia. Com pressões sanguíneas altas, o CBF se torna excessivo e pode contribuir para ICP aumentada.
- No cérebro lesionado, a autorregulação pode estar comprometida ou completamente perdida. Nessas circunstâncias, CBF pode variar diretamente com a pressão sanguínea, levando à isquemia cerebral em pressões mais baixas ou fluxo sanguíneo excessivo em pressões normais ou mais altas.
- Um grande fator na autorregulação é a resposta do cérebro a mudanças nos níveis de O_2 e CO_2 arterial. Hipóxia é um potente vasodilatador cerebral, e hipocapnia é um vasoconstritor. Embora outros aspectos da autorregulação possam estar perdidos, essas respostas são geralmente preservadas no cérebro lesionado e podem ser terapeuticamente úteis.

Monitoramento da ICP

- A fim de manter a CPP dentro de um alvo desejável, pode ser necessário monitoramento da ICP. Esse monitoramento é geralmente atingido com um monitor de pressão de fibra óptica colocado no espaço do parênquima cerebral, espaços subdural, ou epidural ou com um cateter intraventricular (ventriculostomia). Essa última opção também oferece a vantagem de remoção terapêutica do CSF.
- Complicações associadas ao monitoramento são raras, mas incluem infecção, hemorragia, convulsões, e leituras imprecisas.
- Indicações para consideração de monitoramento da ICP:
  - Classificação de Coma de Glasgow ≤ 8 após lesão cerebral traumática.
  - Tomografia computadorizada anormal da cabeça (lesão maciça, contusões, edema cerebral, compressão das cisternas basais) no contexto de um exame neurológico anormal.
  - O exame neurológico obscurecido por sedação ou bloqueio neuromuscular nos ambientes patológicos acima.
- A presença de uma fontanela aberta e/ou suturas não nega a utilidade do monitoramento visto que ainda podem ocorrer ICP aumentada, piora da lesão cerebral e herniação.

Manejo das Vias Aéreas

- Vias aéreas seguras são críticas em pacientes com ICP elevada para evitar dano secundário causado por hipóxia e os efeitos de PCO_2 anormal no CBF.
- As metas principais de uma intubação neuroprotetora são sedação profunda sem efeitos hemodinâmicos significativos, e evitar a hipóxia. Pré-oxigenação é essencial para mitigar qualquer hipóxia durante a intubação. Seleção cuidadosa de sedativos e relaxantes musculares não despolarizantes é essencial.
- A estimulação da orofaringe e da laringe produz por reflexo vagalmente mediado aumento na ICP. Considerar a administração de lidocaína (1 mg/kg IV), que inibe diretamente a resposta da ICP em pacientes sob risco.

Tratamento

- Embora a lesão primária possa ou não ser mitigada (tumor cerebral removível *versus* lesão cerebral traumática), evitar a lesão cerebral secundária é de máxima importância em pacientes com ICP elevada. Essa meta é atingida mantendo o suprimento adequado de oxigênio e nutrientes no cérebro lesionado e evitando insultos posteriores como isquemia ou demandas metabólicas excessivas (p. ex., convulsões e hipertermia). Assim, hipotensão e hipóxia devem ser meticulosamente evitadas.
- A terapia é direcionada para a manutenção da CPP ao garantir que a pressão sanguínea é adequada e mantendo a ICP baixa. Se necessário, líquidos ou administração de produto de sangue e medicações vasoativas podem ser requeridos.
- Evacuação cirúrgica de lesões maciças pode ser necessária. Consulta em tempo hábil com um neurocirurgião é de máxima importância. No entanto, manipulação cirúrgica não é suficiente em consequência de edema cerebral residual significativo que contribui para ICP elevada.
- A conduta médica é direcionada à minimização do metabolismo cerebral (que aumenta o volume de sangue cerebral) e controle de CBF excessivo enquanto mantém a CPP para garantir a entrega adequada de oxigênio e substratos metabólicos para o cérebro.
  - Garanta normotermia. A demanda metabólica aumentada por causa da febre pode aumentar o volume de sangue cerebral e a ICP. Mantas de resfriamento e acetaminofeno retal podem ser usadas. Demanda excessiva de energia por causa dos tremores deve ser controlada com agentes paralisantes.
  - Elevar a cabeceira do leito para 30 graus e garantir que a cabeça do paciente esteja na linha média. Essa posição facilita a drenagem venosa, assim diminuindo o volume de sangue cerebral. Da mesma forma, garanta que as bandagens e os colares cervicais não impeçam a drenagem venosa.
  - Monitorar para verificar se há atividade convulsiva e implementar medicações anticonvulsivas se necessário. As convulsões aumentam muito o metabolismo cerebral e o fluxo sanguíneo e, portanto, devem ser tratadas agressivamente. Se um paciente requer relaxamento muscular, monitoramento contínuo com EEG será necessário para monitoramento da convulsão. Para controle agudo da convulsão, a seguinte sequência pode ser usada: lorazepam 0,1 mg/kg IV (máximo 4 mg) por 2 minutos repetido se necessário em 5 minutos, fosfenitoína 20 mg/kg IV (máximo 1.500 mg) por 10 minutos, repetido se necessário com 10 mg/kg por 20 minutos, e fenobarbital 20 mg/kg IV (máximo 2.000 mg) por 20 minutos repetido se necessário com 10 mg/kg por 20 minutos até que a convulsão se resolva. Se ocorrer atividade convulsiva posterior, infusão de pentobarbital deve ser considerada. Consulta com um neurologista é importante para controle de convulsões refratárias. A profilaxia da convulsão deve ser considerada para pacientes sob alto risco de convulsões iniciais traumáticas (lesão cerebral penetrante, hematomas intracranianos e fraturas com depressão no crânio).
  - A atenção à administração de fluidos é importante evitando-se super-hidratação (ingestão total de fluido não deve exceder 1.500 mL/m^2 e meta de CVP 5–10 mm Hg). Fluidos isotônicos como solução de lactato de Ringer ou solução salina normal devem ser usadas e a hiponatremia deve ser evitada (Na > 135 mmol/L). Normoglicemia é essencial (geralmente 100–180 mg/dL), e enquanto fluidos IV contendo glicose nas primeiras 24 horas não são recomendados (com a exceção de bebês muito pequenos), os níveis de glicose no soro devem ser monitorados para evitar hipoglicemia.
  - Diminuir o metabolismo cerebral e agitação com sedativos podem ajudar a controlar a ICO elevada. Benzodiazepínicos e opiáceos são geralmente usados. Deve-se considerar cuidadosamente o uso de paralisia com um agente bloqueador neuromuscular não despolarizante no paciente com dissincronia no ventilador ou tosse frequente, ambos associados a ICP aumentada. No entanto, a ofuscação do exame neurológico, exceto para exame das pupilas, deve ser reconhecida.

- Em pacientes com cateter intraventricular, remoção frequente do CSF é com frequência benéfica para controle da ICP. A terapia oferece pouco benefício para pacientes com edema grave e ventrículos muito pequenos sem CSF apreciável.
- Agentes osmóticos (manitol e/ou solução salina hipertônica são eficazes para controlar a ICP elevada em muitos pacientes).
  - Manitol, em doses de 0,5–1 g/kg, pode ser dado intermitentemente a cada 4–6 horas para controlar a ICP. Esse agente osmótico também irá gerar diurese ativa e não deve ser dado para pacientes que estão hipotensivos ou têm pré-carga vascular diminuída. Monitoramento próximo de volume intravascular é importante.
    - Hiperosmolaridade crítica para administração de manitol está associada à toxicidade renal; assim, a osmolaridade é mensurada a fim de determinar a segurança de doses repetitivas. A osmolaridade mensurada é comparada com a osmolaridade calculada do soro = $1.86 \times (Na + K) + (BUN/2,8) + (Glicose/18) + 10$. Se o intervalo osmolar (mensurado – calculado) é < 20 mOsm/L, repetir a dosagem de manitol é considerado seguro.
  - Solução salina hipertônica (3% normal saline) dada em *bolus* de < 5 mL/kg pode ser eficaz para controlar ICP elevada. Em pacientes com edema cerebral sintomático ou ICP elevada, titulada para um sódio sérico de 155–165 mmol/L (correspondendo a uma osmolaridade de soro de < 360 mOsm/L). Uma infusão de 3% de 1–3 mL/kg/hora pode facilitar essa meta. Dado o risco de lesão renal em hipernatremia grave, titular a infusão hipertônica até 0,25 mL/kg/h se Na > 165 mmol/L se a ICP permitir.
- Hiperventilação leva a hipocapnia e vasoconstrição cerebral resultante, que diminui o volume do sangue cerebral e, consequentemente, a ICP.
  - Níveis de $PaCO_2$ devem ser mantidos entre 35 e 40 mm Hg para evitar volume excessivo de sangue cerebral.
  - Hiperventilação posterior ($PaCO_2$ < 35 mm Hg) deve ser evitada em virtude da preocupação com isquemia cerebral em CBF marcantemente baixo; porém hiperventilação agressiva transitória pode ser considerada em casos de hipertensão intracraniana refratária com herniação impeditiva refratária a outras medidas.
  - Monitoramento da saturação venosa jugular ou da oxigenação do tecido cerebral (meta de PbO_2 é 20–35 mm Hg) é sugerida para garantir CBF adequada se for necessária hiperventilação.
- A implementação de um coma por barbitúricos diminuirá o CBF ao diminuir o metabolismo cerebral e pode ser considerada para pacientes com ICP refratária a terapia médica e cirúrgica máxima.
  - É sugerida uma dose de ataque de pentobarbital de 5–10 mg/kg por uma hora seguida de infusões contínuas de 1–5 mg/kg/hora com titulação de dose para efeitos clínicos. Monitoramento contínuo por EEG é importante para titular a dosagem para um padrão de supressão de surtos (*burst-suppression*).
  - Terapia com alta dose de barbitúricos produz hipotensão e terapia vasopressora é com frequência necessária para promover MAP e, consequentemente, CPP adequada.
  - Caso o paciente progrida para morte cerebral, o primeiro exame de morte cerebral deve ser retardado até que o efeito do pentobarbital tenha passado (ver seção abaixo). Esse processo pode levar dias e os níveis de barbitúricos séricos podem ser úteis para monitorar a depuração.
- A terapia com esteroides é indicada para edema vasogênico causado por tumores e consulta com um neurocirurgião é útil para determinar os benefícios em relação à intervenção cirúrgica potencial.
- Em pacientes com ICP elevada refratária não responsiva às terapias acima, a consulta com um neurocirurgião em relação a uma craniotomia de descompressão pode ser justificada.

MORTE COM BASE EM CRITÉRIOS NEUROLÓGICOS (MORTE CEREBRAL)

Definição

- Morte cerebral é um diagnóstico clínico baseado em dano irreversível ao cérebro, incluindo o tronco cerebral, resultando de uma doença conhecida que pode levar ao coma. Suporte cardiopulmonar contínuo facilitará a doação de órgãos.
- O diagnóstico de morte cerebral não pode ser feito na presença de condições que poderiam ser responsáveis pela ausência de funções detectáveis no tronco cerebral. Essas condições incluem:
  - Choque ou pressão sanguínea persistentemente baixa.
  - Anormalidades eletrolíticas, no pH, ou metabólicas graves.
  - Hipotermia < 35°C.
  - Intoxicação por drogas (p. ex., coma por barbitúricos), envenenamento ou bloqueio neuromuscular.
- Essas condições devem ser corrigidas antes de diagnosticar a morte cerebral. A maioria dos hospitais tem políticas com relação ao diagnóstico de morte cerebral, e esses documentos devem ser consultados antes de qualquer determinação final.

Exame de Morte Cerebral

- Na maioria dos casos, os critérios de exame físicos são suficientes para realizar o diagnóstico de morte cerebral. No entanto, testes auxiliares podem ser necessários quando os componentes do exame físico não podem ser realizados com segurança. Se a incerteza permanecer após o exame físico, se o efeito de uma medicação puder obscurecer resultados dos exames, ou para reduzir o tempo entre os exames de morte cerebral.
- Dois exames devem ser realizados por dois médicos de serviços que estejam cuidando do paciente. Esses exames devem ser separados no tempo em > 24 para um neonato e > 12 para bebês com mais de 30 dias de idade e crianças. O primeiro exame confirma que o paciente atendeu aos critérios para determinação de morte cerebral, e o segundo exame confirma sua irreversibilidade.
- O exame neurológico consiste dos seguintes componentes:
  - Coma com perda de consciência e falta de resposta (reflexos rudimentares na coluna vertebral como flexão tripla das pernas com estímulos dolorosos podem estar presentes e requerer expertise para diferenciar de respostas motores retidas).
  - Ausência de reflexos no tronco cerebral com pupilas no ponto médio ou dilatadas que não respondem à luz, falta de movimento facilitada pela musculatura bulbar, e reflexos de vômito, de tosse, córneos e oculovestibulares ausentes.
  - Um teste de apneia que demonstra ausência de esforço respiratório na presença de $PaCO_2$ elevada. Uma mensuração de base do gás sanguíneo é obtida para documentar normocapnia e, então, o paciente é pré-oxigenado com 100% de oxigênio por 5 minutos antes da desconexão do ventilador. O oxigênio é fornecido por outro meio do fluxo de gás como uma bolsa de anestesia conectada ao tubo endotraqueal. O paciente é monitorado para qualquer esforço respiratório durante o tempo de observação até que a mensuração seriada do gás sanguíneo demonstre uma elevação no $PaCO_2$ 20 mm Hg acima da base e = 60 mm Hg. Nenhum esforço respiratório nesse ambiente indica falta de controle respiratório neurologicamente mediado.
  - Se um teste de apneia não puder ser realizado por causa de uma contraindicação médica ou instabilidade cardiopulmonar, deve ser realizado um teste auxiliar. Angiografia cerebral é considerada um teste ideal para determinação do CBF embora sua disponibilidade seja limitada e possa ser tecnicamente difícil em pacientes pequenos. O teste de nucleotídeos no CBF e a demonstração de silêncio no EEG podem também ser realizados como testes auxiliares. Esses estudos requerem expertise na realização e interpretação, e deve-se buscar orientação adequada.

CUIDADO PÓS-OPERATÓRIO DE PACIENTES APÓS CIRURGIA CARDÍACA
- Manuseio bem-sucedido de pacientes cardíacos requer o que segue:
  - Conhecimento de diagnósticos anatômicos pré-operatórios e efeitos patofisiológicos.
  - Compreensão de detalhes anestésicos e operatórios assim como complicações resultantes.
  - Conhecimento da anatomia pós-operatória e consequências fisiológicas.
  - Administração cuidadosa de unidades de tratamento intensivo pós-operatórios.

Detalhes Pré-Operatórios
- Antes do procedimento cirúrgico, a equipe da UTI dever estar familiarizada com as seguintes informações históricas:
  - Curso pré-natal e idade gestacional.
  - Idade e peso.
  - Detalhes anatômicos da lesão.
  - Efeitos patofisiológicos antes da cirurgia.
  - Saúde geral do paciente.
  - Histórico médico e cirúrgico não cardíaco.
  - Resultados de procedimentos diagnósticos e estudos radiográficos (isto é, ecocardiograma, imagem por ressonância magnética, cateterismo cardíaco).

Detalhes Operatórios
- Detalhes cirúrgicos, incluindo anestésicos usados e a duração do *bypass* cardiopulmonar, pinça aórtica e parada circulatória devem ser observados.
  - Durante o *bypass* cardiopulmonar, cateteres são colocados em ambas as veias cavas para drenar o sangue do paciente, que é então oxigenado e reaquecido antes de ser retornado para o paciente por meio de cateter na aorta ascendente. Esse padrão de fluxo sanguíneo deixa o coração do paciente relativamente desprovido de sangue, possibilitando visualização adequada para procedimentos cirúrgicos. No entanto, *bypass* cardiopulmonar resulta em estados de fluxo de sangue não fisiológicos e não pulsáteis, dispara a cascata inflamatória semelhante a um choque séptico, e prejudica a coagulação.
  - A pinça aórtica é o tempo durante o qual o fluxo de sangue arterial coronariano é interrompido por meio de um grampo colocado na aorta. Reflete o tempo isquêmico para o coração.
  - Parada circulatória é o momento em que o paciente não está perfundido (incluindo o cérebro), visto que todo o sangue é drenado dentro do sistema de *bypass*, mas não retornado. Esse estado é necessário para procedimentos na aorta proximal. Hipotermia é empregada a fim de diminuir o metabolismo celular durante esse tempo.
  - Tempos isquêmicos ou de perfusão artificial mais longos podem levar a uma maior resposta inflamatória sistêmica e disfunção de órgão alvo.
- Detalhes sobre a abordagem cirúrgica, dificuldade em desconectar o paciente do *bypass*, e complicações intraoperatórias, como arritmias, sangramentos, ou embolismo aéreo, são importantes de serem observados. A presença de linhas intracardíacas, tubos torácicos, e eletrodos de regulação cardíaca temporários deve ser informada durante a transferência de cuidados nas unidades de tratamento intensivo.
- Um ecocardiograma é com frequência obtido na sala de cirurgia para avaliar os efeitos residuais.

Conduta na UTI: As Primeiras Horas
- Após a comunicação efetiva com a equipe de anestesia e cirúrgica com relação ao paciente e ao procedimento, a equipe da UTI volta sua atenção para a avaliação e qualquer reavaliação pós-operatória posterior necessária enquanto mantém em mente as complicações potenciais.

- Durante o transporte da sala de cirurgia, tubos, fios e linhas podem ser inadvertidamente deslocados. Portanto, é importante verificar a colocação do tubo endotraqueal e acesso vascular assim como a posição do tubo torácico. Um raios X de tórax imediato irá auxiliar nessa avaliação. A verificação de eletrodos de regulação temporários também é importante.
- Avaliar o *status* hemodinâmico do paciente (cor da pele, examinar pulsos centrais e periféricos, preenchimento capilar, temperaturas central e das extremidades, frequência cardíaca e pressão sanguínea).
- Obter testes laboratoriais pós-operatórios de base (ABG, lactato, saturação venosa central, eletrólitos do soro, hemoglobina de cálcio ionizada, contagem de plaquetas e estudos de coagulação).
- Confirmar o ritmo sinusial e verificar os fios do marca-passo se aplicável.
- Avaliar o traçado e as pressões de todas as linhas vasculares utilizadas (que podem incluir o seguinte: artéria radial/femoral, veia cava superior, átrio direito e átrio esquerdo) no contexto da anatomia pós-operatória do paciente.
- Fornecer suporte respiratório conforme necessário. A ventilação de pressão positiva impede o retorno venoso para o coração, mas aumenta a redução pós-carga ventricular esquerda. O conhecimento da fisiologia subjacente do paciente e apreciação de interações cardiopulmonares complexas é vital para desenvolver uma estratégia ideal para suporte respiratório. Certos defeitos ou condições anatômicas requerem estratégias personalizadas para otimizar o débito cardíaco.
- Se o paciente tem alta resistência vascular pulmonar (PVR) ou tem tendência a crise hipertensiva pulmonar, sedação e bloqueio neuromuscular por 24–72 podem ser necessários para garantir fluxo de sangue pulmonar ideal. Hiperventilação (diminuindo pCO_2), fração de oxigênio inspirado alta e, em alguns casos, óxido nítrico podem ser usados para facilitar o fluxo de sangue pulmonar.
- Se o fluxo de sangue pulmonar excessivo for problemático, como em um paciente com desvio intracardíaco residual, hipoventilação e oxigênio inspirado baixo podem ser necessários para evitar um leito vascular pulmonar relaxado.
- Após as cirurgias de Glenn e Fontant (mais detalhes na seção intitulada "Manejo de Crianças com Ventrículos Únicos"), extubação inicial é, com frequência, a meta, visto que a pressão média elevada nas vias aéreas irá diminuir o fluxo de sangue pulmonar nesses sistemas de fluxo de sangue pulmonar passivos.

Manejo de UTI: Durante a Noite
- Deve-se prestar atenção à quantidade de sangramento dos tubos peitorais do paciente em pós-operatorio.
  - Débito excessivo (> 4 mL/kg/h por 2 h ou > 10 mL/kg de uma vez) pode indicar a presença de sangramento cirúrgico. Comunicação imediata com o cirurgião cardiotorácico é necessária visto que o sangramento de grandes vasos torácicos requer reexploração do tórax e ligação cirúrgica. De forma alternativa, sangramento excessivo pode representar uma coagulopatia médica que irá requerer transfusão de todos ou qualquer um dos seguintes: hemácias concentradas, plasma, plaquetas, crioprecipitado, protamina (se a heparina do circuito de bombeamento do *bypass* não tiver sido completamente revertida), ou fator recombinante VII. No evento de hemorragia que ameaça a vida, a ativação do protocolo maciço de transfusão do hospital pode ser benéfica para fornecer ao paciente uma razão ideal de hemácias, plasma, e plaquetas durante a ressuscitação.
  - Menos débito do que o esperado pode também ser causa de preocupação. Essa situação pode surgir de um coágulo no tórax do paciente ou no tubo peitoral em si, o que pode levar a sangra-

mento não evacuado e subvalorizado. Coágulos excessivos no tórax do paciente podem levar a tamponamento cardíaco. Sinais a serem observados para tamponamento incluem taquicardia, hipotensão e elevação na CVP. Essa preocupação também deve ser trazida à atenção imediata do cirurgião visto que o paciente pode requerer exploração da cavidade torácica.

- Arritmias
  - Taquicardia ectópica juncional (JET) é uma arritmia supraventricular que é com mais frequência vista em pacientes submetidos à cirurgia que envolve instrumentação do septo ventricular (reparo de defeitos do canal atrioventricular, defeitos septais ventriculares, e tetralogia de Fallot). A arritmia pode ser vista tão cedo quanto 6 horas pós-operatórias.
    - Essa taquicardia que se origina fora do nódulo sinoatrial (SA), com frequência começa relativamente lenta e então progressivamente acelera; uma vez que a frequência exceda o nódulo SA, torna-se o marca-passo dominante. O QRS pode parecer normal, embora ondas p retrógradas possam ser aparentes.
    - Esse ritmo pode causar dissincronia atrioventricular, e, portanto, o débito cardíaco pode-se tornar comprometido com queda na pressão sanguínea sistólica de 10–15 mm Hg. Essa dissincronia pode ser identificada pela presença de ondas A canônicas (indicativas de um átrio direito se contraindo contra uma válvula tricúspide fechada) no traçado da CVP.
    - O tratamento tem o objetivo de diminuitr a frequência a fim de diminuir a demanda de energia e consumo de oxigênio enquanto se restaura o débito cardíaco. Visto que a JET pode ser potencializada por febre e catecolaminas elevadas, os esforços de tratamento são direcionados à minimização de sua presença e efeito. Resfriamento central do paciente com venodilatação periférica e evitar lâmpadas de calor pode ser necessário. Gelo aplicado na pele pode induzir vasoconstrição periférica e, portanto, piorar hipertermia central. Redução nas infusões de catecolamina deve ser considerada firmemente se for tolerada fisiologicamente. Sedação aumentada pode ser necessária se o paciente estiver agitado e tiver catecolaminas endógenas circulantes aumentadas. Antiarrítmicos, como amiodarona, podem ser necessários; um *bolus* de amiodarona (5 mg/kg) infundido lentamente por 30 minutos seguido por uma infusão contínua de 15 mg/kg/dia é uma opção de tratamento comum. No entanto, deve-se manter cuidado visto que a amiodarona intravenosa pode causar hipotensão. E, portanto, os pacientes requerem monitoramento vigilante durante sua administração.
    - Se o paciente tiver um marca-passo (ou fios temporários deixados no pós-operatório), ele pode ser regulado atrialmente a uma frequência que exceda levemente a frequência da JET para atingir sincronia atrioventricular e débito cardíaco melhorado. No entanto, regulação atrial a frequências altas (>180 batidas por minuto) também resulta em débito cardíaco prejudicado (por causa do preenchimento ventricular diminuído e consequente volume de batimento diminuído) e, portanto, esforços para diminuir a frequência da JET são necessários antes da sobre-estimulação pelo marca-passo.
    - A arritmia com frequência se resolve em 12–24 horas e não requer regulação de longo prazo ou medicações.
  - Bloqueio cardíaco completo é a falência de condução do nódulo atrioventricular (AV) e, portanto, a contração dos átrios e ventrículos não é coordenada para maximizar o débito cardíaco. Essa arritmia também é vista em pacientes submetidos a uma cirurgia cardíaca envolvendo o septo, dada a anatomia do sistema de condução elétrico.
    - A frequência de escape subjacente é juncional (se originando no nódulo AV) ou ventricular, e com frequência insuficiente para manter débito cardíaco ideal, especialmente dado o volume sistólico abaixo do ideal.
    - O tratamento geralmente envolve estimulação do ventrículo todas as vezes que uma batida atrial é sentida, restaurando, assim, a concordância AV.

- A condição com frequência se resolve nos primeiros dias após a cirurgia. Se persistir por mais de 2 semanas, um marca-passo permanente será necessário.
- Taquicardia de reentrada nodal AV é outra forma de taquicardia supraventricular que pode ocorrer pós-operatoriamente e pode ser confundida com JET. A distinção é importante, visto que as arritmias respondem a condutas diferentes.
  - Essa arritmia ocorre com frequência com um aumento rápido na frequência cardíaca comparada ao aumento da frequência cardíaca relativamente insidioso que ocorre na JET.
  - Se o paciente estiver hemodinamicamente estável, manobras vagais podem ser tentadas (como gelo no rosto), ou pode ser dada adenosina intravenosa.
  - Se o paciente fracassa em converter para ritmo sinusal com adenosina, outras arritmias supraventriculares, como *flutter* atrial ou taquicardia atrial ectópica, devem ser consideradas. Essas condições requerem sobre-estimulação elétrica rápida ou cardioversão.
  - Se o paciente estiver hemodinamicamente instável, cardioversão sincronizada deve ser tentada imediatamente. De forma alternativa, o paciente pode ser estimulado rapidamente a um ritmo atrial rápido (> 300 batidas por minuto) por vários segundos.
- Após o *bypass* cardiopulmonar, muitos pacientes exibem fisiologia consistente com débito cardíaco baixo. Essa síndrome é chamada de "síndrome do débito cardíaco baixo" e geralmente atinge seu nadir em 6–12 pós-operatórias (para detalhes ver Parr e Wernovsky, leituras sugeridas). Embora sua etiologia seja incompletamente definida e provavelmente multifatorial para cada paciente, cuidado de apoio é a base do tratamento.
  - O médico intensivista deve considerar quaisquer fatores adicionais que possam contribuir ou potencializar a fisiologia do baixo débito, tal como os seguintes: defeitos residuais ou estruturais não reconhecidos: continuação de difunção ventricular perioperatória, lesão de reperfusão, efeitos de *bypass* cardiopulmonar, interações cardiopulmonares pós-operatórias fisiológicas esperadas, complicações de cirurgia (como artérias coronarianas comprometidas durante reparo de transposição dos grandes vasos), arritmias, hipertensão pulmonar e infecção.
  - Síndrome de débito cardíaco baixo se manifesta por sintomas e sinais de choque cardiogênico, como depressão do estado mental, hipertermia central (com esfriamento periférico), extremidades mosqueadas, taquicardia, pressão dos pulsos estreitada, débito urinário baixo, saturação de hemoglobina venosa central diminuída, produção aumentada de lactato e hipotensão. Edema pulmonar na radiografia de tórax pode estar presente.
  - O tratamento é de apoio. Avaliação das pressões venosa central, atrial direita e atrial esquerda, assim como exame físico, pode orientar a terapia.
    - Pressões de preenchimento baixas (pressões uniformemente baixas de CVP, atrial direita e atrial esquerda) indicam hipovolemia e devem ser tratadas com *bolus* sequenciais de 5 mg/kg de coloides ou cristaloides com atenção para resposta de fluidos.
    - Pressões de preenchimento normais ou elevadas (pressões de CVP, atrial direita e atrial esquerda elevadas) indicam função miocárdica deprimida e devem ser tratadas com suporte inotrópico, incluindo infusão de cálcio.
    - Extremidades frias e mal perfundidas com normotensão indicam função miocárdica limítrofe; redução pós-carga (milrinona 0.5–1 µg/kg/min) deve ser considerada (ver Hoffman, leituras sugeridas).
    - Se o paciente continuar a exibir débito cardíaco ruim apesar da terapia médica ideal, pode requerer suporte de ECMO. Comunicação frequente com o cirurgião cardiotorácico é crítica.
      – Canulação eletiva para ECMO poder ser considerada no paciente que exibe piora progressiva no débito cardíaco, conforme evidenciado por exame físico frequente e marcadores bioquímicos de perfusão orgânica (ver Trittenwin, leituras sugeridas).

- ECMO deve ser fortemente considerada em qualquer paciente com hipotensão refratária, piora da acidose metabólica, e/ou requisito inotrópico de > 0.2 µg/kg/min de epinefrina no período pós-operatório.
- Suporte de ECMO pode ser requerido para fazer a ponte através da síndrome do débito cardíaco baixo, ou se o paciente não conseguir se separar do suporte de ECMO, para colocação do dispositivo de assistência ventricular e entrada na lista do transplante.

Manejo na UTI: Os Próximos Dias

- A maioria dos pacientes pós-operatórios de cirurgias cardíacas se beneficia de terapia diurética no primeiro dia pós-operatório.
- A nutrição é muito importante para pacientes cardíacos pós-operatórios. Infusões contendo glicose intravenosa geralmente são iniciadas no período pós-operatório imediato, com transição para nutrição enteral ou parenteral em 24–72 horas. Nutrição enteral é preferida exceto em casos em que houver preocupação com perfusão intestinal ruim secundária a baixo débito cardíaco ou terapia vasopressora ou se o paciente desenvolver íleo pós-operatório. Em casos nos quais o paciente requer ventilação mecânica prolongada, mas pode ainda assim tolerar alimentação, a nutrição enteral é fornecida por meio da rota nasogástrica ou nasojejunal.
- O débito do dreno torácico deve ser monitorado continuamente, e deve diminuir enquanto também se torna mais seroso e claro. Os cirurgiões cardiotorácicos irão normalmente remover os drenos torácicos uma vez que a drenagem tenha atingido esses critérios. Débito nublado pode ser um sinal de drenagem quilosa, implicando em dano ao ducto torácico, e drenagem quilosa contínua pode prejudicar a capacidade do paciente de se libertar da ventilação mecânica.
- Ocasionalmente, os nervos laríngeos recorrentes ou os nervos frênicos podem ser danificados intraoperatoriamente. Essa lesão pode ser permanente, secundária a trauma direto ou temporária como resultado de dano termal de hipotermia terapêutica intraoperatória ou de lesão de estiramento.
  - Dado o papel dos nervos laríngeos recorrentes na abertura das cordas vocais, o dano é manifestado por obstrução nas vias aéreas superiores com estridor e dificuldade respiratória que pode se tornar aparente somente após extubação. O diagnóstico de paralisia nas cordas vocais pode ser feito em um paciente extubado que estiver respirando espontaneamente, por meio de uma endoscopia flexível no leito. No caso de paralisia completa das cordas vocais, o paciente irá precisar ser reintubado e depois disso aguardar o retorno da função nervosa ou progredir para traqueostomia.
  - Suspeita de dano no nervo frênico pode vir a partir da radiografia do tórax demonstrando um diafragma persistentemente elevado, particularmente quando unilateral. Os sinais são consistentes com dificuldade respiratória, e os pacientes demonstram retrações paradoxais na parede abdominal. Bebês pequenos têm mais tendência à falência respiratória causada por paralisia diafragmática e podem requerer pregas cirúrgicas no diafragma.

MANEJO DE CRIANÇAS COM LESÕES TIPO VENTRÍCULO ÚNICO

- A mistura completa do suprimento sanguíneo dos retornos venosos sistêmico e pulmonar é a resultante fisiológica comum de uma variedade de lesões cardíacas congênitas. Exemplos dessas lesões de mistura incluem os defeitos cardíacos no ventrículo único, e atresia das válvulas atrioventriculares é uma descoberta patológica comum.
- O débito ventricular único é dividido em duas circulações paralelas, o circuito sistêmico e o cardíaco, a fim de fornecer fluxo sanguíneo para ambos os pulmões e para o resto do corpo. A proporção relativa de fluxo sanguíneo para esses leitos vasculares é determinada pelas resistências relativas ao fluxo (isto é, a PVR e a SVR).

- Portanto, a fisiologia dos defeitos de ventrículo único pode ser considerada em três categorias amplas que determinam a conduta pré-operatória e o tratamento cirúrgico. Essas categorias são pacientes: com circulações equilibradas, aqueles com fluxo pulmonar excessivo, e aqueles com fluxo de sangue pulmonar insuficiente.

Circulação Equilibrada
- Nessa situação, como na fisiologia cardíaca normal, o fluxo de sangue pulmonar (Q_p) é igual ao fluxo de sangue sistêmico (Q_s). No entanto, dada a mistura dos retornos venosos pulmonar e sistêmico, a saturação do oxigênio arterial é ~ 75%–85%. Cirurgia imediata ou conduta médica podem não ser necessárias.
- Uma circulação equilibrada em um neonato com fisiologia de ventrículo único sugere que a PVR ainda não caiu para a faixa fisiológica normal (mais baixa do que a SVR).

Fluxo Pulmonar Excessivo
- Fluxo de sangue pulmonar excessivo implica que o Q_p é maior do que o Q_s e é a fisiologia esperada quando PVR cai nos dias após o nascimento. Dado mais fluxo de sangue pulmonar, a saturação de oxigênio arterial é mais alta em comparação à circulação equilibrada. No entanto, essa situação não é vantajosa porque, se não tratada, pode levar à falência cardíaca congestiva, visto que o ventrículo único tem que trabalhar mais duro para manter fluxo de sangue sistêmico adequado em face ao desvio vascular pulmonar.
- A conduta tem como objetivo promover mais fluxo sanguíneo dentro da circulação sistêmica durante o débito cardíaco. Um mecanismo para atingir mais fluxo de sangue sistêmico é diminuindo a SVR. Redução pós-arga ventricular esquerda, como com nitroprussiato, milrinona, ou inibidores da conversão de angiotensina, podem ser usados. Da mesma forma, as medicações que aumentam a SVR são evitadas. De forma alternativa, a PVR pode ser aumentada por hipoventilação controlada com bloqueio neuromuscular (acidose e pCO_2 aumentado aumentam a PVR) e/ou com oxigênio inspirado diminuído (atingido através da mistura no nitrogênio por meio de máscara facial/câmara ou através de um circuito de ventilador). Hematócritos elevados podem contribuir para PVR aumentada ao aumentar a viscosidade do sangue e, portanto, diminuir o desvio pulmonar.
- O tratamento médico para fluxo de sangue excessivo é insuficiente em longo prazo (dada a progressão para falência cardíaca) e, portanto, a cirurgia é geralmente necessária após a PVR diminuir. Consulta inicial com cirurgião cardiotorácico é de máxima importância para determinar o tempo ideal de intervenção cirúrgica. Bandagem pulmonar pode ser considerada uma abordagem inicial a fim de restringir o fluxo sanguíneo para o leito vascular pulmonar. Essa intervenção envolve colocar uma bandagem ao redor da artéria pulmonar principal. Essa bandagem é ajustada intraoperatoriamente até que a saturação de oxigênio aórtico seja 75%–85% ou o gradiente através da banda seja 40–60 mm Hg.

Fluxo de Sangue Pulmonar Insuficiente
- Fluxo de sangue pulmonar insuficiente implica que o Q_p é menor do que o Q_s, e hipoxemia está presente como resultado, geralmente, 70% ou mais baixa. A meta de conduta é aumentar o fluxo de sangue pulmonar para auxiliar a oxigenação arterial.
- Uma opção para desviar a fluxo sanguíneo para dentro da circulação pulmonar é aumentar a resistência para o fluxo na circulação sistêmica aumentando a SVR. Algumas vezes, agentes de vasoconstrição sistêmica, como fenilefrina ou epinefrina, podem ser necessários. Deve-se tomar cuidado com inotrópicos como a epinefrina, no entanto, visto que essas medicações aumentam a carga de trabalho no ventrículo único já comprometido.

- Outra via para aumentar o fluxo de sangue pulmonar é diminuir a resistência do leito vascular pulmonar. Aumentar a porcentagem fracional de oxigênio e/ou diminuir pCO_2 por meio de hiperventilação com alcalose relativa irá dimimuir a PVR e facilitar o fluxo de sangue pulmonar. Também considere se vasodilatadores pulmonares diretos, como óxido nítrico e prostaciclina, podem ser úteis. Hipovolemia deve ser evitada, e euvolemia almejada.
- No entanto, terapias médicas também podem-se tornar inadequadas, e novamente, consulta inicial com cirurgiões cardiotorácicos é de máxima importância. Dependendo das intervenções cirúrgicas futuras planejadas, a dilatação da válvula pulmonar ou septostomia atrial (aumentar a mistura do sangue no nível atrial) pode ser necessária.
- A intervenção cirúrgica principal antes da paliação completa é o estabelecimento de um desvio sistêmico-pulmonar. Uma abordagem comum é o desvio de Blalock-Taussig (BT) modificado, onde um tubo de plástico é anastomosado de forma terminolateral para a artéria subclávia (a artéria inominada na síndrome de coração esquerdo hipoplásico) e para a artéria pulmonar. Após cirurgia bem-sucedida, a saturação de oxigênio arterial é ~75% – 85%, indicativa de uma circulação equilibrada com liberação de oxigênio mais ideal para tecidos de órgãos alvo.

Cirurgia

- A maioria dos pacientes com ventrículos únicos em última instância é submetida, de forma semelhante, a cirurgias em estágios, com o objetivo principal de desonerar o ventrículo único do fornecimento tanto do débito pulmonar quanto do cardíaco, ao estabelecer conexões estáveis extracardíacas sistêmicas para pulmonares.
- Esses procedimentos convergem no estabelecimento de fluxo de sangue pulmonar passivo, e assim o resultado bem-sucedido depende da resistência pulmonar baixa e pressão diastólica final baixa no ventrículo único. Portanto, cateterismo cardíaco é realizado antes desses procedimentos para avaliar a PVR e a pressão diastólica final no ventrículo único.
- Sem alívio de carga por meio de procedimentos cirúrgicos escalonados, o ventrículo único está sob alto risco de falência com o tempo.
- De forma alternativa, o paciente pode ser considerado para transplante cardíaco em um centro apropriado se a anatomia cardíaca não for favorável para escalonamento cirúrgico.

Norwood

- A primeira cirurgia tradicional para pacientes com síndrome de coração esquerdo hipoplásico é conhecida como Norwood. Essa cirurgia tem o objetivo de estabelecer o fluxo de sangue sistêmico a partir do ventrículo único e, então, deve estabelecer fluxo de sangue pulmonar alternativo (um desvio). Os pacientes são submetidos a esse procedimento uma vez que sua PVR intrinsecamente elevada caia na semana após o nascimento e a supercirculação pulmonar, portanto, ocorra.
  - As artérias dos ramos pulmonares são removidas da artéria pulmonar principal, e o tronco pulmonar resultante é anastomosado até a aorta hipoplásica, criando uma neoaorta. Coarctação do arco aórtico requer reconstrução, e septostomia atrial também é realizada.
  - O fluxo de sangue pulmonar é então estabelecido com um desvio BT modificado (ver acima), ou um desvio de Sano.
    - O desvio BT modificado permite escoamento fisiológico do sangue até o leito vascular pulmonar durante a diástole, o momento em que as artérias coronárias são perfundidas. Portanto, o desvio BT modificado pode ser complicado por hipoperfusão arterial coronariana, um risco significativo no coração com o volume já sobrecarregado.

- O desvio de Sano é um conduto plástico colocado cirurgicamente para conectar o ventrículo direito e as artérias pulmonares. Assim, o desvio de Sano fornece fluxo de sangue pulmonar pulsátil somente durante a sístole e evita escoamento diastólico, e, portanto, roubo coronariano. No entanto, até o momento nenhuma evidência definitiva estabeleceu o desvio ideal para essa população (ver Reemsten e Cua, leituras sugeridas). Portanto, atualmente a anatomia cardíaca do paciente e as preferências do cirurgião e centro geralmente ditam qual desvio é construído.

Híbrido

- O procedimento híbrido é um acréscimo recente para a abordagem de estadiamento cirúrgico para pacientes com ventrículos únicos. Esse procedimento, conforme o nome indica, é uma combinação de técnicas de cardiologia intervencionais e cirurgia. Bandagens ao redor da artéria pulmonar são colocadas cirurgicamente e estreitadas para atingir fluxo de sangue pulmonar suficiente, mas não excessivo; por intervenção é realizada uma septostomia atrial e colocado *stent* no ducto arterioso para estabelecer mistura intracardíaca e fluxo de sangue sistêmico estáveis, respectivamente. A reconstrução do arco aórtico em pacientes com síndrome de coração esquerdo hipoplásico é retardada até o próximo procedimento.
- O uso dessa técnica permite evitar o *bypass* cardiopulmonar e a cardioplegia inerentes à cirurgia de Norwood. Estudos comparando resultados iniciais bem-sucedidos entre a abordagem híbrida e a cirurgia tradicional de Norwood se mostraram promissores, e a caracterização posterior dos resultados dos pacientes está em andamento.

Desvio de Glenn

- A próxima cirurgia, a cirurgia de Glenn, é geralmente realizada aos ~4–6 meses de idade, quando a PVR normalmente caiu mais, e o fluxo de sangue pulmonar através do desvio não mais requer tanta pressão do fluxo ventricular. Esse momento também coincide com quando o paciente começa a crescer em relação ao desvio de Sano ou o BT (isto é, a quantidade de fluxo de sangue pulmonar é abaixo do ideal e limitada pelo tamanho do desvio plástico). O paciente irá exibir redução na saturação de hemoglobina arterial nesse momento.
  - Durante a cirurgia de Glenn, o desvio BT modificado previamente colocado ou desvio de Sano é removido, e um desvio cavopulmonar é criado anastomosando a veia cava superior à artéria pulmonar. O fluxo de sangue é geralmente dirigido para o pulmão direito e esquerdo, e a cirurgia é chamada de Glenn bidirecional. Esse procedimento resulta em todo o fluxo sanguíneo da veia cava superior agora entrando na circulação pulmonar sem atravessar o coração. Dado que o fluxo de sangue pulmonar resultante é passivo, a presença de PVR baixa é essencial.
  - Se o paciente anteriormente foi submetido a um procedimento híbrido, essa cirurgia se torna mais complicada, visto que a cirurgia envolve remoção das bandagens arteriais pulmonares, reconstrução do arco aórtico, assim como qualquer reconstrução necessária para as artérias pulmonares, e finalmente criando o desvio cavopulmonar (SVC para artéria pulmonar).
  - O paciente irá exibir cianose por conteúdo de hemoglobina desoxigenado na circulação arterial porque a veia cava inferior continua a se esvaziar dentro do coração e a mistura com sangue oxigenado ocorre antes da ejeção ventricular sistêmica.

Desvio de Fontan

- A última cirurgia para separar a circulação pulmonar da sistêmica é conhecida como cirurgia de Fontan. Esse procedimento, geralmente realizado aos ~2–3 anos de idade, envolve anastomose da veia cava inferior à artéria pulmonar.
  - Esses pacientes agora têm saturações de hemoglobina arterial quase normal. Uma ligeira redução ocorre uma vez que veias coronarianas, que contêm pouca hemoglobina oxigenada sanguínea, ainda se esvaziam dentro do ventrículo.

- Em muitos pacientes submetidos ao procedimento de Fontan, uma pequena fenestração ou orifício é feito entre o circuito de Fontan e o átrio. Essa conexão permite um desvio da direita para a esquerda ou "estouro" do fluxo sanguíneo para dentro do ventrículo a fim de manter o débito cardíaco na eventualidade de PVR estar elevada e o fluxo de sangue pulmonar passivo diminuído.
- Quando o sangue é desviado através da fenestração, o paciente irá exibir dessaturação no sangue arterial sistêmico e possivelmente cianose, dependendo da quantidade de sangue desoxigenado desviado. No entanto, sem o desvio, uma elevação no PVR pode levar a uma diminuição no débito cardíaco levando a uma combinação perigosa de hipotensão e dessaturação arterial.

LEITURAS SUGERIDAS

Acute Respiratory Distress Syndrome Network. Ventilation with lower tidal volume as compared with traditional tidal volume for acute lung injury and the acute respiratory distress syndrome. N Engl J Med 2000;342:1301–1308.

Arnold HJ. High-frequency ventilation in the pediatric intensive care unit. Pediatr Crit Care Med 2000;(1):93–99.

Carcillo JA. Clinical practice parameters for hemodynamic support of pediatric and neonatal patients in septic shock. Crit Care Med 2002;30(6):1365–1378.

Cho DY, Wang YC, Chi CS. Decompressive craniotomy for acute shaken/impact syndrome. Pediatr Neurosurg 1995;23:192–198.

Cua CL, Thiagarajan RR, Taeed R, et al. Improved interstage mortality with the modified Norwood procedure: a meta-analysis. Ann Thorac Surg 2005;80:44–49.

Diringer MN, Zazulia AR. Osmotic therapy: fact and fiction. Neurocritical Care 2004;2:219–234.

Downard C, Hulka F, Mullins RJ, et al. Relationship of cerebral perfusion and survival in pediatric brain injured patients. J Trauma 2000;(49):654–659.

Duracher C, Schmautz E, Martinon C, et al. Evaluation of cuffed tracheal tube size predicted using the Khine formula in children. Pediatr Anesth 2008;18:113–118.

Fuhrman BP, Zimmerman JJ. Pediatric Critical Care. 3rd Ed. Buffalo, NY: Mosby, 2005.

Gondim FAA, Aiyagari V, Shackleford A, et al. Osmolality not predictive of mannitol-induced acute renal insufficiency. J Neurosurg 2005;103:444–447.

Hoffman TM, Wernovsky G, Atz AM, et al. Efficacy and safety of Milrinone in preventing low cardiac output syndrome in infants and children after corrective surgery for congenital heart disease. Circulation 2003;107:996–1002.

Kochanek PM, Carney N, Adelson PD, et al. Guidelines for the acute medical management of severe traumatic brain injury in infants, children and adolescents—second edition. Pediatr Crit Care Med 2012;13(Suppl 1):S1–S82.

Malhotra A. Low tidal-volume ventilation in the acute respiratory distress syndrome. N Engl J Med 2007;357:1113–1120.

Mehta NM, Arnold JH. Mechanical ventilation in children with acute respiratory failure. Curr Opinions Crit Care 2004;10:7–12.

Nakagawa TA, Ashwal S, Mathur M, et al. Guidelines for the determination of brain death in infants and children: An update of the 1987 task force recommendations. Pediatrics 2011;128:e720–e740.

Newth CJ, Rachmann B, Patel N, et al. The use of cuffed vs uncuffed endotracheal tubes in pediatric intensive care. J Pediatr 2004;144:333–337.

Nichols DG, Ackerman AD, Carcillo JA, et al. Roger's Textbook of Pediatric Intensive Care. 4th Ed. Durham, NC: Lippincott Williams & Wilkins, 2008.

Nichols DG, Cameron DE. Critical Heart Disease in Infants and Children. 2nd Ed. Baltimore: Mosby, 2006.

Parr GVS, Blackstone EH, Kirklin JW. Cardiac performance and mortality early after intracardiac surgery in infants and young children. Circulation 1975;51:867–874.

Reemstem BL, Pike NA, Starnes VA. Stage I palliation for hypoplastic left heart syndrome: Norwood versus Sano modification. Curr Opin Cardiol 2007;22:60–65.

Report of Special Task Force. Guidelines for determination of brain death in children. Ann Neurol 1987;22:616–617.

Children's Medical Executive Committee Brain Death Working Group, St. Louis Children's Hospital. Determination of Death by Neurological Criteria (Brain Death). Hospital Policy Document, updated 2009.

Trittenwein G, Pansi H, Graf B, et al. Proposed entry criteria for postoperative cardiac extracorporeal membrane oxygenation after pediatric open heart surgery. Artif Org 1999;23:1010–1014.

Wernovsky G, Wypij D, Jonas RA, et al. Postoperative course and hemodynamic profile after the arterial switch operation in neonates and infants: a comparison of low-flow cardiopulmonary bypass and circulatory arrest. Circulation 1995;92:2226–2235.

West JB. Respiratory Physiology: The Essentials. 8th Ed. San Diego: Lippincott Williams & Wilkins, 2008.

9 Cirurgia
Kathryn Q. Bernabe ▪ Brad W. Warner

- A constelação de doenças cirúrgicas pediátricas é enorme. Da miríade de problemas congênitos e adquiridos que requerem expertise de um cirurgião pediátrico, os mais comuns são discutidos neste capítulo, com foco no diagnóstico e manejo cirúrgico.

DOENÇAS CONGÊNITAS

DEFEITOS NA PAREDE ABDOMINAL

Definição e Anatomia
- Defeitos na parede abdominal permitem herniação dos conteúdos abdominais através da parede abdominal.
  - Na **onfalocele**, o defeito é no anel umbilical. O defeito tem um saco membranoso fino cobrindo os conteúdos abdominais herniados. O rompimento do saco pode ocorrer, assim expondo os órgãos intra-abdominais.
  - Na **gastrosquise**, o defeito é à direita do umbigo/cordão umbilical. Os conteúdos herniados não são cobertos por um saco.

Epidemiologia
- A incidência da **onfalocele** é 1 em 4.000 nascimentos.
- A incidência da **gastrosquise** é 1 em 6.000–10.000 nascimentos.
- Não há predominância de gênero.
- As anomalias associadas aos dois defeitos diferem.
  - A **onfalocele** está associada à síndrome de Beckwith-Wiedeman, à pentalogia de Cantrell; extrofia cloacal, trissomias 13, 18, e 21; síndrome de Turner, e síndrome de Klinefelter.
  - A **gastrosquise** geralmente não está associada a quaisquer anomalias cromossômicas, mas a atresia intestinal, intestino encurtado, e intestino com motilidade ruim podem estar presentes.

Etiologia
- Acredita-se que a **onfalocele** ocorra por causa de uma falha dos intestinos no retorno para o abdome durante a gestação.
- Acredita-se que a **gastrosquise** seja um defeito no local da involução da segunda veia umbilical.

Histórico e Exame Físico
- Defeitos na parede abdominal estão associados a níveis de α-fetoproteína materna, e podem ser diagnosticados por ultrassom pré-natal a 14 semanas de gestação.
- Na **onfalocele**, o intestino delgado e o grosso, o estômago, e, algumas vezes, o fígado podem estar visíveis através do saco membranoso.
- Na **gastrosquise**, o intestino exposto é espessado e pode estar coberto com uma película de fibrina. Todo o intestino médio é geralmente herniado, mas outros órgãos, incluindo o estômago ou órgãos pélvicos, podem também herniar.

Imagem

- **Pré-natal.** Imagem envolvendo exames ultrasssonográficos completos para procurar outras anomalias. Essa imagem inicial pode posteriormente ditar a necessidade de ecocardiografia fetal e amniocentese para cariotipagem. Cesarianas e parto prematuro não são indicados, a menos que necessários por outras razões obstétricas.
- **Pós-natal.** Em combinação com um exame físico detalhado, a imagem é direcionada para identificar outras anomalias congênitas. Comumente, ultrassom abdominal, ecocardiograma cardíaco e outras técnicas radiográficas são usadas.

Tratamento

Pós-Natal

- Descompressão nasogástrica no nascimento é obrigatória.
- Qualquer trauma à membrana da onfalocele deve ser evitado. Intestino herniado na gastrosquise deve ser tratado da mesma forma. Geralmente, para proteger o abdome imediatamente após o parto, a metade mais baixa do corpo do neonato pode ser gentilmente colocada em uma vasilha plástica limpa para manter a umidade e calor durante o transporte para uma unidade de tratamento intensivo neonatal (UTI neonatal). Evite colocar gaze embebida em solução salina sobre o intestino, já que isso pode levar a uma diminuição significativa na temperatura corporal do neonato. Envolver o intestino com gaze também deve ser evitado, visto que isso impede a capacidade de avaliar perfusão intestinal e pode criar um efeito de torniquete.
- Uma lâmpada de calor pode ser necessária para manter normotermia.
- Perdas de fluidos podem ser significativas, e o *status* hídrico deve ser monitorado proximamente.
- Antibióticos são indicados na gastrosquise, e no caso de rompimento da membrana da onfalocele.

Cirurgia

- Fechamento primário pode ser realizado em bebês com pequenos defeitos quando o volume de conteúdos herniados for pequeno.
- Fechamento por procedimento escalonados, usando um silo que é colocado ao lado do leito, é usado para defeitos de gastrosquise quando a cavidade abdominal no nascimento for muito pequena para acomodar os conteúdos herniados.
- Cuidados pós-operatórios na UTI neonatal podem incluir ventilação mecânica e monitoramento para verificar se há síndrome compartimental. Íleo intestinal é esperado após o fechamento, especialmente para a gastrosquise, e nutrição parenteral total (TPN) pode ser necessária.

Resultados e Complicações

- O resultado é amplamente dependente da idade gestacional no nascimento e da presença de outras anomalias congênitas e genéticas.
- Complicações de longo prazo incluem refluxo gastroesofágico e obstrução intestinal relacionada à adesão.
- Síndrome do intestino curto e necessidade de nutrição parenteral de longo prazo podem ser um problema significativo em crianças com gastrosquise.

HÉRNIA DIAFRAGMÁTICA CONGÊNITA

Definição e Anatomia

- Uma hérnia diafragmática congênita (CDH) é um defeito no diafragma que permite a herniação dos conteúdos abdominais dentro do tórax.
- A maioria dos casos (80%) é do lado esquerdo. Raros casos são bilaterais.

Epidemiologia
- A incidência é ~1 em 2.000–5.000 nascimentos.
- A condição está associada à hipoplasia pulmonar e à hipertensão pulmonar.

Etiologia
- A causa é um defeito no desenvolvimento diafragmático.
- Uma causa genética não é atualmente conhecida. Há evidências surgindo de que a vitamina A pode ter um papel importante no desenvolvimento do diafragma.

Histórico
- Histórico materno de poli-hidrâmnio existe em 80% dos casos.
- CDH pode ser diagnosticado no ultrassom pré-natal. Análise cromossômica pré-natal deve ser realizada.

Exame Físico
- Taquipneia, roncos, cianose, e sons respiratórios diminuídos ocorrem no lado afetado.
- Um abdome escafoide com tórax distendido e assimétrico pode ser visto.
- Hipotensão pode estar presente como resultado de compressão mediastinal e obstrução do retorno venoso para o coração.

Estudos Laboratoriais e Imagem
- Testes incluem análise do gás no sangue assim como oximetria pré-ductal e pós-ductal.
- Uma radiografia de tórax mostrando o intestino no tórax e uma escassez de gás intestinal no abdome confirmam o diagnóstico.
- Anomalias cardíacas podem ocorrer em até 25% dos bebês com CDH; um ecocardiograma cardíaco é justificado. Anomalias cardíacas maiores estão associadas a taxas de sobrevivência significativamente mais baixas.

Diagnóstico Diferencial
- Eventração diafragmática congênita é uma possibilidade.
- Malformações císticas congênitas nas vias aéreas pulmonares.

Tratamento
- Óxido nítrico pode ser necessário para vasodilatação pulmonar.

Oxigenação por Membrana Extracorpórea
- Oxigenação por membrana extracorpórea (ECMO) pode ser útil quando há liberação inadequada de oxigênio em face de adequados ressuscitação de volume, hemoblogina circulante, suporte farmacológico e ventilação.
- Bebês devem geralmente estar com > 34 semanas de gestação, peso > 2.000 g, não ter grandes hemorragias intracranianas, ter estado em ventilação mecânica por < 14 dias, e não ter anomalias congênitas letais.

Cirurgia
- Fechamento cirúrgico não é uma emergência; em vez disso, deve ser realizado quando o bebê estiver fisiologicamente estável e o tônus vascular pulmonar tiver sido otimizado de forma máxima.
- O tratamento pré-operatório inclui:
  - Tubo nasogástrico, fluido intravenoso, intubação e ventilação mecânica.
  - Ventilação por máscara ou "bolsa" é contraindicada para evitar distensão do intestino.
  - Análise do gás no sangue, assim como oximetria pré-ductal ou pós-ductal devem ser monitoradas serialmente.

Resultados e Complicações
- Taxas de mortalidade 20%–52% (bebês com CDH que requerem ECMO)
- Até o momento, nenhum fator que preveja de forma confiável o resultado foi identificado.
- Refluxo gastroesofágico ocorre em 45%–85% dos pacientes.

ATRESIA ESOFÁGICA E FÍSTULA TRAQUEOESOFÁGICA

Definição e Anatomia
- Atresia esofágica (EA) é uma descontinuidade no esôfago. Pode haver uma conexão fistulosa associada entre o esôfago e a traqueia, que é conhecida como fístula traqueoesofágica (TEF).
- A classificação é baseada na localização da TEF, se estiver presente. Oitenta e cinco por cento dos pacientes têm o tipo onde há uma bolsa superior de extremidade cega com uma fístula entre a traqueia e o esôfago distal.
- Outros tipos incluem uma conexão fistulosa entre a porção proximal do esôfago com ou sem atresia.

Epidemiologia e Etiologia
- A incidência é ~1 em 4.000 nascimentos vivos e uma leve predominância masculina.
- Cerca de 50% têm uma anomalia congênita associada (p. ex., VACTERL, trissomias 18 e 21, síndrome CHARGE).
- A separação anormal do esôfago e traqueia ocorre durante a 4ª semana de gestação.

Histórico
- Poli-hidrâmnio materno é característico.
- O diagnóstico pode ser feito por ultrassom pré-natal.

Exame Físico
- Um recém-nascido com EA baba excessivamente e episódios de cianose ou dificuldades respiratórias. É impossível passar um tubo de alimentação dentro do estômago do bebê.
- Um recém-nascido com uma TEF isolada engole normalmente e não baba, mas pode engasgar e tossir enquanto estiver comendo.
- Um recém-nascido com uma fístula distal ou uma fístula isolada pode ter um abdome distendido devido ao ar inspirado se comunicando através da fístula.

Estudos Laboratoriais e Imagem
- Os testes incluem contagem sanguínea completa (CBC), painel eletrolítico e tipagem e triagem.
- Radiografias de tórax e abdominais após colocação de um cateter pela boca do bebê mostram a localização do cateter no esôfago.
  - Enrolamento da ponta do cateter no esôfago proximal sugere uma atresia enquanto ar no estômago sugere uma fístula distal ou isolada.
  - Pacientes com uma fístula proximal ou nenhuma fístula não têm ar no abdome.
- O ecocardiograma determina a localização do arco aórtico, que é importante no planejamento cirúrgico.
- Dado a frequente associação com outras anomalias VACTERL (Vertebral, Anorretal, Cardíaca, Traqueoesofágica, Renal, Membros (em inglês, *Limb*) um exame físico cuidadoso, junto com radiografia de tórax, ultrassonografia da coluna e rins, é um ecocardiograma tambem são requeridos.

Tratamento: Cirurgia

- O tratamento pré-operatório inclui:
  - O neonato é colocado em uma posição ereta e um tubo nasoesofágico ou oro-esofágico é inserido para sugar a saliva e evitar aspiração. O bebê não deve ser alimentado oralmente.
  - Ventilação mecânica é necessária se o bebê estiver com dificuldade respiratória ou tiver pneumonia. Ventilação com bolsa-máscara é contraindicada se estiver presente uma fístula distal, porque causa piora e distensão abdominal clinicamente significativa.
- A meta da cirurgia é separar o esôfago da traqueia e restaurar a continuidade esofágica.

Complicações

- Disfagia é um sintoma pós-operatório comum.
- Refluxo gastroesofágico (40%) e infecções recorrentes no trato respiratório de aspiração silenciosa podem requerer fundoplicação.
- Complicações posteriores incluem estreitamento anastomótico, traqueomalacia e impactação de alimentos.

MÁ ROTAÇÃO

Definição e Anatomia

- Posicionamento anormal do intestino médio resulta em uma base mesentérica estreita, conferindo um risco de vólvulo no intestino médio ameaçador da vida, obstrução intestinal e oclusão de vaso mesentérico, que é uma emergência cirúrgica.
- Em vez da posição usual ao lado esquerdo da coluna vertebral, o ligamento de Treitz fica à direita da linha média; há uma base mesentérica estreita e bandas de Ladd envolvendo o duodeno.

Epidemiologia e Etiologia

- Setenta e cinco por cento dos bebês apresentam o quadro com menos de um ano de idade, e 90% são sintomáticos no primeiro ano.
- Má rotação também pode-se apresentar na infância e na idade adulta.
- A incidência na autópsia é 0,5%–1%.
- Anomalias associadas ocorrem em cerca de 50% dos pacientes e incluem CDH, defeitos na parede abdominal, anomalias traqueoesofágicas, membranas e atresias intestinais, malformações anorretais, situs in*versus*, e asplenia e polisplenia.
- Rotação anormal e fixação do intestino delgado ocorrem durante a gestação.

Histórico

- Os sintomas mais comuns são vômito bilioso, dor abdominal com cólicas e distensão.
- Se o vólvulo no intestino médio estiver presente, essa é uma situação emergente. Esses pacientes podem estar letárgicos, irritáveis e em choque.
- Crianças que não são diagnosticadas na infância podem apresentar dor abdominal crônica, vômitos, diarreia e insuficiência no crescimento.
- Ocasionalmente, má rotação é uma descoberta acidental em um exame radiográfico para outro problema.

Exame Físico

- Distensão abdominal, desidratação e possíveis sinais de choque são encontrados.
- Sensibilidade abdominal e sangue no exame retal são sugestivos de isquemia intestinal.

Estudos Laboratoriais e Imagem
- Os testes incluem CBC, painel eletrolítico, e tipagem e triagem.
- Estudo de contrate do trato gastrointestinal (GI) superior é diagnóstico.
- Orientação reversa da artéria e veia mesentéricas superiores pode ser vista na ultrassonografia.
- Se o estudo contrastado GI superior mostra anatomia duodenal normal, um trânsito do intestino delgado pode ser feito para documentar a posição do ceco. Não fixação do ceco pode ser vista.

Cirurgia
- O tratamento pré-operatório inclui descompressão do tubo nasogástrico, ressuscitação por fluidos, e correção dos eletrólitos e anomalias acidobásicas. Terapia antibiótica é indicada para pacientes com vólvulo no intestino médio, peritonite, ou sepse.
- O procedimento de Ladd envolve divisão de bandas de Ladd sobre o duodeno e alargamento da base mesentérica entre o intestino delgado e o grosso. O intestino delgado permanece no abdome direito do paciente, e o intestino grosso permanece no abdome esquerdo do paciente. Por fim, é realizada uma apendicectomia.
  - Cirurgia de emergência é requerida em casos de má rotação com vólvulo no intestino médio. Pais de crianças com má rotação sintomática aguardando cirurgia devem ser ensinados a reconhecer os sinais e sintomas dessa emergência.
  - Em casos em que a má rotação é diagnosticada sem vólvulo no intestino médio, o procedimento de Ladd é realizado em virtude do risco de vólvulo associado.

Complicações
- Complicações de longo prazo relacionadas com a adesão, incluindo obstrução intestinal, podem ocorrer em cerca de 25% dos pacientes cirúrgicos.

HÉRNIA INGUINAL

Definição
- Essa hérnia envolve protrusão de conteúdos intra-abdominais (p. ex., omento, intestinos, gônadas) através de um defeito na parede abdominal para dentro do canal inguinal.

Epidemiologia e Etiologia
- A maioria das hérnias em bebês e crianças é indireta.
- Reparo de hérnia inguinal é a cirurgia mais comum realizada em crianças.
- Sua incidência em recém-nascidos a termo completo é de 3%–5% e é tão alta quanto 30% em bebês pesando < 1 kg. O pico da incidência é nos primeiros 3 meses de vida.
- Etiologia é um processo vaginal patente.

Histórico
- Pais com frequência dão um histórico de abaulamento intermitente na virilha associado a choro ou esforço.

Exame Físico
- Uma massa pode estar presente na virilha, e em bebês do sexo masculino, pode-se estender até o escroto.
- Transluminação escrotal pode ajudar a distinguir entre uma hérnia e uma hidrocele.
- Uma hérnia que não pode ser reduzida é chamada de encarcerada. Se o suprimento de sangue for comprometido por causa do encarceramento, a hérnia é estrangulada.

Imagem
- Ultrassom pode ser útil se o diagnóstico for equívoco no exame físico.

Diagnóstico Diferencial
- Hidrocele, torção testicular, tumor testicular, e linfadenopatia são possibilidades.

Tratamento

Cirurgia
- O momento de reparo de hérnia inguinal historicamente era orientado pela idade pós-concepcional do bebê e risco conhecido de encarceramento. O risco de apneia pós-operatória por causa da anestesia geral mostrou ser significativamente aumentado com a idade pós-concepcional de < 60 semanas. Estudos prospectivos estão em curso para comparar a correção prematura da hérnia inguinal (antes da alta da UTI neonatal) com a tardia em bebês prematuros.
  - O risco de encarceramento após redução manual difícil é significativo; se a redução for desafiadora, a criança deve ser internada no hospital e submetida a reparo de hérnia em 24–48 horas após ter sido permitida diminuição do edema do tecido.
  - Uma hérnia estrangulada exige exploração e reparo médico cirúrgico.
  - Pais de crianças com uma hérnia inguinal aguardando cirurgia devem ser ensinados a reconhecer os sinais e sintomas de encarceramento e devem procurar cuidado médico emergencial para reduzir a hérnia.
- Herniorrafia primária é adequada. Exploração contralateral tornou-se mais viável com o advento da laparoscopia. Um laparoscópio pode ser introduzido por meio do saco do lado afetado para visualizar o anel interno contralateral.

Complicações
- Complicações pré-operatórias incluem encarceramento, estrangulamento e isquemia intestinal necessitando de ressecção intestinal.
- Complicações associadas a reparo de hérnia eletiva são raras (2%) e incluem hematoma, infecção do corte, e complicações gonadais.
- A taxa de complicações cirúrgicas sobe significativamente na vigência de encarceramento.
- Em neonatos, o reparo está associado a até 8% de recorrência. Em bebês mais velhos, a taxa de recorrência esperada é 1%.

DOENÇAS ADQUIRIDAS

ENTEROCOLITE NECROSANTE

Definição e Anatomia
- Enterocollite necrosante (NEC) é um processo inflamatório agudo dos intestinos que pode progredir para necrose e perfuração do tecido intestinal.
- NEC mais comumente afeta o íleo terminal e o cólon direito, mas pode envolver qualquer um dos segmentos do trato GI.

Epidemiologia e Etiologia
- NEC ocorre em 1–3 por 1.000 nascimentos vivos.
- A incidência na UTI neonatal é 2%.
- A etiologia é multifatorial. Fatores que predispõem incluem prematuridade e alimentação enteral.

Histórico
- A apresentação clássica inclui a tríade de distensão abdominal, fezes com sangue, e pneumatose intestinal.
- O bebê típico tem 2–3 semanas de idade e foi alimentado com mamadeira.

Exame Físico
- Exame abdominal pode mostrar significativa distensão, eritema ou descoloração na parede, ou uma massa palpável (alça do intestino dilatada fixa).
- Um bebê séptico pode também ter taquicardia, hipotensão, hipotermia e sinais de perfusão ruim.

Estudos Laboratoriais e Imagem
- Tendências na contagem de leucócitos e plaquetas, assim como concentração de hemoglobina, são úteis. Eletrólitos e gases no sangue também são seguidos.
- Culturas de sangue podem auxiliar na adequação da cobertura antibiótica.
- Radiografias abdominais seriais (anteroposterior, decúbito lateral esquerdo, ou decúbito dorsal com raios horizontais) procurando pneumatose intestinal, gás portal venoso, e pneumoperitôneo são úteis. Alças distendidas do intestino delgado são comumente vistas, mas podem ser um achado inespecífico.
- Ultrassonografia é útil para detectar pneumatose intestinal e gás venoso portal.

Monitoramento
- Monitoramento hemodinâmico contínuo é necessário.

Tratamento
Não Operatório
- Conduta expectante médica é o tratamento de escolha para pacientes com NEC que não mostram sinais de choque persistente ou pneumoperitôneo.
- Conduta não operatória consiste de antibióticos, ressuscitação hídrica, descompressão nasogástrica ou orogástrica, exames laboratoriais seriais e exames. Alimentação enteral é descontinuada. Suporte vasopressor pode ser adequado. Nutrição parenteral também é iniciada.

Cirurgia
- Laparotomia exploratória, resseção de intestino necrótico ou perfurado, e criação de ostomia são os pilares da intervenção cirúrgica. Mais recentemente, drenagem peritoneal primária mostrou ser um tratamento alternativo com resultado equivalente em bebês com peso extremamente baixo no nascimento que apresentam pneumoperitôneo.
- Intervenções pré-operatórias incluem ressuscitação com fluidos, e correção de eletrólitos, anemia e coagulopatia. Derivados sanguíneos compatíveis devem estar disponíveis para cirurgia.
- Em bebês que estão ganhando peso e não estão mais criticamente doentes, fechamento da enterostomia é marcado para 8 semanas após a cirurgia inicial.
- A sobrevivência nos bebês após receber tratamento cirúrgico é de 70%–80%.

Complicações
- NEC recorrente ocorre em 4%–6% dos bebês.
- Estreitamento intestinal é a complicação mais comum.
- Síndrome do intestino curto e má absorção intestinal podem resultar dependendo da quantidade de intestino removido.

Diagnóstico Diferencial
- Íleo relacionado a sepse pode apresentar-se de maneira semelhante à NEC em que é indicada conduta conservadora.

ESTENOSE PILÓRICA HIPERTRÓFICA INFANTIL

Definição
- Estenose pilórica hipertrófica infantil (IHPS) é um estreitamento do canal pilórico causado por hipertrofia muscular circular.

Epidemiologia e Etiologia
- A incidência é 2–3 por 1.000 nascimentos vivos.
- A razão homem:mulher é 4:1.
- Irmãos de pacientes com IHPS têm 15 vezes mais probabilidade de desenvolver IHPS do que aqueles sem histórico familiar.
- A causa é desconhecida, mas provavelmente genética.

Histórico e Exame Físico
- A apresentação clássica inclui vômito não bilioso que ocorre mais comumente da 2^a a 8ª semana de vida. Inicialmente, o bebê pode regurgitar a alimentação, mas isso geralmente progride para êmese não biliosa em jato característica.
- Uma massa pilórica do tamanho de uma azeitona pode ser palpável. O abdome é macio e não sensível.
- Turgência ruim na pele e fontanela afundada acompanham a desidratação.

Estudos Laboratoriais e Imagem
- Painel eletrolítico com frequência revela alcalose metabólica hipoclorêmica de vômitos excessivos.
- Nitrogênio ureico do sangue e creatinina podem indicar a gravidade da desidratação.
- Ultrassonografia abdominal é diagnóstica se a espessura do músculo pilórico é > 3 mm e extensão de > 1,5 cm. Se for equívoca, um estudo de contraste também pode ser obtido.

Tratamento
- IHPS não é uma emergência cirúrgica; ressuscitação hídrica, normalização de eletrólitos, e correção dos desequilíbrios ácido-base devem ser feitos antes da operação.
- Administração de potássio nos fluidos intravenosos não deve ser feita até que o débito de urina tenha sido estabelecido.
- Piloromiotomia aberta e laparoscópica são aceitáveis.

Resultados e Complicações
- A alimentação é iniciada logo depois da cirurgia, e bebês geralmente têm alta no primeiro ou segundo dia pós-operatório.
- Perfuração, infecção da lesão, deiscência da lesão, ou miotomia incompleta podem complicar piloromiotomia.

INTUSSUSCEPÇÃO

Definição e Classificação
- Intussuscepção envolve um segmento do intestino deslizando para dentro de um segmento mais distal.
- Peristalse causa propulsão da intussuscepção dentro do intussuscepiente, resultando em obstrução linfática e venosa. A progressão desse processo leva a edema na parede intestinal, sangramento mucoso, insuficiência arterial, piora na obstrução intestinal mecânica, e eventualmente necrose intestinal.
- A classificação é de acordo com a anatomia – ileocólica (mais comum), ileoileal, ou colocólica.

Epidemiologia e Etiologia

- A incidência geral é 1%–4%. Geralmente, o paciente tem entre 3 meses e 3 anos de idade.
- Aproximadamente 95% dos casos ocorrem em crianças com < 2 de dois anos de idade; intussuscepção é a causa mais comum da obstrução nesse grupo de idade.
- Cabeças de invaginação patológicas devem ser suspeitados com o aumento da idade. Condições médicas que podem criar cabeças de invaginação incluem, mas não estão limitados a, divertículo de Meckel, cisto de duplicação intestinal, linfoma no intestino delgado, fibrose cística, e púrpura de Henoch-Schönlein.

Histórico

- O bebê ou criança classicamente tem um histórico de choro e de dobrar as pernas durante episódios intermitentes de dor abdominal. A criança pode de outra forma estar assintomática entre episódios. A maioria das crianças com intussuscepção é saudável e bem nutrida.
- Vômitos (80%) podem ser inicialmente não biliosos, mas podem-se tornar biliosos conforme a obstrução progride. Crianças com intussuscepção são, com frequência, letárgicas e podem eliminar fezes com sangue, conhecidas classicamente como "fezes de geleia de groselha", devido à descamação da mucosa intestinal.
- Algumas vezes, um histórico de gastroenterite recente ou infecção no trato respiratório superior é elicitado.

Exame Físico

- Exame abdominal revela um quadrante inferior direito e uma massa sensível em formato de salsicha no quadrante superior direito em 85% dos pacientes. Conforme o processo progride, pacientes podem desenvolver distensão abdominal e sinais peritoneais.
- Sangramento mucoso pode fazer com que as fezes sejam positivas para o método do guaiaco mesmo na ausência de um histórico de sangue nas fezes.

Estudos Laboratoriais e Imagem

- CBC e painel eletrolítico são necessários.
- Radiografias simples abdominais em duas incidências têm uma sensibilidade muito menor que a ultrassonografia para detectar a intussuscepção (62,3% vs. 98,4%). Se obtida muito tarde no processo, a radiografia pode mostrar um padrão de distribuição de gás intestinal obstrutivo ou pneumoperitôneo pela perfuração.
- Ultrassonografia tem uma sensibilidade de 98,5% e 100% de especificidade.
- Um enema de contraste aéreo é tanto diagnóstico quanto terapêutico.

Tratamento

Não Operatório

- Redução hidrostática da intussuscepção com solução salina ou por enema aéreo é realizada por radiologistas após notificação de um cirurgião pediátrico. A taxa de sucesso é de 96% para redução com enema de contraste e 92% para redução com enema aéreo. Esse procedimento é contraindicado em pacientes que têm peritonite ou sinais de choque.
  - Redução não operatória pode ser complicada por perfuração, que é uma emergência cirúrgica.
  - Redução bem-sucedida é seguida por observação de paciente internado por 24–48 horas para monitorar recorrência.

Cirurgia

- Tratamento cirúrgico é indicado para pacientes com peritonite ou choque.
- Pacientes com redução incompleta ou malsucedida, recorrências múltiplas, ou uma cabeça de invaginação patológica também requerem redução cirúrgica e/ou ressecção.

- Preparação para cirurgia inclui tubo nasogástrico para descompressão, ressuscitação hídrica, e correção de eletrólitos e anormalidades acidobásicas. Terapia antibiótica é indicada em pacientes que são sépticos ou têm sinais peritoneais.

Recorrência
- O risco de recorrência é de até 3,9% nas primeiras 24 horas e até 6,6% nas primeiras 48 horas após redução não operatória.
- Após a redução cirúrgica, a recorrência é infrequente.

APENDICITE
Definição
- Inflamação do apêndice pode progredir para necrose e perfuração.

Epidemiologia e Etiologia
- Apendicite é a emergência cirúrgica mais comum na infância.
- Pico de incidência ocorre aos 10–12 anos de idade. A taxa mais alta de perfuração em crianças (30%) comparada com adultos é atribuída ao fato de que sintomas são com frequência confundidos com gastroenterite e à incapacidade da criança de comunicar sua dor.
- O bloqueio do orifício do apêndice causa congestão venosa que leva à insuficiência arterial.

Histórico
- Geralmente, dor periumbilical vaga se localiza no quadrante inferior direito e pode ser acompanhada por náusea, vômitos, anorexia e/ou febre.
- Diarreia e disúria podem também estar presentes por causa de irritação pelo apêndice inflamado adjacente.

Exame Físico
- Palpação do abdome no quadrante inferior direito provoca dor. Pode haver sensibilidade rebote ou defesa.
- Palpação do quadrante inferior esquerdo pode resultar em reprodução da dor do quadrante inferior direito (sinal de Rovsing).
- Exame retal resulta em sensibilidade local no lado direito se o apêndice estiver na pélvis.
- Se de outra forma a criança estiver estável e o diagnóstico de apendicite for incerto, exames seriais abdominais devem ser realizados para monitorar a trajetória clínica da criança.

Estudos Laboratoriais
- Pacientes com apendicite geralmente têm uma leucocitose de baixo grau com uma neutrofilia.
- Se a apresentação não for clássica, enzimas do fígado, amilase, e níveis de lipase podem ser úteis.

Imagem e Procedimentos de Diagnósticos Cirúrgicos
- Ultrassom abdominal é bastante sensível e específico para apendicite, mas pode ser difícil em pacientes obesos ou não cooperativos.
- Tomografia computadorizada (CT) pode ser necessária, mas deve ser feita seletivamente em virtude dos riscos de exposição à radiação.
- Laparoscopia diagnóstica é especialmente útil para meninas adolescentes para as quais o diagnóstico de apendicite é equívoco.

Diagnóstico Diferencial
- Condições a serem excluídas são gastroenterite, constipação, adenite mesentérica, doença de Crohn, infecção no trato urinário, pielonefrite e patologias ginecológicas.

Tratamento
- Apendicite perfurada com formação de abscesso intra-abdominal em um paciente hemodinamicamente estável pode ser administrada com uma linha de acesso venoso central inserida perifericamente para antibióticos IV e um dreno percutâneo inserido por um radiologista intervencionista. Assim, um estudo piloto randomizando pacientes pediátricos para apendicectomia inicial *versus* conduta não operatória com antibióticos IV com ou sem dreno percutâneo não mostrou uma diferença significativa na hospitalização total, formação de abscesso recorrente, ou custos gerais.
- Antibióticos pós-operatórios e seu tempo de duração permanecem controversos.

Cirurgia
- Apendicectomia laparoscópica e aberta são ambas padrão. Estudos recentes sugerem que apendicectomia laparoscópica pode estar associada a uma taxa de infecção baixa na lesão e uma estadia mais curta no hospital.
- Pré-operatoriamente, o paciente deve ser mantido em dieta oral zero e receber ressuscitação por fluido intravenoso. Antibióticos devem ser dados uma vez que tenha sido feito o diagnóstico de apendicite.

Complicações
- Complicações iniciais incluem abscesso intra-abdominal e infecção na lesão.
- Complicações posteriores incluem aquelas que são relacionadas a adesões, incluindo obstrução intestinal.

TRAUMA ABDOMINAL
Definição e Anatomia
- Órgãos sólidos comumente lesionados incluem o fígado, baço, rins e pâncreas.
- Lesões ou perfuração nas vísceras ocas podem ocorrer em qualquer lugar ao longo do trato GI.
- Estruturas vasculares também podem estar lesionadas.
- Marcos externos para as bordas do abdome são os mamilos superiormente e a pélvis inferiormente.

Epidemiologia e Etiologia
- A causa principal de mortalidade e morbidade em crianças é trauma.
- Acidentes com veículos com motor seguidos por lesão por arma de fogo se classificam como número um e dois como mecanismos de morte.
- Lesões abdominais são, com mais frequência, causadas por trauma fechado.
- Apesar das pesquisas primárias e secundárias cuidadosas, as lesões ainda não são percebidas em 2%–50% das crianças.

Histórico
- Histórico pertinente inclui o mecanismo de lesão.
  - O mecanismo era penetrante ou fechado?
  - O paciente estava usando cinto de segurança?
  - O paciente foi atirado com o impacto?
  - Houve perda de consciência?

Exame Físico

- Pesquisa primária para qualquer paciente de trauma inclui avaliar as vias aéreas, respiração e circulação (ABCs).
- Uma pesquisa focada secundária se segue e inclui (mas não está limitada a) exames neurológicos, do tórax, abdominais, das costas e extremidades.
  - Identificar ferimentos que sugerem uma lesão penetrante, procurando por lesões de entrada e saída.
- Uma pesquisa terciária consistindo de um exame repetido da cabeça aos pés é realizada em até 24 horas da internação no hospital para evitar lesões não observadas.

Estudos Laboratoriais e Imagem

- Painel de trauma (CBC, eletrólitos, enzimas hepáticas, amilase, painel de coagulação, tipagem e cruzamento, urinálise) é com frequência realizado para orientar conduta posterior ou imagem.
- Radiografias do tórax e pelve assim como CT abdominal e pélvica com contraste intravenoso são úteis e podem revelar lesão sólida no órgão ou fluido intraperitoneal livre que pode ser preocupante para perfuração nas vísceras ocas.
- Estudos da coluna cervical são necessários em pacientes com mecanismo de lesão significativo.

Tratamento

Não Operatório

- Pacientes com mecanismo de lesão significativo que não têm lesão identificável na avaliação inicial devem ser submetidos à avaliação clínica seriada com exame abdominal por 24 horas.
- Pacientes com lesão abdominal devem receber terapia antibiótica que tenha como alvo bactérias aeróbicas e anaeróbicas.
- Imunização contra tétano, se não estiver atualizada, é imperativa em trauma penetrante e queimaduras.

Cirurgia

- A cirurgia é indicada se o paciente tiver peritonite, sangramento abdominal descontrolado ou pneumoperitôneo. A cirurgia pode ser indicada se houver penetração da parede abdominal através da fáscia, já que há preocupação com lesão intestinal intra-abdominal que não pode ser revelada por imagem.
- Pré-operatoriamente, a colocação de duas linhas intravenosas calibrosas, descompressão nasogástrica e oxigênio suplementar é necessário.

ABSCESSO NO TECIDO MOLE

Definição

- Coleção de fluido purulento na pele e tecido subcutâneo.

Epidemiologia e Etiologia

- Linhagens de *Staphylococcus aureus* resistente à meticilina (MRSA) estão se tornando cada vez mais prevalentes em crianças com infecções estafilocócicas adquiridas na comunidade. A maioria dessas crianças não tem fatores de risco identificáveis.
- A causa é violação da epiderme, com invasão bacteriana da pele e do tecido mole.

Histórico
- Há, com frequência, histórico de inchaço progressivo, dor, eritema,e calor em uma região localizada da pele.
- Pode haver drenagem espontânea do local da infecção.
- Febre e leucocitose podem estar presentes.
- É importante perguntar sobre trauma na pele.
- Outros elementos chave do histórico incluem abscessos anteriores, abscesso recorrente, e membros da família com abscessos ou com exposição a MRSA.

Exame Físico, Estudos Laboratoriais e Imagem
- Identificar a localização e tamanho do abscesso, quantidade de enrijecimento, presença de flutuação, qualidade e quantidade da drenagem, e área de eritema.
- CBC com diferencial é com frequência obtida em pacientes febris. Se a lesão for incisada e drenada, uma cultura de lesão/fluido é obtida.
- Ultrassonografia é útil em alguns casos como em suspeita de abscesso mamário.

Procedimentos de Diagnóstico Cirúrgico
- Se não estiver claro se há acúmulo de fluidos para drenar, aspiração com agulha sob anestesia local pode ser útil.
- Se for obtido fluido, a aspiração é inadequada, e incisão e drenagem devem ser realizadas.

Tratamento

Medicações
- Se houver suspeita de MRSA, clindamicina ou trimetroprima/sulfametoxazol são recomendados.
- Terapia de antibióticos orais após incisão adequada e drenagem ainda não estão bem-definidas, mas geralmente são continuadas por alguns dias.
- Sinais sistêmicos de infecção (febre, leucocitose) justificam antibióticos intravenosos.

Cirurgia
- Incisão e procedimentos de drenagem em crianças com frequência envolvem o uso de sedação.
- Abscesso simples pode não requerer curativos diários. Abscessos mais complexos podem-se beneficiar da colocação de dreno temporário para permitir depurações mais fáceis da área e mudanças de curativos no paciente pediátrico.
- Drenagem inadequada pode resultar em disseminação progressiva da infecção.

Encaminhamentos
- Um paciente com abscessos recorrentes deve ser encaminhado para um especialista em imunologia e doenças infecciosas.

Educação do Paciente
- Práticas de higiene pessoal devem ser revisadas com os pais e a criança.

LEITURAS SUGERIDAS

Bergmeijer JHLJ, Tibboel D, Hazebroek FWJ. Nissen fundoplication in the management of gastroesophageal reflux occurring after repair of esophageal atresia. J Pediatr Surg 2000;35:573–576.

Fujimoto T. Hypertrophic Pyloric Stenosis. In: Puri P, Hollwarth M, eds. Pediatric Surgery. Heidelberg, Germany: Springer-Verlag, 2000:171–180.

Gahukamble DB, Khamage AS. Early versus delayed repair of reduced incarcerated inguinal hernias in the pediatric population. J Pediatr Surg 1996;31:1218–1220.

Gray MP, Li SH, Hoffmann RG, et al. Recurrence rates after intussusception enema reduction: a meta-analysis. Pediatrics 2014;134(1):110–119.

Henderson AA, Anupindi SA, Servaes S, et al. Comparison of 2-view abdominal radiographs with ultrasound in children with suspected intussusception. Pediatr Emerg Care 2013;29(2):145–150.

Henry MCW, Gollin G, Islam S, et al. Matched analysis of non-operative management vs immediate appendectomy for perforated appendicitis. J Pediatr Surg 2007;42:19–24.

Lee SL, Gleason JM, Sydorak RM. A critical review of premature infants with inguinal hernia: optimal timing of repair, incarceration risk and postoperative apnea. J Pediatr Surg 2011;46(1):217–220.

Logan JW, Rice HE, Goldberg RN, et al. Congenital diaphragmatic hernia: a systematic review and summary of best-evidence practice strategies. J Perinatol 2007;27(9):535–549.

Malviya S, Swart J, Lerman J. Are all preterm infants younger than 60 week postconceptional age a risk for post-anesthetic apnea? Anesthesiology 1993;78:1076–1081.

Menon SC, Tani LY, Weng HY, et al. Clinical characteristics and outcomes of patients with cardiac defects and congenital diaphragmatic hernia. J Pediatr 2013;162(1):114–119.

Moss RL, Dimmitt RA, Barnhart DC, et al. Laparotomy versus peritoneal drainage for necrotizing enterocolitis and perforation. N Engl J Med 2006;354:2225–2234.

Murphy FL, Sparnon AL. Long-term complications following intestinal malrotation and the Ladd's procedure: a 15 year review. Pediatr Surg Int 2006;22:326–329.

Orzech N, Navarro OM, Langer JC. Is ultrasonography a good screening test for intestinal malrotation? J Pediatr Surg 2006;41:1005–1009.

Owen A, Marven S, Jackson L, et al. Experience of bedside preformed silo staged reduction and closure for gastroschisis. J Pediatr Surg 2006;41:1830–1835.

Somme S, To T, Langer JC. Factors determining the need for operative reduction in children with intussusception: a population based study. J Pediatr Surg 2006;41:1014–1019.

St Peter SD, Aguayo P, Fraser JD, et al. Initial laparoscopic appendectomy versus initial nonoperative management and interval appendectomy for perforated appendicitis with abscess: a prospective, randomized trial. J Pediatr Surg 2010;45(1):236–240.

Tirabassi MV, Wadie G, Moriarty KP, et al. Geographic information system localization of community-acquired MRSA soft tissue abscesses. J Pediatr Surg 2005;40:962–966.

Waag K. Intussusception. In: Puri P, Hollwarth M, eds. Pediatric Surgery. Heidelberg, Germany: Springer-Verlag, 2006:313–320.

Yagmurlu A, Vernon A, Barnhart DC, et al. Laparoscopic appendectomy for perforated appendicitis: a comparison with open appendectomy. Surg Endosc 2006;20:1051–1054.

10 Medicina dos Adolescentes

Sarah Mermelstein ▪ Sarah Tycast ▪ Kathryn L. Plax

- Adolescência é o momento de transição da infância para a idade adulta. Geralmente, começa aos 10–14 anos de idade. É caracterizada por rápido crescimento físico, cognitivo e emocional, assim como desenvolvimento sexual (puberdade).
- Adolescentes começam a desenvolver independência e separação de seus pais. Menos desejosos de participar de atividades familiares, podem-se concentrar em relacionamentos e desafiar a autoridade dos pais.
- Os adolescentes estão cada vez mais preocupados com seu corpo em desenvolvimento, opinião dos pares, independência e exploração sexual.
- Dicas para a entrevista clínica com o adolescente:
  - Entrevistar o adolescente e o pai/mãe (ou ambos) juntos e, então, o adolescente sozinho.
  - No início da entrevista e na frente dos pais, discuta a confidencialidade do paciente. Certifique-se de dizer que você irá manter todas as suas descobertas e todas as discussões confidenciais, a menos que o paciente esteja sob risco de ferir a si mesmo ou outros, ou alguém tenha ferido o paciente.
  - Encoraje o adolescente a discutir os problemas com seus pais e encoraje os pais a criarem um momento do dia para estar com o filho/a.
  - O histórico psicossocial do adolescente com frequência inclui uma avaliação **HEADSS**:
    Hinâmica do lar (*Home dynamics* em inglês)
    Educação: desempenho na escola
    Atividades, **A**spirações
    Drogas, **D**epressão
    Sexo, **S**uicídio, **S**egurança, Pontos fortes (*Strengths* em inglês)
  - Ofereça orientações com antecedência sobre dieta, maturidade, sexualidade, prevenção a lesões, e bons hábitos de saúde.
- Outros conselhos incluem o seguinte:
  - Antes do exame físico, dê ao adolescente a opção de ser examinado sozinho ou acompanhado pelo pai ou mãe. Respeite o pudor do paciente.
  - Ao formular um plano, é importante reforçar os pontos fortes e as conquistas do adolescente tanto para o paciente quanto para os pais.
  - Use uma estratégia de decisão compartilhada e prioridades direcionadas para o jovem, se for necessária mudança de comportamento.

DOENÇAS SEXUALMENTE TRANSMISSÍVEIS

Definição e Etiologia

- Doenças sexualmente transmissíveis (STDs) podem-se apresentar como uretrite, vulvovaginite, cervicite, úlceras ou crescimentos genitais, doença inflamatória pélvica (PID), epididimite, dor abdominal, enterite ou proctite, hepatite, artrite, faringite, erupções na pele ou conjuntivite.

VARREDURA E PREVENÇÃO

- Preservativos, quando usados de forma adequada, podem diminuir muito a disseminação das STDs e devem ser encorajados em toda atividade sexual.
- Recomendações de varredura do CDC (2015):
    - Triagem anual para gonorreia e clamídia em mulheres sexualmente ativas.
    - Considerar triagem em homens heterossexuais para verificar clamídia em ambientes clínicos de alta prevalência ou em populações com alta carga de infecções.
    - Triagem anual para verificar vírus da imunodeficiência humana (HIV) entre as idades de 13 e 64 para qualquer um que seja sexualmente ativo ou usuário de drogas intravenosas (IVDU).
    - Triagem anual para sífilis, gonorreia, clamídia e HIV em homens gays e bissexuais sexualmente ativos, e outros homens que façam sexo com homens. (MSM). Triagem nessa população deve incluir locais de contato extragenitais (reto, faringe). Considerar triagens mais frequentes (a cada 3–6 meses) em MSM que têm múltiplos parceiros ou parceiros anônimos.
- Teste de hepatite C deve ser oferecido a todos os pacientes infectados com HIV, pessoas com parceiros infectados com hepatite C e pacientes que abusam de drogas intravenosas (IV) ou que têm parceiros que o fazem.
- Papilomavírus humano (HPV) é uma causa de verrugas genitais e câncer cervical. A vacina contra o HPV é recomendada pelo Advisory Committee on Immunization Practices (*Comitê do Conselho para Práticas de Imunização*) (ACIP) entre 11 e 12 anos de idade; no entanto, pode ser feita desde crianças de nove anos até adultos de 26 anos. Uma série de três injeções é administrada em um período de seis meses. Três vacinas contra HPV foram agora aprovadas pela U.S. Food and Drug Administration (FDA) — Cervarix, Gardasil-4, e Gardasil-9. Todas as três protegem contra os sorotipos de HPV 16 e 18 (causa de 70% dos cânceres orofaríngeos e cervicais). A vacina quadrivalente e a vacina 9-valente também protegem contra sorotipos de HPV 6 e 11 (causa de 90% das verrugas genitais). A vacina 9-valente protege contra cinco sorotipos adicionais – 31, 33, 45, 52 e 58 (causa de 20% adicionais de cânceres cervicais não cobertos anteriormente). Somente Gardasil foi aprovada para homens. As recomendações do exame Papanicolaou ainda se aplicam porque a vacina não protege contra todos os tipos de HPV.
    - O início dos exames Papanicolaou deve ocorrer quando o paciente tiver 21 anos de idade, a despeito da idade de início da atividade sexual. Um exame pélvico e um Papanicolaou não são requeridos para início de controle de natalidade.

Diagnóstico e Tratamento

- A Tabela 10-1 resume as características e tratamento de várias STDs.
- Adolescentes podem consentir avaliação e tratamento de STDs sem consentimento dos pais na maioria dos estados.
- A avaliação deve incluir histórico completo e exame físico. Em mulheres sintomáticas, um teste de gravidez, avaliação de lâmina com esfregaço vaginal para verificar a presença de *Neisseria gonorrhoeae* e *Chlamydia trachomatis*, *Trichomonas*, e teste de HIV devem ser realizados se houver preocupação com STD. Considerar reagina plasmática rápida (RPR), dependendo da prevalência de sífilis em sua comunidade. Em homens, um espécime de urina ou esfregaço uretral deve ser realizado para diagnóstico de infecção com *N. gonorrhoeae* e *C. trachomatis*, e testes de HIV e RPR também devem ser completados. Em MSM, testes orais e retais para verificar a presença de *N. gonorrhoeae* e *C. trachomatis* também são recomendados se eles fazem sexo oral e anal.
- Se houver suspeita de uma STD e o acompanhamento não for certo, tratar de forma presuntiva pelo menos gonorreia e clamídia.

TABELA 10-1 — Características e Terapia para Doenças Sexualmente Transmissíveis

Doença	Características	Terapia
Gonorreia	• Causada por *N. gonorrhoeae* • Pacientes estão com frequência coinfectados com *Chlamydia*, então *tratar para ambas, independente do resultado de clamídia* • Parceiros sexuais devem ser tratados • Pode causar cervicite mucopurulenta • Existe resistência disseminada a quinolona	• **Urogenital, retal ou faríngea não complicada:** **Ceftriaxone** 250 mg IM dose única e 1 g de azitromicina oral dose única **OU se alérgico a betalactâmico:** Azitromicina 2g em uma dose oral única MAIS teste de cura
Clamídia	• Causada por *C. trachomatis* • Infecção assintomática é muito comum entre homens e mulheres • Parceiros sexuais devem ser tratados • Pode causar cervicite mucopurulenta • Abuso sexual deve ser considerado em crianças pré-adolescentes com clamídia	• **Urogenital não complicada:** **Azitromicina** 1g oral única OU **Doxiciclina** 100 mg oral b.i.d. por 7 dias • **Gravidez:** azitromicina 1 g oral dose única ou amoxicilina 500 mg oral t.i.d. por 7 dias com reteste a cada 3 meses após tratamento
Sífilis	• Causada por *Treponema pallidum* • Primária: úlcera indolor ou cancro • Secundária: erupções na pele, lesões mucocutâneas e adenopatia • Sífilis latente inicial: *em até um ano de avaliação negativa anterior*, o paciente tem soroconversão ou sintomas inequívocos de sífilis primária ou secundária, ou parceiros sexuais com sífilis primária, secundária ou latente • Todos os outros devem ser considerados como tendo sífilis latente	• **Primária e secundária ou latente inicial:** **Penicilina Benzatina G** 50.000 U/kg, 2,4 milhões de unidades IM em uma única dose (grávida ou não) • **Alergia a penicilina:** **Doxicilcina** 100 mg oral b.i.d. por 14 dias OU **Tetraciclina** 500 mg oral q.i.d. por 14 dias • **Latente tardia:** **Penicilina Benzatina G** 2,4 milhões de unidades IM a cada semana por 3 semanas • **Alergia a penicilina:** **Doxicilcina** 100 mg oral b.i.d. por 28 dias OU **Tetraciclina** 500 mg oral q.i.d. por 28 dias

(Continua)

TABELA 10-1 Características e Terapia para Doenças Sexualmente Transmissíveis (*Continuação*)

Doença	Características	Terapia

	• Terciária: CNS, cardíaca, ou lesões oftálmicas, perturbações auditivas, gomas por sífilis
	• Diagnóstico: VDRL ou RPR (positivo: mudança quadruplicada nas titulações)
	  • Não pode comparar uma à outra – pode ficar negativo após tratamento
	  • Teste sorológico de treponema para confirmar infecção (FTA-ABS) – fica positivo a vida toda
	• Parceiros sexuais devem ser tratados
		• **Sífilis terciária:**
		Penicilina Benzatina G
		2,4 milhões de unidades IM a cada semana por três semanas
		• **Neurossífilis:**
		Penicilina aquosa cristalina G
		4 milhões de unidades IV a cada 4 horas por 10–14 dias seguidas por
		Penicilina Benzatina G
		2,4 milhões de unidades IM a cada mana por 3 semanas no final da terapia IV

Tricomoníase	• Causada por *Trichomonas vaginalis* • Corrimento amarelo esverdeado mal cheiroso e irritação, mas pode ser assintomática • Diagnóstico: esfregaço vaginal e teste de antígenos rápido • Parceiros sexuais devem ser tratados	**Metronidazol** 2g PO dose única **OU tinidazol** 2 g PO dose única **Se o tratamento anterior falhar:** **Metronidazol** 500 mg PO b.i.d. por 7 dias
Epididimite	• Geralmente causada por clamídia ou gonorreia • Inchaço epididimal, sensibilidade, corrimento, febre, disúria	**Ceftriaxone** 250 mg IM dose única **MAIS** **Doxiciclina** 100 mg PO b.i.d. por 10 dias Para epididimite aguda mais provavelmente causada por organismos entéricos, adicionar levofloxacino 500 mg oral uma vez ao dia por 10 dias OU ofloxacino 300 mg oral duas vezes ao dia por 10 dias Acompanhamento em 72 horas para garantir resposta à terapia
Herpes	• Infecção recorrente, virótica constante • Pode-se manifestar como úlceras genitais ou orais dolorosas, cervicite ou proctite ou ser assintomático • Mulheres grávidas que adquirem infecção próximo ao momento do parto têm risco mais alto de infecção perinatal (30%–50%)	**Primeiro episódio:** **Aciclovir** 400 mg PO t.i.d. por 7–10 dias **OU** **Famciclovir** 250 mg PO t.i.d. por 7–10 dias **OU** **Valaciclovir** 1g PO b.i.d. por 7–10 dias **OU**

(Continua)

TABELA 10-1	Características e Terapia para Doenças Sexualmente Transmissíveis (*Continuação*)	
Doença	**Características**	**Terapia**
Herpes	• Preservativos reduzem, mas não eliminam, o risco de transmissão • Escoamento assintomático pode ocorrer • O tratamento pode encurtar a duração das lesões, mas não erradica o vírus	**Episódios recorrentes:** **Aciclovir** 400 mg PO t.i.d. por 5 dias **OU** **Aciclovir** 800 mg PO t.i.d. por 2 dias **OU** **Famciclovir** 125 mg PO b.i.d. por 5 dias **OU** **Valaciclovir** 500 mg PO b.i.d. por 3 dias **Terapia diária supressiva se houver seis recorrências ou mais por ano** (↓ frequência de recorrências em 75%): **Aciclovir** 400 mg PO b.i.d. por 5 dias **OU** **Valaciclovir** 500–1.000 mg PO uma vez ao dia
Cancroide	• Causado por *Haemophilus ducreyi* e muito raro nos Estados Unidos • Uma ou mais úlceras dolorosas e linfadenopatia regional supurativa sensível • Todos os pacientes devem ser testados para HIV no momento do diagnóstico e 3 meses depois (é um cofator para HIV) • Parceiros devem ser tratados	**Azitromicina** dose de 1 g PO **OU** **Ceftriaxone** 250 mg IM uma vez **OU** **Ciprofloxacino** 500 mg PO b.i.d. por 3 dias **OU** **Eritromicina** 500 mg PO t.i.d. por sete dias • Se o tratamento for bem-sucedido, as úlceras melhoram sintomaticamente em 3 dias; a cura completa pode requerer > de 2 semanas
Verrugas genitais ou Condiloma acuminatum	• Causado por papilomavírus humano • Pode-se manifestar como verrugas genitais visíveis ou verrugas uterinas, no cérvix, anais, vaginais, uretrais, ou laríngeas (tipos 6, 11) • Associada a displasia cervical (tipos 16, 18, 31, 33, 35) • Os preservativos reduzem, mas não eliminam o risco de transmissão • O paciente pode permanecer infeccioso embora as verrugas tenham sido eliminadas • Manejo de verrugas na mucosa do cérvix e do ânus devem ser analisadas por especialista	• **Verrugas externas:** *Paciente aplica:* **Podofilox 0,5% solução tópica** b.i.d. por 3 dias e então 4 dias sem; pode repetir 4 vezes esse ciclo, **OU** **Imiquimod 5% creme** aplicado à noite três vezes por semana e, então, lavar em AM por até 16 semanas *Provedor aplica:* **Crioterapia OU** **Resina de podofilina 10%–25% OU** **Ácido tricloroacético OU** remoção cirúrgica ou a *laser*

(Continua)

TABELA 10-1 Características e Terapia para Doenças Sexualmente Transmissíveis (*Continuação*)

Doença	Características	Terapia
	• Tratamento pode induzir períodos livres de verrugas, mas não erradica o vírus • Vacina para HPV agora recomendada para todas as crianças aos 11–12 anos de idade	
Pediculose pubiana	• Piolhos ou lêndeas nos pelos pubianos • Pacientes consultam-se por causa de pruridos ou lêndeas visuais	**Permetrina 1% creme:** aplicar por 10 minutos e enxaguar **Piretrinas com butóxido de piperonilo:** aplicar por 10 minutos e enxaguar
Sarna	• Causada por *Sarcoptes saciei* • Em adultos pode ser sexualmente transmitida, mas não em crianças • Pruridos e erupções na pele • Tratar parceiros e contatos da casa, mais descontaminação da casa	**Permetrina 5% creme:** aplicar no corpo do pescoço para baixo e lavar após 8–14 horas **OU** **Ivermectina** 200 µg/kg PO x 1 e, então, pode repetir após 2 semanas **Lindane 1% loção***
Vaginite		
Vaginose bacteriana	• Causada por *G. vaginalis* • Causa mais prevalente de corrimento vaginal patológico • Sintomas podem incluir corrimento vaginal e odor, coceira na vulva, e irritação, embora até 50% sejam assintomáticos • Parceiros não precisam de tratamento	**Metronidazol** 500 mg PO b.i.d. por 7 dias **OU** **Metronidazol gel 0,75%:** 5g com aplicador intravaginal por 5 noites **OU** **Clindamicina creme 2%:** 5g com aplicador intravaginal por 7 noites†
Candidíase	• Sintomas incluem pruridos, eritema e corrimento branco • Parceiros não precisam de tratamento	**Fluconazol** 150 mg PO uma vez **Clotrimazol** tablete de 100 mg: 2 intravaginal diariamente por 3 dias ou 1 por dia por 7 dias **Clotrimazol 1% creme** 5g intravaginal por 7 noites **Miconazol** supositório vaginal 200 mg por 3 dias

*Não usar em pacientes < 2 anos de idade em consequência da neurotoxicidade. Somente usar em casos de fracasso no tratamento ou se os pacientes não puderem tolerar tratamentos de primeira linha.
†Creme de clindamicina tem base oleosa e pode enfraquecer o látex dos preservativos e diafragmas por 5 dias após o uso.

Complicações
- Sequelas de longo prazo de STDs incluem PID, dor pélvica crônica, gravidez ectópica, displasia cervical, infertilidade e câncer.

DOENÇA INFLAMATÓRIA PÉLVICA

Definição e Etiologia
- PID é um espectro de doenças inflamatórias do trato genital feminino superior, incluindo endometrite, salpingite e ooforite. Complicações podem incluir abscesso tubo-ovariano (TOA), peri-hepatite, peritonite pélvica, formação de tecido cicatrizado, risco aumentado de gravidez ectópica e infertilidade.
- Os organismos causadores mais comuns são *N. gonorrhoeae* e *C. trachomatis*. Outros organismos isolados são *Gardnerella vaginalis, Haemophilus influenzae*, bastões gram-negativos entéricos, *Streptococcus agalactiae, Bacteroides fragilis* e *Mycoplasma genitalium*.

Diagnóstico
Dor na parte inferior do abdome em mulheres sexualmente ativas com nenhuma outra causa identificável e:
- Critérios mínimos:
  - Sensibilidade anexial/uterina OU
  - Sensibilidade no movimento cervical.
- Critérios de apoio:
  - Temperatura oral > 38,3°C.
  - Corrimento cervical ou vaginal anormal.
  - Taxa de sedimentação de eritrócitos (ESR) ou proteína C-reativa elevadas.
  - Documentação laboratorial de infecção por *N. gonorrhoeae* ou *C. trachomatis*.
  - Presença de leucócitos (WBCs) na lâmina salina molhada de secreções vaginais.
- Critérios de definição:
  - Evidências histopatológicas de endometrite na biópsia endometrial.
  - Ultrassonografia transvaginal ou outras técnicas de imagem mostram tubas preenchidas com fluidos espessados com ou sem fluido pélvico livre ou complexo tubo-ovariano.
  - Anormalidades laparoscópicas consistentes com PID.
- Critérios de hospitalização:
  - Todas as mulheres grávidas com suspeita de PID.
  - Se emergência cirúrgica como apendicite não puder ser excluída.
  - Incapacidade do paciente de acompanhar ou tolerar terapia ambulatorial.
  - Se o paciente não responder clinicamente à terapia antimicrobiana.
  - Se o paciente tiver doença grave, náuseas e vômitos, ou febre alta.
  - Pacientes com TOA.

Tratamento
- Tratamento ambulatorial
  - Ceftriaxone 250 mg IM MAIS doxiciclina 100 mg PO b.i.d. por 14 dias
    OU
  - Cefoxitina 2 g IM e probenecida 1 g PO MAIS doxiciclina 500 mg PO b.i.d. por 14 dias.
  - Metronidazol 500 mg PO b.i.d. por 14 dias pode ser adicionado para cobertura anaeróbica mais ampla; também irá tratar BV que está com frequência associada à PID.
- Tratamento parenteral
  - Cefotetano 2 g IV q12h OU cefoxitina 2 g IV q6h MAIS doxiciclina 100 mg IV/PO q12h por 14 dias.

- Clindamicina 900 IV a cada 8 horas MAIS gentamicina 2 mg/kg dose de ataque IV ou IM seguida por 1,5 mg/kg a cada 8 horas IV ou IM, e então continuar com doxiciclina 100 mg IV/PO a cada 12 horas (especialmente se houver presença de TOA) por um total de 14 dias.

Acompanhamento
- Todos os parceiros sexuais devem ser avaliados e tratados para infecções por gonorreia e clamídia.
- Exame de acompanhamento deve ser realizado em até 72 horas para garantir resposta à terapia.
- Reforçar práticas sexuais mais seguras.

DISMENORREIA

Definição e Etiologia
- Dismenorreia é dor durante a menstruação.
  - Primária: menstruação dolorosa que ocorre em um ou dois anos da menarca; nenhuma evidência de doenças pélvicas orgânicas.
    - Cólicas geralmente começam 1–4 h antes da menstruação e podem durar 24 horas. Embora os sintomas possam começar 2 dias antes e possam durar até 4 dias.
    - Os episódios geralmente se tornam menos graves com o aumento da idade.
  - Secundária: menstruação dolorosa que aparece pela primeira vez ou se intensifica subitamente em uma mulher madura.
    - Essa condição é quase sempre resultado de um problema patológico específico, como endometriose, PID crônica, tumores uterinos benignos ou anormalidades anatômicas.
- Menstruação dolorosa é causada por liberação de prostaglandinas durante fluxo menstrual.

Tratamento
- Sintomas leves: drogas anti-inflamatórias não esteroidais (NSAIDs) ou PRN acetaminofeno.
- Sintomas de moderados a graves: NSAIDs como ibuprofeno 400–600 mg a cada 6–8 h ou naproxeno 250–500 mg a cada 8–12 h. Esses agentes são mais eficazes se dados antes do início da menstruação e continuados por 2-3 dias após.
- Contracepção hormonal pode ser útil se o paciente deseja contracepção ou tem dor que não responde às NSAIDs.

SANGRAMENTO UTERINO ANORMAL

Definição e Etiologia
- Sangramento uterino anormal (AUB) é um sangramento vaginal irregular e/ou prolongado como resultado de descamação endometrial na ausência de patologia estrutural.
- AUB geralmente é resultado de anovulação (os ciclos se tornam ovulatórios em média 20 meses após a menarca).

Histórico e Exame Físico
- Faça um histórico menstrual, sexual e endócrino.
- No exame físico, procurar por mudanças na pressão sanguínea ortostática, taquicardia, (indica anemia grave), hirsutismo, mudanças na tireoide, galactorreia, massas abdominais/pélvicas, petéquias e sangramento nas gengivas.
- Considerar um exame pélvico se o adolescente for sexualmente ativo ou tiver histórico sugestivo de patologia estrutural.

Estudos Laboratoriais

- Pedir um teste de gravidez, contagem sanguínea completa (CBC), e hormônio tiroxina (T_4)-/hormônio tireoestimulante (TSH).
- Com base no histórico e no exame físico considerar: tempo de protrombina/tempo parcial de tromboplastina, teste de função das plaquetas, teste de fator de von Willebrand, ultrassom pélvico, teste de gonorreia/clamídia (se foi alguma vez sexualmente ativa), e hormônio luteinizante/estimulante de folículo/testosterona/sulfato de de-hidroepiandrosterona.

Diagnóstico

- AUB é um diagnóstico de exclusão.
- Diagnóstico diferencial: gravidez, STD, pólipo. Corpo estranho (tampão retido), diátese hemorrágica (doença de von Willebrand, púrpura trombocitopênica idiopática, anormalidade nas plaquetas, deficiência de fator coagulante), causas hormonais (anovulação, hipotiroidismo/hipertiroidismo, síndrome de ovário policístico, hiperplasia adrenal congênita de início tardio, hormônios exógenos [como os de pílulas anticoncepcionais, Depo-Provera, Plan B], estresse, e exercícios em excesso.

Tratamento

- Tratar doença subjacente se estiver presente.
- Se o diagnóstico for de AUB, determinar se a paciente está hemodinamicamente estável; caso esteja, considerar terapia hormonal para parar o sangramento, suplementação de ferro oral se estiver presente anemia, e NSAIDs se houver dismenorreia acompanhando.

CONTRACEPÇÃO

- A meta de contracepção em adolescentes é um método seguro para prevenir a gravidez que seja tanto conveniente quando reversível.
- A Tabela 10-2 resume os métodos de controle de natalidade mais disponíveis para os adolescentes.
- **Contraindicações absolutas ao uso de contracepção hormonal contendo estrogênio** incluem histórico de doença tromboembólica (infarto do miocárdio, acidente vascular encefálico, embolia pulmonar), gravidez, câncer de mama, amamentação exclusiva, neoplasias sensíveis ao estrógeno, sangramento vaginal não diagnosticado, hepatite viral ativa ou cirrose, grande cirurgia com imobilização prolongada > 1 mês, doença sintomática na vesícula biliar, enxaqueca com sintomas neurológicos aurais/focais, e hipertensão moderada ou grave (pressão sanguínea sistólica > 160 mm Hg, pressão sanguínea diastólica > 100 mm Hg). As diretrizes da Organização Mundial da Saúde (ver Leituras Sugeridas) contêm mais informações.

DESORDENS ALIMENTARES

Definições e Critérios de Diagnóstico

- **Anorexia nervosa** é a busca pela magreza.
  - Restrição de ingestão de energia relativa às necessidades, levando a peso corporal significativamente mais baixo no contexto da idade, sexo, trajetória de desenvolvimento e saúde física. Peso significativamente baixo definido como peso que é mais baixo do que o mínimo normal ou, para crianças e adolescentes, menos do que o minimamente esperado.
  - Medo intenso de ganhar peso ou tornar-se gordo ou comportamento persistente que interfere com o ganho de peso, ainda que esteja abaixo do peso.

TABELA 10-2 Métodos Contraceptivos

Método	Mecanismo de ação e características	Taxa de fracasso	Efeitos adversos
Nenhum método		85%	
Método de retirada	O homem retira seu pênis da vagina antes da ejaculação. Minimiza exposição da vagina ao esperma	4–22%	Difícil de fazer com precisão, altas taxas de fracasso
Método do ritmo	Evitar coito durante dias presumivelmente férteis Ovulação ocorre 14 dias antes da menstruação (assumindo um ciclo de 28 dias). Após a ovulação, o esperma pode sobreviver na vagina por 3–4 dias e oócitos em até 24 horas	6%–38%	Altas taxas de fracasso
Barreira/químico			
Nexplanon (bastão implantável)	Inibe a ovulação ao inibir a subida no ciclo médio de hormônio luteinizante; também espessa o muco cervical e causa desbaste endometrial. Aprovado por 3 anos	0,05%	Irregularidades menstruais, acne, problemas de inserção/remoção
Dispositivo intrauterino	Inibe o transporte de esperma e causa danos diretos ao esperma e aos óvulos, afetando a fertilização e o transporte dos óvulos. Métodos disponíveis incluem Skyla, Liletta (contêm progestina, aprovada por 3 anos), Mirena (contém progestina, aprovada por 5 anos) e ParaGard (cobre somente, livre de hormônios, aprovado por 10 anos)	0,2%–0,8%	Irregularidades menstruais, dismenorreia (particularmente com ParaGard), perfuração uterina (rara)

(Continua)

TABELA 10-2 — Métodos Contraceptivos (*Continuação*)

Método	Mecanismo de ação e características	Taxa de fracasso	Efeitos adversos
Medroxiprogesterona (Depo-Provera)	Mesmo mecanismo de Nexplanon	0,2% uso perfeito, 3% a 6% uso típico	Irregularidades menstruais, ganho de peso, dores de cabeça
Contraceptivos orais combinados (COC)	Suprime a ovulação ao inibir o ciclo da gonadotrofina, mudando o muco cervical e o endométrio	0,3% uso perfeito, 6% a 18% uso típico	Sangramento de escape, náuseas, sensibilidade nos seios, dores de cabeça. Risco de tromboembolismo relacionado ao estrogênio, hipertensão, acidente vascular encefálico
Emplastro transdérmico	Mesmo mecanismo do COC. Libera estrogênio e progesterona em taxas controladas por uma semana. Mudado semanalmente por 3 semanas e então sem emplastro para hemorragia de privação	< 1% uso perfeito, 6%–8% uso típico	Sangramento de escape, náuseas, sensibilidade nos seios, dores de cabeça. Reação local (não colocar nos seios), descolamento. Riscos relacionados ao estrogênio como com os COCs. Pode ser menos eficaz se o peso for > 90 kg
Anel vaginal	Mesmo mecanismo do COC. Libera estrogênio e progesterona em taxas controladas por três semanas, seguido por semana sem anel para hemorragia de privação	0,3% uso perfeito, 6%–8% uso típico	Deve usar contraceptivo de apoio se for > 3 horas. Sangramento de escape, vaginite, riscos relacionados ao estrogênio como com os COCs
Camisinha masculina	Barreira mecânica para o esperma	2%–18%	Reação alérgica. Irritação local
Camisinha feminina	Barreira mecânica para o esperma	5%–21%	

TABELA 10-2 Métodos Contraceptivos (*Continuação*)

Método	Mecanismo de ação e características	Taxa de fracasso	Efeitos adversos
Diafragma (colocado intravaginalmente por 1-6 horas antes do intercurso)	Barreira mecânica ao esperma	6%-12%	UTI ou infecção vaginal
Tampão cervical (deve ser usado em conjunção com espermicidas)	Barreira mecânica ao esperma	16%-32%	Irritação
Espuma ou tabletes vaginais	Esperma inativo; deve permitir 10-15 minutos para que os tabletes se dissolvam	15%-29%	Irritação
Contracepção de emergência (pós-coito)	Terapia de dose única com levonorgestrel de dose única (somente progestina) agora disponível OTC, tomada em até 120 horas de intercurso sem proteção	Reduz risco de gravidez em 89%-95%, mais eficaz se tomado o mais rápido possível	Manchas, dores abdominais/náuseas, pode ser menos eficaz naquelas com IMC > 25
	Dose única de ulipristal (nome comercial Ella), disponível somente com receita, tomada em até 120 horas de intercurso sem proteção	Pode ser mais eficaz do que levonorgestrel EC, particularmente próximo o momento da ovulação e para mulheres que estão com sobrepeso/obesas	Dores de cabeça, ciclo menstrual atrasado, dores abdominais/náuseas
	Inserção de DIU de cobre em até 5 dias após intercurso sem proteção	Reduz risco de gravidez em > 99%	Ver efeitos adversos graves de DIU anteriormente
	Método Yuzpe (uso de COC em duas doses divididas, 12 horas entre uma e outra)	Reduz risco de gravidez em 75%	Náuseas, vômitos, sensibilidade nos seios, dores de cabeça

- Perturbação na forma com que o peso ou a forma corporal são percebidos, influência indevida de peso ou forma corporal na autoavaliação, ou negação da seriedade do peso corporal atual baixo.
- **Bulimia nervosa** são episódios recorrentes de compulsão alimentar seguidos por comportamentos compensatórios inadequados.
  - Um episódio de compulsão alimentar é caracterizado por dois dos seguintes:
    - Comer, em um período de tempo restrito (p. ex., em um período de 2 horas), uma quantidade de alimentos que é definitivamente maior do que a maioria das pessoas comeria durante um período semelhante e sob circunstâncias semelhantes.
    - Um sentimento de falta de controle em relação a alimentação durante o episódio (p. ex., um sentimento de que não consegue parar de comer ou controlar o que ou quanto está comendo).
  - Comportamentos compensatórios inadequados recorrentes para evitar ganho de peso, como vômitos autoinduzidos; uso inadequado de laxantes, diuréticos, enemas ou outras medicações; jejum/ou exercícios em excesso.
  - A compulsão alimentar e comportamentos compensatórios inadequados ocorrem ambos, em média, pelo menos uma vez por semana por 3 meses.
  - A autoavaliação é indevidamente influenciada por forma e peso corporal.
  - O distúrbio não ocorre exclusivamente durante episódios de anorexia nervosa.
- **Transtorno Alimentar Compulsivo**
  - Episódios recorrentes de compulsão alimentar (ver definição acima).
  - Episódios de compulsão alimentar estão associados a três ou mais dos seguintes:
    - Comer mais rapidamente do que o normal.
    - Comer até se sentir desconfortavelmente cheio.
    - Comer grandes quantidades de alimento mesmo quando não se sente fisicamente com fome.
    - Comer sozinho por sentir-se embaraçado, com nojo, deprimido, ou sentir-se culpado depois.
  - Desconforto marcante com relação a comer compulsivamente está presente.
  - Compulsão alimentar ocorre, em média, pelo menos uma vez por semana por três meses.
  - Compulsão alimentar não está associada a comportamento compensatório inadequado recorrente, como na bulimia nervosa.
- **Outros Transtornos Alimentares Especificados, OSFED (anteriormente Transtorno Alimentar, NOS)**
  - Anorexia Nervosa Atípica: todos os critérios para anorexia nervosa são atingidos, exceto pelo fato do peso do indivíduo estar normal ou acima do normal.
  - Bulimia Nervosa (de baixa frequência ou duração limitada): todos os critérios para BN são atingidos, exceto compulsão alimentar e comportamentos compensatórios inadequados ocorridos menos de uma vez por semana e/ou por menos de três meses.
  - Transtorno Alimentar Compulsivo (de baixa frequência e/ou duração limitada): todos os critérios para transtorno alimentar compulsivo são atingidos, exceto que a compulsão alimentar ocorre menos de uma vez por semana e/ou por menos de 3 meses.
  - Transtorno da Purgação: Comportamento de purgação recorrente para influenciar peso ou forma na ausência de compulsão alimentar.
  - Síndrome do Comer Noturno: episódios recorrentes de fome noturna, essa síndrome causa desconforto significativo e/ou prejuízo nas funções.

Epidemiologia
- Fatores de risco:
  - Sexo feminino: 90%–95% dos indivíduos afetados, mas o número de garotos impactados está crescendo.
  - Raça: > 95% Caucasiana (isso está mudando).

- Atletas: podem ser ginastas, bailarinos, patinadores artísticos, ou corredores (papéis nos quais a magreza está relacionada ao sucesso).
- Idade: > 80% são adolescentes ou adultos jovens (terceira doença crônica mais comum em adolescentes), mas pacientes mais jovens são cada vez mais comuns.

Apresentação Clínica
- Anorexia nervosa: perda de peso ou ganho fraco de peso, amenorreia, mãos e pés frios, constipação, desmaios/tontura/ortostase, dores de cabeça/letargia, irritabilidade/depressão, retraimento social, e habilidade diminuída de tomar decisões.
- Bulimia nervosa: ganho de peso, inchaço e plenitude, culpa/depressão/ansiedade e letargia.
- Negação da doença é prevalente.

Exame Físico
- Anorexia nervosa: bradicardia, perda de massa muscular, e pele seca/perda de cabelos.
- Bulimia nervosa: juntas dos dedos com calos (sinal de Russell), erosão no esmalte dos dentes e aumento das glândulas salivares.

Achados Laboratoriais/Eletrocardiograma
- Anorexia nervosa: anormalidades eletrolíticas, neutropenia/anemia, alanina aminotransferase (ALT)/aspartato aminotransferase (AST) aumentados, glicose do soro diminuída e QTc prolongado
- Bulimia nervosa: bicarbonato no soro aumentado, potássio diminuído, QTc prolongado ou outras arritmias cardíacas

Tratamento

Diretrizes Terapêuticas
- Leve todas as preocupações a sério.
- Foco na saúde, não somente no peso.
- Usar abordagem de equipe, com especialista em saúde mental, nutricionista e clínico ou especialista em medicina adolescente.
- Acompanhar mudanças eletrolíticas e eletrocardiográficas (ECG).
- Varredura DEXA se estiver amenorreica por > 12 meses.

Critérios de Admissão
- Instabilidade nos sinais vitais: temperatura < 36°C, pulso < 50 batidas/min, SBP < 90/50, queda de 10 mm Hg na pressão sanguínea, ou um aumento na pulsação de 20 batidas/min quando em pé.
- Estado mental alterado ou desmaios.
- Perda de peso rápida (> 10% em 2 meses ou > 15% no geral) ou < 80% de peso corporal ideal
- Potássio < 3,0 mmol/L, fósforo < 2,0 mg/dL, ou desidratação.
- Administração ambulatorial ineficaz.
- Diagnóstico de comorbidades interferindo com o tratamento (isto é, depressão, ansiedade).
- Incapaz de comer ou beber ou compulsão ou purgação incontroláveis.
- Arritmia cardíaca ou QTc prolongado.

Complicações
- Amenorreia: restauração da menstruação ocorre com ganho de peso adequado.
- Condições cardíacas: contratilidade cardíaca anormal, intervalo QT prolongado e arritmias ventriculares.
- Osteopenia e osteoporose: ganho de peso é o método mais eficaz de melhorar a densidade óssea.

- Síndrome de realimentação: risco mais alto durante os primeiros dias de realimentação. Administração de glicose causa depleção de fosfato extracelular, que limita a capacidade das hemácias de carregar oxigênio por causa dos níveis diminuídos de 2,3-difosfoglicerato. Depleção de fosfato pode levar a cardiomiopatia, consciência alterada, anemia hemolítica e morte.
- Monitorar fosfato e outros eletrólitos (magnésio e potássio) pelo menos a cada 24 horas em pacientes sob risco de realimentação quando iniciar reabilitação nutricional em ambiente de internação.
- Dar suplementos profiláticos de fosfato para prevenir depleção fosfórica em ambiente de internação.

DEPRESSÃO
Definições
- Transtorno Depressivo Maior
  - Humor depressivo ou perda de interesse por pelo menos duas semanas.
  - Quatro ou mais dos seguintes: perda ou ganho de peso/apetite, baixa energia/fadiga. Insônia ou hipersonia, retardo psicomotor ou agitação, sensação de inutilidade/culpa, falta de concentração/indecisão e tendência suicida.
  - Adolescentes podem apresentar irritabilidade.
  - Dificuldades/Deficiência nas funções sociais/ocupacionais/acadêmicas.
- Transtorno Depressivo Persistente (Distimia)
  - Humor irritável ou depressivo na maior parte do dia, na maioria dos dias, por pelo menos um ano, com prejuízo significativo nas funções.
  - Dois ou mais dos seguintes: insônia ou hipersonia, apetite ruim ou comer em excesso, baixa autoestima, desamparo, baixa energia/fadiga, e baixa concentração/indecisão.
  - Nenhum grande episódio depressivo.
- Transtorno de ajuste com humor depressivo
  - Sintomas emocionais em três meses do início do elemento estressante.
  - Transtorno/prejuízo nas funções sociais/ocupacionais/acadêmicas.
  - Humor deprimido, choro fácil ou desesperança.
  - Uma vez que tenha cessado o elemento estressante, os sintomas persistem por não mais de 6 meses.

Epidemiologia
- A prevalência de grande depressão em adolescentes é estimada em 5%–9% e distimia em 3%–8%.
- A razão homem:mulher em adolescentes é 2:1.
- Adolescentes podem não contar ou admitir que estejam deprimidos.
- Os pacientes se sentem sem esperança, inúteis e desamparados.
- Problemas na escola, retraimento social, abuso de substâncias, queixas somáticas, e comportamentos de alto risco devem ser sinais de alerta de que um paciente possa estar depressivo.
- Fatores de risco: histórico de doença afetiva dos pais, histórico de abuso, doença crônica, perda por separação ou morte, medicações, condições coexistentes como déficit de atenção e hiperatividade, ou retardo mental leve ou dificuldades de aprendizagem.
- A AAP recomenda triagem para depressão em visitas preventivas anuais dos 11 aos 21 anos de idade.
- Há várias ferramentas de triagem validadas como o Patient Health Questionnaire (*Questionário da Saúde do Paciente*) (PHQ-2 ou PHQ-9), Beck Depression Inventory (*Inventário de Depressão de Beck*) (BDI), ou Kutcher Adolescent Depression Scale (*Escala de Depressão Adolescente de Kutcher*) (KADS) que podem ser usadas.

Tratamento
- Aconselhamento e medicações mostraram ser eficazes no tratamento de grande depressão em adolescentes, mas são ainda mais eficazes quando utilizados juntos.

- Tratar por pelo menos 6 meses após episódio inicial ou 12 meses se os episódios forem recorrentes.
- Inibidores seletivos de reabsorção de serotonina (SSRIs), como fluoxetina, citalopram, escitalopram, sertralina, paroxetina, e fluvoxamina, todos mostraram benefícios em relação ao placebo.
  - Os benefícios podem não estar aparentes por 4–6 semanas.
  - Resposta a um SSRI não prevê resposta a um SSRI diferente.
  - Os efeitos colaterais são poucos. Eles podem ser gastrointestinais (náuseas, vômitos, constipação, secura na boca, mudança de apetite, dispepsia) ou relacionados ao sistema nervoso central (dores de cabeça, nervosismo, tremor, insônia, confusão, fadiga, tontura, libido diminuída).
- Há um **aviso "caixa preta"** da FDA para SSRIs. Embora a incidência geral mostre que o uso de antidepressivos em adolescentes é benéfico, particularmente em conjunção com terapia comportamental cognitiva, essa advertência em relação a pensamentos suicidas pode dar aos pediatras uma pausa na prescrição de SSRIs.
- Os princípios para tratar de depressão adolescente desenvolvido pelo Grupo de Trabalho das Diretrizes para Depressão de Adolescentes nos Cuidados Primários (GLAD-PC), que foram publicadas em 2007, foram endossados pela American Academy of Pediatrics. Algumas das recomendações do GLAD-PC para administração contínua incluem o que segue:
  - Colaboração com um profissional de saúde mental é necessária para pacientes com depressão moderada/grave, psicose coexistente, e abuso de substâncias ou se o tratamento inicial não for bem-sucedido.
  - Os médicos devem monitorar para verificar efeitos adversos durante o tratamento de SSRI, com tentativas de aderir às recomendações da FDA para acompanhamento.
  - O envolvimento da família é necessário para monitorar tanto a resposta ao tratamento quanto os efeitos adversos relacionados à medicação.
  - Rastreamento regular dos resultados e metas devem ocorrer em casa, na escola e nos ambientes de pares.
- Antidepressivos tricíclicos não são recomendados para adolescentes.
- A maior causa de fracasso é a não aderência; a taxa de recaída é tão alta quanto 72% após 5 anos.

SUICÍDIO NOS ADOLESCENTES
- Qualquer paciente que fale sobre suicídio deve ser levado a sério.

Epidemiologia
- Suicídio é a terceira causa mais comum de morte entre adolescentes, representando 15% de toda mortalidade.
- A taxa é quatro vezes mais alta em homens, e os homens excedem as mulheres 6:1 em suicídios finalizados. Tentativas, no entanto, são mais frequente em mulheres.
- Fatores de risco incluem tentativas de suicídio anteriores, distúrbios afetivos, histórico ou conflito familiar, abuso de álcool e de substâncias, impulsividade e armas na casa.
- Há, com frequência, um fator precipitante e uma motivação (conseguir atenção, escape, comunicar-se, expressar amor ou raiva) além do isolamento social preexistente.

Tratamento
- Quando os adolescentes se sentem deprimidos, pergunte sobre seu sistema de apoio. Pergunte se eles, alguma vez, pensaram em ferir a si mesmos, e se positivo, quando e como, se eles tinham um plano, se eles fariam novamente, e se eles se sentem da mesma forma agora.
- Quando os pacientes são suicidas ou se você estiver preocupado com sua segurança, você deve:
  - Obter consulta psiquiátrica.
  - Envolver os pais do paciente e/ou sistema de apoio.
  - Contrato para segurança.
  - Considerar terapia antidepressiva.

ABUSO DE ÁLCOOL E DROGAS

Definição e Epidemiologia

- As drogas comumente consumidas em excesso são álcool, nicotina, maconha, anfetamina ("bolinhas") e metanfetamina, cocaína, metilenedioximetanfetamina (MDMA; "ecstasy" ou "Molly"), ácido D-lisérgico (LSD), fenciclidina (PCP), drogas prescritas (oxicodona, Demerol, metilfenidato), catinona sintética ("sais de banho"), heroína, solventes voláteis "inalantes" e esteroides anabólicos.
- Mais de metade dos adolescentes experimenta uma droga ilícita antes do final do ensino médio.
- Pelo menos um quarto dos adolescentes usou uma droga ilícita que não a maconha.
- Estima-se que 80%–90% dos adolescentes experimente álcool até os dezoito anos de idade.
- As drogas estão amplamente presentes e disponíveis, mesmo entre crianças mais velhas da escola fundamental I e II.
- Uso regular de álcool e drogas; beber compulsivamente; e lesões relacionadas, acidentes, e consequência físicas são problemáticas e, infelizmente, não incomuns.
- A ferramenta de triagem CRAFFT para abuso de drogas e álcool é para o grupo de idade do adolescente (duas ou mais respostas "sim" são consideradas triagem positiva).
  C: Você já andou em um **C**ARRO dirigido por alguém (incluindo você mesmo) que estivesse "chapado" ou tivesse usado álcool ou drogas?
  R: Você já usou álcool ou drogas para **R**ELAXAR, sentir-se melhor com você mesmo, ou se encaixar no grupo?
  A: Você alguma vez já usou álcool ou drogas quando estava sozinho (**A**LONE em inglês)?
  F: Você já esqueceu (**F**ORGET em inglês) coisas que você fez quando usou álcool ou drogas?
  F: Sua família ou amigos (**F**RIENDS em inglês) já te disseram que você deveria parar com a bebida ou o uso de drogas?
  T: Você já teve problemas (**T**ROUBLE em inglês) ao usar álcool ou drogas?
- Fatores que contribuem podem incluir disposição genética para alcoolismo ou abuso de substâncias, uso de drogas pelos pais e modelos, influência dos pares, baixa autoestima, distúrbios de personalidade, experiência de abuso ou negligência e depressão.

Tratamento

- Reconhecer e tratar vício como um processo de doença.
- Considerar envolvimento e apoio da família. Os recursos incluem os Alcoólicos Anônimos, o Conselho Nacional de Alcoolismo e Abuso de Drogas, e outros recursos locais para avaliação formal de abuso de drogas/álcool, aconselhamento e opções de tratamento.

CONSENTIMENTO E CONFIDENCIALIDADE

- Essas questões são muito importantes ao tratar de adolescentes.
- Esteja familiarizado com suas leis locais, visto que elas variam de estado a estado.

Definições

- O consentimento é um acordo para o cuidado médico (exames, testes, procedimentos cirúrgicos).
  - Pacientes têm o direito de saber sobre sua saúde e opções de tratamento, e o médico deve respeitar sua autonomia, direitos, preferências (religiosas, sociais, culturais, filosóficas) e decisões.
  - Quando obtiver consentimento, é importante:
    - Fornecer informação (doenças, estudos, tratamentos, riscos/benefícios, opções).
    - Avaliar o entendimento do paciente.
    - Avaliar a capacidade do paciente para tomada de decisões.
    - Garantir a liberdade de escolha do paciente.

- Na maioria das situações, o consentimento de um dos pais ou guardião é necessário para cuidados médicos com um menor; no entanto, há certas exceções em que os adolescentes podem dar seu consentimento para seu próprio cuidado médico. Dependendo das leis específicas do estado, podem incluir:
  - Um adulto de 18 anos de idade ou mais velho (para si mesmo).
  - Um menor que seja casado/a, esteja no serviço militar ativo, ou declarado emancipado pela justiça.
  - Um menor que seja pai pode consentir para si mesmo assim como para uma criança sob sua custódia legal.
  - Aqueles que se apresentam solicitando tratamento para gravidez; contracepção; teste e/ou tratamento de STDs, incluindo HIV. Os menores devem ser capazes de dar consentimento para aconselhamento ambulatorial de abuso de drogas ou substâncias, mas isso varia de estado a estado.
- Confidencialidade é o acordo entre o paciente e o profissional de saúde de que a informação não será compartilhada sem permissão explícita do paciente.
- As metas de confidencialidade são proteger a privacidade do paciente, garantir acesso ao serviço de saúde e encorajar comunicação aberta e honesta.
- A Health Insurance Portability and Accountability Act (HIPAA) (*Lei de Portabilidade e Responsabilidade do Seguro Saúde*) indica aos pais ou guardiões dos menores não emancipados como "representantes pessoais" com acesso às informações pessoais de saúde de seus filhos. Isso **não** se aplica para avaliação e tratamento de STDs, gravidez, contracepção, ou abuso de substâncias ambulatoriais sob a maioria das leis estaduais. Dependendo do estado, se um menor procura avaliação para gravidez, STD, ou abuso de drogas ou substâncias e os resultados são negativos, então um agente de saúde pode ser obrigado a não liberar a informação para os pais.
  - É importante saber os estatutos específicos do seu estado.
  - Mais informações sobre questões de consentimento e confidencialidade do adolescente podem ser encontradas no website do Center for Adolescent Health and the Law (*Centro para Saúde e Lei dos Adolescentes*), www.cahl.org.
- Confidencialidade não pode ser mantida quando o adolescente apresenta risco de ferir a si mesmo ou a outra pessoa, ou quando alguém tenha ferido o adolescente.

LEITURAS SUGERIDAS

American Psychiatric Association: Diagnostic and Statistical Manual of Mental Disorders. 5th Ed. Arlington, VA: American Psychiatric Association, 2013.
Bedsider Birth Control Support Network Web site: www.bedsider.org
Centers for Disease Control and Prevention. HPV vaccine questions and answers, June 2006. www.cdc.gov/std/hpv/STDFact-HPV-vaccine.htm Centers for Disease Control and Prevention. STD treatment guidelines, 2006. MMWR 2006;55/NoRR-11.
Centers for Disease Control and Prevention. Update to CDC's STD treatment guidelines, 2006: fluoroquinolones no longer recommended for treatment of gonococcal infections. MMWR April 13, 2007.
Cheung A, et al. Guidelines for adolescent depression in primary care (GLAD-PC): II. Treatment and ongoing management. Pediatrics 2007;120(5):e1313–e1326.
English A, Ford CA. The HIPAA privacy policy rule and adolescents: legal questions and clinical challenges. Perspect Sex Reprod Health 2004;36(2):80–86.
Fisher M. Treatment of eating disorders in children, adolescents and young adults. Pediatr Rev 2006;27(1):5–16.
Greydanus DE, et al. Contraception in the adolescent: an update. Pediatrics 2001;107(3):562–573.
Hatcher RA, Zieman M, et al. A Pocketguide to Managing Contraception. Tiger, GA: Bridging the Gap Foundation, 2005.
Hatcher Trussell J, Nelson AL, Cates W Jr, et al. Contraceptive Technology. 20th Ed. New York: Ardent Media, 2011.
Johnston LD, et al. Monitoring the Future national results on drug use: 2012 Overview, Key Findings on Adolescent Drug Use. Ann Arbor: Institute for Social Research, The University of Michigan, 2013.

Knight J, et al. Validity of the CRAFFT substance abuse screening test among adolescent clinic patients. Arch Pediatr Adolesc Med 2002;156:607–614.
Leslie L, et al. The Food and Drug Administration's deliberations on antidepressant use in pediatric patients. Pediatrics 2005;116(1):195–204.
Neinstein LS. Adolescent Health Care: A Practical Guide. 5th Ed. Philadelphia: Lippincott Williams & Wilkins, 2007.
Princeton University Emergency Contraception Web site: www.ec.princeton.edu
Simon G, Savarino J, Operskalski B, et al. Suicide risk during antidepressant treatment. Am J Psychiatry 2006;163(1):41–47.
The Center for Adolescent Health and the Law Web site: www.cahl.org
The Contraceptive Choice Project Web site: www.choiceproject.wustl.edu
Vasa R, Carlino A, Pine D. Pharmacotherapy of depressed children and adolescents: current issues and potential directions. Bio Psychiatry 2006;11:1021–1028.
World Health Organization. Medical Eligibility Criteria for Contraceptive Use. 3rd Ed. 2004. http://www.who.int/reproductive-health/publications/mec/

11 Pediatria Comportamental e do Desenvolvimento
Paul S. Simons ▪ DePorres Cormier, II

Os transtornos do desenvolvimento e do comportamento são os diagnósticos médicos crônicos mais prevalentes encontrados por profissionais de atenção primária à saúde em pediatria.

- Veja o Apêndice B referente aos marcos do desenvolvimento normal de acordo com a idade.

PRINCÍPIOS FUNDAMENTAIS SUBJACENTES AO DIAGNÓSTICO DESENVOLVIMENTAL-COMPORTAMENTAL

- **Três áreas ou "correntes" principais do desenvolvimento**
  - Motora
    - Motora ampla
      - Leve – dispraxia desenvolvimental/"criança desastrada"/transtorno do desenvolvimento da coordenação.
      - Severa – paralisia cerebral.
    - Motora fina
      - Leve – disgrafia.
      - Severa – paralisia cerebral.
    - Oral-motora
      - Leve – transtorno de articulação da fala; sialorreia.
      - Severa – disartria/disfagia.
  - Cognitiva (incluindo processamento da linguagem e processamento não verbal)
    - Aprendizagem lenta (IQ 80-89).
    - *Borderline* (IQ 70-79).
    - Deficiência intelectual/retardo mental – (IQ < 70).
  - Social/comportamental
    - Problemas do comportamento social
      - Variação normal – temperamento tímido/lento para aquecer.
      - Transtorno leve – comportamento socialmente inadequado; socialmente imaturo; ansiedade social.
      - Transtorno mais severo – ausência de reciprocidade social; ausência de atenção conjunta; ausência de empatia; ausência de jogo imaginativo.
    - Problemas de atenção
      - Variação normal – "problema de desatenção".
      - Transtorno leve – desatenção.
      - Transtorno mais severo – atenção atípica; contato visual limitado; perseveração; insistência na mesmice; interesses restritos; jogo/rituais repetitivos; hipo-/hiper-responsividade sensorial.
    - Problemas de impulsividade/hiperatividade
      - Variação normal – "problema de impulsividade/hiperatividade".
      - Transtorno leve – impulsividade; hiperatividade.
      - Transtorno mais severo – desinibição; maneirismos motores estereotipados.

- Atraso, dissociação e desvio refletem uma disfunção subjacente do sistema nervoso central
- Quanto mais atrasado, dissociado e desviante, mais atípico o comportamento.
- Há um espectro de transtornos dentro de cada área de desenvolvimento.
- Transtornos leves predominam sobre transtornos severos.
- Há um *continuum* de transtornos desenvolvimentais-comportamentais entre as áreas.
- Disfunção desenvolvimental/comportamental difusa/global predomina sobre disfunção mais focal/isolada (comorbidades são mais uma regra do que uma exceção).

TRANSTORNOS DE APRENDIZAGEM

Identificando as Crianças em Risco

- Os transtornos de aprendizagem podem ser familiares.
- Obter uma história familiar detalhada.
- Circunstâncias especiais que aumentam o risco de transtornos de aprendizagem
- Bebês prematuros, especialmente < 32 semanas de gestação.
- Doença cardíaca cianótica congênita.
- Crianças que vivem na pobreza.
- Transtornos genéticos específicos.
  - Exemplos:
    - Síndrome de Klinefelter.
    - Síndrome de Turner.
    - Síndrome velocardiofacial.
    - Espinha bífida com hidrocefalia derivada (habilidades cognitivas visoespaciais e desempenho em matemática).

Subtipos/Comorbidades dos Transtornos de Aprendizagem

- Distúrbios de aprendizagem múltiplos
  - Crianças que apresentam problemas em uma área do desempenho acadêmico frequentemente também apresentam problemas em outras áreas.
    - 35% a 57% das crianças com transtornos de aprendizagem da matemática também apresentam transtornos de aprendizagem.
    - Transtorno de aprendizagem e transtorno de déficit de atenção/hiperatividade (ADHD).
    - Os transtornos de aprendizagem comórbidos respondem pelo menos por alguns dos insucessos acadêmicos observados em crianças com ADHD.
    - Déficits de atenção secundários – problemas de atenção secundários ao transtorno de aprendizagem subjacente.
      - "Pode ser muito difícil para um estudante manter o foco em tarefas que ele tem dificuldade de entender."
    - Transtornos da linguagem *versus* transtornos não verbais.
    - As medidas cognitivas não verbais são significativamente mais baixas do que os escores verbais.
      - As áreas-problema podem incluir matemática computacional, habilidades organizacionais, conceitos de ordem superior em matemática e ciência.
      - Problemas com percepção social e interação social contribuem para experiências negativas em ambientes educacionais.

INTERVENÇÕES E DEFESA

Leis Federais
- Lei de Educação para Indivíduos com Deficiências.

- Áreas-problema que se qualificam para intervenção com um plano para um Programa de Educação Individualizada (IEP). Programas devem ser fornecidos em ambiente com mínima restrição (LRE).
  - Expressão oral.
  - Compreensão auditiva.
  - Habilidades básicas de leitura.
  - Habilidades para leitura fluente.
  - Compreensão da leitura.
  - Cálculo matemático.
  - Solução de problemas matemáticos.
  - Outras deficiências de saúde (podem incluir ADHD).
- Módulos
  - Modelo de discrepância
    - Discrepância entre sucesso acadêmico e habilidade intelectual.
  - Resposta ao modelo de intervenção
    - TIER 1 – educação geral ou prevenção primária
      - Administrada a todos os estudantes.
    - TIER 2 – prevenção secundária
      - Não tem tão bom desempenho quanto a maioria dos pares e precisa de ajuda extra.
      - Reforço escolar em pequenos grupos.
      - Times para solução de problemas escolares para avaliação funcional e manejo da intervenção
    - TIER 3
      - Programação individual mais intensiva com monitoramento do progresso
- RTI – os serviços devem ser apoiados por "pesquisas baseadas cientificamente, aceitas por um jornal revisado pelos pares ou aprovadas por um painel de especialistas independentes por meio de uma revisão comparavelmente rigorosa, objetiva e científica".
- Seção 504 da Lei de Reabilitação de 1973
  - Os alunos que recebem serviços tipicamente têm problemas menos graves do que aqueles elegíveis pelo IDEA.
  - As adaptações incluem as seguintes:
    - Tempo extra para fazer os testes.
    - Respostas verbais *versus* escritas.
    - Ajuste do nível de leitura.
    - Registro das aulas.
    - Submeter a tarefa de casa realizada em um computador.
    - Tutoramento dos pares.
    - Perguntas de múltipla escolha *versus* ensaio curto.
    - Atribuição de tarefas de casa mais curtas.

DESENVOLVIMENTO E TRANSTORNOS DA FALA E DA LINGUAGEM

Veja as Tabelas 11-1 e 11-2.
- Regra geral para falar em frases
  - 90% das crianças usam
    - Frases de 2 palavras aos 2 anos de idade.
    - Frases de 3 palavras aos 3 anos de idade.
    - Frases de 4 palavras aos 4 anos de idade.

TABELA 11-1	Componentes da Fala e da Linguagem
Termo	**Definição**
Fala	
Inteligibilidade	Habilidade da fala de ser entendida por outros
Fluência	Fluxo da fala
Voz e ressonância	Som da fala. Incorporação da passagem de ar pela laringe, boca e nariz
Linguagem	
Linguagem receptiva	Habilidade de entender a linguagem
Linguagem expressiva	Habilidade de produzir linguagem
Fonema	Unidades menores de som que modificam o significado de uma palavra, por exemplo, "map" e "mop"
Morfema	Unidade menor de significado na linguagem, por exemplo, acrescentando –s no fim da palavra para torná-la plural
Sintaxe	Conjunto de regras para a combinação de fonemas e palavras formando frases (gramática)
Semântica	O significado das palavras e sentenças
Pragmática	Os usos sociais da linguagem, incluindo habilidades de conversação, discurso, volume da fala e linguagem corporal

Extraída de Voigt R, et al. Developmental and Behavioral Pediatrics, Arlington: American Academy of Pediatrics, 2010:203.

VARIAÇÕES NO DESENVOLVIMENTO

Transtornos da Fala
- Transtorno fonológico ou articulatório
  - Substituição, omissão, adição e distorção.
  - Muitos sons mais difíceis não são dominados até 5–6 anos de idade.
    - Consoantes: j, r, l e y.
    - Combinações: ie, sh, ch, th, st.
- Disartria
  - Transtornos que envolvem problemas de articulação, respiração, fonação ou prosódia como consequência de paralisia, fraqueza muscular ou coordenação deficiente (frequentemente associadas a paralisia cerebral).
- Apraxia/dispraxia da fala
  - Problemas na articulação, fonação, respiração e ressonância originários de dificuldades no planejamento motor complexo e no movimento
    - Não decorrentes de fraqueza da musculatura oromotora conforme visto com disartria.
    - Não associados a outras habilidades orais-motoras, como mastigar, engolir ou cuspir.

TABELA 11-2 — Marcos no Desenvolvimento da Linguagem

Idade	Linguagem receptiva	Linguagem expressiva
0-3 meses	Alerta à voz	Chora, sorriso social
4-6 meses	Responde à voz, nome	Ri alto "Assopra com os lábios", estala a língua Começa a balbuciar
7-9 meses	Volta a cabeça na direção de um som	Diz "mama" e "papa" indiscriminadamente
10-12 meses	Gosta de esconde-esconde Entende "Não" Atende a comando de 1 etapa com gestos	Diz "mama" e "papa" apropriadamente Dá "adeus" acenando com a mão Começa a gesticular Faz "não" com a cabeça 1ª palavra além de mama/papa
13-15 meses	Atende a comando de uma etapa sem gestos	Linguajar imaturo Até 5 palavras
16-18 meses	Aponta para uma figura Aponta para 3 partes do corpo e para si mesma	Linguajar maduro com palavras reais Até 25 palavras Palavras gigantes: "acabou, obrigado"
19-24 meses	Começa a entender os pronomes Atende a comandos em 2 etapas Aponta para 5-10 figuras	Até 50 palavras Frases com 2 palavras Fala telegráfica inicial
25-30 meses	Entende "só um" Aponta para partes das figuras	Usa os pronomes apropriadamente Usa o plural A fala é 50% inteligível
3 anos	Conhece opostos Atende a 2 preposições	+ 250 palavras Frases com 3 palavras Responde a perguntas do tipo "o que" e "onde" A fala é 75% inteligível
4 anos	Atende a comandos em 3 etapas Aponta para 4 cores	Responde a perguntas do tipo "quando" Sabe o nome completo, gênero, idade
5 anos	Começa a entender esquerda e direita Entende adjetivos	Conta estórias Responde a perguntas do tipo "por que" Define palavras simples

Extraída de Voigt R, et al. Developmental and Behavioral Pediatrics. Arlington: American Academy of Pediatrics, 2010:204.

- Apraxia da fala desenvolvimental é diferenciada de atraso na linguagem expressiva: crianças com atraso na linguagem expressiva tipicamente seguem uma trajetória normal da linguagem, mas em um ritmo mais lento.
- Apraxia/dispraxia adquirida comumente resulta de traumatismo craniano, tumor, acidente vascular encefálico ou outros problemas que afetam as partes do cérebro envolvidas na fala e envolve perda da fala adquirida previamente.
- Transtornos da voz
  - Variações na entonação, volume, ressonância e qualidade da voz
    - Podem ser encontrados isoladamente ou associados a um atraso na linguagem.
    - Modulação prejudicada da entonação e volume pode ser encontrada em crianças com transtornos do espectro autista (ASDs) e transtornos de aprendizagem não verbal e em algumas síndromes genéticas.
    - Incompetência palatal velofaríngea pode causar fala hipernasal e pode ser um marcador de síndrome velocardiofacial.
- Transtornos da fluência
  - Interrupções do fluxo da fala.
  - Exemplos – pausas, hesitações, injeções, prolongamentos e interrupções
    - Disfluência normal é comum no início da infância (2,5 a 4 anos de idade).
    - Disfluência persistente ou progressiva é descrita como "gagueira".
  - Exemplos
    - Prolongações dos sons "ga-gaaaa-gaaaaato".
    - Múltiplas repetições de parte da palavra "ga-ga-ga-gato".

Transtornos da Linguagem

Transtornos da Linguagem Receptiva

- Processamento auditivo – reconhecimento e processamento da informação verbal e dos sons
  - A desatenção e distratibilidade em crianças com ADHD estão associadas a "problemas no processamento auditivo".
  - Ambientes acústicos de baixa qualidade; funcionamento periférico do ouvido; fatores comportamentais envolvidos na escuta; e problemas com a cóclea, nervo auditivo, tronco cerebral e córtex podem estar envolvidos, causando dificuldades no processamento auditivo.
  - Os problemas com a linguagem receptiva quase sempre ocorrem associados a atraso expressivo.

Transtorno da Linguagem Expressiva

- Amplo espectro dos atrasos, incluindo curta duração dos enunciados inadequada para o desenvolvimento, dificuldade para encontrar as palavras, substituições semânticas e dificuldade para dominar morfemas gramaticais que contribuem para o plural ou tempo verbal
  - Os sinais de fraqueza da linguagem expressiva incluem os seguintes:
    - Circunlocuções (uso de muitas palavras para explicar uma palavra ao invés de usar o termo específico).
    - Uso excessivo de substitutos.
      – "um" ou "uh".
      – Palavras não específicas ("coisa" ou "tipo").
      – Uso excessivo de gestos ou dificuldade de gerar uma narrativa ordenada.

Transtorno Misto da Linguagem Receptiva-Expressiva, Quatro Subtipos

- Agnosia verbal auditiva
  - Dificuldade de integrar a fenologia da informação aural – compreensão limitada da linguagem falada.

- Déficit fonológico-sintático
  - Extrema dificuldade para produzir linguagem com níveis variados de compreensão.
- Déficit semântico-pragmático
  - Expressivamente fluente, com uso sofisticado das palavras, mas fraca compreensão e uso superficial da fala convencional.
- Déficit léxico-sintático
  - Dificuldade para encontrar as palavras e fraqueza das habilidades expressivas de ordem superior.

Transtornos da Linguagem Pragmática
- Inabilidade para usar a linguagem adequadamente para a comunicação social.
- Comumente vistos em crianças com ASDs e crianças com transtornos de aprendizagem não verbal.

Dislexia
- Problemas na decodificação da leitura e dificuldades ortográficas, apresentando-se no começo da escola elementar. É decorrente de problemas no processamento fonológico. Adolescentes com dislexia leem mais lentamente do que seus pares e têm problemas com a leitura em voz alta (fluência na leitura).

TRANSTORNO DE DÉFICIT DE ATENÇÃO/HIPERATIVIDADE
- O transtorno comportamental mais comum da infância, afetando 8%–11% das crianças. Caracterizado por hiperatividade, fraco controle dos impulsos e desatenção.
- ADHD é uma doença crônica, com sintomas que podem persistir até a idade adulta. Assim sendo, é importante que as crianças tenham um acompanhamento do tipo "medical home" que possa coordenar e advogar seus cuidados.

Diagnóstico
- Hiperatividade
  - Tem as mãos inquietas/se contorce na cadeira.
  - "Em movimento".
  - Fala excessivamente.
  - Dificuldade de permanecer sentado em ambientes de sala de aula.
- Impulsividade
  - Interrompe os outros com frequência.
  - Dificuldade em esperar sua vez.
  - Irá dizer ou fazer coisas sem considerar as consequências.
- Desatenção
  - Com frequência não presta atenção aos detalhes nas tarefas que recebe.
  - Dificuldade em manter a atenção nas tarefas.
  - Dificuldade com organização.
  - Facilmente distraído/esquecido.
- Os sintomas devem estar presentes antes dos 12 anos de idade e causam prejuízo significativo em dois ou mais ambientes. Exemplos de domínios onde pode ser observado prejuízo incluem:
  - Desempenho acadêmico.
  - Relações familiares.
  - Relações com os pares.
  - Autoestima e autopercepções.
  - Lesões acidentais.
  - Funcionamento adaptativo global.
- Os sintomas não devem ser explicados como uma variante do comportamento evolutivo normal.

Tratamento

- Crianças em idade pré-escolar: a primeira linha de terapia é terapia comportamental administrada pelos pais e/ou professor; utilização de medicações somente se as intervenções comportamentais não tiverem sucesso ou não estiverem disponíveis.
- Crianças e adolescentes em idade de escola elementar: medicações (especificamente metilfenidato) são a terapia de primeira linha, juntamente com intervenções comportamentais.

Medicações

- Tipos
  - Para visualizar um guia das medicações para ADHD, acesse http://www.adhdmedicationguide.com/.
- Em geral, comece com metilfenidato com uma dose mais baixa. Titule aproximadamente a cada 1–2 semanas para atingir melhora clínica sem efeitos colaterais. Se os efeitos colaterais interferirem na obtenção de uma dosagem ideal, pode ser acrescentado um agonista alfa 2.

Efeitos Colaterais

- Estimulantes
  - Perda do apetite.
  - Dor abdominal.
  - Dores de cabeça.
  - Distúrbios do sono.
  - Labilidade do humor e disforia em crianças pré-escolares.
- Agonistas alfa 2
  - Sonolência.
  - Boca seca.
- Atomoxetina
  - Sonolência.
  - Redução do apetite.
  - Aumento dos pensamentos suicidas.
  - Pode monitorar a melhora com formulários padronizados (p. ex., Vanderbilt, índice de ADHD, questionário SNAP).
- Combinação de medicações: em algumas situações, é melhor combinar diferentes classes de medicações. Isto permite usar doses mais baixas de medicações individuais (que podem reduzir os efeitos colaterais) enquanto trata outras comorbidades.
- Estimulantes e agonistas alfa 2: mais adequados para pacientes com transtornos disruptivos (veja a seção sobre Transtornos do Comportamento Disruptivo para maiores informações).
- Estimulantes e inibidores seletivos de recaptação da serotonina (SSRIs): podem ser utilizados em pacientes com ansiedade e/ou depressão.

TRANSTORNOS DE ANSIEDADE

- Ansiedade e medo são respostas normais a ameaças reais ou percebidas. Os desencadeantes típicos de ansiedade e medo em uma criança evoluem à medida que a criança amadurece (Tabela 11-3).
- Um transtorno de ansiedade está presente quando a ansiedade é:
  - Inadequada para o estágio do desenvolvimento.
  - Níveis inadequados de intensidade, duração ou frequência.
  - Causa prejuízo clinicamente significativo na vida pessoal, acadêmica e/ou social da criança.
- Instrumentos de rastreamento da ansiedade
  - SCARED: Rastreio para Transtornos Relacionados à Ansiedade na Infância (disponível *on-line*).

TABELA 11-3	Desencadeantes de Ansiedade Normal por Nível de Desenvolvimento
Idade	Desencadeantes ansiosos
1ª infância/até 2 anos	Medo de perda, estranhos, ansiedade de separação
Início da infância (pré-escola)	Ameaças específicas (embora não necessariamente racionais): meteoros, fim do mundo, incêndios, animais míticos, ser raptado
Idade escolar	Animais domésticos, morte, doença, ansiedade escolar
Adolescência	Medo de rejeição, desempenho escolar

- PHQ-9 (disponível *on-line*).
- Descrição de transtornos de ansiedade específica na juventude e componentes comportamentais e cognitivos potenciais associados
  - Transtorno de ansiedade de separação.
    - Normal para o desenvolvimento entre 10 meses e ~3 anos de idade.
    - Ansiedade excessiva em relação a ficar separado dos cuidadores. Pode manifestar-se como:
      - Relutância/recusa em ir para a escola.
      - Pesadelos e/ou desejo constante de dormir com os pais.
      - Várias queixas somáticas quando deixado sozinho.
      - Medo de que ocorra algum dano à criança ou aos seus cuidadores quando estiverem separados.
    - Os sintomas duram pelo menos 6 meses.
    - As mães e outros cuidadores frequentemente têm uma história de ansiedade e/ou depressão e devem ser rastreados e encaminhados para tratamento, se necessário.
  - Transtorno de ansiedade generalizada
    - Ansiedade que ocorre na maioria dos dias e não em resposta a um estímulo específico.
    - São evitadas atividades com possíveis resultados negativos.
    - O paciente exibe pelo menos um dos seguintes sintomas: inquietação ou tensão muscular.
    - Os sintomas duram no mínimo 3 meses.
  - Fobias específicas
    - Medo excessivo e irracional de um estímulo particular (p. ex., voar, animais, sangue, altura).
    - A exposição a estímulos provoca sintomas de ansiedade.
    - A criança pode ou não reconhecer que a ansiedade é irracional.
    - Uma fobia específica é evitada ou tolerada com grande sofrimento.
    - Os sintomas causam prejuízo significativo na vida social, acadêmica e/ou pessoal da criança.
    - Os sintomas duram no mínimo 6 meses.
  - Transtorno de ansiedade social
    - Medo excessivo quando exposto a pessoas ou situações em que é possível uma avaliação negativa (p. ex., embaraço ou humilhação).
    - As pessoas e situações podem ser familiares ou novas para o paciente.
    - Tais situações e pessoas são ativamente evitadas para reduzir a ansiedade.
  - Transtorno do pânico
    - Ansiedade extrema em inúmeros ambientes, com estratégias de evitação.
    - Não sai de casa, a menos que acompanhado de uma pessoa em quem confie.
  - Transtorno de estresse pós-traumático (PTSD)
    - *Flashbacks* de eventos traumáticos.

- Evita situações associadas ao evento.
- Nível de tensão aumentado.
• A primeira linha de tratamento para transtornos de ansiedade é a terapia cognitivo-comportamental. A adição de um inibidor seletivo de recaptação da serotonina poderá ser necessária.

Diretrizes de Tratamento para Agentes Antidepressivos
Veja a Tabela 11-4.
- SSRIs
  - Tratamento de primeira linha quando é necessária intervenção com medicação psicotrópica para o tratamento de sintomas de ansiedade e/ou depressivos.
  - Ampla margem de segurança.
  - Efeitos colaterais.
    - Irritabilidade.
    - Dores de cabeça.
    - Alterações no apetite.
    - Constipação ou diarreia
      - Tenha em conta que pode-se manifestar ideação suicida durante o período inicial do uso de medicação em crianças e adolescentes com um transtorno depressivo maior. Os pacientes devem ser monitorados de perto durante as primeiras semanas de terapia.

TRANSTORNOS DO ESPECTRO AUTISTA
Definição
- Condições definidas de forma comportamental, caracterizadas por prejuízos distintivos na interação social recíproca e na comunicação que não refletem simplesmente deficiência intelectual associada e pela presença de um repertório comportamental repetitivo restrito.

Critérios Diagnósticos (Adaptados do DSM-5)
- Comunicação e interação social – todos os critérios devem ser satisfeitos.
  - Déficits na reciprocidade social-emocional:
    - Incapaz de ter conversas interativas normais.
    - Dificuldade em compartilhar interesses ou de exibir emoções ou afeto.
    - Dificuldade em iniciar ou responder a interações sociais.
  - Déficits nas comunicações não verbais:
    - Comunicações verbais e não verbais mal integradas.
    - Contato visual e linguagem corporal deficientes.
    - Déficits na compreensão e no uso de gestos.
    - Ausência total de expressões faciais e de comunicação não verbal.
  - Déficits no desenvolvimento, manutenção e compreensão das relações:
    - Dificuldades de adaptar o comportamento em vários contextos sociais.
    - Dificuldades para fazer amizades e no jogo imaginativo cooperativo.
    - Pouco ou nenhum interesse nos pares.
- Comportamentos repetitivos restritos – no mínimo dois dos quatro critérios devem ser satisfeitos.
  - Movimentos motores, uso de objetos ou fala estereotipados ou repetitivos
    - Estereótipos motores simples.
    - Alinha os brinquedos ou lança os objetos.
    - Ecolalia.
    - Expressões idiossincráticas.

TABELA 11-4	Orientações de Dosagem para Agentes Antidepressivos				
Tipo/classe	Medicação	Dose diária inicial	Dose-alvo diária inicial (nível sérico)*	Dose diária máxima	Administração recomendada
SSRI	Citalopram	10–20 mg	20 mg	60 mg	AM
	Escitalopram	5–10 mg	10 mg	20 mg	AM
	Fluoxetina	10–20 mg	20 mg	40–80 mg	AM
	Paroxetina (i)	10–20 mg	20–30 mg	40–60 mg (ii)	AM ou HS
	Sertralina	25–50 mg	50–100 mg	150–200 mg	AM
SNRI	Duloxetina	20–30 mg	40–60 mg	120 mg (iii)	Diariamente ou BID
	Venlafaxina	37,5–75 mg	150–225 mg	375 mg	BID
	Venlafaxina XR	37,5–75 mg	75–225 mg	225 mg	Diariamente
Outra (iv)	Bupropiona	75 mg	225–300 mg	450 mg	TID ≤ 150 mg/dose
	Bupropiona SR	100–150 mg	200–300 mg	400 mg	BID ≤ 200 mg/dose
	Bupropiona XL	150 mg	300 mg	450 mg	Diariamente
	Mirtazapina	7,5–15 mg	30 mg	60 mg (v)	HS

(Continua)

TABELA 11-4 Orientações de Dosagem para Agentes Antidepressivos (Continuação)

Tipo/classe	Medicação	Dose diária inicial	Dose-alvo diária inicial (nível sérico)*	Dose diária máxima	Administração recomendada
TCA	Amitriptilina	25–50 mg	150–200 mg	300 mg	HS
	Clomipramina	25 mg	100–150 mg	250 mg	HS
	Desipramina	25–50 mg	150 mg (> ng/mL)	300 mg	HS
	Imipramina	25–50 mg	150 mg (> ng/mL) (vi)	300 mg (200–400 ng/mL) (vi)	HS
	Nortiptilina	25–50 mg	75–100 mg (50-150 ng/mL)	150 mg (50–150 ng/mL)	HS

SSRI, inibidor seletivo de recaptação da serotonina; SNRI, inibidor de recaptação da serotonina-norepinefrina; TCA, antidepressivo tricíclico.
*A dosagem do antidepressivo pode ser aumentada a cada 2–3 semanas, quando tolerado, se não ocorreu remissão: (i) paroxetina ou paroxetina CR possuem perfis de efeitos colaterais similares, meias-vidas comparáveis e alcançam concentrações plasmáticas no estado de equilíbrio em intervalos de tempo similares, (ii) a dose máxima recomendada pelo fabricante para transtorno depressivo maior (MDD) é 50 mg/dia, (iii) a dose máxima recomendada pelo fabricante para MDD é 60 mg/dia e (iv) tradozona não é incluída como opção de tratamento para MDD porque as doses terapêuticas são difíceis de ser atingidas em virtude da sedação excessiva (dose terapêutica 300–600 mg/dia). Trazodona pode ser considerada durante a fase aguda do tratamento como terapia adjuvante quando é desejada sedação. (v) A dose máxima recomendada pelo fabricante é 45 mg/dia. (vi) O nível sérico inclui a droga original e o metabólito ativo (imipramina e desipramina, respectivamente).
Extraída de Evidence-Based Best Practices for the Treatment of Major Depressive Disorder in South Carolina.pdf. Publicado em fevereiro de 2008. Disponível em: http://www.sccp.sc.edu/centers/SCORxE © SCORxE Academic Detailing Service. Reproduzido com permissão.

- Insistência na mesmice, inflexibilidade e padrões ritualizados
  - Sofrimento extremo com pequenas mudanças.
  - Dificuldades com transições.
  - Padrões de pensamento rígidos.
  - Necessidade de seguir o mesmo caminho ou comer a mesma comida todos os dias.
- Interesses fixos, altamente restritos que são anormais em intensidade ou foco.
- Hiper ou hipoatividade a estímulo sensorial
  - Aparente indiferença à dor/temperatura.
  - Resposta adversa a sons ou texturas específicas.
  - Cheira ou toca excessivamente os objetos.
  - Fascinação visual por luzes ou movimento.
- Os sintomas devem estar presentes nos períodos iniciais do desenvolvimento.
- Os sintomas devem causar prejuízo clinicamente significativo na vida social, acadêmica ou pessoal da criança. Os sintomas são graduados de acordo com a gravidade (veja o quadro no apêndice).
- Os sintomas não são mais bem explicados por deficiência intelectual ou por atraso no desenvolvimento global.

Instrumentos de Rastreamento Preenchidos pelos Pais para Uso em Cuidados Primários
- Checklist para Autismo Modificada (M-CHAT).
- Testes de Rastreamento para Transtornos de Desenvolvimento Pervasivos II Rastreador para Cuidados Primários (PDDST-II PCS).
- Escala de Responsividade Social (SRS).
- Questionário para Rastreamento de Transtornos do Espectro Autista (ASSQ).

Testagem Genética
- ~80% de todos os casos de ASDs são idiopáticos, enquanto 20% possuem um gene único cromossomal conhecido ou etiologia metabólica (Fig. 11-1).
- 1%-3% das crianças com ASDs têm síndrome do X Frágil.

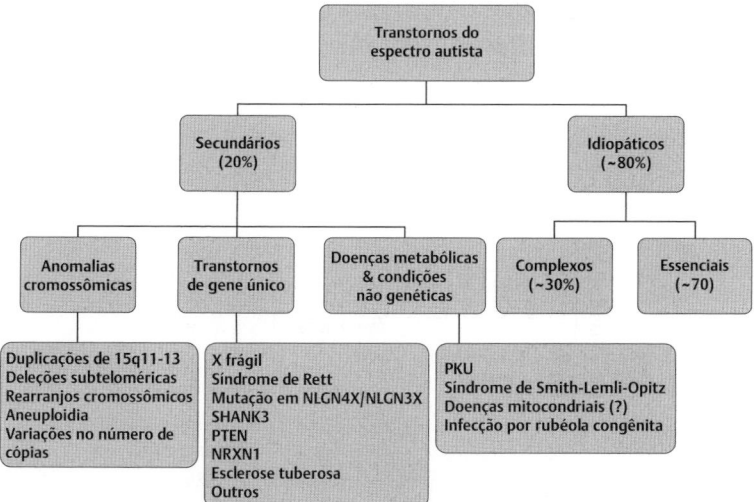

Figura 11-1 Transtornos do espectro autista. (Extraída de Voigt R, et al. Developmental and Behavioral Pediatrics. Arlington: American Academy of Pediatrics, 2010:203).

- Análise cromossômica de *microarray* se houver sinais de prejuízo cognitivo maior, características dismórficas ou uma forte história familiar de atraso no desenvolvimento.
- Em meninas que têm uma história de regressão no desenvolvimento, teste para síndrome de Rett.
- Se houver evidência de ataxia, convulsões, fraqueza muscular, hipotonia ou outros prejuízos neurológicos, teste para transtornos do metabolismo.
- Exemplos de condições genéticas associadas ao autismo:
  - X frágil.
  - Neurofibromatose Tipo I.
  - Síndrome de Angelman.
  - Síndrome de DiGeorge.
  - Síndrome de Williams.
  - Síndrome de Noonan.
  - Síndrome de Cornelia de Lange (Tabela 11-5).

Medicina Complementar e Alternativa
- Muitas famílias usarão terapias alternativas para seus filhos com autismo.
- Alguns exemplos incluem os seguintes:
  - Quelação para níveis elevados presumidos de metal pesado.
  - Agentes antifúngicos.
  - Probióticos.
  - Dietas isentas de glúten e caseína.
  - Suplementação de vitamina B_6 e magnésio.
  - Treinamento de integração auditiva.
  - Oxigênio hiperbárico.
  - Manipulação quiroprática.
- Em geral, há poucas evidências que apoiem a eficácia destas terapias e algumas, como a quelação, podem ser prejudiciais (Tabela 11-6).
- É importante familiarizar-se com as terapias complementares e alternativas e discutir com as famílias interessadas seus riscos potenciais, benefícios e eficácia.

TRANSTORNOS DO COMPORTAMENTO DISRUPTIVO

Definição
Comportamento socialmente disruptivo que é geralmente mais perturbador para os outros do que para a pessoa que inicia o comportamento.

TABELA 11-5 Opções de Medicação Psicotrópica para Sintomas-Alvo Comuns

Sintomas-alvo	Medicação
Comportamento agressivo, de autoflagelação	Risperidona, aripiprazol
Comportamentos repetitivos	Fluoxetina
Hiperatividade, desatenção	Estimulantes (metilfenidatos)
Distúrbios do sono	Melatonina, clonidina, trazodona
Ansiedade e/ou depressão	Sertralina ou outros SSRIs

TABELA 11-6	Resultados de Ensaios de Terapias Complementares e Alternativas	
Terapia	Benefício terapêutico	Efeitos colaterais maiores
Dieta isenta de glúten/caseína	Nenhum	Nenhum
Secretina	Nenhum	Nenhum, apesar de efeitos colaterais menores (rubor, vômitos, hiperatividade) observados
Oxigênio hiperbárico	Nenhum	Nenhum observado, mas risco teórico de barotrauma e exacerbação de doença pulmonar prévia
Vitamina B_6 e magnésio	Nenhum	Nenhum
Melatonina	Melhora significativa na duração do sono e início da latência	Nenhum

- Os problemas podem ocorrer em um *continuum*, com resistência e crises de birra normais de uma criança de 2 anos em um dos extremos e comportamentos mal adaptativos mais severos que justificam um diagnóstico médico no outro extremo.
- O tratamento geralmente envolve terapia comportamental intensa, frequentemente envolvendo a criança e a família.

Transtorno Opositor Desafiador
- Um padrão de humor irritável, comportamento questionador/desafiador ou revanchismo.
- Quatro sintomas em qualquer das categorias a seguir:
  - Humor irritável/raiva
    - Frequentemente perde a paciência.
    - Frequentemente é "sensível" ou facilmente incomodado.
    - Frequentemente se irrita ou fica ressentido.
  - Comportamento questionador/desafiador
    - Frequentemente discute com figuras de autoridade.
    - Frequentemente desafia ativamente ou se recusa a atender a solicitação de figuras de autoridade ou a cumprir as regras.
    - Frequentemente irrita outros deliberadamente.
    - Frequentemente acusa outros por seus erros ou más condutas.
  - Revanchismo
    - Foi rancoroso ou vingativo no mínimo duas vezes nos últimos 6 meses.
    - Deve durar no mínimo 6 meses.
    - Deve ser exibido durante uma interação com pelo menos um indivíduo que não é um irmão.
- Deve estar associado a sofrimento do indivíduo ou de seus pares ou impactar negativamente as áreas social, educacional, ocupacional ou outras áreas importantes do funcionamento.
- Os comportamentos não ocorrem exclusivamente durante o curso de um transtorno psicótico, em virtude do uso de substância, desordem depressiva ou bipolar.

Transtorno Explosivo Intermitente
- Explosões comportamentais recorrentes representando uma falha no controle dos impulsos agressivos, conforme manifestado por um dos seguintes:
  - Agressão verbal ou agressão física à propriedade, animais ou indivíduos, ocorrendo no mínimo duas vezes por semana, em média, durante 3 meses.
  - Três explosões envolvendo dano ou destruição de propriedade e/ou lesão física ocorrendo em um período de 12 meses.
- As explosões são, em geral, desproporcionais à provocação ou a algum estressor psicossocial precipitante.
- As explosões não são premeditadas e não pretendem atingir algum objetivo tangível.
- Devem causar sofrimento ao indivíduo ou prejuízo no funcionamento ocupacional ou interpessoal ou estão associadas a consequências financeiras ou legais.
- A idade cronológica ou desenvolvimental deve ser de no mínimo 6 anos.
- As explosões recorrentes não são mais bem explicadas por outro transtorno mental.

Transtorno de Conduta
- Um padrão repetitivo e persistente de comportamento no qual os direitos básicos dos outros ou normas sociais importantes apropriadas para a idade são violados, conforme manifestado pela presença de no mínimo 3 dos 15 critérios a seguir nos últimos 12 meses, com pelo menos 1 nos últimos 6 meses.
  - Frequentemente provoca, ameaça ou intimida outras pessoas.
  - Frequentemente inicia lutas físicas.
  - Usou uma arma que pode causar sério dano físico a outras pessoas.
  - Foi fisicamente cruel com pessoas.
  - Foi fisicamente cruel com animais.
  - Roubou durante confronto com uma vítima (p. ex., assaltando).
  - Forçou alguém a manter atividade sexual.
  - Engajou-se deliberadamente em causar incêndio com a intenção de causar danos sérios.
  - Destruiu deliberadamente a propriedade de outros.
  - Invadiu a casa, prédio ou carro de alguém.
  - Mente com frequência para obter bens ou favores ou para se esquivar de obrigações (engana outras pessoas).
  - Roubou itens de valor sem confrontar uma vítima (p. ex., roubos em lojas).
  - Frequentemente passa a noite fora apesar das proibições parentais, começando antes dos 13 anos de idade.
  - Fugiu de casa durante a noite no mínimo duas vezes ou uma vez sem retornar por um período prolongado.
  - Frequentemente mata aula, começando antes dos 13 anos.
- O distúrbio causa prejuízo clinicamente significativo no funcionamento social, acadêmico ou ocupacional.
- Subtipos
  - Tipo com início na infância: deve apresentar no mínimo um sintoma antes dos 10 anos de idade.
  - Tipo com início na adolescência: não apresenta sintomas antes dos 10 anos de idade.
  - Início não especificado: sem informações suficientes para determinar se o primeiro sintoma ocorreu antes ou depois dos 10 anos de idade.

TESTES PSICOEDUCACIONAIS
Testes de Inteligência
- **Teste Breve de Inteligência Kaufman, Segunda Edição (KBIT-2)**
  - Usado como uma avaliação mais breve ou para elegibilidade para programas destinados a superdotados.

- Verbal, não verbal e IQ composto
  - Subtestes verbais
    - Conhecimento verbal.
    - Adivinhações (medidas da compreensão verbal, raciocínio, conhecimento do vocabulário e raciocínio dedutivo).
  - Escala não verbal – matrizes
    - Estímulos significativos e abstratos.
- **Stanford-Binet para a Primeira Infância – 5**
  - O segundo teste mais comumente usado. É menos fundamentado na linguagem.
  - IQ não verbal, IQ verbal e IQ da escala completa.
  - Subtestes para áreas não verbal e verbal
    - Raciocínio fluido não verbal.
    - Conhecimento.
    - Raciocínio quantitativo.
    - Processamento visoespacial.
    - Memória de trabalho.
  - Escores do Índice Total dos Fatores – soma dos escores verbal e não verbal para cada uma das cinco áreas.
- Escalas de Habilidade Diferencial – II (DAS)
  - Frequentemente usadas na primeira infância/idade pré-escolar
    - Onze testes essenciais e dez subtestes diagnósticos
      - Os onze itens centrais contribuem para o escore geral de habilidade conceitual.
      - Os subtestes diagnósticos medem a memória de curto prazo, habilidades de percepção e a velocidade de processamento.
- **Bateria de Avaliação de Kaufman para Crianças, Segunda Edição (KABC-II)**
  - Usado como teste cognitivo alternativo pelas escolas
  - Cinco áreas avaliadas
    - Processamento simultâneo.
    - Processamento sequencial.
    - Planejamento.
    - Aprendizagem.
    - Conhecimento.
  - Escores gerados
    - MPI.
    - Escore global.
    - Índice de inteligência fluida-cristalizada.
    - Índice não verbal.
- **Escala Wechsler de Inteligência para a Idade Pré-escolar e Primária, Terceira Edição (WWPPSI-III)**
  - Grupos de duas faixas etárias
    - 2 anos e 6 meses a 3 anos e 11 meses.
    - 4 anos a 7 anos e 3 meses.
  - Escores reportados como escala completa do IQ, IQ verbal e IQ de desempenho:
    - Quatro subtestes centrais para o grupo mais jovem.
    - Sete subtestes centrais para o grupo mais velho.
- **Escala Wechsler de Inteligência para Crianças, Quinta Edição (WISC-V)** (está substituindo o WISC-IV)
  - Entre 6 e 16 anos e 11 meses de idade
    - Onze subtestes – Escores do Índice
      - Compreensão verbal.

- Visoespacial (novo na edição V).
- Raciocínio fluido (novo na edição V).
- Memória de trabalho.
- Velocidade de processamento.
- É produzido o IQ da escala completa.
- O Índice de Habilidade Geral pode ser computado com o uso de 3 subtestes de compreensão verbal e 3 subtestes de raciocínio perceptual.
- **Escala Wechsler Abreviada de Inteligência (WASI)**
  - Usada para avaliar a elegibilidade para programas destinados a superdotados.
  - Gera um IQ verbal, IQ de desempenho e IQ da escala completa.
  - Os subtestes incluem vocabulário, matrizes, *design* de blocos e semelhanças.
  - Útil como instrumento de triagem e usado por muitos distritos escolares para avaliação da elegibilidade para programas destinados a superdotados.
- Testes cognitivos adicionais para avaliação de habilidades não verbais
  - **Leiter 3**
    - Usado para deficiência da linguagem.
    - Faixa etária + 3 anos.
    - Mede a inteligência fluida.
    - Ordem sequencial.
    - Complementação de lacunas.
    - Classificação e analogias.
    - Figura e fundo.
    - Padrões de combinação/repetições.
  - **Teste de Inteligência Não Verbal-4 (TONI-4)**
    - Usado para deficiência da linguagem.
    - Para = 6 anos de idade.
    - As respostas requerem simplesmente apontar ou gestos.
    - Mede inteligência, aptidão para raciocínio abstrato e solução de problemas.
    - Usa um caderno de teste com figuras.

LEITURAS SUGERIDAS

American Psychiatric Association. Diagnostic and Statistical Manual of Mental Disorders. 5th Ed. Arlington: American Psychiatric Publishers, Inc., 2013.

Augustyn M, et al. The Zuckerman Parker Handbook of Developmental and Behavioral Pediatrics for Primary Care. 3rd Ed. Philadelphia: Lippincott Williams & Wilkins, 2010.

Missouri Department of Mental Health: Division of Developmental Disabilities. Autism Spectrum Disorders: Missouri Guidelines for Screening, Diagnosis and Assessment, 2010.

Voigt R, et al. Developmental and Behavioral Pediatrics. Arlington: American Academy of Pediatrics, 2010.

Wolraich M, et al. Developmental and Behavioral Pediatrics: Evidence and Practice. Maryland Heights: Mosby, Inc., 2007.

Maus-Tratos na Infância
Adrienne D. Atzemis ▪ Jamie S. Kondis

É importante lembrar que maus-tratos na infância são uma causa comum de morbidade e mortalidade infantil, levando a mais de 1.500 mortes de crianças por ano nos Estados Unidos. O não reconhecimento dos sinais e sintomas de maus-tratos na infância e a falha em responder apropriadamente podem resultar em morte. Os tipos de maus-tratos a crianças com os quais devemos estar familiarizados são:
- Negligência: A criança não é atendida quanto às necessidades básicas adequadas, como segurança, nutrição, moradia, educação, atenção médica e dentária.
- Abuso físico: A criança sofre agressões físicas ou outras ações não acidentais.
- Abuso sexual: A criança é submetida a material ou atividades sexuais inadequadas ao seu desenvolvimento por alguém com o papel de cuidador ou é submetida a atividade sexual sem seu consentimento.
- Doença fabricada pelo cuidador: A criança é submetida a cuidados médicos desnecessários em virtude da fabricação, exagero ou indução de sintomas por um cuidador.
- Abuso emocional: A criança é abusada emocionalmente por ações ou declarações verbais de um cuidador.

Estima-se que 1,25 milhão de crianças são vitimizadas por algum tipo de maus-tratos a cada ano. Os maus-tratos abrangem todo o espectro social, econômico, educacional, racial e cultural, embora haja fatores de risco para um aumento da incidência, incluindo:
- Fatores da criança: Muito jovem, gravidez não planejada ou indesejada, prematuridade, atraso no desenvolvimento, prejuízo cognitivo e ter um temperamento "difícil".
- Fatores do cuidador: Isolamento social, doença mental, abuso de substância, história pessoal de vitimização, pobreza, falta de habilidades parentais e expectativas irrealistas em relação à criança.
- Fatores da comunidade: Violência, pobreza, falta de recursos e falha da comunidade em atender às necessidades.

NOTIFICAÇÃO OBRIGATÓRIA DE MAUS-TRATOS NA INFÂNCIA
- As leis para notificação de maus-tratos na infância variam de estado para estado, mas em cada estado dos Estados Unidos, os prestadores de serviços médicos são obrigados a notificar maus-tratos a crianças.
- Os prestadores de serviços médicos devem estar cientes das suas obrigações legais, conforme determinado pelo seu país ou estado, bem como das respectivas políticas institucionais referentes a problemas de abuso.
- Não notificar abuso pode resultar em multas e/ou prisão e/ou perda da licença médica.

RECONHECENDO E RESPONDENDO À NEGLIGÊNCIA
- Os tipos de negligência são física, supervisão/abandono, colocar em perigo/segurança, emocional, educacional e médica/dentária.
- A negligência pode-se manifestar como higiene inadequada (a criança visivelmente é malcheirosa ou suja) ou a má higiene contribui para problemas médicos, como infecção de feridas.

- A criança pode estar vestindo roupas muito apertadas ou inadequadas para o clima.
- Os ferimentos da criança podem ser o resultado de supervisão inadequada, ou a família pode demorar em procurar cuidados para os ferimentos.

RECONHECENDO E RESPONDENDO A PROBLEMAS DE ABUSO FÍSICO
- A habilidade de um prestador de serviços médicos para reconhecer corretamente o abuso físico na infância depende em primeiro lugar da sua predisposição para aceitar maus-tratos como uma causa potencial de um achado físico.
- Depende do prestador reconhecer elementos preocupantes da história e achados físicos suspeitos.
  - Em relação à história:
    - Sem história que justifique uma lesão.
    - Demora em procurar assistência médica.
    - História passada de abuso.
    - Variação substancial na história, seja pelo mesmo cuidador ao longo do tempo ou por dois cuidadores diferentes.
    - A história apresentada é improvável.
    - A história carece de detalhes contextuais.
    - O narrador apresenta uma linha do tempo vaga.
  - Em relação à lesão:
    - A lesão é discordante do estágio de desenvolvimento do paciente.
    - Há um mecanismo menor proposto levando a uma lesão importante.
    - A lesão é padronizada ou geométrica.
    - A lesão tem bordas ou zonas de transição bem demarcadas.
    - A(s) localização(ões) da lesão é(são) incomum(ns) para uma lesão acidental.
    - Há muitas localizações, tipos ou estágios de lesões em fase de cicatrização.
    - As lesões são bilaterais ou envolvem múltiplos planos do corpo.
- Muitas comunidades já identificaram especialistas locais com experiência em prestar atendimento médico a crianças vitimizadas dentro do contexto das regulações e expectativas legais locais. Os prestadores inexperientes são encorajados a utilizar a assistência de especialistas locais antes de dar um diagnóstico final.
- Suponha que os registros médicos venham a ser examinados por agências de investigação locais e possam ser usados nos procedimentos legais. Assim sendo, assegure-se de que os registros sejam completos e legíveis e forneçam informações suficientes para que profissionais não médicos entendam satisfatoriamente os achados.

Hematomas
- Hematomas são comuns em crianças sadias ativas e também representam a lesão mais comumente presente em uma criança abusada.
- Veja a Tabela 12-1 para as características comuns de hematomas abusivos *versus* acidentais.
- Veja as Figuras 12-1, 12-2 e 12-3 para exemplos de marcas de tapas, marcas em forma de laço e mordida humana.

Fraturas
- Fraturas são a segunda lesão mais comum causada por abuso infantil.
- A fraturas abusivas estão com frequência ocultas e não apresentam hematomas evidentes.
- Qualquer tipo de fratura pode ter sido infligida, mas há fraturas que são consideradas altamente específicas de um mecanismo infligido, incluindo:
  - Lesão metafisária clássica (CML), também conhecida como fratura do canto, ou fratura de Bucket-Handle (alça de balde) são altamente específicas de abuso em bebês com < 1 ano de idade e mais comuns em < 6 meses de idade.

TABELA 12-1	Características Comuns de Hematomas Abusivos versus Acidentais	
	Acidentais	**Abusivos**
Localização	Anterior	Posterior
	Proeminências ósseas	Áreas mais macias
	Fronte	Bochechas
	Cotovelo	Orelhas
	Joelhos	Abdome
	Canelas	Coxas
		Nádegas
Forma	Circular	Linear
	Oval	Em laço
		Padronizada
		Mordida humana
Número	Solitário	Agrupados
	Poucos	Muitos
Status do desenvolvimento	Criança em atividade constante	Bebê sem mobilidade
Cor	Todos os hematomas passam por uma progressão de alterações na cor com o tempo; a cor de um hematoma não pode ser usada para distinguir abuso ou causa acidental. Hematomas não podem ser datados com precisão como mais antigos ou mais recentes do que outro hematoma.	

- Fraturas de costelas: Fraturas abusivas de costelas podem resultar da compressão torácica ou de um impacto direto. Fraturas posteriores das costelas são tipicamente causadas por uma prensagem anterior-posterior do tórax.
- Fratura escapular.
- Fratura do processo espinhoso.
- Fratura do esterno.
- As fraturas que são consideradas moderadamente específicas de mecanismo infligido são:
  - Fraturas múltiplas, especialmente bilaterais.
  - Fraturas de idades diferentes.
  - Separações epifiseais.
  - Fraturas no corpo vertebral e subluxações.
  - Fraturas de dedos.
  - Fraturas cranianas complexas.
- As fraturas que têm baixa especificidade para abuso e são comumente de natureza acidental incluem:
  - Fraturas da clavícula.
  - Fraturas diafisárias dos ossos longos.
  - Fratura supracondiliana.
  - Fraturas lineares do crânio.
- Tanto as fraturas acidentais quanto as abusivas podem ser transversais, oblíquas ou espirais e dependem da direção das forças durante o mecanismo do trauma. Uma fratura em espiral pode resultar de um movimento de rotação de um membro, o que pode ocorrer tanto em eventos acidentais quanto abusivos.
- Deve ser realizada uma avaliação para possível doença médica que origine ossos quebradiços ou outra doença óssea que possa ser mal interpretada como fratura, caso haja indicação médica de que existe tal condição.

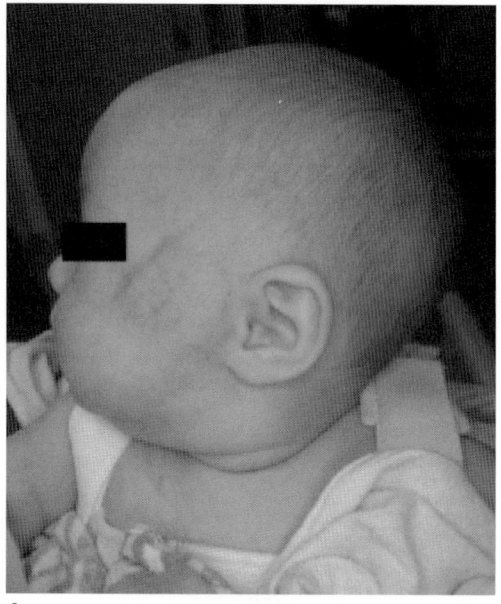

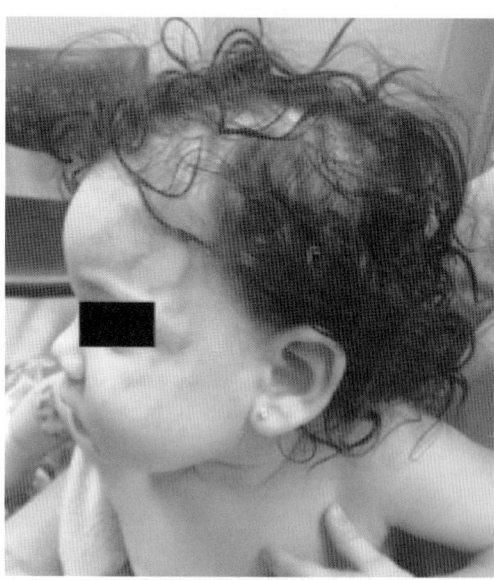

Figura 12-1 A, B. Marcas de bofetada.

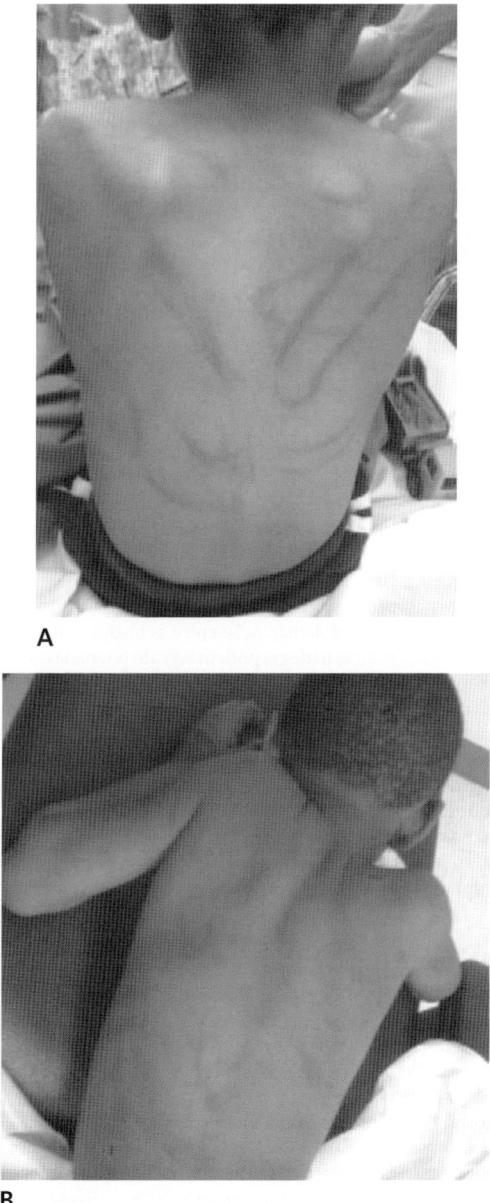

Figura 12-2 A, B. Marcas em forma de laço, agudas e cicatrizadas.

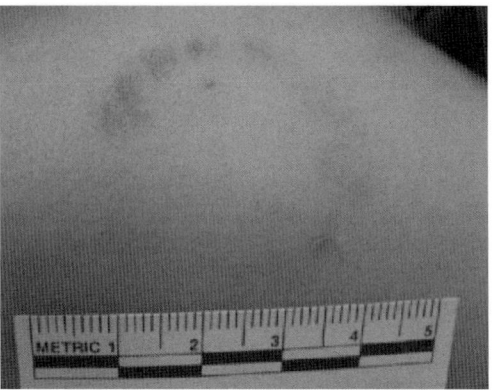

Figura 12-3 Marca de mordida humana.

Queimaduras

- Queimaduras abusivas podem ser térmicas, químicas ou elétricas.
- Queimaduras de escaldaduras de água corrente são a forma mais comum de queimaduras abusivas.
- A idade média para queimaduras abusivas é 2–4 anos.
- Queimaduras abusivas nas mãos e pés por imersão em um líquido quente podem ter um padrão de "meia" ou "luva", com uma clara demarcação entre as queimaduras e a pele normal. As solas dos pés ou as palmas das mãos ou as nádegas podem ter sido poupadas porque essa área é pressionada contra uma superfície mais fria. Podem estar poupadas as superfícies flexoras ou extensoras se as extremidades foram mantidas em posição de proteção.
- Queimaduras com um objeto sólido podem originar queimaduras com um padrão na configuração daquele objeto. São tipicamente mais profundas do que as queimaduras por contato acidental com um objeto. Os objetos comumente vistos incluem ferros de cachear cabelos, ferros de roupa ou aquecedores.
  - As queimaduras com cigarro por trauma infligido são mais profundas e mais redondas do que as acidentais, que têm um padrão em formato de chama/escova. As queimaduras com cigarro podem ser confundidas com impetigo, varicela, mordidas de insetos ou práticas de cura alternativas.

Trauma Craniano Abusivo (AHT)

- Esta é a causa número um de morte por abuso infantil.
- As lesões estão relacionadas às forças de impacto ou às forças de aceleração angular/desaceleração ou inerciais, ou a uma combinação destas.
- A lesão relacionada à aceleração/desaceleração era anteriormente conhecida como "síndrome do bebê sacudido". O termo "trauma craniano abusivo" é preferível, uma vez que sacudir é apenas um dos mecanismos de trauma que podem provocar estas lesões.
- A idade média das vítimas de AHT é 3–6 meses, o que coincide com um período de tempo no qual os bebês frequentemente têm um choro incessante e os cuidadores se sentem frustrados.
  - O comportamento do bebê é frequentemente visto como "exigente".
  - Apenas o bebê e o cuidador estão presentes em 99% dos casos.
  - Com frequência, ocorre uma demora na procura de assistência médica.
  - Um cuidador não biológico do sexo masculino é o perpetrador mais comum de AHT.
- As lesões intracranianas que podem ser vistas em AHT incluem hemorragia subdural e/ou hemorragia subaracnoide, hemorragias retinianas (em 85% dos casos), encefalopatia hipóxica, infarto cerebral, contusão parenquimal, edema cerebral e herniação. Por fim, estas podem levar à morte nos casos mais graves.

- Outras lesões são vistas em aproximadamente ~50% das vezes. Incluem fraturas de costelas, fraturas metafisárias clássicas, fraturas dos ossos longos ou lesões intra-abdominais. Com frequência, não há sinais de trauma externo.
- **Hemorragias retinianas** são um marcador importante para lesão rotacional traumática. Elas ocorrem em aproximadamente ~85% dos bebês diagnosticados com trauma craniano abusivo.
  - Embora hemorragias retinianas possam ocorrer em outras situações (como no nascimento ou em traumas acidentais), nestas situações elas são tipicamente poucas e limitadas ao polo posterior. Hemorragias retinianas, que são extensas, por toda a retina e corpo vítreo, chegam até a periferia e envolvem múltiplas camadas, estão associadas a mecanismos abusivos.

Trauma Abdominal

- Esta é a segunda causa mais comum de morte por abuso infantil.
- Os casos graves e fatais atingem seu pico por volta dos 2 anos de idade. Em casos de abuso infantil fatal, aproximadamente ~14% têm lesões abdominais.
- O trauma abdominal abusivo é frequentemente oculto porque os cuidadores apresentam uma história falsa ou enganadora, e os sintomas inicialmente podem ser confundidos com outras condições, como um vírus gastrointestinal ou uma doença de menor importância.
- As lesões abdominais infligidas incluem hematoma duodenal, contusão/ruptura intestinal, laceração hepática, fratura pancreática (e a subsequente formação de pseudocistos), hematoma adrenal, lesão renal, avulsão mesentérica e lesões nos vasos.
- As lesões abdominais raramente são isoladas; mais de 60% apresentam outras lesões, incluindo lesões cutâneas, fraturas ou trauma craniano.
- O fígado é o órgão mais comumente lesionado por abuso (quase 2/3 dos casos), e o local mais comum de contusão e laceração é o lobo esquerdo.

Estudo Diagnóstico para Abuso Físico

- História: O prestador de cuidados de saúde não deve hesitar em obter uma história completa com os cuidadores disponíveis. Uma abordagem aberta, honesta e sem julgamento é aconselhável e geralmente bem aceita pelos cuidadores. Crianças mais velhas que já sabem falar devem ter a oportunidade de fornecer uma história em particular. Uma história completa deve incluir:
  - História da lesão para cada lesão conhecida, incluindo o mecanismo da lesão e uma linha do tempo de quando a criança esteve sem lesões pela última vez.
  - História do nascimento e de quando recém-nascido, incluindo a história de saúde materna, informações sobre a gravidez, trabalho de parto e parto, situação da vitamina K e se houve algum sangramento excessivo durante circuncisão ou no coto do cordão umbilical.
  - Crescimento e nutrição, incluindo o exame de todas as tabelas de crescimento e investigando sobre alguma prática de nutrição alternativa e se o bebê é amamentado exclusivamente ao seio ou com fórmula.
  - Problemas de saúde anteriores, história de machucados fáceis, lesões anteriores, consultas em pronto-socorro ou consultas médicas urgentes.
  - História do desenvolvimento, incluindo se a criança consegue rolar, engatinhar, movimentar-se com rapidez, firmar-se para levantar, caminhar, correr, trepar ou usar a linguagem.
  - História social, incluindo perguntar sobre cuidadores, as ocupações dos pais, qual o tipo de habitação e se há animais na casa.
  - História familiar de transtornos hemorrágicos, ósseos ou outros transtornos hereditários, como hemofilias ou osteogênese imperfeita.
- Exame físico: Toda criança que estiver sendo avaliada para possível abuso físico deve passar por um exame físico abrangente com atenção especial aos seguintes aspectos:
  - Exame da pele:
    - Não deixe de visualizar todas as superfícies cutâneas, incluindo áreas frequentemente esquecidas como atrás das orelhas, genitais e nádegas.

- Documente achados cutâneos como hematomas, abrasões e queimaduras por meio de uma descrição por escrito, usando diagramas do corpo (desenhos) e com fotografias.
- Descreva achados congênitos como melanose congênita ou marcas de nascença para distingui-los de possíveis lesões.
* Exame HEENT:
  - Avalie cuidadosamente o couro cabeludo, movendo o cabelo quando necessário, para detectar possível lesão na cabeça.
  - Visualize a cavidade oral para detectar lesões intraorais (palato, freio da língua) e cárie/lesões dentais.
* Exame dos olhos:
  - Um exame com dilatação da pupila realizado por um examinador qualificado deve ser realizado em qualquer caso de possível trauma craniano abusivo.
* Exame do torso:
  - Apalpe o tórax na busca de evidências de anormalidade ou crepitação das costelas.
  - O exame abdominal deve ser minucioso para detectar possível lesão abdominal.
* Exame das extremidades:
  - Apalpe cuidadosamente as extremidades para evidências de fratura aguda ou em fase de cicatrização.
* Exame genital:
  - Crianças maltratadas frequentemente são submetidas a múltiplos tipos de abuso. Abuso sexual deve ser considerado.
* Avaliação do desenvolvimento:
  - Documente os marcos do desenvolvimento observados durante o exame, pois isto pode revelar inconsistência com a história fornecida ou pode revelar atraso no desenvolvimento associado a negligência crônica.
* Quaisquer sinais de uma doença médica que possa ser uma explicação alternativa para a suspeita de abuso.
* Avaliação laboratorial:
  * Crianças verbais com evidências de lesão aguda infligida e todas as crianças não verbais submetidas a uma avaliação para possível abuso físico recente devem fazer avaliação laboratorial básica para rastrear trauma oculto. Estes dados também podem revelar uma preocupação com um diagnóstico médico alternativo.
    - Hemograma completo.
    - Painel metabólico abrangente (incluindo AST e ALT).
    - Amilase e lipase.
    - Urinálise não cateterizada.
  * Dados laboratoriais adicionais se existir suspeita específica:
    - Exame de fezes para detectar sangue (se houver suspeita de lesão abdominal).
    - Mioglobina sérica e creatinina quinase (se houver suspeita de lesão muscular).
    - Troponina (se houver suspeita de lesão cardíaca).
    - Rastreio de droga na urina e/ou teste para droga específica (se houver preocupação com exposição à droga).
  * Crianças com hematomas/sangramento (incluindo sangramento interno como hematoma subdural) ou preocupação histórica/clínica com transtorno hemorrágico devem ser rastreadas para transtorno hemorrágico:
    - PT/PTT.
    - Nível de fator VIII (se indicado).
    - Nível de fator IX (se indicado).
    - Atividade de Von Willebrand (se indicado).
    - Uma avaliação mais aprofundada pode requerer a obtenção de uma consulta hematológica.
* Alguma indicação histórica ou física de possível doença médica que pode ser responsável pelo problema do abuso deve ser avaliada apropriadamente por meios laboratoriais, se necessário.

- Imagem
  - Radiografia simples dos ossos:
    - Independentemente da idade, um sintoma ou sinal físico clinicamente aparente de possível fratura deve motivar um exame de imagem.
    - Exame esquelético: Todas as crianças com < 2 anos de idade com suspeita de abuso, crianças entre 2–5 anos, caso a caso (cronicamente debilitadas ou com a presença de outras lesões abusivas sérias) e raramente crianças com > 5 anos devem passar por um exame esquelético completo.
      - Um exame esquelético completo sempre deve incluir imagens do crânio (AP e lateral), 4 incidências se houver suspeita de fratura do crânio, rádio/ulna, coluna cervical (AP e lateral), mãos PA, coluna lombar (lateral), fêmures AP, tórax (AP, lateral, oblíquo à direita e esquerda) incluindo tórax e coluna lombar superior, tíbias/fíbula AP, pelve, abdome (AP) para incluir a coluna média lombossacral, pés AP ou PA e úmero AP.
      - Aceitar menos do que as imagens recomendadas resultará em uma taxa de erro inaceitável. A "bebegrafia", que é uma visão AP em 1–2 radiografias, nunca deve ser aceita como completa.
      - Um exame esquelético de follow-up deve ser realizado 2–3 semanas depois do exame esquelético inicial. O exame esquelético de follow-up consegue detectar formação calosa denotando uma fratura subjacente que não estava aparente no exame esquelético inicial e pode esclarecer fraturas questionáveis. Para reduzir a exposição à radiação, um exame esquelético modificado, que elimina o crânio e, possivelmente, o abdome e pelve, é aceitável para o teste de *follow-up*, desde que haja uma baixa probabilidade de encontrar novas fraturas nessas áreas.
  - Imagem abdominal:
    - As indicações incluem sinais peritoneais, elevação de AST ou ALT > 80, elevação das enzimas pancreáticas, hematúria, hematomas na parede torácica inferior, encefalopatia ou instabilidade hemodinâmica de etiologia desconhecida.
    - CT abdominal é considerada a técnica de imagem padrão ouro e deve incluir contraste IV para órgãos sólidos, lesão na bexiga e visceral, e contraste PO para detectar lesão nas vísceras ocas.
    - Ultrassom abdominal não é recomendado rotineiramente e é considerado menos confiável para detectar lesões específicas, mas US pode, ocasionalmente, indicar sinais preocupantes de lesão intra-abdominal, como líquido livre que devem, então, ser minuciosamente avaliados.
  - Neuroimagem:
    - Independentemente da idade, evidências históricas ou clínicas de lesão intracraniana aguda devem ser avaliadas com CT da cabeça.
    - Evidências clínicas de lesão intracraniana crônica são mais bem avaliadas por MRI do cérebro.
    - Bebês pequenos que estão sendo avaliados para abuso físico (< 6 meses de idade, fraturas múltiplas, abuso testemunhado, irmãos com evidências de trauma craniano abusivo) devem-se submeter a exame de neuroimagem para rastrear lesão craniana oculta. Se houver preocupação com uma lesão aguda que requer tratamento, deve ser realizada uma CT da cabeça. MRI do cérebro pode ser mais apropriado nos casos que não requerem neuroimagem de emergência.
    - Qualquer paciente com uma lesão cerebral sendo encontrada na CT ou um paciente que ainda tem sinais neurológicos de possível lesão cerebral depois de uma CT normal também deve-se submeter a uma MRI do cérebro.
    - O exame de imagem da coluna (CT ou MRI quando indicado clinicamente) deve ser realizado se houver indicação histórica ou clínica de lesão na coluna.

RECONHECENDO E RESPONDENDO A SUSPEITA DE ABUSO SEXUAL
- Ocorre abuso sexual quando uma criança é envolvida em atividades sexuais que ela não pode compreender, para as quais está desenvolvimentalmente despreparada e não pode dar consentimento e/ou viola a lei ou tabus sociais.

- Os perpetradores de abuso sexual infantil:
  - Estão em uma posição de responsabilidade, confiança ou poder.
  - São tipicamente um cuidador conhecido e de confiança ou um membro da família.
  - Raramente usam a violência, mas manipulam a confiança da criança.
  - Procuram gratificação sexual com a criança, independente das suas preferências usuais por parceiros sexuais.
- Agressão sexual é um ato sexual onde o consentimento não é obtido ou dado livremente.
- Os perpetradores de agressão sexual:
  - São conhecidos ou desconhecidos da vítima.
  - Podem usar ameaças, violência álcool ou drogas, ou manipulação para superar os esforços de proteção da sua vítima.
- Até os 18 anos, 1 em cada 5 mulheres e 1 em cada 9 homens sofreu abuso/agressão sexual como tentativa ou concretizada.

Avaliação Médica de Abuso Sexual
- As crianças podem apresentar-se ao serviço médico de várias formas, porém, mais comumente, a criança já fez uma revelação verbal de abuso. As crianças que revelam abuso sexual tipicamente só revelam uma parte dos eventos do abuso depois de passado um tempo significativo. Este processo de revelação não deve ser interpretado como evidência de uma história falsa.
- Menos comumente, uma criança irá se apresentar para uma avaliação de abuso sexual em virtude de um sintoma ou sinal suspeito.
- Os sinais/sintomas suspeitos de abuso sexual incluem:
  - Comportamentos sexuais inadequados.
  - Diagnóstico de uma infecção sexualmente transmitida.
  - Dor ou lesão genital.
  - Indicadores comportamentais.
  - Promiscuidade sexual ou prostituição.
  - Gravidez.
- Toda criança com uma forte suspeita de abuso/agressão sexual deve receber pronta avaliação médica por parte de um profissional especializado na realização de tais avaliações.
- História: O prestador de assistência médica não deve hesitar em obter uma história completa dos cuidadores disponíveis. Uma abordagem aberta, honesta e sem julgamento crítico é recomendável e, geralmente, bem-aceita pelos cuidadores. Deve ser reservada aos cuidadores uma área privativa e silenciosa para discutir preocupações relativas a abuso sexual, longe da criança, que pode ficar abalada ao ver uma pessoa querida abalada.
  - Uma história médica passada geral e revisão dos sistemas por parte de um cuidador disponível.
  - Uma história de incidentes coletada com cuidadores disponíveis e/ou investigadores que possam ter conhecimento sobre os eventos que levam a uma suspeita de abuso sexual.
  - Crianças mais velhas verbais devem ter a oportunidade de fornecer uma história em particular.
    - Muitas instituições empregam membros experientes da equipe que receberam treinamento das melhores práticas para obter de uma criança uma história de abuso.
    - Todas as perguntas feitas à criança devem ser com final aberto e não diretivas. Sugestões: "O que aconteceu?" "O que aconteceu depois?" "Como você sente seu corpo agora?"
    - Cada pergunta feita e a resposta da criança devem ser documentadas textualmente.
- Exame físico: Se feito sem sensibilidade em relação aos aspectos emocionais do abuso/agressão sexual, um exame físico pode ser interpretado como traumático pelas vítimas. Os pacientes, incluindo crianças pequenas, não devem ser forçados ou intimidados para consentirem com um exame físico ou qualquer aspecto dos cuidados médicos para abuso/agressão sexual. Deve-se procurar proporcionar ao paciente o máximo possível de controle sobre o processo médico. Toda criança que for avaliada para possível abuso físico deve submeter-se a um exame físico abrangente com atenção especial às seguintes áreas:

- Sinais de doença médica que possa ser uma explicação alternativa para a suspeita de abuso.
- Exame da pele:
  - O examinador deve visualizar todas as superfícies da pele.
  - Atenção a lesões cutâneas como abrasões, hematomas e marcas de mordida, que podem estar presentes em áreas visadas para contenção (como o pescoço e pulsos), bem como visadas para atividade sexual (como o pescoço, seios, parte interna das coxas, genitais).
- Exame abdominal:
  - As vítimas de agressão sexual apresentam lesão intra-abdominal em consequência de contusão ou por lesão penetrante através do trato geniturinário ou GI.
- Exame genital/anal:
  - É necessária familiaridade com a anatomia genital normal e as variantes comuns, já que muitas variações normais são interpretadas erroneamente como evidência de lesão aguda ou cicatrizada.
  - Veja a Figura 12-4 para uma imagem anatômica.

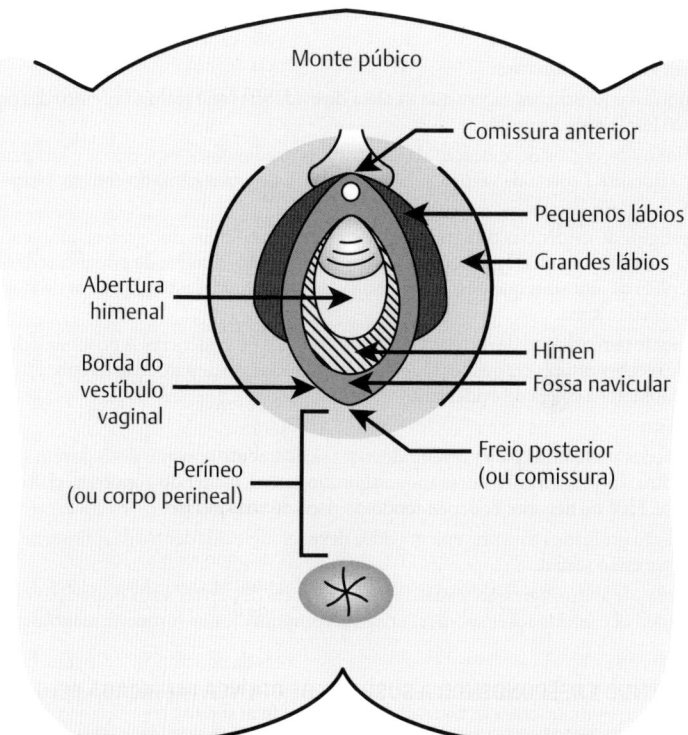

Figura 12-4 Diagrama da anatomia genital de uma menina pré-púbere. Este desenho mostra um hímen crescente. (Extraída de Pokorny SF. Pediatric and Adolescent Gynecology. New York: Chapman and Hall, 1996.)

- A maioria das vítimas de abuso sexual apresenta exames genitais normais, sem evidência de lesão. Isto é atribuído a múltiplos fatores, incluindo:
  – O contato sexual foi tal que não seria esperado lesão.
  – O contato sexual incluiu penetração de tecido que é resiliente e elástico.
  – O contato sexual resultou em lesão que cicatrizou, não deixando evidências.
- As lesões que podem ser encontradas incluem hematomas, abrasão e lacerações de alguma estrutura genital.
- As vítimas de abuso sexual infantil estão em risco para doenças sexualmente transmissíveis. A indicação clínica de uma infecção deve receber atenção.
- Qualquer anormalidade deve ser documentada de múltiplas formas, como uma descrição por escrito, um desenho e/ou fotografia. A documentação por meio de fotos é considerada uma prática padrão para avaliações de abuso sexual.
- Testes laboratoriais:
  - Se há uma indicação histórica ou clínica de contato genital, deve ser realizado um teste apropriado para doença sexualmente transmissível, de acordo com as recomendações do CDC.
  - O teste para STI deve ser realizado na época da agressão aguda, e depois devem ser realizados testes de acompanhamento.
- Coleta de evidências forenses:
  - A maioria das jurisdições sugere que a coleta de evidências seja realizada dentro das primeiras 72–120 horas após a agressão.
  - A maioria dos órgãos de aplicação da lei possui procedimentos específicos e kits para serem usados durante a coleta de vestígios de evidências. Esteja familiarizado com suas expectativas locais.
  - Os vestígios de evidências da agressão podem ser transmitidos do agressor/ambiente para a vítima e da vítima para o agressor/ambiente; assim sendo, a coleta de evidências deve incluir uma coleta de amostras que possam ser avaliadas para material estranho, além de amostras de referência da vítima.
  - O paciente tem o direito de recusar a coleta de vestígios de evidências. A possibilidade do paciente de receber assistência médica independe da sua decisão de participar da aplicação da lei ou de se submeter à coleta de evidências.
- Tratamento:
  - Medicações profiláticas para prevenir doenças sexualmente transmissíveis devem ser oferecidas dentro das primeiras 72 horas após a agressão sexual, incluindo gonorreia, clamídia, tricomoníase, HIV ou hepatite B, dependendo do risco de transmissão.
  - Medicação profilática para prevenir gravidez deve ser oferecida dentro das primeiras 120 horas após a agressão sexual.
  - As vítimas de abuso/agressão sexual e seus cuidadores devem ter à sua disposição recursos de saúde mental e informações sobre recursos na comunidade que fornecem assistência.

RECONHECENDO E RESPONDENDO À SUSPEITA DE DOENÇA FABRICADA PELO CUIDADOR

- **(Anteriormente conhecida como síndrome de Munchausen por procuração, falsificação de condição pediátrica [PCF] ou abuso médico infantil [MCA])**
  - A doença fabricada pelo cuidador (CFI) é uma situação que envolve um comportamento de busca patológica de cuidados de saúde por parte de um cuidador em nome da criança, em que o cuidador (frequentemente a mãe) fabrica, induz ou exagera sinais e sintomas de doença, levando à percepção de uma criança doente quando apresentada à equipe médica.
  - A criação destas circunstâncias pode levar a diagnósticos incorretos, medicações, intervenções diagnósticas e procedimentos cirúrgicos desnecessários.

- A avaliação e tratamento nestes casos requerem o envolvimento de uma equipe multidisciplinar familiarizada com a dinâmica da CFI.
- Deve ser evitada a confrontação aberta com o cuidador suspeito até que seja combinado com a equipe multidisciplinar institucional.
- No interesse da segurança da criança, não hesite em mantê-la sob supervisão constante em ambiente hospitalar (1:1 enfermagem; 1:1 acompanhante) caso haja suspeita de administração intencional de alguma substância prejudicial (isto é, administração encoberta de insulina subcutânea, a contaminação intencional de uma ferida ou cateter com fezes, ou algum outro tipo de ato prejudicial com o resultado de induzir problemas de saúde).
- A morte intencional de uma criança por envenenamento não é necessariamente sinônimo de CFI. Tipicamente, ela não possui a busca repetitiva de cuidados de saúde e os comportamentos de compras de artigos para cuidados de saúde característicos de CFI, embora não seja menos desconcertante.

LEITURAS SUGERIDAS

Adams JA. Medical evaluation of suspected child sexual abuse: 2011 update. J Child Sex Abus 2011;20(5):588–605.

Anderst JD, Carpenter SL, Thomas C, et al.; the Section on Hematology/Oncology and Committee On Child Abuse and Neglect Clinical Report. Evaluation for bleeding disorders in suspected child abuse. Pediatrics 2013;131(4):e1314–e1322.

Barr RG. Preventing abusive head trauma resulting from a failure of normal interaction between infants and their caregivers. Proc Natl Acad Sci U S A 2012;109(Suppl 2):17294–17301.

Bass C, Glaser D. Early recognition and management of fabricated or induced illness in children. Lancet 2014;383(9926):1412–1421.

Bechtel K. Sudden unexpected infant death: differentiating natural from abusive causes in the emergency department. Pediatr Emerg Care 2012;28(10):1085–1089.

Flaherty EG, et al. Evaluating children with fractures for child physical abuse. Pediatrics 2014;133(2):e477–e489.

Fong HF, Christian CW. Child neglect: a review for the primary care pediatrician. Pediatr Ann 2012;41(12):e1–e5.

Harper NS, Eddleman S, Lindberg DM; for the ExSTRA Investigators. The utility of follow-up skeletal surveys in child abuse. Pediatrics 2013;131(3):e672–e678.

Jenny C. Child Abuse and Neglect: Diagnosis, Treatment, and Evidence. St. Louis, MO: Elsevier Saunders, 2011.

Jenny C, Crawford-Jakubiak JE; Committee on Child Abuse and Neglect Clinical Report. The evaluation of children in the primary care setting when sexual abuse is suspected. Pediatrics 2013;132(2):e558–e567.

Johnson SB, Riley AW, Granger DA, et al. The science of early life toxic stress for pediatric practice and advocacy. Pediatrics 2013;131(2):319–327.

Kellogg ND; the Committee on Child Abuse and Neglect. Evaluation of suspected child physical abuse. Pediatrics 2007;119(6):1232–1241.

Kleinman PK. The Spectrum of Non-accidental Injuries (Child Abuse) and Its Imitators. In: Hodler J, Zollikofer CL, Schulthess GK, eds. Musculoskeletal Diseases 2009–2012. Milan, Italy: Springer Italia, 2009:227–233.

Leventhal JM, Martin KD, Asnes AG. Incidence of fractures attributable to abuse in young hospitalized children: results from analysis of a United States database. Pediatrics 2008;122(3):599–604.

Lindberg D, Makoroff K, Harper N, et al. Utility of hepatic transaminases to recognize abuse in children. Pediatrics 2009;124(2):509–516.

Maguire S, Moynihan S, Mann M, et al. A systematic review of the features that indicate intentional scalds in children. Burns 2008;34(8):1072–1081.

Ravanfar P, Dinulos JG. Cultural practices affecting the skin of children. Curr Opin Pediatr 2010;22(4):423–431.

Reece R, Christian C, Eds. Child Abuse: Medical Diagnosis & Management. 3rd Ed. Elk Grove Village, IL: American Academy of Pediatrics, 2009.

Schilling S, Wood JN, Levine MA, et al. Vitamin D status in abused and nonabused children younger than 2 years old with fractures. Pediatrics 2011;127(5):835–841.

Sheybani EF, Gonzalez-Araiza G, Kousaru YM, et al. Pediatric nonaccidental abdominal trauma: what the radiologist should know. Radiographics 2014;34(1):139–153.

Sugar NF, Taylor JA, Feldman KW. Bruises in infants and toddlers. Arch Pediatr Adolesc Med 1999;153(4):399–403.

13 Doenças Alérgicas e Asma
Leonard B. Bacharier ▪ Avraham Beigelman
Anne E. Borgmeyer ▪ Patti Gyr ▪ Caroline Horner
Lila C. Kertz

RINITE ALÉRGICA
- Rinite alérgica é uma doença comum que afeta aproximadamente 40% das crianças e pode afetar de forma significativa a qualidade de vida.
- Os filhos de pais com alergias e/ou asma são geneticamente predispostos a desenvolver rinite alérgica.

Fisiopatologia
- Na fase inicial, mediadores (histamina, triptase) são liberados dos mastócitos quando anticorpos da imunoglobulina E (IgE) específicos do alérgeno são entrecruzados pelos alérgenos e causam edema de mucosa agudo, secreção mucosa, vazamento vascular e estimulação dos neurônios sensoriais.
- Na fase final, o recrutamento de células inflamatórias (neutrófilos, eosinófilos e basófilos) causa inflamação persistente, o que pode durar vários dias.

História
- Os sintomas incluem rinorreia, congestão nasal, drenagem pós-nasal, espirros e prurido. Sintomas oculares concomitantes ocorrem com frequência (veja Conjuntivite Alérgica, a seguir).
- As queixas comuns associadas são ronco, garganta irritada, pigarro frequente, tosse e rouquidão.
- Determinar se os sintomas estão presentes durante todo o ano (rinite perene), apenas durante uma estação particular (rinite sazonal) ou permanentemente com piora sazonal. Além disso, determinar se os sintomas são piores em um ambiente específico, como em casa, com um animal doméstico, na creche ou na escola.
- Identificar as medidas que aliviam os sintomas, como o uso de anti-histamínicos e a evitação do alérgeno.

Exame Físico
- É importante a verificação atenta da pele, olhos, ouvidos, nariz e garganta.
- Muitas crianças frequentemente têm descoloração escura abaixo das pálpebras inferiores ("olho roxo" dos alérgicos) e dobras proeminentes na pele da pálpebra inferior (linhas de Dennie-Morgan). Uma criança que esfrega seu nariz com frequência (saudação alérgica) pode desenvolver uma dobra nasal transversal.
- Os achados ao exame nasal incluem cornetos proeminentes e pálidos em consequência de edema e secreção nasal clara.
- Pode ser observada respiração oral.
- Faringe posterior "pavimentada" é um sinal de hipertrofia folicular do tecido linfoide mucoso.

Avaliação

- O teste cutâneo para aeroalérgenos ambientais é sensível e fornece informação imediata.
- Medidas da IgE sérica de alérgeno específico também estão disponíveis para alérgenos comuns. Este teste é mais bem usado em crianças com dermatografismo, com eczema difuso ou naquelas que não podem descontinuar o uso de anti-histamínicos ou β-bloqueadores.
- Outros achados que apoiam um diagnóstico de rinite alérgica são eosinofilia no sangue periférico, IgE sérica total elevada e eosinófilos no esfregaço nasal.
- Rinoscopia para visualizar diretamente a mucosa nasal e as vias aéreas superiores raramente são usadas na população pediátrica.
- Diagnóstico diferencial:
  - Outras causas comuns de rinite são fatores infecciosos, anatômicos/mecânicos ou não alérgicos.
  - Em crianças menores, pode ser difícil diferenciar sintomas alérgicos de infecções virais respiratórias superiores recorrentes. Na presença de febre, dor de cabeça, mialgias ou secreção nasal purulenta, um processo viral agudo ou sinusite devem ser considerados.
  - Sintomas obstrutivos e secreção nasal purulenta unilateral sugerem um corpo estranho retido.
  - História de respiração bucal e ronco sugere hipertrofia adenoidal coexistente.
  - A presença de pólipos nasais é atípica em rinite alérgica na infância, e sua presença deve motivar avaliação para fibrose cística.

Tratamento

- Evitação por meio do controle ambiental
  - Medidas não farmacológicas efetivas requerem um esforço consciente por parte dos pais para minimizar a exposição aos alérgenos.
  - Para alérgenos em áreas externas, limitar as atividades ao ar livre durante horas de pico do pólen. Fechar as janelas e usar o ar condicionado.
  - As casas não podem ser transformadas em ambientes "livres de alérgenos", mas a exposição aos principais alérgenos em áreas internas pode ser reduzida.
  - Para evitar ácaros do pó em casa, mudar a roupa de cama semanalmente e lavá-la em água quente (+ 55°C); colocar capas antiácaros impermeáveis nos travesseiros, colchões e camas box; usar aspirador com filtro HEPA de alta eficiência na separação das partículas em suspensão; e remover tapetes do quarto.
  - Se a criança for alérgica a um animal doméstico, remover o animal da casa é o ideal. Se o paciente rejeitar esta opção, manter o animal fora do quarto e restringi-lo a certas áreas da casa pode ser útil.
  - Os filtros HEPA reduzem a quantidade de alérgenos suspensos no ar.
  - Limitar a umidade ambiente e consertar vazamentos d'água inibe o desenvolvimento de mofo.
- Farmacoterapia (Tabela 13-1)
  - Anti-histamínicos reduzem rinorreia, espirros e prurido, mas têm pouco efeito na congestão nasal.
    - Anti-histamínicos de primeira geração são sedativos e estão disponíveis em muitas medicações combinadas para alergia (clorfeniramina e difenidramina). A maioria é bem tolerada, com exceção da sedação e os efeitos anticolinérgicos potenciais.

TABELA 13-1 Medicações Usadas no Tratamento de Rinite Alérgica

Anti-histamínicos de primeira geração

Difenidramina (Benadryl, Benylin)	< 12 anos: 5 mg/kg/dia PO divididos t.i.d./q.i.d.; não exceder 300 mg/dia (uso contraindicado em recém-nascidos e bebês prematuros)
	> 12 anos: 25–50 mg PO q4-6h; não exceder 400 mg/dia
Hidroxizina (Atarax, Vistaril, Vistazine)	2 mg/kg/dia PO divididos q6h

Anti-histamínicos de segunda geração

Cetirizina (Zyrtec)	< 6 meses: Não estabelecido
	6–12 meses: 2,5 mg PO diariamente
	12–24 meses: 2,5 mg PO diariamente ou b.i.d.
	2–5 anos: 2,5-5 mg PO diariamente
	> 6 anos: 5-10 mg PO diariamente
Desloratadina (Clarinex)	< 2 anos: Não estabelecido
	2–5 anos: 5 mg PO diariamente
	> 5 anos: 10 mg PO diariamente
	Desloratadina
	< 6 meses: Não estabelecido
	6–11 meses: 1 mg PO diariamente
	12 meses-5 anos: 1,25 mg PO diariamente
	6–11 anos: 2,5 mg PO diariamente
	≥ 12 anos: 5 mg PO diariamente
Fexofenadina (Allegra)	< 6 meses: Não estabelecido
	6–23 meses: 15 mg PO b.i.d.
	2–11 anos: 30 mg PO b.i.d.
	≥ 12 anos: 60 mg PO b.i.d.; 180 mg PO diariamente
Loratadina (Claritin)	Loratadina

Antagonistas do receptor de leucotrieno

Montelukast (Singulair)	< 6 meses: Não estabelecido
	6 meses-5 anos: 4 mg PO diariamente
	6-15 anos: 5 mg PO diariamente
	> 15 anos: 10 mg PO diariamente

(Continua)

TABELA 13-1	Medicações Usadas no Tratamento de Rinite Alérgica (*Continuação*)
Corticosteroides nasais	
Budesonida (Rhinocort Aqua)	< 6 anos: Não estabelecido 6–12 anos: 1–2 baforadas/narina diariamente ou divididas b.i.d.; titular até a dose efetiva mais baixa ≥ 12 anos: 1–4 baforadas/narina (32 μg/baforada) diariamente ou divididas b.i.d.
Furoato de fluticasona (Veramyst)	< 2 anos: Não estabelecido 2–11 anos: 1 borrifada em cada narina uma vez por dia ≥ 12 anos: 2 borrifadas em cada narina uma vez por dia
Furoato de mometasona monoidrato (Nasonex)	< 2 anos: Não estabelecido 2–11 anos: 1 borrifada diariamente ≥ 12 anos: 2 borrifadas diariamente
Proprionato de fluticasona (Flonase)	< 4 anos: Não estabelecido ≥ 4 anos: 1–2 baforadas/narina (50 μg/baforada) diariamente ou 1 baforada/narina b.i.d.; não exceder 4 baforadas/dia (200 μg)
Triancinolona (Nasacort AQ)	6–12 anos: 1–2 borrifadas/narina diariamente; iniciar com 1 borrifada/dia; máximo 2 borrifadas/narina/dia ≥ 12 anos: 1–2 borrifadas/narina diariamente; iniciar com 2 borrifadas/dia; máximo 2 borrifadas/narina/dia

- ○ Anti-histamínicos de segunda geração (loratadina, desloratadina, cetirizina, levocetirizina e fexofenadina) são menos prováveis de atravessar a barreira sangue-cérebro, minimizando a sedação.
- ○ Azelastina e olopatadina estão disponíveis como anti-histamínicos tópicos (intranasais).
- Corticosteroides intranasais são agentes anti-inflamatórios potentes que aliviam a rinorreia, espirros, prurido e congestão.
  - ○ Estes agentes são indicados para rinite alérgica perene e sazonal.
  - ○ Para otimizar os benefícios, administrar diariamente.
  - ○ Os efeitos colaterais incluem epistaxe, queimação/ardência e irritação orofaríngea. A revisão da administração intranasal apropriada ou a descontinuação temporária geralmente resolve estes problemas.
- O agonista do receptor de leucotrieno montelukast é eficaz para rinite alérgica, isoladamente ou em combinação com anti-histamínicos.
  - ○ Montelukast é mais efetivo em pacientes que experimentam congestão nasal.
  - ○ É bem tolerado com efeitos adversos mínimos e pode ser indicado para crianças a partir de 6 meses.

- Um curso curto (3–5 dias) de corticosteroides sistêmicos raramente pode ser usado para sintomas severos, particularmente durante o pico das estações com pólen.
- Descongestionantes tópicos e sistêmicos (cloridrato de oximetazolina, pseudoefedrina e fenilefrina) são eficazes para o alívio no curto prazo de sintomas como rinorreia e congestão nasal. Restringir o uso de descongestionantes tópicos para 3–5 dias para evitar rinite medicamentosa.
- Estabilizadores intranasais de mastócitos (cromolyn) inibem a desgranulação dos mastócitos, são mais bem usados profilaticamente e são bem tolerados, com efeitos adversos mínimos.
- Imunoterapia
  - O mecanismo exato da imunoterapia permanece obscuro, porém ele reduz os níveis de IgE específico circulante e aumenta os níveis de IgG específico dos alérgenos.
  - É indicada em crianças que não respondem à farmacoterapia máxima e em algumas crianças com asma.
  - O tratamento é individualizado e está fundamentado nas sensibilizações aos alérgenos identificados. A imunoterapia requer comprometimento de longo prazo por parte dos pais e da criança.
  - Com o risco conhecido de anafilaxia, imunoterapia deve ser prescrita somente por médicos especializados em alergia e imunoterapia.

CONJUNTIVITE ALÉRGICA

- Conjuntivite alérgica é frequentemente vista concomitantemente com rinite alérgica.
- Os sintomas incluem lacrimejamento, coceira, sensibilidade à luz, vermelhidão e inchaço das pálpebras.
- A fisiopatologia é similar à da rinite alérgica e envolve os mesmos mediadores e células inflamatórias.

História e Exame Físico

- O diagnóstico começa pela coleta da história e exame físico.
- A conjuntivite alérgica é caracterizada por início agudo, envolvimento bilateral, secreção aquosa clara e prurido.
- Ao exame, identifica-se hiperemia e edema da conjuntiva.

Avaliação

- Demonstração de IgE do alérgeno específico, seja pelo teste cutâneo ou teste *in vitro*, são abordagens diagnósticas sensíveis para a identificação de alérgenos relevantes.
- O desafio com o alérgeno ocular é sensível, mas raramente usado clinicamente.
- Diagnóstico diferencial
  - Conjuntivite bacteriana é caracterizada por início agudo, secreção espessa purulenta, dor mínima e história de exposição. Ocorre frequentemente como doença unilateral que pode posteriormente infectar o lado contralateral.
  - Conjuntivite viral é caracterizada por início agudo/subagudo, secreção aquosa clara (frequentemente bilateral) e história de infecção respiratória superior.
  - Ceratoconjuntivite
    - Ceratoconjuntivite vernal é inflamação bilateral crônica da conjuntiva com a presença de papilas gigantes na conjuntiva tarsal superior com secreção mucosa viscosa. Coceira é o sintoma mais comum, com fotofobia, sensação de corpo estranho, lacrimejamento e blefaroespasmo como outros sintomas reportados.
    - Ceratoconjuntivite atópica é inflamação bilateral da conjuntiva e pálpebras associada a dermatite atópica. O sintoma mais comum é coceira bilateral das pálpebras, e os sintomas são perenes.

- Tanto a ceratoconjuntivite vernal quanto a atópica são transtornos que ameaçam a visão e devem motivar encaminhamento imediato a um oftalmologista.

Tratamento

- É necessária a identificação e evitação do(s) alérgeno(s) identificado(s), mas nem sempre isto é viável (como o pólen de árvores).
- Substitutos lacrimais artificiais oferecem uma função de barreira, lavam os alérgenos e diluem os mediadores inflamatórios.
- Anti-histamínicos tópicos (azelastina, emadastina, epinastina, olapatadina) proporcionam alívio de sintomas agudos e previnem o desenvolvimento de sintomas quando usados profilaticamente. Elas têm um início de ação rápido.
- Estabilizadores dos mastócitos (cromolyn, cetotifeno, lodoxamina, pemirolast) inibem a degranulação dos mastócitos e a liberação de mediadores inflamatórios (Tabela 13-2).
- Os vasoconstritores tópicos (nafazolina, feniramina) reduzem a injeção, mas têm pouco efeito sobre o prurido ou inchaço. O uso continuado pode causar conjuntivite medicamentosa.
- Corticosteroides tópicos geralmente não são necessários para conjuntivite alérgica. Em casos graves não controlados com as abordagens acima, o encaminhamento a um oftalmologista é geralmente indicado.
- As medicações tópicas são bem toleradas. A dificuldade de administração de colírio em uma criança e a frequência da dosagem são os fatores limitantes mais comuns.

DERMATITE ATÓPICA (ECZEMA)

- Dermatite atópica é uma doença cutânea inflamatória recorrente e remitente caracterizada por dermatite com morfologia e distribuição típicas.
- Eczema é um termo genérico para uma constelação de sinais clínicos, enquanto dermatite atópica é um termo que especificamente conota uma contribuição alérgica para a etiologia do eczema.
- A prevalência global de dermatite atópica nos Estados Unidos é de 17% entre crianças em idade escolar, levando a considerável morbidade relacionada à doença, incluindo irritabilidade, infecções cutâneas secundárias, distúrbio do sono, absenteísmo escolar e baixa autoimagem.

História

- A idade de início é uma consideração, com 45% dos indivíduos afetados manifestando dermatite atópica nos 6 primeiros meses de vida, 60% até o primeiro ano e 85% em idade escolar.

TABELA 13-2	Medicações Usadas no Tratamento de Conjuntivite Alérgica
Anti-histamínicos tópicos/Estabilizadores dos mastócitos	
Azelastina (Optivar)*	1 gtts b.i.d.
Epinastina (Elestat)*	1 gtts b.i.d.
Olopatadina (Patanol)*	1 gtts b.i.d.
Cetotifeno (Zaditor)*	1 gtts q8-12h

*O uso em crianças com < 3 anos de idade não é estabelecido.

- Prurido é uma característica fundamental de eczema, frequentemente descrita como a "coceira que causa irritação". Coçar provoca um maior comprometimento na barreira da pele e aumenta a inflamação.
- Xerose (pele seca) também envolve pele não lesada. (Em outras condições, comumente confundidas com dermatite atópica [dermatite seborreica, eczema numular e psoríase], a pele não envolvida é geralmente saudável.)
- Os pacientes podem ter uma história pessoal e familiar de atopia (asma, febre do feno, alergia alimentar).
- Os fatores de exacerbação incluem alérgenos alimentares (mais frequentemente ovos, leite, trigo, soja, amendoim, nozes, crustáceos) e alérgenos inalantes (p. ex., pelo de animais, ácaros do pó).
- Envolvimento sistêmico, com atraso no desenvolvimento, diarreia crônica e/ou infecções recorrentes devem motivar a consideração de doença sistêmica subjacente, como imunodeficiência (p. ex., síndrome de Wiskott-Aldrich, síndrome de Netherton, síndrome de desregulação imune, poliendocrinopatia, enteropatia, ligada ao X [IPEX] e síndrome de hiper IgE) ou má absorção (p. ex., deficiência de zinco ou fibrose cística).

Exame Físico
- Xerose.
- Morfologia das lesões
  - Lesões agudas: pápulas pruriginosas com escoriação e exsudação serosa.
  - Lesões crônicas: pápulas liquenificadas e placas.
  - Abrasões lineares superficiais em consequência do comportamento de coçar.
  - Bordas lesionais indistintas, ao contrário da psoríase.
- Áreas de envolvimento. Embora a dermatite atópica possa aparecer em qualquer parte do corpo, os padrões característicos incluem:
  - Bebês: bochechas, testa e superfície extensora das extremidades.
  - Crianças/adolescentes: superfície flexora das extremidades, fossas poplíteas e antecubitais, e superfície ventral dos pulsos e tornozelos.
  - Áreas atípicas: região das fraldas (difícil para a criança coçar) e dobras nasolabiais (comumente envolvidas em dermatite seborreica).

Avaliação
- O diagnóstico é fundamentado nas características clínicas. Biópsia da pele não é essencial para o diagnóstico.
- Identificar fatores que exacerbam a dermatite atópica.
- Alergia alimentar
  - Um terço das crianças com dermatite atópica moderada a severa experimentam piora do eczema quando expostas a alérgenos alimentares.
  - Testes cutâneos por via percutânea, IgE sérica específica de alimentos e desafios alimentares orais podem ajudar a identificar alimentos específicos.
- Sensibilidade a aeroalérgeno.
- Infecções
  - Bactérias. *Staphylococcus aureus* coloniza (cutâneo, nasal ou ambos) 80%-90% dos indivíduos com dermatite atópica, potencialmente causando superinfecção e/ou produção de superantígenos e aumento na inflamação cutânea.
  - Vírus cutâneos
    - Vírus herpes simples (eczema herpético). Estas vesículas e/ou lesões individuais perfuradas têm uma base eritematosa. Confirmar por meio de teste de reação em cadeia da polimerase do vírus herpes simples a partir de uma vesícula recentemente aberta.
    - Molusco contagioso.

- *Malassezia sympodialis* (anteriormente *Pityrosporum ovale*): Considerar em indivíduos com eczema recalcitrante, especialmente com lesões concentradas na cabeça, pescoço e torso superior. Sensibilidade a *M. sympodialis* (pelo teste de punção cutânea ou determinação da IgE específica) é diagnóstica. O tratamento é terapia antifúngica oral (itraconazol).
- Diagnóstico diferencial
  - Doença dermatológica: dermatite seborreica, psoríase, eczema numular, dermatite de contato irritante ou alérgica, ceratose pilar, ictiose, líquen simples crônico e síndrome de Netherton.
  - Infecções: escabiose, tinea do corpo, tinea versicolor e eczema associado a HIV.
  - Doença metabólica: deficiência de zinco ou biotina e fenilcetonúria.
  - Imunodeficiência: veja a discussão anterior.
  - Doença neoplásica: micose fungoide (linfoma de células T cutâneo) e histiocitose de células de Langerhans.

Tratamento

- Limitar a exposição aos desencadeantes
  - Irritantes não específicos. Usar roupas não oclusivas e evitar lã ou material sintético.
  - Alérgenos. Eliminar o contato com desencadeantes alérgicos estabelecidos (alimento e aeroalérgeno), se identificados.
- Terapia tópica
  - Emolientes. Reidratação da pele é a chave para interromper o ciclo "coceira-arranhar" por meio do método "hidrata e sela". São necessários banhos diários com água morna por 10–20 minutos, seguidos da aplicação de um emoliente espesso. Minimizar o uso de sabonete e produtos com fragrâncias.
  - Corticosteroides tópicos, que são o padrão ouro da terapia para o tratamento de áreas agudamente inflamadas
    - Usar corticosteroides de potência leve a moderada em crianças (p. ex., pomada de hidrocortisona 1% e pomada de triancinolona 0,1%, respectivamente).
    - Usar somente corticosteroide de potência leve na face, genitais e áreas intertriginosas.
  - Inibidores da calcineurina tópicos, como *pimecrolimus* e *tacrolimus*.
    - Agentes tópicos não esteroidais efetivos no tratamento de dermatite atópica e aprovados para crianças a partir de 2 anos.
    - Um alerta "faixa preta" da Administração de Alimentos e Drogas dos Estados Unidos para inibidores da calcineurina tópicos, recomenda estas drogas como opções de tratamento de segunda linha.
  - Terapia com gaze úmida. Consiste da aplicação de uma camada de gaze de algodão úmida (ou pijamas de algodão) sobre os emolientes tópicos e depois colocar uma camada de roupa seca por cima.
- Terapia antimicrobiana
  - Antissépticos tópicos (mupirocina, triclosan ou clorexidina) podem ser aplicados para abrir áreas escoriadas. Mupirocina intranasal pode ser usada para erradicar o transporte de *S. aureus*, se detectado. Neomicina deve ser evitada porque pode causar dermatite de contato.
  - Banhos com água sanitária, que podem diminuir a colonização. Acrescentar 1–2 copos de alvejante caseiro em uma banheira (acrescentar um copo de sal de mesa pode diminuir a sensação de ardência).
  - Antibióticos sistêmicos
    - Se houver evidência de superinfecção bacteriana (p. ex., lesões com crosta melicérica), são indicados antibióticos antiestafilocócicos sistêmicos; um curso de 5 a 10 dias é geralmente suficiente.

○ Terapia profilática não é aconselhável em virtude do surgimento de resistência bacteriana.
- Corticosteroides sistêmicos. Estes agentes são eficazes em cursos curtos, mas o perfil dos efeitos colaterais sistêmicos limita a aplicabilidade no longo prazo.
- Anti-histamínicos sistêmicos
  - O principal valor terapêutico dos anti-histamínicos reside no efeito sedativo dos bloqueadores histamínicos de primeira geração, o que ajuda a minimizar a coceira e o desconforto à noite. Anti-histamínicos não sedativos podem proporcionar uma redução modesta no prurido.
- Anti-histamínicos tópicos devem ser evitadas porque podem causar sensibilização e piorar a doença.
- Outras terapias: luz ultravioleta (PUVA), ciclosporina sistêmica, azatioprina e imunoterapia.

Considerações Especiais
- Transtornos atópicos associados. Dermatite atópica no início da infância pode anunciar progressão para outras condições alérgicas. Isto é conhecido como marcha atópica (rinite alérgica e asma).
- Prevenção
  - Aleitamento materno exclusivo por no mínimo 4 meses reduz o risco de dermatite atópica, embora o efeito protetivo diminua aos 3 anos de idade.
- História natural. Entre crianças com início de dermatite atópica antes dos 2 anos de idade, 60% experimentam remissão completa, 20% têm sintomas intermitentes e 20% têm doença persistente aos 7 anos de idade.

ASMA

Definição
- Asma é uma doença pulmonar obstrutiva reversível e caracterizada por inflamação nas vias aéreas e hiper-reatividade com edema da mucosa das vias aéreas, broncoconstrição e tampão mucoso.
- Clinicamente, a asma apresenta episódios recorrentes de chiado, tosse, aperto no peito, dificuldade em respirar e aumento no trabalho respiratório.
- O diagnóstico é fundamentado na história, presença de chiado, tosse e aumento no trabalho respiratório que se resolve em resposta ao tratamento com broncodilatadores e corticosteroides. Muitas condições podem apresentar chiado e devem ser consideradas, especialmente em pacientes que apresentam um primeiro episódio de chiado e/ou não respondem à terapia para asma (Tabela 13-3).

História
- História do episódio atual: fatores precipitantes, início e progressão dos sintomas, tratamento e resposta ao tratamento.
- História crônica
  - Idade do primeiro episódio, idade na época do diagnóstico e curso da doença ao longo do tempo; sinais e sintomas típicos, além dos fatores precipitantes (desencadeantes).
  - Uso de medicação: dosagem, frequência, rota e programa de todas as medicações de alívio rápido e controle; efeito das doses perdidas de medicações; efeitos colaterais; e reações adversas. Revisar a técnica de administração da medicação inalada.

TABELA 13-3	Diagnóstico Diferencial para Chiado Não Responsivo à Terapia para Asma
Infecção	Massa
Corpo estranho	Displasia broncopulmonar
Anormalidades anatômicas	Insuficiência cardíaca congestiva
Alergia	Fibrose cística
Sinusite	Aspiração crônica
Disfunção das cordas vocais	Doença do refluxo gastroesofágico

- Avaliação da gravidade da asma crônica (a intensidade intrínseca do processo da doença) para iniciar a terapia.
  - Determinar a gravidade quantificando a frequência dos sintomas diurnos, sintomas noturnos, uso de β-agonista de salvamento e interferência na atividade.
  - Veja a Tabela 13-4, que avalia ambos os domínios de prejuízo (frequência e intensidade dos sintomas e prejuízo funcional que o paciente está atualmente experimentando ou experimentou recentemente) e risco (a probabilidade de exacerbações da asma, declínio progressivo na função ou crescimento pulmonar ou risco de efeitos adversos das medicações). Este esquema de classificação é mais apropriado para pacientes que não estão recebendo terapia controladora.
- Avaliação do controle da asma para ajustar a terapia
  - Determinar o número de dias letivos perdidos em virtude da asma; número de consultas de emergência e baixas hospitalares prévias, incluindo cuidados intensivos com ou sem intubação; uso prévio de corticosteroides orais, incluindo o número de cursos intensivos de corticosteroides e data do último curso de corticosteroide; e frequência do uso de albuterol.
  - Usar a Tabela 13-5, que avalia ambos os domínios de prejuízo e risco, para determinar o nível de controle da asma. Esta abordagem é mais apropriada para pacientes que já estão recebendo terapia controladora.
- História ambiental: exposição a alérgenos (mofo, pólen, animais, ácaros do pó, baratas) e irritantes não específicos das vias aéreas (fumaça, odores).
- Revisão dos sistemas
  - Foco na alergia; eczema; infecção, especialmente pneumonia, ouvidos, nariz e garganta, incluindo otite média, sinusite; anormalidades nas vias aéreas; cirurgia e apneia obstrutiva do sono; e gastrointestinal, incluindo refluxo gastroesofágico, nutrição e crescimento.
  - Testagem prévia (p. ex., radiografia torácica, teste da função pulmonar, teste alérgico e teste do suor) deve ser documentada.
- História familiar: asma, alergia, eczema e fibrose cística.
- História social para determinar as barreiras à assistência médica, particularmente a cobertura do seguro e transporte.

Exame Físico

- Inicialmente, deve ser realizada uma avaliação rápida para determinar os pacientes que requerem atenção imediata.
- A avaliação deve incluir cor, sinais vitais, saturação de oxigênio, qualidade da troca de ar, presença de chiado ou crepitações, proporção de tempo gasto na inspiração em relação à expiração, uso de músculo acessório, habilidade de falar em sentenças e estado mental.
- Ver a Tabela 13-6 para um guia da frequência respiratória normal por idade.

TABELA 13-4 Classificação da Severidade da Asma e Iniciação da Terapia em Crianças

Classificação da severidade da asma e iniciação da terapia em crianças

Componentes da severidade		Intermitente		Leve		Persistente - Moderada		Severa	
		Idades 0-4	Idades 5-11	Idades 0-4	Idades 5-11	Idades 0-4	Idades 5-11	Idades 0-4	Idades 5-11
Prejuízo	Sintomas	≤ 2 dias/semana	≤ 2 dias/semana	> 2 dias/semana, mas não diariamente	> 2 dias/semana, mas não diariamente	Diariamente	Diariamente	Durante todo o dia	Durante todo o dia
	Acordar de pesadelos	0	= 2x/mês	1 - 2x/mês	3 - 4x/mês	3 - 4x/mês	>1x/semana não noturno	> 1x/semana	Frequentemente 7x/semana
	Uso de beta2-agonista de curta duração para controle dos sintomas	≤ 2 dias/semana	≤ 2 dias/semana	> 2 dias/semana, mas não diariamente	> 2 dias/semana, mas não diariamente	Diariamente	Diariamente	Várias vezes por dia	Várias vezes por dia
	Interferência na atividade normal	Nenhuma	Nenhuma	Limitação menor	Limitação menor	Alguma limitação	Alguma limitação	Extremamente limitada	Extremamente limitada
	Função Pulmonar • FEV_1 (previsto) ou fluxo máximo (melhor pessoal) • FEV_1/FVC	N/A	FEV_1 normal entre exacerbações > 80% > 85%	N/A	> 80% > 80%	N/A	60-80% 75-80%	N/A	< 60% < 75%
Risco	Exacerbações que requerem corticosteroides sistêmicos orais (considerar severidade e intervalo desde a última exacerbação)	0 - 1/ano (ver notas)	0 - 1/ano (ver notas)	≥2 exacerbações em 6 meses requerendo corticosteroides sistêmicos orais, ou 2-4 episódios de chiado/1 ano durando > 1 dia e fatores de risco para asma persistente	≥ 2x/ano (ver notas) Risco anual relativo pode estar relacionado a FEV_1				
	Passo Recomendado para Iniciação da Terapia (Ver "Abordagem Gradual para Manejo da Asma" para os passos do tratamento) A abordagem gradual visa auxiliar, não substituir, a tomada de decisão clínica necessária para atender às necessidades individuais do paciente	Passo 1 (para ambas as faixas etárias)	Passo 1 (para ambas as faixas etárias)	Passo 2 (para ambas as faixas etárias)	Passo 2 (para ambas as faixas etárias)	Passo 3 e considerar curso curto de corticosteroides sistêmicos orais	Passo 3 opção ICS dose média e considerar curso curto de corticosteroides sistêmicos orais	Passo 3 e considerar curso curto de corticosteroides sistêmicos orais	Passo 3 opção ICS dose média ou passo 4 e considerar curso curto de corticosteroides sistêmicos orais

Em 2-6 semanas, dependendo da severidade, avaliar o nível de controle da asma que é atingido.
- Crianças 0-4 anos de idade: Se não for observado benefício claro, interromper o tratamento e considerar diagnósticos alternativos
- ou o ajuste da terapia.
- Crianças 5-11 anos de idade: Ajustar a terapia em conformidade.

Chave: FEV_1, volume expiratório forçado em 1 segundo; FVC, capacidade vital forçada; ICS, corticosteroides inalados; ICU, unidade de cuidados intensivos; N/A, não aplicável.

Notas:
- O nível de severidade é determinado pela avaliação do prejuízo e o risco. Avaliar o domínio do prejuízo pela lembrança do cuidador das 2 - 4 semanas prévias. Atribuir severidade à categoria mais severa na qual ocorre uma característica.
- A frequência e severidade das exacerbações podem flutuar com o tempo para os pacientes em alguma categoria de severidade. No momento, há dados inadequados correspondentes a frequências das exacerbações com diferentes níveis de severidade da asma. Em geral, exacerbações mais frequentes e severas (p. ex., requerendo cuidados urgentes não programados, hospitalização ou admissão à ICU) indicam maior severidade da doença subjacente. Para fins de tratamento, pacientes com = 2 exacerbações descritas acima podem ser considerados similares aos pacientes que têm asma persistente, mesmo na ausência de níveis de prejuízo consistentes com asma persistente.

(Continua)

TABELA 13-4 Classificação da Severidade da Asma e Iniciação da Terapia em Crianças (Continuação)

Classificação da severidade da asma ≥ 12 anos de idade

Componentes da severidade		Intermitente	Persistente		
			Leve	Moderada	Severa
Prejuízo Normal FEV_1/FVC: 8-19 a 85% 20-39 a 80% 40-59 a 75% 60-80 a 70%	Sintomas	≤ 2 dias/semana	> 2 dias/semana, mas não diariamente	Diariamente	Durante todo o dia
	Acordar de pesadelos	≤ 2x/mês	3-4 x/mês	> 1x/semana, mas não noturno	Frequentemente 7x/semana
	Uso de beta₂-agonista de curta duração para controle dos sintomas (não prevenção de EIB)	≤ 2 dias/semana	> 2 dias/semana, mas não diariamente e não mais do que 1x em um dia	Diariamente	Várias vezes por dia
	Interferência na atividade normal	Nenhuma	Limitação menor	Alguma limitação	Extremamente limitada
	Função pulmonar	• FEV_1 normal entre as exacerbações • FEV_1 > 80% do previsto • FEV_1/FVC normal	• FEV_1 > 80% do previsto • FEV_1/FVC normal	• FEV_1 > 80% mas, < 80% do previsto • FEV_1/FVC normal	• FEV_1 < 60% do previsto • FEV_1/FVC reduzido > 5%
Risco	Exacerbações que requerem corticosteroides sistêmicos orais	0-1 ano (ver nota)	=2(ano (ver nota)		
		Considerar a severidade e o intervalo desde a última exacerbação. A frequência e severidade podem flutuar com o tempo para pacientes em qualquer categoria de severidade. O risco anual relativo de exacerbações pode estar relacionado a FEV_1.			
Passo Recomendado para Iniciação do Tratamento (Ver "Abordagem Gradual para Manejo da Asma" para os passos do tratamento)		Passo 1	Passo 2	Passo 3 e considerar curso curto dos corticosteroides sistêmicos orais	Passo 4 ou 5
		Em 2-6 semanas, avaliar o nível de controle da asma que é atingido e ajustar a terapia em conformidade.			

Chave: EIB, broncoespasmo induzido por exercício; FEV_1, volume expiratório forçado em 1 segundo; FVC, capacidade vital forçada; ICU, unidade de cuidados intensivos; N/A, não aplicável.

Notas:
- A abordagem gradual visa auxiliar, não substituir, a tomada de decisão clínica necessária para atender às necessidades individuais do paciente.
- O nível de severidade é determinado pela avaliação do prejuízo e o risco. Avaliar o domínio do prejuízo pela lembrança do cuidador das 2-4 semanas prévias e espirometria. Atribuir severidade à categoria mais severa na qual ocorre uma característica.
- No momento, há dados inadequados correspondentes a frequências das exacerbações com diferentes níveis de severidade da asma. Em geral, exacerbações mais frequentes e severas (p. ex., requerendo cuidados urgentes não programados, hospitalização ou admissão à ICU) indicam maior severidade da doença subjacente. Para fins de tratamento, pacientes com ≥ 2 exacerbações descritas acima podem ser consideradas as mesmas que os pacientes que têm asma persistente, mesmo na ausência de níveis de prejuízo consistentes com asma persistente.

Extraída de National Heart, Lung and Blood Institute, National Institutes of Health. *Guidelines for the diagnosis and management of asthma*. NIH Publication No. 97-4051, July 1997.

TABELA 13-5 Avaliação do Controle da Asma e Ajuste da Terapia em Crianças

Avaliação do controle da asma e ajuste da terapia em crianças

Componentes do controle		Bem controlada Idades 0-4	Bem controlada Idades 5-11	Não bem controlada Idades 0-4	Não bem controlada Idades 5-11	Muito mal controlada Idades 0-4	Muito mal controlada Idades 5-11
Prejuízo	Sintomas	≤ 2 dias/semana, mas não mais do que uma vez a cada dia	≤ 2 dias/semana	> 2 dias/semana ou diversas vezes em ≤ 2 dias/semana	> 2 dias/semana	Durante o dia	Durante o dia
	Acordar de pesadelos	≤ 1x/mês	≤ 1x/mês	> 1x/mês	≥ 2x/mês	> 1 x/semana	≥ 2x/semana
	Interferência na atividade normal	Nenhuma	Nenhuma	Alguma limitação	Alguma limitação	Extremamente limitada	Extremamente limitada
	Uso de beta₂-agonista de curta duração para controle dos sintomas (não prevenção de EIB)	≤ 2 dias/semana	≤ 2 dias/semana	> 2 dias/semana	> 2 dias/semana	Várias vezes por dia	Várias vezes por dia
	Função pulmonar • FEV_1 (previsto) ou melhor fluxo máximo pessoal • FEV_1/FVC	N/A	> 80% > 80%	N/A	60-80% 75-80%	N/A	< 60% < 75%
Risco	Exacerbações que requerem corticosteroides sistêmicos orais	0-1 x/ano	0-1 x/ano	2-3x/anos	≥ 2x/ano	> 3x/ano	≥ 2x/ano
	Redução no crescimento pulmonar	N/A	Requer acompanhamento de longo prazo	N/A		N/A	
	Efeitos adversos relacionados ao tratamento	Os efeitos colaterais da medicação podem variar em intensidade desde nenhum até muito problemáticos e preocupante. O nível de intensidade não tem relação com os níveis específicos de controle, mas deve ser considerado na avaliação global do risco.					
Ação Recomendada para Tratamento (Ver: "Abordagem Gradual para Manejo da Asma" para os passos do tratamento) A abordagem gradual visa auxiliar, não substituir, a tomada de decisão clínica necessária para atender às necessidades individuais do paciente		• Manter o passo atual • Acompanhamento regular a cada 1-6 meses • Considerar abandonar o passo se controlado por pelo menos 3 meses		Avançar o passo 1	Avançar pelo menos 1 passo	• Considerar curso curto de corticosteroides sistêmicos orais • Avançar 1-2 passos	

Antes de avançar:
• Revisar a aderência à medicação, técnica do inalador e controle ambiental. Se for usado tratamento alternativo, descontinuá-lo e usar o tratamento preferido para esse passo
• Reavaliar o nível de controle da asma em 2-6 semanas para atingir o controle; Crianças com 0-4 anos de idade: de não é observado nenhum benefício claro em 4-6 semanas, considerar diagnósticos alternativos ou o ajuste da terapia
• Crianças de 5-11 anos de idade: Ajustar a terapia em conformidade
• Para efeitos colaterais, considerar opções de tratamentos alternativos

Chave: FIB, broncoespasmo induzido por exercício; FEV_1, volume expiratório forçado em 1 segundo; FVC, capacidade vital forçada; ICU, unidade de cuidados intensivos; N/A, não aplicável.

Notas:
- O nível de controle está fundamentado no prejuízo mais severo ou na categoria de risco. Avaliar o domínio do prejuízo pela recordação do paciente ou cuidador das 2-4 semanas prévias. A avaliação dos sintomas por períodos mais longos deve refletir uma avaliação global, como se a asma do paciente está melhor ou pior desde a última consulta.
- No momento, há dados inadequados correspondentes a frequências das exacerbações com diferentes níveis de controle da asma. Em geral, exacerbações mais frequentes e severas (p. ex., requerendo cuidados urgentes não programados, hospitalização ou admissão à ICU) indicam um controle mais fraco da doença.

(Continua)

TABELA 13-5 — Avaliação do Controle da Asma e Ajuste da Terapia em Crianças (*Continuação*)

Componentes do controle		Classificação do Controle da Asma (≥ 12 anos de idade)		
		Bem controlada	Não bem controlada	Muito mal controlada
Prejuízo	Sintomas	≤ 2 dias/semana	> 2 dias/semana	Durante o dia
	Acordar de pesadelos	≤ 2x/mês	1-3 x/semana	≥ 4x/semana
	Interferência na atividade normal	Nenhuma	Alguma limitação	Extremamente limitada
	Uso de beta₂-agonista de curta duração para controle dos sintomas (não prevenção de EIB)	≤ 2 dias/semana	> 2 dias/semana	Várias vezes por dia
	FEV_1 ou fluxo máximo	> 80% do previsto/melhor pessoal	60-80% do previsto/melhor pessoal	< 60% do previsto/melhor pessoal
	Questionários validados ATAQ / ACQ / ACT	0 / ≤ 0,75* / ≥ 20	1-2 / ≥ 1,5 / 16-19	3-4 / N/A / ≤ 15
Risco	Exacerbações que requerem corticosteroides sistêmicos orais	0-1/ano	≥ 2/ano (ver nota)	
			Considerar a severidade e o intervalo desde a última exacerbação.	
	Perda progressiva da função pulmonar	A avaliação requer acompanhamento de longo prazo		
	Efeitos adversos relacionados ao tratamento	Os efeitos colaterais da medicação podem variar em intensidade desde nenhum até muito problemáticos e preocupantes. O nível de intensidade não está correlacionado aos níveis específicos de controle, mas deve ser considerado na avaliação global do risco		
Ação Recomendada para o Tratamento (Ver "Abordagem Gradual para o Manejo da Asma"" para os passos do tratamento)		• Manter o passo atual. • Acompanhamento regular a cada 1-6 meses para manter o controle • Considerar o abandono de um passo se controlado por pelo menos 3 meses	• Avançar 1 passo • Reavaliar em 2-6 semanas • Para efeitos colaterais, considerar opções de tratamento alternativas	• Considerar um curso curto de corticosteroides sistêmicos orais • Avançar 1-2 passos • Reavaliar em 2 semanas • Para efeitos colaterais, considerar opções de tratamento alternativas

*Os valores de ACQ de 0,76-1,4 são indeterminados em relação à asma bem controlada.
Chave: EIB, broncospasmo induzido por exercício; ICU, unidade de cuidados intensivos.

Notas:

- A abordagem gradual visa auxiliar, não substituir, a tomada de decisão clínica para atender às necessidades individuais do paciente.
- O nível de controle está baseado no prejuízo mais severo ou na categoria de risco. Avaliar o domínio do prejuízo pelas recordações do paciente das 2-4 semanas prévias e por espirometria/ou medidas do fluxo máximo. A avaliação dos sintomas por períodos mais longos deve refletir uma avaliação global, como investigar se a asma do paciente está melhor ou pior desde a última consulta.
- No momento, há dados inadequados para as frequências correspondentes das exacerbações com diferentes níveis de controle da asma. Em geral, exacerbações mais frequentes e intensas (p. ex., requerendo cuidados urgentes e não programados, hospitalização ou admissão à ICU) indicam pior controle da doença. Para fins de tratamento, os pacientes que tiveram ≥ 2 exacerbações necessitando de corticosteroides sistêmicos orais no ano anterior podem ser considerados o mesmo que pacientes que não têm a asma bem controlada, mesmo na ausência de níveis de prejuízo consistentes com asma não bem controlada.
  ATAQ = Questionário de Avaliação para Terapia da Asma©
  ACQ = Questionário de Controle da Asma©
  ACT = Teste de Controle da Asma™
  Diferença importante mínima: 1,0 para o ATAQ, 0,5 para o ACQ; não determinada para o ACT

Antes de avançar na terapia:

- Revisar a aderência à medicação, técnica do inalador, controle ambiental e condições comórbidas.
- Se uma opção de tratamento alternativa foi usada em um passo, descontinuar e usar o tratamento preferido para esse passo.

Extraída de National Heart, Lung, and Blood Institutes, National Institute of Health. *Guidelines for the diagnosis and management of asthma*. NIH Publication No. 97-4051, July 1997.

TABELA 13-6	Frequência Respiratória para Crianças por Idade
Idade	Frequência normal
< 2 meses	60 bpm*
2-12 meses	50 bpm
1–5 anos	40 bpm
6–11 anos	30 bpm
Acima de 12 anos	20 bpm

*Respirações por minuto.

Estudos Laboratoriais

- Rotineiramente, a radiografia do tórax não é necessária, mas pode ser considerada durante o primeiro episódio de chiado, se o paciente estiver febril, tiver assimetria acentuada no exame do tórax ou ocorrer uma resposta fraca ao tratamento.
- Pode ser usada oximetria de pulso para estimar a saturação de oxigênio.
- A medição de gás no sangue arterial deve ser considerada em pacientes em sofrimento severo ou com aumento nas exigências de oxigênio suplementar. A medida do gás no sangue capilar é de valor limitado na avaliação da oxigenação.
- Se a criança tiver mais de 7 anos de idade, o monitoramento do fluxo máximo pode ser útil para avaliar o nível de obstrução, a gravidade da exacerbação e a resposta ao tratamento. Se o melhor pico máximo pessoal não for conhecido, veja a Tabela 13-7 para o valor fluxo máximo previsto por altura.
- Espirometria não é realizada geralmente no contexto de internação ou no setor de emergência, mas deve ser considerada se os sintomas sugerirem disfunção nas cordas vocais ou se houver uma discrepância entre a avaliação física e o progresso clínico.
- Deve ser considerada fluoroscopia ou broncoscopia se a história sugerir possibilidade de aspiração de corpo estranho.
- A contagem de leucócitos (WBC), os níveis de potássio e a glicose podem ser afetados por β-agonistas e corticosteroides orais (WBC total e glicose sanguíneas elevadas, baixos níveis de potássio). Assim sendo, estes estudos provavelmente serão de pouco valor durante uma exacerbação aguda.
- Um esfregaço ou aspirado nasofaríngeo pode ser útil na identificação de infecção viral e para guiar o estabelecimento de coortes de pacientes dentro do hospital.
- Pode ser realizado um teste do suor com cloreto para avaliar fibrose cística como a causa dos sintomas crônicos.

Tratamento durante Episódio Agudo

- Deve ser administrado oxigênio para manter a saturação de oxigênio acima de 90%.
  - Se possível, obter a saturação de oxigênio básica em ar ambiente antes de iniciar o oxigênio. A saturação de oxigênio pode cair transitoriamente depois de tratamentos com albuterol; isto provavelmente se deve à discordância entre ventilação e perfusão e geralmente se resolve em 15 a 30 minutos.
  - Oximetria contínua não é tipicamente necessária.
  - Verificar SpO_2 com qualquer mudança significativa no *status* respiratório. Quando os sintomas melhorarem, retirar o oxigênio quando tolerado.
- β-agonistas inalados revertem rapidamente a obstrução do fluxo de ar.

TABELA 13-7 Pico do Fluxo Previsto por Altura

Índice do pico do fluxo previsto com base na altura

Altura (cm)	Altura (pol.)	Pico do fluxo previsto	80% previsto	50% previsto
120	47,0	210	170	100
126	49,5	240	190	120
128	50,0	250	200	130
130	51,0	260	210	130
132	52,0	270	220	130
134	53,0	280	220	140
136	53,5	290	230	140
138	54,5	300	240	150
140	55,0	310	250	150
142	56,0	320	250	160
144	56,5	330	260	160
146	57,5	330	260	160
148	58,0	340	270	170
150	59,0	350	280	180
152	60,0	360	290	180
154	60,5	370	300	180
156	61,5	380	300	190
158	62,0	390	310	200
160	63,0	400	320	200
162	64,0	410	330	200
164	64,5	410	330	200
166	65,5	430	340	210
168	66,0	440	350	220
170	67,0	450	360	220
172	68,0	460	370	230
174	68,5	460	370	230
176	69,0	470	380	240
178	70,0	480	390	240
180	71,0	490	390	250

Adaptada de Murray AB, Cook CD. Measurement of peak expiratory flow rate in 220 normal children ages 4,5–18,5 year old. *J Pediatr* 1963;62:186-189.

Doenças Alérgicas e Asma | 217

- Se a exacerbação for leve, duas a quatro baforadas de albuterol por meio de inalador dosimetrado (MDI) podem ser dadas com espaçador a cada 20 minutos por 1 hora como terapia inicial. Albuterol também pode ser dado via nebulizador.
- Veja a Tabela 13-8 para atendimento no setor de emergência, incluindo a dosagem de albuterol.
- Durante a hospitalização, tratamentos de nebulização com albuterol (2,5–5 mg) são ministrados a cada 1–2 horas e gradualmente retirados a cada 4 horas, à medida que os sintomas e a condição do paciente melhoram.
  - MDI com câmara de expansão valvulada pode ser tão eficaz quanto terapia nebulizada. Administrar 8 baforadas em substituição a 5 mg por nebulizador e 2–4 baforadas ao invés de 2,5 mg por nebulizador.
  - Pacientes cuja condição clínica tolera tratamentos com albuterol a cada 4 horas geralmente recebem alta para casa.
- Corticosteroides sistêmicos, tipicamente prednisona/prednisolona 2 mg/kg/dia (dose máxima de 60 mg) são dados prontamente na apresentação e são tipicamente continuados diariamente por 5 dias, tipicamente administrados pela manhã.
  - É preferível dosagem oral, mas terapia intravenosa (IV) pode ser apropriada se o paciente estiver vomitando ou se terapia de cuidados intensivos parecer provável. Se Solu-Medrol IV for necessário, é recomendado dividir a dose para administração a cada 6 horas.
  - A diminuição dos corticosteroides por um período de tempo mais longo é recomendada para exacerbações severas ou se curso recente (< 1 mês) de corticosteroides.
- Brometo ipratrópio (Atrovent) 0,5 mg por dia fornece efeito broncodilatador adicional quando acrescentado a tratamentos com albuterol nebulizado durante as primeiras 24 horas da exacerbação. Não há evidências de que o uso depois das primeiras 24 horas proporcione benefícios adicionais.
- Considerar magnésio 40 mg/kg/dose (máx. 2g) IV para crianças com mais de 2 anos de idade com episódio moderado ou severo. Administrar *bolus* NS 20 mL/kg após o magnésio para prevenir hipotensão.
- Antibióticos não demonstraram ser efetivos quando administrados rotineiramente para exacerbação de asma aguda, mas pode ser prescrito para condições coexistentes, como pneumonia ou sinusite bacteriana.

TABELA 13-8 Dosagem de Emergência de Albuterol

Tratamentos curtos com albuterol
3 tratamentos com albuterol/ipratrópio dentro da primeira hora e depois albuterol a cada 1 a 4 horas e ipratrópio a cada 6 horas
Manter a saturação em > 90% com oxigênio suplementar

kg	Albuterol (mg)	Albuterol (mL)	Ipratrópio	Volume total
10–29	2,5	0,5	1 frasco	3,0 mL
30–49	5,0	1,0	1 frasco	3,5 mL
> 50	10,0	2,0	1 frasco	4,5 mL

Tratamentos contínuos com albuterol (durante uma hora)
Para apresentações de emergência moderada a severa
Manter saturação > 90% com oxigênio suplementar

kg	Albuterol (mg)	Albuterol (mL)	Solução salina normal (mL)	Volume total
10–29	10,0	2,0	6	8,0 mL
30–49	15,0	3,0	5	8,0 mL
> 50	20,0	4,0	4	8,0 mL

- Medicações previamente prescritas para controle de asma crônica devem ser continuadas durante o episódio agudo para reforçar o programa e a técnica. Se a história de asma indicar falta de controle com o regime atual, veja a discussão posterior do Manejo Diário de Asma Pediátrica para as opções que proporão otimizar o plano domiciliar para obter melhor controle.
- Os tratamentos não recomendados no ambiente hospitalar incluem infusões de metilxantina, hidratação agressiva, fisioterapia torácica, espirometria de incentivo, mucolíticos e sedação.
- Plano de alta após episódio agudo
  - Pacientes com alta do setor de emergência para casa podem receber um Plano de Ação Contra a Asma com orientações para retornar ao médico de cuidados primários em 3–5 dias.
  - Pacientes com alta da internação para casa devem receber um plano de manejo domiciliar que inclua um Plano de Ação Contra a Asma com medicações para alívio rápido e medicações de controle, se indicado por severidade crônica, e uma consulta com seu médico de cuidados primários (veja a Fig. 13-1).
  - Os pacientes e suas famílias devem ser educados no uso do Plano de Ação Contra a Asma e na administração das medicações. Os pacientes podem usar albuterol MDI com espaçador no dia da alta. Os pacientes devem receber prescrições e todo o equipamento (p. ex., espaçadores, nebulizador) antes da alta.
  - Geralmente é recomendado que o paciente receba albuterol a cada 4–6 horas por 1 semana ou até a consulta de acompanhamento.

Manejo Diário da Asma Pediátrica

Controle da Asma

- Os objetivos da terapia apresentados a seguir foram estabelecidos pelo Instituto Nacional do Coração, Pulmões e Sangue (NHLBI).
  - Reduzir o prejuízo: a frequência e a intensidade dos sintomas, bem como o prejuízo funcional que o paciente está vivenciando atualmente (ou vivenciou recentemente)
    - Prevenir os sintomas da asma.
    - Reduzir a necessidade de β-agonista de curta duração inalado (≤ 2 dias por semana)
    - Manter a função pulmonar normal.
    - Exercitar-se e ir à escola regularmente.
    - Atender às expectativas dos pacientes e familiares e a satisfação quanto à assistência para a asma.
  - Reduzir o risco: a probabilidade de exacerbação da asma, declínio progressivo na função pulmonar ou crescimento ou o risco de efeitos colaterais das medicações.
    - Prevenir exacerbações recorrentes e minimizar as consultas de emergência ou baixas hospitalares.
    - Prevenir a perda da função pulmonar e a redução no crescimento pulmonar.
    - Fornecer farmacoterapia ótima sem efeitos colaterais da medicação para asma.
- A Abordagem Gradual para Manejo da Asma do NHLBI serve como guia na tomada de decisão para satisfazer as necessidades individuais do paciente (Fig. 13-2).
- Fornecer por escrito um Plano de Ação Contra a Asma inclui as medicações usadas diariamente para controle, bem como as medicações para alívio rápido em episódios agudos. Este plano serve como um guia para o automonitoramento e o automanejo (veja a Fig. 13-1).

Doenças Alérgicas e Asma | 219

Children's HOSPITAL • ST. LOUIS
BJC HealthCare

Plano de Ação contra a Asma

Zona Verde: Bem
- Sem sinais de asma
- Capaz de realizar atividades normais
- Sem problemas durante o sono

- Pico do fluxo acima de: _____
  (> 80% do melhor)

*Enxaguar a boca depois desta medicação

Dar estas medicações todos os dias:

MEDICAÇÃO:	QUANTO:	QUANDO:

Zona Amarela: Atenção!

Primeiros Sinais de Asma:
- Sintomas de resfriado
- Tosse durante o dia ou à noite
- Chiado durante o dia ou à noite
- Sensação estranha no peito

- Meu primeiro sinal: _____

- Pico do fluxo: _____
  (50–80% do melhor)

Primeiro – dar:
- Albuterol   2–4 baforadas   1–3 vezes na primeira hora

- Chame seu Médico ou Enfermeiro se não estiver na Zona Verde depois da primeira hora

A seguir – se a asma estiver melhor depois da primeira hora, você pode dar:
- Albuterol   2–4 baforadas ou 1 nebulizadora   cada 4 horas se necessário

Chame seu Médico ou Enfermeiro se:
- Albuterol for necessário com mais frequência do que a cada 4 horas.
- Albuterol for necessário a cada 4 horas por mais de 1 dia.

Continue tomando os outros medicamentos da Zona Verde.

Zona Vermelha: EMERGÊNCIA!

Sinais Tardios de Asma:
- Aperto no peito
- Respiração difícil ou rápida
- Usando músculos do pescoço ou estômago para respirar
- Tosse constante
- Dificuldade para falar ou caminhar
- Vômito
- Lábios ou unhas azuis

- Pico do fluxo abaixo de: _____
  (menos de 50% do melhor)

Primeiro – dê agora:
- Albuterol   6 baforadas ou 1 nebulizador
- E chame seu Médico ou Enfermeiro

A seguir – se você não conseguir encontrar seu Médico ou Enfermeiro, dê imediatamente:
- Albuterol   6 baforadas ou 1 nebulizador

_____   _____
(esteroide oral)

- E vá até o pronto-socorro mais próximo ou ligue para o 911

Assinatura do Paciente/Pai/Responsável _____   Data _____

Assinatura do RN/MD _____   Data _____

Número telefone do Médico ou Enfermeiro:
Dia: _____
Noite: _____

Original 1995. Revisada 12/10. Copyright © 2012

Figura 13-1 Plano de Ação contra a Asma do Hospital Infantil St. Louis.

- Podem ocorrer exacerbações severas em pacientes em qualquer nível de gravidade ou controle da asma. Pacientes em alto risco de morte associada à asma requerem atenção especial, incluindo educação intensiva, monitoramento e assistência. Tais pacientes devem ser encorajados a procurar assistência imediata durante uma exacerbação. Os fatores de risco para morte associada a asma incluem:
  - Exacerbação severa prévia.
  - Duas ou mais hospitalizações ou três consultas no pronto-socorro no último ano.
  - Uso de > 2 embalagens de β-agonista de curta duração (SABA) por mês.

Figura 13-2 Abordagem gradual para o manejo da asma em crianças. Extraída de National Heart, Lung, and Blood Institute, National Institutes of Health. *Guidelines for the diagnosis and management of asthma.* NIH Publication No. 97-4051, July 1997.

Doenças Alérgicas e Asma | 221

Chave: A ordem alfabética é usada quando mais de uma opção de tratamento está listada dentre a terapia preferida ou alternativa. ICS, corticosteroide inalado; LABA, beta₂-agonista inalado de longa duração; LTRA, antagonista de receptores de leucotrieno; SABA, beta₂-agonista inalado de curta duração.

Notas:

- A abordagem gradual visa auxiliar, não substituir a tomada de decisão clínica necessária para atender às necessidades individuais do paciente.
- Se for usado tratamento alternativo e a resposta for inadequada, descontinuá-lo e usar o tratamento preferido antes de avançar um passo.
- Zileuton é uma alternativa menos desejável em decorrência dos estudos limitados como terapia adjuvante e da necessidade de monitorar a função hepática. Teofilina requer monitoramento dos níveis de concentração sérica.
- No passo 6, antes de serem introduzidos corticosteroides orais, pode ser considerado um ensaio de alta dose de ICS + LABA ou LTRA, teofilina ou zileuton, embora esta abordagem não tenha sido estudada em ensaios clínicos.
- As terapias preferidas no passo 1, 2 e 3 estão baseadas na Evidência A para LTRA, Evidência B para teofilina e Evidência D para zileuton. A terapia preferida no passo 4 está baseada na Evidência B, e a terapia alternativa está baseada na Evidência B para LTRA e teofilina e Evidência D zileuton. A terapia preferida no passo 5 está baseada na Evidência B. A terapia preferida no passo 6 está baseada em (EPR – 2 1977) e Evidência B para omalizumab.
- A imunoterapia para os passos 2–4 está baseada na Evidência B para ácaros do pó, pelos de animais e pólen; a evidência é fraca ou ausente para mofo e baratas. A evidência é mais forte para imunoterapia com alérgenos únicos. O papel da alergia na asma é maior em crianças do que em adultos.
- Os clínicos que administram imunoterapia ou omalizumab devem estar preparados e equipados para identificar e tratar anafilaxia que possa ocorrer.

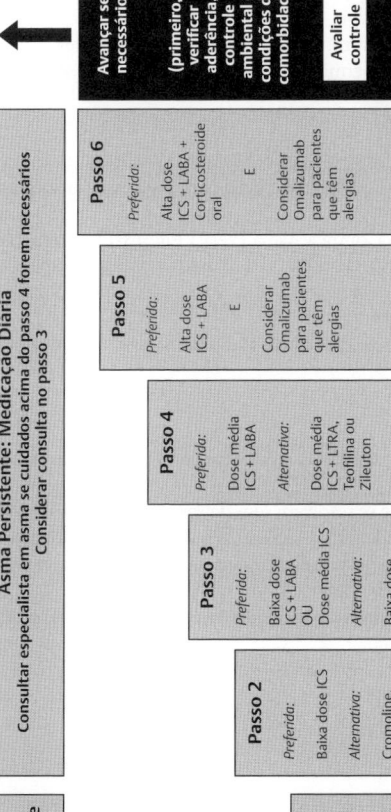

Figura 13-2 (*Continuação*)

- Fraca percepção da obstrução das vias aéreas ou da piora da asma.
- Baixa condição socioeconômica ou residência no interior.
- Uso de droga ilícita.
- Problemas psicológicos importantes ou doença psiquiátrica.
- Comorbidades, como doença cardiovascular ou outra doença pulmonar.

Controle dos Fatores Precipitantes (Desencadeantes)
- Coletar a história para identificar fatores que precipitam a asma e recomendar controles.
- Priorizar com base na situação individual da família.
- Dar recomendações por escrito ao paciente e à família.
- Alérgenos:
  - Mofo. Evitar abrir as portas e janelas. Usar o ar condicionado e desumidificadores.
  - Ácaros do pó. Usar capas nos colchões e travesseiros antialérgicos e lavar a roupa de cama em água quente. Reduzir o número de tapetes. Aspirar apenas uma vez por semana.
  - Animais. Não ter animais com penas ou peludos dentro de casa. Evitar penas.
  - Baratas. Livrar-se das baratas. Armazenar os alimentos em recipientes fechados.
- Clima. Permanecer em lugares fechados se houver mudança no clima ou baixa qualidade no ar.
- Resfriados e vírus. Vacinação anual contra gripe.
- Irritantes. Não fumar dentro de casa ou do carro. Evitar perfumes e odores fortes.
- Exercícios. Montar um plano médico que permita exercícios. Ter medicação de alívio rápido durante os exercícios.

Educação do Paciente
- A educação individualizada do paciente e da família é crucial para o sucesso no automanejo da asma.
- Avaliar a compreensão do Plano de Ação Contra a Asma (veja a Fig. 13-1), correta técnica de administração da medicação e correto uso do medidor do fluxo máximo (quando aplicável) deve ser reforçado a cada consulta. Reeducar a família quando necessário, especialmente quando forem feitas mudanças no plano de manejo.
- Questões psicossociais devem ser tratadas, e os pacientes e familiares devem ser encaminhados a agências de apoio quando necessário.

URTICÁRIA E ANGIOEDEMA
- Urticárias são lesões cutâneas elevadas pruriginosas com áreas centrais liberadas que clareiam com pressão e são rodeadas de eritema.
  - As lesões individuais duram < 24 horas e se resolvem sem deixar sequelas.
  - Acredita-se que urticária afeta aproximadamente ~15% a 25% das pessoas ao longo da vida.
- Angioedema é um inchaço mais profundo localizado sem eritema sobreposto e, embora possa ocorrer em qualquer local, tipicamente afeta a língua, lábios ou pálpebras.
- Urticária e angioedema são causados pela liberação de mediadores dos mastócitos na pele e tecido subsubcutâneo.

Urticária Aguda (com ou sem Angioedema)
- Episódios de urticária que duram < 6 semanas.

Etiologia
- Respostas a infecções subjacentes: vírus Epstein-Barr (EBV), hepatite viral, vírus respiratórios, enterovírus e infecções parasitárias. Em crianças, a urticária aguda é mais comumente causada por uma etiologia infecciosa.
- Alimentos: leite, ovos, trigo, amendoim, nozes e crustáceos são os mais comuns.
- Picadas ou mordidas de insetos: abelhas, vespas, vespões e formigas de fogo.

- Medicações: mais comumente antibióticos. Outras medicações que podem causar degranulação dos mastócitos não mediada por IgE incluem opiáceos, drogas anti-inflamatórias não esteroidais (NSAIDs), meios de contraste IV e álcool.
- Exposição a alérgenos (contato ou inalação): pelo de animais, gramíneas, ervas daninhas e látex.

Avaliação
- A etapa mais valiosa é uma história detalhada e o exame físico.
- Testes específicos para etiologias infecciosas, conforme sugerido pela história.
- Teste cutâneo de punção ou IgE específico (ImmunoCAP) para alimentos, alérgenos inalantes ou drogas, conforme orientado pela história clínica e a disponibilidade do teste.

Tratamento
- Na presença de sintomas sistêmicos consistentes com anafilaxia (hipotensão, sintomas respiratórios, sintomas gastrointestinais ou do sistema nervoso central), o tratamento deve incluir epinefrina (0,01 mg/kg de uma solução intramuscular 1:1.000 com dose máxima de 0,5 mg). Veja a seção "Anafilaxia" para maiores detalhes.
- A base do tratamento são anti-histaminas H_1 e incluem as anti-histaminas H_1 não sedativas, como cetirizina/levocetirizina (minimamente sedativa), fexofenadina, loratadina e desloratadina.
- Se uma causa evitável de urticária aguda (p. ex., alergia a alimentos) for identificada, ela deve ser evitada.
- Glicocorticoides não fazem parte do tratamento de rotina de crianças com urticária aguda; no entanto, um curso curto de glicocorticoides orais pode ser considerado em episódios que não responderam rapidamente ou completamente às anti-histaminas.

Urticária Crônica (com ou sem Angioedema)
- Episódios de urticária que ocorrem diariamente (ou quase diariamente) por > 6 semanas.

Etiologia
- Não pode ser determinada uma etiologia precisa em 60%-80% das crianças com urticária crônica. Os tipos de urticária crônica incluem:
  - Urticária autoimune crônica em virtude da presença de autoanticorpos contra o receptor de alta afinidade para IgE nos mastócitos.
  - Urticária papular. Hipersensibilidade imunológica à saliva da picada de insetos.
  - Urticária física. Os desencadeantes incluem: fatores mecânicos (dermatografismo e urticária de pressão tardia), térmicos (urticária induzida pelo frio e calor), exercício/transpiração (urticária colinérgica), vibração, radiação UV (urticária solar) e água (aquagênica).
  - Vasculite Urticariforme. É tipificada por lesões que duram > 24 horas e deixam hematomas ou lesões hiperpigmentadas.
  - Urticária pigmentosa. Esta erupção de mastocitose é tipificada por máculas castanho avermelhadas que são urticantes quando coçadas.
  - Outros: síndrome de Muckle-Wells e urticária familiar induzida pelo frio podem causar erupções urticariformes.

Avaliação
- Uma história detalhada e o exame físico são essenciais para identificar uma das formas da doença descritas acima. Deve ser dada atenção especial à duração de cada pápula específica. Pápulas que duram > 24 horas podem ser tanto vasculite urticariforme como urticária de pressão tardia.

- Os testes de desafio para urticária física incluem dermatografismo (uma resposta imediata de pápula-e-rubor ao ser tocada a pele), teste do cubo de gelo (urticária fria) ou pressão.
- Deve ser realizada uma biópsia cutânea se houver suspeita diagnóstica de vasculite ou mastocitose.
- Um teste cutâneo de punção sérica autólogo rastreia a presença de autoanticorpos contra o receptor de alta afinidade para IgE. Testes *in vitro* para anticorpos anti-FcERI estão disponíveis comercialmente.
- Na ausência de um desencadeante identificado, o exame laboratorial pode ser enviado para identificar uma doença subjacente, tal como lúpus sistêmico eritematoso (hemograma completo com diferencial, taxa de sedimentação dos eritrócitos, ANA, C3, C4 e urinálise), hepatite (enzimas hepáticas), doença da tireoide (hormônio estimulante da tireoide, autoanticorpos associados à tireoide) e mastocitose (níveis de triptase sérica).

Tratamento

- Tratar qualquer causa subjacente identificada da doença.
- Anti-histaminas H_1 (veja Urticária Aguda, Tratamento)
  - A dose deve ser titulada para a menor dose necessária ao controle do sintoma.
  - Anti-histaminas H_1 de primeira geração (p. ex., hidroxizina, difenodramina [Benadryl], cipro-heptadina) podem ser acrescentadas para lesões exacerbadas. É digno de nota que a cipro-heptadina é a anti-histamina preferida em urticária induzida pelo frio.
- Agentes bloqueadores de H_2 (p. ex., ranitidina, cimetidina) em combinação com anti-histaminas H_1 podem fornecer benefícios adicionais.
- Doxepina é um antidepressivo tricíclico com um efeito bloqueador potente nos receptores H_1 e H_2. A sedação pode limitar sua utilidade.
- Os antagonistas dos receptores de leucotrieno (p. ex., zafirlukast e montelukast) podem ter benefícios adicionais quando usados em combinação com anti-histaminas.
- Glicocorticoides orais, embora efetivos, devem ser reservados para indivíduos que não podem ser controlados com combinações das medicações acima e devem ser usados somente nos cursos curtos para limitar os efeitos colaterais.
- Omalizumab (anticorpo IgE anti-humano) é aprovado pelo FDA para crianças acima de 12 anos com urticária crônica não responsiva à terapia com anti-histamina.
- Outras abordagens terapêuticas experimentais (avaliadas principalmente em adultos) incluem ciclosporina, sulfasalazina, hidroxicloroquina e levotiroxina em indivíduos com anticorpos antitireoide (mesmo que o paciente seja eutireóideo).

Angioedema (Sem Urticária)

- Angioedema não acompanhado por urticária deve propiciar a pronta avaliação para causas subjacentes específicas.
- Angioedema hereditário (HAE), ou deficiência do inibidor de C1 esterase, é uma condição autossômica dominante. Em 85% dos casos, a causa é deficiência do inibidor de C1 esterase, e, em 15% dos casos, a causa é uma proteína não funcionante do inibidor de C1 esterase.
- A deficiência do inibidor de C1 esterase adquirida é muito rara em crianças e geralmente está associada a transtornos de proliferação das células B. O nível de C1q é reduzido em indivíduos com deficiência adquirida do inibidor de C1 esterase, mas não no HAE.
- Os sintomas são episódios recorrentes de angioedema não prurítico e dor abdominal.
- O teste de rastreio é dosagem de complemento C4. Se o nível C4 for reduzido, a avaliação dos níveis do inibidor de C1 esterase e ensaios funcionais deve ser realizada.

Tratamento

- O manejo agudo envolve medidas de apoio, especialmente o manejo das vias aéreas e a administração de substituição do inibidor de C1 esterase (Berinert) e inibidores da via de bradicinina (Kalbitor, um inibidor de calicreína plasmática; Firazyr, um antagonista dos receptores da bradicinina). Se não disponível, plasma congelado fresco pode oferecer algum benefício.
- As medidas preventivas envolvem a substituição do inibidor de C1 esterase (Cinryze) e esteroides anabólicos (androgênicos) atenuados, que são eficazes na prevenção de episódios de HAE; contudo, os androgênios atenuados possuem efeitos colaterais que limitam sua utilidade em mulheres e crianças. Os androgênios atenuados não são eficazes no manejo agudo de HAE.
- Se os inibidores da enzima conversora de angiotensina são identificados como a causa de angioedema, deve ser escolhida uma classe diferente de droga terapêutica.

ALERGIA ALIMENTAR

Definição

- Alergia alimentar descreve uma reação de hipersensibilidade a uma proteína alimentar em consequência de um mecanismo imunológico. O termo reação alimentar adversa se refere a uma reação desfavorável a um alimento ou componente alimentar, independente do mecanismo patológico envolvido.
- As reações alimentares imunológicas adversas são classificadas como mediadas por IgE ou não mediadas por IgE, com a maioria sendo mediada por IgE.

Epidemiologia

- Ocorre alergia a um ou mais alimentos em aproximadamente ~6%–8% das crianças e 3%–4% dos adultos nos Estados Unidos. A maioria das reações alérgicas a alimentos se apresenta antes dos 12 meses de idade.
- Oito alimentos são responsáveis pela maior parte da reatividade alimentar documentada nos Estados Unidos (Tabela 13-9), embora inúmeros outros alimentos tenham demonstrado desencadear reações alérgicas.

Apresentação Clínica

- Conforme descrito na Tabela 13-10, as manifestações clínicas de alergia alimentar podem variar, dependendo do processo patofisiológico subjacente.

TABELA 13-9	Alérgenos Alimentares Comuns
Leite	
Ovos	
Amendoim	
Soja	
Trigo	
Peixe	
Nozes	
Moluscos	

TABELA 13-10	Características das Reações Adversas a Alimentos com Base no Mecanismo	
	IgE-mediada	Não IgE-mediada
Início	Início rápido, ocorrendo entre vários minutos até 2 horas após a ingestão	Sintomas agudos e/ou crônicos. A reação aguda tem início retardado em 2–4 horas (para FPIES)
Mecanismo	Resulta da liberação do mediador dos mastócitos do tecido e basófilos circulantes	Múltiplos mecanismos, incluindo imunológicos (p. ex., FPIES, transtornos gastrointestinais eosinofílicos) farmacológicos (p. ex., cafeína, histamina), metabólicos (p. ex., fenilcetonúria, intolerância à lactose), aditivos (p. ex., MSG) e tóxicos (p. ex., envenenamento alimentar estafilocócico)
Sistema(s) envolvido(s)	Cutâneo, gastrointestinal, respiratório, ocular, cardiovascular e/ou multissistêmico (anafilaxia)	Geralmente isolado do trato gastrointestinal

Alergia Alimentar IgE-Mediada

- Alergias alimentares típicas ocorrem em consequência de uma reação imune em virtude da presença de anticorpos IgE no alimento causativo.
- Os sintomas de alergia alimentar IgE-mediada tipicamente ocorrem dentro de 20 minutos da ingestão/exposição, mas podem ocorrer até 2–3 horas depois.
  - Sintomas cutâneos na forma de urticária/erupção cutânea e/ou angioedema de início agudo são as manifestações mais comuns de reações de hipersensibilidade alimentar mediada por IgE. No entanto, os sintomas cutâneos podem estar ausentes, e a sua ausência é um fator de risco para uma reação com perigo de morte.
  - Os sintomas gastrointestinais podem incluir náusea, dor abdominal, cólicas abdominais, vômito e/ou diarreia.
  - Os sintomas respiratórios incluem tosse, espirros, chiado e/ou dificuldade de respirar. A inalação de alérgenos alimentares por meio do cozimento (p. ex., peixe) ou exposição a partículas em suspensão no ar (p. ex., pó de amendoim) pode desencadear broncospasmo agudo.
  - Anafilaxia resultante da exposição (quase exclusivamente por ingestão) a alérgenos alimentares tem tipicamente início rápido e pode levar à morte. Há uma incidência aumentada de anafilaxia induzida por alimentos associada a algum dos fatores de risco a seguir: asma coexistente; reação a amendoim, nozes, peixe ou crustáceos; reação alérgica no passado induzida por porção extremamente pequena de alimento e história de um evento anafilático induzido por comida. Até 20% das reações anafiláticas resultarão em uma reação bifásica, levando à ocorrência de sintomas após a resolução inicial, tipicamente depois de várias horas do evento anafilático inicial, mas pode ser retardada em até 72 horas.

- Dermatite atópica pode ser exacerbada pelo consumo de alérgenos alimentares.
- Aproximadamente 30%–60% dos bebês com dermatite atópica têm alergia alimentar (veja a seção "Dermatite Atópica").
- A eliminação dos alimentos suspeitos (após avaliação apropriada, veja discussão posterior) geralmente melhora os sintomas.
- A síndrome de alergia oral (OAS) se apresenta com início imediato de prurido orofaríngeo e edema leve nos lábios e/ou língua em pacientes com alergia a pólen conhecida. Os sintomas ocorrem após o consumo de proteínas que têm reação cruzada (e frequentemente lábeis ao calor) em frutas frescas não cozidas ou, com menos frequência, vegetais. A maioria dos casos de OAS não provoca anafilaxia.
- Maçã, pera, cereja, cenoura, aipo e batata fazem reação cruzada com pólen de bétula.
- Melão e banana têm reação cruzada com pólen de artemísia.

Hipersensibilidade Alimentar Não IgE Mediada

- A síndrome da enterocolite induzida por proteína alimentar (FPIES) tipicamente se apresenta na infância, geralmente durante o primeiro ano de vida.
  - Os sintomas de FPIES aguda incluem vômitos em profusão e repetitivos, frequentemente com diarreia, que podem levar a desidratação, hipovolemia e letargia. Leite e soja são os alimentos causativos mais comuns, juntamente com arroz, aveia e batata doce. As fezes contêm sangue oculto, neutrófilos, eosinófilos e substâncias redutoras. A tolerância ao(s) alimento(s) geralmente ocorre aos 36 meses de idade.
  - Os sintomas de FPIES crônica incluem: vômitos intermitentes, diarreia aquosa crônica com sangue ou muco, perda de peso, dificuldade em se alimentar e atraso no desenvolvimento. Estes sintomas geralmente são desencadeados pela ingestão de leite e/ou fórmula à base de soja.
  - O manejo destes episódios envolve ressuscitação com fluidos e cuidados de apoio. Epinefrina não é efetiva, embora ondasetron seja imediatamente efetivo.
- Colite induzida por alimento apresenta sangramento retal indolor, como na enterocolite induzida por alimento, porém os pacientes não são doentes de uma forma geral e tendem a ter ganho de peso apropriado. Leite e soja são os alimentos causais mais comuns. A tolerância aos alimentos geralmente se desenvolve entre os 12–24 meses de idade.
- Esofagite eosinofílica (EoE) resulta da infiltração de eosinófilos no esôfago. Os sintomas incluem disfagia, impactação alimentar, náusea e vômitos pós-prandiais, dor abdominal, má absorção e perda de peso. Endoscopia superior e biópsia esofágica são necessárias para estabelecer o diagnóstico. O tratamento tipicamente inclui evitação do(s) alimento(s) causativo(s), evitação empírica de alimentos alergênicos comuns (Tabela 13-10) e/ou corticosteroides inalados deglutidos. EoE é considerada uma doença crônica com alta probabilidade de recorrência dos sintomas se o tratamento for descontinuado.

Diagnóstico: História

- O diagnóstico de alergia alimentar requer uma história detalhada do evento, que pode incluir:
  - O alimento ou ingrediente específico que supostamente provocou a reação.
  - Todos os outros alimentos e medicações consumidos ao mesmo tempo.
  - Quantidade de alimento consumido.
  - Método de preparo dos alimentos, incluindo a possibilidade de contaminação cruzada com outros alimentos.
  - Espaço de tempo entre o consumo e a reação.

- Sintomas que ocorreram em outras ocasiões quando o alimento foi consumido, tanto previamente quanto desde o evento.
- Intervenção administrada para resolver os sintomas.
- Tempo decorrido até a resolução dos sintomas.

Diagnóstico: Estudos Laboratoriais (Alergia Alimentar IgE-Mediada)

- Depois de ter sido estabelecida uma história da reatividade IgE-mediada, devem ser usados testes diagnósticos para confirmar o diagnóstico.
- O teste epicutâneo é uma forma excelente de excluir alérgenos alimentares IgE-mediados porque esta abordagem tem valor preditivo negativo de > 95% para os alimentos alergênicos comuns. No entanto, testes cutâneos positivos para alimentos (sem história de reação alimentar igE-mediada típica) têm um valor preditivo positivo de aproximadamente 50%, refletindo uma alta prevalência de sensibilização alergênica assintomática.
- Uma abordagem alternativa para a detecção de IgE específico de alérgenos alimentares usa testes *in vitro* (p. ex., o sistema ImmunoCAP), os quais têm sensibilidade e especificidade comparável ao teste epicutâneo. IgE pode servir de orientação quanto ao momento de um desafio alimentar oral (ver discussão posterior).
- Deve-se ter cautela ao considerar o uso de painéis de rastreio (teste cutâneo e/ou teste sanguíneo) para alergia alimentar, uma vez que a sensibilização alérgica (resultado positivo no teste) é comum, mas pode não ser reflexo de reatividade/alergia clínica. Somente quando uma história detalhada sugere que uma reação alimentar IgE-mediada ocorreu é que deve ser realizada testagem alimentar específica. Consequentemente, o diagnóstico de alergia alimentar IgE-mediada não deve estar fundamentado unicamente na presença de anticorpos IgE específicos de alimentos (por meio de teste cutâneo e/ou teste sanguíneo), uma vez que muitas pessoas têm sensibilização alérgica assintomática a alimentos sem significado clínico (isto é, elas podem consumir o alimento sem reações adversas).
- A medida de IgE específica contra componentes específicos de proteínas alimentares (isto é, teste diagnóstico resolvido por componentes [CRD]) permite uma maior precisão do diagnóstico de alergia alimentar (particularmente alergia a amendoim) comparada com o tradicional teste alergênico de IgE específico ao amendoim total, resultando em melhor discriminação entre alergia alimentar significativa e sensibilização subclínica ao amendoim em crianças que toleram amendoim.
  - Onze componentes alergênicos foram caracterizados na proteína do amendoim (Ara h 1–11).
  - Ara h 1, 2 e 3 são os componentes mais importantes associados a reações clínicas ao amendoim. Entre estes, Ara h-2 fornece a melhor correlação com alergia a amendoim clinicamente significativa.
  - Ara h 8, que tem reação cruzada com proteínas vegetais, está associado à sensibilização subclínica em sujeitos tolerantes a amendoim, ou com OAS, mas raramente com alergia a amendoim clinicamente significativa.

Desafios Alimentares Orais

- A confirmação de uma alergia alimentar requer um desafio alimentar oral, durante o qual o paciente consome o alimento em questão com supervisão médica direta, iniciando com quantidades muito pequenas e aumentando até uma porção padrão do alimento.
- O desafio alimentar oral é uma ferramenta útil para documentar a resolução da alergia alimentar.
- O momento dos desafios orais pode ser guiado pelos níveis do alérgeno IgE específico. A Tabela 13-11 fornece os valores para os níveis de IgE específico do alimento e seus valores preditivos positivos e negativos para os resultados dos desafios alimentares orais.

TABELA 13-11	Valores Preditivos Positivos e Negativos para Níveis de IgE Específicos dos Alimentos	
Alimento	> 95% valor preditivo positivo	> 95% valor preditivo negativo
Ovos	6 kU/L	–
Leite	32 kU/L	0,8 kU/L
Amendoim	15 kU/L	Melhor valor = 85% a 0,35 kU/L
Peixe	20 kU/L	0,9 kU/L
Soja	Melhor valor = 50% a 65 kU/L	2 kU/L
Trigo	Melhor valor = 75% a 100 kU/L	5 kU/L

Adaptada de Sampson H, Ho D. Relationship between food-specific IgE concentrations and the risk of positive food challenges in children and adolescents. *J Allergy Clin Immunol* 1997;100:444-451.

- Se um desafio alimentar oral for indicado, o método duplo-cego controlado com placebo é considerado o padrão ouro para o diagnóstico de alergia alimentar.
  - Um desafio gradual simples-cego pode ser apropriado para confirmar ou refutar histórias sugestivas de alergia alimentar. Os desafios simples-cegos são particularmente úteis em crianças pequenas cuja resposta não é influenciada pelo conhecimento do consumo de alérgeno alimentar suspeito. Todos os desafios alimentares devem ser realizados por um alergologista em um ambiente apropriado, com o pessoal e equipamento necessários para o tratamento de uma reação anafilática potencial.

Tratamento

- O manejo da alergia alimentar está fundamentado na evitação dos alérgenos alimentares e na preparação para o tratamento de reações adversas.
  - Geralmente é necessário evitação total e estrita de todas as formas do alimento, tanto como ingredientes principais quanto menores. No entanto, 60%–70% dos pacientes alérgicos a ovo e/ou leite conseguem tolerar o consumo de produtos cozidos contendo ovos e/ou leite. A tolerância potencial a alimentos cozidos contendo ovo e/ou leite deve ser estabelecida por um desafio alimentar oral.
- Epinefrina IM (ministrada por um autoinjetor; ou por solução 1:1.000, 0,01 mg/kg/dose, dose máxima, 0,5 mg/dose) na coxa anterior-lateral é a terapia de primeira linha para reação alérgica alimentar IgE-mediada aguda.
- As doses de epinefrina podem precisar ser repetidas a cada 5–15 minutos.
- Outros tratamentos incluem anti-histaminas, corticosteroides e broncodilatadores.
  - Epinefrina autoinjetável disponível imediatamente, como EpiPen ou Auvi-Q, é obrigatória para pacientes com alergia alimentar IgE-mediada. Orientações abrangentes referentes ao uso da epinefrina devem ser dadas a cada consulta, extensivas a todos os cuidadores, incluindo os cuidadores da creche e professores. Um Plano de Assistência Emergencial para Alergia Alimentar e Anafilaxia deve estar disponível em casa, na creche, escola, acampamentos ou em qualquer situação em que a criança alérgica esteja longe dos seus pais.
  - Recursos educacionais, incluindo instruções para a leitura dos rótulos dos ingredientes contidos nos alimentos e grupos de apoio para pessoas com alergias alimentares, devem ser disponibilizados. A organização para Pesquisa e Educação em Alergia Alimentar (FARE) (www.foodallergy.org) é um recurso excelente.
- Os protocolos para dessensibilização oral provaram aumentar o limiar do alimento ingerido que causa reação clínica. Entretanto, estes protocolos não estão prontos no momento para ser

incorporados à assistência clínica de rotina e somente devem ser usados em protocolos de pesquisa.
- A alergia alimentar sintomática é perdida com o passar do tempo na maioria das crianças com alergia a leite, ovos, soja e trigo. Por outro lado, a alergia a amendoim, nozes e frutos do mar geralmente dura a vida inteira.

ANAFILAXIA
- Anafilaxia é uma reação alérgica aguda com perigo de morte causada por um mecanismo IgE-dependente.
- Uma reação anafilactoide apresenta as mesmas manifestações clínicas, mas não é IgE-mediada.

Etiologia
- As causas mais comuns de reações anafiláticas em crianças são alimentos e drogas.
  - Alimentos mais comuns: amendoim, nozes, leite, ovos, peixe e crustáceos.
  - Drogas mais comuns: penicilina, cefalosporinas, sulfonamidas e NSAIDs.
- Uma história de asma é um fator de risco para anafilaxia fatal. A falha em injetar epinefrina apropriadamente ou prontamente no início do curso de uma reação foi reportado como um fator de risco para anafilaxia fatal decorrente de alergia alimentar.
- As causas usuais de reações anafilactoides em crianças incluem opioides, relaxantes musculares, vancomicina e meios de radiocontraste.

Fisiopatologia
- O início da anafilaxia ocorre em poucos minutos a várias horas após a exposição ao alérgeno. A degranulação dos mastócitos e basófilos precipitada pela ligação cruzada entre IgE específico do alérgeno e o alérgeno libera mediadores bioquímicos como histamina, leucotrienos, triptase, prostaglandinas e fator liberador de histamina.
- A ativação histamínica dos receptores H_1 e H_2 causa ruborização, dor de cabeça e hipotensão. A ativação dos receptores H_1 isoladamente contribui para rinorreia, taquicardia, prurido e broncospasmo.

Diagnóstico
- Anafilaxia geralmente é diagnosticada quando dois ou mais sistemas orgânicos estão envolvidos. Os sistemas frequentemente afetados incluem cutâneo, respiratório, gastrointestinal e/ou cardiovascular.
- As manifestações frequentes são urticária, angioedema, chiado, dificuldade em respirar, vômito, edema laríngeo e hipotensão.
- Um nível sérico de betatriptase pode ajudar com o diagnóstico de anafilaxia, especialmente se o paciente apresentar hipotensão isolada.
  - Se estiver presente anafilaxia, a betatriptase sérica será elevada e atingirá seu pico 1–2 horas depois do início da anafilaxia e permanecerá elevada por 4–6 horas.
  - Os níveis séricos da betatriptase podem ser normais em reações leves ou em anafilaxia induzida por alimentos.

Tratamento

Terapia Aguda
- Avaliar e manter as vias aéreas, respiração e circulação.
- Dar epinefrina intramuscular (diluição de 1:1.000) 0,01 mg/kg em crianças (dose máxima 0,3 mg) na coxa anterolateral (preferível) ou o deltoide. Alternativamente, um autoinjetor de epinefrina (p. ex., EpiPen 0,3 mg para crianças com > 25 kg ou EpiPen Jr para crianças entre 10 e 25 kg)

pode ser injetado através da roupa na coxa anterolateral alternativamente. Repetir a cada 5 minutos quando necessário.
- Colocar o paciente na posição supina com as extremidades inferiores elevadas (ou na posição lateral esquerda para pacientes com vômitos).
- Administrar oxigênio suplementar quando necessário.
- Administrar solução salina IV 20 mg/kg nos primeiros 5–10 minutos se houver hipotensão apesar da epinefrina.
   - Se continuar hipotensão persistente ou severa, podem ser administrados múltiplos *bolus* de fluidos 10–20 mL/kg até 50 mL/kg durante os primeiros 30 minutos.
   - Para hipotensão refratária após ressuscitação com fluidos e administração de epinefrina, pode ser administrada dopamina, noradrenalina ou vasopressina para manter uma pressão arterial sistólica de > 90 mm Hg.
- Administrar difenidramina 1–2 mg/kg/dose (até 50 mg) por via oral ou intravenosa. Não deve ser usada anti-histamina sem epinefrina no manejo de anafilaxia.
- Pode ser acrescentada ranitidina 1 mg/kg em crianças (até 50 mg) por via oral ou intravenosa.
- Administrar um β_2-agonista inalado (albuterol ou levalbuterol) para broncospasmo resistente.
- Em um paciente que está recebendo β-bloqueadores, considerar glucagon 20–30 µg/kg (até 1 mg em crianças) injetado por 5 minutos por via intravenosa a cada 20 minutos se a administração inicial de epinefrina foi ineficaz. Acompanhar com uma infusão de 5–15 µg/min.
- Os corticosteroides não são úteis agudamente, mas podem inibir uma resposta bifásica ou prolongada.
- Metilprednisolona 1–2 mg/kg pode ser dada por via intravenosa.
- Prednisona oral 1–2 mg/kg (até 60 mg) também pode ser considerada.

Observação
- Mesmo que a maioria dos pacientes que têm eventos anafiláticos responda rapidamente ao tratamento e não recaia, é sugerida observação por 4–6 horas pós-anafilaxia porque podem ocorrer reações bifásicas ou pode diminuir o efeito da epinefrina.
- É apropriada a hospitalização de pacientes com sintomas moderados a severos.

Alta e Acompanhamento
- Autoinjetores de epinefrina (dosagem descrita na seção "Tratamento") com instruções para autoadministração devem ser prescrevidos para todos os pacientes que experimentam uma reação anafilática a um alérgeno presente em um contexto comunitário. As medicações usadas no momento da alta, como difenidramina e prednisona oral podem ser continuadas por 24–72 horas.
- Materiais educacionais devem ser dados a todos os pacientes antes da alta para casa. Os pacientes devem ser educados sobre como evitar o alérgeno anafilático se identificado, particularmente na anafilaxia alimentar (recursos disponíveis na organização FARE, www.foodallergy.org).
- Deve ser formulado um plano de ação para anafilaxia. Este plano deve incluir o nome da criança, os alérgenos, informações de contato com os pais, quando e como usar um autoinjetor de epinefrina, a dose de anti-histamina e quando buscar ajuda de emergência.
- Deve ser feito o encaminhamento para um especialista em alergia para uma avaliação completa.

LEITURAS SUGERIDAS

Leung DYM, Sampson HA, Geha RS, et al., eds. Pediatric Allergy: Principles and Practice. St. Louis: Mosby, 2003.

National Heart, Lung, and Blood Institute, U.S. Department of Health and Human Services, National Institutes of Health. *Expert Panel Report 3: Guidelines for the Diagnosis and Management of Asthma.* August 28th, 2007.

14 Cardiologia
Mark C. Johnson • Jennifer N. A. Silva

INTERPRETAÇÃO DE ELETROCARDIOGRAMA
- A eletrocardiografia é essencial no diagnóstico dos transtornos elétricos do coração. Pode servir como uma ferramenta de rastreamento útil na avaliação de pacientes com suspeita de defeitos estruturais ou anormalidades do miocárdio.
- Os recém-nascidos têm uma grande variabilidade nas voltagens e intervalos do eletrocardiograma (ECG), em grande parte devido às adaptações hemodinâmicas e miocárdicas que são necessárias depois que a placenta já não faz parte do sistema circulatório.
- As mudanças continuam, embora em um ritmo mais lento, desde infância até a adolescência.
- Os algoritmos usados para interpretar ECGs em adultos não podem ser usados em crianças. Esta seção é um guia básico, embora incompleto, para o ECG pediátrico.

Frequência
- A velocidade de registro usual é 25 mm/seg; cada pequeno quadro (1 mm) representa 0,04 segundos e cada quadro grande (5 mm) representa 0,2 segundos.
- Com uma frequência cardíaca rápida, conte os ciclos R-R em 6 quadrados grandes (1,2 segundos) e multiplique por 50.
- Com uma frequência cardíaca lenta, conte o número de quadrados grandes entre as ondas R e divida por 300 (1 quadrado = 300, 2 quadrados = 150, 3 quadrados = 100, 4 quadrados = 75, 5 quadrados = 60).
- A Tabela 14-1 lista as frequências cardíacas normais.

Ritmo
- As deflexões QRS são regulares? A variação na frequência ascendente e descendente concomitante com as respirações (arritmia sinusal) é normal e pode ser pronunciada em corações jovens saudáveis.
- O padrão irregular do QRS sugere a possibilidade de uma arritmia atrial. Com pausas e QRS estreito, procure evidências de contrações atriais prematuras com ondas P de diferente aparência e/ou eixo quando comparadas com as batidas sinusais. A onda P inicial pode não conduzir, levando a pausas mais longas (contrações atriais prematuras bloqueadas).
- O QRS pode ser prolongado se a condução através do nodo atrioventricular (AV) for retardada (condução aberrante). Complexos QRS estreitos com pausas podem representar contrações prematuras de um foco ventricular, especialmente se a morfologia da onda T também estiver alterada com o eixo oposto.
- Procure uma onda P antes de cada QRS em um intervalo esperado, geralmente entre 100 e 150 ms. A onda P deve ser positiva em I e aVF para a localização típica do nodo sinusal. A onda P sinusal é positiva nas derivações I, II, aVF, negativa pura em aVR e geralmente bifásica na derivação V_1 – primeiro positiva, depois negativa:
  - Ondas P invertidas (derivações II, III e aVF) com frequência cardíaca mais lenta indicam um baixo ritmo atrial e são um achado normal.
  - Ondas P invertidas associadas a taquicardias são anormais e podem ser taquicardia atrial ectópica e outras formas de taquicardia supraventricular (SVT).

TABELA 14-1	Frequências Cardíacas Normais em Crianças*
Idade	Frequência cardíaca (batimentos/min)
0–1mês	145 (90–180)
6 meses	145 (105–185)
1 ano	132 (105–170)
2 anos	120 (90–150)
4 anos	108 (72–135)
6 anos	100 (65–135)
10 anos	90 (65–130)
14 anos	85 (60–120)

*Registradas no ECG, com médias e variações.
Fonte: Park MK, et al. How to Read Pediatric ECGs. 4th Ed. Philadelphia: Mosby, 2006:46.

Intervalo PR

- O intervalo PR representa despolarização atrial.
- A Tabela 14-2 lista a média e os limites superiores dos intervalos PR normais por idade e frequência cardíaca.

Eixo e Duração do QRS

- O eixo QRS mostra a direção da despolarização ventricular.
  - O desvio do eixo para a esquerda pode sugerir hipertrofia ventricular esquerda ou bloqueio de ramo esquerdo (LBBB).
  - Desvio do eixo para a direita pode sugerir hipertrofia ventricular direita ou bloqueio do ramo direito (RBBB).
- A Tabela 14-3 apresenta os valores médios do eixo QRS por idade.
- A duração do QRS representa despolarização ventricular. Os tempos normais para despolarização dependem da idade. Um QRS prolongado pode indicar bloqueio de ramo, hipertrofia ou arritmia.
- A Tabela 14-4 lista as durações normais do QRS por idade.

Anormalidades no ECG

Hipertrofia Ventricular

- O ECG é apenas uma ferramenta de rastreio para hipertrofia, com altos índices de falso-negativo e falso-positivo, especialmente em bebês. O eixo QRS se desloca na direção do ventrículo hipertrofiado.
- Em crianças com > 3 anos de idade, o QRS usual está entre 20 e 120 graus. As mudanças na voltagem do QRS aumentam nas derivações em direção às quais a despolarização elétrica é direcionada e diminuem nas derivações na direção oposta.
- Na hipertrofia ventricular direita, ondas R aumentadas podem estar presentes em V_1 com uma relação R/S aumentada em V_1 e relação R/S diminuída em V_6. Uma onda T positiva em V_1 entre 7 dias e 7 anos de idade também é sugestiva de hipertrofia ventricular direita.
- Na hipertrofia ventricular esquerda, ondas R aumentadas podem estar presentes em V_5, V_6, I, II, III ou aVF. A relação R/S pode ser diminuída em V_1 ou V_2. Ondas T invertidas em I, aVF, V_5 ou V_6 sugerem um padrão de "esforço", indicando repolarização anormal.

TABELA 14-2	Intervalos Normais de PR						
				Idade			
Freqüência cardíaca (batimentos/minuto)	0–1 mês	1–6 meses	6–12 meses	1–3 anos	3–8 anos	8–12 anos	12–16 anos	Adulto
<60	—	—	—	—	—	0,16 (0,18)	0,16 (0,19)	0,17 (0,21)
60–80	—	—	—	—	0,15 (0,17)	0,15 (0,17)	0,15 (0,18)	0,16 (0,21)
80–100	0,10 (0,12)	—	—	—	0,14 (0,16)	0,15 (0,16)	0,15 (0,17)	0,15 (0,20)
100–120	0,10 (0,12)	—	—	(0,15)	0,13 (0,16)	0,14 (0,15)	0,15 (0,16)	0,15 (0,19)
120–140	0,10 (0,11)	0,11 (0,14)	0,11 (0,14)	0,12 (0,14)	0,13 (0,15)	0,14 (0,15)	—	0,15 (0,18)
140–160	0,09 (0,11)	0,10 (0,13)	0,11 (0,13)	0,11 (0,14)	0,12 (0,14)	—	—	(0,17)
160–180	0,10 (0,11)	0,10 (0,12)	0,10 (0,12)	0,10 (0,12)	—	—	—	—
>180	0,09	0,09 (0,11)	0,10 (0,11)	—	—	—	—	—

Fonte: Park MK, et al. How to Read Pediatric ECGs. 4th Ed. Philadelphia: Mosby, 2006:49.

TABELA 14-3	Variações Normais do Eixo QRS por Idade
Idade	Valor médio (variação)
0–1 mês	+ 110 graus (+30 a +180)
1–3 meses	+ 70 graus (+10 a +125)
3 meses-3 anos	+ 60 graus (+5 a +110)
> 3 anos	+ 60 graus (+20 a +120)
Adulto	+ 50 graus (-30 a +105)

Fonte: Park MK, et al. How to Read Pediatric ECGs. 4th Ed. Philadelphia: Mosby, 2006:50.

Bloqueios de Ramos

- Em RBBB, a despolarização tardia no ventrículo direito faz com que o eixo QRS se volte para a direita, além de QRS alargado com S largo e empastado em I, V_5 e V_6. R' é empastado em aVR, V_1 e V_2. (A última câmara ativada é anterior e voltada para a direita.)
- Em LBBB, a despolarização tardia no ventrículo esquerdo faz com que o eixo QRS se volte para a esquerda, além de QRS alargado com ondas R empastadas e alargadas em I, aVL, V_5 e V_6. (A última câmara ativada é posterior e voltada para a esquerda.)
- No contexto de bloqueios de ramos, os critérios usuais para hipertrofia ventricular não se aplicam.

Prolongamento de QT

- A síndrome de QT longo é uma causa importante de morte súbita. A determinação do intervalo de QT é importante, especialmente em pacientes com síncope ou convulsões (veja "Canalopatias", mais adiante).
- O intervalo QT é medido em milissegundos (geralmente na derivação II, V_5 ou V_6; não usar as derivações V_1-V_3, pois frequentemente há ondas U nestas derivações), o que pode distorcer as medidas) desde o início do complexo QRS até o fim da onda T.
- A onda U, que pode ocorrer depois da onda T, deve ser incluída somente se ela tiver pelo menos metade da amplitude da onda T.
- O intervalo de QT é ajustado para a frequência cardíaca (QTc) dividindo-o pela raiz quadrada do intervalo RR *precedente*:

$$\text{Fórmula de Bazett: QTc = intervalo de QT } \sqrt{(\text{Intervalo RR})}$$

- O QTc é geralmente < 0,44 segundos (percentil 95).

TABELA 14-4	Duração Normal de QRS							
Idade	0–1 mês	1–6 meses	6–12 meses	1–3 anos	3–8 anos	8–12 anos	12–16 anos	Adulto
Normal (média em segundos)	0,05	0,055	0,055	0,055	0,06	0,06	0,07	0,08
Limite superior do normal	0,07	0,075	0,075	0,075	0,075	0,085	0,085	0,10

Fonte: Park MK, et al. How to Read Pediatric ECGs. 4th Ed. Philadelphia: Mosby, 2006:52.

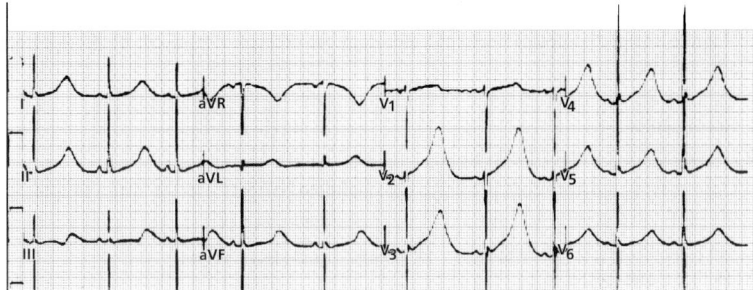

Figura 14-1 Eletrocardiograma mostrando um ritmo sinusal e QTc corrigido de 700 ms.

- Pacientes com síndrome de QT longo também podem ter morfologias de onda T incomuns, incluindo ondas T entalhadas, bífidas ou bifásicas.
- A Figura 14-1 mostra um ECG de um paciente adolescente com queixas de convulsões.

ARRITMIA

Princípios Gerais
- Outras arritmias além das anormalidades sinusais são incomuns em crianças.
- Crianças com doença cardíaca congênita ou cirurgia cardíaca têm maior probabilidade de ter arritmias.
- Esta seção mostra a apresentação básica e a terapia de arritmias em crianças, mas não é uma descrição completa.

Diagnóstico

Apresentação Clínica e História
- Palpitações, síncope e choque.
- Queixas de aceleração cardíaca ou agitação.
- Síncope ocorrendo durante exercício.
- Síncope abrupta sem sintomas premonitórios.
- História prévia de doença cardíaca congênita ou cirurgia cardíaca.
- Provocada por sobressalto repentino, como o toque de um despertador, sem sintomas precedentes; pensar em síndrome de QT longo ou outra canalopatia.

Exame Físico
- Possível murmúrio, ritmo irregular, taquicardia, hipotensão ou baixa saturação de oxigênio.
- Edema e fraca perfusão nas extremidades se insuficiência cardíaca ou choque.
- Possível perda da consciência.

Diagnóstico Diferencial: Achados de ECG
- O diagnóstico diferencial de taquicardia inicia determinando-se se a taquicardia é regular ou irregular e a amplitude do QRS.
- Taquicardia regular complexa estreita.
  - P antes de QRS (AKA: taquicardia de RP longo):
    ○ Taquicardia sinusal.
    ○ Taquicardia atrial ectópica (regular).
    ○ Taquicardia juncional recíproca persistente (SVT muito lenta).

- P dentro de QRS
  - Taquicardia por reentrada nodal AV: incomum em crianças < 2 anos de idade, mas típico em adolescentes.
  - Taquicardia juncional ectópica: tipicamente ocorre no pós-operatorio, após cirurgia cardíaca congênita.
- P atrás de QRS: caminho de reentrada (Fig. 14-2)
  - Ocorre especialmente com pré-excitação quando o paciente está em ritmo sinusal (síndrome de Wolff-Parkinson-White [WPW]) (Fig. 14-3).
  - Pode apresentar-se em qualquer idade.
- Mais Ps do que QRSs
  - *Flutter* atrial.
  - Taquicardia atrial ectópica (regular).
  - Fibrilação atrial grosseira (*fib-flutter*).
- Taquicardia irregular com o complexo estreito
  - Fibrilação atrial.
  - Taquicardia atrial ectópica (irregular).
  - *Flutter* atrial com condução AV variável.
- Taquicardia regular com o complexo largo
  - Geralmente taquicardia ventricular.
  - Despolarizações **v**entriculares > **a**triais, as quais são diagnósticas.
  - 1:1 Despolarizações **v**entriculares: **a**triais incomuns.
  - SVT (qualquer tipo) com aberração ou bloqueio de ramo preexistente.
  - Caminho de reentrada antidrômica (átrio até ventrículo pelo caminho WPW e ventrículo até átrio via nodo AV).

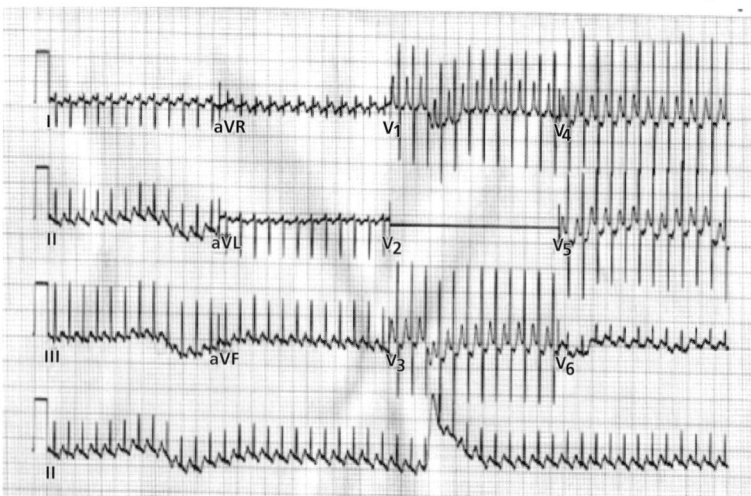

Figura 14-2 Eletrocardiograma mostrando uma taquicardia regular com o complexo estreito de uma via de taquicardia supraventricular. O traçado mostra uma onda P retrógrada (invertida/não sinusal) depois de cada QRS. Esta taquicardia se interrompe e inicia abruptamente. É comum em bebês e crianças pequenas e em pacientes com a síndrome de Wolff-Parkinson-White durante o ritmo sinusal.

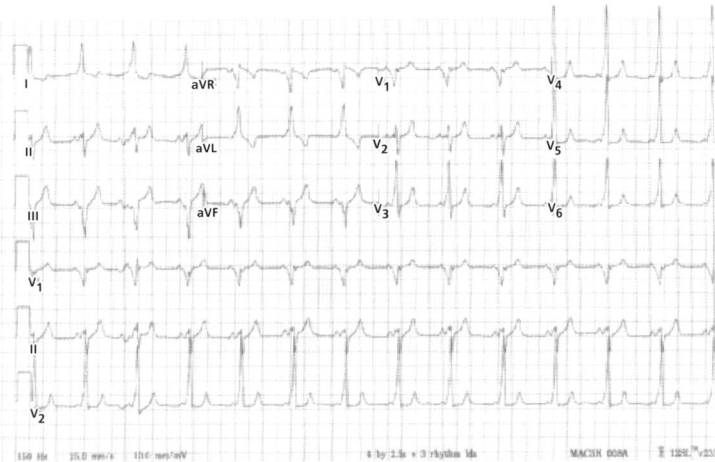

Figura 14-3 Eletrocardiograma mostrando um ritmo sinusal com pré-excitação a partir de via que causa despolarização de parte da massa ventricular antes da despolarização através do retardo usual pelo nodo atrioventricular (síndrome de Wolff-Parkinson-White). As ondas delta são vistas no início do complexo QRS levando a um intervalo PR curto. Este traçado poderia ser do paciente na Figura 14-2.

- Taquicardia irregular do complexo largo (Fig. 14-4)
  - Fibrilação ventricular/taquicardia ventricular polimórfica rápida.
  - Torsades de pointes.
  - Fibrilação atrial com WPW.
  - Taquicardia atrial ectópica, irregular, com aberração.

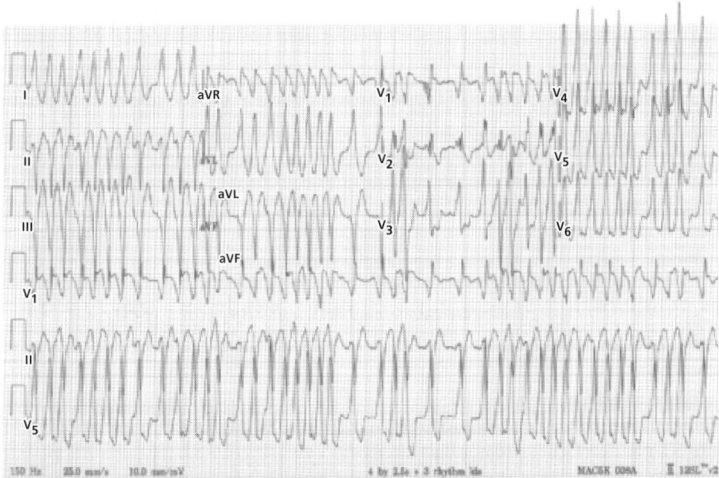

Figura 14-4 Eletrocardiograma mostrando uma taquicardia de complexo largo irregular a partir da fibrilação atrial que é conduzida rapidamente pelo caminho aberrante. Não deve ser usada adenosina porque ela pode levar rapidamente à fibrilação ventricular por estímulo da condução pelo caminho.

Tratamento (Agudo)

Terapia Inicial
- Não esquecer ABCs.
- Avaliar o *status* hemodinâmico do paciente.
- Conectar monitor/derivações do desfibrilador.
- Dar oxigênio.

Terapia para Cessar a Arritmia
- Provável SVT regular do complexo estreito (frequência cardíaca geralmente > 220 batimentos por minuto em bebês e > 180 batimentos por minuto em crianças):
  - Considerar manobras vagais, mas não retardar o tratamento.
  - Dar adenosina em infusão IV rápida, dose de 0,1 mg/kg até 6 mg.
    - Gravar cópia impressa do ECG durante o tratamento.
  - Se a primeira dose não for efetiva, repetir usando dose de 0,2 mg/kg até 12 mg (dose máxima para adulto [adolescente]).
- Taquicardia de complexo largo: paciente inconsciente que está em choque
  - Usar cardioversão sincronizada com 0,5–1 J/kg.
  - Se não efetiva, repetir a cardioversão com 2–4 J/kg.
- Taquicardia de complexo regular: paciente acordado, mas instável
  - Pode ser considerado um teste terapêutico com adenosina.
  - Se hemodinamicamente instável, mas acordado, considerar sedação para cardioversão sincronizada, mas não retardar se o paciente estiver em declínio.

CANALOPATIAS
- Anormalidades específicas em canais iônicos cardíacos predispõem os pacientes a arritmias e morte súbita (Silva *et al.*).
- Síndrome do QT longo
  - Canalopatia herdada que prolonga a repolarização ventricular.
  - Prevalência 1:2.000 nascimentos vivos.
  - Predispõe os pacientes a síncope (especialmente com estresse) ou morte súbita cardíaca.
  - Tipicamente se manifesta como QTc > 450 ms em homens e > 460 ms em mulheres no ECG (Fig. 14-1).
  - Algumas formas associadas a surdez congênita.
  - Tratamento: betabloqueadores, desfibrilador intracardíaco (ICD) ou denervação simpática cardíaca esquerda.
- Síndrome do QT curto
  - Canalopatia herdada que encurta a repolarição ventricular.
  - Baixa incidência: 0,02%-0,1%.
  - Predispõe os pacientes a fibrilação atrial e ventricular e morte súbita cardíaca.
  - Manifesta-se tipicamente como QTc < 350 ms para homens e < 360 ms para mulheres.
  - Tratamento: ICD.
- Síndrome de Brugada
  - Canalopatia herdada associada a retardo na condução ventricular direita e alterações no segmento ST nas derivações pré-cordiais direitas (V_1 e V_2, Fig. 14-5).
  - Representa 20% de todas as mortes súbitas cardíacas em pacientes com coração estruturalmente normal.
  - A febre pode exacerbar arritmias em pacientes predispostos e pode revelar alterações no ECG.
  - Tratamento: antipiréticos ou ICD.

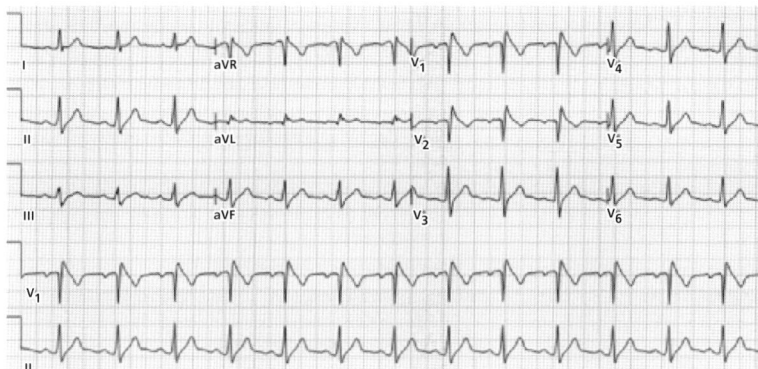

Figura 14-5 Eletrocardiograma mostrando um padrão de Brugada com retardo na condução ventricular direita e um segmento ST elevado e côncavo em V_1 e V_2. Este padrão é incomum em crianças e pode ser realçado com febre. Os pacientes com padrão de Brugada manifesto em seu ECG estão em maior risco de arritmias com perigo de morte.

- Taquicardia ventricular polimórfica catecolaminérgica
- Canalopatia herdada relacionada à desregulação do cálcio.
- Predispõe os pacientes a síncope e morte súbita cardíaca.
- Associada a taquicardia ventricular bidirecional, taquicardia ventricular polimórfica e fibrilação ventricular.
- Tipicamente os sintomas ocorrem com esforço.
- Tratamento: betabloqueadores, ICD ou denervação simpática cardíaca esquerda.

RECÉM-NASCIDO COM DOENÇA CARDÍACA

Princípios Gerais
- Insuficiência cardíaca congestiva é a incapacidade do coração de atender às demandas metabólicas do corpo, podendo evoluir para choque.
- A incidência de doença cardíaca congênita em recém-nascidos é de 5–9 por 1.000 nascimentos vivos.
- O desenvolvimento de sintomas em 6–48 horas de idade levanta a possibilidade de doença cardíaca ductal-dependente.

Diagnóstico

Apresentação Clínica e História
- As apresentações de doença cardíaca congênita em recém-nascidos são descritas na Tabela 14-5.
- Muitos bebês com doença cardíaca congênita são diagnosticados no período pré-natal com ecocardiografia fetal.
  - Recém-nascidos sem um diagnóstico pré-natal podem ter uma história de cianose central, apneia, taquicardia, taquipneia, hepatomegalia, edema periférico ou má alimentação. Sintomas de desvios intracardíacos da esquerda para a direita frequentemente se desenvolvem no 1º mês de vida.
  - Edema periférico ou hidropisia é menos comum e sugere insuficiência cardíaca fetal de longa data.

TABELA 14-5	Apresentações Clínicas de Doença Cardíaca Congênita em Recém-Nascidos
Cianose	Em decorrência de desvios da direita para a esquerda ou mistura inadequada de circulações sistêmica e pulmonar
Choque	Geralmente em virtude da perda do fluxo sanguíneo sistêmico ducto-dependente em lesões cardíacas obstrutivas à esquerda
Insuficiência cardíaca congestiva	Apresenta-se em diferentes momentos, geralmente causada por desvios da esquerda para a direita ou fraca função de bombeamento
Murmúrio	Interpretado no contexto clínico
Arritmia	Geralmente insignificante, a menos que incessante (taquicardia supraventricular prolongada ou bloqueio cardíaco completo congênito)

- Oximetria de pulso foi endossada como uma ferramenta de rastreio válida no berçário para identificar doença cardíaca congênita crítica. Saturações repetidas < 90% ou 90%–95% com > 3% de diferença entre o membro superior direito e um dos membros inferiores merece avaliação adicional, incluindo ecocardiografia (Kemper *et al.*).

Exame Físico

- Um exame físico básico e testes prontamente disponíveis devem identificar a maioria dos recém-nascidos com defeitos cardíacos congênitos importantes. Este processo de rastreio permite a instituição oportuna de terapia antes que seja feito um diagnóstico definitivo por intermédio da consulta com a cardiologia e ecocardiografia.
- Deve ser dada atenção especial à presença ou ausência de murmúrio, a natureza dos sons S_2 (único e alto, divisão fixa e divisão fisiológica), o caráter e amplitude de quatro pulsos periféricos e perfusão, e a presença de hepatoesplenomegalia.
- Achados no exame
  - Pulso braquial direito amplo e sem pulso femoral: coarctação da aorta.
  - Galope, fígado grande e murmúrio: grande desvio/insuficiência cardíaca congestiva.
  - Sem murmúrio, pulsos diminuídos simétricos e choque: fluxo sanguíneo sistêmico ductal-dependente (p. ex., coração hipoplásico esquerdo).
- Saturação de oxigênio no braço direito comparado com a perna
  - Normal: sem diferença.
  - Perna mais baixa que braço direito: cianose diferencial.
    - Fluxo sanguíneo sistêmico ductal-dependente (coarctação da aorta, arco aórtico interrompido, estenose aórtica crítica).
    - Hipertensão pulmonar com desvio da direita para a esquerda no ducto arterioso patente (PDA).
  - Braço direito mais baixo do que a perna: cianose diferencial inversa
    - Transposição dos grandes vasos (e PDA) com obstrução do arco ou hipertensão pulmonar.
    - Conexão venosa pulmonar anômala total supracardíaca com PDA.
- A presença de cianose diferencial ou diferencial inversa pela oximetria é diagnóstica de desvio da direita para a esquerda. Entretanto, em virtude da alta afinidade da hemoglobina fetal pelo oxigênio, a **ausência** de cianose diferencial por oximetria não exclui desvio da direita para a esquerda (isto é, é possível falhar em um teste de hiperoxia com PO_2 = 90 mmHg em 100% FiO_2 e ainda ter uma saturação de oxigênio > 95%).

Estudos Diagnósticos
- ECG
  - Arritmias primárias (rápida e lenta): SVT ou bloqueio cardíaco completo.
  - Eixo superior (negativo em aVF): canal AV ou artresia da válvula tricúspide.
- Teste de hiperóxia: medir linha de base do gás sanguíneo arterial (ABG) pós-ductal para PaO_2. Dar 100% FiO_2 por 10 minutos. Repetir dosagem de ABG para PaO_2.
  - $PaO_2 > 200$ mm Hg: normal.
  - $PaO_2 < 200$ mm Hg e > 150: doença pulmonar.
  - $PaO_2 < 70$ mm Hg: quase sempre doença cardíaca.
  - $PaO_2 < 30$ mm Hg: mais frequentemente transposição dos grandes vasos.

Exame de Imagem
- Radiografia torácica (excluir doença pulmonar principal)
  - Fluxo sanguíneo pulmonar reduzido: tetralogia de Fallot ou atresia pulmonar.
  - Fluxo sanguíneo pulmonar aumentado: transposição dos grandes vasos ou defeito septal ventral.
  - Aspecto de doença da membrana hialina no bebê a termo: conexão venosa pulmonar anômala total obstruída.
  - Formas reconhecíveis (bota, tetralogia de Fallot; boneco de neve, conexão nervosa pulmonar anômala total obstruída; ovo em um cordão, transposição dos grandes vasos).
- Eletrocardiografia
  - Frequentemente fornece um diagnóstico definitivo.
  - Requer habilidade significativa e experiência com crianças; pode não ser útil se obtida em um laboratório que rastreia principalmente adultos.

Tratamento (Veja "Manejo de Crianças com Ventrículos Únicos" no Capítulo 8, Cuidado Crítico)
- O recém-nascido com cianose ou choque com suspeita de doença cardíaca pode ser estabilizado e transportado antes de ser feito um diagnóstico anatômico definitivo. Não é necessário fazer um diagnóstico anatômico exato antes de decidir iniciar terapia com prostaglandina E_1, mas somente para determinar que existe uma alta probabilidade de doença cardíaca congênita ductal-dependente.
- Consulta cardiológica urgente é indicada.

Medicações
- A instituição de uma infusão contínua de prostaglandina a 1,0 µg/kg/min é geralmente benéfica. As doses usuais são 0,02–0,10 µg/kg/min; a única dose aprovada é 0,10 µg/kg/min.
- Deve ser evitado oxigênio suplementar se as saturações de oxigênio forem $> 80\%–85\%$.
- Terapia com prostaglandina deve ser evitada na presença de obstrução venosa pulmonar que pode ocorrer na conexão venosa pulmonar anômala total. Esta deve ser a suspeita se a radiografia torácica tiver um padrão reticular difuso dispersando do hilo e obscurecendo a borda do coração. O aumento no fluxo sanguíneo pulmonar pelo tratamento com prostaglandina pode agravar edema pulmonar neste contexto.

Não Operatório: Ventilação Mecânica
- (Veja Manejo de Crianças com Ventrículos Únicos no Capítulo 8, Cuidado Crítico).
- Intubação com ventilação mecânica também pode ser benéfica para bebês em choque, diminuindo o trabalho de respiração e, assim, reduzindo as demandas metabólicas.
- Deve ser considerada intubação com ventilação mecânica para o transporte de recém-nascidos em uso de prostaglandina, especialmente se for observada apneia.
- Hiperventilação deve ser evitada.

DOR TORÁCICA

- Dor torácica é uma queixa comum na população pediátrica, mas doença cardíaca é uma causa incomum de dor torácica pediátrica. Em um estudo prospectivo do departamento de emergência, apenas 4% das crianças com dor torácica tinham doença cardíaca (Selbst et al.).
- Transtornos musculoesqueléticos são a causa identificável mais comum de dor torácica em crianças.
- As causas gastrointestinais são sugeridas por uma associação com a alimentação ou vômitos.
- Uma dor que acorda a criança é mais provavelmente orgânica.
- Causas cardíacas são especialmente improváveis em um adolescente com uma história antiga de dor torácica.
- Broncospasmo induzido por exercício ou disfunção nas cordas vocais devem ser considerados na presença de dor por esforço acompanhada de dificuldade de respirar, respiração ruidosa, chiado ou tosse.

Diagnóstico

Apresentação Clínica e Histórico

- Dor torácica que é encontrada em pacientes com doença cardíaca congênita conhecida ou suspeita, principalmente dor por esforço, ou dor severa de início agudo requer avaliação mais detalhada.
- História. As seguintes informações da história devem ser obtidas:
  - História de doença cardíaca estrutural, especialmente estenose aórtica.
  - Cardiomiopatia/miocardite: intolerância ao exercício, história familiar de morte súbita inesperada, murmúrio, ritmo de galope, hepatomegalia, taquicardia ou taquipneia.
  - Taquiarritmia: taquicardia precedendo a dor, início rápido e resolução rápida.
  - Pericardite: febre, doença viral recente e piora da dor na posição supina, a qual diminui inclinando-se para a frente.

Exame Físico

- Sensibilidade à palpação ou dor acentuada pela inspiração, o que sugere uma causa musculoesquelética.
- Cicatriz cirúrgica, murmúrio, ritmo de galope, sons cardíacos abafados, taquicardia, taquipneia ou hepatomegalia que sugere doença cardíaca.
- Estertores, chiado ou sons respiratórios diferenciais com doença pulmonar.

Estudos Diagnósticos

- Troponina é raramente indicada.
  - Doença arterial coronária é rara em crianças.
  - Os níveis de troponina podem ser elevados em miocardite.
- ECG
  - Hipertrofia ou alterações nas ondas T podem ser encontrados com cardiomiopatia hipertrófica ou estenose aórtica.
  - Pré-excitação (síndrome de WPW) aumenta a possibilidade de SVT.
  - Ocorrem baixas voltagens ou elevação de ST com pericardite.
- Radiografia torácica: deve ser considerada com apresentação mais aguda ou criança de aparência doente.
  - Cardiomegalia pode estar presente em cardiomiopatia, efusão pericárdica ou doença cardíaca estrutural.
  - Infiltrados, efusão pleural ou pneumotórax sugerem doença respiratória.

Tratamento

Medicações
- Cursos curtos de drogas anti-inflamatórias não esteroidais podem ser usados para dor musculoesquelética.
- β-agonistas e esteroides podem ser usados para chiado e asma.

Encaminhamentos
- Se houver suspeita de doença cardíaca com base na avaliação inicial, deve ser buscada consulta com a cardiologia antes da solicitação de testes adicionais.

SÍNCOPE

Definição e Epidemiologia
- Síncope, definida como a perda abrupta da consciência e do tônus postural, ocorre pelo menos uma vez em 15%–25% das crianças e adolescentes.
- Apesar da sua ocorrência frequente, síncope cria ansiedade significativa para as famílias e os cuidadores.
- Em um estudo de crianças que se apresentaram a um centro de cuidados terciários por síncope, foi obtida uma média de quatro testes diagnósticos, com um custo médio para testagem de $1.055 por paciente. Somente 3,9% dos testes foram diagnósticos (Steinberg et al.).
- Ansiedade e depressão podem estar associadas a síncope recorrente (Kouakem et al.).

Etiologia
- Mecanismos neural mediados (vasovagais) causam a vasta maioria das síncopes em crianças.
- Causas cardíacas são incomuns.
- Períodos de obstrução respiratória ("perda de choro") são vistos com frequência no início da infância e, geralmente, são classificados como pálidos ou cianóticos (Tabela 14-6).

Diagnóstico

Apresentação Clínica e História
- A história anterior ao evento é extremamente importante, embora os pais foquem na história após a síncope. Deve ser buscada a história com outros observadores, como amigos, professores e treinadores.
- Caso o evento tenha ocorrido em um evento esportivo, determinar se episódio/sintomas ocorreram depois de participar de uma atividade (p. ex., ficar de pé nas linhas laterais) ou durante o engajamento em uma atividade vigorosa (sugestivo de uma causa cardíaca).

TABELA 14-6 Período de Obstrução Respiratória ("Perda de Choro") Pálida *versus* Cianótica

Pálida	Cianótica
Precipitada por estímulo abrupto, inesperado, desagradável, frequentemente um ferimento leve na cabeça	Choro violento (crise de birra)
Choro não proeminente	Obstrução respiratória (apneia) na expiração
Palidez e diaforese são comuns	
Bradicardia com tônus vagal excessivo	

TABELA 14-7	**Situações Comuns para Síncope Neural Mediada**

- Estímulos nocivos como perda sanguínea
- Cabelos sendo penteados por outra pessoa
- Banho quente, especialmente pela manhã, antes do café da manhã
- Micção, defecação com manobra de Valsalva
- Hiperventilação
- Ficar de pé em uma fila, ajoelhar-se na igreja

- Síncope neuralmente mediada é frequentemente caracterizada por sintomas pré-sincopais como tontura, "atordoamento", diaforese, visão borrada, palidez facial, dor abdominal/náusea, sensação de calor ou frio e taquicardia, que dura desde alguns segundos até minutos.
- Frequentemente, existe uma história de sintomas pré-sincopais posicionais.
- A perda da consciência geralmente dura 5–20 segundos, mas pode haver 5 minutos até várias horas de fadiga, fraqueza, tontura, dor de cabeça ou náusea.
- A Tabela 14-7 lista situações comuns para síncope neuralmente mediada.
- Procurar bandeiras vermelhas históricas que sugiram convulsão quando uma criança apresentar síncope (Tabela 14-8).
- Procurar sinais de alerta na história que sugeririam uma causa cardíaca (Tabelas 14-9 e 14-10).
- A idade mais comum na qual a síncope vasovagal primeiro se apresenta é 13 anos, e os pacientes permanecem em risco de síncope por muitos anos (Sheldon *et al.*).

Exame Físico
- Alterações ortostáticas na frequência cardíaca e pressão arterial: síncope neuralmente mediada.
- Agitação ventricular direita ou segundo som cardíaco alto em hipertensão pulmonar.
- Murmúrio sistólico em obstrução no trato do fluxo ventricular esquerdo. Auscultar para identificar murmúrio na posição supina e de pé para procurar obstrução dinâmica, sugerindo cardiomiopatia hipertrófica.

Testes Diagnósticos
- Testes laboratoriais. Nenhum é requerido para causas cardíacas ou neuralmente mediadas de síncope. Se houver suspeita de que um episódio sincopal foi uma convulsão, verificar a glicose à beira do leito e o perfil eletrolítico, incluindo magnésio e fósforo.
- ECG. Realizar em todos os pacientes. É barato, além de ser um rastreio adequado, considerando-se a baixa incidência de doença cardíaca em crianças com síncope.
  - Determinação do intervalo de QT corrigido: síndrome do QT longo.
  - Hipertrofia ventricular esquerda, anormalidades nas ondas T: anormal em 80% dos pacientes com cardiomiopatia hipertrófica.

TABELA 14-8	**Sinais de Alerta na História da Síncope que Sugerem uma Convulsão**

- História de transtorno convulsivo
- Tremor nas extremidades durante um episódio sincopal
- Sialorreia, perda do controle intestinal ou urinário durante um episódio sincopal
- Olhos abertos durante um episódio irresponsivo
- Confusão pós-ictal prolongada (o estado mental recupera-se prontamente na síncope, mas pode ser anormal por algum tempo em convulsão)

TABELA 14-9	Sinais de Alerta na História que Sugerem uma Causa Cardíaca de Síncope

- Ocorrência durante um exercício
- Síncope abrupta sem sintomas premonitórios
- História prévia de doença cardíaca congênita ou cirurgia cardíaca, especialmente estenose aórtica ou de ventrículo único
- Causada por alarme súbito, como o de um despertador, sem sintomas anteriores – síndrome do QT longo
- História aguda ou subaguda de intolerância ao exercício entre os episódios – cardiomiopatia, miocardite

- Hipertrofia ventricular direita: hipertensão pulmonar.
- Pré-excitação: síndrome de WPW.
- RBBB com elevação de ST nas derivações V_1 – V_3: síndrome de Brugada, uma causa rara de arritmias ventriculares.
- Bloqueio cardíaco completo: raro sem uma história de defeito cardíaco congênito.
- Ecocardiografia. Com história atípica, exame cardíaco anormal ou ECG anormal, isto é geralmente indicado após consulta com a cardiologia.
- Teste da mesa inclinada. Este não é um bom teste de rastreio porque tem 90% de especificidade, mas apenas 60% de sensibilidade para síncope neuralmente mediada.

Tratamento

Comportamental

- Educação e garantia são geralmente o único tratamento necessário para pacientes com síncope vasovagal (neuralmente mediada). Conversar com o paciente e os pais sobre situações em que a síncope é comum e aconselhar o paciente a se sentar ou deitar quando experimentar sintomas pré-sincopais.
- Um estudo randomizado em adultos mostrou que água antes do teste com inclinação aumentava a tolerância da posição ereta (Lu et al.).
- O aumento na ingestão de líquidos e sal especialmente antes e durante atividade física para melhorar a pré-carga é o tratamento primário. Aconselhar o paciente a beber líquidos o suficiente para deixar a urina clara e evitar líquidos com cafeína. Poderá ser útil escrever uma nota permitindo uma garrafa de água na escola e idas mais frequentes ao banheiro.
- Manobras isométricas como contrair os músculos dos braços ou pernas com sintomas prodrômicos pode reduzir a incidência de síncope (Brignole et al.).

Medicações

- Inúmeras drogas têm sido usadas em pacientes com síncope recorrente, mas os dados referentes à sua eficácia são limitados (Romme et al.).

TABELA 14-10	História Familiar que Sugere uma Causa Cardíaca de Síncope

- Morte súbita prematura e inexplicável
- Cardiomiopatia
- Arritmias, especialmente síndrome do QT longo
- Desfibrilador implantado
- Surdez congênita (síndrome do QT longo), convulsões

- Fludrocortisona tem sido usada comumente em crianças; um pequeno ensaio duplo-cego controlado com placebo em crianças encontrou que os pacientes com placebo tinham menos recorrências quando comparados com o grupo com tratamento ativo (Salim *et al.*).
- Betabloqueadores se mostraram ineficazes em ensaios randomizados controlados com placebo. Estudos menores apoiam o uso de inibidores seletivos de recaptação da serotonina. Midodrina (vasoconstritor direto) pode ser efetiva; no entanto, pode causar hipertensão (isto é, o tratamento é pior do que a doença).

Encaminhamentos
- Se houver suspeita de doença cardíaca com base na avaliação inicial, deve ser buscada consulta com a cardiologia antes de solicitar testes adicionais.

MURMÚRIOS CARDÍACOS

Princípios Gerais
- Murmúrios cardíacos são comuns em crianças. Pelo menos 50% das crianças terão um murmúrio observado em algum momento.
- A vasta maioria dos murmúrios cardíacos em crianças é inocente ou de natureza funcional.
  - Estes murmúrios ocorrem na ausência de anormalidades anatômicas ou fisiológicas do coração e, portanto, não têm significância clínica.
  - A idade de início de murmúrio inocente é mais frequentemente 3–8 anos.

Diagnóstico

Apresentação Clínica e História
- Deve haver suspeita de murmúrio patológico quando outras características de doença cardíaca estiverem presentes, incluindo crescimento deficiente/atraso no desenvolvimento, taquipneia/taquicardia e cianose central.
- Podem ocorrer murmúrios com uma história de má alimentação em bebês, com intolerância à atividade ou com uma história familiar de defeitos cardíacos congênitos ou cardiomiopatia.

Exame Físico
- Com treinamento e experiência, o exame físico pode ser sensível e específico.
- Habitualmente, murmúrios inocentes ocorrem do início até o meio da sístole (nunca é diastólico), com curta duração, têm um formato crescendo-decrescendo e geralmente intensidade de < 3/6.
- Os murmúrios inocentes são frequentemente mais altos na posição supina ou com febre, anemia ou outras condições que levam a aumento no débito cardíaco.
- O rumor venoso é um murmúrio contínuo inocente mais bem ouvido na área infraclavicular. Este rumor deve desaparecer quando o paciente está na posição supina ou com a compressão das veias do pescoço.
- Achados no exame. A intensidade (altura) de um murmúrio não tem necessariamente correlação com a gravidade da condição. O exame de uma criança com um murmúrio deve ir além de ouvir o murmúrio.
  - Identificar S_1: produzido pelo fechamento da válvula mitral e tricúspide nessa ordem. Isto sinaliza o início da sístole.
  - Identificar S_2: produzido pelo fechamento da válvula aórtica (A_2) e válvula pulmonar (P_2). O intervalo A_2-P_2 alarga com a inspiração e se estreita com a expiração (separação fisiológica de S_2).
  - Avaliar cor da pele, esforço respiratório e a frequência respiratória e cardíaca.

TABELA 14-11	Características que Sugerem um Murmúrio Patológico

- Todos os murmúrios diastólicos
- Todos os murmúrios holossistólicos
- Murmúrios sistólicos tardios
- Presença de um frêmito.

- Realizar um exame pré-cordial por inspeção e palpação.
  - Impulso ventricular direito (elevação) por sobrecarga de volume (defeito septal atrial) ou uma sobrecarga de pressão (defeito septal ventral grande, hipertensão pulmonar, estenose pulmonar).
  - Impulso ventricular esquerdo (elevação): estenose aórtica.
  - Um tremor com murmúrio de grau 4 ou 5, que é geralmente patológico.
- Auscultar os campos pulmonares.
- Palpar o abdome. Hepatomegalia sugere insuficiência cardíaca congestiva.
- Palpar pulsos periféricos. Ocorrem pulsos diferenciais em coarctação da aorta.
- Medir a pressão arterial. Ocorre pressão arterial diferencial em coarctação da aorta.
- A Tabela 14-11 inclui características de murmúrios que podem ser patológicos.
- O tempo e a localização dos murmúrios patológicos podem ajudar a refinar o diagnóstico diferencial (Tabelas 14-12 a 14-17).

Tratamento

- Os tratamentos variam dependendo da condição.
- Iniciar ABCs se necessário para estabilizar o paciente.
- Se houver suspeita de doença cardíaca com base na avaliação inicial, procurar consulta cardiológica antes de solicitar testes adicionais.

TABELA 14-12	Características de Murmúrios Sistólicos ao longo da Borda Superior Direita do Esterno			
Lesão	Tempo, qualidade	Melhor ouvido	Transmite para	Comentários
Estenose da válvula aórtica	Ejeção	Segundo espaço intercostal esquerdo	Pescoço, borda superior esquerda do esterno, ápice	+/- frêmito, clique de ejeção, elevação ventricular esquerda, possível S2 único
Estenose subaórtica	Ejeção	–	–	Sem clique
Estenose aórtica supravalvular	Ejeção	–	Costas	Sem clique, +/- frêmito, associado à síndrome de Williams

TABELA 14-13 Característica de Murmúrios Sistólicos ao longo da Borda Superior Esquerda do Esterno				
Lesão	Tempo, qualidade	Melhor ouvido	Transmite para	Comentários
Estenose valvular pulmonar	Ejeção	–	Costas	+/- frêmito, S2 pode ser amplamente dividido se leve, +/- clique de ejeção variável no 2º espaço intercostal esquerdo
ASD	Ejeção, suave	Segundo espaço intercostal esquerdo	–	Largamente dividido, S_2 fixo, +/- murmúrio diastólico
Estenose da artéria pulmonar	Ejeção	–	Costas e campos dos dois pulmões	P_2 pode ser alto
Tetralogia de Fallot	Murmúrio de longa ejeção	Borda da metade esquerda do esterno ou borda superior esquerda do esterno	–	+/- frêmito, S_2 único
Coarctação da aorta	Ejeção	Área interescapular esquerda	–	Disparidade entre pulso e pressão arterial
Ducto arterioso patente em recém-nascidos	Alta frequência, enérgico	Área infraclavicular esquerda	–	Pulsos amplos

Cardiologia | 251

TABELA 14-14	Características de Murmúrios Sistólicos ao longo da Borda Inferior Esquerda do Esterno			
Lesão	Tempo, qualidade	Melhor ouvido	Transmite para	Comentários
Defeito septal ventricular (VSD)	Regurgitante, rude, sistólico, pode ser holossistólico	Localizado e curto se pequeno, muscular	Lado inferior direito do esterno, superior esquerdo se via de saída	Pode ser suave com P_2 alto, e elevação ventricular direita se amplo
Canal atrioventricular (AV) completo	Como com VSD	—	Murmúrio apical com regurgitação AV, estrondo diastólico, pode ter galope	
Estenose subaórtica com cardiomiopatia hipertrófica	Ejeção	Borda inferior esquerda do esterno ou ápice, tom médio	—	+/- frêmito, Valsava aumenta murmúrio, agachado reduz murmúrio
Regurgitação tricúspide	Sistólico regurgitante	—	—	Múltiplos sons: S_1, S_3/S_4 divididos em anomalia de Ebstein

TABELA 14-15 — Características de Murmúrios Sistólicos no Ápice

Lesão	Tempo, qualidade	Melhor ouvido	Transmite para	Comentários
Regurgitação mitral	Sopro tipo platô	Ápice até metade do precórdio	Axila esquerda, costas	Ruído diastólico se severo
Prolapso da válvula mitral	Clique sistólico médio com murmúrio sistólico tardio se regurgitação mitral presente	–		Clique se move em direção a S_2 (agachado) e em direção a S_1 (de pé)

TABELA 14-16 — Características de Murmúrios Diastólicos

Lesão	Tempo, qualidade	Melhor ouvido	Transmite para	Comentários
Regurgitação aórtica	Precoce, decrescendo, agudo	3º espaço intercostal esquerdo	Ápice	Curto e alto se severo
Regurgitação pulmonar	Precoce, pouco agudo	2º espaço intercostal esquerdo	Ao longo da borda esquerda do esterno	Curto e alto se severo
Estenose mitral	Ruído de baixa frequência, crescendo, de médio a tardio	Ápice		S_2 suave ou alto

TABELA 14-17 — Características de Murmúrios Contínuos

Lesão	Tempo, qualidade	Melhor ouvido	Comentários
Ducto arterioso patente	Mais alto em sístole, em maquinário	Borda média a superior esquerda do esterno	Pulso amplo se grande
Fístula da artéria coronária direita		Borda esquerda do esterno	Causa rara de murmúrio
Fístula arteriovenosa cerebral	Mais alto na diástole	Infraclavicular	Sopro na cabeça

INSUFICIÊNCIA CARDÍACA CONGESTIVA

Princípios Gerais
- Insuficiência cardíaca congestiva em pediatria é definida como a entrega inadequada de oxigênio e nutrientes aos tecidos para atender às demandas metabólicas de um bebê ou criança em crescimento.
- As causas mais comuns de insuficiência cardíaca congestiva variam dependendo da idade do paciente (Tabela 14-18).

Diagnóstico

Apresentação Clínica e História
- Taquipneia e taquicardia são sintomas cardinais de insuficiência cardíaca congestiva.
- Com insuficiência cardíaca crônica, os bebês frequentemente têm má alimentação, ganho de peso inadequado e irritabilidade. Crianças mais velhas com frequência têm tolerância reduzida ao exercício, anorexia e vômitos.

Exame Físico
- Cicatriz cirúrgica, murmúrio, ritmo de galope, sons cardíacos abafados, taquicardia, taquipneia ou hepatomegalia, que podem sugerir doença cardíaca.
- Edema e má perfusão nas extremidades.

Estudos Diagnósticos
- Estudos Laboratoriais
  - Em adultos com dispneia, o valor de corte do peptídeo natriurético cerebral (BNP) de 100 pg/mL teve uma sensibilidade de 90% e especificidade de 76% para identificação daqueles com insuficiência cardíaca (Maisel et al.).
  - Os níveis de BNP em crianças podem ser elevados em pacientes com cardiomiopatia, desvios da esquerda para a direita e hipertensão pulmonar (Eindhoven et al.).
- ECG
  - É usado principalmente para excluir uma taquiarritmia.
  - Baixas voltagens de QRS e alterações nas ondas ST-T podem sugerir doença miocárdica ou pericárdica.

TABELA 14-18 Causas Comuns de Insuficiência Cardíaca Congestiva por Idade

Feto	Recém-nascido	Bebê jovem	Criança maior
Taquiarritmias	Doença cardíaca estrutural, especialmente coração esquerdo hipoplástico, estenose aórtica crítica e coarctação, e retorno venoso pulmonar obstruído (veja a seção "Recém-Nascido com Doença Cardíaca")	Desvios da esquerda para a direita: defeitos septais ventriculares	Cardiomiopatia
Anemia – parvovírus	Ducto arterioso patente no bebê prematuro	Coarctação da aorta	Miocardite/pericardite com efusão pericárdica

- Imagem
  - Radiografia torácica: teste inicial importante no diagnóstico diferencial que inclui doença cardíaca e respiratória
    - Cardiomegalia ou marcas vasculares pulmonares aumentadas sugerem doença cardíaca.
  - Ecocardiografia
    - Frequentemente faz um diagnóstico definitivo.
    - Requer habilidade e experiência significativas com crianças; pode não ser útil se obtida em um laboratório que testa sobretudo adultos.

Tratamento (Veja "Manejo de Crianças com Ventrículos Únicos" no Capítulo 8, Cuidados Críticos)

- O manejo é guiado por consulta com um cardiologista pediátrico e depende da etiologia da insuficiência cardíaca, *status* hemodinâmico e sintomas clínicos. As diretrizes específicas estão além do âmbito deste texto.
- Intervenção cirúrgica ou feita com cateter é geralmente realizada para defeitos cardíacos estruturais.
- O tratamento farmacológico inclui diuréticos, vasodilatadores sistêmicos, β-bloqueadores e agentes inotrópicos.
- No departamento de emergência, para pacientes com nova insuficiência cardíaca congestiva provável ou dispneia acentuada, uma dose IV de furosemida (Lasix) de 1 mg/kg até 40 mg pode ser dada enquanto são feitos os arranjos para consulta na cardiologia pediátrica.

APARELHOS CARDÍACOS IMPLANTADOS

Gravador de Eventos Implantável (ILR)

- Um aparelho que é implantado abaixo da pele que consegue monitorar e gravar a frequência cardíaca dos pacientes.
- Pode ser programado para autogravação de bradiarritmias e taquiarritmias. Além disso, o aparelho tem um ativador do paciente que se comunica com o aparelho para gravar a frequência durante um episódio sintomático.

Marca-Passo (PM)

- Um sistema que tem a capacidade de regular os batimentos cardíacos de pacientes com disfunção do nodo atrioventricular (isto é, bloqueio cardíaco).
- Os eletrodos do marca-passo podem ser implantados no átrio direito, ventrículo direito, ou ambos.
- Os eletrodos podem ser implantados com acesso transvenoso, epicárdico ou misto.

Desfibrilador Intracardíaco

- Um sistema que tem as capacidades de um marca-passo, mas também pode desfibrilar um paciente com taquicardia ventricular ou fibrilação ventricular.
- Os sistemas têm um eletrodo desfibrilador tipicamente implantado no ventrículo direito.
- Os eletrodos podem ser implantados com acesso transvenoso, epicárdico ou misto.

Terapia de Ressincronização Cardíaca (CRT)

- Um sistema com 3 eletrodos que regulam 3 câmaras do coração – átrio direito, ventrículo direito e ventrículo esquerdo.
- Os eletrodos podem ser implantados com acesso transvenoso, epicárdico ou misto.
- Pode ser apenas uma marca-passo, ou pode ter a capacidade de um desfibrilador.
- Usada para tratar pacientes com insuficiência cardíaca sintomática e um complexo QRS largo (> 120 ms).

LEITURAS SUGERIDAS

Brignole M, et al. Isometric arm counter-pressure maneuvers to abort impending vasovagal syncope. Am Coll Cardiol 2002;40:2053-2059.

Eindhoven JA, et al. The usefulness of brain natriuretic peptide in simple congenital heart disease – a systematic review. Cardiol Young 2013;23:315-324.

Kemper AR, et al. Strategies for implementing screening for critical congenital heart disease. Pediatrics 2011;128:e1259.

Kouakam C, et al. Prevalence and prognostic significance of psychiatric disorders in patients evaluated for recurrent syncope. Am J Cardiol 2002;89:530-535.

Lu CC, et al. Water ingestion as prophylaxis against syncope. Circulation 2003;108:2660-2665.

Maisel AS, et al. Rapid measurement of B-type natriuretic peptide in the emergency diagnosis of heart failure. N Engl J Med 2002;347:161-167.

Newburger JW, et al. Noninvasive tests in the initial evaluation of heart murmurs in children. N Engl J Med 1983;308:61.

Romme JJCM, et al. Drugs and pacemakers for vasovagal, carotid sinus and situational syncope. Cochrane Database Syst Rev 2011;10:CD004194.

Salim MA, et al. Effectiveness of fludrocortisone and salt in preventing syncope recurrence in children. J Am Coll Cardiol 2005;45:484-488.

Selbst SM, et al. Pediatric chest pain: a prospective study. Pediatrics 1988;82:319-323.

Sheldon RS, et al. Age of first faint in patients with vasovagal syncope J Cardiovasc Electrophysiol 2006;17:49-54.

Silva JN, et al. Updates on the inherited cardiac ion channelopathies: from cell to clinical. Curr Treat Options Cardiovasc Med 2012;14:473-489.

Steinberg LA, et al. Syncope in children: diagnostic tests have a high cost and low yield. J Pediatr 2005;146:355-358.

Doenças Dermatológicas

Kara Sternhell-Blackwell ▪ Monique Gupta Kumar
Susan J. Bayliss

- Os transtornos cutâneos são um dos problemas mais comuns em pediatria.
- Nunca subestime as preocupações parentais com a pele do seu filho. Ao contrário de muitos processos patológicos, a pele é visível e perceptível para os pais e outras pessoas.
- O exame da pele requer observação e palpação de toda a superfície da pele em boas condições de iluminação. Não se esqueça de olhar para os olhos e a boca para examinar o envolvimento da membrana mucosa.
- O exame deve incluir o início, a duração e a inspeção de uma lesão primária. Também é importante observar alterações secundárias, a morfologia e a distribuição das lesões.

DERMATOSES NEONATAIS

Cutis Marmorata
- Ocorrem manchas reticuladas, esbranquiçadas e transitórias na pele exposta a um ambiente frio.
- Não é necessário tratamento; a condição em geral se resolve até 1 ano de idade.
- Caso persista, considere hipotireoidismo, doença cardíaca ou outras anormalidades associadas.

Eritema Tóxico Neonatal
- As pápulas e pústulas eritematosas espalhadas podem ocorrer em qualquer parte do corpo (Fig. 15-1).
- Esta condição autolimitada geralmente aparece na 1ª semana de vida e se resolve dentro de 1 mês.

Melanose Pustular Neonatal Transitória
- As lesões pustulares se rompem com facilidade e deixam máculas hiperpigmentadas no pescoço, queixo, testa, região lombar e canelas (Fig. 15-2).
- Quase sempre presente no nascimento, esta condição é mais comum em bebês de pele escura.
- É autolimitada. As pústulas se resolvem em poucos dias, mas a hiperpigmentação pode demorar meses para se resolver.

Acne Neonatal
- Os comedões, pústulas e pápulas na face parecem acne vulgar (Fig. 15-3).
- Geralmente, desenvolve-se às 2–3 semanas de idade e se resolve no espaço de 6 meses.
- Geralmente, não é necessário tratamento; lavar o rosto com sabonete infantil. Em casos graves, pode ser necessário o encaminhamento ao pediatra.

Milia
- Estas pápulas branco-pérola medindo 1–2 mm são encontradas mais comumente no rosto (Fig. 15-4), mas podem ocorrer em qualquer parte do corpo. No palato, elas são conhecidas como "pérolas de Epstein".
- Podem estar presentes no nascimento.
- Geralmente se resolvem sem tratamento até 2–6 meses de idade.

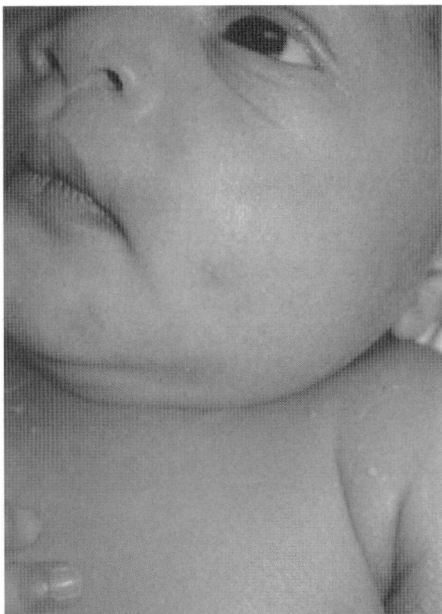

Figura 15-1 Eritema tóxico neonatal.

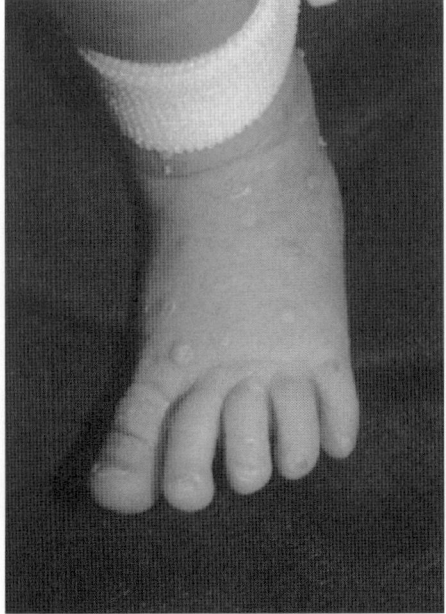

Figura 15-2 Melanose pustular neonatal transitória.

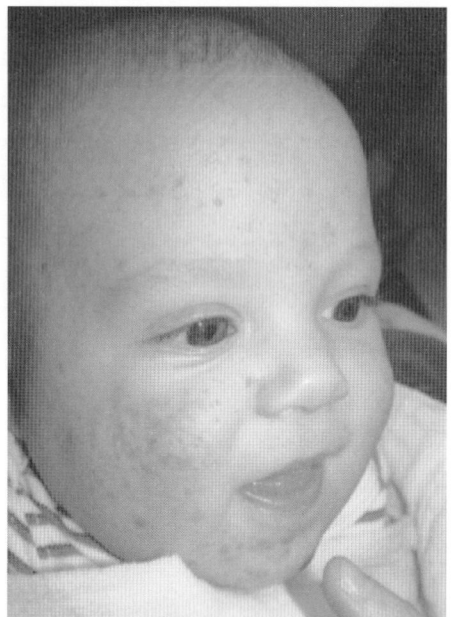
Figura 15-3 Acne neonatal.

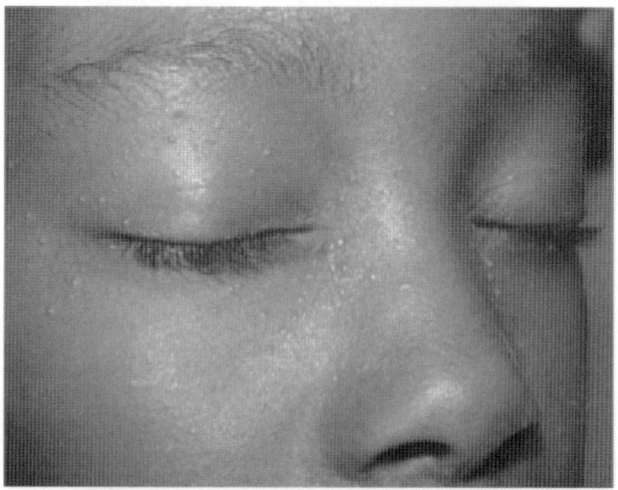
Figura 15-4 Milia.

Miliária

- Esta "erupção do calor" se deve à retenção de suor quando as glândulas sudoríparas estão obstruídas. Piora com o calor e a umidade.
- Miliária cristalina são vesículas de 1–2 mm sem eritema nas áreas intertriginosas, pescoço e tórax.
- Miliária rubra são pápulas eritematosas na mesma distribuição que resultam de obstrução mais profunda na epiderme.
- Esta condição se resolve sem tratamento em um ambiente seco.

Alteração da Cor do Arlequim

- Este rubor eritematoso transitório ocorre na metade dependente do corpo quando o bebê é colocado de lado.
- Esta condição autolimitada geralmente se resolve em poucos minutos, mas pode recorrer.

Necrose da Gordura Subcutânea

- Nódulos e placas subcutâneos eritematosos que podem ser flutuantes.
- Aparece com 1–6 semanas de vida e geralmente se resolve sem tratamento em 2–6 meses. Os nódulos flutuantes requerem drenagem.
- Pode estar associada à hipercalcemia significativa, além de calcificação localizada. Os bebês devem ser monitorados para hipercalcemia por no mínimo 6 meses depois do aparecimento de lesões extensas.

MARCAS DE NASCENÇA

Manchas Mongólicas (Melanose Dérmica)

- Estas máculas pouco circunscritas cinza-azulado frequentemente ocorrem na área lombossacral ou nas extremidades inferiores (Fig. 15-5).
- Mais comuns em pele pigmentada, estão presentes desde o nascimento.
- As lesões lombossacrais tendem a desaparecer durante a infância; no entanto, lesões em outras localizações geralmente persistem.

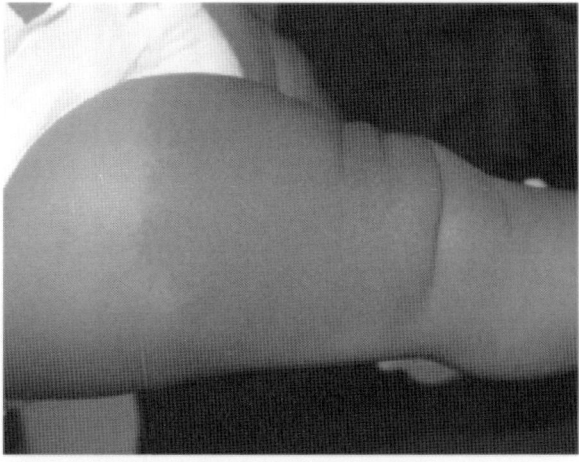

Figura 15-5 Manchas mongólicas (melanose dérmica).

Manchas Café Com Leite
- Estas manchas castanho claro (Fig. 15-6) podem ocorrer em qualquer parte do corpo.
- Podem ocorrer em isolado ou em associação com uma síndrome.
  - A presença de seis ou mais manchas > 0,5 cm de diâmetro em crianças pré-púberes ou > 1,5 em pós-púberes, bem como sardas inguinais ou axilares, é sugestiva de neurofibromatose 1.
  - Grandes manchas truncais irregulares podem estar associadas à síndrome de McCune-Albright.

Nevo Melanocítico Congênito
- Estas manchas ou placas pigmentadas castanhas podem ter pápulas castanho escuro ou pretas ou outra pigmentação irregular dentro das lesões (Fig. 15-7). Elas podem abranger grandes áreas da pele.
- As lesões estão presentes no nascimento: pequenos nevos melanocíticos congênitos podem-se tornar mais perceptíveis dentro do primeiro ano de vida.
- O pequeno risco aumentado de desenvolvimento de melanoma dentro das lesões justifica a importância do acompanhamento de perto.
- Decisões sobre excisão *versus* observação variam com o tamanho e o local da lesão.

Nevo Sebáceo
- Esta placa sem pelos com coloração amarela tende a ter uma superfície irregular.
- Localizado no couro cabeludo (Fig. 15-8), ele se torna menos proeminente depois do período neonatal, mas posteriormente cresce e se torna mais papular ou verrugoso com a aproximação da puberdade, época em que aumentam os níveis hormonais.

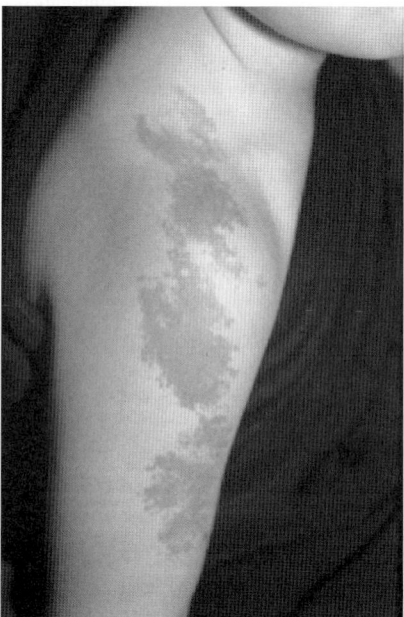

Figura 15-6 Manchas café com leite.

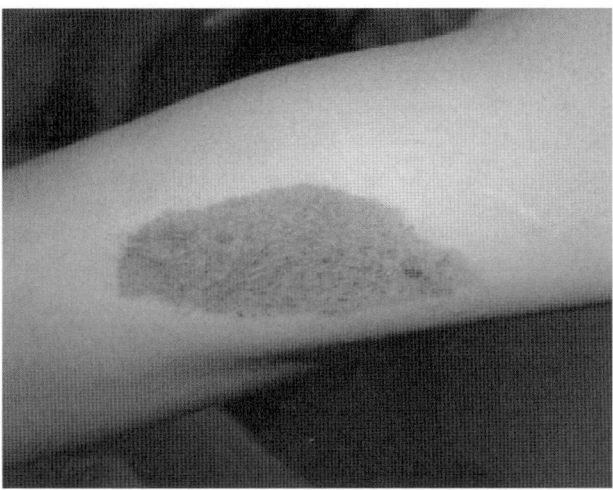

Figura 15-7 Nevo melanocítico congênito.

- O tratamento é excisão cirúrgica ou observação.
- Cirurgia é com frequência adiada até a puberdade, quando a lesão começa a crescer.
- A placa deve ser acompanhada por observação clínica até que seja feita a excisão porque há um risco baixo, porém aumentado, de tumores benignos dentro da lesão.

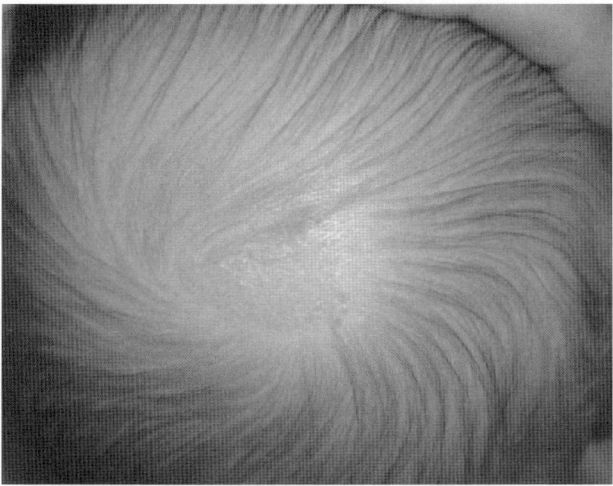

Figura 15-8 Nevo sebáceo.

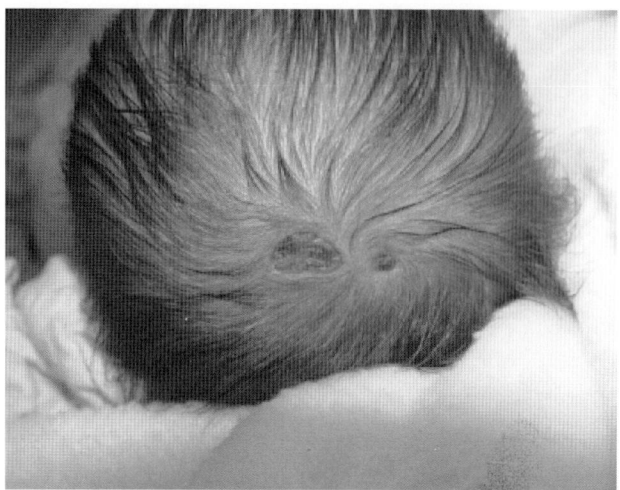

Figura 15-9 Aplasia da cútis congênita.

Aplasia da Cútis Congênita

- É uma ausência de pele com formação de cicatriz em uma área localizada mais comumente no couro cabeludo (Fig. 15-9).
- Os defeitos estão presentes desde o nascimento.
- Lesões maiores ou múltiplas podem estar associadas a outras anomalias congênitas ou a uma síndrome genética.
- Pequenos defeitos frequentemente cicatrizam sozinhos, deixando tecido cicatricial. Defeitos maiores requerem enxerto ou outra intervenção cirúrgica.

Mancha em Vinho do Porto

- A mancha branqueável rosa, vermelha ou púrpura é causada por malformações capilares (Fig. 15-10). Isto se deve a uma mutação somática em GNAQ.
- A distribuição das lesões no nervo craniano V1 (+/- V2) na face devem ser avaliadas para glaucoma associado e/ou síndrome de Sturge-Weber. Estas lesões persistem e geralmente ficam mais escuras e mais espessas com a idade.
- A terapia é tratamento com *laser* corante pulsado.

Mancha Salmão/Nevo Simples ("Mordida de Cegonha")

- Estas são manchas maculares cor de rosa (Fig. 15-11), geralmente nas pálpebras, glabela ou na nuca.
  - As lesões nas pálpebras geralmente melhoram com um ano de idade e desaparecem até os 3 anos.
  - As lesões na nuca tendem a persistir.

Hemangiomas

Aparência

- Superficial: placas ou nódulos vasculares vermelho brilhante.
- Profunda: nódulos púrpura azulados, às vezes com marcas telangiectásicas sobrepostas (Fig. 15-12).

Doenças Dermatológicas | 263

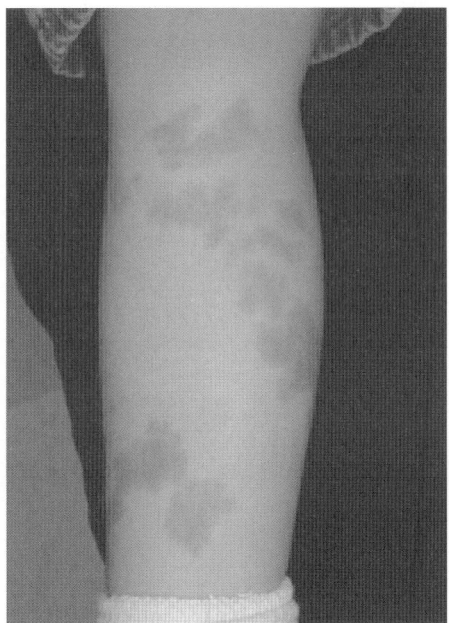

Figura 15-10 Mancha em vinho do porto.

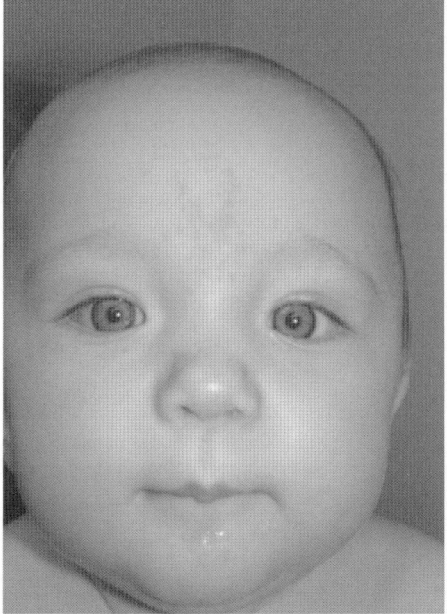

Figura 15-11 Nevo simples (beijo de anjo).

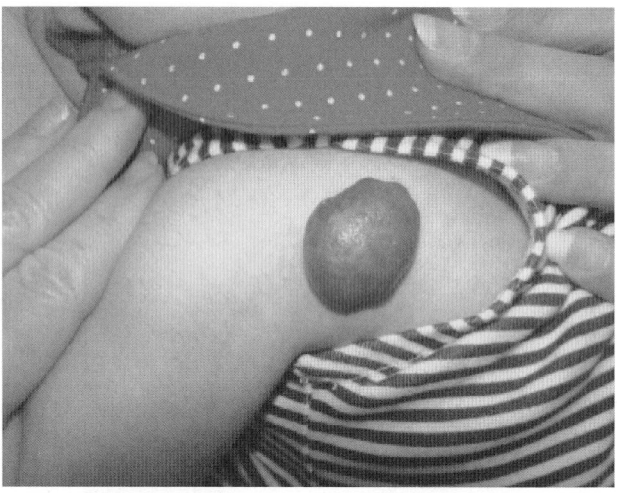

Figura 15-12 Hemangioma.

Curso

- As lesões geralmente não são perceptíveis no nascimento.
- Geralmente, aparecem como marcas vasculares tênues inicialmente e depois aumentam e desenvolvem a aparência característica aos 2–4 meses.
- Então se estabilizam em tamanho e aparência aos 6–12 meses. A maioria involui entre 5–10 anos de idade, porém muitas deixam marcas residuais ou tecido fibroso.

Complicações e Associações

- Ulceração: pode ocorrer em qualquer hemangioma, porém é mais comum em torno da boca e na área das fraldas.
- Dependendo da localização e do tamanho, o hemangioma pode causar desfiguramento e pode interferir na visão ou respiração.
- Hemangiomatose neonatal disseminada: múltiplos hemangiomas pequenos espalhados sobre a pele. Esta condição é com frequência acompanhada por envolvimento interno com hemangiomas no fígado, cérebro ou trato gastrointestinal.
- Síndrome de PHACES: malformações da fossa **p**osterior, **h**emangiomas, anomalias **a**rteriais, **c**oarctação da aorta, anomalias nos olhos (**e**yes) e fenda e**s**ternal (**s**ternal).
- Hemangiomas segmentais faciais: podem estar associados à síndrome de PHACES ou sangramento GI severo.
- Hemangiomas no queixo e pescoço: podem estar associados a envolvimento da traqueia.
- Hemangiomas sacrais: podem estar associados a medula ancorada ou disrafismo espinal.
- Síndrome LUMBAR: hemangiomas infantis segmentares na parte inferior (**l**ower) do corpo com anomalias **u**rogenitais, **u**lceração, **m**ielopatia, deformidades ósseas (**b**ony), malformações **a**norretais, anomalias **a**rteriais e anomalias **r**enais.

Tratamento

- Se grandes, ulcerados ou desfigurantes, o tratamento de escolha é com betabloqueadores tópicos e/ou orais para interromper o crescimento. Outras opções incluem esteroides orais, *laser* e remoção cirúrgica.

ACNE VULGAR

- A etiologia da acne é multifatorial. As causas incluem tamponamento folicular, aumento na produção de sebo, crescimento excessivo de *Propionibacterium acnes* e inflamação.

Classificação

- Comedonal: comedões abertos (cravos pretos) e comedões fechados (cravos brancos) (Fig. 15-13A).
- Inflamatória: pápulas e pústulas eritematosas inflamatórias além dos comedões.
- Cística: nódulos e cistos na face, peito e costas (Fig. 15-13B).

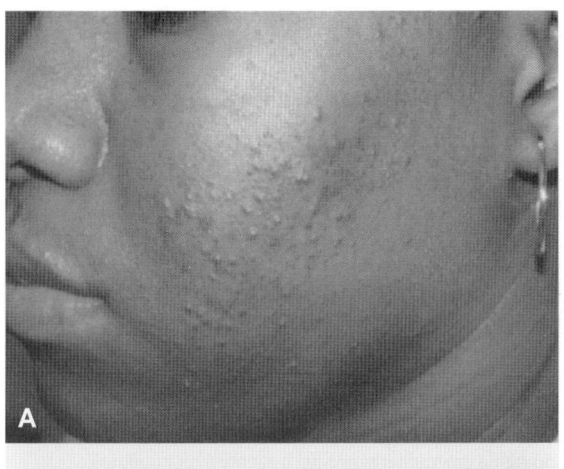

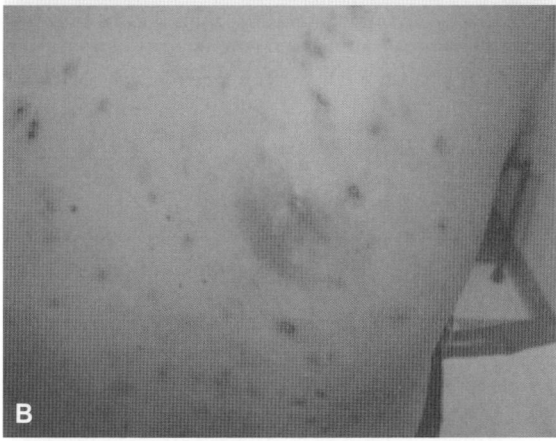

Figura 15-13 **Acne vulgar. A.** Acne comedonal. **B.** Acne cística.

Tratamento

- Cuidados gerais com a pele: lavar o rosto com sabonetes ou produtos de limpeza antiacne 2–3 vezes por dia. Evitar esfregar e lavar excessivamente.
- Acne comedonal: peróxido de benzoíla tópico, retinoide tópico ou antibiótico tópico.
  - Leve: o regime exemplar para acne comedonal leve é peróxido de benzoíla 5% ou adapaleno creme 0,1% à noite e clindamicina solução 1% todos os dias.
  - Peróxido de benzoíla e retinoides podem ser irritantes. Aconselhar os pacientes a usar no rosto somente uma quantidade do tamanho de uma ervilha. Usar em dias alternados inicialmente se ocorrer vermelhidão/secura e depois aumentar para diariamente quando se desenvolver tolerância.
  - Produtos com peróxido de benzoíla 2,5% e 5% são tão eficazes quanto as preparações a 10%. Produtos com peróxido de benzoíla não devem ser usados ao mesmo tempo como um retinoide tópico.
  - Retinoides tópicos são apresentados em potências variadas: adapaleno 0,1% (menos potente e menos irritante) e 0,3%; tretinoína 0,025%, 0,05% e 0,1%; e tazaroteno 0,05% e 0,1% (mais potente, porém mais irritante). Iniciar com o menos potente para pacientes com pele seca ou sensível e aumentar quando tolerado.
  - Produtos que combinam um antibiótico tópico e peróxido de benzoíla ou antibiótico tópico e retinoide estão disponíveis para simplificar os regimes.
- Acne inflamatória
  - Acrescentar antibiótico oral (doxiciclina, minociclina, tetraciclina) ao regime tópico para acne comedonal. Os antibióticos orais devem ser continuados por 2–3 meses no mínimo.
  - Aconselhar os pacientes a usar filtro solar e tomar os antibióticos com copo grande de água para minimizar os riscos de fotossensibilidade e esofagite.
- Acne cística/nodular ou cicatricial
  - Encaminhar ao dermatologista para possível terapia com retinoides sistêmicos (isotretinoína).
  - Requer monitoramento do perfil lipídico, aspartato aminotransferase, alanina aminotransferase e contracepção rígida em mulheres porque o agente é teratogênico.
  - Para mulheres, considerar uma avaliação endócrina se a apresentação precoce for acompanhada de outros sinais virilizantes para identificar transtorno de excesso de androgênio ou, se a acne for acompanhada de hirsutismo e períodos irregulares, para identificar a síndrome do ovário policístico.

DERMATITE ATÓPICA

Definição

- Esta condição é caracterizada por pápulas ou placas eritematosas pruríticas.
- As alterações secundárias incluem liquenificação e hiperpigmentação ou hipopigmentação pós-inflamatória.

Epidemiologia

- Há uma forte associação com a história pessoal ou familiar de asma e rinite alérgica.
- A maior parte dos eczemas melhora até os 10 anos de idade.
- Dermatite eczematosa recalcitrante severa pode estar associada a imunodeficiências, incluindo a síndrome de hiper IgE, síndrome de Wiskott-Aldrich e síndrome de imunodeficiência combinada severa.
- Frequentemente associada a mutações no gene da filagrina.
- Crianças com eczema são propensas a superinfecção viral (p. ex., vírus da herpes simples [HSV], molusco contagioso) e colonização com *Staphylococcus aureus*.

Subtipos
- Infantil
  - De 2 meses até 2 anos.
  - Comumente envolve as bochechas (Fig. 15-14A), couro cabeludo, tronco e as superfícies extensoras das extremidades.
- Infância
  - Dos 2 anos até a adolescência.
  - Comumente envolve superfícies flexurais, incluindo antecubital, fossas poplíteas, pescoço, punhos e pé (Fig. 15-14B e C).

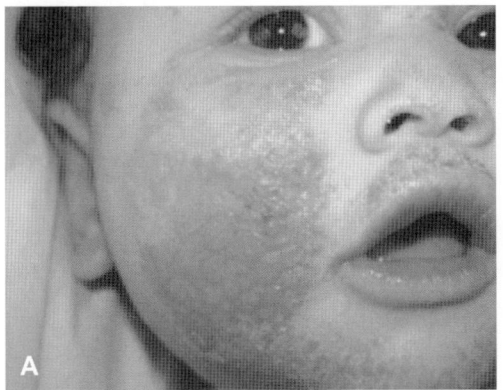

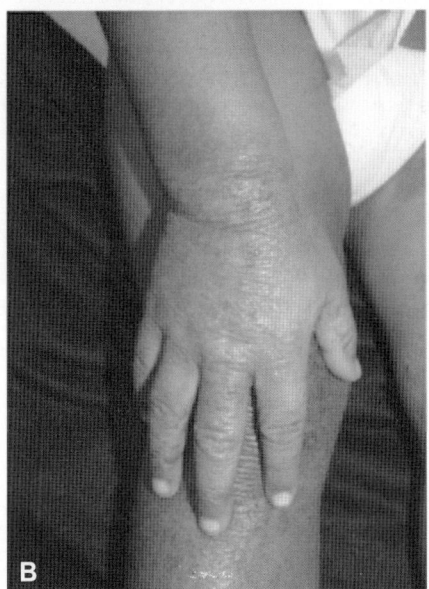

Figura 15-14 Dermatite atópica. A. Eczema infantil com placas exsudadas nas bochechas. **B.** Placas eczematosas liquenificadas na infância com escoriações. *(Continua.)*

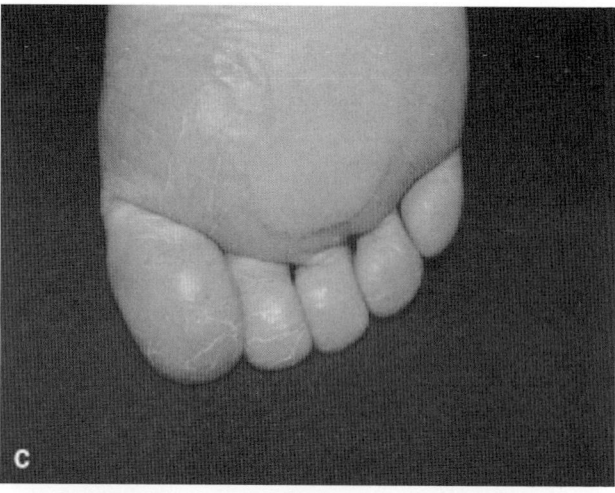

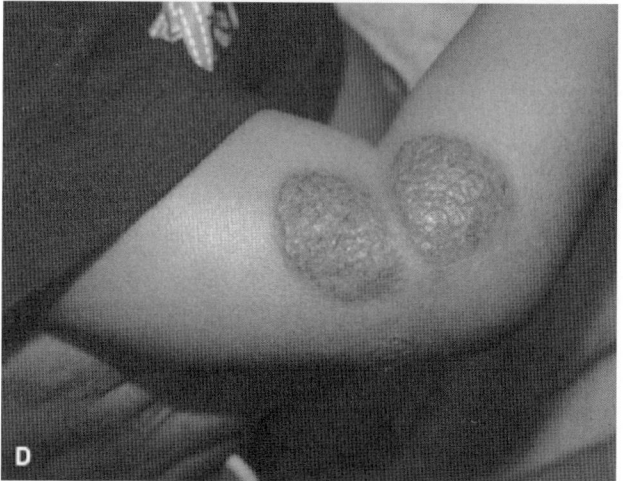

Figura 15-14 (*Continuação*) **C.** Dermatose plantar juvenil (eczema nos pés). **D.** Eczema numular.

- Adolescente/Adulto
  - Superfícies flexurais; pode estar limitada às mãos e/ou face.
- Numular
  - Placas eritematosas exsudadas com formato de moeda que podem ter pápulas ou vesículas na periferia.
  - Frequentemente ocorre nas mãos, braços ou pernas (Fig. 15-14D).
- Disidrótica
  - Dermatite bilateral nas mãos e/ou pés.
  - Intensamente prurítica com pequenas vesículas ao longo das laterais dos dedos das mãos e dos pés.

Tratamento
- Cuidados gerais com a pele. Dizer aos pacientes para:
  - Limitar o banho a uma vez por dia em água morna. Usar sabonetes neutros (p. ex., Dove, Aveeno) apenas em pequenas quantidades e na área necessária.
  - Aplicar hidratantes imediatamente após o banho. Pomadas (p. ex., gelatina de petróleo [Vaselina] ou Aquaphor) ou cremes espessos (p. ex., Eucerin) são mais eficazes do que loções.
  - A educação dos pacientes, incluindo a ênfase na cronicidade da doença e a necessidade da aplicação constante do tratamento prescrito, pode melhorar a adesão e os resultados.
- Esteroides tópicos
  - Classificação
    - Esteroides de baixa potência (p. ex., hidrocortisona pomada a 1% ou 2,5%): podem ser usados para doença leve a moderada.
    - Potência média (p. ex., triancinolona pomada 0,1%): pode ser usada por tempo limitado em áreas localizadas e mais severas da doença. Estes agentes podem causar atrofia se usados inapropriadamente.
    - Pode ser necessária alta potência (p. ex., fluocononide ou clobetasol pomada) para dermatite palmar e plantar. O encaminhamento a um dermatologista pediatra pode ser recomendado se forem necessários esteroides de alta potência.
  - Evitar o uso de esteroides tópicos no rosto e áreas intertriginosas. Os riscos dos esteroides tópicos, incluindo atrofia da pele, estrias e hipopigmentação, devem ser discutidos com os pacientes.
- Imunodilatadores
  - Tacrolimo tópico (0,03% ou 0,1%) ou pimecrolimo tópico (1%) pode ser útil em áreas limitadas como o rosto, onde os esteroides tópicos podem causar efeitos colaterais indesejados com o uso prolongado.
  - Estes agentes só devem ser usados em crianças com mais de 2 anos.
- Anti-histaminas. Difenidramina oral, hidroxizina ou cetirizina são frequentemente úteis para controlar o prurido. Estes agentes podem causar sedação, restringindo seu uso ao período noturno.
- Esteroides sistêmicos
  - Podem ser usados em pequenas crises para exacerbações severas.
  - Não é recomendado seu uso regular ou de longa duração.
- Antibióticos
  - *S. aureus* é a causa mais comum de superinfecção bacteriana. Banhos com água sanitária diluída podem reduzir a colonização. Poderão ser necessários antibióticos tópicos ou antibióticos orais, dependendo da gravidade da infecção. *S. aureus* resistente à meticilina está se tornando mais prevalente. Devem ser feitas culturas para determinar a suscetibilidade.
  - Evitar neomicina/polimixina/bacitracina (Neosporina) porque neomicina e bacitracina são uma causa comum de dermatite de contato.

DERMATITE DA FRALDA
- Ocorrem manchas eritematosas na área das fraldas em consequência de ambiente úmido.
- O tratamento inclui mudanças frequentes das fraldas, evitar lenços umedecidos (alérgeno de contato frequente), esteroides tópicos de baixa potência e/ou antifúngicos tópicos.

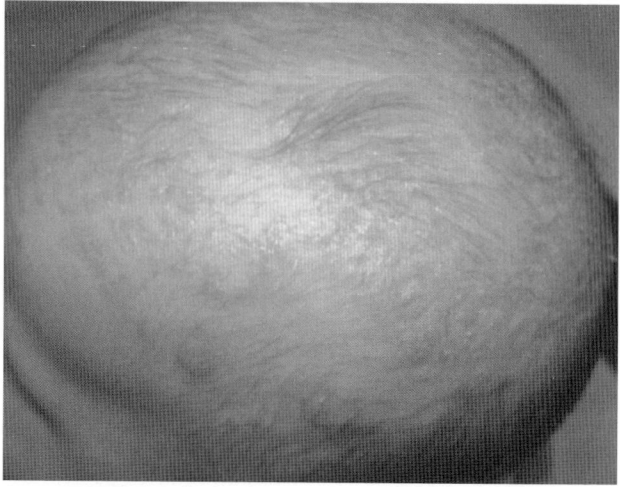

Figura 15-15 Dermatite seborreica.

DERMATITE SEBORREICA
- É caracterizada por manchas eritematosas recobertas por escamas amarelas espessas.
- Ocorre "crosta láctea" no couro cabeludo dos bebês (Fig. 15-15).
  - É mais comum com 2–10 semanas e pode durar 8–12 meses.
  - O tratamento envolve hidrocortisona pomada a 0,5%–1%.
- A forma adolescente/adulta é caracterizada por secura e descamação no couro cabeludo, sobrancelhas, dobras nasolabiais e tórax. O tratamento envolve:
  - Xampus: ácido sulfúrico ou salicílico (T-gel), sulfeto de selênio a 2,5% (Selsun) ou cetoconazol a 2% (Nizoral) nas áreas afetadas, incluindo o rosto e o corpo.
  - Esteroide tópico de baixa potência (hidrocortisona creme a 1%) por 5–7 dias, se necessário.
- Blefarite é caracterizada por descamação ao longo das pálpebras. O tratamento envolve compressas de água morna e esfoliação das pálpebras com xampu infantil.

DERMATITE DE CONTATO
- As lesões da dermatite de contato são pápulas e vesículas eritematosas com exsudado e crosta. O prurido pode ser intenso. Esta é uma reação de hipersensibilidade tipo IV (retardada/mediada pelas células).
- As causas comuns incluem hera venenosa/carvalho venenoso, níquel, cosméticos e fragrâncias, medicações tópicas, substâncias químicas em lenços umedecidos e fita ou outros adesivos (Fig. 15-16A e B). A distribuição frequentemente dá indícios do agente causal (p. ex., áreas expostas para hera venenosa, umbigo para níquel, sobrancelhas e rosto para esmalte de unhas ou outros cosméticos, nádegas e coxa posterior para assento de vaso sanitário).
- Pode ser acompanhada por dermatite eczematosa em locais distantes da exposição inicial.
- Tratamento
  - Loção de calamina t.i.d para placas exsudativas.
  - Esteroides tópicos de alta potência b.i.d. por 5–7 dias (evitar o rosto, áreas intertriginosas).

Doenças Dermatológicas | 271

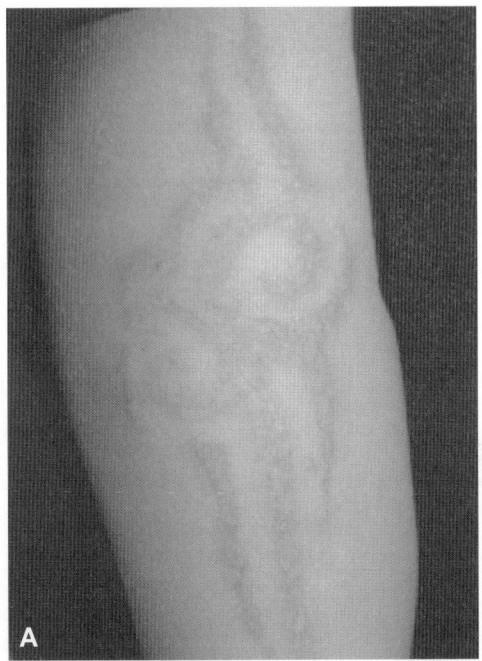

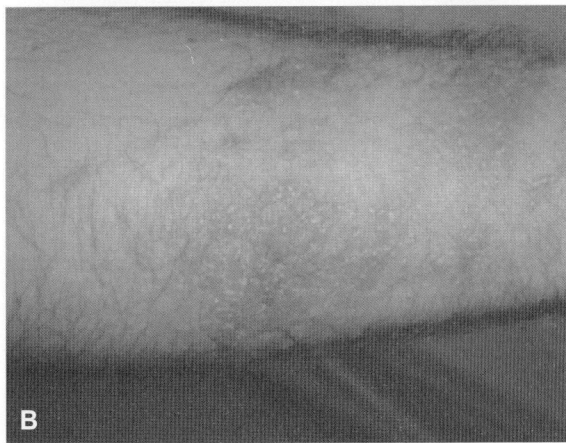

Figura 15-16 Dermatite de contato. A. Alergia a tatuagem de henna.
B. Hera venenosa.

- Anti-histaminas orais para prurido.
- Esteroides sistêmicos: esquema curto (2–3 semanas com esquema de retirada progressiva para erupções graves.
- Encaminhamento a um dermatologista para testes cutâneos se a condição for recorrente e não puder ser identificado nenhum agente causal.

TÍNEAS

- Podem ocorrer infecções fúngicas no couro cabeludo (*tinea capitis*) (Fig. 15-17A e B), corpo (*tinea corporis*) (Fig. 15-18), pés (*tinea pedis*), virilha (*tinea cruris*) e unhas (onicomicose).
- São mais frequentemente causadas por espécies *Microsporum* e *Trichophyton*.
- São transmitidas por contato com indivíduos, gatos ou cães afetados.
- O diagnóstico pode ser feito pela aparência física, "preparados" em lâmina com hidróxido de potássio mostrando ramificações de hifas ou cultura fúngica.

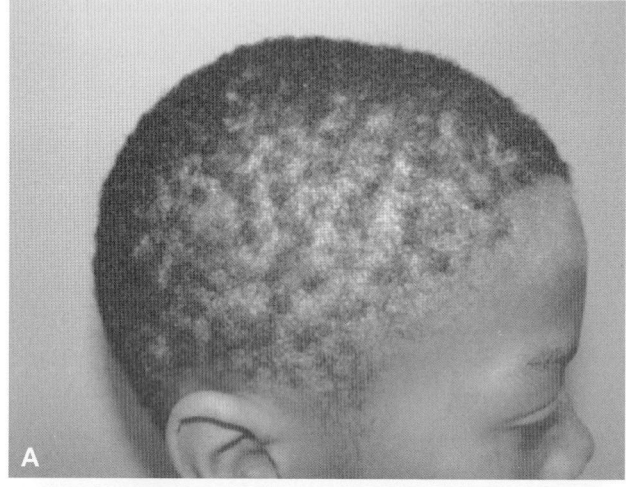

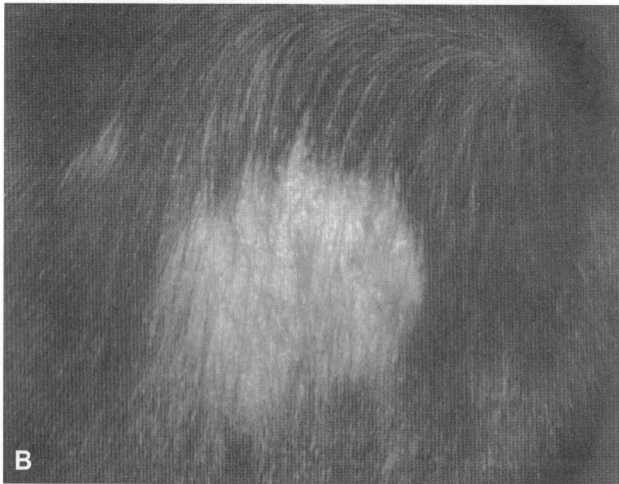

Figura 15-17 A, B. *Tinea capitis.*

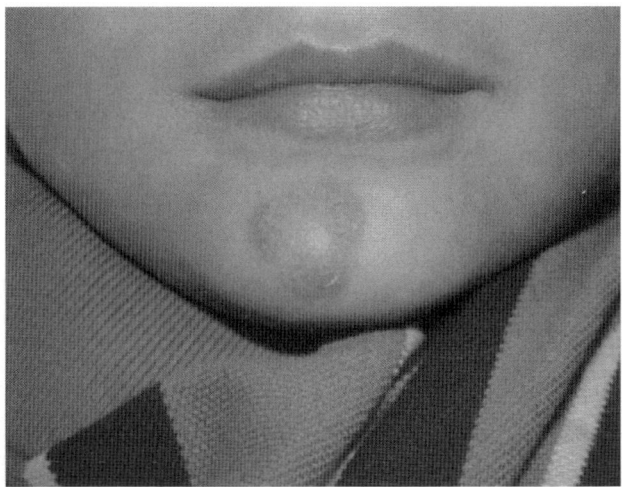

Figura 15-18 *Tinea corporis*.

Apresentação Clínica

- As infecções cutâneas são caracterizadas por placas anulares escamosas com liberação central e borda papular eritematosa.
- As infecções no couro cabeludo são caracterizadas por escamação e perda irregular de cabelo. Podem ser confundidas com dermatite seborreica se houver perda de cabelo mínima e inflamação. Um kérion é uma massa inflamatória, demarcada e dolorosa.
- As infeções nas unhas são caracterizadas por descoloração branco-amarelada da unha distal, espessamento das unhas e resíduos subunguais. Estão frequentemente associadas a *tinea pedis* quando ocorrem nos pés.

Tratamento

- Infecções cutâneas: antifúngicos tópicos (p. ex., miconazol, clotrimazol) b.i.d. por 3–4 semanas ou até que as escamas desapareçam.
- Infecções no couro cabeludo: antifúngicos tópicos são ineficazes quando usados isoladamente; requerem tratamento com antifúngicos sistêmicos (griseofulvin por pelo menos 6 semanas ou terbinafina por 2 semanas, dependendo da espécie fúngica) e xampu de sulfeto de selênio a 2,5% ou cetoconazol a 1%-2% 2–3 vezes por semana.
- Infecções nas unhas: geralmente requerem terapia prolongada com antifúngicos sistêmicos (6 meses para as unhas das mãos e 12–18 meses para as unhas dos pés).

VERRUGAS

- Causadas por infecção por papilomavírus humano de queratinócitos.

Classificação

- Verruga vulgar
    - Estas pápulas redondas têm uma superfície papilomatosa irregular que obscurecem as linhas da pele (Fig. 15-19A).
    - São comuns nas mãos, mas podem ocorrer em qualquer local.

- Verrugas planas
  - São pápulas com a parte de cima plana, levemente elevadas, da cor da pele (Fig. 15-19B).
  - Frequentemente ocorrem em grupos nas pernas e rosto.
- Verrugas plantares
  - São pápulas planas hiperceratóticas nas superfícies plantares dos pés. Os capilares trombosados podem aparecer como pontos pretos.
  - Podem ser dolorosas.

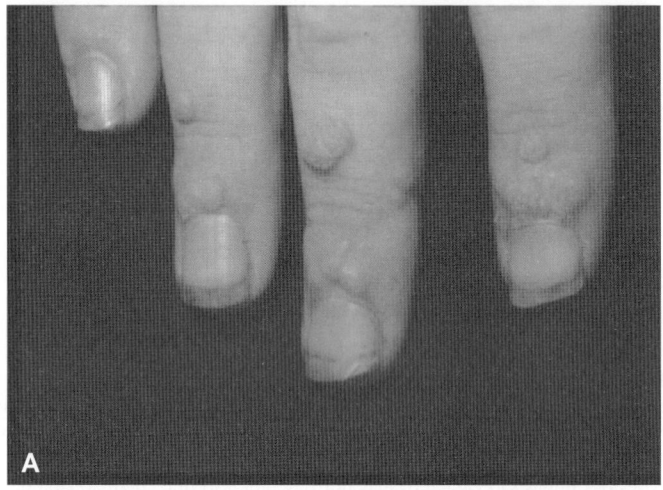

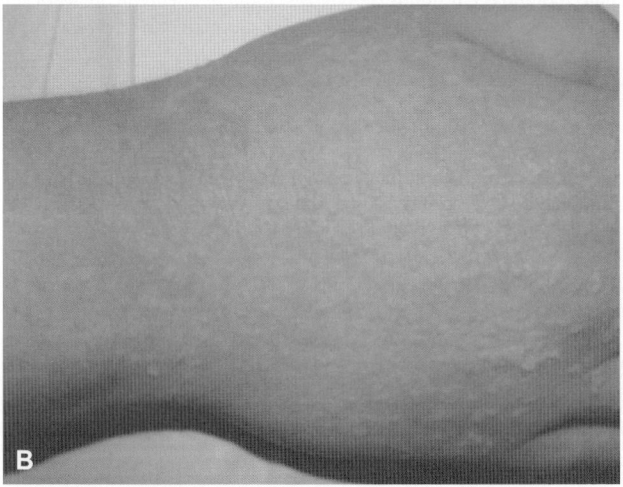

Figura 15-19 Verrugas. A. Verrugas vulgares. **B.** Verrugas planas.

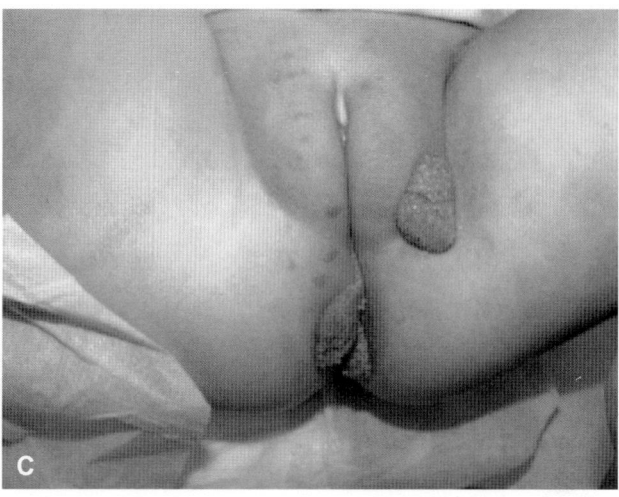

Figura 15-19 (*Continuação*) **C.** Verrugas genitais (Condiloma acuminado).

Tratamento

- A maioria das verrugas se resolve espontaneamente em 2 anos. Os métodos terapêuticos incluem:
  - Ceratolíticos tópicos (p. ex., ácido salicílico). Estes estão disponíveis para venda livre; no entanto, podem demorar para começar a agir.
  - Crioterapia com nitrogênio líquido.
  - Para verrugas planas nas pernas, os pacientes devem evitar depilar raspando porque um microtrauma pode provocar novas lesões.
  - Para lesões refratárias, pode ser considerada uma intervenção mais intensiva, incluindo imunoterapia tópica, terapia com *laser* ou remoção cirúrgica.
  - Verrugas anogenitais (Fig. 15-19C) requerem métodos de tratamento diferentes. Elas podem ser causadas por autoinoculação ou por transmissão vertical durante o nascimento, mas devem motivar a pronta consideração de rastreio para abuso sexual em uma criança que não é sexualmente ativa.

MOLUSCO CONTAGIOSO

- São pápulas peroladas da cor da pele com umbilicação central. Se inflamam, podem ficar vermelhas e aumentar de tamanho (Fig. 15-20).
- Esta condição é causada por um poxvírus. Acredita-se que seja transmitido em piscinas, no banho ou por outro contato próximo com uma pessoa infectada.
- Tratamento
  - As lesões são geralmente autolimitadas, e a condição frequentemente se resolve em 6–9 meses.
  - Para lesões extensas ou persistentes, curetagem, cantaridina tópica (agente nas bolhas) ou nitrogênio líquido podem ser efetivos.

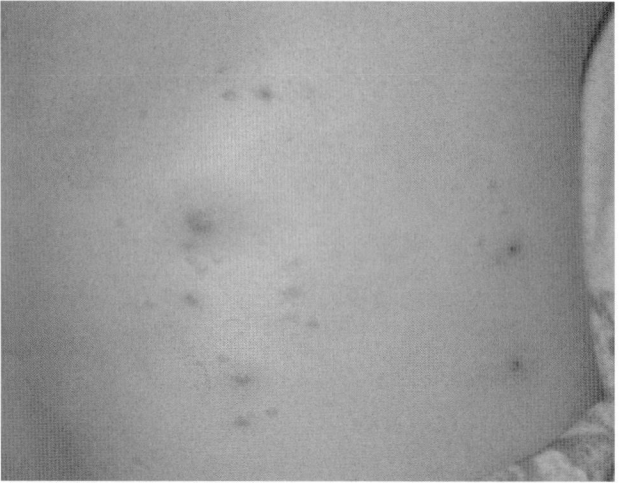

Figura 15-20 Molusco contagioso.

ERITEMA MULTIFORME
Eritema Multiforme Minor
- Esta condição é caracterizada por pápulas eritematosas que se desenvolvem formando lesões em alvo com centro escuro. Podem estar presentes algumas lesões orais (Fig. 15-21).
- O precipitante mais comum é infecção pelo HSV. Também pode ser induzido por drogas.

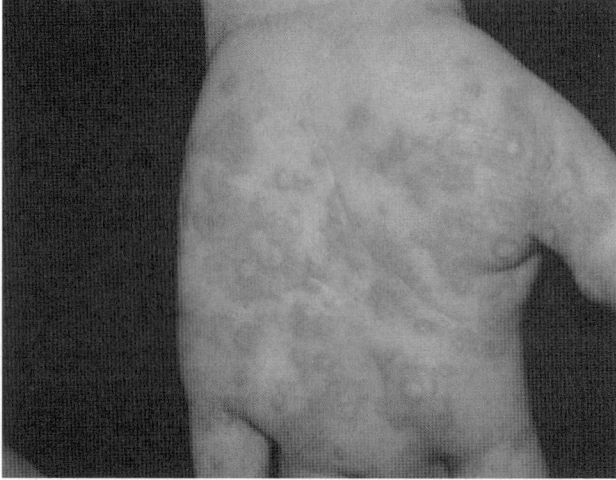

Figura 15-21 Eritema multiforme com lesões em alvo.

Tratamento
- Anti-histaminas proporcionam alívio sintomático.
- Esteroides sistêmicos podem ser úteis se dados precocemente.
- Aciclovir profilático pode ser útil para prevenir doença recorrente relacionada ao HSV.

Eritema Multiforme Maior (Síndrome de Stevens-Johnson e Necrólise Epidérmica Tóxica)
- Na síndrome de Stevens-Johnson (SJS) e necrólise epidérmica tóxica (TEN), o eritema acentuado ou as lesões em alvo progridem rapidamente para bolhas e descamação epidérmica.
- O envolvimento das mucosas com erosões e crostas da mucosa oral, ocular e genital é proeminente.
- Os pacientes também podem ter febre e linfadenopatia.
- Porcentagem da superfície corporal afetada:
  - < 10%: SJS.
  - 10%–30%: sobreposição de SJS/TEN.
  - > 30%: TEN.
- Precipitantes comuns:
  - Drogas: antibióticos (penicilina, sulfa, doxiciclina, sulfonamidas, tetraciclina), anticonvulsivantes, drogas anti-inflamatórias não esteroidais.
  - Infecção por *Mycoplasma pneumoniae*.

Tratamento
- Descontinuar todas as medicações precipitantes possíveis.
- Repor as perdas de líquidos e fornecer nutrição adequada.
- Administrar cuidados às feridas locais. Desbridamento não é recomendado.
- Dar antibióticos quando necessário para superinfecção. Evitar antibióticos profiláticos.
- Considerar esteroides sistêmicos, os quais podem ser benéficos no início do curso da doença.
- Imunoglobulina intravenosa demonstrou ser benéfica em alguns casos de TEN.

LEITURAS SUGERIDAS
Conlon JD, Drolet BA. Skin lesions in the neonate. Pediatr Clin North Am 2004;51(4):863–888, vii–viii.
Eichenfield LF, Hanifin JM, Luger TA, et al. Consensus conference on pediatric atopic dermatitis. J Am Acad Dermatol 2003;49(6):1088–1095.
Eichenfield LF, Tom WL, Chamlin SL, et al. Guidelines of care for the management of atopic dermatitis: section 1. Diagnosis and assessment of atopic dermatitis. J Am Acad Dermatol 2014;70(2):338–351.
Léauté-Labrèze C, Dumas de la Roque E, Hubiche T, et al. Propranolol for severe hemangiomas of infancy. N Engl J Med 2008;358(24):2649–2651.
Mallory S, Bree AF, Chern P, et al. Illustrated Manual of Pediatric Dermatology. New York: Taylor & Francis, 2005.
Metry DW, Jung P, Levy ML. Use of intravenous immunoglobulin in children with Stevens-Johnson syndrome and toxic epidermal necrolysis: seven cases and review of the literature. Pediatrics 2003;112(6 Part 1):1430–1436.
Paul C, Cork M, Rossi AB, et al. Safety and tolerability of 1% pimecrolimus cream among infants: experience with 1133 patients treated for up to 2 years. Pediatrics 2006;117(1):e118–128. Epub December 15, 2005.

16 Doenças Genéticas
Dustin Baldridge ▪ Dorothy Grange

MALFORMAÇÕES E CARACTERÍSTICAS DISMÓRFICAS

Definições e Epidemiologia
- Qualquer alteração na estrutura física (morfologia) da anatomia de um indivíduo é uma *característica dismórfica*.
- Uma *malformação* é um tipo específico de anormalidade estrutural causada por um fator (genético) intrínseco.
  - Malformações importantes requerem intervenção cirúrgica ou apresentam um impacto significativo na saúde do paciente.
    - Os exemplos incluem a craniossistose, fissura de lábio e/ou palatina, cardiopatia congênita e onfalocele.
    - Elas ocorrem em até 3% de todos os nascidos vivos.
  - Malformações de menor importância não apresentam um impacto significativo na saúde do paciente.
    - Os exemplos incluem hipertireoidismo, fissura ou apêndice pré-auricular congênita, filtro liso, prega palmar transversa e sindactilia discreta de tecido mole.
    - Não são raras na população geral.
- Uma *deformação* é uma estrutura anormal causada por uma força externa durante o desenvolvimento intrauterino que resultou em crescimento ou formação anormal.
- Uma *displasia* é o resultando de uma falha em manter a arquitetura celular intrínseca de um tecido durante o crescimento e o desenvolvimento.

Etiologia
- O padrão de características dismórficas em um único indivíduo pode sugerir uma condição nomeada genética (ver Tabela 16-1), como fissuras palpebrais inclinadas para cima, dobras epicânticas e uma única prega palmar em indivíduos com síndrome de Down.
- Também existem causas não genéticas para características dismórficas. Por exemplo, os efeitos teratogênicos do ácido valproico podem causar uma constelação específica de características faciais.

Diagnóstico e Avaliação
- Quando um paciente apresenta pelo menos duas malformações significativas ou uma maior e duas menores, uma análise cromossômica por microarray (CMA) é indicada. Se o CMA é normal, uma análise de cariótipo reflexo deve ser realizada para detectar translocações, inversões e outros rearranjos.
- Outras indicações para CMA aparentemente incluem retardo não sindrômico do desenvolvimento ou deficiência intelectual e transtornos do espectro do autismo.
- Caso haja forte suspeita de uma etiologia genética das malformações, testes de um único gene específico, painéis de sequenciamento do gene ou análise completa da sequência suspeita podem ser considerados.

TABELA 16-1 Transtornos Genéticos Frequentemente Encontrados

Distúrbio	Características selecionadas	Testes
Síndrome da deleção do 22q11.2 (também conhecida como síndrome de DiGeorge ou velocardiofacial)	Doença cardíaca congênita, palato anormal, características faciais dismórficas, incapacidade intelectual, deficiência imune, hipocalcemia	FISH/CMA para deleção do 22q11.2
Síndrome de Alagille	Fácies característica, embriotoxo posterior e alterações pigmentares da retina no exame oftalmológico, vértebras em borboleta, tetralogia de Fallot	Análise da sequência *JAG1* FISH/CNA para microdeleção do 20p12
Síndrome de Angelman	Riso inapropriado, ataxia, fala ausente, incapacidade intelectual, características faciais dismórficas, microcefalia, hipopigmentação	Análise de metilação do 15q11-13 (anormal em ~80% dos casos) Análise da sequência do *UBE3A* (anormal em 10% adicional) FISH/CMA para microdeleção; detecta aproximadamente 70% dos casos
Síndrome de Beckwith-Wiedemann	Crescimento aumentado, hemi-hiperlasia, defeitos da parede abdominal, macroglossia, hipoglicemia neonatal, predisposição a tumores	Estudos de metilação no centro de *imprinting* 1 e 2 Análise da sequência do *CDKN1C* em casos familiares
Distúrbios congênitos de glicosilação (CDG)	Tipo Ia (sintomas clássicos): atrofia pontocerebelar, lipodistrofia, falha em ganho de peso, estrabismo, coagulopatia, elevações na transaminase e incapacidade intelectual Tipo Ib: diarreia crônica, falha no desenvolvimento, enteropatia com perda de proteína, hipotonia, tendência a hemorragia	Eletroforese de transferrina Painéis de sequenciamento genético
Síndrome de Cri-du-chat (também conhecida como síndrome da delação de parte do braço curto do cromossomo 5)	Choro estridente, microcefalia, incapacidade intelectual, hipotonia, características faciais dismórficas	FISH/CMA para microdeleção 5p

(Continua)

TABELA 16-1 — Transtornos Genéticos Frequentemente Encontrados (*Continuação*)

Distúrbio	Características selecionadas	Testes
Síndrome de Down	Traços dismórficos característicos, doença cardíaca congênita Pode ser difícil de detectar em crianças prematuras e neonatos	Cariótipo Teste de aneuploidia
Síndrome do X frágil	Dismorfismo facial, macrorquidismo pós-puberal, autismo, herança ligada ao X (mulheres podem ser acometidas)	Análise de mutação do X frágil (detecta expansões e estados de metilação)
Síndrome de Marfan	Dilatação da aorta, miopia, *ectopia lentis*, ossos longos, frouxidão articular, traços faciais característicos	Diagnóstico clínico com base nos critérios de Ghent revisados Mutações do *FBN1*
Síndrome de Noonan	Estatura curta, doença cardíaca congênita, pescoço largo, traços faciais característicos, pescoço alargado ou alado	Teste de painel sequencial ou multigênico pode incluir exame para mutações em *PTPN11, SOS1, RAF1, KRAS, NRAS, BRAF* e *MAP2K1*
Síndrome de Prader-Willi	Neonatos: dificuldade de alimentação, hipotonia profunda Crianças: comportamento agressivo na busca por alimento levando à obesidade, anormalidades comportamentais, estatura baixa, hipogonadismo	Análise de metilação do 15q11-13 (anormal em > 99%) FISH/CMA para microdeleção; detecta aproximadamente 70% dos casos
Síndrome de Rett	Microcefalia adquirida, regressão do desenvolvimento, contorcer as mãos, autismo, hiperventilação intermitente Homens são raramente acometidos	Sequência do gene MECP2 Considerar o painel de sequenciamento genético caso a análise da mutação do *MECP2l* esteja normal
Síndrome de Smith-Lemli-Opitz	Características faciais dismórficas, sindactilia de 2–3 dedos dos pés, polidactilia, defeitos cardíacos, pulmões hipoplásicos, doença hepática, má-formações geniturinárias, incapacidade intelectual, convulsões	7-deidrocolesterol (colesterol total nem sempre está baixo) Análise da mutação do *DHCR7*

TABELA 16-1 Transtornos Genéticos Frequentemente Encontrados (*Continuação*)

Distúrbio	Características selecionadas	Testes
Síndrome de Sotos	Supercrescimento (> 97° percentil), características faciais dismórficas, prováveis convulsões, anomalias renais, escoliose, risco discretamente aumentado de malignidade	Análise de sequência de NSD1 FISH/CMA para microdeleção do cromossomo 5 Análise de sequência do *NFIX*
Síndrome de Turner	Estatura baixa, pescoço alado, coarctação da aorta, falência ovariana prematura e infertilidade	Cariótipo Teste de aneuploidia
Trissomia 13 (síndrome de Patau)	Fissura labial ou palatina, mãos fechadas polidactilia, doença cardíaca congênita, hérnias, coloboma, microcefalia, microftalmia, micrognatia	Cariótipo Teste de aneuploidia
Trissomia 18 (síndrome de Edwards)	IUGR, mãos fechadas, pé torto congênito, doença cardíaca congênita, microcefalia, micrognatia	Cariótipo Teste de aneuploidia
Síndrome de Willians	Fácies dismórfica típica, estenose aórtica supravalvular, *personalidade festiva* (socialização extrema), hipercalcemia	FISH/CMA para deleção do 7q11.2
Síndrome de Wilson	Achados neurológicos progressivos, transtornos psiquiátricos, disfunção tubular renal, hemólise discreta ou aguda e anel de Kaiyser-Feisher na córnea	Ceruloplasmina Cobre sérico Análise de mutação do *ATP7B*
Síndrome de Wolf-Hirschhorn	Microcefalia, características faciais dismórficas, crescimento atrasado, retardo psicomotor, hipotonia, perda de audição, convulsões, incapacidade intelectual	FISH/CMA para microdeleção do 4p

CMA, análise cromossômica por *microarray*; FISH, hibridização fluorescente *in situ*.

- Em um paciente com múltiplas malformações, também é necessário considerar os seguintes estudos para detectar outras anormalidades ocultas:
  - Ecocardiograma, ultrassonografia abdominal (com imagem renal) e estudo de neuroimagem (ressonância magnética [MRI]).
  - Exame oftalmológico e de audição (o exame para recém-nascido federalmente obrigatório é suficiente em neonatos e bebês quando não houver preocupação clínica de perda de audição).
  - Inventário ósseo, especialmente se o paciente possui estatura baixa ou alterações ósseas observáveis.

TRIAGEM DO RESCÉM-NASCIDO

- O teste de triagem do recém-nascido obrigatório pelo Governo avalia quanto à presença de muitos distúrbios; informações sobre quais distúrbios são examinados em cada estado estão disponíveis no site www.newbornscreening.info.
- Para alguns distúrbios a sensibilidade depende da proteína ingerida pelo bebê antes do teste, se leite materno ou fórmula.
- Caso um bebê esteja recebendo nutrição parenteral total (TPN) por ocasião do teste, a análise do aminoácido não é interpretável e invalida o teste para alguns distúrbios.
- Se um bebê recebe um transplante de eritrócitos antes da obtenção da amostra para triagem, exames para galactosemia, deficiência da biotinidase e hemoglobinopatia são inválidos.
- Para alguns distúrbios, o resultado normal da triagem do recém-nascido não deve impedir o encaminhamento para um teste definitivo quando um transtorno específico é clinicamente suspeitado.

Distúrbios da Oxidação de Ácidos Graxos

- Esse é um grupo de condições autossômicas recessivas herdadas, com atividade reduzida de enzimas necessárias para o metabolismo de ácidos graxos.
- Os bebês são extremamente suscetíveis a um período de jejum com hipoglicemia resultante e/ou acidose. Os sintomas incluem letargia, vômitos, convulsões ou coma. Quando não tratados, os pacientes podem desenvolver insuficiência hepática, cardíaca, renal e muscular.
- Condições específicas são diagnosticadas pela análise da composição de acilcarnitina. A triagem do recém-nascido permite a intervenção precoce, incluindo o manejo dietético, que pode prevenir complicações sérias.

Distúrbios de Aminoácidos e Ciclo da Ureia

- Esses distúrbios metabólicos são causados pela incapacidade de metabolizar alguns aminoácidos, ou pela incapacidade de completar o ciclo da ureia para desintoxicar amônia, que é um subproduto do metabolismo de aminoácido. O acúmulo de aminoácidos e/ou subprodutos do metabolismo de aminoácidos podem causar sérias complicações.
- Exemplos de condições na triagem do recém-nascido incluem fenilcetonúria (PKU), doença da urina de xarope de bordo, tirosinemia, homocistinúria e citrulinemia. A deficiência de ornitina transcarbamilase (OTC) não é detectada pela triagem do recém-nascido.

Acidemias Orgânicas

- Esse grupo de condições se deve ao metabolismo posterior deficiente de aminoácidos de cadeia ímpar, resultando em metabólitos tóxicos específicos que podem ser encontrados no sangue ou urina. A apresentação clássica é uma encefalopatia tóxica, porém formas mais amenas também existem. A intervenção dietética precoce pode evitar sérias complicações.
- Os exemplos incluem a acidemia metilmalônica, acidemia glutárica tipo I e a acidemia propiônica.

DESCOMPENSAÇÃO METABÓLICA COMO APRESENTAÇÃO DE ERROS INATOS DO METABOLISMO

Apresentação Clínica

- As crianças com uma descompensação aguda de uma doença metabólica inata podem se apresentar com sintomas inespecíficos e variáveis, como as alterações do estado mental que variam de irritabilidade a coma, alimentação pobre, vômitos, alterações na respiração, movimentos anormais, convulsões, AVCs ou insuficiência hepática. Elas também podem apresentar condições crônicas, incluindo baixo tônus, atraso geral de desenvolvimento, deficiência intelectual, autismo ou cardiomiopatia.
- As crianças com uma doença metabólica subjacente e um estresse metabólico agudo sobreposto, como uma infecção ou trauma, podem apresentar sintomas mais graves que o esperado do estressor agudo isoladamente.
- Pacientes com uma doença metabólica subjacente também podem experimentar dificuldade de recuperação de cirurgia.
- Recém-nascidos com sepse bacteriana podem apresentar uma doença metabólica inata como um fator de predisposição, tal como o aumento da incidência de sepse de *Escherichia coli* em pacientes com galactosemia. Além disso, um neonato previamente saudável que apresenta sintomatologia séptica, mas sem febre ou fonte óbvia de infecção, deve ter uma avaliação metabólica simultânea.

Estudos Laboratoriais

- Para detectar uma ampla variedade de distúrbios metabólicos, vários testes de laboratório de triagem são recomendados. Se forem detectadas anormalidades, estudos mais definitivos devem ser realizados.
- Para um resultado mais acurado, as amostras devem ser obtidas durante uma doença aguda. Os testes a serem solicitados incluem:
  - Exames de sangue: teste rápido de glicose, painel metabólico abrangente, gás sanguíneo (arterial ou capilar), amônio, hemograma completo (CBC) com diferencial, lactato e piruvato, aminoácidos de soro/plasma, perfil de acilcarnitina, carnitina quantitativa e guardar a amostra de soro.
  - Exames de urina: urinálise (incluindo cetonas), substâncias redutoras, ácidos orgânicos e guardar a amostra de urina.
  - Exame de líquido cefalorraquidiano (LCR): estudos de rotina (contagem de células, glicose, proteína), lactato e piruvato, aminoácidos e guardar a amostra do LCR.
- Os resultados dos testes de triagem do recém-nascido devem ser verificados.

Tratamento

- Se o diagnóstico de uma doença metabólica inata é considerado, o paciente não deve receber proteína enteral ou TPN. Em vez disso, o paciente deve receber líquidos intravenosos de dextrose (IV) a 10% 1,5–2 vezes a taxa de manutenção.
- Caso um diagnóstico definitivo seja feito, em seguida, pode ser instituída terapia específica e dirigida.
- O tratamento adequado de um indivíduo com uma doença metabólica conhecida depende do transtorno subjacente.
- Pacientes ou seus familiares devem receber uma carta escrita pelo seu geneticista com instruções de tratamento para seu transtorno específico quando estão doentes.
- Entre em contato com o geneticista em prontidão para qualquer paciente que se apresente doente no departamento de emergência, que esteja recebendo sedação ou passando por um procedimento.

DISTÚRBIOS GENÉTICOS QUE SE APRESENTAM COM HIPOGLICEMIA

Visto que o metabolismo hepático é o maior regulador da homeostase de glicose, muitas síndromes que envolvem disfunção hepática, incluindo insuficiência hepática aguda pediátrica, podem apresentar-se com hipoglicemia. Exemplos incluem defeitos na gliconeogênese, como deficiência de frutose 1,6-difosfatase e doença do armazenamento de glicogênio tipo 1 (ver Tabela 16-3). Da mesma forma, a hipoglicemia pode ser um achado em condições que resultam em hiperamonemia como os distúrbios acima mencionados de metabolismo de ácidos graxos e de ácidos orgânico (ver Tabela 16-2). O hiperinsulinismo congênito também deve ser considerado em neonatos com hipoglicemia persistente (ver o Capítulo 18, Endocrinologia).

DISTÚRBIOS GENÉTICOS QUE SE APRESENTAM COM HIPERAMONEMIA

Apresentação Clínica
- A Tabela 16-2 inclui fatores clínicos selecionados característicos de condições genéticas que se apresentam com um nível elevado de amônio.

TABELA 16-2 Características Clínicas de Distúrbios Genéticos Selecionados Causando Níveis Elevados de Amônia

Doença	Fatores clínicos selecionados
Defeitos do ciclo da ureia	Início agudo de alimentação insuficiente, vômito, estado mental alterado, que pode progredir a coma; alcalose respiratória no início da apresentação, progressão à acidose metabólica
Acidemias orgânicas	Cetoacidose com um intervalo de ânion aumentado (> 25), hiper- ou hipoglicemia, pode apresentar hipocalcemia, neutropenia ou trombocitopenia
Distúrbios da oxidação de ácidos graxos	Hipoglicemia de jejum com hipocetose relativa, doença hepática, cardiomiopatia, hipotonia, rabdomiólise, hiperucemia
Síndrome (HHH): hiperamonemia, hiperornitinemia, homocitrulinúria	Atraso global do desenvolvimento, convulsões, ataxia periódica
Intolerância à proteína lisinúrica	Hiperamonemia pós-prandial (exceto com aleitamento materno), aversão a alimentos de alta proteína, falha de desenvolvimento, hepatoesplenomegalia moderada, hipotonia Associada a mutações no gene *SLC7A7*
Síndrome (HIHA): hiperinsulinismo, hiperamonemia	Hipoglicemia (especialmente após refeições proteicas), convulsões, encefalopatia, síndrome do atraso global do desenvolvimento Associada a defeitos na enzima glutamato desidrogenase
Hiperamonemia transitória	Prematuridade, encefalopatia; geralmente autolimitada, e esperada recuperação total do recém-nascido

Estudos Laboratoriais
- Uma avaliação para hiperamonemia é garantida para amônia > 100 µmol/L em recém-nascidos ou para amônia > 50 µmol/L em crianças com mais de 2 meses. Um único teste com amônia elevada deve ser confirmado com uma amostra de repetição.
- Os níveis de amônia devem ser obtidos arterialmente ou por uma amostra venosa de fluxo livre, colocada em gelo normal e processada imediatamente.
- Estudos adicionais: Painel metabólico abrangente, urinálise (incluindo cetonas), gás sanguíneo na enfermidade aguda, aminoácidos no soro/plasma, ácidos orgânicos e aminoácidos na urina, perfil de acilcarnitina, carnitinas quantitativas, lactato e piruvato e creatina quinase.

Tratamento
- O tratamento específico recomendado depende do tipo de distúrbio. Se o paciente encontra-se agudamente enfermo e o diagnóstico subjacente é desconhecido, eliminar fontes orais e parenterais de proteínas e fornecer líquido adequado (1,5–2 vezes a taxa de manutenção) e calorias (solução de dextrose a 10% IV, intralipídios).
- Após o início da avaliação recomendada para uma criança com hiperamonemia, o plano para avaliação e tratamento subsequentes devem ser discutidas com um geneticista.
- Se os níveis encontram-se significativamente elevados e/ou subindo rapidamente, arginina IV e fármacos para eliminação de amônia, fenilacetato de sódio/benzoato de sódio (Ammonul), e hemodiálise podem ser indicados.

DISTÚRBIOS GENÉTICOS QUE SE APRESENTAM COM HIPOTONIA INFANTIL

Etiologia
- Hipotonia é um sinal inespecífico que pode ser causado por uma grande variedade de etiologias.
- Disfunção em qualquer componente do sistema nervoso central ou periférico pode causar hipotonia, incluindo doenças do músculo, junção neuromuscular, nervos, medula espinal, tronco cerebral, cerebelo, gânglios basais e cérebro. Hipotonia central com hipertonia espástica periférica é altamente sugestiva de envolvimento do sistema nervoso central (CNS).

Apresentação Clínica
- Características históricas apoiando uma etiologia genética incluem histórico familiar de doença neuromuscular, consanguinidade parental e um acometimento prévio em um irmão. No entanto, a ausência dessas características não exclui uma causa genética.
- Contraturas no recém-nascido indicam o início do pré-natal, mas não sugerem um diagnóstico específico, único.
- Fatores adicionais que podem indicar uma síndrome subjacente podem não estar presentes em uma idade jovem, ou podem ser difíceis de apreciar no recém-nascido ou lactente.

Estudos Laboratoriais
- Vários testes são recomendados na avaliação de uma criança com hipotonia e preocupação quanto a um distúrbio genético.
  - Exames de sangue: estudos de metilação para síndromes de Prader-Willi e Angelman, creatina quinase, aldolase, lactato e piruvato, aminoácidos de soro/plasma, painel metabólico abrangente, microarray cromossômico e cariótipo reflexo, quantificação de ácidos graxos de cadeia muito longa, análise molecular do gene *SMN1* (se reflexos ausentes), análise molecular de distrofia miotônica e realização de teste de enzima para a doença de Pompe.
  - Exames de urina: ácidos orgânicos. Considere a triagem para mucopolissacaridose.
  - Outros testes: eletromiografia, estudos de condução nervosa, eletrocardiograma, ecocardiograma, MRI do cérebro e ecografia abdominal e pélvica.

Tratamento

- A confirmação de um diagnóstico genético pode influenciar no programa de tratamento e proporcionar aos pais uma compreensão mais abrangente do curso clínico da criança.
- O tratamento muitas vezes envolve fisioterapia e proporciona métodos que oferecem suporte à criança, como talas, aparelhos ou dispositivos de assistência. Em algumas condições, como a doença de Pompe, a terapia de reposição enzimática é usada para tratar o distúrbio subjacente e pode melhorar todos os sintomas do paciente.

DISTÚRBIOS GENÉTICOS QUE SE APRESENTAM COM DEFICIÊNCIA INTELECTUAL OU RETARDO GLOBAL DE DESENVOLVIMENTO

Definições

- O termo *deficiência intelectual* aplica-se a crianças com um QI padronizado de < 70, avaliadas em testes e limitações significativas tanto no funcionamento intelectual quanto no comportamento adaptativo.
  - Uma criança deve ser física e comportamentalmente capaz de participar dos testes de avaliação para validá-los. Assim, o diagnóstico de deficiência intelectual geralmente não é feito até que uma criança atinja 4–6 anos de idade, a menos que um diagnóstico sindrômico seja feito em que todos os indivíduos acometidos apresentem deficiência intelectual (como a síndrome de Down).
  - Muitos indivíduos com deficiência intelectual apresentam autismo ou características autísticas.
- O termo *atraso de desenvolvimento* é utilizado em crianças jovens e bebês que não estão atingindo os marcos do desenvolvimento dentro da faixa etária esperada. Os domínios do desenvolvimento incluem linguagem expressiva, linguagem receptiva, habilidades motoras integrais, motoras boas/solução de problemas e sociais e de adaptação.
  - Se um indivíduo está atrasado em um desses domínios, ele ou ela possui atraso isolado em um único domínio, e uma avaliação genética não é necessariamente indicada.
  - Caso o indivíduo esteja atrasado em mais de um domínio, ele ou ela apresenta atraso global de desenvolvimento e uma avaliação em busca da etiologia genética deve ser fortemente considerada a menos que a causa dos atrasos seja conhecida (infecção neonatal, trauma).
  - O grau de atraso, ou quociente de desenvolvimento, é calculado dividindo-se a idade de desenvolvimento pela idade cronológica da criança. Por exemplo, se um bebê de 8 meses está rolando, não tem um alcance de pinça e ainda não balbucia, a idade do desenvolvimento é de 4 meses, e a criança tem um quociente de desenvolvimento de 50%. Um quociente de desenvolvimento pode ser calculado para cada domínio individual, e as crianças normalmente apresentam variações entre os domínios. Um indivíduo tem atraso de desenvolvimento global, se ele ou ela possui um quociente de desenvolvimento de 70% ou menos em dois ou mais domínios.
- Finalmente, o diagnóstico da *regressão psicomotora* é reservado para os indivíduos que perderam habilidades do desenvolvimento. A avaliação para regressão psicomotora está além do escopo deste capítulo.

Avaliação Inicial

- Em uma criança com atraso de desenvolvimento, é essencial descartar um problema médico primário que poderia explicar os atrasos. Por exemplo, qualquer criança com atraso de linguagem deve ter uma avaliação audiológica para descartar a perda de audição como patologia subjacente.
- Um exame oftalmológico pode revelar anormalidades da retina, córnea ou outras que podem levar a um diagnóstico, mesmo quando não há nenhuma preocupação sobre a acuidade visual.
- Existe uma miríade de etiologias genéticas e não genéticas para atraso de desenvolvimento global e deficiência intelectual. Devido ao grande número de causas potenciais, o médico deve usar o histórico, exames e estudos auxiliares para restringir o escopo da avaliação. Quando uma criança

apresenta características sindrômicas sugestivas de uma denominada doença genética específica, então uma avaliação adequada para a síndrome é garantida.
- Exemplos de tais condições e testes associados incluem a síndrome de Angelman (análise de metilação 15q11-13, análise de sequência *UBE3A*), síndrome de Rett (sequenciamento do gene *MeCP2*), esclerose tuberosa (sequenciamento do gene *TSC1* e *TSC2*), ou deficiência do transportador GLUT-1 (sequenciamento do gene *GLUT1*).
- Distúrbios neurológicos comórbidos como epilepsia não são raros em indivíduos com deficiência intelectual ou atraso de desenvolvimento global, especialmente quando o atraso ou comprometimento cognitivo é grave.

Tratamento
- Independentemente da etiologia, é importante ressaltar que as intervenções terapêuticas adequadas — físicas, ocupacionais, de fala e terapias de desenvolvimento — devem ser fornecidas para ajudar a criança a maximizar o seu potencial.
- Na grande maioria dos pacientes, a identificação de uma etiologia genética subjacente não altera significativamente as intervenções terapêuticas ou tratamento sintomático que a criança recebe.

DISTÚRBIOS GENÉTICOS ASSOCIADOS À LESÃO CARDÍACA CONGÊNITA OU CARDIOMIOPATIA
- A maior parte das lesões de cardiopatias congênitas não é patognomônica para uma síndrome particular, mas eles podem fornecer uma pista para o diagnóstico genético subjacente. A lesão cardíaca pode ser a única manifestação de uma síndrome em alguns pacientes.
- Miocardiopatias metabólicas acometem o miocárdio, mas não causam anomalias estruturais.
  - Quando uma cardiomiopatia é causada por uma doença metabólica inata, ela pode ou não apresentar características sindrômicas associadas.
- Muitas vezes, as características associadas, como miopatia esquelética ou hepatomegalia, podem-se desenvolver ao longo do tempo, e a ausência dessas características não deve impedir uma avaliação à procura de uma determinada condição.
- Se o paciente é submetido a uma biópsia cardíaca, essa pode mostrar evidência de armazenamento intralisossômico de macromoléculas (doença de depósito lisossômico), lipídios microvesiculares (defeito de oxidação de ácidos graxos) ou número anormal ou aparecimento de mitocôndrias (citopatia mitocondrial).

Diagnóstico e Avaliação
- CMA pode ser considerado em um indivíduo com lesão cardíaca congênita isolada de etiologia desconhecida. Por exemplo, este teste pode detectar a síndrome de exclusão do 22q11 que pode-se apresentar nessa forma.
- Exames de sangue recomendados a crianças que apresentam cardiomiopatia incluem painel metabólico abrangente, carnitina quantitativa, perfil de acilcarnitine, amônio, lactato, piruvato, aminoácidos de soro/plasma, creatina quinase, aldolase, painel de lipídios, ácido úrico e análise enzimática da doença de Pompe, bem como urina para triagem de mucopolissacaridose.

DISTÚRBIOS GENÉTICOS QUE SE APRESENTAM COM SINTOMATOLOGIA HEPÁTICA
- Pacientes com sintomas hepáticos apresentam-se com hiperbilirrubinemia conjugada ou não, enzimas hepáticas elevadas, hepatomegalia e/ou disfunção sintética.

Diagnóstico e Avaliação

- Nas condições listadas na Tabela 16-3, o sintoma ou sinal hepático pode ser a característica presente mais proeminente. Essa tabela não é abrangente, visto que etiologias infecciosas, malformações anatômicas e condições genéticas extremamente raras não estão listadas.

TABELA 16-3 Características Clínicas e Testes Recomendados para Distúrbios Genéticos que se Apresentam com Hepatomegalia, Disfunção Hepática e/ou Hiperbilirrubinemia

Distúrbio	Características	Testes
Deficiência de α_1-antitripsina	Pouco ganho de peso; possível cirrose, hipertensão portal e ascite. Raras manifestações pulmonares em pacientes pediátricos	Genotipagem do inibidor da protease. Análise de mutação do DNA
Defeitos do metabolismo do ácido biliar	Hepatoesplenomegalia, esteatorreia com deficiência de vitamina lipossolúvel levando à coagulopatia e raquitismo	Ácidos biliares da urina e plasma. Análise de enzimas em fibroblastos
Crigler-Najjar tipo I	Icterícia crônica grave com alto risco de kernicterus (encefalopatia bilirrubínica). Ausência de hemólise ou disfunção hepatocelular significativa	Análise da enzima UGT1A1 no fígado
Distúrbios de oxidação de ácidos graxos • Deficiência de proteína trifuncional ou LCHAD • Deficiência de CPT1	Podem estar presentes de forma aguda na síndrome como a de Reye, ou na cardiomiopatia, miopatia esquelética e hipoglicemia hipocetótica	Perfil da acilcarnitina. Carnitinas quantitativas. Ácido úrico. Amônia. Creatina quinase. Análise de mutação do *HADHA*
Deficiência de frutose 1,6 bifosfatase	Hipocalcemia, acidose láctica, alterações do estado mental e hipotonia. Não requer exposição à frutose oral	Lactato e piruvato. Aminoácidos séricos/plasmáticos. Ácido úrico. Aminoácidos urinários. Análise enzimática ou sequenciamento genético
Galactosemia	Hiperbilirrubinemia, hipoglicemia, diátese hemorrágica, edema, ascite e catarata	Nível de galactose-1-fosfato. Atividade da enzima uridil transferase galactose-1-fosfato *(GALT)*. Análise de DNA do *GALT*

TABELA 16-3 Características Clínicas e Testes Recomendados para Distúrbios Genéticos que se Apresentam com Hepatomegalia, Disfunção Hepática e/ou Hiperbilirrubinemia (*Continuação*)

Distúrbio	Características	Testes
Síndrome de Gilbert	Hiperbilirrubinemia crônica não conjugada discreta, flutuante Ausência de hemólise ou de disfunção hepatocelular	Análise de mutação direcionada ao *UGT1A1*
Deficiência de glicose-6-fosfato desidrogenase (G6PD)	Anemia hemolítica, frequentemente precipitada pela doença ou fármacos oxidantes	Análise quantitativa de G6PD
Doenças de armazenamento de glicogênio	Hipoglicemia, acidemia láctica, retardo de crescimento, hiperlipidemia, hiperuricemia Indivíduos com doença de armazenamento de glicogênio tipo I: predisposição a adenomas hepáticos	Ácido úrico Lactato/piruvato Aminoácidos séricos Painel de lipídios Sequenciamento genético específico
Hemocromatose neonatal	Hipoglicemia, diátese hemorrágica e disfunções renal e hepática fatais	Alfafetoproteína Ferritina Etiologia molecular desconhecida
Hemocromatose juvenil	Hipogonadismo hipogonadotrófico, artropatia e cardiomiopatia	Ferritina Análise de DNA de múltiplos genes
Intolerância hereditária à frutose	Diarreia crônica, ganho de peso pobre, acidose láctica e histórico de dieta consistente com a ingestão de frutose (incluindo algumas fórmulas de soja, preparadas com água açucarada com açúcar em tabletes)	Análise de enzimas Análise de mutação do *ALDOB*
Doenças de armazenamento lisossômico	Variável dependente do subtipo Possíveis achados cerebrais por ressonância magnética (leucodistrofia, atrofia) ou características grosseiras (mucopolissacaridose)	Triagem urinária para mucopolissacaridose Oligossacarídios na urina Painel enzimático de leucócitos lisossômicos

(Continua)

TABELA 16-3 Características Clínicas e Testes Recomendados para Distúrbios Genéticos que se Apresentam com Hepatomegalia, Disfunção Hepática e/ou Hiperbilirrubinemia (*Continuação*)

Distúrbio	Características	Testes
Citopatias mitocondriais	Manifestações multiformes: miopatia esquelética, acidose láctica, AVCs, leucodistrofia, atraso global de desenvolvimento/incapacidade intelectual, distúrbio de movimentos, insuficiência visual, insuficiência auditiva, arritmias, cardiomiopatia, disfunção hepatocelular, diabetes, outras endocrinopatias e estatura baixa	Lactato e piruvato no sangue e CSF; Aminoácidos; Ácidos orgânicos; Perfil de acilcarnitina; Biopsia muscular com análise enzimática; Sequenciamento do mtDNA; Sequenciamento do DNA nuclear
Niemann Pick tipo C	Neonatos: hidropisia ou ascite, insuficiência hepática e insuficiência respiratória. Lactentes/crianças: manifestações neurológicas como atraso global de desenvolvimento, ataxia, olhar fixo paralisado, demência, distonia e convulsões. Adultos: manifestações neurológicas como demência ou sintomas psiquiátricos	Análise do DNA
Distúrbios peroxissomais	Possíveis características faciais dismórficas, grandes fontanelas, dificuldades para alimentação, hipotonia e convulsões	VLCFA
Colestase intra-hepática familiar progressiva	Falha de crescimento, doença hepática progressiva. Inicialmente, pode apresentar curso recidivante/remissivo	Sequenciamento do DNA para alguns subtipos
Deficiência de piruvato quinase	Anemia hemolítica de gravidade variável	Análise isoenzimática de piruvato quinase

TABELA 16-3	Características Clínicas e Testes Recomendados para Distúrbios Genéticos que se Apresentam com Hepatomegalia, Disfunção Hepática e/ou Hiperbilirrubinemia (*Continuação*)	
Distúrbio	**Características**	**Testes**
Tirosemia tipo 1 (hepatorrenal)	Insuficiência hepática aguda rapidamente progressiva Anorexia, irritabilidade, hipotonia, anemia grave, trombocitopenia e acidose tubular renal	Aminoácidos séricos Ácidos orgânicos na urina (para succinilacetona) Succinilacetona sérica Tempo de protrombina/tempo parcial de tromboplastina Alfafetoproteína
Doença de Wilson	Achados neurológicos progressivos, perturbação psiquiátrica, disfunção tubular renal, hemólise discreta ou aguda e anéis de Kayser-Fleischer na córnea	Ceruloplasmina Cobre sérico Análise de mutação do *ATP7B*

*Disfunção hepática refere-se a enzimas hepáticas elevadas, com ou sem disfunção sintética, que pode progredir a cirrose.
CPT1, carnitina palmitoil transferase 1; LCHAD 3-hidroxiacil coenzima A desidrogenase de cadeia longa; VLCFA, ácidos graxos de cadeia muito longa.

Tratamento

- O tratamento ideal depende do distúrbio específico.
- A terapia pode incluir correção cirúrgica, fototerapia ou restrição de certos alimentos na dieta da criança (como proteínas).

INFORMAÇÕES ON-LINE SOBRE GENÉTICA

GeneReviews®

http://www.ncbi.nlm.nih.gov/books/NBK1116/

GeneReviews fornece informações clínicas sobre doenças genéticas selecionadas, incluindo apresentação, diagnóstico e sugestão de tratamento. O número de análises é limitado, não havendo estudos de traços complexos, como a hipertensão. Algumas análises gerais, como uma visão geral dos transtornos do espectro do autismo, estão disponíveis.

GTR: Genetic Testing Registry

http://www.ncbi.nlm.nih.gov/gtr/

Esse site contém um repositório de informações sobre a disponibilidade de realização de testes genéticos, à medida que são enviadas pelos fornecedores laboratoriais. Mais de 31.000 testes provenientes de mais de 600 laboratórios diferentes estão incluídos.

OMIM (On-line Mendelin Inheritance in Man)

http://www.ncbi.nlm.nih.gov/omim

A herança mendeliana no homem *on-line* (OMIM) é uma bibliografia registrada da grande maioria das publicações sobre condições genéticas e a contribuição genética à doença. O banco de dados pode ser pesquisado pelo nome da doença, gene ou fenótipo. As informações sobre a página principal constituem uma lista cumulativa de dados relatados na literatura. Os *links* que se referem à sinopse clínica para um resumo das características de doenças específicas

American Academy of Pediatrics Committee on Genetics
http://www.aap.org/en-us/about-the-aap/Committees-Councils-Sections/Pages/Committee-on-Genetics.aspx

A Academia Americana de Pediatria (AAP) publicou as diretrizes de tratamento para várias síndromes genéticas relativamente comuns para o clínico geral. Estas orientações incluem características proeminentes no exame físico, parâmetros de triagem e orientação antecipatória por idade para tal transtorno. Visto que o campo da genética está mudando rapidamente, estas publicações podem-se tornar desatualizadas relativamente logo após a publicação e não devem ser consideradas como a única ferramenta para o tratamento de pacientes.

American College of Medical Genetics (ACMG) Newborn Screening Action (ACT) Sheets
http://www.acmg.net/ACMG/Publications/ACT_Sheets_and_Confirmatory_Algorithms

Os registros do ACT e os algoritmos que os acompanham destinam-se a ajudar a guiar o médico de clínica geral na avaliação dos resultados de rastreio do recém-nascido anormal. Estes registros fornecem uma breve sinopse do transtorno inspecionado e orientam o médico por meio do acompanhamento adequado dos procedimentos. É altamente recomendável que os médicos de clínica geral também entrem em contato com o subespecialista apropriado para assistência.

LEITURAS SUGERIDAS

Clarke JTR. A Clinical Guide to Inherited Metabolic Diseases. Cambridge, UK: Cambridge University Press, 2006.

Hennekam R, Allanson J, Krantz I. Gorlin's Syndromes of the Head and Neck (Oxford Monographs on Medical Genetics). 5th Ed. New York: Oxford University Press, 2010.

Jones KL, Jones MC, del Campo M. Smith's Recognizable Patterns of Human Malformation. 7th Ed. Philadelphia: Elsevier, 2013.

Lee B, Scaglia F. Inborn Errors of Metabolism. New York: Oxford University Press, 2014.

Rimoin DL, Pyeritz RE, Korf BR. Emery and Rimoin's Principles and Practice of Medical Genetics. 6th Ed. Waltham, MA: Academic Press, 2013.

Saudubray JM, van den Berghe G, Walter J. Inborn Metabolic Diseases: Diagnosis and Treatment. Berlin-Heidelberg: Springer, 2012.

17 Gastroenterologia
David A. Rudnick • Robert J. Rothbaum

Neonatos, lactentes, crianças menores, crianças mais velhas e adolescentes frequentemente apresentam sintomas sugerindo a contemplação de distúrbios hepáticos e gastroenterológicos. Os exemplos incluem dor abdominal, vômitos, diarreia, constipação, sangramento gastrointestinal (GI) e icterícia. Este capítulo revê considerações relevantes para a avaliação médica e tratamento de tais sintomas que os autores consideraram úteis ao longo de décadas de prática clínica. Uma discussão abrangente da apresentação clínica, diagnóstico diferencial, avaliação e tratamento destes sintomas está além das restrições de espaço do presente capítulo. Assim, as considerações aqui devem aumentar, mas não substituir o julgamento clínico dos prestadores de cuidados no tratamento de pacientes individuais com sintomas específicos.

DOR ABDOMINAL
- Em lactentes e crianças menores, cuidadores podem atribuir o choro ao desconforto abdominal. Flexionar as pernas, ficar vermelho, cuspir e flatos ocasionais podem ser interpretados como evidências de apoio. No entanto, o choro excessivo, na ausência de outros sintomas ou sinais (como vômitos, distensão abdominal, hematêmese ou hematoquezia, febre ou aparência geral doentia), normalmente não se origina de uma causa intra-abdominal.
- Em crianças em idade escolar, a dor abdominal funcional normalmente ocorre quase diariamente por pelo menos 3 meses, é periumbilical e pode simultaneamente apresentar náusea ou vômito. O exame físico é repetidamente normal. Testes laboratoriais adicionam pouco à avaliação. A ansiedade é o sintoma concomitante mais frequente (1).
- Em crianças mais velhas e adolescentes, a dor abdominal muitas vezes se encontra localizada em uma região anatômica específica, facilitando as avaliações e as considerações diagnósticas. Características da dor, frequência, duração, radiação e sintomas que acompanham são prontamente definíveis.
  - Dor de quadrante superior direito: a cólica biliar é episódica, muitas vezes noturna, dura horas e, em seguida, diminui. Vômitos podem ocorrer.
  - Dor epigástrica: a dor proveniente de úlcera duodenal e pancreatite ocorre nessa região, pode acompanhar refeições e dura horas. Vômitos podem ocorrer.
  - Dor de quadrante superior esquerdo: a dor da pancreatite pode irradiar-se para esse local. Distúrbios no baço são incomuns na ausência de esplenomegalia preexistente.
  - Dor de quadrante inferior direito: Este é o foco da dor na apendicite. Cistos ovarianos e torção produzem dor aguda. A doença de Crohn ileal causa mais desconforto crônico.
  - Dores de quadrante inferior esquerdo: distúrbios colônicos ou ovarianos causam dor nessa região.
- Achados associados à dor abdominal que aumentam a preocupação com distúrbios graves:

Histórico

- Início agudo, por exemplo, duração < 1 semana.
- Dor de cólica com intervalos, sem sintomas intermediários.
- Dor localizada distante da região periumbilical.
- Sintomas associados
  - Vômitos, especialmente êmese biliosa.
  - Hematêmese, hematoquezia ou melena.
- Febre

Exame Físico

- Taquicardia com ou sem hipotensão.
- Distensão abdominal, com ou sem timpanismo.
- Sensibilidade direta ou indireta de rebote.
- Dor referida.
- Hepatoesplenomegalia.
- Massa abdominal.

VÔMITOS

- Definições
  - Vômitos: expulsão forçada do conteúdo gástrico pela boca.
  - Regurgitação: fluxo sem esforço, de conteúdo gástrico pela boca (também referido como refluxo gastroesofágico infantil [GER], cuspe, regurgitação com náusea).
- GER fisiológica é comum em crianças normais. Apresenta-se entre 1 e 2 meses de vida, aumenta durante os próximos meses e se resolve espontaneamente. O vômito é do conteúdo gástrico sem sangue ou bile. A GER não provoca choro excessivo, alimentação pobre, ganho de peso lento, apneia do sono ou aparentes eventos fatais. Se tais sintomas ou sinais estão sendo avaliados, explicações alternativas devem ser procuradas. A GER fisiológica não requer nenhuma intervenção (ou seja, sem mudanças dietéticas na criança ou mãe, sem supressão de ácido gástrico, etc.). Muitos estudos documentam a ausência de esofagite ou outras complicações em tais crianças. A supressão de ácido pode resultar em aumento do risco de pneumonia ou gastroenterite (2,3).
- Doenças Comuns do GI Superior (UGI) Associadas a Vômitos
  - Estenose pilórica: lactentes acometidos têm vômitos repetidos do conteúdo gástrico e, ocasionalmente, pequenas quantidades de hematêmese. Pode ocorrer perda de peso. A "oliva" é muitas vezes impalpável. O diagnóstico é feito geralmente entre 3 e 12 semanas de idade.
  - Distúrbios esofágicos: nas crianças pequenas acometidas, podem ocorrer vômitos. A esofagite eosinofílica pode apresentar-se com disfagia, vômitos ou ambos. O estreitamento anatômico apresenta-se com êmese quando alimentos sólidos não podem atravessar o estreitamento. Um histórico cuidadoso diferencia disfagia e regurgitação de êmese do conteúdo gástrico. Além de infecções entéricas, distúrbios gástricos e duodenais agudos são incomuns em crianças sem anormalidades anatômicas, cirurgia prévia ou medicamentos em curso.
  - Esofagite de lesão péptica e de ácido mais frequentemente se manifesta como azia com ou sem disfagia. A esofagite infecciosa produz disfagia aguda e odinofagia. A infecção herpética provoca febre. A infecção por *Candida* frequentemente provoca odinofagia. Qualquer infecção pode ocorrer em pacientes imunocompetentes e imunodeficientes.

- Doenças Graves Menos Comuns que se Apresentam com Vômito
  - A obstrução do intestino delgado em virtude da anormalidade anatômica ou cirurgia intestinal prévia com aderências presentes com vômito bilioso repetido, dor abdominal e, muitas vezes, distensão com timpanismo. A avaliação urgente deve prosseguir. A intussuscepção produz vômitos de reflexo antes da evolução para a obstrução.
  - Tumor de fossa posterior: em todas as crianças e adolescentes, início agudo de vômitos diários com qualquer sintoma neurológico associado (dor de cabeça, irritabilidade, letargia, ataxia, diminuição da atividade, diplopia) deve suscitar exame neurológico cuidadoso para sinais cerebelares de nistagmo, dismetria e ataxia. O exame fundoscópico deve ser tentado e o exame de imagem deve ser considerado. Tumores cerebrais de fossa posterior produzem vômitos com ou sem aumento da pressão intracraniana.
  - Ingestão cáustica: vômitos agudos, disfagia, recusa a engolir e ação de babar caracterizam lesão esofágica em consequência da ingestão cáustica. Queimaduras orais ou erosões são frequentes, mas nem sempre presentes. Geralmente, os cuidadores reconhecem ou testemunham o evento.
  - Corpo estranho esofágico pode apresentar-se de forma semelhante à ingestão cáustica, mas sem queimaduras evidentes ou erosões. Uma bateria de disco retida no esôfago é uma emergência médica (4).
- Distúrbios Importantes Apresentando-se com Vômitos por Idade
  - Vômitos de Crianças Menores
    - Êmese biliosa: má-rotação intestinal com ou sem vólvulo
      - Má-rotação com ou sem vólvulo apresenta-se agudamente nas primeiras poucas semanas de vida. Sensibilidade e distensão abdominal muitas vezes estão presentes. Depleção de volume intravascular ocorre pelo acúmulo de líquido intraluminal. Atresias ou estenoses do intestino delgado proximal produzem um quadro clínico semelhante. A série obstrutiva pode mostrar abdome livre de gases ou alças dilatadas do intestino delgado. UGI é diagnóstico, demonstrando o posicionamento incorreto do intestino proximal à direita da linha média e nenhuma ligação clara do ligamento de Treitz. A consulta cirúrgica urgente é essencial.
    - Íleo meconial
      - Esta condição produz obstrução distal do intestino delgado e quase sempre indica fibrose cística (CF) subjacente. O exame demonstra a distensão abdominal, às vezes com alças intestinais visíveis. A radiografia para abdome agudo mostra várias alças dilatadas de intestino com níveis de ar-líquido.
    - Doença de Hirschsprung (5)
      - Essa é uma doença obstrutiva distal do cólon. Distensão abdominal, passagem atrasada de mecônio e vômito bilioso são características da doença. A série obstrutiva demonstra dilatação difusa do intestino delgado e, possivelmente, cólon proximal. O padrão ouro para diagnóstico é uma biópsia retal de sucção (RSB) demonstrando a ausência de células ganglionares submucosas. O enema de bário pode ajudar a delinear a localização da zona de transição e o comprimento do cólon aganglônico, mas também podem parecer normal, especialmente no lactente < 3 meses de idade.
    - Êmese não biliosa
      - Isso ocorre na estenose pilórica. O exame pode não mostrar resultados específicos. O estudo por ultrassonografia pilórica ou UGI mostra um piloro espessado e alongado. A terapia inclui piloromiotomia e reidratação intravenosa.
  - Vômitos da infância
    - Êmese biliosa.
    - Cirurgia abdominal prévia
      - História de cirurgia abdominal prévia deve levar em consideração as aderências intra-abdominais e a obstrução associada. O exame mostra distensão abdominal e sensibilidade com timpanismo. A radiografia para abdome agudo demonstra vários níveis de ar-líquido no intestino dilatado. A terapia inclui a descompressão nasogástrica, a hidratação venosa e exames clínicos e radiológicos seriais, para avaliar a necessidade de adesiólise.

○ Outras obstruções adquiridas de intestino delgado (p. ex., intussuscepção, púrpura de Henoch-Schönlein [HSP]).
○ Êmese não biliosa
  – Gastroenterite é a causa mais comum de êmese não biliosa aguda. Muitas outras doenças GI (p. ex., pancreatite, cole(doco)litíase, úlcera péptica e outras) apresentam vômitos como um componente.

DIARREIA

- A diarreia aguda em um indivíduo saudável é muitas vezes secundária à infecção autolimitada. Persistência também pode ser secundária à infecção ou outras condições de má-absorção, inflamatórias ou secretoras. Nenhuma duração específica consistentemente separa a diarreia aguda *vs.* diarreia crônica. A diarreia infecciosa aguda raramente persiste > 2 semanas.
- Diarreia infecciosa aguda
  - As causas virais mais comuns de diarreia infecciosa aguda descomplicada nos Estados Unidos incluem rotavírus, adenovírus entérico, astrovírus e norovírus. Os sintomas raramente persistem > 2 semanas em hospedeiros imunocompetentes, mas podem durar mais tempo em crianças imunodeprimidas.
  - As causas bacterianas nos Estados Unidos incluem as espécies *Campylobacter, Clostridium difficile, Escherichia coli* (enterotóxicas, mucosa aderente, êntero-hemorrágica [p. ex., O157: H7]), *Salmonella, Shigella, Yersinia enterocolitica* e *Aeromonas* e *Plesiomonas*. A apresentação com diarreia sanguinolenta aguda deve despertar a consideração de diarreia infecciosa bacteriana. Os sintomas geralmente se resolvem dentro de 1 semana.
  - *Escherichia coli* O157: H7 êntero-hemorrágica produtora de toxina de Shiga causa síndrome hemolítico-urêmica (HUS). A antibioticoterapia empírica aumenta o risco de resultados adversos HUS-relacionados. A hidratação agressiva com líquidos isotônicos IV, iniciada no momento da apresentação clínica (ou seja, antes do diagnóstico com base em cultura) reduz esse risco. Assim, pacientes com diarreia sanguinolenta aguda (i) devem ter suas fezes cultivadas por um laboratório confiável capaz de identificar os patógenos bacterianos listados acima, (ii) geralmente não recebem antibióticos empíricos até que *E, coli* O157:H7 tenha sido excluído e (iii) sejam intensamente hidratados com líquidos isotônicos IV até que *E coli* seja excluído ou o curso clínico do paciente indique resolução do risco de desenvolvimento ou progressão de HUS (6).
  - Diarreia infecciosa não bacteriana, não viral nos Estados Unidos é causada por *Giardia lamblia, Cryptosporidium parvum, Cyclospora cayetanensis* e outros parasitas. Os sintomas podem persistir por semanas, meses ou mais. Testes de diagnóstico do antígeno fecal para *Giardia* e *Cryptosporidium* estão amplamente disponíveis.
- Considerações sobre Diagnóstico em Crianças com Diarreia Prolongada (7)
  - Infecção persistente (veja acima).
  - A diarreia intratável da infância (IDI) representa episódios recorrentes de diarreia e ganho insuficiente de peso ou perda de peso, geralmente em crianças < 6 meses de idade. Normalmente, IDI ocorre em crianças desnutridas que sofrem de enterite aguda e então falham em seguir o curso típico de recuperação espontânea. O diagnóstico baseia-se na consciência do médico, exclusão apropriada de explicações alternativas e resposta clínica à terapia nutricional.

- Imunodeficiência (p. ex., vírus da imunodeficiência humana [HIV], imunodeficiência combinada grave [SCID], desregulação imune, poliendocrinopatia, enteropatia, síndrome ligada a X [IPEX], doença granulomatosa crônica [CGD], outras).
- Anormalidade anatômica (p. ex., má-rotação).
- Insuficiência pancreática (p. ex., fibrose cística, síndrome de Shwachman-Diamond, outras).
- Doença celíaca.
- Colestase (ou seja, esteatorreia; consulte a página 98: Icterícia [Hiperbilirrubinemia]).
- Doença de Hirschsprung.
- Outras causas raras, por exemplo, diarreia congênita por cloreto, diarreia congênita por sódio, tumores secretores de neuropeptídeos, acrodermatite enteropática, enteropatia autoimune, doença de inclusão das microvilosidades, enteropatia com tufos, abetalipoproteinemia e outras.
- Considerações sobre Diagnóstico em Crianças Pequenas, Crianças mais Velhas e Adolescentes com Diarreia Crônica
  - Diarreia crônica não específica. Alta ingestão de sorbitol, por exemplo, suco de maçã, ou alta ingestão oral de líquidos pode exacerbar.
  - Deficiência de lactase.
  - Síndrome do intestino irritável.
  - Doença celíaca.
  - Doença inflamatória intestinal.
  - Fibrose cística.
  - Hipertireoidismo.
  - Factício.
- Avaliação inicial e tratamento de diarreia crônica em crianças não tóxicas
  - Histórico e exame físico completos (cuidados de suporte urgente conforme necessário).
- Revisão de registros de crescimento.
- Exame de fezes.
- Exames laboratoriais: CBC e painel metabólico abrangente.
- Avaliação e tratamento com base no estado, curso e achados.

CONSTIPAÇÃO

- Constipação refere-se a uma combinação variável de movimentos intestinais grandes, duros, dolorosos ou não frequentes.
- Frequência de evacuação diminuída na infância precoce, especialmente se supositórios ou enemas têm sido utilizados para promover a passagem das fezes, deve alertar quanto à doença de Hirschsprung. "Constipação funcional" (ou seja, reter a eliminação de fezes e encoprese) normalmente presentes após 2 anos de idade. Na população em geral, a doença de Hirschsprung é rara, acometendo um número estimado de 1 em 5.000 indivíduos. A constipação é comum, acometendo ~30% das crianças (5).
- Constipação funcional, retenção das fezes e encoprese
  - Essa condição muitas vezes inclui um componente comportamental com ciclos dolorosos de defecação e retenção de fezes.
  - Apesar da crença comum, não há provas de que a suplementação oral de ferro provoca constipação funcional.
  - Diagnóstico é sugerido por fezes palpáveis (cíbalos) no exame abdominal, exame retal digital, mostrando a massa fecal dura e sujidade fecal aparente na pele perianal ou em roupas íntimas. O raio X abdominal é útil em situações isoladas, como quando o paciente não permite um exame retal digital. Avaliação da retenção fecal é confiável apenas com um radiologista pediátrico experiente usando um sistema de pontuação estruturado.

- O tratamento inclui a modificação comportamental com o incentivo de movimentos intestinais regulares e hábitos de boa higiene, laxantes (mais comumente polietilenoglicol 3350 [PEG]), e desimpactação. A desimpactação pode ser realizada por séries de enemas salinos ou alta taxa de ingestão enteral de líquidos osmoticamente ativos. Soluções de PEG 3350 podem ser administradas como uma mistura oral, semelhante à preparação para a colonoscopia. Infusão NG de soluções de eletrólitos isotônicas também pode ser eficaz. No paciente com distensão e constipação marcada ao exame físico, internação para monitoramento do efeito pode ser prudente. Morbidade e mortalidade foram relatadas em associação com a prolongada retenção retal de hipertônica, clisteres contendo fosfato (p. ex., Fleet) sendo agora desencorajado seu uso (8).

- A eficácia e segurança do PEG 3350 para o tratamento da constipação e preparação para colonoscopia em crianças têm sido intensamente estudadas. Não há provas sistemáticas atuais mostrando que PEG 3350 causa doença na infância (8). Um estudo com mais detalhes de segurança do uso de PEG 3350 em crianças patrocinado pelo NIH está atualmente em curso.

- Doença de Hirschsprung (5)
  - Essa é uma condição debilitante e potencialmente fatal. A obstrução intestinal resulta de aganglionose de comprimento variável de intestino proximal que se estende a partir do reto. O diagnóstico é feito normalmente por volta de 6 meses de vida, mas ocorrem novos diagnósticos em crianças mais velhas e adultos. Aproximadamente 30% das crianças com doença de Hirschsprung apresentam anomalias congênitas adicionais.
  - Apresentações clínicas típicas incluem obstrução intestinal neonatal, perfuração intestinal neonatal, passagem atrasada de mecônio, constipação crônica grave, distensão abdominal aliviada por estimulação retal ou clister e enterocolite.
  - RSB é o teste padrão ouro e deve ser executada em neonatos com distensão abdominal significativa, especialmente em combinação com vômitos biliosos, passagem atrasada de mecônio ou perfuração do intestino. Biópsia deve ser considerada em outras situações (p. ex., diarreia sanguinolenta neonatal, eliminação atrasada de mecônio (i. e., > 24–48 horas após o nascimento), crianças pequenas com constipação refratária à medicação oral). A biópsia de espessura total é necessária para o diagnóstico em alguns casos.
  - O tratamento da doença de Hirschsprung requer cirurgia. Antes da cirurgia, o tratamento médico inclui descompressão retal, normalmente com irrigações de solução salina normal através de um tubo retal macio e outros tipos de apoio conforme indicado. O tratamento cirúrgico envolve um procedimento "*de puxar através*" normalmente com as técnicas de Swenson, Duhamel ou Soave. Se os resultados são melhores com um procedimento ou outro não foi estabelecido. O conhecimento e a experiência individuais do cirurgião são fatores determinantes.
  - A enterocolite associada à doença de Hirschsprung é uma complicação potencialmente fatal. Ocorre antes ou depois da cirurgia. As características clínicas incluem diarreia explosiva, fétida ou sanguinolenta, distensão abdominal, descarga explosiva de gás ou de fezes no exame de toque retal, diminuição da perfusão periférica, letargia e febre. Radiografias abdominais mostram vários níveis de ar-líquido, alças de intestino distendido, dente de serra, revestimento irregular da mucosa, pneumatose, e ausência de ar no intestino distal. Reconhecimento permanece desafiador. O tratamento inclui o restante do intestino, drenagem com tubo nasogástrico, líquidos IV, descompressão de intestino dilatado por meio de irrigação retal com salina normal e antibióticos de amplo espectro por via venosa.

- A constipação também pode ocorrer como um efeito colateral de medicamentos, no hipotireoidismo e em outros cenários clínicos. O hipotireoidismo raramente apresenta-se como constipação isolada em crianças.

HEMORRAGIA GASTROINTESTINAL

- A hemorragia GI em pediatria é potencialmente grave (9,10). O teste químico (p. ex., *Gastroccult*, guaiaco) deve ser feito para confirmar a presença de sangue no vômito ou nas fezes visto que várias substâncias ingeridas podem ser interpretadas erroneamente como sangue.
- O sangramento UGI refere-se a uma fonte proximal ao ligamento de Treitz e tipicamente se apresenta como hematêmese, vômitos cor de pó de café, melena ou hematoquezia (de trânsito rápido de sangue através do trato gastrointestinal). A hemorragia GI inferior (LGI), ou seja, o sangramento distal ao ligamento de Treitz apresenta-se com hematoquezia ou melena. A hemorragia GI oculta pode apresentar-se com palidez, fadiga ou anemia microcítica (deficiência de ferro).
- Avaliação e tratamento iniciais devem centrar-se na avaliação e estabilização do estado hemodinâmico e na avaliação da magnitude do sangramento. Alterações do sinal vital ortostático sugerem perda de sangue significativa. Pacientes com sinais e sintomas de perda de sangue significativa devem ser hospitalizados. A estabilização clínica geralmente precede avaliações de diagnósticos de doenças específicas e considerações terapêuticas. Pacientes com suspeita de sangramento GI grave devem ter garantido calibroso acesso IV, ter ressuscitação com líquidos iniciada e sangue enviado para tipagem e teste de compatibilidade. Quando for possível, um histórico precoce direcionado pode fornecer considerações etiológicas.
- Testes laboratoriais iniciais estimam a extensão da hemorragia. O hematócrito no CBC inicial pode não refletir a gravidade de uma hemorragia aguda se uma hemodiluição compensatória ainda não ocorreu. A microcitose sugere perda crônica de sangue. A avaliação da contagem de plaquetas e PT/PTT deve ser obtida para contribuir com a avaliação de coagulopatia. Juntamente com a idade e a apresentação (p. ex., hemorragia UGI *vs.* LGI), diagnósticos adicionais podem informar a consideração de etiologia:
  - Exame físico, detectando hepatomegalia ou esplenomegalia sugere hipertensão portal e varizes esofágicas possíveis. Testes laboratoriais podem mostrar coagulopatia e disfunção hepática. Baixa albumina sérica pode advir de uma doença hepática ou doença inflamatória intestinal.
  - BUN e creatinina podem contribuir com a avaliação da hidratação e consideração de *E. coli* O157: H7-induzido HUS.
  - Alguns médicos recomendam colocação de tubo NG para a avaliação e tratamento da hemorragia UGI. A sonda NG deve ter o maior calibre tolerável. Uma irrigação inicial com solução salina normal detecta sangue vermelho ou escuro. Irrigações contínuas com soro fisiológico morno ou frio não reduzem o sangramento. Drenagem por tubo NG com baixa sucção intermitente pode detectar sangramento do esôfago ou do estômago em curso, mas pode não identificar hemorragia duodenal.
  - Radiografias para abdome agudo podem sugerir obstrução (alças dilatadas de intestino) ou perfuração (ar livre).
- Uma vez estabilizado, uma história completa e exame físico devem ser obtidos, que (juntamente com a apresentação, curso e achados de avaliações iniciais) podem fornecer a consideração de avaliações adicionais de imagem, endoscópica e outras.
- A supressão empírica de ácido é frequentemente razoável no cenário de um sangramento UGI agudo em crianças ou adolescentes. A cultura de fezes deve ser obtida em um cenário de diarreia sanguinolenta aguda (ver página 6: Diarreia).
- Considerações diagnósticas são sugeridas pela localização suspeita, gravidade da apresentação e idade. Há sobreposição etiológica entre grupos etários.
  - Hemorragia UGI Grave
    - Bebê — grande volume de sangramento ocorre na gastrite aguda ou ulceração gástrica e coagulopatia (p. ex., a deficiência de vitamina K /doença hemorrágica do recém-nascido, outra coagulopatia). Menos sangramento ocorre com estenose pilórica ou esofagite. Sangramento do parto ou sangue materno engolido podem ser regurgitados.

- Criança/adolescente — hemorragia de grande volume pode ocorrer com gastrite, úlcera gástrica, úlcera duodenal ou varizes esofágicas ou gástricas. Raras considerações incluem malformações vasculares (como os hemangiomas ou lesão de Dieulafoy), tumor e outras. Um sangramento menos agudo ocorre na esofagite, na maior parte dos episódios de gastrite e após vômitos repetidos (gastrite emetogênica). Vômitos de sangue ingerido podem ocorrer com lesões orais, epistaxe ou hemorragia pulmonar.
- Hematoquezia
  - Bebê — pequenas quantidades de sangue em uma criança de boa aparência podem ocorrer com fissura anal, hiperplasia linfoide nodular ou colite infantil. A fissura anal é visível no exame externo. A colite infantil está relacionada com a intolerância da fórmula de proteína em apenas 40% dos lactentes com fezes com traços de sangue. Em um lactente de aparência doentia, um sangramento pode ocorrer na enterocolite necrosante, doença de Hirschsprung, má-rotação/vólvulo, intussuscepção, colite infecciosa e outras condições raras e menos comuns.
  - Criança/adolescente — sangramento leve pode indicar fissura anal, hemorroida, infecção perianal por estreptococos grupo A, úlcera retal solitária ou pólipo juvenil retido ou protruído. Em uma criança doente, considere intussuscepção, má-rotação/vólvulo, HSP ou isquemia intestinal. Intussuscepção fora da faixa etária típica torna imperativa a consideração de um ponto de ligação patológica. Outras condições importantes incluem colite infecciosa, doença inflamatória intestinal (ulcerativa ou colite de Crohn), irritação intestinal induzida por NSAID, origem UGI com trânsito rápido, má-formação vascular e várias outras. O divertículo de Meckel pode apresentar sangramento vermelho vivo ou melena na criança mais velha.
- Perda de sangue oculto GI com anemia microcítica. Considerações principais incluem a doença inflamatória intestinal, doença celíaca, múltiplos pólipos juvenis, malformações vasculares e esofagite.
- Comentários Adicionais
  - Endoscopia urgente ou colonoscopia é, muitas vezes, uma consideração na presença de sangramento. O primeiro passo no tratamento é a garantia de estabilidade hemodinâmica. Líquidos intravenosos e transfusão de hemácias são iniciados. Octreotida intravenosa é útil para hemorragia varicosa. Os inibidores da bomba de prótons são frequentemente iniciados para o sangramento UGI. Uma endoscopia UGI eficaz requer planejamento para etiologias potenciais, clara visualização da mucosa e paciente estável. Uma colonoscopia eficaz requer preparação do cólon. Na hemorragia catastrófica, incontrolável e desestabilizadora, providenciar uma consulta cirúrgica e considerar arteriografia para ajudar na localização da origem anatômica.
  - Exames de células vermelhas do sangue marcadas com radioisótopo podem detectar o local do sangramento, mas dependem de uma taxa elevada de tal sangramento.
  - Cápsula endoscópica permite imagens (mas não biópsia) do intestino delgado entre o duodeno e o íleo terminal. Uma investigação adequada para o risco de retenção da cápsula deve ser realizada antes de tal estudo.

ICTERÍCIA (HIPERBILIRRUBINEMIA)

- Icterícia refere-se à descoloração amarela da pele, esclera e outras membranas mucosas e resulta da bilirrubina sérica elevada. A hiperbilirrubinemia pode ser conjugada/direta ou não conjugada/indireta. Os diagnósticos diferenciais para hiperbilirrubinemia direta *vs.* indireta são distintos.

- Deve-se obter uma bilirrubina fracionada de todos os lactentes com icterícia e > 2 semanas de vida para se distinguir uma hiperbilirrubinemia direta da indireta. A hiperbilirrubinemia conjugada no período recém-nascido sempre requer mais avaliação e deve requerer encaminhamento para gastroenterologista pediátrico. A hiperbilirrubinemia indireta no período neonatal, às vezes, requer mais avaliação e tratamento.
- Colestase refere-se ao fluxo reduzido de bile canalicular e se manifesta, principalmente, como hiperbilirrubinemia direta. Uma rápida identificação e uma avaliação diagnóstica da colestase neonatal são imperativas para o reconhecimento dos distúrbios passíveis de intervenção específica e instituição de terapia de suporte adequada. A avaliação permanece desafiadora em virtude da diversidade de síndromes colestáticas, obscuridade de patogênese e sobreposição de aparência clínica.
- Considerações Diagnósticas
  - Hiperbilirrubinemia Conjugada — Neonatal e Infantil
    - Obstrução extra-hepática do trato biliar.
    - Atresia biliar extra-hepática (BA).
    - Outros (p. ex., estenose ductal extra-hepática, cisto ou perfuração espontânea, massa). A obstrução por cálculos biliares é incomum.
    - Distúrbios hepatocelular e outros intra-hepáticos (com alguns exemplos)
      - Distúrbios biliares (intra-hepático, por exemplo, síndrome de Alagille, fibrose hepática congênita, insuficiência não sindrômica de ducto biliar).
      - Drogas/toxinas (p. ex., TPN associado [ver página 100: comentário sobre TPN]).
      - Endócrinos (p. ex., hipo-hipofisarismo, displasia septo óptica, hipotireoidismo).
      - Genético (p. ex., deficiência de α1-antitripsina [α1AT], colestase intra-hepática familiar progressiva [PFIC; tipos I e II são caracterizadas pela variação sérica baixa ou normal γβGT, tipo 3 pela alta γGT], fibrose cística).
      - Idiopática (hepatite neonatal).
      - Infeccioso (p. ex., sepse [p. ex., *E coli* UTI], TORCH, hepatite B, HIV).
      - Metabólico (aminoácidos, carboidratos, lipídios [ácidos biliares], metabolismo peroxissômico).
      - Choque-isquemia.
      - Outras causas (menos comuns): distúrbios de transporte de ácidos biliares/bilirrubina (p. ex., Dubin-Johnson, Rotor), hemocromatose neonatal, anomalias vasculares.
  - Hiperbilirrubinemias conjugadas — crianças mais velhas e adolescentes
    - Distúrbios obstrutivos do trato biliar extra-hepático, por exemplo, coledocolitíase, infecção parasitária, cisto do colédoco, tumor.
    - Distúrbios hepatocelulares e outros intra-hepáticos (com alguns exemplos).
      - Distúrbios biliares (intra-hepático, p. ex., síndrome de Alagille, fibrose hepática congênita, insuficiência não sindrômica de ducto biliar).
      - Endócrina (hipotireoidismo).
      - Imune (p. ex., hepatite autoimune, colangite esclerosante primária, cirrose biliar primária).
      - Infecciosa (p. ex., sepse; hepatite A, B, C, E, HSV, EBV, HIV, não determinada).
      - Medicação/toxina (p. ex., TPN [ver página 100: comentário sobre TPN]).
      - Metabólica/genética (p. ex., deficiência de α1-AT, doença de Wilson, fibrose cística, hemocromatose, transporte de ácido biliar/ bilirrubina, oxidação de ácido graxo, mitocondriais, anomalias cromossômicas, trissomias).
      - Diversos (p. ex., choque-isquemia, anomalias vasculares).
  - Hiperbilirrubinemia não conjugada
    - Neonatal e infantil — fisiológica, leite materno, hemólise, doença não hemolítica (p. ex., hipotireoidismo congênito, hemorragia, estenose pilórica hipertrófica, Crigler-Najjar).

- Crianças mais velhas — doença hemolítica, doença não hemolítica (p. ex., Crigler-Najjar, Gilbert, doença hepatocelular).
- Um comentário adicional sobre a colestase associada a TPN: TPN em longo prazo é salva-vidas em bebês e crianças com insuficiência intestinal cujas condições médicas subjacentes obrigam esse apoio. Esforços recentes para atenuar tal colestase incluem redução do componente lipídico à base de soja, substituição com lipídios com base em ω-3 para o componente lipídico à base de soja e evitar a obesidade com esteatose hepática associada. Uma pesquisa adicional é necessária para definir um tratamento aperfeiçoado. Infecções de cateter venoso central também podem contribuir para disfunção hepática (11).
- Avaliação Inicial de Hiperbilirrubinemia Direta
  - Em primeiro lugar, estabelecer se a hiperbilirrubinemia é direta ou indireta:
    - Bilirrubina total e fracionada.
    - Bilirrubina detectada na urina (ou seja, em um UA) sugere hiperbilirrubinemia direta.
  - Com hiperbilirrubinemia direta, avaliar quanto à gravidade da lesão e disfunção hepáticas.
    - Marcadores de lesão: ALT/SGPT, AST/SGOT, γGT e fosfatase alcalina séricos.
    - Medidas de disfunção: PT/INR, albumina, bilirrubina e glicose.
  - Disfunção de síntese hepática grave, como demonstrado pela coagulopatia, hipoglicemia ou encefalopatia, gera preocupação de evoluir para falência hepática aguda (ver página 303: Insuficiência Hepática Aguda).
  - Primeiramente investigar quanto a uma idade determinada, distúrbios especificamente tratáveis. Por exemplo, em crianças muito pequenas:
    - Considerar o sangue, urina, outras culturas para bactérias, HSV e enterovírus.
    - Revisão/obtenção de triagem do recém-nascido (galactose fosfato uridil transferase [GPUT] para galactosemia, testes de função da tireoide); Verifique a succinilacetona na urina (para tirosinemia hereditária).
  - Considerar imagem e biópsia hepática
    - Ausência de uma vesícula na U/S é sugestivo, mas não diagnóstico de BA. Com BA, o sistema hepatobiliar não mostrará dilatação dos componentes.
    - A excreção intestinal do traçador na cintilografia biliar pode descartar BA, mas a ausência de tal excreção não estabelece o diagnóstico. Colestase grave está associada à captação hepática atrasada do traçador.
    - Biópsia hepática percutânea ou cirúrgica pode ajudar a confirmar diagnósticos suspeitos.
  - Abordagem sistemática, organizada, abrangente para o diagnóstico específico
    - Em lactentes, nenhum teste não invasivo é diagnóstico de BA. Assim, os diagnósticos se baseiam na presença de achados particulares, por exemplo, hiperbilirrubinemia direta e a ausência de outras explicações, por exemplo, infecção ou deficiência α1-AT. Uma investigação imediata para causas da colestase neonatal/infantil especificamente tratáveis e outras causas comuns não BA é importante para uma progressão em direção a um diagnóstico mais definitivo e início do tratamento da BA. Após hepatite neonatal idiopática e BA, a deficiência de α1-AT é o próximo diagnóstico específico mais comum. Erros inatos do metabolismo, muitas vezes, se apresentam mais cedo na vida e são uma outra consideração importante.
    - Investigações subsequentes baseando-se no curso e nos achados.
- Tratamento Inicial de Hiperbilirrubinemia Direta
  - Terapia diagnóstico-específica conforme indicada.
  - Cuidados de suporte frequentemente incluem:
    - Terapia empírica para otimizar o crescimento e o desenvolvimento: suplementação de vitamina lipossolúvel (e monitoramento dos níveis), fórmula que contém triglicérides de cadeia média (MCT) para lactentes.
    - Tratamento de prurido (que muitas vezes é desafiador).

- Monitoramento de hipertensão portal (e o risco de hemorragia varicosa).
- Acompanhamento para a progressão da doença hepática (consideração de transplante).
- Caso nenhuma etiologia específica seja identificada, dar continuidade a reavaliações clínicas do *status* de modo seriado.
- Avaliação Inicial e Tratamento de Hiperbilirrubinemia Indireta. Este tópico tem sido objeto de revisões recentes (12,13).

INSUFICIÊNCIA HEPÁTICA AGUDA

- ALF é rara, grave e, às vezes, fatal. Aproximadamente metade de todas as crianças com ALF se recupera sem transplante hepático, e a ALF é a indicação em 10% de todos os transplantes de fígado (14,15).
- ALF em crianças é causada por etiologias infecciosas específicas, tóxicas, metabólicas, imunomediadas, metabólicas, isquêmicas e outras. Aproximadamente metade dos casos pediátricos é idiopática.
- A apresentação clínica pode incluir náuseas, vômitos, letargia, anorexia e febre, bem como icterícia, prurido, púrpura e encefalopatia.
- O diagnóstico é fundamentado no reconhecimento de sinais, sintomas e achados laboratoriais de lesão hepática grave em pacientes sem doença hepática previamente conhecida. Tais achados incluem icterícia com hiperbilirrubinemia direta, coagulopatia com PT/INR prolongado, encefalopatia e hipertransaminasemia baseada no fígado. A encefalopatia pode ser de difícil reconhecimento em lactentes e crianças jovens.
- Existem intervenções específicas para algumas etiologias ALF, incluindo sepse; acetaminofeno-induzida, metabólicas (p. ex., tirosinemia hereditária tipo I) e doenças genéticas (p. ex., Wilson); hemocromatose neonatal; e autoimunes e algumas outras condições. Todos os pacientes acometidos devem receber cuidados de suporte em um centro de atendimento terciário ou quaternário, com cuidados intensivos e recursos para um transplante de fígado. Tais cuidados incluem avaliações laboratoriais e clínicas seriadas; esforços para manter a perfusão, oxigenação e equilíbrio eletrolítico; evitar medicamentos sedativos e hepatotóxicos; evitar a interrupção de infusão de dextrose; monitoramento para complicações cardiovasculares, respiratórias, neurológicas, hematológicas, renais e complicações infecciosas; e a consideração precoce de transplante hepático. Resultados (ou seja, recuperação sem transplante, transplante de fígado e óbito) são difíceis de serem previstos de forma confiável e dependem, em parte, da recuperação regenerativa do fígado. Redução das transaminases no soro pode ser um sinal promissor em associação à melhora da função de síntese hepática, mas representa uma constatação preocupante se associada ao aumento da bilirrubina e agravamento de coagulopatia.
- Hepatotoxicidade induzida pelo acetaminofen é a principal etiologia específica de ALF em crianças (10–15%). Tanto a apresentação aguda intencional quanto a crônica não intencional (desventura terapêutica) ocorre. O nomograma de Rumack-Matthew estima o risco de hepatotoxicidade após uma única ingestão aguda. A hepatotoxicidade induzida por acetaminofeno resulta do esgotamento das reservas de glutationa hepatocelular. A administração inicial de N-acetil-cisteína (NAC), que recupera a glutationa, é altamente eficaz no tratamento de ALF aguda induzida por acetaminofeno quando administrado em uma maneira oportuna e deve ser fornecido a todos os pacientes com ALF induzida por acetaminofeno, de acordo com programas de dosagens estabelecidos.

REFERÊNCIAS

1. Apley J, Naish N. Recurrent abdominal pains: a field survey of 1,000 school children. Arch Dis Child 1958;33(168):165–170. PMCID:PMC2012205
2. Vandenplas Y, Rudolph CD, Di LC, et al. Pediatric gastroesophageal reflux clinical practice guidelines: joint recommendations of the North American Society for Pediatric Gastroenterology, Hepatology, and Nutrition (NASPGHAN) and the European Society for Pediatric Gastroenterology, Hepatology, and Nutrition (ESPGHAN). J Pediatr Gastroenterol Nutr 2009;49(4):498–547.

3. Smith CH, Israel DM, Schreiber R, et al. Proton pump inhibitors for irritable infants. Can Fam Physician 2013;59(2):153–156. PMCID:PMC3576942
4. Kramer RE, Lerner DG, Lin T, et al. Management of ingested foreign bodies in children: a clinical report of the NASPGHAN Endoscopy Committee. J Pediatr Gastroenterol Nutr 2015;60(4):562–574.
5. Heuckeroth RO. Hirschsprung disease. In: Faure C, Di Lorenzo C, Thapar N, eds. Pediatric Neurogastroenterology: Gastrointestinal Motility and Functional Disorders in Children. New York: Humana Press (Springer Science and Business Media), 2013:271–283.
6. Holtz LR, Neill MA, Tarr PI. Acute bloody diarrhea: a medical emergency for patients of all ages. Gastroenterology 2009;136(6):1887–1898.
7. Keating JP. Chronic diarrhea. Pediatr Rev 2005;26(1):5–14.
8. Gordon M, Naidoo K, Akobeng AK, et al. Cochrane Review: Osmotic and stimulant laxatives for the management of childhood constipation (Review). Evid Based Child Health 2013;8(1):57–109.
9. Boyle JT. Gastrointestinal bleeding in infants and children. Pediatr Rev 2008;29(2):39–52.
10. Neidich GA, Cole SR. Gastrointestinal bleeding. Pediatr Rev 2014;35(6):243–253.
11. Rudolph JA, Squires R. Current concepts in the medical management of pediatric intestinal failure. Curr Opin Organ Transplant 2010;15(3):324–329.
12. Lauer BJ, Spector ND. Hyperbilirubinemia in the newborn. Pediatr Rev 2011;32(8):341–349.
13. Pashankar D, Schreiber RA. Jaundice in older children and adolescents. Pediatr Rev 2001;22(7):219–226.
14. Lee WM, Squires RH Jr., Nyberg SL, et al. Acute liver failure: summary of a workshop. Hepatology 2008;47(4):1401–1415.
15. Squires RH Jr., Shneider BL, Bucuvalas J, et al. Acute liver failure in children: the first 348 patients in the pediatric acute liver failure study group. J Pediatr 2006;148(5):652–658.

LEITURAS SUGERIDAS

http://www.naspghan.org/content/63/en/Clinical-Guidelines-and-Position-Statements

Suchy FJ, Sokol RJ, Balistreri WF, eds. Liver Disease in Children. 4th ed. Cambridge, UK: Cambridge University Press, 2014.

Kleinman RE, Goulet OJ, Mieli-Vergani G, et al., eds. Walker's Pediatric Gastrointestinal Disease: Physiology, Diagnosis, Management. 5th ed. Hamilton, ON, Canada: BC Decker Inc., 2008.

Endocrinologia

Ana Maria Arbelaez ▪ Mareen Thomas ▪ Amy Clark
Stephen Stone

DIABETES MELITO
Definição
- Os critérios diagnósticos são (1) fundamentados em mensurações laboratoriais, sintomas de diabetes melito (DM) e glicose plásmica repentina de ≥ 200 mg/dL, (2) jejum (≥ 8 horas), glicose plásmica de ≥ 126 mg/dL, (3) glicose plásmica de 2 horas ≥ 200 mg/dL em um teste de tolerância à glicose oral na ausência de doença aguda, ou (4) HbA1c > 6,5%.
- As crianças assintomáticas devem receber um diagnóstico provisório de diabetes e testes de confirmação com a repetição do teste em um dia diferente.
- Pacientes com glicemia de jejum de 100 a 125 mg/dL com sintomas de diabetes devem passar por um teste de tolerância à glicose oral (glicose de 1,75 g/kg, até o máximo de 75 g).

Diabetes Melito Tipo 1 (T1DM)
- Doença autoimune resultante da destruição das células pancreáticas beta.
- Caracterizada por deficiência de insulina absoluta.
- Os sintomas clínicos clássicos são poliúria, polidipsia e perda de peso.
- Encaminhamento urgente de todos os pacientes com início recente de diabetes tipo 1 para a iniciação da terapia de insulina e educação intensiva.
- Usar pulseiras médicas de alertas por pacientes com este diagnóstico é importante.

Diabetes Melito Tipo 2 (T2DM)
- Caracterizada por resistência à insulina periférica, regulação prejudicada da produção hepática de glicose e resposta secretora de insulina compensatória insuficiente, eventualmente levando à insuficiência de células β.
- Os fatores de risco são obesidade, histórico familiar e PCOS.
- Incidência elevada em crianças americanas nativas, afro-americanas, hispânicas e asiáticas de baixo peso corporal.
- O rastreio deve ser realizado em crianças de alto risco para o diabetes tipo 2 com uma glicose plásmica de jejum e HbA1c a cada 1–2 anos, começando com 10 anos de idade ou após o início da puberdade.

Tratamento
Regimes de Insulina:
- Existem diferentes tipos de preparações de insulina (Tabela 18-1).
- A insulina é o tratamento de primeira linha para todos os pacientes com T1DM e para aqueles com T2DM com hiperglicemia grave ou uma HbA1c > 8,5% ou cetose.
- Dosagens diárias sugeridas de insulina subcutânea (SC) a partir do diagnóstico, que são baseadas nas necessidades dos pacientes:
  - < 3 anos = 0,3–0,4 U/kg/dia.
  - 3–6 anos = 0,5 U/kg/dia.
  - 7–10 anos = 0,6–0,8 U/kg/dia.
  - 11 a 14 anos = 0,8–1 U/kg/dia.

TABELA 18-1 — Tempo de Curso de Ação das Preparações da Insulina Humana

Insulina	Início	Pico	Máximo
Lispro (Humalog)/aspart (Novolog)	< 15 min	30–90 min	4–6 h
Regular	30 min	2–3 h	6–8 h
NPH	2–4 h	6–10 h	14–18 h
70/30 NPH/30 regular	30–60 min	duplo	14–18 h
Glargina (Lantus)	2 h	nenhum	24 h

- \> 14 anos = 1–1,5 U/kg/dia.
- Injeções duas vezes ao dia: a serem consideradas na observância inadequada ou caso a contagem de carboidratos não seja possível. Pacientes com esse regime devem seguir um tempo fixo para as refeições e ingestão de carboidratos.
  - Dose total de 2/3 pela manhã: 1/3 lispro ou aspart, 1/3 NPH.
  - Dose total de 1/3 à tarde: 1/2 Humalog ou NovoLog, 1/2 NPH.
- Regime basal-*bolus* — regime preferencial de insulina em crianças. Pode ser dado como injeções múltiplas ou via bomba:
  - Permite maior controle glicêmico e maior flexibilidade.
  - A dose de insulina basal é iniciada como 1/2 dose diária total: uma dose diária de glargina (Lantus) ou duas vezes a dose diária de detimir (Levimir).
  - A dose diária total remanescente é dada com a insulina de ação curta (lispro ou aspartato) com refeições — baseando-se na ingestão de carboidratos.
  - Infusão de insulina subcutânea contínua (bomba de insulina): dar 80% da dose basal de insulina usada em múltiplas injeções SC em 24 horas. *Bolus* de insulina de ação curta na refeição são administrados através da bomba com base na ingestão de carboidratos e valores de glicemia na pré-refeição. Com somente a insulina de curta ação presente na bomba, a interrupção de fornecimento de insulina pode ser associada à cetose e até mesmo à cetoacidose diabética em um período de várias horas; um controle glicêmico equivalente pode ser obtido com um regime basal-*bolus* de insulina e bomba de insulina com boa observância.

Metformina
- A primeira linha de tratamento para adolescentes com T2DM sem cetose.

Monitoramento de Glicose do Sangue
- Deve ser feito antes das refeições, hora de dormir, ou se ocorrerem sintomas de glicose baixa no sangue. Níveis de glicose no meio da noite (02:00) devem ser obtidos no início da terapia com alterações de PM ou doses de insulina basal.

Recomendações Dietéticas
- Necessidades calóricas:
  - Até a idade de 10 anos: 1.000 kcal + 100 kcal/ano.
  - Após 10 anos: para meninas: 45 kcal/kg/dia; para os meninos: 55 kcal/kg/dia.
- O controle dietético rigoroso é mais bem alcançado quando os pacientes contam os carboidratos.
  - 1 unidade de carboidrato = 15 g de carboidrato.

TABELA 18-2 — Valores e Níveis da Glicose Sanguínea Correspondentes na Hemoglobina A_{1c}

Hemoglobina A_{1c} (%)	Média de glicose sanguínea (MG/dL)
4-6	Não diabético
6	120 (excelente)
7	150 (muito bom)
8	180 (bom)
9	210 (regular)
10	240 (ruim)

Monitoramento

- Se o BG encontra-se ≥ 300 ou o paciente apresenta vômitos, ele/ela deve verificar a urina quanto a cetonas.
- Níveis de hemoglobina A_{1c} (Hgb) fornecem estimativa da média dos níveis de glicose no sangue nos 3 meses anteriores à mensuração (Tabela 18-2). Monitore a cada 3–4 meses. Alvo HbA1c em crianças é de ≤ 7,5%, mas pode ser individualizado.
- Microalbumina, exame de vista e exame de monofilamento anualmente na T1DM com duração ≥ 5 anos ou uma vez na puberdade e em todos os T2DM iniciando no diagnóstico.
- Lipídios
  - T1DM: a cada 5 anos de 8–18 e anualmente após os 18 anos.
  - T2DN: anualmente depois de diagnosticado.

Hipoglicemia e Diabetes

- Hipoglicemia é a complicação mais comum do tratamento do diabetes e é o fator limitante de controle glicêmico adequado.
- Os sintomas são tremores, sudorese, nervosismo, dor de cabeça, irritabilidade, confusão e convulsões.
- Tratar hipoglicemia de leve a moderada com 15 g de açúcar de ação rápida, como 120 mL de suco ou comprimidos de glicose. Verifique novamente a glicose no sangue 15 minutos mais tarde.
- Tratar a hipoglicemia grave (perda de consciência ou convulsões) com o glucagon 1 mg por via intramuscular (se < 20 kg, administrar 0,5 mg por via intramuscular).
- A hipoglicemia despercebida é a falta de sintomas hipoglicêmicos e respostas adequadas à hipoglicemia. Isso pode desenvolver-se em pacientes com controle rígido do diabetes e na hipoglicemia recorrente ou após o exercício. Resolve-se com prevenção de hipoglicemia.

CETOACIDOSE DIABÉTICA

- A cetoacidose diabética (DKA) caracteriza-se pela glicose sérica > 200 mg/dL, cetonemia (> 3 mmol/L) ou cetonúria, desidratação e pH sérico < 7,3 ou bicarbonato sérico < 15 mEq/L.

Etiologia

- T1DM: início recente, omissão da insulina, doenças.
- T2DM: doença grave, estresse traumático ou uso de alguns agentes antipsicóticos.

Apresentação Clínica

- Pacientes com uma variedade de sintomas que podem estar presentes com DKA moderado a grave: vômitos, respiração profunda com suspiros (Kussmaul) com odor de acetona, dor abdominal e sonolência ou perda de consciência.
- Indivíduos com início recente de DM ou controle glicêmico pobre em curso: também um histórico de poliúria, polidipsia, polifagia, noctúria e perda de peso.

Estudos de Laboratório

- Avaliação rápida: glicose sanguínea e cetonas na urina.
- Estudos iniciais: perfil metabólico básico (BMP), gasometria venosa, hemograma completo (CBC), Hgb A_{1c}, urinálise, eletrocardiograma (ECG) se o potássio encontra-se anormal, cultura de sangue e urina caso a temperatura seja > 38,5 °C ou sinais de infecção:
  - Intervalo aniônico (mEq): (Na − (Cl + HCO_3)); normal: 8–12.
  - Na corrigido: Na + [(glicose − 100)/100] × 1,6.
  - Osmolaridade do plasma: 2(Na) + Glicose/18 + nitrogênio ureico no sangue/2,8
    - Pacientes com DKA apresentam uma osmolaridade plásmica > 300 mOsm/L.

Tratamento (Fig. 18-1; Tabela 18-3)

Cetoacidose Diabética Leve ou Cetose

- Características: pH > 7,3, HCO_3 > 15 mmol/L e cetonas moderadas a altas.
- Muitas vezes, o tratamento ambulatorial é adequado.
- Monitor BG e cetonas a cada 2 horas a partir da dose de insulina. Repetir a dosagem se as cetonas persistirem moderadas ou altas.
- Administrar insulina de ação curta adicional (lispro e aspart) a cada 2–3 horas:
  - Cetonas ureicas moderadas: geralmente de 5–10% da dose diária total.
  - Cetonas ureicas altas: normalmente 10–20% da dose diária total.
- Se o açúcar no sangue é < 150 mg/dL, pode ser necessário dar bebidas açucaradas adicionais para que suba o açúcar no sangue antes da insulina adicional.
- Aumentar a ingestão oral de líquidos para compensar as perdas urinárias aumentadas e ajudar a eliminar cetonas.
- Caso o paciente esteja em uma bomba de insulina e não é possível eliminar cetonas, fornecer *bolus* adicionais de insulina de ação curta por injeção SC e mudar o local da bomba.
- Se uma hipoglicemia concomitante resulta de doença gastrointestinal (GI), considerar a terapia de resgate de glucagon SC com 1 unidade (10 μg)/ano de idade, começando em 2 unidades e até 15 unidades (150 μg).
- Se os pacientes não são capazes de eliminar cetonas, ou eles apresentam respiração difícil, confusão ou letargia, encaminhá-los para o departamento de emergência para mais cuidados.

Cetoacidose Diabética Moderada

- As características incluem êmese persistente, níveis elevados de cetonas, pH 7,2,–7,3 e HCO_3 10–15 mmol/L.
- Muitas vezes, os pacientes são tratados no departamento de emergência ou unidade de curta permanência.
- A hidratação intravenosa (IV) é muitas vezes necessária.
- Iniciar 0,1 U/kg/h de insulina com gotejamento regular I.V. com monitoramento BG de hora em hora até que o intervalo aniônico se feche. Se não for possível iniciar o gotejamento, considerar a administração de 0,1 U/kg de insulina de ação curta a cada 2 a 3 horas, ou 10–20% da dose diária total, ou insulina regular q2-4h ou 2 vezes a dose habitual de correção de BG.
- Internar se não resolver após 3–4 horas (ou seja, não fechamento do intervalo aniônico e/ou incapaz de tomar líquidos orais), se recém-diagnosticados, ou se a capacidade dos cuidadores é questionável.

Endocrinologia | 309

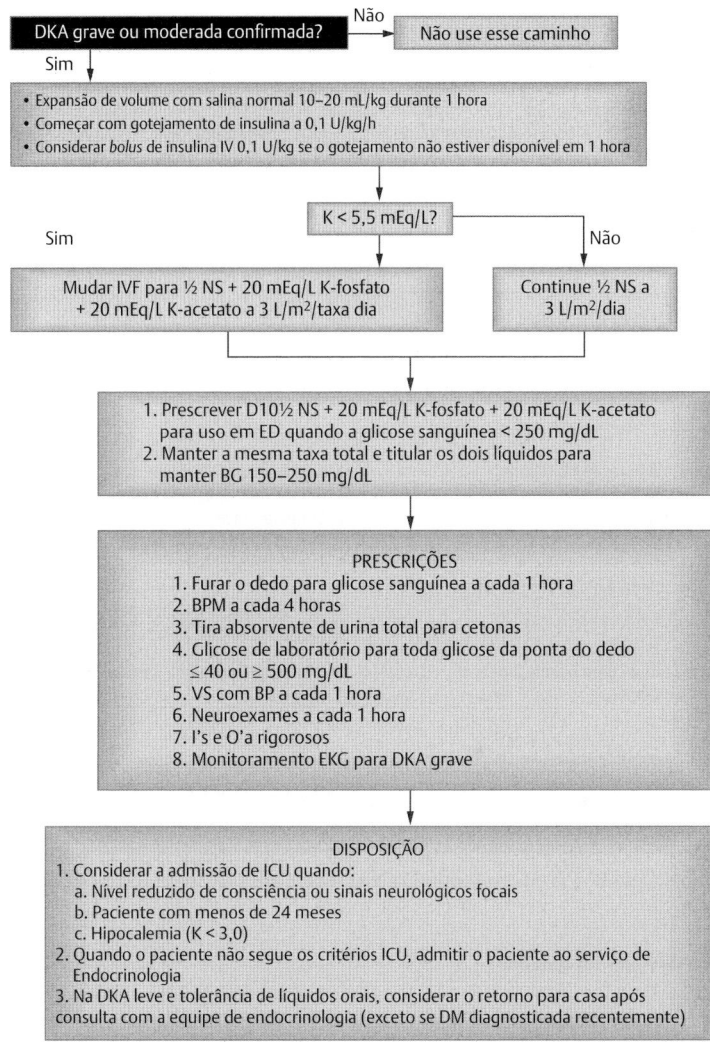

Figura 18-1 Algoritmo mostrando o tratamento da cetoacidose diabética (DKA).

Cetoacidose Diabética Grave

- As características incluem altos níveis de cetonas, pH < 7,1, HCO_3 < 10 mmol/L, pH < 7,2, ou DKA leve a moderada juntamente com prejuízo de outros sistemas orgânicos, como o estado mental alterado, função renal prejudicada ou insuficiência respiratória.
- Admitir para terapia e monitoramento intensivo (nível de glicose sanguínea por picada no dedo q1h, BMP q4h, tira absorvente de urina total para cetonas, sinais vitais com pressão arterial q1h, verificações neurológicas q1h, balanço hídrico rigoroso).

TABELA 18-3 — Resumo do Tratamento da DKA

1. Com desidratação/vômito – considerar *bolus* de NS (10 mL/kg inicialmente)
2. Laboratoriais:
   a. Com pH > 7,3, bicarbonato > 15 -> considerar insulina SQ (ver Tratamento Diário da Doença)
   b. Com pH < 7,3, bicarbonato < 15 intervalo aniônico > 12 -> gotejamento de insulina (ver abaixo)
3. Gotejamento de insulina
   a. Insulina regular: 0,1 U/kg/h (1 U/mL)
   b. IVF: 2–3 L/m^2/dia
      i. Não administrar K até que o K sérico < 5,5 e pt seja nulo
      ii. ½ NS + 20 mEq/L Kacetato + 20 mEq/L K_{fos} (substituir KCl quando K_{fos} não estiver disponível)
      iii. D10½NS + 20 mEq/L Kacetato + 20 mEq/L K_{phos} (substituir KCl se K_{fos} não estiver disponível)
      iv. Iniciar com ½ NS – quando BS < 250-300 mg/dL ou diminuindo para > 100 mg/dL por hora e, então, alterar para 50% ½ NS + 50% D10 ½ NS
      v. Focar em BS durante o gotejamento de insulina de 150–250 mg/dL
4. Monitoramento:
   a. *Dstick*, exames neurológicos q1h
   b. BMP q4h
5. Administrar Lantus previamente (ainda durante o gotejamento de insulina)

Considerar a Admissão PICO para:
1. VGB pH < 7,10
2. Bicarbonato < 5
3. K < 3,0
4. Idade < 3 a
5. Atenção quanto a um edema cerebral

Sinais de Edema Cerebral:
1. Alterações no estado mental
2. Cefaleia grave
3. Recorrência de vômito após melhora inicial
4. Tríade de *Cushing*
5. Papiledema
6. Pupila(s) fixa(s) ou dilatada(s)
7. Sinais neurológicos focais

Tratamento Inicial para Edema Cerebral:
1. Taxa IVF diminuída
2. Manitol 0,5–1 g/kg
3. CT da cabeça após tratamento

Fórmulas de Conversão Rápida:
1. 1 kg = 2,2 lb
2. BSA = [4 × *peso (kg)* + 7]/ (90 + *peso(kg)*)

- Considerar a admissão em uma unidade de cuidados intensivos se o paciente apresenta nível reduzido de consciência ou sinais neurológicos focais, idade < 24 meses, ou um nível de potássio < 3,0 mg/dL.

Outras Estratégias Terapêuticas

Hidratação Intravenosa

- A hidratação simples frequentemente causa queda na glicose de 180–240 mg/dL.
- Expansão do volume (primeira fase [na perfusão pobre ou hipotensão]): salina normal (NS) 10–20 mL/kg durante 1 hora e, em seguida, reavaliar o *status* do volume
- Reidratação (segunda fase): 1/2 NS mais acetato de potássio e fosfato de potássio (ver discussão mais adiante) em 3 L/m^2/dia:

- Diminuir para 2,5 L/m²/dia, se houver preocupações sobre o risco de edema cerebral.
- Quando a glicemia está < 250 mg/dL, mude para D5 1/2 NS. (Tenha disponível para uso D10 1/2 NS + acetato de potássio, fosfato de potássio quando a glicemia < 250 mg/dL. Mantenha a taxa total a mesma, e titule os dois líquidos para manter a glicose sanguínea de 150 a 250 mg/dL.)

Substituição de Potássio
- Quando a saída de urina é estabelecida e o potássio é < 5,5 mEq/L, iniciar administração de potássio.
- O nível de potássio cai com a correção de acidose, diminuição da glicemia e início de insulina.
- Adicionar potássio 30–40 mEq/L aos líquidos IV com cloreto de potássio, fosfato de potássio e/ou acetato de potássio (i. e., 1/2 NS 20 mEq/L, fosfato de potássio + 20 mEq/L de acetato de potássio a 3 L/m²/dia).

Insulina Intravenosa
- A expansão volêmica deve ser iniciada antes da administração de insulina.
- Iniciar o gotejamento de insulina em 0,1 U/kg/h.
- Se a glicemia está < 150 mg/dL e o paciente permanece acidótico, **não pare o gotejamento de insulina, mas aumente a dextrose.** Se a acidose estiver se resolvendo (pH > 7,3, HCO_3 > 15 mmol/L), a taxa de infusão de insulina pode ser reduzida a 0,08 ou 0,05 U/kg/h, especialmente se a dextrose 10% é necessária para manter a glicose acima de 150 mg/dL.
- Mudar para insulina SC quando o paciente é capaz de ingerir líquidos oralmente, o pH é > 7,25, ou HCO_3 é > 15 mmol/L e o intervalo aniônico fechou. Considere a administração de Lantus PM durante o tratamento de DKA para fornecer insulina basal, o que facilita a interrupção do gotejamento de insulina no momento oportuno.

Edema Cerebral
- Essa é a causa mais comum de morte durante DKA em crianças (0,4–1% dos casos).
- Antecipar edema cerebral nas primeiras 24 horas após início do tratamento. Sempre tenha manitol disponível durante as primeiras 24 horas em pacientes com DKA grave.
- Os sintomas são: alterações de afetividade, nível de consciência alterado, irritabilidade, dor de cabeça, pupilas igualmente dilatadas, delírio, incontinência, êmese, bradicardia e papiledema.
- Tratamento
  - O edema cerebral é uma emergência médica e uma intervenção imediata é necessária.
  - Edema cerebral é um diagnóstico clínico. A tomografia cerebral computadorizada (CT) não é indicada antes do tratamento ou para estabelecer o diagnóstico, mas considere a CT para avaliar possível trombose ou infarto, além de edema cerebral.
  - Manitol 0,5–1 g/kg IV por < 30 minutos.
  - Diminuir a taxa de infusão IV de 2–2,5 L/m²/dia.
  - Considerar a hiperventilação e a dexametasona.

HIPOGLICEMIA
- Existe um processo normal durante o jejum para manter o fornecimento de combustível para o cérebro.
- A adaptação de jejum normal inclui (1) glicogenólise hepática (quando a reserva de glicogênio está esgotada: > 4 horas em lactentes e > 8 horas em crianças), (2) gliconeogênese hepática e (3) cetogênese hepática.
- Hipoglicemia não representa uma entidade única, mas é um defeito dessas principais vias adaptáveis.

Definição

- A hipoglicemia clínica é definida como a presença da Tríade de Whipple: (1) sinais e sintomas de hipoglicemia, (2) BG baixo documentado, e (3) resolução com a ingestão de carboidratos.
- Um nível de glicose plásmico abaixo de 50 mg/dL é reconhecido como o limiar glicêmico para hipoglicemia.

Apresentação Clínica

- Lactentes: crises cianóticas, apneia do sono, dificuldade respiratória, recusa alimentar, temperatura subnormal, períodos de lassidão, puxões mioclônicos, sonolência e convulsões.
- Crianças: taquicardia, ansiedade, irritabilidade, fome, sudorese, tremores, teimosia, sonolência e convulsões.
- As crianças e bebês, muitas vezes, não podem reconhecer ou comunicar sintomas e uma hipoglicemia recorrente pode mascarar sintomas e respostas hormonais.

Histórico

- Um bom histórico é crucial ao avaliar a hipoglicemia.
- A informação necessária é a idade do paciente, idade gestacional e peso no nascimento (para bebês), duração do período de jejum, evento desencadeantes (p. ex., ingestão de frutose), taxa de infusão de glicose (GIR), histórico perinatal e comorbidades (p. ex., doença hepática, defeitos de linha média, etc.), ingestão potencial de agentes que diminuem a glicose.

Estudos de Laboratório

- Uma dosagem de glicose sanguínea real de laboratório, não um resultado do glicosímetro, para confirmar a hipoglicemia verdadeira é muito importante.
- Uma amostra crítica para diagnosticar a causa subjacente geralmente deve ser obtida durante um episódio de hipoglicemia ou durante um jejum formal. Essa amostra é obtida quando a glicemia cai abaixo de 50 mg/dL:
  - Amostras para glicose sanguínea, HCO_3 sérico, insulina, peptídeo-C, β-hidroxibutirato, lactato, ácidos graxos livres, cortisol, hormônio do crescimento e NH_3 plasmático são obtidas.
- Urina para cetonas também é obtida imediatamente após a hipoglicemia.
- Em pacientes que estão sendo tratados para hipoglicemia, também obter sangue para carnitina total e livre no plasma, perfil de ácidos orgânicos urinários e perfil de plasma acilcarnitina (sempre faça isso antes de um jejum formal).
- Durante uma resposta normal a um nível de glicose do sangue abaixo de 50 mg/dL, o nível de insulina deve ser indetectável (< 2 μU/mL), β-hidroxibutirato aumentado (2 a 5 mM), lactato reduzido (< 1,5 mM), ácidos graxos livres aumentados (1,5–2 mM) e hormônios contra reguladores aumentados.

Avaliação (Fig. 18-2)

Hipoglicemia Transitória da Infância: Hiperinsulinismo Neonatal Transitório

- *Bebês de mães diabéticas*
  - Isso se manifesta com hipoglicemia transitória como resultado de hiperinsulinemia após exposição crônica a glicose sanguínea elevada no útero. Os bebês geralmente são macrossômicos, e a hipoglicemia pode durar 3–7 dias.
  - O tratamento consiste de alimentações frequentes ou, se necessário, glicose IV suplementar a uma taxa não excedente a 5–10 mg/kg/min.
- Retardo de crescimento intrauterino e estresse perinatal
  - Isso pode ser manifestado como hipoglicemia e geralmente persiste por > 5 dias de vida. Os níveis de insulina podem ser inadequadamente elevados.

Endocrinologia | 313

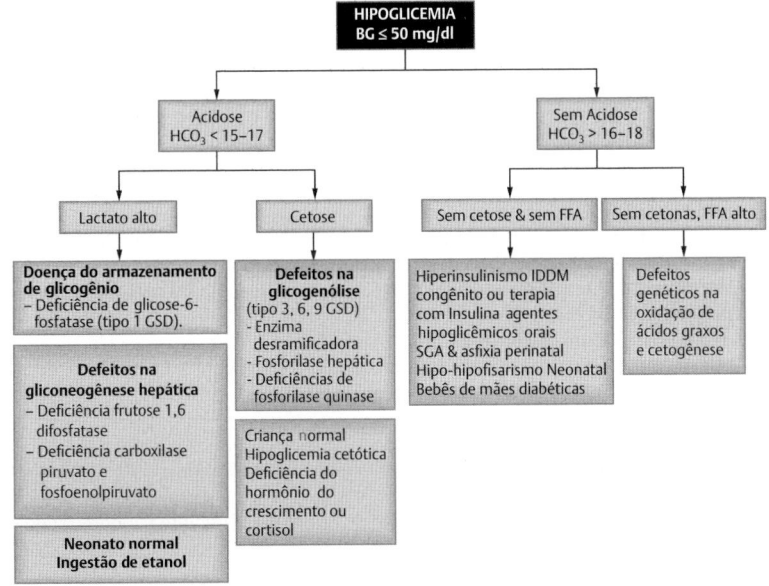

Figura 18-2 Algoritmo demonstrando o tratamento de hipoglicemia.

- Tratamento envolve as mamadas frequentes, ou a maior parte dos bebês responde ao diazóxido (5–15 mg/kg/dia).
- Lactentes que tomam β-bloqueadores, os quais causam hipoglicemia hipocetótica em virtude da supressão da lipólise

Hipoglicemia Persistente de Infância

- *Hipoglicemia com acidose láctica*: erros inatos do metabolismo
  - Doença de armazenamento de glicogênio tipo 1 (deficiência de glicose-6-fosfatase)
    - Bebês podem desenvolver hipoglicemia no primeiro dia de vida, em decorrência de alimentações frequentes, isso pode não ser diagnosticado por meses. A tolerância ao jejum geralmente é muito curta (2–4 horas).
    - As condições associadas incluem acidemia láctica, taquipneia, hepatomegalia, hiperuricemia, insuficiência de crescimento, hipertrigliceridemia e neutropenia.
    - O tratamento consiste de alimentações frequentes com carboidratos, amido de milho (> 1 ano de idade), ingestão limitada de frutose e galactose e fator estimulador de colônias de granulócitos e macrófagos.
  - Defeitos na gliconeogênese hepática (deficiência de frutose-1,6-difosfatase)
    - Os pacientes geralmente desenvolvem hipoglicemia após jejum de 8 a 10 horas ou após a ingestão de frutose.
    - As condições associadas incluem acidemia láctica e hepatomegalia.
  - Galactosemia (deficiência da galactose-1-fosfato uridil transferase)
    - Isso geralmente se apresenta com icterícia sem hepatomegalia e sepse relacionada à *Escherichia coli* neonatal.
    - Mais tarde na vida, os pacientes podem desenvolver hepatomegalia, catarata, atraso de desenvolvimento, insuficiência ovariana e síndrome de Fanconi.
    - O tratamento consiste de dieta com restrição de galactose.

- Hipoglicemia com acidose láctica: ingestão de álcool ou álcool para assepsia.
- Recém-nascidos normais. Bebês têm pouca capacidade de formar cetonas e gliconeogênese nas primeiras 24 horas de vida.
- *Hipoglicemia com cetose*
  - Erros inatos do metabolismo: doença de armazenamento de glicogênio tipos 3, 6 e 9 (*debrancher*, fosforilase hepática ou deficiências de fosforilase quinase).
    - A tolerância de jejum geralmente é de 4–6 horas.
    - Os pacientes podem apresentar-se com atraso de desenvolvimento, hepatomegalia, cardiomiopatia e miopatia.
    - O tratamento consiste de mamadas frequentes, dieta livre de açúcar e amido de milho.
  - Deficiência de cortisol e hormônio de crescimento (hipo-hipofisarismo)
    - A incidência de hipoglicemia é de ~ 20%; além do período neonatal, geralmente ela está associada a cetose.
    - A tolerância ao jejum geralmente é de 8–14 horas.
    - O tratamento é a terapia de reposição adequada (8–12 mg/m^2/dia de hidrocortisona e 0,3 mg/kg/semana para o hormônio de crescimento).
  - Hipoglicemia cetótica
    - Isso ocorre mais comumente durante a idade de bebê e a pré-escolar durante períodos de doença intercorrente, com ingestão oral ruim ou períodos de jejum de 10 a 12 horas. É um diagnóstico de exclusão.
    - O tratamento envolve a ingestão frequente de carboidratos durante períodos da doença e evitar um jejum prolongado durante a noite.
- *Hipoglicemia sem acidose (sem cetose; sem ácidos graxos livres elevados):*
  - Hiperinsulinismo congênito.
  - A causa mais comum de hipoglicemia persistente do recém-nascido.
  - O tempo de início, características clínicas, tolerância ao jejum (0–6 horas) e a terapia dependem da gravidade e do tipo de doença ou mutação. Os pacientes geralmente não apresentam atraso de desenvolvimento.
  - Os pacientes geralmente apresentam necessidades elevadas de glicose (10 a 30 mg/kg/min).
  - Os pacientes respondem a um estímulo de glucagon (0,03 mg/kg até um máximo de 1 mg IV) com um aumento na glicose > 30 mg/dL dentro de 15–30 minutos.
  - Tipos diferentes incluem:
    - Mutações recessivas de genes do canal de potássio (1 SUR, Kir6.2). O tratamento é octreotide e pancreatectomia subtotal (98%); os pacientes não respondem ao diazóxido.
    - Mutação dominante de genes de canal de potássio. O tratamento é pancreatectomia subtotal (98%).
    - Hiperinsulinismo focal: perda focal de heterozigosidade de 11P maternal e expressão de mutações de canal de potássio transmitidos paternalmente de SUR 1 ou KIR 6.2. O tratamento é a ressecção focal; os pacientes não respondem ao diazóxido.
    - Mutações dominantes da glutamato desidrogenase: Síndrome hiperinsulinismo-hiperamonemia. O tratamento é diazóxido.
    - Mutações dominantes da glucoquinase. O tratamento é diazóxido.
    - Mutações recessivas acil-CoA desidrogenase de cadeia curta (SCHAD): metabólitos anormais no perfil acilcarnitina de ácidos orgânicos na urina. O tratamento é diazóxido.
- Hipo-hipofisarismo neonatal. Características clínicas associadas a essa condição são defeitos de linha média, microfalos, disfunção hepática colestática e icterícia.

- A administração escondida de insulina ou de secretagogos orais para insulina é caracterizada por uma hipoglicemia com níveis elevados de insulina, mas baixos de peptídeo-C. Na suspeita desse fato, assistentes sociais devem ser envolvidos na avaliação do caso.
- A síndrome de *dumping* Post-Nissen ocorre em alguns bebês após a cirurgia para doença de refluxo.
  - Tratamento consiste de mamadas frequentes, e inibidores da motilidade gástrica, como a acarbose, podem ser úteis.
- *Hipoglicemia sem acidose (nenhuma cetose ou cetose anormalmente baixa, mas ácidos graxos livres altos)*
  - Defeitos de oxidação de ácidos graxos e cetogênese. Os pacientes não apresentam no período neonatal, visto que a tolerância ao jejum é de 12 a 16 horas. O primeiro episódio geralmente é iniciado por uma doença inespecífica.

Tratamento
- O objetivo é manter a glicose sanguínea acima de 70 mg/dL após um jejum de 7 horas e entre as refeições.
- As terapias específicas incluem:
  - Dextrose: *bolus* de 0,2 g/kg IV (2 mL/kg de dextrose 10%), seguido de infusão contínua de dextrose 10% (5 mL/kg/h de dextrose 10% é aproximadamente um GIR de 8 mg/kg/min em um recém-nascido). Ajustar a taxa para manter BG 70–150 mg/dL.
  - Glucagon (somente na indução de insulina): 0,5 mg SQ ou IV se < 20 kg or 1 mg SQ ou IV quando > 20 kg. Náusea e vômito são efeitos colaterais comuns.
  - Diazóxido: 5–15 mg/kg/dia divididos em 2–3 doses. Comece com a dose máxima. Efeitos colaterais: retenção de líquidos e insuficiência cardíaca congestiva.
  - Octreotida: começar com 2–10 µg/kg/dia e pode aumentar até 50 µg/kg/dia SQ dividido q6–8h ou IV contínua. A taquifilaxia é um problema comum, e isso pode causar a supressão de outros hormônios como o glucagon, cortisol, hormônio do crescimento e hormônio estimulante da tireoide.
  - Amido de milho não cozido (doença de armazenamento de glicogênio tipo 1): 1–2 g/kg/dose em crianças mais velhas.
  - Carnitina (para o defeito CPT1): 100 mg/kg/dia divididos em 3–4 doses.

INSUFICIÊNCIA ADRENAL
- A insuficiência adrenal pode ser primária (como resultado de um distúrbio da glândula adrenal) ou secundária (como resultado de anomalias congênitas ou insultos adquiridos ao hipotálamo ou hipófise).

Etiologia
- Insuficiência adrenal aguda primária: Síndrome de Waterhouse-Friderichsen (septicemia com infartos adrenais bilaterais subsequentes), infecção (tuberculose, histoplasmose, citomegalovírus, HIV), medicamentos (cetoconazol).
- Insuficiência adrenal crônica primária: autoimune (síndrome poliglandular autoimune), hiperplasia adrenal congênita, hipoplasia adrenal congênita, doença de Wolman (doença de depósito lisossômico que inclui calcificação das suprarrenais), adrenoleucodistrofia, insensibilidade congênita ao ACTH.
- Insuficiência adrenal secundária: deficiência de ACTH isolado, radiação, craniofaringioma, displasia septo óptica e iatrogênica (terapia esteroide crônica). Danos traumáticos, hemorrágicos ou autoimunes à hipófise estão associados a deficiências de hormônio do crescimento e gonadotropina bem como ACTH e tireotropina.

Apresentação Clínica

- Sinais
  - Geral: perda de peso, hipotensão/choque, vitiligo.
  - Insuficiência adrenal primária isolada: hiperpigmentação das superfícies extensoras, pregas das mãos, gengivas, aréola, lábios, cicatrizes.
- Sintomas: fraqueza, fadiga, anorexia, náuseas, vômitos, desejo de sal, vertigem postural.
- As anormalidades de laboratório incluem hiponatremia (90%), hipercalemia (60%) na insuficiência adrenal primária; hipercalcemia, acidose metabólica, anemia, linfocitose, eosinofilia e azotemia também podem estar presentes. A hipercalemia não é evidente em nenhuma insuficiência adrenal.

Triagem e Diagnóstico

- Níveis aleatórios de cortisol plasmático não são muito úteis, exceto em lactentes, em pacientes em estado de choque, ou durante uma crise, se o tratamento é emergente.
- Os procedimentos de diagnóstico inicial podem incluir cortisol sérico, ACTH e eletrólitos às 8 h.
  - Um valor de cortisol de soro de manhã cedo > 11 μg/dL (300 nmol/L) torna improvável que o paciente tenha clinicamente importante insuficiência hipotálamo-hipófise-adrenal.
  - Um valor < 3 μg/dL (80 nmol/L) torna a insuficiência adrenal muito provável se o paciente apresenta ritmo circadiano normal presumido. Cortisol baixo com ACTH alta sustenta uma insuficiência adrenal primária.
  - Se as condições do paciente permitem espera para iniciar a terapia, realizar um **teste de estimulação ACTH** com cosintropina. Na suspeita de insuficiência adrenal primária: 250 μg IV e monitorar os níveis de cortisol plasmático no tempo de 0 minutos, 30 minutos e 60 minutos. Na suspeita de insuficiência adrenal secundária, realizar um teste de cosintropina de 1 μg de baixa dose. Um valor de cortisol sérico de ≥ 20 μg/dL (550 nmol/L) em 30 ou 60 minutos indica uma resposta normal.
  - Dexametasona pode ser administrada quando a terapia emergente é necessária, e testes de estimulação do ACTH podem ser executados logo em seguida.
- A insuficiência adrenal secundária também pode ser diagnosticada usando o teste de tolerância à insulina ou teste de metirapona com a ajuda de um endocrinologista.

Tratamento

Insuficiência Adrenal Aguda

- Rápida expansão do volume IV com 20 mL/kg NS ou D_5NS se houver hipoglicemia concomitante.
- Monitoramento cuidadoso de eletrólitos e glicose no sangue.
- Hidrocortisona em 50 mg/m^2 IV em *bolus*; em seguida, 50 mg/m^2/dia dividida q4–6h.
- Se não necessita IV ou nenhum diagnóstico estabelecido: dexametasona 1 mg/m^2 IV ou IM.

Insuficiência Adrenal Crônica

- Substituição fisiológica (Hidrocortisona 6–12 mg/m^2/dia PO dividido q8h; a melhor dose é a mais baixa que o paciente possa suportar sem sintomas).
- Fludrocortisona 0,1 mg/dia PO na insuficiência adrenal primária. Aumentar a dose, se necessário.
- Dosagem de estresse.
- Doença menos grave (náusea, vômito, febre). Triplicar a dose total diária de corticosteroide e dividir em três vezes diariamente ou administrar hidrocortisona 30–50 mg/m^2/dia IV por 48 horas ou até resolver os sintomas. Os pacientes devem ter corticoide injetável disponível com ori-

TABELA 18-4 Potências Relativas de Corticosteroides Sistêmicos

Fármaco	Efeito glucocorticoide	Efeito mineralocorticoide	Meia vida biológica (h)
Hidrocortisona	1	1	8–12
Prednisona/prednisolona	4	0,3	18–36
Metilprednisolona	5	0	18–36
Dexametasona	25–40	0	36–54
Fludrocortisona	10–15	125	18–36

entação para uso de modo intramuscular para êmese ou emergências (dexametasona 1 mg/m^2/dia) ou Solucortef (50 mg/m^2 por dose).
- Estresse importante (doença grave, anestesia geral, fratura óssea). Administrar hidrocortisona 50–100 mg/m^2/dia IV dividido q6-8h.
  - A diminuição das doses de estresse para as fisiológicas pode ser feita de qualquer forma, seguida por diminuições lentas cuidadosas nos esteroides abaixo das doses fisiológicas em virtude da preocupação com insuficiência adrenal.
  - O paciente deve receber a dosagem de estresse durante os períodos de doença se abaixo da dosagem de estresse ou se estiver sem esteroides até que um teste ACTH/cosintropina (Cortrosina) indique uma suficiência adrenal.
  - Um bracelete médico deve ser usado por um paciente com este diagnóstico.
  - No pós-operatório (para lesões da hipófise). Um valor de cortisol > 8 µg/dL 24 horas após a interrupção de dexametasona ou hidrocortisona é reconfortante. O paciente ainda precisa de um teste de estimulação com ACTH/cosintropina 1 mês após a cirurgia.

Potências do Corticosteroide
- As potências relativas de corticosteroides variam (ver Tabela 18-4).

HIPERPLASIA ADRENAL CONGÊNITA
- A hiperplasia adrenal congênita (CAH) é a causa mais comum de ambiguidade genital no recém-nascido.
- Ela possui uma herança autossômica recessiva.
- É causada pela deficiência em uma das enzimas da via biossintética de corticosteroides (Tabela 18-5).
  - O defeito primário é a incapacidade de sintetizar adequadamente cortisol e esteroides distais à enzima ausente resultando em excessivo hormônio liberador de corticotropina e ACTH, fazendo com que as glândulas adrenais se tornem hiperplásicas.
  - Estimulação do hormônio trófico aumentada leva à produção excessiva de andrógeno adrenal (androstenediona), que é convertida perifericamente à testosterona, levando a virilização.
  - Defeitos esteroidogênicos que interrompem a síntese de aldosterona resultam em uma incapacidade de manter o equilíbrio de sódio, e se não diagnosticado rapidamente, isso pode levar à desidratação hiponatrêmica, choque e óbito.
- A triagem neonatal (teste do pezinho) está disponível para a deficiência 21-hidroxilase (Fig. 18-3).
  - A maior parte dos estados realiza triagem de rotina pela avaliação de 17-hidroxiprogesterona (17-OHP) obtida por punção do calcanhar com 2–4 dias de vida. A triagem antes de 24 horas de vida leva a uma alta taxa de falsos-positivos.

TABELA 18-5	Defeitos Enzimáticos e Fenótipo da Hiperplasia Adrenal Congênita				Labs diagnósticos			
Deficiência enzimática	Fenótipo feminino	Fenótipo masculino	Tratamento	17-OHP	K	Na	Outros
Deficiência de 21-OH (90%)							
Perda de sal clássica	Genitália virilizada/ambígua	Genitália normal/crise de perda de sal a 1-2 semanas de vida	GC, MC; NaCl em bebês	↑ (geralmente > 2.000 ng/dL)	↑	↓	Acidose, glicose diminuída
Virilização simples clássica	Genitália virilizada/ambígua	Fenotipicamente normal	GC ± MC	↑ (geralmente > 2.000 ng/dL)	N	N	
Não clássica	Adrenarca prematura, menstruações irregulares, idade óssea avançada	Adrenarca prematura, idade óssea avançada	GC	Modesta ↑ na estimulação ACTH	N	N	
Deficiência de 11β-OH (5%)	Hipertensão, hipocalemia, virilização	Hipertensão, hipocalemia (não como recém-nascido)	GC, tratar hipertensão		↓	N	↑ DOC
Deficiência de 17α-OH (1%)	Hipertensão, ausência de adrenarca/puberdade	Hipertensão, genitália ambígua	GC, esteroides sexuais, tratar hipertensão		↓	N	↓ Esteroides sexuais, cortisol, ↑ DOC

21-OH, 21-hidroxilase; 11b-OH, 11β-hidroxilase; 17a-OH, 17α-hidroxilase; 17-OHP, 17-hidroxiprogesterona; DOC, desoxicorticosterona; N, normal; GC, glicocorticoides (hidrocortisona 10-20 mg/m²/dia dividido t.i.d.); MC, mineralocorticoides (tipicamente fludrocortisona 0,1 mg diariamente); NaCl, cloreto de sódio suplementos tipicamente 1-2 g ou 17-34 mEq de sódio diariamente.

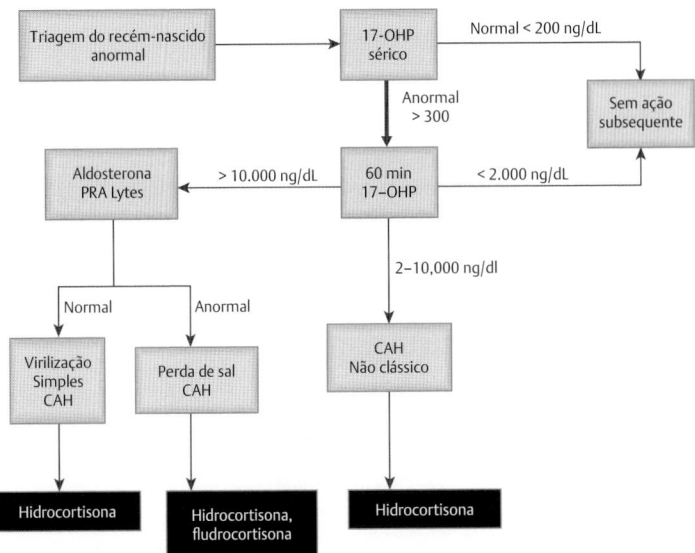

Figura 18-3 Algoritmo diagnóstico e tratamento para 21-OH CAH. (17-OHP, 17 hidroxiprogesterona; PRA: atividade renina plasmática; CAH, hiperplasia adrenal congênita).

- Ensaios variam amplamente, e níveis da 17-OHP podem ser afetados pela idade gestacional, doença grave e estresse.
- Na presença de genitália ambígua, diminuição do nível de alerta, ganho de peso pobre ou 17-OHP muito elevado evidente na triagem, a criança deve ser imediatamente encaminhada a um endocrinologista pediátrico e internada. Uma dose elevada da 17-OHP na triagem deve ser confirmada com uma 17-OHP sérica de laboratório, e eletrólitos devem ser seguidos até que o diagnóstico de CAH seja excluído.

EXCESSO DE GLICOCORTICOIDES (FIG. 18-4)

- O excesso de produção de corticosteroides pode ocorrer na glândula hipófise = doença de Cushing: adenoma secretor de ACTH, tumor ectópico secretor de ACTH; ou na glândula adrenal = síndrome de Cushing: adrenocortical adenoma, carcinoma adrenocortical, síndrome de McCune-Albright e neoplasia endócrina múltipla 1, ou em virtude da ingestão de esteroides exógenos.
- Indicadores mais sensíveis de excesso de glicocorticoide são peso elevado e crescimento linear prejudicado.
- Outras manifestações clínicas incluem cara de lua, corcova de búfalo, obesidade, hipertensão, afinamento da pele, estrias violáceas, hematomas e hirsutismo.
- A avaliação inicial para confirmar o hipercortisolismo é: cortisol livre urinário de 24 horas (superiores a 70–80 μg/m² em crianças com suspeita de excesso de glicocorticoide) ou cortisol salivar às 23 horas (a concentração normal é < 0,28 μg/dL) ou um teste de supressão de dexametasona 1mg durante a noite também pode ser realizado como um estudo de ambulatório: em pacientes mais jovens dar 0.3 mg/m². A dose deve ser administrada por via oral às 23 horas e medido o cortisol sérico às 8 horas. Um nível de ≥ 1,8 mg/dL é suspeito para hipercortisolismo.

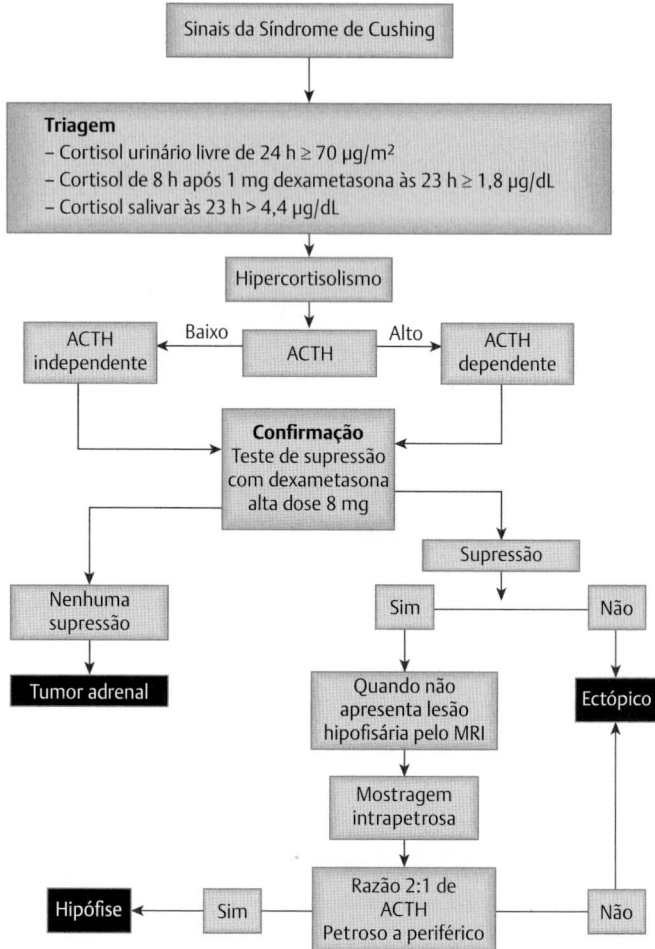

Figura 18-4 Algoritmo para diagnóstico de excesso de cortisol.

- Repetir o teste se a suspeita clínica for alta e todos os testes forem negativos.
- Após a confirmação de hipercortisolismo é importante detectar a fonte.

GENITÁLIA AMBÍGUA

Definição

- Um transtorno do desenvolvimento sexual (DSD) ocorre quando há incongruência entre a genitália externa da criança, as gônadas (ovários ou testículos) e seu sexo cromossômico (XX — feminino ou XY — masculino).
- Essa incongruência muitas vezes se manifesta como genitália externa que não é claramente masculina ou feminina, denominada genitália ambígua.

Histórico

- Histórico materno — virilização antes ou durante a gestação, resultados da amniocentese, medicamentos (andrógenos-progesterona, desreguladores endócrinos, fenitoína).
- Histórico familiar — consanguinidade parental, parentes com genitália ambígua, amenorreia primária, morte prematura ou natimortos.
- Discordância entre aparência genital e um cariótipo pré-natal.
- Anormalidades de eletrólitos, icterícia, hipoglicemia.

Exame Físico

- Genitália feminina aparente com um clitóris aumentado e/ou fusão labial posterior e/ou uma massa inguinal/labial.
- Genitália masculina aparente com testículos bilaterais não descidos, e/ou um microfalo, e/ou hipospádia proximal ou distal ou hipospadia do eixo mediano. O comprimento do pênis esticado normal é de pelo menos 2 cm. Se a gônada é sentida abaixo do ligamento inguinal provavelmente pode ser um testículo.
- Características dismórficas, defeitos de linha média, outras anomalias congênitas.

Diagnóstico Diferencial (Figs. 18-5 e 18-6)

Tratamento

- Testes iniciais de laboratório podem incluir: cariótipo, incluindo FISH com sonda SRY, ultrassom do abdome/pelve para verificar se há estruturas mullerianas, eletrólitos e triagem da CAH 6 com Cortrosina.
- Não se deve atribuir um sexo à criança até que seja executada uma avaliação minuciosa por um especialista.
- A criança deve receber um tratamento em longo prazo por uma equipe multidisciplinar: endocrinologia, urologia, psicologia, genética e trabalho social.
- A família deve estar bem informada sobre o diagnóstico e desempenhar um papel ativo na decisão do sexo da criança.
- Suporte em longo prazo deve ser oferecido a todos os pacientes com DSD e suas famílias.

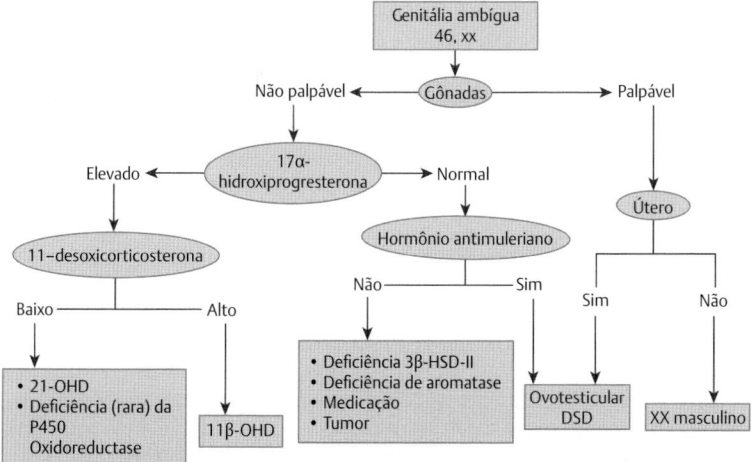

Figura 18-5 Algoritmo para diagnosticar distúrbios da diferenciação sexual (DSD) em 46xx com genitália ambígua. (11β-OHD: deficiência 11βhidroxilase).

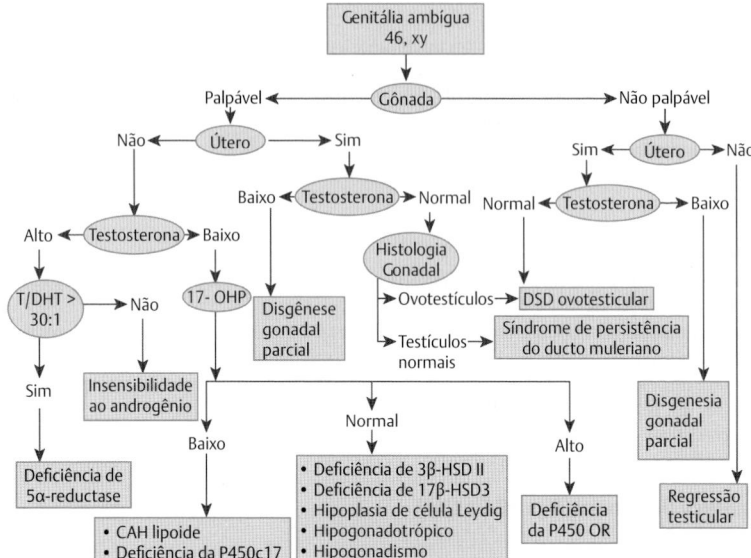

Figura 18-6 Algoritmo para diagnosticar distúrbios de diferenciação sexual (DSD) em 46xy com genitália ambígua.

DIABETES INSIPIDUS

Definição

- O *Diabetes insipidus* central é decorrente de insuficiente hormônio antidiurético (ADH). O *diabetes insipidus* nefrogênico é decorrente da ausência de resposta renal ao ADH.
  - Esses causam uma síndrome de poliúria e polidipsia e potencialmente anormalidades de eletrólitos como hipernatremia, que são característicos do diabetes insipidus (DI).
  - Com um mecanismo intacto de sede, beber água abundante ($> 2 \text{ L/m}^2/\text{dia}$) pode manter a osmolalidade normal. No entanto, problemas no mecanismo de sede ou ingestão de água insuficiente levam à desidratação hipernatrêmica.

Etiologia (Tabela 18-6)

Apresentação Clínica e Estudos de Laboratório

- Características clínicas: poliúria, polidipsia (ingestão de água $> 2 \text{ L/m}^2/\text{dia}$).
- Osmolalidade da urina < 300 mOsm/kg e osmolalidade sérica > 300 mOsm/kg, a gravidade específica de urina $< 1,005$.
  - Sódio sérico e osmolalidade sérica são geralmente normais ou ligeiramente elevados em crianças com DI descomplicada e acesso livre de água.
- Teste de privação de água: usado para confirmar o diagnóstico de DI (Tabela 18-7).
  - Iniciar o teste pela manhã após 24 horas de hidratação adequada e depois que o paciente esvazia sua bexiga.

Endocrinologia | 323

| TABELA 18-6 | Etiologia do *Diabetes Insipidus* |

Causas Centrais
Congênita: autossômica dominante, DIDMOAD
Trauma/lesão: lesão à sela túrcica, hemorragia intraventricular
Cirurgia: hipófise – cirurgia hipotalâmica/neurocirúrgica
Tumores: craniofaringioma, germinoma
Infecção: tuberculose, meningite, listeria
Infiltrações: sarcoidose, histiocitose de células de Langerhans

Causas Nefrogênicas
Distúrbios de eletrólitos; hipocalemia, hipercalcemia
Nefrocalcinose
Congênito: recessivo ligado ao X
Insuficiência renal crônica, doença renal policística
Fármacos: demeclociclina, lítio

DIDMOAD, *diabetes insipidus*, diabetes melito, atrofia óptica, surdez

- Pesar o paciente e não fornecer nenhum líquido até a realização do teste
  - Medir o peso e o volume de urina e a gravidade específica de hora em hora.
  - Verificar a osmolalidade da urina e soro, e sódio sérico a cada 2 horas.
- Encerrar o teste caso a perda de peso se aproxime de 3 a 5% do peso corporal inicial ou se há hipotensão ortostática, osmolalidade sérica > 300, sódio sérico > 145, ou osmolalidade da urina aumenta para o normal.
- Teste de vasopressina: usado para diferenciar entre uma etiologia central e nefrogênica (Tabela 18-8)
- Administrar vasopressina 0,05–0,1 U/kg via subcutânea no final do teste de privação de água após medir o nível de vasopressina.
- Monitorar débito urinário, a concentração, e ingestão de água (o consumo de água é limitado à saída documentada durante o teste de privação) para um adicional de 2 horas.

| TABELA 18-7 | Teste de Privação de Água |

Condição	Osmolalidade da urina (mOsm/kg)	Osmolalidade do plasma (mOsm/kg)	Gravidade específica	Relação de osmolalida de da urina: plasma	Volume de urina	Perda de peso
Polidipsia normal/ psicogênica	500–1.400	288–291	1,010	> 2	Diminuída	Sem alteração
Diabetes Insipidus	< 300	> 300	< 1,005	–	Aumentado	≥ 5%

TABELA 18-8 Teste Vasopressina

Condição	Osmolalidade da urina	Volume da urina	Ingestão de líquidos
Diabetes insipidus central	> 600, ou aumento de aproximadamente 50%	Diminuído	Diminuída
Diabetes insipidus nefrogênica	< 300, ou nenhum aumento	Sem alteração	Sem alteração

- Após 2 horas, um aumento na osmolalidade da urina além de 50% acima da linha de base fornece um diagnóstico de DI central, enquanto que um aumento < 10% acima da linha de base indica um diagnóstico de DI nefrogênico.
- Caso a DI central seja confirmada obter MRI da hipófise.

Tratamento

Diabetes Insipidus Central

- Providenciar reposição de líquidos com soluções hipotônicas para reduzir a saída de urina.
- 1/4 NS com aditivos é um líquido de boa manutenção.
- Indivíduos com mecanismos de sede não intactos devem ficar restritos a aproximadamente 1 L/m^2/dia de líquido se eles estiverem recebendo desmopressina (DDAVP).
- Pode corrigir o déficit de água com água enteral livre ou D5W via IV.
- Monitorar o *status*
  - Fórmula para corrigir o déficit de água livre: se Na 145–170 mEq, 4mL × (sódio atual – sódio desejado) × peso (kg) × 0,6/24 horas ou 48 horas; Se Na ≥ 170 mEq, 3 mL × (sódio atual – sódio desejado) × peso (kg) × 0,6/24 horas ou 48 horas.
- Administrar infusão venosa de vasopressina após a cirurgia ou se pacientes NPO ou clinicamente instável.
- Iniciar 0,2 mU/kg/h e titular a cada 30 minutos com base na UOP, gravidade específica e nível de sódio sérico.
  - 1,5 mU/kg/h normalmente atinge duas vezes a vasopressina normal necessária para o efeito máximo de antidiurético.
  - Isso apresenta uma meia vida muito curta (5–10 minutos).
  - Interromper o gotejamento se Na < 140 mEq/L ou UPO < 1 mL/kg/h.
  - É importante restringir o paciente a 1 L/m^2/dia de líquidos IV quando a vasopressina contínua é administrada para prevenir a hiponatremia.
- DDAVP: o objetivo é manter o nível de sódio 140–150 mEq se a sede não estiver intacta e 135–145 mEq para sede intacta. Titular para permitir 1–2 horas de avanço da produção de urina (2-3 mL/kg/h) com gravidade específica < 1,005) por dia. DDAVP está disponível nas seguintes formas:
  - Subcutânea: mais potente (4 μg/mL).
  - Inalação: 10 vezes menos potente que a subcutânea (10 μg/mL).
  - Oral: 100–200 vezes menos potente que a subcutânea (comprimidos de 0,1 mg, 0,2 mg).

SÍNDROME DO HORMÔNIO ANTIDIURÉTICO INAPROPRIADO (SIAD)

- O nível de hormônio antidiurético (vasopressina) encontra-se inadequadamente elevado apesar de osmolalidade e sódio sérico baixos.

Etiologia
- Meningite, encefalite, pneumonia, tuberculose, AIDS, ventilação mecânica, traumatismo cranioencefálico, traumatismo craniano, neurocirurgia, náusea prolongada, vômito, intoxicação por etanol, gravidez e efeitos colaterais da medicação.

Apresentação Clínica
- Hiponatremia (sódio sérico < 135), no cenário do euvolemia ou hipervolemia com diminuição da produção de urina e urina inadequadamente concentrada (Osm da urina > 100 mOSM/kg e sódio da urina > 30 mEq/L).
- Diagnóstico não pode estar no cenário do hipotireoidismo, insuficiência adrenal, insuficiência renal ou uso de diurético.

Tratamento
- Restrição de líquidos para 0,8–1 L/m^2/dia.
- Outras terapias, como a demeclociclina ou Vaptans (antagonista do receptor de vasopressina) podem ser tentadas em casos especiais.

Diabetes Insipidus Nefrogênico
- Diuréticos tiazídicos.
- Fármacos anti-inflamatórios não esteroidais.
- Amilorida.

Resposta Trifásica (Após a Transecção da Haste Hipofisária)
- Geralmente pós-cirurgia do sistema nervoso central (CNS) ou lesão craniana
  - DI inicial (que ocorre nas primeiras horas) seguida pela fase da síndrome da secreção inapropriada de ADH (SIADH) (que dura até 5–10 dias), seguidos, finalmente, pelo distúrbio de DI central).
  - Ocorre após uma lesão aguda à neuro-hipófise sem transecção do septo (fratura craniana basal ou *status* pós-transecção da haste durante a cirurgia do CNS).
- Tratamento
  - Restringir líquidos a 1 L/m^2/dia de ½ NS mais dextrose 5%.
  - Substituir o débito em excesso de 1 L/m^2/dia com mL/mL de dextrose 5% mais água.
  - Monitorar gráficos precisos de entrada/saída e eletrólitos regularmente.

HIPOTIREOIDISMO
- Primário (disfunção da glândula tireoide: hormônio estimulante da tireoide elevado (TSH), baixa tiroxina livre)
  - Congênito.
  - Familiar: Síndrome de Pendred, que consiste de bócio e surdez do oitavo nervo é um distúrbio autossômico recessivo no gene SLC26A4.
  - Tireoidite autoimune atrófica: positividade sérica para anticorpos de tireoperoxidase.
  - Tireoidite de Hashimoto: bócio, anticorpos séricos positivos de tireoperoxidase e imunoglobulina inibidora da ligação do hormônio estimulante da tireoide (TBII), mais comum na síndrome de Turner.
  - Deficiência de iodo: apresenta-se com um bócio.
  - Tratamento para hipertireoidismo ou radioterapia do pescoço para linfoma, leucemia.
  - Fármacos: amiodarona, medicação que contém iodo.
- Secundário (TSH baixo e normal ou tiroxina livre baixa)
  - Doença da hipófise ou hipotálamo.

HIPOTIREOIDISMO CONGÊNITO
Epidemiologia e Etiologia
- Essa condição ocorre uma vez em cada 4.000 nascimentos.
- Disgenesia/agenesia da tireoide, hipoplasia, ectopia (75%).
- Dis-hormonogênese (10%): pode resolver; geralmente defeito de organificação.
- Hipotireoidismo transitório (10%): anticorpos da tireoide materna, deficiência/excesso de iodo.
- Deficiência hipotálamo-hipofisária de TSH (5%).

Apresentação Clínica
- Sem sintomas (a maior parte dos bebês).
- Possíveis sintomas
  - Sutura craniana ampla, atraso de maturação esquelética.
  - Hérnia umbilical.
  - Icterícia prolongada.
  - Hipotonia, mãos e pés inchados, macroglossia.
  - Choro rouco.
  - Bócio (dis-hormonogênese; transitório apenas).

Estudos de Laboratório
- Os protocolos de triagem de recém-nascidos devem ser feitos após 24 horas de vida.
  - Se a triagem for anormal, obter TSH e tiroxina livre (T4) séricos.
  - Se a triagem do recém-nascido for normal, considere uma nova verificação em 2–6 semanas em crianças com síndrome de Down, histórico familiar de dis-hormonogênese, ou distúrbio da tireoide materna.
- Considerar a doença quando, após 2 dias de vida, o TSH sérico for > 20–25 mU/L em um bebê recém-nascido. TSH atinge o pico no parto e permanece elevado por 2–5 dias, o que estimula o aumento de T_4 em 2–6 vezes. T4 permanece elevada durante várias semanas.
- Lactentes muito prematuros ou doentes devem ser avaliados quanto ao T4 livre e TSH.
- Para T_4 baixo e TSH normal, considerar deficiência de globulina ligadora da tireoide *versus* distúrbios do hipotálamo/hipófise (deficiência de TSH/TRH).

Tratamento
- Iniciar o tratamento assim que o diagnóstico é confirmado para otimizar o desenvolvimento neurológico.
- Tratar com tiroxina oral 10–15 µg/kg/dia (dose inicial geralmente 37,5 µg uma vez por dia). Para recém-nascidos de termo com síndrome de Down, começar com uma dose baixa de 25 µg uma vez por dia.
- Monitorar o TSH e o T_4 livre 2 semanas após o início do tratamento e depois a cada duas semanas até que o TSH esteja normal.
  - Testar a cada 3 meses no primeiro ano de vida.
  - Testar a cada 4 meses entre 1–3 anos de idade.
  - Testar a cada 6 meses até que o crescimento esteja completo.
  - Testar 4–6 semanas após a alteração da dose.
- Objetivo é manter T4 livre no limite superior do normal.
- Há diminuição da absorção de tiroxina, com fórmula de soja, bem como com suplementos de ferro e cálcio.

HIPOTIREOIDISMO ADQUIRIDO

Apresentação Clínica
- Desaceleração de crescimento (um dos marcadores iniciais).
- Ossificação atrasada.
- Pele seca; cabelo seco, quebradiço, fino.
- Intolerância ao frio.
- Energia baixa.
- Constipação.
- Miopatia proximal, ataxia, reflexos lentos.
- Dor de cabeça, puberdade precoce e galactorreia (visto na doença da hipófise).
- Possível hipercalcemia, hipercolesterolemia e hiperprolactinemia.

Estudos de Laboratório
- Obter um teste de função da tireoide.
- Se o TSH é baixo ou normal à luz de um T_4 livre baixo, investigar em busca de doença da hipófise.

Tratamento
- Para lactentes, usar 10–15 μg/kg/dia de tiroxina por via oral (dose inicial normalmente de 37,5 μg, uma vez por dia).
- Em crianças mais velhas, considere iniciar a dose de 1,75 μg/kg/dia de tiroxina por via oral. (Comprimidos estão disponíveis em vários tamanhos que variam de 25 a 200 μg/comprimido).
- Para lactentes e crianças com síndrome de Down, considere iniciar a dose de tiroxina de 25 μg, uma vez ao dia.
- É necessário avaliar a aderência ao tratamento ao analisar os testes de função da tireoide anormal durante a terapia.

HIPERTIREOIDISMO

Etiologia
- Doença de Graves (causa mais comum na infância)
  - Bócio tóxico difuso, proptose e mixedema pré-tibial.
  - Feminino > masculino.
  - HLA B8, associação DW3.
  - Presença de anticorpo estimulador da tireoide.
  - Pode ter outra associação autoimune: vitiligo, DM tipo 2, púrpura trombocitopênica idiopática, febre reumática, doença de Addison.
- Nódulo solitário/adenoma (aspiração de agulha fina ou biópsia justificada para descartar câncer): doença de Plummer, bócio tóxico uninodular.
- Tireoidite de De Quervain: doença aguda com bócio tenro e triiodotironina total (T_3) elevada.
- Tireoidite subaguda: origem viral (caxumba, vírus Coxsackie, adenovírus).
- Tireoidite de Riedel: fibrose densa da tireoide, incluindo os vasos do pescoço e traqueia.
- Tumores: tumores ovarianos, coriocarcinoma, mola hidatiforme.
- Neonatal transitório: secundário à transmissão de anticorpos estimulantes na doença de Graves materna, dura de 6 a 12 semanas.

Apresentação Clínica
- Sinais e sintomas gerais
  - Aumento de apetite, déficit de atenção.
  - Hiperatividade.
  - Taquicardia, palpitação, dispneia.
  - Bócio.
  - Pele lisa, aumento de sudorese, tremor.
  - Hipertensão, cardiomegalia, fibrilação atrial.
  - Sinais de olho: exoftalmia, retração palpebral, excursão palpebral reduzida (*lid lag*), convergência prejudicada.
- Crise tireotóxica
  - Início agudo.
  - Sintomas apresentados: taquicardia, febre alta, hipertensão, inquietação.
  - Progressão ao delírio, coma e morte se não tratado rapidamente.
- Hipertireoidismo neonatal
  - Classicamente nascido prematuro.
  - Retardo de crescimento intrauterino.
  - Bócio, exoftalmia, microcefalia.
  - Irritável, agitado, com possível taquicardia, taquipneia, hipertermia, hipertensão.

Estudos de Laboratório
- T_4 Livre ou total e T_3 elevados.
- TSH diminuído.
- Imunoglobulina estimulante da tireoide (TSI) e/ou TBII positivo.
- Aumento da absorção de iodo radioativo.

Tratamento

Medicações
- Medicação antitireoidianas
  - Propiltiouracil (PTU), atualmente, tem um aviso de tarja preta na caixa, devido ao aumento de hepatotoxicidade. Uso apenas durante a gravidez e na crise tireotóxica.
  - Metimazol administrado como dosagem de uma vez ao dia (0,25–1,0 mg/kg/dia). Não use em mulheres em idade fértil em virtude da teratogenicidade. Efeito colateral: Hepatotoxicidade, agranulocitose, se o paciente desenvolve febre ou faringite ou icterícia parar a medicação e medir WBC, AST, ALT.
- Controle sintomático com propranolol ou atenolol.
- Ablação com iodo radioativo.
- Crise tireotóxica: PTU em dose elevada, propranolol e iodeto de potássio, se necessário; antipiréticos.

Cirurgia
- Tireoidectomia subtotal.

BÓCIO
- Um alargamento na glândula tireoide.

Etiologia
- Congênita.
- Bócio coloide (meninas pré-púberes, eutireóideo).

- Deficiência de iodo.
- Doença de Graves ou Hashimoto.
- Tireoidite.
- Multinodular (síndrome de McCune-Albrigh).
- Neoplasia de tireoide (raro em crianças, o mais comum é papilar). É importante excluir patologias coexistentes, como a síndrome da neoplasia endócrina múltipla antes de um procedimento cirúrgico, particularmente no caso de carcinoma medular.

Diagnósticos
- A criança pode ser hipo-, hiper, ou eutireóideo.
- Avaliar bócio por tamanho e consistência. Determine se difuso ou nodular.
- Investigações adicionais incluem ultrassom de tireoide, CT de pescoço e aspiração da glândula por agulha fina na presença de um único nódulo proeminente da tireoide.

Tratamento
- Monitorar o *status* regularmente se a criança se apresenta assintomática do bócio.
- Se o bócio compromete as vias aéreas ou a alimentação, considere a remoção cirúrgica.
- Alguns endocrinologistas preferem usar medicamentos para a tireoide em pacientes eutireóideos para reduzir o tamanho do bócio.

BAIXA ESTATURA
- Distúrbios de crescimento são as queixas presentes mais comuns na clínica pediátrica endócrina.
  - O crescimento fetal é dependente de fatores maternos (suficiência placentária, nutrição materna, etc.), fator de crescimento 2 semelhante à insulina (IGF-2) e insulina.
  - O crescimento durante a infância e adolescência depende do hormônio do crescimento/eixo IGF-1 e hormônio da tireoide. O crescimento é mais rápido durante a infância — até 20 cm por ano, no primeiro ano de vida, 12 cm por ano no segundo ano e 8 cm por ano no terceiro ano. É comum ver mudanças na curva de crescimento nos primeiros 18 meses quando as crianças estão se ajustando a sua curva de crescimento potencial genético. Durante a infância, a taxa de crescimento é bastante constante em ~ 2 polegadas (~ 5 cm) por ano.
  - Crescimento puberal é dependente de hormônios sexuais, bem como do hormônio de crescimento/eixo IGF-1 e da glândula tireoide. Há uma ligeira desaceleração na velocidade de crescimento antes do início do estirão de crescimento puberal.
- Crescimento e estatura anormais: critérios
  - Curva de crescimento da criança é um cruzamento das isopletas.
  - A taxa de crescimento da criança é < 2 polegadas ou 5–7 cm por ano.
  - A altura é > 2 desvios-padrão (SDs) (4 polegadas/10 cm) abaixo da altura média dos pais.
- Se o baixo ganho de peso e falta de nutrição são problemas sem afetar a velocidade de crescimento, é pouco provável que seja uma causa endócrina e uma avaliação GI do paciente é justificada em vez disso.

Etiologia (Fig. 18-7)
- Padrões normais de crescimento que podem ser semelhantes ao distúrbio de crescimento
  - Baixa estatura genética (familiar). Crianças apresentam uma velocidade normal de crescimento, tempo normal de desenvolvimento e da puberdade e fusão óssea na idade apropriada. A estatura é baixa em consequência de uma mãe baixa e/ou um pai baixo. A idade óssea (BA) = idade cronológica (CA).

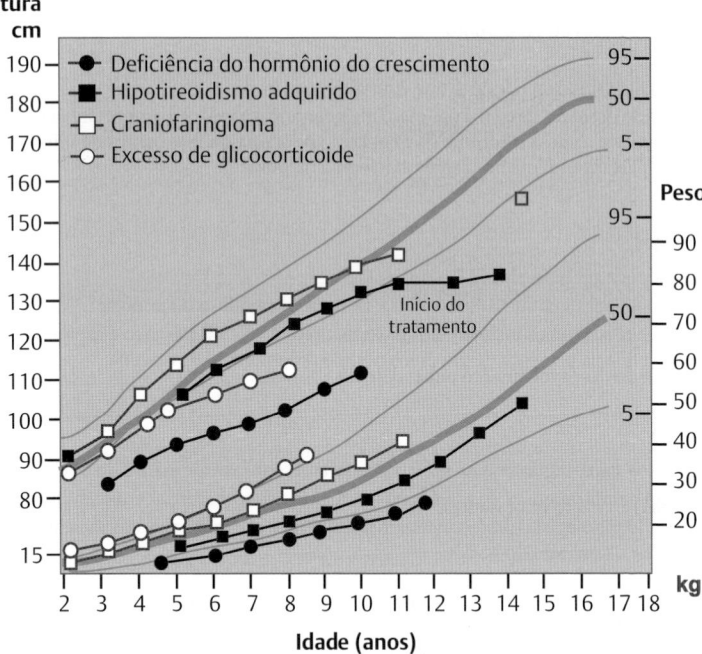

Figura 18-7 Padrões das diferentes causas endócrinas de anormalidades de crescimento.

- Atraso constitucional do crescimento e da puberdade. As crianças apresentam uma velocidade de crescimento normal, tempo atrasado da puberdade e BA retardada. Há um histórico familiar de atrasos. Antecipe um estirão de crescimento menos robusto.
- Falha de crescimento primário
  - Distúrbios cromossômicos como a síndrome de Turner, síndrome de Down, síndrome de Noonan, síndrome de Russell-Silver, síndrome de Prader-Willi e pseudo-hipoparatireoidismo.
  - Displasias esqueléticas como a hipocondroplasia, achondroplasia, osteogênese imperfeita e osteodistrofia hereditária de Albright.
- Falha de crescimento secundária
  - Início do pré-natal
    - Hipertensão materna, síndrome alcoólica fetal e infecções congênitas.
    - Pequeno para a idade gestacional (SGA). Bebês nascem com peso abaixo do percentil 10 para a idade gestacional. A síndrome de Russell-Silver é uma das muitas síndromes que incluem SGA nas características.
  - Início pós-natal
    - Endócrinas, como hipotireoidismo, deficiência de hormônio de crescimento, resistência ao hormônio de crescimento (nanismo de Laron) e excesso de glicocorticoide.
    - Não endócrina, como insuficiência renal, acidose tubular renal, má-absorção, fibrose cística, doença celíaca e doença de Crohn.

Histórico

- Histórico físico
  - Histórico de alterações no padrão de crescimento e início da puberdade.
  - Histórico de doenças crônicas.
  - Exposição pré-natal a toxinas, fármacos ou álcool; uso de outros medicamentos (p. ex., esteroides, psicoestimulantes).
  - Antecedentes de prematuridade; peso para a idade gestacional e crescimento acelerado (*catch up growth*).
- Histórico Social
  - Histórico de adoção e antecedentes étnicos.
  - História de abuso ou negligência infantil, que pode dar informações que apoiam nanismo psicossocial.
- Histórico Familiar
  - História do desenvolvimento puberal. Idade da menarca materna e idade de alterações físicas ou cessação do crescimento paterno podem dar informações que confirmam o diagnóstico de atraso constitucional de crescimento.
  - História familiar de doenças crônicas (p. ex., doença inflamatória intestinal, neurofibromatose, retardo mental, problemas de cálcio, doença renal). Os sintomas da criança portadora dessas doenças são muito importantes.

Exame Físico

- Características faciais anormais, encurtamento do quarto ou quinto metacarpo, dano cognitivo e lesões cutâneas podem ser indicativos de doenças genéticas.
- Envergadura do braço e relação segmento superior—inferior (U/L). Determinação da envergadura do braço e relação U/L (segmento inferior é a medida da sínfise púbica ao chão) é útil para determinar as etiologias de baixa estatura. Exemplos:
  - Envergadura curta do braço ou pernas pequenas e tronco normal (maior razão U/L) podem indicar displasia esquelética ou hipotireoidismo.
  - Braços longos e diminuição da relação U/L podem indicar hipogonadismo.
  - Envergadura de braços maior que a altura também pode sugerir o crescimento anormal da coluna.
- A relação U/L varia com a idade e raça: 1,7 no nascimento, 1,4 em 2 anos, 1 em 10 anos, ~0,9 na idade adulta.
- Cálculo da altura média dos pais (em cm)
  - Para as meninas: (Altura do Pai–13 cm) ± (Altura da Mãe)/2.
  - Para os meninos: (Altura da Mãe ± 13 cm) ± (Altura do Pai)/2.
  - Altura-alvo é a altura média dos pais ± 2 SD (1 SD = 5cm).
- Medidas de crescimento.
- A curva de crescimento é o mais valioso instrumento para avaliar o problema. O padrão de crescimento de uma criança normal é muito consistente, e desvios no processo podem justificar preocupação e avaliação adicional.
  - Obter comprimento até 2 anos de idade e a altura daí em diante.
  - É importante ser consistente e sistemático na forma de obtenção da altura. Sempre medi-la sem sapatos e, ao plotar o paciente na curva de crescimento, ser tão preciso quanto possível em relação à idade real da criança. Certifique-se de corrigir as assimetrias do comprimento da perna e da hiperextensão do joelho ao obter as mensurações. Não se esqueça que pacientes pediátricos não encolhem, portanto se não tiver certeza de sua medida, remensurar o paciente novamente.
  - É altamente recomendável que você utilize o sistema métrico. A tendência para arredondar números torna-se problemático quando a medida é feita em polegadas.

- Idade óssea: fornece o nível de maturação óssea baseada em centros de ossificação e oclusão das epífises.
- Até a idade de 2 anos, uma idade óssea hemiesquelética é mais precisa; depois disso, obter uma radiografia de punho/mão esquerda usando o método de Greulich e Pyle.

Estudos de Laboratório
- Testes gerais de triagem: CBC com diferencial, BMP, urinálise, idade óssea, T_4 e TSH; IGF-1 (> 4 anos de idade).
- Testes especializados: cariótipo, teste de estimulação do hormônio do crescimento; teste de supressão de dexametasona).
  - Teste de estimulação do hormônio do crescimento
    - Não há nenhum teste padrão ouro para o diagnóstico da deficiência do hormônio do crescimento.
    - Testes de estimulação do hormônio do crescimento são necessários em virtude da natureza pulsátil de liberação do hormônio de crescimento. O nível de hormônio do crescimento, por si só não tem sentido na avaliação da baixa estatura. Agentes provocantes incluem clonidina, L-dopa, arginina, insulina, glucagon e hormônio liberador do hormônio do crescimento.
    - Até 25% crianças normais falham em qualquer teste de estimulação aplicado, portanto, é importante considerar o restante do quadro clínico e documentar os resultados anormais usando dois agentes diferentes para classificar um paciente como portador de deficiência do hormônio de crescimento. O teste de estimulação é considerado bem-sucedido se o pico da resposta do hormônio do crescimento for > 8 ng/mL.

Tratamento (Terapia com Hormônio de Crescimento)
- *Food and Drug Administration* – indicações aprovadas para o uso do hormônio de crescimento
  - Deficiência de hormônio do crescimento.
  - Síndrome de Turner.
  - Insuficiência renal.
  - Síndrome de Prader-Willi.
  - SGA.
  - Estatura baixa idiopática (altura-alvo previsível: meninas, < 1,50 m; meninos, < 1,60 m).
- Eficácia: melhor resposta no primeiro ano de terapia.
- Administração e dosagem
  - Injeção SC, começando com 0,3 mg/kg/semana administrado 6–7 dias/semana.
  - Para pacientes com síndrome de Turner, dar 0,35 mg/kg/semana.
- Custo: caro (~ US $52.000 por polegada de crescimento).
- Efeitos adversos potenciais: escorregamento da epífise femoral capital intolerância à glicose/diabetes, pseudotumor cerebral, escoliose. Alguns indivíduos com baixa estatura não respondem ao hormônio de crescimento.

DESENVOLVIMENTO PUBERAL
Definições
- A puberdade é a fase em que características sexuais primárias e secundárias se desenvolvem, e o crescimento é concluído. As alterações pubertais são consequências do aumento de gonadotrofinas e secreção de esteroides sexuais.
- Adrenarca: andrógeno adrenal aumentado que causa o surgimento de pelos sexuais e normalmente ocorre aproximadamente ao mesmo tempo em que ocorre a puberdade. No entanto, em alguns distúrbios, isto pode ocorrer prematuramente, independentes da puberdade.

- Gonadarca: atividade gonadal aumentada resultante da resposta puberal do hormônio luteinizante (LH) estimulado pelo hormônio liberador de gonodatropinas (GnRH) ou estradiol elevado.
- Pubarca: desenvolvimento de pelo sexual.
- Telarca: início do desenvolvimento mamário.
- Menarca: início da menstruação.
- Ginecomastia puberal: tecido mamário palpável ou visível em pelo menos dois terços dos meninos durante a puberdade. Ela pode coincidir com o início da puberdade e geralmente ocorre antes que os níveis de testosterona atinjam níveis adultos. Dura aproximadamente 2 anos.
- Sequência normal da puberdade
  - Meninas. Normalmente, a progressão é o desenvolvimento mamário, início do estirão de crescimento, pelos pubianos e, por último, menarca (início dos períodos menstruais mensais).
  - Meninos. Normalmente, a progressão é o crescimento testicular, seguido pelo desenvolvimento de pelos pubianos e, finalmente, o pico do estirão de crescimento.
- Tempo normal da puberdade
  - Meninas
    - Média de idade de início: 9,5–10 anos, embora isso possa ocorrer aos 6 anos para afro-americanas e aos 7 anos para caucasianas.
    - Média de idade de desenvolvimento mamário puberal completo: 14 anos.
    - Média de idade da menarca: 10–12 anos.
    - Duração média da puberdade: 3–4 anos.
  - Meninos
    - Média de idade de início: 10,5 – 12 anos, embora possa ocorrer aos 9 anos.
    - Duração média da puberdade: 3,5 anos.

Histórico
- Investigue tempo de início de alterações puberais como presença de mamas, corrimento vaginal, crescimento de pelos pubianos, axilares ou faciais e evidência de um estirão de crescimento.
  - Outros sinais e sintomas (neurológicos) para anormalidades do CNS, dores de cabeça, alterações visuais.
- Histórico de medicação ou exposição.
- Idade em que os pais vivenciaram a puberdade; altura dos pais biológicos.

Exame Físico
- Os estágios de Tanner são utilizados para determinar o grau de progressão puberal, incluindo o desenvolvimento mamário, tamanho testicular e progressão de pelos pubianos (ver Apêndice D). A progressão das mamas e dos pelos pubianos é determinada por um método de comparação com os estágios de Tanner.
- O tamanho dos testículos é determinado utilizando-se um orquidômetro.
  - O orquidômetro de Prader consiste de um conjunto de elipsoides abrangendo a amplitude do volume testicular, da infância à idade adulta (1–25 mL) a ser usado para comparação direta com testículos do paciente.
  - Um volume de 4 mL correlaciona-se estreitamente com o início do desenvolvimento puberal. Um volume de 4 a 6 mL corresponde a Tanner II; 8–10 mL a Tanner III; 12–15 mL a Tanner IV e 20 a 25 mL a Tanner V.
- Em meninas, avaliar a mucosa vaginal para verificar a exposição ao estrogênio (mucosa cor-de-rosa, espessada, secreção mucoide).
- Também é muito importante traçar a altura e o peso do paciente em uma curva de crescimento para determinar qualquer grau de aceleração do crescimento e o potencial de crescimento do paciente.

PUBERDADE PRECOCE

- Classicamente definida como o início precoce e rápida progressão do desenvolvimento sexual (ou seja, desenvolvimento das mamas, aumento testicular), com níveis puberais concomitantes de hormônios e aceleração inadequada da idade óssea.
- Antes da idade 8 anos em meninas, mas pode ocorrer aos 6 anos de idade em meninas afro-americanas ou hispânicas. Antes dos 9 anos em meninos.

Etiologia
- Puberdade precoce central (CPP) (dependente de GnRH)
  - Idiopática (95% em meninas).
  - Anormalidades do CNS (causa mais comum no sexo masculino).
  - Lesão (p. ex., hamartoma).
  - Distúrbio (p. ex., paralisia cerebral).
  - Neurofibromatose.
- Pseudopuberdade precoce periférica (PPP) (independente de GnRH)
  - Hiperplasia adrenal congênita virilizante.
  - Síndrome de McCune-Albright.
  - Tumores (p. ex., tumor de células granulosas ovarianas, tumor de células de Leydig, adenoma adrenal/adenocarcinoma, tumor secretor de gonadotrofina coriônica humana).
  - Cistos ovarianos.
  - Esteroides sexuais exógenos (p. ex., creme de estrogênio ou testosterona, contraceptivos orais).
  - Hipotiroidismo primário.
  - Testotoxicose familiar.

Diagnóstico

Teste Inicial
- A elevação de gonadotrofinas com predomínio do LH na faixa puberal é consistente com o CPP.
- Os níveis de estradiol plasmático ultrassensível e níveis de testosterona no momento da obtenção de gonadotrofinas, respectivamente, em meninas e meninos são úteis para se chegar a esse diagnóstico.
- Um teste de estimulação com análogo de GnRH (leuprolide) no qual as gonadotrofinas são mensuradas em intervalos após a injeção de GnRH pode ser usado para diagnosticar o CPP. A presença de um pico de LH > 8 UI/L é consistente a uma resposta puberal.
- A idade óssea eventualmente irá mostrar uma aceleração.

Imagem
- Uma ressonância magnética do cérebro (MRI) deve ser realizada em todos os meninos com CPP ou meninas em quem a causa é inexplicável.
- O ultrassom pélvico fornece informações sobre o tamanho do útero e ovário e estimulação hormonal, bem como possível cisto ou tumor ovariano.

Tratamento
- Tratar a causa subjacente se houver uma (p. ex., tumor, hipotireoidismo, hiperplasia adrenal congênita).
- Em outros casos, terapia de GnRH pode ser utilizada para retardar o desenvolvimento puberal centralmente mediado, para evitar deficiências de crescimento e para tentar alcançar o potencial máximo de crescimento.

- Em condições com produção autônoma de esteroides gonadais, como síndrome de McCune-Albright ou testotoxicose, uma terapia adjuvante com inibidores de aromatase, antagonistas dos receptores de estrogênio, espironolactona ou cetoconazol tem sido utilizada.

ADRENARCA PREMATURA
- Presença de adrenarca antes de 9 anos para meninos e 6 anos para meninas.
- Esse fato pode ser diferenciado da puberdade verdadeira pela presença de adrenarca (pelos sexuais) sem a presença de desenvolvimento das mamas ou de aumento testicular.

Etiologia
- Idiopática, benigna (mais comum).
- Puberdade precoce central verdadeira.
- Hiperplasia adrenal congênita.
- Tumores secretores de andrógeno adrenal ou gonadal.
- Exposição a andrógenos exógenos.

Diagnóstico
- Idade óssea.
- Nível 17-OHP (para descartar CAH).
- Sulfato de desidroepiandrosterona (DHEAS) (para excluir tumor adrenal).

Tratamento
- O tratamento é voltado ao distúrbio subjacente, se estiver presente.
- Caso nenhum distúrbio subjacente esteja presente, a tranquilização é apropriada.

Telarca Prematura Benigna
- Desenvolvimento de mama unilateral ou bilateral entre 6 e 24 meses de vida.
- Não associados a outros sinais de desenvolvimento sexual ou avanço de idade óssea.
- Em geral, isso é autolimitante e, portanto, o regresso após alguns meses, reavaliação e observação em 6 meses são adequados.

PUBERDADE ATRASADA
- Isso é definido como falta de alterações puberais em torno dos 13 anos em meninas e 13,5 anos em meninos.
- Pacientes também devem ter uma avaliação endócrina se > 5 anos se passaram entre os primeiros sinais da puberdade e conclusão do crescimento genital em meninos ou menarca em meninas (ou não ocorrência de menarca por volta dos 16 anos).

Etiologia
- Atrasada
  - Atraso constitucional de crescimento e maturação (causa mais comum).
  - Hipotireoidismo.
  - Desnutrição e doenças crônicas.
- Central (gonadotrofinas baixas)
  - Patologia intracraniana: craniofaringioma, prolactinoma, sela vazia.
  - Condições congênitas: síndromes genéticas como a síndrome de Kallmann (deficiência isolada de gonadotrofina com anosmia), síndrome de Prader-Willi, síndrome de Bardet-Biedl, síndrome CHARGE, displasia septo óptica.
  - Condições adquiridas: radiação craniana, doença autoimune, anemia falciforme, hemossiderose.

- Gonadal (gonadotrofinas altas)
  - Síndromes genéticas: Síndrome de Turner, síndrome de Klinefelter, insensibilidade androgênica, deficiência de 5 α-redutase, disgenesia gonadal mista, desaparecimento de testículo.
  - Condições adquiridas: autoimune, caxumba, orquite, quimioterapia, cirurgia, torção gonadal, radiação.

Diagnóstico

- Não há nenhum teste confiável para diferenciar entre indivíduos com puberdade atrasada normal (atraso constitucional de crescimento e maturação) e aqueles que têm distúrbios reais impedindo a puberdade.
- Portanto, todos os pacientes sem sinais de puberdade por volta dos 14 anos de idade, sem um histórico familiar de atraso da puberdade, devem ter uma avaliação, que deve incluir:
  - T_4 livre e TSH (para excluir hipotireoidismo).
  - LH e FSH (para excluir insuficiência gonadal primária; se elevado presença de insuficiência).
  - Teste de cheiro (para excluir síndrome de Kallmann).
  - Ressonância magnética da cabeça (para excluir patologia intracraniana).
  - Nível de testosterona ou estradiol.
  - Idade óssea.
  - Prolactina (para excluir prolactinoma).

Tratamento

- O foco deve estar no tratamento da causa subjacente primeiro se essa for identificada.
- Tratamento de insuficiência gonadal primária como causa de puberdade atrasada em meninos normalmente envolve a administração de injeções de testosterona IM (50–100 mg) em uma base mensal, aumentando gradualmente as doses ou aumentando gradualmente a reposição de estrogênio para meninas por via oral ou transdérmica.

LEITURAS SUGERIDAS

Brook C, Clayton P, Brown R. Clinical Paediatric Endocrinology. 6th Ed. Chichester, UK: Wiley Blackwell, 2009.
Lifshitz F. Pediatric Endocrinology. 5th Ed. New York, NY: Marcel Dekker, Inc., 2004.
Pescovitz O, Eugster E. Pediatric Endocrinology: Mechanisms and Management. Philadelphia, PA: Lippincott Williams & Wilkins, 2004.
Radovick S, MacGillivray MH. Pediatric Endocrinology: A Practical Clinical Guide. 2nd Ed. New York, NY: Springer Science & Business Media, 2013.
Sarafoglou K. Pediatric Endocrinology and Inborn Errors of Metabolism. New York, NY: McGraw Hill Companies, 2009.
Sperling M, ed. Pediatric Endocrinology. 4th Ed. Elsevier Health Sciences, 2014.

19 Hematologia e Oncologia
Melanie E. Fields ▪ David Wilson

FEBRE E NEUTROPENIA

Princípios Gerais
- A contagem absoluta de neutrófilos (ANC) < 1.500/μl é definida como neutropenia.
- O risco de infecção aumenta dramaticamente na neutropenia grave (ANC < 500/μl).
- Diagnóstico diferencial:
  - Neutropenia congênita: neutropenia congênita grave, neutropenia cíclica, disgenesia reticular, neutropenia autoimune, síndrome de Shwachman-Diamond, anemia Fanconi.
  - Neutropenia adquirida: malignidade, quimioterapia, radiação, anemia aplástica (autoimune), infecção (viral, sepse bacteriana), e hiperesplenismo.
- Avaliação laboratorial: hemograma completo (CBC), culturas de sangue (incluindo cada lúmen de dispositivos de acesso venoso)
  - Apenas 30% dos pacientes apresentam hemoculturas positivas.
    - Os microrganismos mais comuns são o *Streptococcus* spp., *Staphylococcus epidermidis*, *Pseudomonas aeruginosa*, *Escherichia coli*, *Klebsiella pneumoniae*, *Staphylococcus aureus*, *S. aureus* resistente à meticilina, *Enterococcus faecalis*, *Campylobacter jejuni*, *Candida albicans*, e *Enterococcus* resistente a vancomicina.
- Obter cultura de urina, caso o paciente apresente hematúria ou sintomas de uma infecção do trato urinário (UTI).
- Tratamento: iniciar imediatamente um antibiótico de amplo espectro, como cefepime.
- Alternar lumens se mais de um estiver presente.
- Para pacientes alérgicos à penicilina/cefalosporinas, as alternativas incluem meropenem, imipenem ou aztreonam.
- Adicionar vancomicina (dosagem por idade e função renal) após 48 horas de febre persistente.
  - Iniciar vancomicina imediatamente para pacientes instáveis, os pacientes com leucemia mieloide aguda (AML) em quimioterapia (em risco de sepse α-estreptocócica), sinais de infecção sinusal (também considerar a cobertura fúngica), desagregação cutânea ou histórico de infecção prévia gram-positiva.
- Adicionar terapia antifúngica, anfotericina B ou voriconazol, se a febre durar por > 5 dias.
- Para sinais de sepse (p. ex., hipotensão), considerar a adição de um aminoglicosídeo.
- Continuar a profilaxia com sulfametoxazol trimetoprima (TMP-SMX).
- Para pacientes oncológicos com febre, neutropenia e resultados da cultura de sangue negativos, continuar a terapia antibiótica até que o paciente se apresente sem febre por 24 horas e possua um ANC crescente.
  - Se um paciente oncológico apresenta uma hemocultura positiva, ele/ela deve completar um curso de 7–10 dias de antibióticos (a escolha do antibiótico depende da análise de sensibilidade do microrganismo isolado) após a primeira hemocultura negativa, e não deve ter alta até que se encontre afebril por um mínimo de 24 horas com um ANC crescente.

- Avaliar pacientes com taquipneia, baixa saturação de O_2 e febre advinda de infecção por *Pneumocystis jirovecii*.
  - Sinais pulmonares são frequentemente mínimos.
  - A radiografia de tórax pode mostrar doença intersticial difusa.
  - O teste definitivo inclui lavado broncoalveolar.
  - O tratamento inclui pulsos de glicocorticoides e altas doses de TMP-SMX.

EMERGÊNCIAS ONCOLÓGICAS

Síndrome da Veia Cava Superior/Síndrome do Mediastino Superior
- Apresentação clínica: tosse, rouquidão, dispneia, ortopneia, sibilos, estridor, dor no peito, tumefação da porção superior do corpo ou facial, pletora e cianose da face e do pescoço, e diaforese.
- O diagnóstico diferencial depende da localização da massa que causa a síndrome.
  - Mediastino posterior: neuroblastoma, massas paragangliônicas, e tumor neuroectodermal primitivo (PNET).
  - Mediastino anterior/superior: linfoma T, teratoma, timoma e massas da tireoide.
- Em consequência dos riscos da anestesia, o diagnóstico deve ser estabelecido usando os meios menos invasivos possíveis.
  - Verifique a α-fetoproteína sérica e a gonadotrofina coriônica humana para diferenciar tumores de células germinativas de linfomas.
  - Utilize tomografia computadorizada (CT) espiral para diferenciar calcificação em neuroblastoma.
  - Use esfregaço periférico no caso de linfomas linfoblásticas.
- Tratamento
  - Alto risco: terapêutica empírica de prednisona 40 mg/m^2/dia, dividida em quatro vezes ao dia e/ou radioterapia deve ser administrada.
    - Após a estabilização do paciente, a lesão deve ser biopsiada.
  - Baixo risco: biópsia, então tratamento
    - Pacientes sintomáticos devem ser monitorados na unidade de terapia intensiva (UTI).

Derrame Pleural/Pericárdico
- Toracocentese: enviar para teor de proteína, gravidade específica, contagem de células, lactato desidrogenase (LDH), citologia, cultura e outros testes biológicos/imunológicos.
- Tamponamento: a radiografia de tórax mostra sombra cardíaca de bolsa de água e o eletrocardiograma (ECG) mostra QRS de baixa tensão.
- Tratamento: pericardiocentese pode aliviar os sintomas cardíacos, mas a etiologia subjacente deve ser tratada definitivamente.

Hemoptise Maciça
- Diagnóstico diferencial: aspergilose pulmonar invasiva (a incidência com hemoptise é de 2% – 26%), doença metastática, toxicidade procedente da terapia, coagulopatia (coagulação intravascular disseminada [DIC]) e trombocitopenia.
- O diagnóstico envolve radiografia de tórax e CT de tórax.
- O tratamento envolve deitar-se no mesmo lado da hemorragia para impedir coleção no pulmão normal, transfusão de plaquetas, hemácias, plasma fresco congelado (FFP) e crioprecipitado conforme necessário e reanimação por volume.

Enterocolite Neutropênica (Tiflite)
- Inflamação da parede do intestino, mais comumente do íleo terminal e ceco, em um paciente neutropênico.
- Os sinais e sintomas são dor abdominal no caso de neutropenia grave, febre e diarreia ou íleo paralítico.
  - Monitorar cuidadosamenteo em busca de um abdome cirúrgico, agudo, visto que esses pacientes se encontram em alto risco de perfuração.
- Diagnosticar com ultrassom abdominal ou CT.
- Tratamento
  - Antibióticos de largo espectro para cobrir entéricos e anaeróbios Gram-negativos.
  - Repouso intestinal/descompressão.
  - Considerar o tratamento com G-CSF e granulócitos irradiados.
  - A intervenção cirúrgica é reservada a pacientes com perfuração do intestino ou outras complicações aterrorizantes.

Cistite Hemorrágica
- Sangue indolor na urina (microscópico mais comum que macroscópico) secundário à quimioterapia (mais comumente ciclofosfamida ou ifosfamida)
  - Prevenção: hidratação vigorosa durante e após o tratamento de quimioterapia, e sulfonato de mercaptoetano (Mesna).
- Diagnóstico: exame de urina, ultrassom (pantanoso, parede da bexiga edematosa), cistoscopia
  - A infecção pelo vírus BK ou adenovírus deve ser considerada em pacientes com transplante de medula óssea (BMT).
- Tratamento
  - Interromper o tratamento com radiação/quimioterapia.
  - Hidratação.
  - Transfusão para corrigir plaquetas baixas e coagulopatia.
  - Consultar a urologia para irrigação da bexiga com solução salina fria via cateter ou cistoscópio para remover coágulos sanguíneos.

Consciência Alterada
- Diagnóstico diferencial: doença metastática, sepse/DIC, infecção no sistema nervoso central primário (CNS) (fúngica, bacteriana, ou encefalite viral), anormalidade metabólica, leucoencefalopatia, hemorragia intracraniana, acidente vascular encefálico (AVE), sedação excessiva, hipercalcemia, hiperamonemia em virtude de disfunção hepática
  - Quimioterapia induzida
    ◦ A ifosfamida pode causar sintomas de sonolência aguda, deterioração neurológica, convulsões e coma.
      – Os pacientes estão em maior risco na depuração renal pobre, o que leva a um acúmulo do cloroacetaldeido metabólito tóxico.
    ◦ Outros agentes de quimioterapia a considerar: carmustina, cisplatina, tiotepa, citarabina de dose elevada (Ara-C), anfotericina, interleucina-2, ácido transretinoico.

Acidente Vascular Encefálico (AVE)
- Diagnóstico diferencial: trombose cerebral arterial/venosa como resultado de estados trombofílicos, hemorragia intracraniana, relacionados à quimioterapia (L-asparaginase), sepsis/DIC, oclusões vasculares induzidas pela terapia com radiação
  - A causa mais comum de acidente vascular encefálico na população de pacientes da hematologia/oncologia é a doença falciforme (SCD) (discutida abaixo).

- Diagnosticar com ressonância magnética (MRI) e CT (mais útil na consideração de hemorragia)
- A MRI pode necessitar de repetição em 7–10 dias para avaliar a extensão total do infarto.
- Tratamento: considerar corticosteroides, manitol, FFP (± antitrombina III concentrado em pacientes com AVE induzido por L-asparaginase), e plaquetas, dependendo da etiologia e dos sintomas.

Convulsões
- Diagnóstico diferencial: doença metastática, AVE, infecção, quimioterapia (metotrexato intratecal, Ara-C, etc.), síndrome da secreção inapropriada da hormônio antidiurético/hiponatremia (vincristina).
- Avaliação laboratorial: considerar a avaliação de eletrólitos, os níveis da droga anticonvulsivante, EEG, CT com e sem contraste, MRI e análise do líquido cefalorraquidiano (CSF).
- Tratamento
  - Precauções de segurança nas convulsões (rolar o paciente para o lado em caso de vômitos, mover o paciente a um ambiente seguro, remover todos os itens da boca) e monitorar os sinais vitais para fornecer suplementação de O_2, conforme necessário.
  - Terapia anticonvulsivante para interromper de forma aguda a atividade de convulsão.
    - Lorazepam (Ativan): 0,05–0,1 mg/kg IV aplicado ao longo de 2 minutos (dose máxima de 4 mg)
    - Diazepam (Valium): administrar pelo reto. A dosagem depende da idade e do peso.
  - Monitorar a depressão respiratória cuidadosamente com esses medicamentos.
  - Cuidar do problema subjacente (p. ex., infecção).

Compressão da Medula Espinal
- Sintomas: dor nas costas (local ou radicular) ocorre em 80% dos casos.
  - Qualquer paciente com câncer e dor nas costas deve ser considerado como portador de compressão da medula espinal até que o contrário seja provado.
- Avaliação: radiografias da coluna (diagnóstico confirmado por raios X em < 50% dos casos), cintilografia óssea e MRI (com e sem gadolínio).
  - Se os pacientes não são ambulatoriais, eles devem ser submetidos a MRI emergente (ou mielografia).
- Tratamento: dose em *bolus* de dexametasona de 1–2 mg/kg IV imediatamente, seguido por MRI.

Hiperleucocitose
- Contagem de glóbulos brancos (WBC) > 100.000/μL.
- Sinais e sintomas: hipóxia, dispneia, visão turva, agitação, confusão, estupor, cianose.
- Tratamento: hidratação, alcalinização, alopurinol ou urato oxidase (rasburicase), leucaferese, e/ou hidroxiureia.
  - Transfundir hemácias com precaução (manter Hb < 10 g/dL para minimizar a viscosidade).
- Complicações: morte, hemorragia cerebral, trombose, leucostase pulmonar, distúrbios metabólicos (hipercalemia, hipocalcemia/hiperfosfatemia), insuficiência renal, hemorragia gastrointestinal.

Síndrome de Lise Tumoral
- A lise celular, resultando na tríade de hiperuricemia, hipercalemia e hiperfosfatemia, que pode, então, provocar insuficiência renal secundária e hipocalcemia sintomática
  - Pode desencadear DIC, especialmente em pacientes com carga elevada de tumores.
- Fatores de risco: tumores abdominais volumosos (p. ex., linfoma de Burkitt), hiperleucocitose, aumento do ácido úrico e níveis de LDH, débito urinário baixo.

- Estudos laboratoriais: hemograma, eletrólitos séricos, cálcio, fósforo, ácido úrico, urinálise, LDH, tempo de protrombina/tempo de tromboplastina parcial (PT/PTT)
  - Considere D-dímero, fibrinogênio e produto de degradação de fibrina (FDP) se preocupado com DIC.
- Imagem: ECG para hipercalemia, ultrassom para afastar infiltrações renais ou obstrução ureteral.
- Tratamento
  - Hidratação: D_5W + 40 mEq/L de $NaHCO_3$ a 3,000 mL/m²/dia.
  - Evite potássio no líquido IV.
  - Alopurinol: 10 mg/kg/dia ou 300 mg/m²/dia (tid dividido, máximo de 600 mg/dia), ou de urato-oxidase (Rasburicase) 0,15 mg/kg de IV, uma vez (dosagem subsequente dependendo dos níveis de ácido úrico)
    - Teste para deficiência de glicose-6-fosfato desidrogenase (G6PD) antes de administrar urato oxidase em homens de descendência africana ou mediterrânea.
  - Monitorar eletrólitos séricos, fósforo, cálcio, ácido úrico e urinálise (perfil DIC se necessário) várias vezes por dia até que os valores de laboratório se estabilizem.
  - Considerar diálise se o doente estiver sintomático para desarranjos eletrolíticos e/ou se os eletrólitos do paciente não puderem ser normalizados.
  - Para hipercalemia, interromper todas as infusões de potássio, Kayexalate (1 g/kg PO com 50% de sorbitol), gluconato de cálcio para a proteção cardíaca somente, insulina (0,1 unidade/kg + 2 mL/kg de 25% de glicose), e terapia com nebulizador albuterol para paliativo temporário.

Hipercalcemia

- Sintomas: anorexia, náuseas, vômitos, poliúria, diarreia resultando em desidratação, transtorno gastrointestinal/renal, letargia, depressão, hipotonia, estupor, coma, bradicardia e noctúria.
- Fatores de risco: síndrome paraneoplásica, hiperleucocitose e síndrome de lise tumoral.
- Tratamento: observar que um nível sérico de cálcio < 14 mg/dL pode responder aos diuréticos de alça sozinho (ver discussão mais adiante).
  - Pamidronato.
  - Hidratação com solução salina normal (três vezes de manutenção) e diuréticos de alça.
  - Glicocorticoides (prednisona 1,5–2 mg/kg/dia): requer 2–3 dias para fazer efeito.

QUESTÕES BMT (TRANSPLANTE DE MEDULA ÓSSEA)

Síndrome Obstrutiva Sinusoidal

- Inflamação endotelial capilar hepática que leva ao terceiro espaçamento de líquidos.
- A apresentação clínica geralmente ocorre nos primeiros 30 dias pós-BMT, sendo que nos primeiros 10 dias pós-BMT o risco é maior.
  - Hepatomegalia com dor no quadrante superior direito, icterícia (geralmente hiperbilirrubinemia sem quaisquer outras alterações da função hepática até em estágio final), ascite/ganho de peso e consumo de plaquetas.
- Fatores de risco: hepatite preexistente, uso de antibióticos antes do tratamento (vancomicina, aciclovir), idade > 15 anos, soropositivo para CMV, sexo feminino, radiação pré-tratamento do abdome, condicionamento intensivo (dose única de irradiação total do corpo [TBI], uso de busulfan), e segundo BMT.
- O tratamento é principalmente de apoio
  - Defibrotide, um polidesoxirribonucleotídeo de cadeia simples com propriedades antitrombóticas, é a única terapia farmacológica disponível.

Gerenciamento de Líquidos
- Os pacientes de BMT são restringidos de líquidos a partir de 12–24 horas de infusão de células-tronco a $1.500/m^2/dia$ até que ocorra o enxerto.

Infecção
- O limiar para a suspeita de infecção em crianças submetidas a transplante é muito baixo. Qualquer alteração no estado clínico deve alertar um residente quanto à possibilidade de infecção.
- Os antibióticos profiláticos podem ser utilizados quando ANC encontra-se $< 500/\mu L$.
- Considere a adição de vancomicina e anfotericina, respectivamente, após 24 horas e 48 horas de febre contínua.
- A interação de fármacos antifúngicos, como voriconazol, com imunossupressores, como a ciclosporina A, deve ser considerada ao adicionar ou ajustar medicamentos.

Vacinação
- Vacinas são retomadas em receptores de BMT um ano após o transplante.
- Os pacientes devem evitar todos os membros da família que receberam uma vacina de vírus vivo durante 4 semanas.

Doença do Enxerto versus Hospedeiro
- A doença do enxerto *versus* hospedeiro (GVHD) ocorre em receptores de transplantes alógenos, quando linfócitos do doador reconhecem e atacam as células hospedeiras "estrangeiras".
- A GVHD aguda ocorre 20–100 dias após BMT
  - Sintomas: dermatite (erupção cutânea), hepatite, colite (diarreia).
  - Tratamento: glicocorticoides, ciclosporina A (variação alvo de 250–350 ng/mL), e tacrolimus (variação alvo de 8–12 ng/mL).
- A GVHD crônica ocorre 100 dias ou mais após BMT.
  - Sintomas: síndrome "sicca" com a pele engrossada, líquen plano e/ou pápulas, icterícia colestática, colite (diarreia) e lesões oculares (olhos secos).
  - Tratamento: glicocorticoides, ciclosporina A, azatioprina, micofenolato, talidomida, psoraleno ultravioleta A (PUVA) (pele), hidroxicloroquina e pentostatin.

LEUCEMIA AGUDA LINFOBLÁSTICA
- Epidemiologia: leucemia linfoblástica aguda (ALL) é o câncer mais comum em pediatria.
- Apresentação clínica: ALL se apresenta com aumento ou diminuição da WBC com plaquetas e/ou hemoglobina baixa (2 ou mais linhas de células acometidas)
  - Sinais e sintomas: febre baixa, fadiga, palidez, dor nos ossos, suores noturnos, hemorragias das mucosas, petéquias, linfadenopatia generalizada, hepatomegalia e/ou esplenomegalia
    - A hemorragia retiniana ou infiltrados leucêmicos podem ser vistos no fundo de olho.
- Avaliação de risco: idade < 1 ano e > 10 anos, sexo masculino, WBC $> 100.000/\mu L$ no diagnóstico, doença do CNS, citogenética desfavorável, bem como pré-tratamento com glicocorticoides
  - Presença de trissomia +4, +10, +17, ou t (12;21) (p13;q22) (*ETV6/RUNX1*) nas células de leucemia confere um prognóstico favorável.
  - A presença do cromossomo Filadélfia [t(9;22) (q34;q11)] (*BCR/ABL*) ou translocações que envolvem o gene de leucemia de linhagem mista (*MLL*) em 11q23 confere um prognóstico pobre.

- Classificação: Os tipos de ALL são diferenciados por marcadores de superfície.
- Precursor-B ALL é a mais comum, e é CD19 + e CD20 +, muitas vezes com CD10 +.
- Células T: CD4 +, CD8 + e TdT +.
- Burkitt ou célula B madura: imunoglobulina de superfície e CD20 +.
- O tratamento dura ~ 2 anos para as mulheres, e 3 anos para os homens.
- Terapia começa com um ciclo de indução de 28 dias.
  - Prednisona, vincristina e asparaginase.
  - Adriamicina ou daunorubicina é adicionada à terapia de indução de quatro drogas em pacientes de alto risco.
- Se a criança está em remissão no final da indução, ele/ela recebe a terapia de consolidação para ~ 24 semanas. As drogas utilizadas para a terapia de consolidação incluem vincristina, metotrexato, 6-mercaptopurina (6-MP) e outros.
- A terapia de manutenção de ~ 130 semanas segue a terapêutica de consolidação, e tipicamente envolve 6-MP oral diariamente, metotrexato semanal oral, um pulso de corticosteroides orais mensalmente, vincristina mensal e metotrexato intratecal uma vez a cada 12 semanas.
- As crianças com leucemia no CNS recebem a terapia intratecal adicional e, ocasionalmente, terapia de radiação.

LEUCEMIA MIELOBLÁSTICA AGUDA

- A AML tem um prognóstico ruim quando comparada à ALL.
- A classificação da AML é determinada por marcadores de superfície (Tabela 19-1).
- A avaliação de risco é determinada por citogenética e resposta à terapia de indução.
- Presença de t(8;21)(q22;q22), inversão do cromossomo 16, a mutação *NPM* ou a mutação CEBPα confere um prognóstico favorável.
- A presença de t(15;17)(q22;q21), que é característico de leucemia promielocítica aguda (APL), confere um prognóstico favorável.
- A presença de mutações *FLT3*, anormalidades de monossomia 5, monossomia 7, 5q-, ou 11q23 conferem um prognóstico ruim.
- A doença residual (medula óssea ou extramedular) no final da indução confere um prognóstico ruim.

TABELA 19-1	Marcadores de Superfície para Leucemia Mieloblástica Aguda				
Marcador	M1/M2	M3	M4/M5	M6	M7
CD11b			++		
CD13		+	++	+	+
CD14			++		
CD15	+	++	++		
CD33	++	++	++	++	++
CD34	++	+	+	+	+
CD41					++
CD42					++

- O tratamento é de menor duração (~ 6 meses), mas compreende uma quimioterapia mais intensa em comparação à ALL.
- Existem várias combinações de quimioterapia, mas os pilares do tratamento são as antraciclinas (p. ex., daunorrubicina, mitoxantrona ou idarrubicina) e Ara-C.
- A recuperação da indução e remissão clínica são seguidas por cursos de terapia de consolidação.
- Irmãos são testados quanto à compatibilidade do antígeno leucocitário humano (HLA) em busca do potencial irmão compatível para BMT alógeno se um paciente tem uma fraca resposta à terapêutica de indução ou se apresenta citogenética de alto risco.
    - Aos pacientes sem um irmão compatível geralmente se oferece a quimioterapia apenas se tiverem uma remissão completa após a terapia de indução.
    - Transplante de doador compatível, sem parentesco é considerado no momento da recidiva, ou no caso de leucemias resistentes, em virtude dos riscos associados ao transplante de doadores sem parentesco.
- A terapia de AML está associada à neutropenia grave e prolongada, e pacientes com LMA têm um elevado risco de sepse por Gram-positivos, como infecções α-estreptocócicas e estafilocócicas.

LINFOMAS NÃO HODGKIN

- Linfoma não Hodgkin (NHL) abrange > 12 neoplasias.
- É o tumor maligno mais frequente em crianças com AIDS; portanto, uma triagem de HIV deve ser realizada em todas as crianças com NHL.
- As informações da categoria de linhagem são apresentadas na Tabela 19-2.
- A apresentação clínica depende da classificação e do grau.

TABELA 19-2 Classificação do Linfoma Não Hodgkin

Linhagens (imunofenotipagem genótipo)	Sobrevida Média (anos)
Linhagem B (nodal)	
Baixo grau:	
Linfocítica pequena	5,5–6
Linfoplasmocítica linfoplasmocitoide	4
Células clivadas pequenas foliculares	6,5–7
Células clivadas pequenas mistas foliculares grandes	4,5–5
Grau intermediário:	
Grande célula folicular	2,5–3
Célula clivada pequena difusas/células pequenas e grandes mistas	3–4
Células linfocíticas intermediárias/células do manto	3–5
Alto grau:	
Linfoma difuso de grandes células	1–2
Imunoblástico	0,5–1,5
Célula pequena não clivada	0,5–1
Linhagem T:	
Linfoblástica	0,5–2
Linfoma de células T periféricas	1–2
Linfoma primário extranodal (classificado por local, a maior parte é de células B e linhagens MALT)	

- Baixo grau: indolor, linfadenopatia periférica difusa (LAD) visto principalmente em adultos mais velhos.
- Grau intermediário: LAD periférica indolor é mais comum, mas a doença extranodal localizada também é observada (p. ex., GI e óssea).
  - A idade média é de 55 anos, mas este tipo de NHL também é comum em crianças e adultos jovens.
- Linfomas de alto grau são mais comumente vistos em crianças e adultos jovens.
  - Linfoma linfoblástico apresenta-se mais comumente com o envolvimento do mediastino, que se manifesta como falta de ar, dispneia, sibilos, estridor, disfagia, e inchaço de cabeça/pescoço.
  - Cerca de dois terços dos pacientes com linfoma linfoblástico são do sexo masculino.
- O linfoma de células pequenas não clivadas (SNCCL)/Burkitt/não Burkitt geralmente também é considerada uma doença da infância, mas apresenta um segundo pico aos 50 anos de idade.
  - O linfoma Burkitt comumente se apresenta no abdome e trato GI (~ 80%).
  - O linfoma não Burkitt se apresenta na medula óssea e com LAD periférica.
  - A apresentação no quadrante inferior direito é comum e pode ser confundida com apendicite.
- Diagnóstico: exame físico, hemograma, eletrólitos séricos com estudos da função hepática, LDH, ácido úrico, radiografia de tórax, CT de tórax (caso a radiografia de tórax esteja anormal), CT abdominal, aspiração bilateral da medula óssea/biópsia, análise do CSF
  - Considere também a cintilografia óssea, ressonância magnética para o envolvimento da medula óssea e/ou varredura com tomografia por emissão de pósitrons (PET).
- O tratamento da NHL é dependente do subtipo patológico e estágio.
- A terapia para o linfoma de Burkitt geralmente é curta (cerca de 4–6 meses), enquanto linfomas de células T requerem tratamento por um período maior duração, com ênfase na profilaxia do CNS.
  - Burkitt resistente pode beneficiar-se da adição de rituximab (anti-CD20) para o protocolo terapêutico.
  - Os pacientes com linfoma de Burkitt são de alto risco para a síndrome de lise tumoral.

LINFOMA DE HODGKIN

- O linfoma de Hodgkin (HL) é caracterizado por um infiltrado linfocítico pleomórfico.
  - Células de Reed-Sternberg (RS) são células gigantes multinucleadas, que são as células malignas de HL.
- Epidemiologia: há uma distribuição etária bimodal, com um pico no início no último meado dos 20 anos e um segundo pico após 50 anos de idade.
  - A maior parte dos casos fora dos Estados Unidos, e cerca de um terço dos casos no mesmo país, está associada ao vírus de Epstein-Barr (EBV) em células de RS.
- Apresentação clínica: adenopatia indolor e firme que se espalha de forma contígua
  - A linfadenopatia supraclavicular e cervical é comum, com envolvimento mediastinal visto em aproximadamente dois terços dos pacientes.
  - A doença subdiafragmática primária é rara (~ 3% dos pacientes).
  - Triagem para sintomas sistêmicos, incluindo febre > 38 °C durante 3 dias consecutivos, suores noturnos intensos, ou perda de peso inexplicada de 10% ou mais nos 6 meses anteriores à admissão.
    - "A" depois da designação do estágio indica ausência de sintomas sistêmicos, ao passo que um "B" indica a presença desses sintomas sistemáticos.
  - Prurido generalizado e dor induzida pelo álcool etílico nos gânglios linfáticos são sintomas raros, mas patognomônico para a doença de Hodgkin.

- Diagnóstico: exame físico para a linfadenopatia e hepatoesplenomegalia, CBC (trombocitopenia autoimune e anemia hemolítica autoimune são comumente associados à doença de Hodgkin), LDH, ESR, ácido úrico, testes de função renal e hepática, CT e PET (mais comumente utilizado) do pescoço/tórax/abdome/pelve
  - Biópsia e aspirado bilateral de medula óssea devem ser obtidos em pacientes com doença em estágio III-IV, com sintomas B, e em recidiva.
- A terapia normalmente envolve ciclos de quimioterapia de mutiagentes (adriamicina, bleomicina, vinblastina, dactinomicina e outros) e, em alguns casos, a radiação com feixe externo.

TUMOR DE WILMS
- O tumor renal mais comum visto em crianças.
- A apresentação primária é mais frequentemente uma massa abdominal que não cruza a linha média (em contraste com neuroblastoma, que, muitas vezes, cruza a linha média).
- Mais comumente unilateral, mas pode ocorrer em ambos os rins.
- Diagnóstico: CT do tórax (para avaliar metástase)/abdome/pelve, CBC, e avaliação da função renal e do fígado.
- Histologia (embrionário *vs.* anaplásico) e estadiamento do tumor são importantes na determinação do programa de tratamento, que consiste de quimioterapia e radioterapia.
- Dez por cento dos tumores de Wilms estão associados a síndromes de malformações:
  - Síndrome de Denys-Drash (mutação *WT1* no cromossomo 11): um transtorno que acomete os rins e órgãos genitais, muitas vezes envolvendo genitália ambígua, nefropatia e tumor de Wilms.
  - Aniridia esporádica (região 11p13 → gene PAX6): ausência de íris.
  - Síndrome WAGR (produto da deleção do gene supressor de WT1 na região 11p13 e gene PAX6): tumor de **W**ilms, **A**niridia, anomalias **G**enituriárias, **R**etardo mental.
  - Síndrome de Beckwith-Wiedemann (mutações no cromossomo 11 *IGF2, CDKN1C, H19, KCNQ1, KCNQ1OT1*): uma síndrome de predisposição ao câncer associada à macroglossia, organomegalia, defeitos de linha média abdominal (p. ex., onfalocele, hérnia umbilical, divaricação de reto), gigantismo, hipoglicemia neonatal e depressão ou sulco auricular.
  - Hemi-hipertrofia (pode ser uma variante clínica de BWS como resultado da penetração incompleta de mutações epigenética da *LIT* 1): síndrome de supercrescimento assimétrico.

NEUROBLASTOMA
- Tumores que surgem a partir de células ganglionares simpáticas primitivas e podem secretar catecolaminas.
- O neuroblastoma é mais frequentemente diagnosticado em crianças < 5 anos de idade, com um pico em torno de 2 anos.
- Apresentação clínica: massa abdominal palpável, febre, anemia, diarreia, hipertensão, síndrome de Horner, ataxia cerebelar e opsoclonia/mioclonia
  - A doença metastática é, muitas vezes, evidente na apresentação, que pode manifestar-se como dor óssea, proptose e equimose periorbital de metástase retrobulbar, nódulos cutâneos ou uma erupção *"blueberry muffin"*.

- Diagnóstico: CT de tórax/abdome/pelve, varredura óssea, varredura MIBG, aspiração bilateral de medula óssea/biópsia, ácido vanilmandélico (VMA) e ácido homovanílico (HVA) urinários, LDH, exame histológico dos linfonodos palpáveis.
- A terapia depende da idade do paciente, estadiamento do tumor e de outros fatores, mas incluirá uma combinação de quimioterapia, excisão cirúrgica, radioterapia, BMT autólogo e imunoterapia.

OSTEOSSARCOMA

- Tumores que surgem do osso e são capazes de produzir osso imaturo ou osteoide.
- Epidemiologia: o pico de incidência ocorre na segunda década de vida, durante o surto de crescimento adolescente.
- Apresentação clínica: dor e massa palpável sobre o osso envolvido, que está presente há muitos meses.
- Ocorre na região metafisária de ossos longos, mais comumente na extremidade distal do fêmur e tíbia proximal.
- Diagnóstico: raios X e MRI da área acometida, CT de tórax, varredura óssea para avaliar a doença metastática e biópsia por um cirurgião ortopédico especializado em oncologia ortopédica.
- Os achados radiológicos são variáveis, mas geralmente incluem nova formação óssea periosteal (levantamento do córtex para formar o triângulo de Codman), massas de tecidos moles e ossificação dos tecidos moles em um padrão radial ou em "raio de sol".
- As lesões podem ser osteoescleróticas (~45%), osteolíticas (~30%), ou osteolíticas/escleróticas mistas (~25%).
- De 15 a 20% dos pacientes apresentam doença metastática detectável (> 85% têm metástases pulmonares) na apresentação como prenúncio de um mau prognóstico.
- Tratamento: excisão cirúrgica com margens amplas associadas à quimioterapia neoadjuvante pré- e pós-cirurgia.

RABDOMIOSSARCOMA

- Malignidade dos tecidos moles de origem de músculo esquelético
  1. Apresentação clínica: os locais primários mais comuns para o surgimento do rabdomiossarcoma incluem cabeça e pescoço (p. ex., paramenígeno, órbita, faringe), trato geniturinário e as extremidades, mas massas também podem surgir no tronco, região intratorácica e trato gastrointestinal (fígado, vesícula biliar e perianal/anal).
- Diagnóstico: imagem do tumor primário (modalidade depende da localização), avaliação de metástase (varredura óssea, CT de tórax e/ou biópsia de medula óssea), CBC, LDH, ácido úrico, avaliação das funções renal e hepática.
- Tratamento: ressecção cirúrgica com quimioterapia e radioterapia.

SARCOMA DE EWING

- O sarcoma de Ewing se refere a tumores de qualquer osso (tumor de Ewing do osso) ou tecido mole (Ewing extraósseo; "Ewing clássico"), derivado de células pluripotentes primitivas originárias da crista neural (sistema nervoso autônomo parassimpático pós-ganglônico).
  - PNET é considerada uma forma mais diferenciada desta entidade e pode ocorrer como um tumor primário de osso ou de tecidos moles.

- Apresentação clínica: dor, massa palpável, fratura patológica e febre presentes por meses.
- Diagnóstico: radiografia dos ossos, MRI do tumor primário, varredura óssea, CT de tórax para metástases pulmonares, LDH, VMA/HVA na urina (para distinguir de neuroblastoma), e aspiração/biópsia bilateral da medula óssea
  - Os achados radiográficos geralmente mostram uma lesão destrutiva da diáfise, com erosão do córtex e reação periosteal multilaminar (i. e., "casca de cebola").
- Tratamento: ressecção cirúrgica com quimioterapia e radioterapia.

RETINOBLASTOMA
Hereditário Variante
- O histórico familiar positivo é encontrado em 6–10% dos pacientes; entretanto, 30–40% dos casos "esporádicos" podem ser hereditários.
- A média de idade no momento do diagnóstico é de 14–15 meses.
- A doença é geralmente bilateral/multifocal, distante para o primeiro tumor, o que contrasta a crença passada de que esses segundos tumores primários só se desenvolvem dentro do campo de radiação.
- Existe um elevado risco de desenvolvimento de tumores secundários não oculares, como o osteossarcoma.
- O tratamento é uma combinação de crioterapia e quimioterapia.
- O aconselhamento genético dos pais e da criança em relação ao risco para a descendência é essencial.

Variante Não Hereditária
- Histórico familiar negativo.
- A média de idade no momento do diagnóstico é de 23–27 meses.
- A doença é sempre unilateral/unifocal.
  - Nota-se que 15% dos pacientes com tumores unilaterais podem ter a doença hereditária.
- Não há aumento do risco de tumores não oculares secundários.

DOENÇA FALCIFORME
- Inclui múltiplos genótipos, todos com pelo menos uma cópia de HbS (substituição aminoácido glutamina por valina na sexta posição do gene de betaglobulina): Hb SS, Hb SC, Hb Sβ^{0}-talassemia, Hb Sβ^{+}-talassemia.
- HbS patologicamente polimeriza em cadeias em seu estado deoxigenado, distorcendo RBC em uma forma de foice. Hemácias em foice hemolisam e obstruem a microcirculação, levando a coagulação intravascular, ativação endotelial e inflamação em todos os sistemas orgânicos.

Doença Febril em Crianças com Doença Falciforme
- Temperatura: > 38,3 °C.
- Histórico e exame físico: sinais vitais com saturação de O_2, evidência de infecção, exame pulmonar para estertores e sibilos, tamanho do baço em relação ao basal, conforme documentado nos registros ambulatoriais, exame neurológico.
- Estudos laboratoriais e de imagem: CBC com diferencial, contagem de reticulócitos, tipo sanguíneo e triagem, hemocultura, *swab* de nasofaringe para vírus, radiografia de tórax, urinálise e cultura de urina (se sintomática).

- Tratamento: ceftriaxona 50 mg/kg, 2 g máx, IV
  - Substituto meropenem se o paciente tem uma alergia à cefalosporina.
  - Observar o paciente durante 1 hora após a administração de ceftriaxona com sinais vitais de repetição e de avaliação caso não haja planejamento de internação.
  - A presença de um foco de infecção (p. ex., otite média) ou sintomas virais não altera a urgência da administração de antibióticos parentais, ou impede a bacteremia ou sepse.
- Internar para qualquer das seguintes situações:
  - Aparência tóxica, incluindo dificuldade respiratória.
  - Crianças < 2 anos de idade.
  - Histórico de bacteremia ou sepse.
  - Temperatura > 39 °C.
  - Se o paciente estiver com quaisquer dos seguintes parâmetros laboratoriais: hemoglobina < 5 g/dL, contagem de reticulócitos < 5%, WBC > 30.000/µL ou < 5.000/µL, contagem de plaquetas < 150.000/µL.
  - Evidência de dor grave, crise aplástica, esplenomegalia ou sequestro esplênico, síndrome torácica aguda, acidente vascular encefálico ou priapismo.
  - Não é possível o acompanhamento na clínica, desafios de comunicação (p. ex., a falta de informações de contato/número de telefone) ou histórico de mau acompanhamento ambulatorial.
- Tratamento hospitalar de pacientes com SCD e febre
  - Monitoramento: sinais vitais a cada 4 h, incluindo entrada/saída diárias e oximetria de pulso.
  - Estudos laboratoriais e de imagem: CBC e contagem de reticulócitos diariamente até a estabilização do paciente, cultura sanguínea a cada 24 h se com febre, radiografia de tórax para qualquer agravamento do estado respiratório e um tipo ativo com o banco de sangue
    - Considere urinálise e urocultura, punção lombar (LP), ultrassom abdominal, testes de função hepática, amilase/lipase e imagem de ossos/articulações se indicados.
- Fluidos: administrar $D5_{1/2}NS$ a 1.500 mL/m²/dia.
- Tratamento: cefotaxima 50 mg/kg IV a cada 8 h
  - Descontinuar a penicilina profilática enquanto administra antibióticos de amplo espectro.
  - Controlar a dor, conforme necessário com o ibuprofeno e opioides PO/IV.
  - Manter a saturação de $O_2 \geq 92\%$ ou em valores basais do paciente (SpO_2 muitas vezes não se correlaciona com PO_2 e SaO_2 central em pacientes com SCD).

Síndrome Torácica Aguda (ACS)

- ACS é definido como um novo infiltrado na radiografia do tórax, além dos seguintes: dor torácia, febre, tosse, taquipneia ou sibilo. Necessidade de oxigênio não faz parte dos critérios de diagnóstico para a ACS.
- ACS é a causa mais comum de morte em pacientes com SCD.
- Monitoramento: sinais vitais a cada 4 h, oximetria de pulso contínua e entrada e saída rigorosas.
- Avaliação laboratorial: CBC diariamente e contagens de reticulócitos até que paciente fique clinicamente estabilizado, o tipo e triagem e gasometria para doenças graves.
- Tratamento: cefotaxima 50 mg/kg IV a cada 8 h e azitromicina (*Chlamydia pneumoniae* e *Mycoplasma pneumoniae* são as causas infecciosas mais comuns para ACS)
  - Suplementar O_2 para manter saturações $\geq 92\%$ ou basais.
  - Incentivar a espirometria a cada 2 h durante a vigília.
  - Fornecer controle adequado da dor com ibuprofeno e opioides PO/IV.
  - Considerar a transfusão de 15 mL/kg de hemácias.
  - Considerar albuterol regular se o paciente tem histórico de asma e há sinais de doença reativa das vias aéreas ou sibilo no exame.

- Glicocorticoides em pulso (prednisona) pode ser considerado para os pacientes com um componente reativo de vias respiratórias para a sua doença.
  - Considere glicocorticoides cuidadosamente, uma vez que existe um risco aumentado de hemorragia intracraniana e readmissão para a dor vasoclusiva em pacientes com SCD que recebem glicocorticoides para ACS.
  - Manutenção de fluidos IV em 1.500 mL/m^2/dia.

Sequestro Esplênico Agudo

- Doença aguda com Hb de 2 g/dL ou mais abaixo da linha basal do paciente com um baço agudamente aumentado, que normalmente está associado à trombocitopenia e reticulocitose discreta a moderada (considere uma crise aplástica se a contagem de reticulócitos estiver reduzida).
- Monitoramento: sinais vitais com pressão arterial a cada 2 h, oximetria de pulso e exames abdominais seriados a cada 1–2 h (a localização do baço deve ser marcada no abdome do paciente em cada exame).
- Avaliação laboratorial: CBS pode ser obtido várias vezes em um período de 24 horas, dependendo do estado clínico do paciente.
- Tratamento
  - Transfusão de concentrado de hemácias (PRBC) de 5–10 mL/kg para Hb < 4–5 g/dL. Em casos graves, iniciar transfusão urgente antes da internação pode salvar vidas.
  - Antibióticos se febril (como descrito no tratamento de doenças febris no SCD).
  - O_2 para manter a saturação ≥ 92% ou na linha basal do paciente.
  - Fornecer controle adequado da dor com ibuprofeno e opioides PO/IV.
  - Espirometria de incentivo a cada 2 h.
  - Manutenção de fluidos IV a 1.500 mL/m^2/dia.

Crise Aplástica

- Doença aguda associada à hemoglobina abaixo da linha basal do paciente e uma contagem de reticulócitos substancialmente reduzida (frequentemente < 1%), que é mais comumente causada por infecção pelo parvovírus B19.
- Avaliação laboratorial: CBC e contagens de reticulócitos diariamente até que o paciente se apresente clinicamente estabilizado, tipagem sanguínea e triagem, e um PCR de parvovírus ou teste sorológico.
- Tratamento
  - Transfusões de RBC para a anemia sintomática ou Hb < 5 g/dL, sem evidência de recuperação de eritroides
    - Múltiplas transfusões podem ser necessárias.
    - Evitar a transfusão de Hb > 10 g/dL.
  - Isolamento adequado de acordo com orientações hospitalares em virtude de possível infecção por parvovírus.

CVA Agudo

- Dez por cento dos pacientes com Hb SS apresentarão um CVA até a idade de 20 anos.
- Exame: exame neurológico completo, incluindo a escala de CVA NIH, deve ser realizado por um neurologista.
- Avaliação laboratorial: CBC com diferencial, contagem de reticulócitos, o tipo e triagem, eletroforese de hemoglobina para determinar o % de HbS, PT, PTT, eletrólitos séricos, cálcio sérico e glicose em ponta do dedo.
- Avaliação por imagem: MRI e angiografia por ressonância magnética do cérebro sem sedação deve ser realizada antes da intervenção, se possível.
  - Caso uma MRI de cérebro não esteja imediatamente disponível, uma CT *sem* contraste para excluir hemorragia intracraniana deve ser realizada antes da intervenção, com a MRI na sequência.

- A sedação para fins de imagem só deve ser realizada se os resultados de imagem alterarem significativamente a intervenção planejada.
- Tratamento: se o paciente não receber terapia de transfusão crônica, ele/ela deverá ser submetido(a) a uma transfusão de troca emergente para diminuir a % HbS < 30%, enquanto mantém a hemoglobina em ~10 g/dL.
- Considerar uma simples transfusão de RBC de 10 mL/kg, caso o paciente esteja sofrendo de outra complicação de SCD (p. ex., ACS ou sequestro esplênico), sua hemoglobina for < 7 g/dL ou se a transfusão de troca não ocorrer por > 4 horas.
- Se o paciente recebe terapia de transfusão crônica, seu % HbS provavelmente será < 50%. Consultar com um hematologista sobre a intervenção apropriada.
- Monitoramento: avaliações neurológicas a cada 1 h e sinais vitais a cada 15 minutos pelo menos na primeira hora, incluindo um estreito monitoramento da pressão arterial e oximetria de pulso contínua. Esses pacientes muitas vezes necessitam de internação em ICU secundária a sua exigência de um controle rigoroso.
- Terapia para convulsão, conforme necessário.

Dor/Crises Vasoclusivas
- Exame físico: um exame completo deve ser realizado com ênfase no estado de hidratação, evidência de infecção, exame pulmonar (> 50% dos pacientes com ACS são inicialmente admitidos para uma VOC), tamanho do baço, do pênis e um exame neurológico completo.
- Estudos laboratoriais: CBS e contagens de reticulócitos diariamente até que o paciente esteja clinicamente estabilizado e tipagem sanguínea e triagem.
- Considerar uma radiografia de tórax se o paciente apresentar febre, taquipneia, tosse, dor no peito ou um exame pulmonar anormal.
- Considerar uma amilase/lipase e ultrassom abdominal para excluir colelitíase, colecistite e pancreatite em pacientes com dor abdominal grave no quadrante superior.
- Tratamento: uma combinação de líquidos IV, NSAIDs, opioides e cuidados de suporte
  - Líquidos IV: 20 mL/kg de solução salina normal em *bolus* durante 1 hora para começar, então D5$_{1/2}$ NS a 1.500 mL/m^2/dia para manter euvolemia.
- Tratamento de suporte: aplicação de calor para a área acometida e atividade física para aumentar o fluxo sanguíneo para osso e músculos acometidos.
  - Fisioterapia diariamente, se possível.
- NSAIDs: ibuprofeno 10 mg/kg/dose PO cada 6 h
  - Pode considerar a utilização de cetorolac por no máximo 5 dias consecutivos, em vez de ibuprofeno
    - Recomenda-se garantir uma creatinina normal antes de iniciar cetorolac e acompanhamento próximo de produção de urina e função renal.
- Opioides: adicionar terapêutica de opioide se a dor não for controlada com hidratação, NSAIDs e cuidados de suporte.
  - Primeiro teste de terapia com opioide PO
    - Hidrocodona/acetaminofeno 0,05–0,1 mg de hidrocodona/kg PO a cada 4 horas, conforme necessário para a dor. Os fornecedores devem monitorar a dose de acetaminofeno que o paciente recebe secundário à possível toxicidade hepática induzida por acetominofeno.
    - Se os pacientes se tornarem tolerantes à hidrocodona/acetaminofeno, eles podem fazer a transição para oxicodona 0,05 mg/kg/dose PO a cada 4 h, conforme necessário para a dor.
  - Transição para a terapêutica com opioide IV, se a terapêutica por opioide PO não controlar adequadamente a dor.
    - Para pacientes < 7 anos ou incapaz quanto ao desenvolvimento para compreender a analgesia controlada pelo paciente (PCA), considerar dosagem intermitente de morfina IV a 0,05 mg/kg/dose IV a cada 2 h. A dose deve ser titulada para o estado clínico do paciente.

- Para pacientes ≥ 7 anos e capacitados quanto ao desenvolvimento para compreender PCA, considerar uma infusão contínua de morfina a 0,03 mg/kg/h (máximo de 4 mg/h), em *bolus* de 0,03 mg/kg/dose (máximo de 3 por hora) controlada pelo paciente. A dose deve ser titulada para o estado clínico do paciente.
- Considerar a hidromorfona ou fentanil se o paciente apresentar alergia à morfina ou dor descontrolada.
- Monitorar de perto pacientes que recebem terapia com opioide:
  – Depressão respiratória com um oxímetro de pulso contínuo.
  – Depressão do CNS com avaliações neurológicas regulares.
  – Constipação: tratar com laxantes, conforme necessário.
  – Prurido: tratar com cloridrato de nalbufina (Nubain).
- Os opioides IV devem ser descontinuados a cada dia à medida que a crise de dor melhora, com o objetivo de fazer a transição para um programa oral para dor. Medicamentos analgésicos orais devem ser administrado de 30 minutos a 1 hora antes de interromper a medicação IV.

Priapismo
- Crise vasoclusiva no seio cavernoso do pênis, levando à ereção prolongada e persistente em jovens adolescentes.
- Tratar a dor como previamente descrito.
- Consultar a urologia para a irrigação do seio cavernoso.
  ○ Transfusão pré-operatória será necessária antes de qualquer procedimento sedativo.
- Monitorar Hb/Hct e potencial transfusão após consulta com o hematologista.

Imunizações e Medicamentos Profiláticos
- Pacientes com SCD são funcionalmente asplênicos secundários aos episódios vasoclusivos recorrentes nos sinusoides esplênicos, levando-os a ter uma maior suscetibilidade para os microrganismos encapsulados (*Streptococcus spp.*, *Pneumococo*, *Salmonella* e *Meningococo*).
  - Profilaxia com penicilina para prevenir a infecção é continuada até que a criança tenha pelo menos 5 anos de idade.
    ○ Crianças < 3 anos de idade: penicilina VK 125 mg PO bid.
    ○ Crianças > 3 anos de idade: penicilina VK 250 mg PO bid.
- Ácido fólico 400 μg a 1 mg PO uma vez por dia para crianças com Hb SS e Sβ° talassemia secundária ao aumento da sua produção de RBC.
- A hidroxiureia deve ser considerada em todos os pacientes com Hb SS ou Hb Sβ° talassemia, com destaque para os pacientes que experimentam complicações recorrentes e graves da SCD. Esse medicamento exige um acompanhamento laboratorial mensal por um hematologista e a dose deve ser escalada para a máxima dose tolerada.

ANEMIA
- Há uma diminuição na capacidade de transporte de oxigénio dos glóbulos vermelhos secundária a uma quantidade diminuída de RBCs e hemoglobina.
  - A classificação é baseada na produção diminuída ou desordenada de RBCs, anormalidades intrínsecas aos RBCs (hemoglobinopatias, deficiência da enzima, defeitos da membrana dos RBCs) ou a destruição extrínseca (Fig. 19-1).
- Paciente e histórico familiar são fundamentais para o diagnóstico.
  - Histórico médico anterior de infecções recentes (p. ex., anemia aplástica induzida por hepatite), traumatismo, transfusão, perda de sangue (p. ex., perda de sangue GI e do ciclo menstrual) e medicações (p. ex., medicamentos que causam supressão da medula óssea, NSAIDs que causam perda de sangue GI).

Hematologia e Oncologia | 353

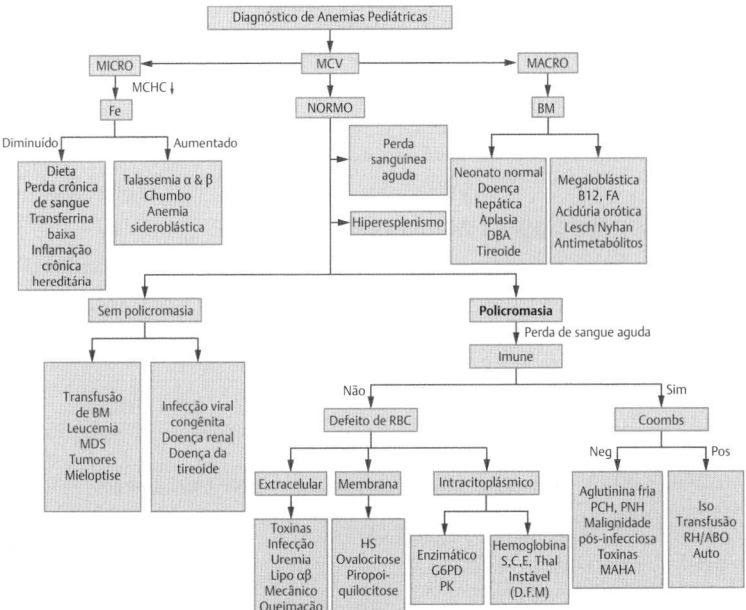

Figura 19-1 Diagnósticos de anemias pediátricas.

- Histórico neonatal de hiperbilirrubinemia sugere anemia congênita hemolítica, como esferocitose hereditária (HS), eliptocitose hereditária (HE), ou deficiência de G6PD.
- Histórico dietético do paciente e da mãe (se o paciente é um lactente)
  - A deficiência de ferro é raramente observada antes dos 6 meses de vida.
  - A quantidade de leite de vaca é essencial após a idade de 1 ano, se houver preocupação com anemia por deficiência de ferro.
- Histórico familiar de anemia, icterícia, cálculos biliares, esplenomegalia, cirurgias ou transfusões
  - Considerar a raça e hereditariedade ao avaliar hemoglobinopatias (Hb S, β-talassemia e α-talassemia).
- O gênero deve ser considerado no diagnóstico de doenças ligadas ao X, como a deficiência de G6PD.
- Avaliação laboratorial: avaliação inicial inclui um CBC, contagem de reticulócitos, uma avaliação do esfregaço periférico e investigação infecciosa.
  - Produção diminuída ou desordenada: painel de ferro sérico contendo ferro total no soro, capacidade total de ligação de ferro e receptor de transferrina circulante, ferritina, chumbo sérico, B12 sérica, RBC folato, creatinina sérica, eritropoietina e biópsia/aspirado de medula óssea
  - Avaliação de hemoglobinopatias: eletroforese de hemoglobina.
  - Deficiência enzimática: deficiência de G6PD, painel de enzimas de RBC.
  - Defeitos da membrana de RBC: teste de fragilidade osmótica.
  - Destruição extrínseca: Coombs direto, painel da bilirrubina, LDH e haptoglobina sérica.

- O tratamento é dependente da etiologia:
  - Suplementação de ferro em anemia por deficiência de ferro (6 mg/kg/dia) durante 3 meses após a normalização de Hb.
  - G6PD: evitar fármacos oxidantes ou exposição.
  - Talassemia: terapia de transfusão crônica ou transplante de células tronco hematopoiéticas.
  - Anemia aplástica: imunossupressão ou transplante de células estaminais hematopoiéticas.

ENVENENAMENTO POR CHUMBO (SATURNISMO)
- A fonte de chumbo pode ser lascas de tinta à base de chumbo, brinquedos ou cerâmica caseira esmaltada.
- Apresentação clínica: o início é insidioso, com sintomas inespecíficos (dor abdominal vaga, fraqueza, perda de peso, vômitos, ataxia, constipação, pica e alterações de personalidade).
- Em casos graves, pode haver convulsões, encefalopatia ou coma.
- Diagnóstico: níveis de chumbo no sangue, e CBC e ferritina para avaliar a anemia
  - Os níveis anormais em pacientes assintomáticos devem ser repetidos para excluir erro de laboratório.
- Uma radiografia abdominal pode mostrar partículas de chumbo no intestino.
- Tratamento: a família deve receber orientação sobre causas da intoxicação por chumbo, e a fonte de chumbo deve ser identificada e removida em todos os casos. A terapia de quelação aumenta a excreção de chumbo na urina, e é necessária para níveis de chumbo no sangue ≥ 45 µg/dL. A terapia de quelação deve ser realizada em conjunto com toxicólogo ou um profissional experiente, e os pacientes devem ser cuidadosamente monitorados quanto à toxicidade secundária à terapia.
- Manutenção da produção de urina é essencial para o processo de quelação.
- Envenenamento por chumbo moderado (nível de chumbo no sangue entre 45 e 71 µg/dL)
  - Iniciar succimer (um quelante oral) a 10 mg/kg (350 mg/m^2) a cada 8 horas, durante 5 dias, depois a cada 12 horas durante 14 dias.
  - Nível de chumbo pode reverberar após a interrupção do succimer por deslocamento dos depósitos de chumbo para o sangue após a quelação inicial. Níveis de chumbo no sangue devem ser verificados 2–3 semanas após a conclusão do primeiro curso de succimer, e um outro curso pode ser necessário se os níveis reverberam para > 45 µg/dL.
- Envenenamento grave por chumbo (nível de chumbo no sangue > 70 µg/dL) ou encefalopatia por chumbo
  - Descontaminação gastrointestinal via irrigação se manchas de chumbo são observadas no trato GI.
  - Dimercaprol (BAL) 4 mg/kg (75 mg/m^2) IM a cada 4 horas. A gravidade dos sintomas determina a duração da terapia
    - Feito com óleo de amendoim, o que deve ser considerado antes do uso em pessoas com alergia a amendoim.
    - Monitorar hemólise em pacientes com deficiência de G6PD.
    - Suspenda a suplementação de ferro durante a terapia com dimercaprol.
- Edetato de cálcio (CaEDTA) 50 mg/kg/dia (1 g/m^2/dia) IV ao longo de 24 horas
  - Comece a infusão de 4 horas após a primeira dose de dimercaprol visto que a CaEDTA aumenta a concentração de chumbo no CSF, e pode potencialmente aumentar a pressão intracraniana.

PESQUISA PARA SANGRAMENTO
- Testes de triagem: CBC com contagem de plaquetas, análise de função plaquetária (PFA-100), protempo (PT), o tempo de tromboplastina parcial ativado (aPTT), tempo de trombina (TT), nível de fibrinogênio e FDPs.

Hematologia e Oncologia | 355

TABELA 19-3　Testes Anormais de Triagem em Vários Transtornos Hemorrágicos

Transtorno	Contagem de plaquetas	PFA-100	aPTT	PT	TT	Fibrinogênio
Trombocitopenia	X					
Disfunção plaquetária		X				
Hemofilia			X			
Deficiência de fator VII				X		
Disfibrinogenemia					X	
Hipofibrinogenemia						X
DIC	X	X	X	X	X	X

- Número de plaquetas anormal: púrpura trombocitopênica imunológica (ITP), supressão da medula óssea/transplante (descartar a supressão secundária à medicação), hipoplasia da medula óssea, doença de von Willebrand (vWD) tipo IIb.
- Número de plaquetas normal, mas PT ou PTT anormal: deficiência de fator (Tabela 19-3).
- Número de plaquetas normal e PT/PTT, anormal PFA-100: disfunção plaquetária (adquiridas ou congênitas, como a síndrome de plaquetas cinzas).
- Morfologia anormal de plaquetas ± número anormal: transtorno de agregação plaquetária (Tabela 19-4).
- Plaquetas anormais, PT, aPTT, TT: possivelmente DIC, doença hepática, disfibrinogenemia.
- Plaquetas normais, PT, aPTT: possivelmente FXIII, β_2-antiplasmina.
- PT ou PTT anormal: considerar estudos mistos.
  - Plasma de controle normal é adicionado ao plasma de um paciente e incubado.
  - Correção da PT prolongada ou PTT sugere deficiência do fator de coagulação.
  - Não correção de PT ou PTT sugere a presença de inibidores de coagulação.
  - PT anormal corrigido com estudos mistos: possível fator VII, V ou deficiência de protrombina.
  - PTT prolongado corrigido com estudos mistos: possível deficiência do fator VIII ou IX (comum) ou deficiência XI ou XII.

TABELA 19-4　Resposta da Agregação de Plaquetas nos Distúrbios Hereditários da Função Plaquetária

	Doença do estoque plaquetário	Trombastenia de Glanzmann	Doença de Bernard Soulier
Colágeno	↓	↓↓	N
ADP	↓	↓↓	N
Epinefrina	↓	↓↓	N
Ácido araquidônico	N	↓↓	N
Ristocetina	N	N	↓↓

COAGULAÇÃO INTRAVASCULAR DISSEMINADA

- Desregulação generalizada secundária à exposição do factor tecidual (p. ex., subendotélio, cérebro, placenta, células endoteliais activadas, monócitos), causando a activação da coagulação e cascatas fibrinolíticas. Assim, os pacientes podem apresentar hemorragias, trombose, ambos ou nenhum.
- Avaliação laboratorial: PT e PTT estão prolongados; fibrinogênio é < 100 mg/dL; a contagem de plaquetas é baixa; d-dímero é > 2 μg/mL (geralmente positivo em lactentes sem DIC); fatores de coagulação II, V, VIII, antitrombina III e proteína C geralmente são baixos; e a anemia hemolítica microangiopática é observada no esfregaço periférico.
- Tratamento
  - Tratar a causa subjacente.
  - Administrar FFP, crioprecipitado e transfusões de plaquetas, conforme necessário. Consulte a seção princípios de transfusão para doses.
  - Terapia com heparina não demonstrou qualquer benefício.

HEMOFILIA

- Deficiência de Fator VIII (Hemofilia A)
  - Estudos laboratoriais mostram um aPTT prolongado que se corrige na mistura 50:50, um tempo de sangramento normal e uma PT normal.
  - Uma criança com deficiência do fator VIII deve ser avaliada para vWD, uma vez que recém-nascidos apresentam níveis mais elevados de fator de von Willebrand (vWF) e apenas aqueles gravemente acometidos podem mostrar problemas de sangramento.
  - Tratamento
    - Cada unidade do fator VIII por quilograma eleva o nível da atividade do fator sanguíneo ~ 2%.
    - Terapia para hemorragia oral: ácido aminocaproico (Amicar) 100 mg/kg PO a cada 6 h (agente antifibrinolítico)
      - Nunca utilize para hemorragias articulares ou hematúria.
    - Hemorragia discreta a moderada: fator VIII de 25–30 U/kg IV e/ou desmopressina (DDAVP) 0,3 μg/kg IV (DDAVP *spray* nasal–150 μg/pulverização: < 50 kg: 1 pulverização, > 50 kg: uma borrifada em cada narina) em pacientes que mostram, anteriormente, uma resposta ao DDAVP.
    - Grave, perigo de morte: fator VIII 50 U/kg IV, seguido por infusões repetidas de 20–25 U/kg IV a cada 12 h.
    - Pacientes cirúrgicos: 50 U/kg IV; geralmente requer administração repetida a cada 6–12 h para um total de 10–14 dias ou até a cura.
    - Hemorragias articulares: fator VIII 40 U/kg no dia 1, seguido de 20 U/kg no dia 2 e 3
- Deficiência do Fator IX (hemofilia B, doença de Natal)
  - Estudos laboratoriais demonstram um aPTT prolongado que se corrige em mistura 50:50, um tempo de sangramento normal e uma PT normal.
  - Tratamento
    - Cada unidade de fator IX por quilograma eleva o nível da atividade do fator sanguíneo ~ 1%.
    - Terapia para hemorragia oral: ácido aminocaproico (Amicar) 100 mg/kg PO cada 6 h.
    - Hemorragia discreta a moderada: fator IX 40 U/kg IV.
    - Grave, perigo de morte: fator IX 80 U/kg, seguido de 40 U/kg a cada 24 h (notar que o fator IX tem uma meia-vida mais longa que o fator VIII).

- Deficiência do Fator XI (Hemofilia C)
  - Distúrbio autossômico recessivo raro (p. ex., judeus Ashkenazi, síndrome de Noonan).
  - Tratamento: FFP.
- Deficiência do Fator XIII
  - Herança autossômica recessiva.
  - Muitas vezes, apresenta-se com sangramento do cordão umbilical (80% com deficiência homozigótica) e hemorragia intracraniana (33%).
  - Diagnóstico: teste de solubilidade da ureia em que a estabilidade do coágulo é avaliada em 5 M de ureia.
  - Tratamento: crioprecipitado.

DOENÇA DE VON WILLEBRAND

- Herança autossômica dominante.
- Apresenta-se com sintomas de sangramento de mucosas, como hematomas e epistaxe recorrentes.
- Avaliação laboratorial: PFA-100, PT, aPTT, antígeno do vWF e atividade do cofator da ristocetina, níveis multímeros de vWF, níveis do fator VIII e tipo sanguíneo.
- Tipo 1 (70–80% dos pacientes com vWD)
  - Antígeno do vWF e atividade do cofator da ristocetina reduzidos.
  - Possivelmente baixa concentração do fator VIII, mas multímeros de vWF normais.
  - Tratamento: DDAVP (0,3 µg/kg IV ou 150 µg/narina a cada 12–24h) e/ou fator VIII/concentrado de vWF (p. ex., Humate-P, Alphanate).
- Tipo 2A (10–12% dos pacientes com vWD)
  - Número reduzido de multímeros de alto peso molecular, resultando em uma deficiência grave da atividade do cofator da ristocetina.
  - Antígeno vWB reduzido, mas fator VIII normal.
  - Tratamento: concentrado do fator VIII/vWF.
- Tipo 2B (3–5%)
  - Antígénio de vWF anormal que se liga espontaneamente às plaquetas e aumenta a depuração.
  - Possivelmente baixos antígeno do vWF, atividade do cofator da ristocetina e multímeros, mas fator VIII normal.
  - Aumento da agregação de plaquetas induzida por ristocetina.
  - Tratamento: concentrado do fator VIII/vWF.
- Tipo 2N (1–2%)
  - vWF não pode ligar-se ao fator VIII, o que leva à depuração acelerada do fator VIII.
  - Baixo antígeno vWF, cofator de ristocetina e níveis do fator VIII, mas níveis mutímeros normais.
- Os tipos 2M e 3 raramente são observados e requerem os cuidados de um hematologista.

TROMBOCITOPENIAS

- Diagnóstico diferencial por idade de apresentação
  - Em recém-nascidos:
    - Distúrbios genéticos: trombocitopenia com ausencia de rádio (TAR), síndrome de Wiskott-Aldrich, osteopetrose ou erros inatos do metabolismo.
    - Destruição imunomediada de plaquetas: trombocitopenia aloimune, ITP materno, lúpus eritematoso sistêmico (SLE) materno, hipertiroidismo materno, fármacos maternos, pré-eclâmpsia materna, trombocitopenia aloimune neonatal.

- Não imune mediada (provavelmente relacionada com DIC): asfixia, aspiração, enterocolite necrosante, hemangiomas (síndrome de Kasabach-Merritt), trombose, síndrome da angústia respiratória, síndrome hemolítico-urêmica, doença cardíaca (congênita/adquirida).
- Hiperesplenismo.
• Em crianças mais velhas
  - Produção diminuída: trombocitopenia amegacariocítica, mielodisplasia, anemia aplástica, leucemia.
  - Destruição aumentada: ITP, DIC, sepse, HUS, hiperesplenismo, fármacos.

PÚRPURA TROMBOCITOPÊNICA IDIOPÁTICA (IMUNE)

• Destruição de plaquetas imune mediada com um pico de idade de diagnóstico de 2–4 anos de idade
  • Pacientes < 1 ou > 10 anos de idade no momento do diagnóstico são mais propensos a desenvolver ITP crônica, possivelmente em conjunto com outros distúrbios imunológicos (p. ex., SLE).
  • A ITP aguda é uma doença autolimitada que geralmente se resolve dentro de alguns meses, independentemente da administração da terapia.
  • ITP crônica é definida como a doença que persiste por mais de 12 meses.
• No exame, a criança está clinicamente bem com hematomas e petéquias.
  • Um baço palpável é detectado em ~ 10% dos casos.
• Tratamento:
  • A ITP aguda: observação isolada, imunoglobulina anti-D (WinRho) 50–75 μg/kg/dose (utilizado apenas em pacientes Rh+), imunoglobulina intravenosa de 1 g/kg/dose, ou prednisona 2-4 mg/kg/dia.
  • ITP crônica: opções adicionais incluem a esplenectomia, rituximab, romiplostim, eltrombopag, e outros fármacos.

TROMBOCITOSE

• As plaquetas são reagentes de fase aguda.
• A maior parte dos casos de trombocitose é secundário (p. ex., infecção aguda, asplenia).
• Trombocitose primária (p. ex., trombocitose essencial) é rara em populações pediátricas.

HIPERCOAGULOPATIA

• Coágulos espontâneas em veias e artérias podem surgir em crianças com câncer, doença cardíaca congênita, infecção, síndrome nefrótica, após a cirurgia ou TPN, obesidade, SLE, doença hepática, SCD, ou em pacientes com uma predisposição genética para trombose.
• Avaliação laboratorial: CBC, PT, PTT, níveis de antitrombina III, proteína C e S, fator V Leiden, mutação do gene da protrombina 20210, nível de fator VIII, e os níveis de lipoproteínas A. A mutação do gene *MTHFR* e os níveis de homocisteína raramente são testados.
• Tratamento: A trombose é tratada com heparina de baixo peso molecular (heparina LMW) a 1 mg/kg SC a cada 12 h.
  • Os níveis do factor Xa activado devem ser verificados 4 horas após a dose.
  • A nível terapêutico desejado para o tratamento de uma trombose é de 0,5–1 U/mL.
  • O nível de anti-Xa desejado é de 0,3–0,5 U/mL quando heparina LMW é usada profilaticamente para evitar a formação de coágulos em pacientes pós-operatórios ou de alto risco.
  • O activador de plasminogênio de tecido, que converte plasminogênio em plasmina, pode ser utilizado para dissolver coágulos de linhas centrais, mas essa terapia pode aumentar o risco de hemorragia.

PRINCÍPIOS DE TRANSFUSÃO
Concentrado de Eritrócitos
- Após a consideração da etiologia de anemias e quadro clínico, realizar transfusão se hemoglobina (Hb) ≤ 7 g/dL.
- Transfusão de PRBCs 10–20 mL/kg ao longo de 2 a 4 horas (Tabela 19-5).

Plaquetas
- Transfusão de plaquetas ≤ 10.000/mm^3 no cenário da produção diminuída.
  - Não realizar transfusão para trombocitopenia idiopática (ITP), ou destruição autoimune.
- Transfusão de 10–20 mL/kg de plaquetas (Tabela 19-6).
  - Arredonde para unidade de volume para minimizar o desperdício.
- Obter a contagem de plaquetas em 1 hora e 24 horas pós-transfusão para determinar a resposta do paciente.
  - Febre, sepse, administração de anfotericina, esplenomegalia, aloanticorpos, perda de sangue, síndrome hemolítico-urêmica, púrpura trombocitopênica trombótica e enterocolite necrosante podem explicar uma resposta fraca à transfusão.

Plasma Fresco Congelado
- FFP contém fatores de coagulação, imunoglobulinas e albumina.
- A dose típica é de 10–20 mL/kg.
  - FFP não precisa ser examinado para CMV.
  - Também pode necessitar de vitamina K parenteral.
- FFP pode ser necessário para pacientes com DIC.

Crioprecipitado
- Contém fibrinogênio, vWF, e outros fatores de alto peso molecular.
- Uma unidade é de 10-15 mL.
- A dose é de ~ 1 U/5 kg.
- Isso pode ser necessário para pacientes com DIC que têm hipofibrinogenemia.

Reações Transfusionais
- As reações alérgicas são caracterizadas por broncospasmo, urticária e hipotensão.
  - **Interromper a infusão** e administrar:
    - Difenidramina para o tratamento de prurido e urticária.
    - Epinefrina para reações graves (broncospasmo, hipotensão, choque).
    - Líquidos para hipotensão.
    - Narcóticos (meperidina) para rigores.
    - Paracetamol para a febre.
    - Glicocorticoides para reações moderadas a graves (urticária, febre, calafrios, diaforese e palidez).
- Reações febris não hemolíticas são caracterizados por febre, calafrios e sudorese
  - **Interromper a infusão.**
  - Enviar amostra de sangue do paciente para o teste de Coombs.
  - Tratar com paracetamol, anti-histamínicos e narcóticos.
    - Glicocorticoides também podem ajudar.
- Reação hemolítica aguda (principalmente decorrente da incompatibilidade ABO) é caracterizada por febre, calafrios, diaforese, dor abdominal, hipotensão e hemoglobinúria.
  - **Interromper a infusão.**
  - Enviar amostra de sangue do paciente e bolsa de transfusão ao banco de sangue para tipagem e compatibilidade.

TABELA 19-5	Recomendações para Transfusão de RBCs					
	Leucorreduzido	Irradiado	CMV negativo	CMV não testado	Sickledex negativo	Antígenos de compatibilidade menor
Pacientes NICU	X	X	X*			
Imunossuprimido	X	X	X†‡			
Transplante de órgão sólido	X	X		X		
BMT ALOgeno	X	X	X†			
BMT AUTÓlogo	X	X		X		
SCD	X			X	X	X

*Produtos CMV soronegativos administrados se o paciente tiver < 4 meses de vida e pesou ≦ 1.500 g no nascimento.
†O paciente deve receber produtos CMV não testados se ele/ela for CMV soropositivo.
‡Os pacientes com tumores sólidos devem receber produtos CMV não testados, mesmo quando se apresentam imunossuprimidos.

TABELA 19-6 Recomendações para Transfusão de Plaquetas

	Leucorreduzido	Irradiado	CMV negativo	CMV não testado
Órgão Sólido				
Transplante	X	X		X
BMT ALOgênico	X	X	X*	
BMT AUTÓlogo	X	X		X

*Paciente deve receber produtos CMV não testados se ele/ela for CMV soropositivo.

- Tratar com líquidos IV para hipotensão e para garantir o débito urinário adequado.
  - Manitol pode ser necessário para diurese.
- A reação transfusional tardia é caracterizada por anemia inexplicada, hiperbilirrubinemia e dor abdominal que ocorre 3-10 dias após a transfusão.
- Confirmar com teste de Coombs e tentar evitar transfusões posteriores.

LEITURAS SUGERIDAS

Lanzkowsky P. Pediatric Hematology and Oncology. 4th Ed. Burlington, MA: Elsevier Academic Press, 2005.

Orkin S, Nathan D, Ginsburg D, et al. Nathan and Oski's Hematology and Oncology of Infancy and Childhood. 8th Ed. Philadelphia: WB Saunders, 2014.

Doenças Infecciosas

Andrew B. Janowski ▪ David A. Hunstad
Stephanie A. Fritz

INFECÇÕES PEDIÁTRICAS COMUNS
Otite Média Aguda

Epidemiologia e Etiologia

- A otite média aguda (AOM) resulta em acúmulo de líquido atrás da orelha média com inflamação posterior.
- Uma das infecções mais comuns para as quais são prescritos antibióticos às crianças; estimam-se mais de 12 milhões de prescrições por ano.
- Mais comumente observada juntamente a infecções virais do trato respiratório, incluindo o vírus sincicial respiratório (RSV), parainfluenza, influenza, rinovírus, ou adenovírus.
  - A maior parte dos casos de otite média aguda é considerada viral sem a presença de bactérias.
  - Agentes patogênicos bacterianos comuns incluem *Streptococcus pneumoniae*, *Haemophilus influenzae*, *Moraxella catarrhalis*, o grupo A e B de *streptococcus*, e raramente *Staphylococcus aureus*.

Apresentação Clínica

- Em casos clássicos, as crianças se apresentam com febre, dor de ouvido, e/ou diminuição da audição.
- Crianças mais jovens podem apresentar queixas inespecíficas, incluindo puxão de orelha, mal-estar, vômitos, congestão, tosse ou irritabilidade.
- AOM deve ser diferenciada da otite média com efusão (OME), uma vez que a OME não justifica uma terapia antimicrobiana.
  - Essencial para o diagnóstico é a otoscopia. A melhor e mais reprodutível constatação da OMA é o abaulamento da membrana timpânica (TM). Outros achados que são menos específicos são: retração, opacificação, eritema e diminuição da mobilidade da TM. A presença de líquido de aparência purulenta ou de bolhas de ar também pode ser útil.
  - A OME é caracterizada pela presença de uma efusão de orelha média sem sinais de inflamação, uma vez que essas TMs não apresentam abaulamento ou eritema.

Tratamento

- O controle da dor é uma parte essencial da terapia, visto que NSAIDs e paracetamol proporcionam alívio sintomático.
- A Academia Americana de Pediatria de 2013 e a Academia Americana de Médicos de Família produziram um guia de tratamento para a AOM.
  - Nas recomendações, crianças menores de 6 meses de vida devem ser tratadas para AOM com antibióticos, enquanto que para crianças com mais de 6 meses com AOM não grave (unilateral, otalgia leve, otalgia de < 48 horas, ou temperatura inferior a 39 °C), um período de observação vigilante pode ser oferecido. Para crianças de 6 a 23 meses com AOM bilateral, mesmo com sintomas leves, o tratamento deve ser oferecido. Metanálises mostram que o tratamento da AOM com antibióticos resulta apenas em melhoria modesta dos sintomas e que muitos casos são autorresolvidos e/ou causados por patógenos virais.

- Caso terapia com antibióticos seja necessária, a terapia antibiótica de primeira linha deve ser a amoxicilina 90 mg/kg/dia dividida duas vezes por dia. Se uma criança não melhorar, a próxima linha de terapia é a amoxicilina/ácido clavulânico a 90 mg/kg/dia (do componente amoxicilina) dividida duas vezes ao dia. A lógica por trás dessa escolha é que os patógenos podem ter uma resistência à amoxicilina referente à beta lactamase, mas o uso de ácido clavulânico pode restaurar a sensibilidade.
- Se a infecção persistir, considere a administração de ceftriaxona IM para melhorar a atividade contra patógenos potencialmente resistentes. Encaminhamento ENT para timpanocentese pode ser indicado.
- Se uma criança apresenta vários episódios de AOM, pelo menos 3 episódios em 6 meses ou 4 episódios em 1 ano, isso pode ser uma indicação para encaminhamento ao ENT para a colocação de tubo de miringotomia. Se houver outras infecções ou ganho de peso insuficiente, uma imunodeficiência subjacente pode também ser considerada.

Bronquiolite

Epidemiologia e Etiologia
- Uma das causas mais comuns de hospitalização pediátrica em um hospedeiro de outra maneira saudável.
- Normalmente acomete crianças com idade inferior a 2 anos, com um pico de incidência entre as idades de 2 e 6 meses.
- Causada por uma infecção viral, os agentes mais comuns incluem RSV, metapneumovírus humano, parainfluenza, rinovírus, influenza, adenovírus e coronavírus. Também associada a *Bordetella pertussis* e *Mycoplasma pneumoniae*.
- A incidência corresponde a picos de atividade viral, predominantemente durante os meses de inverno, embora essa condição possa ser vista durante todas as épocas do ano.

Apresentação Clínica
- Os sintomas iniciais incluem congestão e corrimento nasal. Febre também pode ser observada:
  - A progressão da doença envolve vias aéreas inferiores, levando a tosse, taquipneia e desconforto respiratório.
  - Exame clínico pode ser bastante variável, mas está tipicamente associado a crepitações difusas ou sibilos, associados a sinais de desconforto respiratório, incluindo ardência nasal, grunhidos e retrações.
  - A hipoxemia é uma indicação comum para a hospitalização.
- O curso clínico é variável, mas crianças mais jovens, histórico de prematuridade, imunodeficiência ou doença pulmonar crônica podem conduzir à duração prolongada da doença.

Estudos Laboratoriais e de Imagem
- A bronquiolite é um diagnóstico clínico; testes adicionais não são necessários.
- Gases sanguíneos podem ser úteis para determinar quais lactentes podem exigir intervenções respiratórias mais intensas.
- A radiografia de tórax (CXR) comumente mostra atelectasia, hiperexpansão ou infiltrados peribronquiolares difusos.
  - Atelectasia decorrente da bronquiolite viral pode ser confundida com a consolidação lobar observada na pneumonia bacteriana.
- Testes virais não são comumente recomendados, embora possam ser benéficos para o controle de infecção e pacientes com infecções semelhantes. Os testes para influenza podem identificar as crianças candidatas ao tratamento com oseltamivir e profilaxia de membros da família.

Tratamento e Prevenção
- As recomendações atuais são cuidados de suporte, incluindo oxigênio, conforme necessário, aspiração nasal, e hidratação.

- A terapia broncodilatadora é controversa, mas pode haver benefício caso a caso com base na utilização de albuterol ou epinefrina inalada. Outras intervenções, como solução salina hipertônica nebulizada, podem levar a benefícios potenciais, mas seus impactos são variáveis.
- Não há evidências claras de benefício significativo de antivirais ou esteroides na bronquiolite. Identificação de crianças com influenza pode oferecer o benefício da oseltamivir.
- Infecções mais graves podem requerer intervenções respiratórias como CPAP, ventilação mecânica, ou raramente ECMO.
- Achados focais na ausculta pulmonar ou persistência dos sintomas para além da duração prevista da doença devem levar à consideração imediata de tratamento para pneumonia.
- Palivizumab (Synagis) está disponível para a profilaxia da infecção por RSV em crianças selecionadas; consulte a Tabela 20-1.

TABELA 20-1	Profilaxia com Palivizumabe para o Vírus Sincicial Respiratório (Incluindo Atualização de 2014)
Crianças elegíveis para o 1° ano de vida	**Crianças elegíveis até o 2° ano de vida**
• Quaisquer prematuros nascidos com 29 semanas, 0 dias de gestação ou antes	• Prematuros que têm doença pulmonar crônica da prematuridade (nascidos antes de 32 semanas e 0 dias e que necessitaram de oxigênio suplementar acima de 21%, pelo menos nos primeiros 28 dias após o nascimento), que continuam com necessidade de oxigênio suplementar, broncodilatadores, ou utilização de corticosteroides sistêmicos
• Os prematuros que possuem doença pulmonar crônica da prematuridade (nascidos antes de 32 semanas e 0 dias e necessitam de oxigênio suplementar acima de 21%, pelo menos nos primeiros 28 dias após o nascimento)	
• Crianças com uma doença cardíaca congênita hemodinamicamente significativa, que inclui crianças medicadas para insuficiência cardíaca e que necessitam de uma intervenção cirúrgica, ou aquelas com hipertensão pulmonar moderada a grave[a]	• Crianças menores de 2 anos de idade que recebem um transplante cardíaco durante a temporada de RSV
• Bebês menores de 24 meses de idade e que necessitam de terapia médica para a doença cardíaca congênita	• Imunossupressão profunda
• Algumas crianças com doença neuromuscular ou anormalidades congênitas das vias aéreas	

O início da temporada de RSV depende da localização: Sudeste da Flórida, 1 de Julho; Central Norte e Sudoeste da Flórida, 15 de setembro; maioria das outras áreas dos Estados Unidos, em 1 de novembro.

[a]A discussão com um cardiologista é recomendada. As cardiopatias congênitas com lesões hemodinamicamente insignificantes que podem não necessitar de profilaxia incluem defeitos do septo ventricular, defeito do septo atrial, estenose aórtica, estenose pulmonar, persistência do canal arterial, coarctação discreta da aorta, lesões que foram cirurgicamente reparadas e não necessitam de medicação para a insuficiência cardíaca congestiva ou cardiomiopatia leve.

Adaptada do Committee on Infectious Diseases and Bronchiolitis Guidelines Committee. Updated guidance for palivizumab prophylaxis among infants and young children at increased risk of hospitalization for respiratory syncytial virus infection. Pediatrics 2014;134:415–420.

- Bronquiolite está associada à futura doença reativa das vias aéreas (RAD), mas não está claro se esta associação deve-se ao aumento do risco de RAD pela bronquiolite ou se crianças que têm riscos subjacentes para RAD estão em risco elevado de desenvolvimento de bronquiolite.

Pneumonia

Epidemiologia e Etiologia
- Maior causa de morte pediátrica em todo o mundo.
- Dados crescentes sugerem que patógenos virais são a causa mais comum de pneumonia, até 80% de pneumonia adquirida na comunidade em crianças menores de dois anos de idade. Os agentes incluem RSV, parainfluenza, influenza, metapneumovírus humano, adenovírus e rinovírus.
- Os patógenos bacterianos comuns incluem S. pneumoniae, H. influenzae, S. aureus, M. pneumoniae, e B. pertussis. Em recém-nascidos, outros agentes patogênicos devem ser considerados, incluindo os estreptococos do grupo B, entéricos Gram-negativos, Chlamydia trachomatis, ou Treponema pallidum.
- Dependendo do hospedeiro, imunossupressão e histórico de exposição, os agentes infecciosos adicionais incluem Chlamydophila pneumoniae, Chlamydophila psittaci, Legionella pneumophila, Histoplasma capsulatum, Blastomyces dermatitidis, Coccidioides immitis, espécies de Cryptococcus, Francisella tularensis, citomegalovírus (CMV), vírus do herpes simples (HSV), ou Mycobacterium sp. (incluindo M. tuberculosis).
- Há um aumento da incidência de pneumonia por Staphylococcus aureus (MRSA) resistente à meticilina, que comumente está associada à doença necrosante grave.

Apresentação Clínica
- As crianças costumam apresentar febre, tosse e taquipneia, menos comumente com fadiga, dor no peito ou dor abdominal.
- O exame físico normalmente revela achados focais de diminuição de sons de respiração, chiado, estalos ou egofonia.
- A oximetria de pulso deve ser realizada em todas as crianças com suspeita clínica de pneumonia.

Estudos Laboratoriais e de Imagem
- Testes virais podem auxiliar na determinação de tratar com antibióticos ou terapia contra a influenza, mas existe uma taxa significativa de falsos-positivos, e casos de infecção viral com superinfecção bacteriana.
- Testes adicionais estão disponíveis para algumas das outras etiologias de pneumonia, incluindo sorologia, teste de antígeno, ou reação em cadeia da polimerase (PCR).
- CXR mostrará rotineiramente uma consolidação lobar na pneumonia bacteriana típica. Na pneumonia MRSA, abscesso pulmonar ou pneumonia necrosante também pode ser observado.
- A Infectious Diseases Society of America (IDSA) e a Pediatric Infectious Diseases Society (PIDS) não recomendam CXR de rotina a pacientes que serão tratados em ambiente ambulatorial. Estudos mostraram que achados CXR rotineiramente não mudam os cuidados clínicos nesse cenário. CXR deve ser realizada em crianças que estão sendo hospitalizadas ou na avaliação de crianças que não responderam à terapia para avaliar a efusão ou formação de empiema.
- Classicamente, a M. pneumoniae aparece como uma pneumonia difusa no CXR; consolidação lobar pode ser observada.
- Hemoculturas raramente são positivas (1%–8,2%).

Tratamento e Prevenção

- Em crianças pré-escolares com doença leve e acompanhamento cuidadoso, tanto a IDSA quanto a PIDS não recomendam antimicrobianos de rotina, visto que é mais comum uma etiologia viral, e que apenas cuidados de suporte são necessários.
- Se o tratamento antimicrobiano tiver que ser iniciado, as recomendações de primeira linha são amoxicilina (90 mg/kg/dia dividido BID) ou ampicilina (150–200 mg/kg/dia dividida a cada 6 h).
  - A azitromicina deve ser considerada se há grande preocupação quanto à pneumonia por Mycoplasma ou *Chlamydophila*.
  - Terapia adicional com cefalosporinas de terceira geração, clindamicina, ou vancomicina pode ser considerada para pneumonia grave ou para crianças que não respondem à terapia inicial.
  - A maior parte dos regimes de tratamento é de 10–14 dias de duração, mais longos para pneumonia complicada.
- Pneumonias recorrentes devem ser um aviso para uma avaliação de imunodeficiência, fibrose cística, discinesia ciliar ou defeito estrutural.

Infecção do Trato Urinário

Epidemiologia e Etiologia

- A infecção do trato urinário (UTI) é a causa mais comum de dano do parênquima renal.
- Durante o 1º ano de vida, o sexo masculino é mais acometido que o sexo feminino; mas após o 1º ano, o sexo feminino é mais propenso a desenvolver uma UTI.
- Os patógenos bacterianos mais comuns incluem *Escherichia coli*, outras bactérias Gram-negativas (p. ex., *Klebsiella* e *Proteus*), enterococos, *Staphylococcus saprophyticus* e estreptococos do grupo B.

Apresentação Clínica

- Os sintomas típicos são disúria, dor abdominal, urina com mau odor e febre.
- Os sintomas menos comuns incluem náuseas, vômitos ou irritação.

Estudos Laboratoriais e de Imagem

- O diagnóstico requer a presença de ambos: (1) piúria e (2) isolamento de um agente patogênico bacteriano em quantidade suficiente. A falta de um desses factores sugere um diagnóstico contra uma infecção urinária.
  - O achado de piúria na urinálise baseia-se na presença de > 5 células brancas do sangue (WBCs)/campo de alta potência. Se a microscopia de urina não está disponível, a presença de leucócito esterase pode ser substituta.
  - Nitritos urinários são observados com apenas alguns patógenos (microrganismos Gram-negativos) e se a urina tiver tido tempo de permanência suficiente na bexiga urinária. Em lactentes menores que não têm um longo tempo de permanência urinária, nitritos geralmente não são detectados, mesmo quando um agente patogênico Gram-negativo está presente. Nitritos urinários positivos possuem alta especificidade para UTI.
  - Resultados significativos da cultura urinária dependem da fonte de amostra. Limiares de > 50.000 ou > 100.000 unidades formadoras de colônias (CFUs)/mL foram utilizadas para as amostras de captura cateterizadas ou limpas, enquanto que o isolamento de qualquer bactéria a partir de uma sonda suprapúbica é considerado um crescimento significativo da cultura.
  - Espécimes urinários ensacados são propensos à contaminação a partir de microrganismos perineais e não devem ser rotineiramente utilizados para estabelecer o diagnóstico de uma UTI. No entanto, um espécime ensacado negativo elimina de fato a possibilidade de uma UTI.

- Se uma amostra de urina resulta em uma cultura positiva, mas sem evidência de piúria, esse pode ser o reflexo de três possibilidades: (1) UTI inicial sem uma resposta inflamatória significativa, (2) bacteriúria assintomática ou (3) contaminação da amostra. Uma amostra de repetição deve ser obtida > 24 horas mais tarde, mesmo quando a criança está sob uso de antibióticos, visto que a presença de piúria teria indicado que a amostra anterior era de fato consistente com um início de UTI. Caso a piúria permaneça ausente, há sugestão de bacteriúria assintomática ou contaminação, e nenhuma dessas condições exigiria tratamento.
- O ultrassom deve ser considerado em lactentes febris ou em crianças com UTIs recorrentes.
- A uretrocistografia miccional (VCUG) deve ser considerada em crianças com anormalidades encontradas no ultrassom ou em pacientes com episódios recorrentes de UTIs febris. VCUG não deve ser feita durante a fase aguda da UTI.

Tratamento

- O tratamento pode ser orientado em direção a patógenos urinários comuns, visto que antimicrobianos, como amoxicilina, cefdinir, ceftriaxona, sulfametoxazol-trimetoprima, e nitrofurantoína oferecem todos excelente cobertura empírica à medida que os resultados da cultura são finalizados. A nitrofurantoína deve ser evitada em pielonefrite. A duração do tratamento está entre 7 e 14 dias.
  - Para algumas crianças com anomalias estruturais, a profilaxia diária pode ser considerada com sulfametoxazol-trimetoprima, nitrofurantoína ou amoxicilina. A utilização de profilaxia em refluxo urinário é controversa, com alguma evidência demonstrando nenhum benefício e outros estudos indicando menor incidência de UTI, mas aumento das taxas de resistência aos antibióticos entre patógenos urinários.
  - Crianças com anormalidades estruturais encontradas no ultrassom devem ser encaminhadas a um urologista.
  - Pelo menos 1–3% de crianças assintomáticas desenvolve um transporte de bactérias no seu trato urinário, o que não está associado ao desenvolvimento futuro de UTIs ou cicatriz renal, e não deve ser rotineiramente tratada com antibióticos.

Abordagem para a Criança Febril com Menos de 90 dias de Vida

- Febre em lactentes < 90 dias de vida é definida como temperatura retal igual ou > 38 °C.
- Bebês com febre apresentam um desafio e merecem uma consideração especial. Os bebês com menos de 90 dias de vida carecem de um sistema imune totalmente desenvolvido, são expostos a um grupo único de agentes patogênicos bacterianos, e muitas vezes uma fonte de infecção não é localizada.
- Devido a esses fatores de risco, os bebês estão em risco significativo de infecções bacterianas graves (SBIS), incluindo UTI, bacteremia, meningite, pneumonia e infecções cutâneas/tecidos moles. Em um estudo, até 13,5% das crianças febris apresentaram uma SBI identificada. UTIs constituem a infecção mais frequentemente identificada, sendo responsável por até 92% de todos os casos de SBI. A meningite representa cerca de 1% de todos os casos febris, com um risco maior para crianças com menos de 30 dias de vida.
- Muitos estudos têm avaliado ferramentas de triagem para identificar lactentes febris com maior probabilidade de ter uma SBI. Uma abordagem utilizada por vários centros está realizando estudos de sangue, urina e de líquido cefalorraquidiano (CSF) em todas as crianças com menos de 60 dias de vida, independentemente dos resultados de exames laboratoriais e físicos. Há casos de crianças com exame físico normal e estudos laboratoriais iniciais onde são encontradas indicações de meningite. Alternativamente, alguns centros tomam uma decisão clínica quanto à execução de uma punção lombar para crianças de 30 a 90 dias de vida. Veja a Tabela 20-2, que apresenta a abordagem de uma instituição para a criança febril. Lembre-se que, embora as orientações e fluxogramas possam ser úteis no tratamento de algumas classes de pacientes, testes diagnósticos e decisões de tratamento devem sempre incorporar o julgamento clínico.

TABELA 20-2 Abordagem ao Neonato Febril

Idade	Avaliação[a]	Tratamento
0–28 dias	1. Histórico detalhado e exame físico completo 2. Avaliação laboratorial para sepse: • Sangue: CBC com diferencial e cultura • Urina: exame de urina e cultura cateterizadas • CSF: contagem de células, proteínas, glicose e cultura • Radiografia de tórax (se indicada) • Considere o vírus do herpes simples e reação em cadeia da polimerase enteroviral para CSF	1. Admitir e considerar antibióticos IV/IM até que os resultados de cultura estejam disponíveis: **Ampicilina:** Idade < 1 semana, 100 mg/kg/doses a cada 12 h Idade > 1 semana, 50 mg/kg/dose a cada 6 h **Além disso, cefotaxima:** < 1 semana, 50 mg/kg/dose a cada 8 h 1–4 semanas, 50 mg/kg/dose a cada 6 h **Ou mais gentamicina:** 5 mg/kg/dia a cada 24 h 2. **Na suspeita de herpes, adicione o aciclovir:** 20 mg/kg de dose a cada 8 h
29–60 dias	1. Histórico detalhado e exame físico completo 2. Avaliação laboratorial para sepse: O mesmo para 0–28 dias 3. Pacientes que atendem a todos esses critérios podem estar em menor risco de infecção bacteriana grave: • Aparência não tóxica • Sem foco de infecção no exame (exceto otite média) • Imunodeficiência não conhecida • Contagem de WBC • Razão bastões/neutrófilos • Exame de urina normal • CSF < 8 WBC/mm³, coloração de Gram-negativo, glicose ou proteína normal • Radiografia de tórax normal (se realizada)	1. No caso de aparência tóxica ou de alto risco, hospitalizar para antibióticos IV/IM até que os resultados de cultura estejam disponíveis: **Ampicilina:** 50 mg/kg/dose a cada 6h **Além disso, cefotaxima:** 50 mg/kg/dose a cada 6 h (dose para meningite) (Ou mais gentamicina 2,5 mg/kg/dose a cada 8 h se não houver suspeita de meningite) 2. **Se de baixo risco, escolher a opção após discussão com atendimento e/ou provedor de cuidados de saúde primários:** 50 mg/kg de ceftriaxona IM e reexaminar, em 24 e 48 horas (Deve ter LP) OU Sem antibióticos e reexaminar em 24 e 48 horas

TABELA 20-2	Abordagem ao Neonato Febril (*Continuação*)	
Idade	Avaliação[a]	Tratamento
61–90 dias	1. Histórico detalhado e exame físico completo 2. Avaliação laboratorial limitada para sepse: • Sangue: CBC com diferencial e cultura • Urina: urinálise e cultura cateterizadas • LP se houver preocupação clínica de meningite • Radiografia de tórax (se indicada) • Fezes para teste de heme e cultura (se indicado)	1. Se parecer tóxico, hospitalizar para antibióticos IV/IM até que os resultados da cultura estejam disponíveis: **Ceftriaxona:** 50 mg/kg/dose a cada 12 h Considere a vancomicina 15 mg/kg/dose a cada 8 h 2. **Se não parecer tóxico:** Sem antibióticos e reexaminar em 24 e 48 horas

[a]A Avaliação também pode incluir estudos para outras infecções (p. ex., viral) como observado pelos sinais e sintomas clínicos e pelos padrões sazonais e geográficos.
CBC, hemograma completo; LP, punção lombar; WBC, célula sanguínea branca; CSF, líquido cefalorraquidiano.
Cortesia da Tabela da Dra. Kristine Williams.

- Embora alguns médicos decidam por uma radiografia de tórax para todos os lactentes febris, outros consideram esse exame somente para crianças com sinais de desconforto respiratório, incluindo taquipneia, vermelhidão nasal, retrações, grunhido, crepitações, roncos, sibilos, tosse ou rinite.
- A bronquiolite clínica ou teste positivo para RSV ou influenza reduz significativamente o risco de SBIs. Em vários ensaios de médio porte, não houve casos de meningite em crianças que apresentam bronquiolite ou são positivas para RSV ou influenza, mas existem relatos isolados de casos de meningite com bronquiolite. A incidência de UTI e bacteremia também é reduzida, mas ainda significativa quanto à incidência.
- Indicações para testes HSV e terapia empírica com aciclovir em recém-nascidos com febre:
  - Não há critérios publicados para se aplicar na decisão de quais neonatos febris devem ser avaliados e tratados empiricamente para a infecção pelo HSV. As decisões podem ser guiadas por achados físicos (p. ex., lesões cutâneas), apresentando sintomas (p. ex., letargia ou convulsões) ou padrões de práticas locais.
  - Além disso, tem havido relatos de casos de recém-nascidos com meningite HSV que carecem de uma pleocitose CSF; assim, a ausência de pleocitose CSF não pode ser utilizada para descartar a possibilidade de doença HSV.
  - A consulta com um especialista em doenças infecciosas pode ser justificada.

MENINGITE

Apresentação Clínica

- Crianças pequenas podem apresentar apenas febre ou instabilidade de temperatura, irritabilidade, sonolência, má alimentação, vômitos e convulsões.
- As crianças mais velhas podem apresentar febre, dor de cabeça, dor ou rigidez do pescoço, náuseas e vômitos, fotofobia e irritabilidade.

- A síndrome da secreção anormal do hormônio antidiurético (SIADH) ocorre em 30-60% das crianças com meningite bacteriana.

Exame Físico
- Em crianças, o exame pode revelar uma fontanela protuberante.
- Achados físicos comuns incluem letargia, sonolência, meningismo, erupção cutânea (incluindo petéquias e/ou púrpura), e instabilidade hemodinâmica. Sinais de Kernig e Brudzinski podem ser encontrados em crianças mais velhas, mas, normalmente, não em lactentes.
- As convulsões podem ocorrer em 20-30% dos pacientes nos primeiros 3 dias do curso de meningite, normalmente resultante da inflamação. No entanto, as convulsões são mais comuns com encefalite. Em muitas crianças, a febre pode persistir durante 5 dias após o início da terapia antibiótica adequada.

Estudos de Laboratório
- O diagnóstico é feito com base nos achados do CSF após LP. Os achados de CSF em meningite são apresentados na Tabela 20-3.
- No caso de um LP traumático, alguns médicos utilizam um fator de correção para ajudar a discernir quais pacientes são susceptíveis de ter meningite e, portanto, não precisam de admissão hospitar.
  - Um estudo recente descobriu que a relação WBC do CSF:eritrócitos (RBC) de ≤ 1: 100 (0,01) e uma relação de contagem de WBC do CSF observada à prevista de ≤ 0,01 têm um valor preditivo positivo alto para predizer a ausência de meningite, onde a contagem de

TABELA 20-3 Parâmetros do Líquido Cefalorraquidiano na Suspeita de Meningite

	Leucócitos/ mm^3	Neutrófilos (%)	Glicose (mg/dL)	Proteína (mg/dL)
Crianças normais	0–6	0	40–80	20–30
Recém-nascido normal (com menos de 28 dias de vida)	0–18	2–3	32–121	19–149
Meningite bacteriana	> 1.000	> 50	< 30	> 100
Meningite viral	100–500	< 40	> 30	50–100
Meningite por herpes	10–1.000	< 50	> 30	> 75
Meningite por tuberculose	10–500	Neutrófilos polimorfonucleares podem predominar cedo, mas normalmente há uma predominância linfocítica	20–40	> 400

Adaptada de Wubbel L, McCracken GH Jr. Management of bacterial meningitis: 1998. Pediatr Rev 1998;19:78-84; Jacobs RF, Starke JR. Mycobacterium tuberculosis. In: Long SS, Pickering LK, Prober CG, eds. Principles and Practice of Pediatric Infectious Diseases 4th Ed. New York: Elsevier Saunders, 2012:771-786; Byington CL, Kendrick J, Sheng X. Normative cerebrospinal fluid profiles in febrile infants. J Pediatr 2011;158(1):130–134.

WBC prevista no CSF = RBC do CSF × (WBC de sangue periférico/RBC de sangue periférico).
- Contudo, estas proporções devem ser interpretadas no contexto de outros parâmetros, incluindo o diferencial de WBC do CSF, glicose, e coloração de Gram, bem como a aparência clínica do paciente e se o paciente foi pré-tratado com antibióticos.

Tratamento
- Administrar antibioticoterapia empírica, tal como apresentado na Tabela 20-4.
- A duração do tratamento varia de acordo com a etiologia, como mostrado na Tabela 20-5.
- Corticosteroides têm sido administrados a pacientes com meningite bacteriana, com a finalidade de diminuir a inflamação, diminuindo, assim, o risco de perda de audição. No entanto, existe literatura conflitante sobre o benefício dos corticosteroides na melhora de sequelas neurológicas ou na redução da perda de audição.
  - As orientações atuais da Academia Americana de Pediatria (AAP) afirmam que a dexametasona deve ser recomendada junto a antibióticos para crianças com meningite tipo b por *H. influenzae*. A AAP afirma que a terapia com dexametasona deve ser considerada para lactentes e crianças com meningite pneumocócica que tenham pelo menos 6 semanas de vida.

TABELA 20-4 | Etiologias Comuns e Antibióticos Empíricos para a Meningite

Faixa etária	Microrganismos comuns	Sugestão de terapia empírica
0–3 meses	Escherichia coli	0–1 mês: ampicilina mais cefotaxima
	Streptococcus grupo B	1–3 meses: cefotaxima ou ceftriaxona; considere vancomicina; aciclovir na suspeita de HSV
	Listeria monocytogenes	
	Vírus (HSV, enterovírus)	
3 meses a 18 anos	S. pneumoniae	Cefotaxima ou ceftriaxona; vancomicina deve ser adicionada exceto no diagnóstico específico de infecção evidente por N. meningitidis; aciclovir na suspeita de encefalite por HSV
	Neisseria meningitidis	
	Tuberculose	
	Vírus (enterovírus, HSV, HHV-6)	
Imunocomprometidos	S. pneumoniae	
	N. meningitidis	
	Fungos (Aspergillus, Cryptococcus)	
	Vírus	
	Toxoplasma gondii	
	Tuberculose	

Nota: *Haemophilus influenzae* não é mais um agente patogênico comum, em que a vacina conjugada Hib é administrada rotineiramente.
HSV, vírus herpes simples; HHV, vírus do herpes humano.
Adaptada de Wubbel L, McCracken GH Jr. Management of bacterial meningitis: 1998. Pediatr Rev 1998;19:78–84.

TABELA 20-5	Duração da Terapia Antibiótica Baseada em Crianças com Meningite[a]
Etiologia	Duração típica da terapia
Vírus herpes simples	21 dias
Neisseria meningitidis	5 a 7 dias
Haemophilus influenzae	7 dias
Streptococcus pneumoniae	10–14 dias
Bacilos Gram-negativos entéricos	21 dias ou mais após a esterilização do líquido cefalorraquidiano
Streptococcus do grupo B ou *Listeria monocytogenes*	14 dias ou mais

[a]A duração da terapêutica deve ser considerada em uma base individual. Os pacientes com complicações, como abscesso cerebral, empiema subdural, esterilização tardia do líquido cefalorraquidiano ou febre prolongada podem precisar de terapia prolongada.
Adaptada de Wubbel L, McCracken GH Jr. Management of Bacterial Meningitis: 1998. Pediatr Rev 1998;19:78–84; Long SS, Dowell SF. Principles of Anti-infective Therapy. In: Long SS, Pickering LK, Prober CG, eds. Principles and Practice of Pediatric Infectious Diseases. 4th Ed. New York: Elsevier Saunders, 2012:1412–1421.

- Se a dexametasona é utilizada, deve-se administrá-la antes ou simultaneamente à primeira dose de antibióticos.

Acompanhamento
- Considerações sobre a repetição da punção lombar incluem o seguinte:
  - Meningite causada por cepas resistentes de *S. pneumoniae*.
  - Meningite causada por bacilos Gram-negativos.
  - Ausência de melhora clínica 24–36 horas após o início da terapia.
  - Febre prolongada ou secundária (> 5 dias).
  - Meningite recorrente.
  - Hospedeiro imunocomprometido.
- Todas as crianças com meningite bacteriana requerem uma avaliação auditiva. A perda auditiva neurossensorial ocorre em ~ 30% das crianças com meningite pneumocócica e em 5%–10% das crianças com meningite meningocócica e por *H. influenzae*.

Encefalite pelo Vírus Herpes Simples

Apresentação Clínica
- Os sinais e sintomas incluem febre, convulsões, estado mental alterado, mudanças de personalidade e achados neurológicos focais.
- O início é agudo.
- A doença não tratada evolui para coma e morte.

Estudos de Laboratório
- CSF revela WBC elevado (25–1.000/mm^3), com predomínio de linfócitos.
- Os eritrócitos estão presentes no CSF em 50% dos casos.
- HSV (geralmente HSV-1) pode ser detectada em CSF por PCR.

Estudos de Diagnóstico
- A eletroencefalografia pode revelar um padrão específico de descargas epileptiformes periódicas lateralizadas (PLEDs).

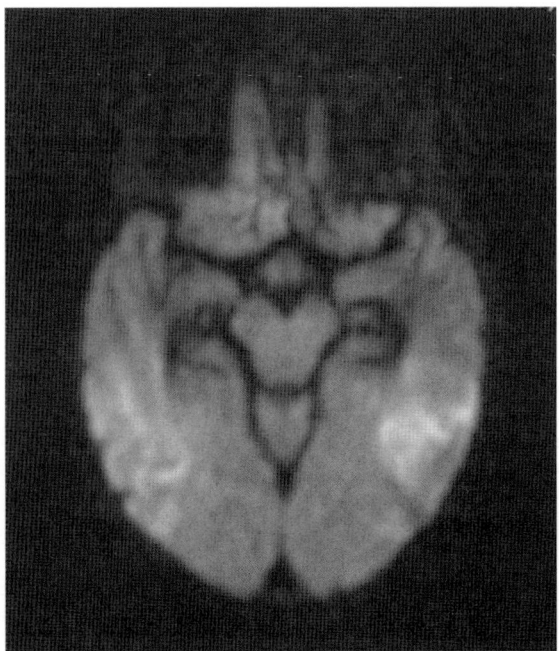

Figura 20-1 Alterações de massa branca no lobo temporal em uma ressonância magnética de um paciente com encefalite pelo vírus Herpes simples.

- A ressonância magnética (MRI) é significativamente mais sensível que a tomografia computadorizada na encefalite por HSV. Os achados típicos da MRI incluem edema anormal ou necrose hemorrágica envolvendo a substância branca da região do lobo temporal (Fig. 20-1), embora o envolvimento em crianças com encefalite por HSV-1 possa ser mais multifocal.

Tratamento
- Aciclovir IV deve ser administrada a 60 mg/kg/dia, divididas a cada 8 horas, normalmente durante 21 dias.

MONONUCLEOSE INFECCIOSA

Epidemiologia e Etiologia
- A mononucleose infecciosa é mais comumente causada pelo vírus Epstein-Barr (EBV) e é transmitida através do contato pessoal próximo ou compartilhamento de utensílios para alimentação e hidratação.
- Outras causas da doença semelhante à mononucleose infecciosa incluem CMV, toxoplasmose, o vírus da imunodeficiência humana (HIV), rubéola, vírus da hepatite A (HAV), vírus do herpes humano 6 (HHV-6) e adenovírus.

Apresentação Clínica
- Os sinais e sintomas incluem febre, faringite exsudativa, dor de cabeça, linfoadenopatias generalizadas, mal-estar e hepatoesplenomegalia. Uma erupção morbiliforme pode ocorrer em pacientes com infecção por EBV que são tratados com antibióticos do grupo das penicilinas, especialmente ampicilina.

TABELA 20-6 Anticorpos Séricos do Vírus Epstein-Barr (EBV) na Infecção pelo EBV

Infecção	VCA IgG	VCA IgM	EBNA
Nenhuma infecção prévia	–	–	–
Infecção aguda	+	+	–
Infecção recente	+	±	±
Infecção antiga	+	–	+

EBNA, antígeno nuclear do EBV; Ig, imunoglobulina; VCA, antígeno da cápside viral (p. ex., IgG VCA, classe de anticorpos IgG para o VCA).
Adaptada da American Academy of Pediatrics. Epstein-Barr Virus Infection. In: Pickering LK, Baker CJ, Kimberlin DW, et al., eds. Red Book: 2012 Report of the Committee on Infectious Diseases. Elk Grove Village, IL: American Academy of Pediatrics, 2012:318–321.

- Os sintomas geralmente duram 1 semana a um mês e a fadiga pode persistir por vários meses.
- Complicações incomuns incluem manifestações no sistema nervoso central (CNS) (meningite asséptica, encefalite, síndrome de Guillain-Barré, neuropatias cranianas ou periféricas), ruptura esplênica, trombocitopenia, agranulocitose, anemia hemolítica, síndrome hemofagocítica, orquite e miocardite.

Estudos de Laboratório

- Embora o teste de anticorpos heterófilos (Monospot) seja, muitas vezes, negativo em crianças < 4 anos de idade, ele pode identificar 90-98% dos casos em crianças mais velhas e adultos.
  - O diagnóstico pode também ser efetuado através de testes de anticorpos de EBV, incluindo IgM e IgG para o antígeno da cápside viral (VCA), anticorpo para o componente complexo difuso do antígeno precoce (EA), e o anticorpo para o antígeno nuclear associado ao EBV (EBNA).
  - Todos os testes de anticorpos podem ser negativos em pacientes que apresentam em seus primeiros dias de doença.
  - O DNA do EBV, muitas vezes, pode ser detectado por PCR no sangue durante a mononucleose aguda, mas esse teste não é recomendado na avaliação de casos de rotina. A reativação viral durante outras doenças é uma ocorrência frequente.
  - A Tabela 20-6 apresenta informações sobre a interpretação de anticorpos EBV na mononucleose infecciosa.
- Pacientes com infecção ativa podem exibir transaminase sérica elevada.
- Um aumento na proporção de linfócitos atípicos no esfregaço periférico, muitas vezes > 10%, geralmente ocorre durante a segunda semana da doença. No entanto, esta constatação é menos comum em crianças pequenas.

Tratamento

- O tratamento de suporte é apropriado.
- Os corticosteroides podem ser utilizados em pacientes com inflamação acentuada das amígdalas com obstrução iminente das vias aéreas, esplenomegalia massiva, miocardite, anemia hemolítica, anemia aplástica, síndrome hemofagocítica ou doença neurológica.
- Os pacientes devem evitar esportes de contato até que estejam totalmente recuperados e o baço já não mais se encontra palpável (tipicamente > 6 semanas).

ERUPÇÕES NA INFÂNCIA

Os Exantemas Numerados

- Para mais informações, consulte a Tabela 20-7.

Doenças Infecciosas | 375

TABELA 20-7 Os Exantemas Numerados de Infância

Entidade	Etiologia	Manifestações clínicas	Erupção cutânea
Primeira doença: sarampo (rubéola)	Paramixovirus	Pródromo: 2–4 dias com febre alta, tosse, coriza e conjuntivite	Manchas de Koplik: elevações de 1–3 mm podem aparecer na mucosa bucal; podem ser brancas, azuis ou cinzas com uma base eritematosa. Depois de 48 horas aproximadamente, um exantema eritematoso com branqueamento, maculopapular, entra em erupção, começando na cabeça e espalhando-se inferiormente; a erupção cutânea pode-se tornar confluente, mas poupa as palmas das mãos e plantas dos pés (Fig. 20-2). Depois de 2–3 dias, a erupção começa a desvanecer-se e o paciente sofre descamação
Segunda doença: febre escarlatina	*Streptococcus pyogenes* exotoxina A pirogênica	Aparecimento súbito de febre e dor de garganta acompanhada de mal-estar, dor de cabeça, dor abdominal, náuseas e vômitos	Erupção vermelha esbranquiçada, fina, difusa, com sensação de lixa. A erupção começa no rosto e em 24 horas torna-se generalizada. As dobras da pele das superfícies flexoras exibem eritema intensificado, um sinal conhecido como "linhas de Pastia". A descamação ocorre uma semana após o início da erupção, começando na face e progredindo inferiormente
Terceira doença: rubéola (sarampo alemão)	Rubivírus	Pródromo: linfadenopatias macias com sintomas catarrais leves e febre, dor nos olhos, artralgia, dor de garganta, náuseas e vômitos	Máculas eritematosas esbranquiçadas de 1–4 mm começam no rosto e espalham-se para o tronco e extremidades. A erupção, em seguida, muda para uma cor acastanhada não esbranquiçada na ordem do seu aparecimento, a qual é seguida por descamação
Quarta doença: doença Filatov-Dukes	Esse termo não é mais utilizado, mas a entidade foi inicialmente considerada uma "variedade escarlatiniforme" da rubéola. Mais recentemente, considera-se ser consistente com doença de exotoxina estafilocócica (p. ex., síndrome da pele escaldada estafilocócica)		

(Continua)

TABELA 20-7	Os Exantemas Numerados de Infância (Continuação)		
Entidade	**Etiologia**	**Manifestações clínicas**	**Erupção cutânea**
Quinta doença: eritema infeccioso	Parvovírus B19	Pródromo: febre baixa, dor de cabeça, mal-estar e coriza. Esses sintomas podem ser acompanhados por faringite, mialgias, artralgias, artrite, tosse, conjuntivite, náuseas e diarreia	Início abrupto de eritema facial que ocorre cerca de 7–10 dias após os sintomas iniciais, dando a aparência de "bochechas estapeadas", com palidez perioral. Essa é seguida pelo desenvolvimento de erupção cutânea eritematosa rendilhada no tronco e extremidades. A erupção pode ser exacerbada por banhos quentes, emoção, luz solar ou exercícios
Sexta doença: *roseola infantum* (exantema súbito)	HHV-6 e HHV-7	Febres altas intermitentes por 1–8 dias acompanhadas por sintomas leves das vias respiratórias superiores, adenopatia, vômitos e diarreia. Ocasionalmente, a criança pode apresentar sintomas neurológicos, incluindo uma fontanela anterior protuberante, convulsões ou encefalopatia. Ao exame físico, a criança pode apresentar faringite ou membranas timpânicas inflamadas	Dentro de 2 dias após a defervescência, a erupção se desenvolve, consistindo de máculas rosa branqueadas e pápulas de 2–3 mm circundadas por uma auréola branca, que começam no tronco e disseminam-se para o rosto, pescoço e extremidades

HHV, vírus do herpes humano.
Dados de Wolfrey JD et al. Pediatric exanthems. Clin Fam Pract 2003;5:557–588; Tanz RR, Shulman ST. Pharyngitis. In: Long SS, Pickering LK, Prober CG, eds. Principles and Practice of Pediatric Infectious Diseases. 4th Ed. New York: Elsevier Saunders, 2012:199–205; Maldonado YA. Rubella Virus. In: Long SS, Pickering LK, Prober CG, eds. Principles and Practice of Pediatric Infectious Diseases. 4th Ed. New York: Elsevier Saunders, 2012:1112–1117; Weisse ME. The fourth disease, 1900–2000. Lancet 2001;357:299–301.

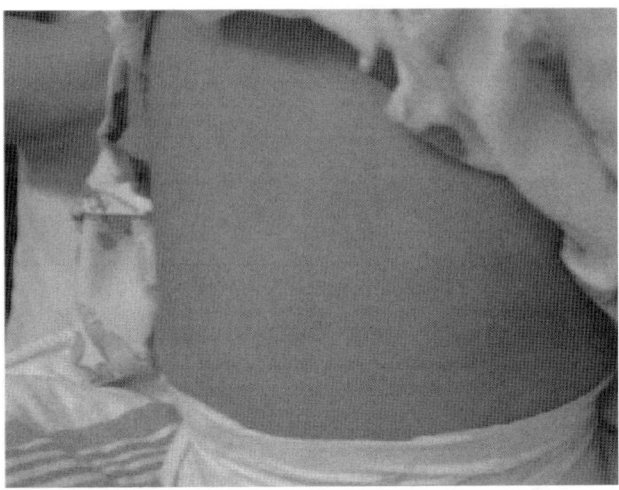

Figura 20-2 Erupção eritematosa causada por sarampo. (Foto de Stephanie A. Fritz, MD.)

Eritema Multiforme

- Uma entidade benigna, autolimitada, consistindo de máculas eritematosas agudas, fixas, que se desenvolvem em pápulas e lesões em alvo, em que a porção central da lesão torna-se escura ou necrótica rodeada por anéis concêntricos de eritema. Essas lesões em alvo podem-se aglutinar para formar placas.
- Em muitos casos, uma causa definida não é identificada. As causas infecciosas mais comuns são HSV, *M. pneumoniae* e *Streptococcus* grupo A.
- O clareamento com a digitopressão em torno do eritema pode assemelhar-se à urticária ou picadas de insetos. As lesões em diferentes fases podem ser observadas ao mesmo tempo. Com a resolução das lesões, pode ocorrer caspa, descamação, hiper ou hipopigmentação.
- A erupção geralmente é simétrica e envolve as mãos, boca, rosto, palmas das mãos, plantas dos pés e superfícies extensoras das extremidades. Também pode acometer a conjuntiva, o trato genital ou das vias aéreas superiores.

Erupções Petequiais

- Erupções petequiais exigem avaliação imediata para excluir doença grave, com perigo de vida.
- As causas infecciosas mais comuns de petéquias são:
  - Meningococcemia (*Neisseria meningitidis*) (Fig. 20-3):
    - Pródromos: tosse, dor de cabeça, dor de garganta, náuseas e vômitos.
    - Doença aguda: erupção petequial, picos de febre alta, taquipneia, taquicardia e hipotensão.
  - Outras causas bacterianas: *Rickettsia rickettsii* (febre maculosa) (Fig. 20-4), *Rickettsia prowazekii* (tifo endêmico), *N. gonorrhoeae*, *Pseudomonas aeruginosa*, *Streptococcus pyogenes* e *Capnocytophaga canimorsus*.

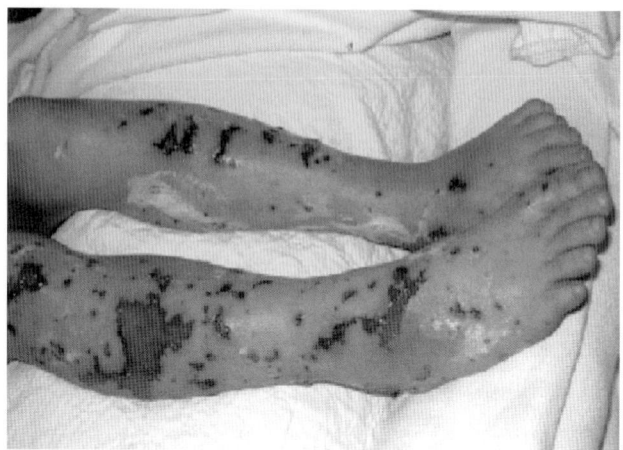

Figura 20-3 Lesões purpúricas em um paciente com meningococcemia. (Foto de David A. Hunstad, MD.)

- Causas virais: enterovírus (especialmente *Coxsackievirus* A4, A9 e B2-B5 e *echovirus* 3, 4, 7, 9 e 18), EBV, CMV, *Parvovírus* B19, vírus da hepatite B e C, vírus da rubéola (sarampo típico e atípico) e febres hemorrágicas virais causadas por *Arbovirus* e *Arenavirus*.

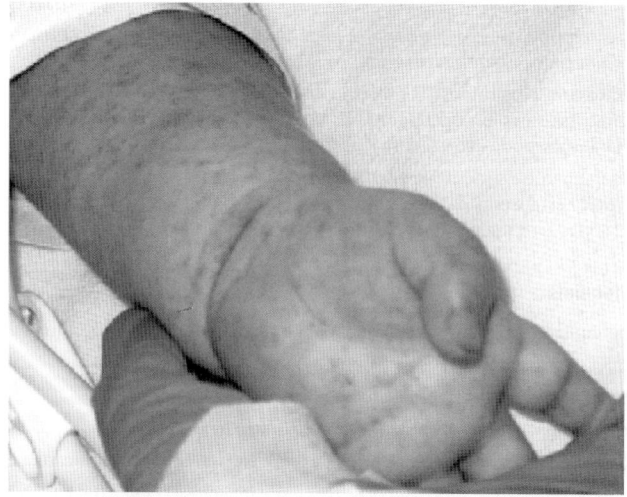

Figura 20-4 Erupção petequial em um paciente com febre maculosa. (Foto de Celeste Morley, MD, PhD.)

INFECÇÕES CONGÊNITAS (VER TABELA 20-8)

Toxoplasmose

Epidemiologia e Etiologia

- A infecção congênita ocorre quando *Toxoplasma gondii* atravessa a placenta e invade o tecido fetal.
- A incidência de toxoplasmose congênita é 1/1.000–1/10.000 nascidos vivos nos Estados Unidos.
- A gravidade da doença é pior com uma infecção no 1° ou 2° trimestre, mas a transmissão é mais provável se a infecção ocorrer durante o 3° trimestre da gestação.
- A infecção materna é mais comumente adquirida pela ingestão de cistos na carne mal cozida ou crua; outras fontes de infecção incluem o recebimento de produtos derivados do sangue, medula óssea ou um órgão de um doador com infecção latente ou ingestão acidental de cistos provenientes das fezes do gato contaminado.
- A avaliação da criança com suspeita de toxoplasmose deve incluir exames oftalmológicos, neurológicos e auditivos.

Apresentação Clínica

- A maioria (70–90%) de crianças é assintomática no nascimento.
- Lactentes sintomáticos podem apresentar hepatoesplenomegalia, icterícia, linfadenopatia, trombocitopenia, erupção cutânea e meningoencefalite com hidrocefalia, convulsões, calcificações, coriorretinite, microftalmia e microcefalia. Sequelas tardias incluem coriorretinite levando a deficiência visual, bem como dificuldades de aprendizagem, retardo mental e perda auditiva.

Estudos Laboratoriais e de Imagem

- O diagnóstico pós-natal inclui:
  - Detecção de DNA de *Toxoplasma* no sangue ou CSF por PCR.
  - Imunoglobulinas M (IgM) e IgA específicas para *Toxoplasma*.
  - IgG específica para *Toxoplasma* persiste além de 1 ano de idade.
- Em casos de suspeita de toxoplasmose indica-se exame de imagem da cabeça.

TABELA 20-8 Abordagem Diagnóstica do Recém-Nascido com Suspeita de Infecção Congênita

Testes não específicos	Testes específicos
Contagem sanguínea completa	PCR do CMV a partir de urina ou sangue
Punção lombar	VZV PCR
Radiografia de ossos longos	PCR do DNA do HIV a partir do sangue
Tomografia computadorizada da cabeça	PCR do HSV a partir dos olhos, boca, nasofaringe, reto, sangue e CSF
Avaliação oftalmológica	
Avaliação audiológica	Sorologia:
	Rubéola
	Toxoplasma gondii
	Sífilis

Tratamento e Prevenção

- O tratamento para lactentes sintomáticos e assintomáticos com doença congênita é administração de pirimetamina associada à sulfadiazina por um período prolongado.
- As mulheres grávidas devem lavar, adequadamente, frutas e legumes, evitar carne mal cozida e contato com fezes e caixas de areia de gato.
- Espiramicina pode ser administrada às mulheres grávidas com infecção primária por *Toxoplasma* para prevenir a transmissão fetal (tratamento não irá alterar resultado, se a transmissão já ocorreu).

Rubéola

- A infecção congênita ocorre através da viremia materna com a semeadura placentária ocasionando a infecção fetal.
- A infecção que ocorre durante as primeiras 8 semanas de gestação leva ao pior prognóstico.

Apresentação Clínica

- Mais de metade de todas as crianças infectadas é assintomática ao nascimento, mas pode desenvolver sintomas nos primeiros 5 anos de vida.
- As alterações mais comuns são persistência do canal arterial ou estenose periférica da artéria pulmonar, catarata, retinopatia, glaucoma congênito ou perda auditiva sensorioneural, bem como retardo mental, problemas comportamentais ou meningoencefalite.
- Outras manifestações incluem a doença óssea radiolucente, lesões "*blueberry muffin*" (refletindo hematopoiese extramedular), retardo do crescimento, hepatoesplenomegalia e trombocitopenia.

Estudos de Laboratório

- Um dos seguintes:
  - Detecção viral nas secreções nasofaríngeas, garganta, sangue, urina, CSF ou fezes.
  - Aumento persistente de anticorpos IgM e IgG específicos para rubéola na criança.

Tratamento e Prevenção

- Não há tratamento específico para a rubéola.
- A prevenção envolve a imunização de todas as mulheres suscetíveis antes da gravidez, com a imunização pós-parto das mulheres não imunes.

Citomegalovírus

- CMV é a infecção congênita mais comum, ocorrendo em 1% a 2% de todos os nascidos vivos.
- O vírus estabelece uma infecção crônica no CNS, olhos, nervo craniano VIII e fígado.
- CMV é transmitido via transplacentária após a infecção primária materna ou reativação de infecção. O maior risco de infecção congênita com doença sintomática ocorre após a infecção primária materna. CMV também pode ser transmitido após o nascimento, por contato com as secreções da cérvice ou leite materno e, ocasionalmente, por contato com a saliva ou urina.

Apresentação Clínica

- A maioria das crianças infectadas (85–90%) é assintomática ao nascimento. De 7 a 15% podem desenvolver perda auditiva ou dificuldades de aprendizagem mais tarde.
- Uma minoria de crianças (5%) é gravemente acometida, com retardo de crescimento intrauterino, icterícia, púrpura, hepatoesplenomegalia, microcefalia, sequelas do CNS, calcificações periventriculares, coriorretinite e perda auditiva sensorioneural.

Estudos de Laboratório

- O diagnóstico pode ser feito na detecção do vírus na urina da criança obtida no prazo de 3 semanas após o nascimento.
- PCR para CMV de sangue e/ou CSF.

Tratamento

- Há evidências de que o tratamento com ganciclovir intravenoso (IV) ou valganciclovir oral pode melhorar a audição e resultados neurocognitivos em crianças com doença por CMV sintomática e com envolvimento do CNS.
  - Estudos mais recentes têm mostrado que níveis sanguíneos equivalentes podem ser alcançados com valganciclovir oral *versus* ganciclovir IV, e o tratamento IV pode ser desnecessário.
  - Ganciclovir IV está associado a uma maior incidência de neutropenia grave em comparação ao valganciclovir oral.
  - Um estudo multicêntrico, cego e randomizado comparando 6 semanas *versus* 6 meses de valganciclovir oral, sugere que 6 meses de tratamento podem proporcionar um aumento dos resultados neurocognitivos e de audição superior a 6 semanas.

Infecção por Vírus Herpes Simples

Epidemiologia e Etiologia

- HSV infecta 33–50% das crianças expostas nascidas por via vaginal de mães com infecções genitais primárias. O risco de transmissão para uma criança nascida de uma mãe com reativação de HSV é muito mais baixo (0–5%). Mais de 75% das crianças que adquirem HSV perinatal nascem de mulheres sem sinais ou sintomas de infecção por HSV antes ou durante a gravidez.
- A transmissão pós-natal pode ocorrer a partir de um cuidador com lesões orais ou em mãos.
- Aproximadamente 75% das infecções neonatais é um resultado do HSV-2.

Apresentação Clínica

- As infecções neonatais por HSV normalmente se apresentam entre 5 e 21 dias de idade, e elas têm três tipos de manifestações.
- Apenas um terço das crianças com doença do CNS localizada ou doença disseminada possuem lesões cutâneas visíveis.
  - Doença disseminada: 25% de todos os casos
    - Início durante a primeira semana de vida.
    - Envolve vários órgãos, principalmente o fígado e os pulmões; pode incluir o envolvimento do CNS.
    - Sinais e sintomas: sepse, disfunção hepática, coagulopatia e dificuldade respiratória.
- Doença limitada à pele, olhos, e membranas mucosas (SEMs) (Fig. 20-5): 40% de todos os casos
  - Início em 1-2 semanas de vida.
  - Sinais e sintomas: pele ou lesões mucosas e ceratite.
  - Progride para doença mais graves se não tratada.

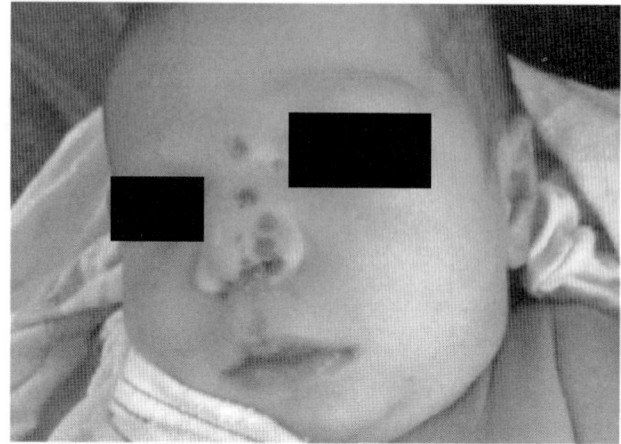

Figura 20-5 Lesões em um neonato com doença cutânea, ocular e na membrana mucosa (SEM) pelo vírus do herpes simples (HSV). (Foto de Indi Trehan, MD.)

- Doença do CNS: 35% de todos os casos
  - Início em 2–3 semanas de vida.
  - Sinais e sintomas: letargia, irritabilidade, febre e convulsões.

Estudos de Laboratório
- O DNA do HSV pode ser detectado por PCR a partir do líquido cefalorraquidiano, sangue ou esfregaços de lesões na pele ou superfícies mucosas.

Tratamento
- Aciclovir IV deve ser administrado na dose de 60 mg/kg/dia, divididas a cada 8 horas, tipicamente durante 14 dias (SEM doença) ou 21 dias (disseminada e doenças do CNS).
  - O aciclovir pode causar neutropenia e toxicidade renal.
  - Assim, a contagem de glóbulos brancos deve ser monitorada 1–2 vezes por semana durante o curso da terapia, e são necessários uma boa hidratação e monitoramento da função renal.
- Lactentes com doença do CNS devem ser submetidas a uma punção lombar (LP) repetida no final da terapia (dia 19) para confirmar a depuração do vírus por PCR, visto que muitos médicos prolongam a administração de aciclovir IV até que a PCR se torne negativa.
- Os resultados neurológicos são significativamente melhorados em recém-nascidos tratados com 6 meses de supressão com aciclovir oral (300 mg/m^2/dose, três vezes por dia) após ter terminado o tratamento inicial com aciclovir IV. Alternativamente, valaciclovir (20 mg/kg/dose duas vezes ao dia) também tem sido utilizado para a profilaxia.

Prevenção
- Parto por cesariana deve ser realizado antes da ruptura das membranas se a mãe tiver evidência clínica de uma infecção genital ativa por herpes.
- Os recém-nascidos expostos ao HSV no momento do parto devem ser cuidadosamente monitorados para detectar evidências de infecção por HSV. Atualmente, a maioria dos especialistas recomenda mais testes e profilaxia da criança quando a mãe tem lesões ativas e parto vaginal. Qualquer caso em que lesões maternas são encontradas no momento do nascimento deve ser discutido com um especialista em doenças infecciosas.

Vírus da Imunodeficiência Humana
- Ver a discussão "Vírus da Imunodeficiência Humana".

Sífilis
- A sífilis congênita é principalmente transmitida via transplacentária e menos comumente intraparto.
- A transmissão pode ocorrer na doença maternal primária, secundária ou latente inicial, mas é maior na sífilis materna primária ou secundária.

Apresentação Clínica
- A sífilis pode resultar em morte fetal, hidropisia fetal ou prematuridade.
- Crianças sintomáticas ao nascimento podem apresentar uma erupção cutânea ou lesões mucocutâneas, linfadenopatia, hepatoesplenomegalia, anemia hemolítica, trombocitopenia, osteocondrite e rinite (resfriado).
- Manifestações tardias podem envolver a pele, olhos, orelhas, dentes, ossos ou CNS.

Estudos de Laboratório e de Imagem
- Teste não treponêmico quantitativo (RPR); confirmação de resultados positivos com um teste treponêmico específico de anticorpos (p. ex., absorção de anticorpos treponêmicos fluorescente).
- Avaliação do CSF: contagem de células, proteínas e teste do Laboratório de Pesquisa de Doenças Venéreas.
- Radiografias dos ossos longos para a evidência de osteocondrite.

Tratamento e Prevenção
- A administração de penicilina G cristalina aquosa por via intravenosa é eficaz.
- A prevenção é por meio da triagem sorológica de mulheres gestantes e tratamento de mulheres grávidas infectadas durante a gravidez com penicilina G. As mulheres infectadas com alergia à penicilina devem ser dessensibilizadas e receber a penicilina G, uma vez que é a única terapia eficaz documentada para o tratamento tanto da mãe quanto do feto.

Vírus da Varicela-Zóster
- A infecção congênita pelo vírus da varicela-zóster (VZV) ocorre por meio da transmissão transplacentária durante a viremia materna.
- A síndrome da varicela congênita ocorre em 0,4–2,2% de crianças nascidas de mães infectadas e é mais comum quando a infecção materna ocorre nas primeiras 20 semanas de gestação.

Apresentação Clínica
- As anormalidades incluem atrofia de membro, cicatrização das extremidades e manifestações oculares e do CNS.
- A varicela neonatal se desenvolve quando a infecção materna ocorre durante as últimas semanas de gravidez.

Testes de Laboratório
- PCR efetuada para o VZV no líquido a partir da lesão, sangue ou CSF.

Tratamento e Prevenção
- O tratamento com aciclovir geralmente não é indicado em crianças saudáveis.
- Bebês nascidos de mães que desenvolvem varicela clínica entre 5 dias antes e 2 dias após o parto devem receber VariZIG ou imunoglobulina intravenosa.
- Mulheres suscetíveis devem ser vacinadas antes da gravidez.

HEPATITE
Vírus da Hepatite A
Epidemiologia e Etiologia
- Modo de transmissão: fecal-oral.
- Fontes comuns de infecção:
  - Contato pessoal direto com um indivíduo infectado com HAV.
  - Centros de cuidados infantis.
  - Viagem internacional.
  - Surto identificado de origem alimentar ou aquática.
  - Atividade homossexual masculina.
  - Uso de drogas IV.

Apresentação Clínica
- Doença aguda, autolimitada associada a febre, mal-estar, icterícia, anorexia e náuseas.
- Pode ser assintomática em lactentes.

Estudos de Laboratório
- Imunoglobulina total HAV-específica e anticorpo IgM para HAV.

Tratamento e Prevenção
- Tratamento de suporte é apropriado.
- IVIG pode ser eficaz na prevenção da infecção sintomática se administrado em 2 semanas de exposição.
- A vacina contra hepatite A está disponível para todas as crianças ≥ 1 ano de idade. Profilaxia pré-exposição com imunoglobulina deve ser considerada aos viajantes não vacinados a países onde HAV é prevalente e para as crianças < 1 ano de idade que não podem receber a vacina.

Vírus da Hepatite B
Epidemiologia e Etiologia
- Modo de transmissão: sangue ou fluidos corporais.
- Grupos de maior risco:
  - Usuários de drogas IV.
  - Pessoas com múltiplos parceiros heterossexuais.
  - Jovens masculinos que fazem sexo com homens.
- Outros grupos de risco:
  - Pessoas com exposição ocupacional a sangue ou fluidos corporais.
  - Equipe de programas de cuidados infantis não residenciais e de instituições para indivíduos com dificuldade de desenvolvimento.
  - Contatos sexuais ou domésticos de pessoas com infecção aguda ou crônica por vírus da hepatite B (HBV).

Apresentação Clínica
- Varia de uma doença subaguda com sintomas inespecíficos como anorexia, mal-estar e náuseas à hepatite clínica com icterícia, até hepatite fulminante fatal.

Estudos de Laboratório
- Triagem recomendada para infecção da hepatite B inclui antígeno de superfície da hepatite B (HBsAg) e anticorpo de superfície da hepatite B (anti-HBs). Caso o HBsAg seja positivo, sorologia subsequente e teste de antígeno são recomendados.
- A infecção crônica por HBV é definida pela presença de HBsAg durante pelo menos 6 meses ou presença de HBsAg em uma pessoa com teste negativo para o anticorpo IgM para antígeno do núcleo da hepatite B (anti-HBc) (Tabela 20-9).
- Mais de 90% das infecções perinatais ocasionam a HBV crônica, ao passo que apenas 5% a 10% das crianças com infecção aguda com mais de 5 anos de idade ou adultos desenvolvem infecção crônica por HBV.

TABELA 20-9 Testes de Diagnóstico para Antígenos e Anticorpos do Vírus da Hepatite B (HBV)

Fator a ser testado	Antígeno ou anticorpos do HBV	Uso
Antígeno de superfície do vírus da hepatite B (HBsAg)	HBsAg	Detecção aguda ou crônica de indivíduos infectados; antígeno utilizado em vacina contra a hepatite B
Anti-HBs	Anticorpo do HBsAg	Identificação de indivíduos com infecções por HBV resolvidas; determinação de imunidade após imunização
Antígeno precoce do vírus da Hepatite B (HBeAg)	HBeAg	Identificação de indivíduos com risco elevado de transmissão do HBV
Anti-HBe	Anticorpo do HBeAg	Identificação de indivíduos infectados com menor risco de transmissão de HBV
Anti-HBc	Anticorpos contra antígenos do núcleo do vírus da hepatite B HBcAg)[a]	Identificação de indivíduos com infecção pelo HBV aguda, resolvida ou crônica (não presente após a imunização)
Anti-HBc IgM	Anticorpo IgM contra HBcAg	Identificação de indivíduos com infecções aguda ou recente por HBV (incluindo pessoas com HBsAg negativo durante a fase de "janela" da infecção)

[a]Nenhum teste para medir o antígeno do núcleo capsídeo do vírus da hepatite B (HBcAg) está disponível comercialmente.
IgM, imunoglobulina M.
Adaptada da American Academy of Pediatrics. Hepatitis B. In: Pickering LK, Baker CJ, Kimberlin DW et al., eds. Red Book: 2012 Report of the Committee on Infectious Diseases. Elk Grove Village, IL: American Academy of Pediatrics, 2012:369–390.

Tratamento e Prevenção
- Não há tratamento específico para a infecção aguda por HBV.
  - A terapia com interferon-α pode levar a uma remissão em longo prazo.
  - Lamivudina ou outros antivirais podem ser utilizados em crianças > 2 anos de idade com infecção crônica por HBV.
- A vacina recombinante HBV é recomendada para todas as crianças. Profilaxia pós-exposição está disponível com imunoglobulina da hepatite B (HBIG).
- Recém-nascidos de mães com hepatite B positiva devem receber a vacina HBV e HBIG dentro de 12 horas após o nascimento para reduzir a transmissão.
- A amamentação de recém-nascido de mães HBsAg-positiva não oferece risco adicional de aquisição de HBV.

Vírus da Hepatite C
Epidemiologia e Etiologia
- Modo de transmissão: exposição parenteral a sangue de pessoas infectadas com vírus da hepatite C (HCV).
- Grupos de maior risco:
  - Usuários de drogas IV.
  - Hemofílicos que receberam fatores de coagulação antes de 1987.
  - Doentes em diálise.
  - Pessoas envolvidas em comportamentos sexuais de alto risco.
  - Profissionais de saúde em decorrência de exposições percutâneas esporádicas.
- Transmissão perinatal:
  - Coinfecção materna com HIV tem sido associada a um aumento do risco de transmissão perinatal do HCV.
  - Aproximadamente 5% a 6% das crianças nascidas de mulheres com infecção por HCV adquirem HCV.
  - Método de parto não parece alterar a taxa de transmissão vertical.
  - O teste recomendado para crianças nascidas de mães com infecção pelo HCV inclui PCR de HCV em 6–8 semanas de vida ou anticorpo HCV aos 18 meses de vida.
  - A transmissão do HCV através da amamentação não foi demonstrada, e, portanto, as mães HCV-positivo podem amamentar. No entanto, as mães devem abster-se de amamentar se os mamilos estiverem rachados ou com sangramento.

Apresentação Clínica
- A maioria das infecções é assintomática. Icterícia ocorre em < 20% de pacientes.
- A infecção persistente com HCV ocorre em 80% das crianças infectadas.

Estudos de Laboratório
- Ig anti-HCV pode ser detectada em prazo de 15 semanas após a exposição e dentro de 5–6 semanas após o início da hepatite.
- A PCR de transcrição reversa pode detectar RNA do HCV no prazo de 1–2 semanas após a exposição ao vírus.

Tratamento
- A combinação de interferon-α-2b e ribavirina foi aprovada pela Food and Drug Administration dos EUA para as crianças de 3-17 anos de idade.
  - Antivirais mais recentes estão disponíveis em adultos, embora atualmente não aprovados pelo FDA em crianças. Estes tratamentos incluem sofosbuvir, simeprevir, telaprevir e boceprevir.

Vírus da Hepatite E
- A transmissão é por via fecal-oral e os surtos estão frequentemente associados à água contaminada.
- A infecção com o vírus da hepatite E (HEV) ocasiona uma doença aguda com febre, icterícia, anorexia, dor abdominal, mal-estar e artralgia.
- As mulheres grávidas infectadas com o HEV apresentam uma alta taxa de mortalidade.

VÍRUS DA IMUNODEFICIÊNCIA HUMANA

Infecção Materna
- Fatores de risco para transmissão perinatal de HIV:
  - Alta carga viral materna.
  - Ruptura de membranas > 4 horas.
  - Parto vaginal.
  - Amamentação.
- Em geral, a transmissão de mãe para filho do HIV foi reduzida drasticamente em virtude do aumento da capacidade de identificar rapidamente as mães HIV-positivas, a disponibilidade de regimes de HAART e a realização de cesarianas em mães com replicação viral não suprimida.

Tratamento
- Manejo intraparto
  - A mãe deve receber zidovudina (AZT) IV no periparto.
  - Quando possível, procedimentos invasivos, (p. ex., monitoramento do couro cabeludo fetal, ruptura artificial de membranas, vácuo, fórceps ou episiotomia) devem ser evitados.
  - A cesariana é recomendada para mulheres com carga viral HIV $\geq$ 1.000 cópias/mL.
  - Uma vez que o HIV pode ser transmitido através do leite materno, a amamentação deve ser evitada sempre que fórmulas alternativas estiverem prontamente disponíveis.
- Manejo do recém-nascido exposto ao HIV
  - Obter hemograma completo com diferencial, RPR e PCR do DNA de HIV.
- Administrar AZT nas primeiras 2 horas de vida e continuar conforme a Tabela 20-10.
- Outros medicamentos (p. ex., lamivudina e/ou nevirapina) podem ser adicionados em alguns casos. Em virtude da resistência e outros fatores, um programa antiviral do recém-nascido deve ser considerado individualmente e sempre discutido com um infectologista.
- A sugestão de acompanhamento para a criança exposta ao HIV descomplicado é demonstrada na Tabela 20-11. Dois testes virológicos negativos, um em $\geq$ 1 mês de vida e uma repetição > 4 meses de vida, são necessários para descartar a infecção. Alguns prestadores de serviços médicos realizam ELISA para HIV até que seja negativo.

Exposição aos Patógenos Transmissíveis pelo Sangue

Exposição ao HIV
- O HIV não é um vírus resistente no ambiente, sobrevivendo apenas algumas horas.
- Para a injeção direta do sangue de um paciente com HIV conhecido, o risco de transmissão do HIV é de 0,3%.
- Nunca houve um caso documentado de transmissão do HIV através de lesão acidental por uma agulha encontrada no ambiente.

TABELA 20-10 — Dose de AZT em Recém-nascidos

	Idade gestacional < 30 semanas no nascimento	Idade gestacional de 30–34 6/7 semanas no nascimento	Idade gestacional ≥ 35 semanas no nascimento
0–2 semanas de vida	2 mg/kg/dose PO a cada 12 h OU 1,5 mg/kg/dose IV a cada 12 h	2 mg/kg/dose PO a cada 12 h OU 1,5 mg/kg/dose IV a cada 12 h	4 mg/kg/dose PO a cada 12 h OU 3 mg/kg/dose IV a cada 12 h
2–4 semanas de vida	2 mg/kg/dose PO a cada 12 h OU 1,5 mg/kg/dose IV a cada 12 h	3 mg/kg/dose de PO a cada 12 h OU 2,3 mg/kg/dose IV a cada 12 h	
4–6 semanas de vida	3 mg/kg/dose PO a cada 12 h OU 2,3 mg/kg/dose IV a cada 12 h	3 mg/kg/dose PO a cada 12 h OU 2,3 mg/kg/dose IV a cada 12 h	

Nota: Alguns centros ainda usam dose de AZT a 2 mg/kg/dose PO cada 6 h.

- Um infectologista pediátrico deve ser contatado para as exposições significativas em que uma profilaxia pós-exposição ao HIV pode ser indicada. A profilaxia deve ser iniciada dentro de 72 horas de exposição.
  - A profilaxia pós-exposição é recomendada para 28 dias. Em consequência da duração e toxicidades, deve-se considerar o risco/benefício da profilaxia.

TABELA 20-11 — Acompanhamento Sugerido em um HIV Sem Complicações em uma Criança Exposta

Idade da visita	PCR	Contagem sanguínea completa com diferencial	Medicamentos
Em ambulatório 2–4 semanas	DNA		AZT 4 mg/kg/dose oralmente cada 12 h
6 semanas	DNA	X	Interromper o AZT; Considerar trimetoprim-sulfametoxazole se houver uma alta suspeita de infecção
4 meses	RNA		

Se a criança tem todos os testes negativos após testes de 4 meses, nenhum teste adicional ou de acompanhamento é necessário. Alguns centros de HIV ainda seguem testes de HIV Ab até estarem negativos.
PCR, reação em cadeia da polimerase.

- O teste de acompanhamento do HIV é recomendado no momento da exposição, 6 semanas, 3 meses e 6 meses.

Exposição à Hepatite B
- O HBV pode sobreviver em superfícies ambientais à temperatura ambiente durante pelo menos 7 dias, tornando-o o patógeno mais provável encontrado em artigos contaminados no ambiente.
- Para crianças que tenham recebido uma série completa de vacinas contra a hepatite B, nenhuma intervenção posterior é necessária.
- Para crianças que receberam apenas parcialmente a série de vacinas, a complementação da série de imunização é recomendada. A utilização de HBIG é controverso para exposições significativas.
- Para crianças que não são imunizadas, com uma exposição significativa a uma fonte conhecida de hepatite B, HBIG deve ser administrada juntamente com a série completa de vacinas.

Exposição à Hepatite C
- A hepatite C pode sobreviver no ambiente até alguns dias.
- Nenhuma profilaxia pós-exposição ou vacinação está disponível.
- O teste pode ser completado com o RNA da hepatite C em 4–6 semanas ou anticorpo em 4–6 meses após a exposição.

INFECÇÕES ASSOCIADAS A ANIMAIS
- Microrganismos patogênicos comuns em feridas da mordida
  - Humano: espécies de *Streptococcus*, *S. aureus*, *Eikenella corrodens* e anaeróbios. Entre 10% e 15% das mordidas ficam infectadas.
  - Cão ou gato: espécies de *Pasteurella*, *S. aureus*, espécies de *Moraxella*, espécies de *Streptococcus*, espécies de *Neisseria*, espécies de *Corynebacterium*, *Capnocytophaga canimorsus* (especialmente em pacientes esplenectomizados), anaeróbios. Para os gatos, até 50% das mordidas tornam-se infectadas, enquanto que 10–15% de mordidas de cães tornam-se infectadas.
  - Réptil: bactérias Gram-negativas entéricas, anaeróbios.
- Um curso de 3 a 5 dias de antibióticos profiláticos (p. ex., amoxicilina-clavulanato ou clindamicina mais sulfametoxazol-trimetoprima para pacientes alérgicos à penicilina) deve ser considerado para lesões "de alto risco", como mordidas de gato e humanos, mordidas no rosto, área genital, mãos, pés ou nas articulações; feridas com perfuração; feridas com tempo > 8 horas; ou ferimentos em indivíduos imunocomprometidos e asplênicos. Para feridas infectadas, a terapia antibiótica deve ser adaptada de acordo com os resultados da cultura.

Raiva

Epidemiologia
- Os animais mais comumente associados à transmissão de infecção rábica incluem morcegos, gambás, guaxinins e raposas.
- A raiva é raramente ou nunca transmitida por esquilos, esquilos listrados, ratos, camundongos, cobaias, esquilos da Mongólia, *hamsters*, ou coelhos, pois esses animais comumente morrem se forem mordidos por um animal maior infectado com raiva.

Apresentação Clínica
- Fase prodromal (2–10 dias): febre, dor de cabeça, fotofobia, anorexia, dor de garganta, dor musculoesquelética, coceira, dor e formigamento no local da mordida.
- Fase neurológica aguda (2–30 dias): delírio, paralisia, hidrofobia, coma e parada respiratória.

Estudos de Laboratório
- O vírus pode ser isolado a partir da saliva, e o ácido nucleico viral pode ser detectado em tecidos infectados.
- O anticorpo pode ser detectado no soro ou no CSF.
- O diagnóstico também pode ser fundamentado em microscopia de fluorescência de uma biópsia da pele da nuca do pescoço.

Tratamento
- Arranhões ou mordidas devem ser completamente irrigados com água e sabão.
- A profilaxia pós-exposição deve idealmente ser fornecida dentro de 24 horas após a exposição.
  - A vacina antirrábica é administrada por via intramuscular (1,0 mL) na região deltoide ou anterolateral da coxa no dia 0 e repetida nos dias 3, 7 e 14.
  - A imunoglobulina da raiva (RIG) deve ser administrada concomitantemente à primeira dose de vacina. A dose recomendada é de 20 UI/kg; deve-se utilizar o máximo possível da dose para infiltrar o ferimento, e o restante deve ser administrado por via intramuscular.
  - A vacina da raiva não deve ser administrada no mesmo local do corpo utilizado para administrar RIG.
- Se um morcego for encontrado em um quarto com um indivíduo dormindo, embriagado, ou muito jovem, a profilaxia antirrábica é recomendada mesmo se a pessoa não reclamar de uma mordida. Da mesma forma, o contato direto com um morcego que não pode ser testado para a raiva é outra indicação para a profilaxia, visto que mordidas de morcegos são difíceis de serem encontradas no exame.
- Cães e gatos domesticados que são capturados devem ser observados de perto por autoridades locais do controle de animais por 10 dias em busca de evidência de raiva. Nenhum caso de raiva humana foi atribuído quando um animal permaneceu saudável durante todo esse período de confinamento. No entanto, mordidas de animais no rosto podem exigir uma profilaxia imediata, que pode ser interrompida caso os testes da raiva no animal sejam considerados negativos.
- Os animais selvagens devem ser imediatamente sacrificados para exame do cérebro por autoridades locais de saúde.

Doença da Arranhadura do Gato

Epidemiologia e Etiologia
- Os gatos são o reservatório comum para essa infecção, e as crianças são frequentemente infectadas por gatinhos através de arranhões, lambidas e mordidas.
- A bactéria causal é *Bartonella henselae*.
- Essa é uma das etiologias identificadas mais comuns na febre pediátrica de origem desconhecida.

Apresentação Clínica
- A linfadenopatia regional (geralmente envolvendo os linfonodos que drenam o local de inoculação) (Fig. 20-6) é acompanhada de febre e sintomas sistêmicos leves, incluindo mal-estar, anorexia e dor de cabeça.
  - Os gânglios linfáticos mais comumente acometidos incluem os axilares, cervicais, epitrocleares e inguinais.
  - A pele que recobre os linfonodos acometidos é normalmente quente, eritematosa e endurecida.
- Outras manifestações menos comuns incluem a síndrome oculoglandular de Parinaud (a inoculação da conjuntiva resulta em linfadenopatia pré-auricular ou submandibular), encefalopatia/encefalite, meningite asséptica, doença granulomatosa do fígado e do baço, endocardite, neurorretinite, lesões osteolíticas, hepatite, pneumonia, púrpura trombocitopênica e eritema nodoso.

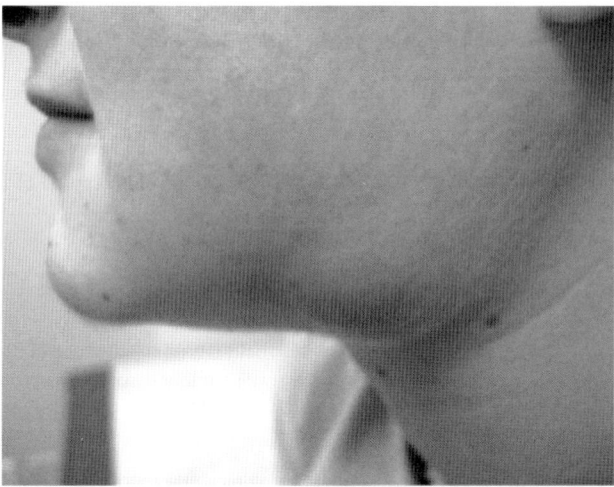

Figura 20-6 Linfadenopatia causada pela infecção por *Bartonella henselae* (doença da arranhadura do gato). (Foto de David Hunstad, MD.)

Estudos de Laboratório
- O ensaio de anticorpos do soro está disponível para a detecção. Se uma amostra de tecido é submetida (p. ex., do linfonodo), o PCR para *Bartonella* pode ser realizado em alguns laboratórios.

Tratamento
- A adenopatia localizada geralmente é autolimitada, resolvendo-se espontaneamente em 2–4 meses. Baseando-se em um estudo controlado aleatório, a terapia antimicrobiana pode inicialmente aumentar o tamanho dos linfonodos, mas o tempo total para a resolução dos sintomas não foi significativamente diferente em comparação ao placebo. Com base nesse resultado, os antibióticos não são sempre utilizados no tratamento de um caso identificado da doença de leve arranhadura do gato. Os antibióticos são recomendados de modo uniforme para pacientes imunocomprometidos. Os agentes com atividade incluem azitromicina, doxiciclina, sulfametoxazol-trimetoprim, ciprofloxacina e rifampicina.
- Síndromes sistêmicas por Bartonella devem ser tratadas juntamente a um especialista em doenças infecciosas.

Febre Q

Epidemiologia e Etiologia
- *Coxiella burnetii* é o agente causal.
- A transmissão ocorre através de aerossóis inalados durante o nascimento de mamíferos domesticados, incluindo ovelhas, cabras e vacas.

Apresentação Clínica
- Cinquenta por cento das infecções são assintomáticas.
- A infecção aguda segue a exposição inicial e resulta em febre, calafrios, tosse, cefaleia, anorexia, pneumonia, diarreia, vômitos, dor abdominal e hepaite. A meningoencefalite e a miocardite raramente ocorrem. A doença normalmente dura 1–4 semanas e se resolve gradualmente.

- A infecção crônica ocorre anos após a exposição e se manifesta como endocardite em pacientes com doença cardíaca subjacente ou próteses valvares, aneurismas vasculares ou enxertos vasculares.
- A febre Q durante a gravidez está associada ao aborto, parto prematuro e baixo peso ao nascer.

Estudos de Laboratório
- O diagnóstico é estabelecido por uma quádrupla alteração no anticorpo de *C. burnetii* entre amostras obtidas com intervalo de 2–3 semanas, por fixação de complemento, teste de imunofluorescência do anticorpo, ou de ELISA, ou imunocoloração positiva ou PCR para o microrganismo no tecido (p. ex., válvula cardíaca).

Tratamento
- A doxiciclina é o fármaco de escolha. A terapia alternativa inclui sulfametoxazol trimetoprima.

Brucelose

Epidemiologia e Etiologia
- Os humanos são infectados por contato direto com animais infectados ou seus cadáveres ou pela ingestão de leite ou produtos lácteos não pasteurizados. A inoculação pode ocorrer por meio de cortes e abrasões da pele, através da inalação de aerossóis contaminados, através do contato com a mucosa conjuntival e através da ingestão oral.
- Agentes causais são espécies de *Brucella*: *Brucella abortus*, *Brucella melitensis*, *Brucella suis* e *Brucella canis*.

Apresentação Clínica
- Em crianças, a brucelose é geralmente uma doença leve, autolimitada.
- No entanto, as infecções com a espécie *B. melitensis* pode ser grave e se manifestam com febre, suores noturnos, dores de cabeça, dor abdominal, fraqueza, mal-estar, artralgias, mialgias, anorexia e perda de peso.
- Os achados do exame físico incluem linfadenopatia, hepatoesplenomegalia ou artrite.
- As complicações incluem abscessos hepáticos/esplênicos, meningite, endocardite e osteomielite.

Estudos de Laboratório
- Brucella pode ser cultivada a partir de sangue, medula óssea ou outros tecidos (as culturas devem ser incubadas durante um mínimo de 4 semanas, na suspeita de brucelose).
- O diagnóstico também pode ser feito por teste sorológico (teste de aglutinação de soro), com um aumento de quatro vezes nos títulos de anticorpos colhidos com pelo menos 2 semanas de intervalo.
- A pancitopenia, anemia ou trombocitopenia podem ser observadas nas contagens de células sanguíneas completas.

Tratamento
- Administrar doxiciclina oral em pacientes mais velhos durante um mínimo de 6 semanas.
- Use sulfametoxazol-trimetoprima em crianças menores de 8 anos de idade em quem a exposição prolongada à doxiciclina é contraindicada.

Psitacose

Epidemiologia e Etiologia
- As aves são o principal reservatório, e o microrganismo é transmitido em pó fecal ou secreções.
- O agente causal é *Chlamydophila* (anteriormente *Chlamydia*) *psittaci*.

Apresentação Clínica
- Os sinais e sintomas incluem febre, calafrios, tosse seca, dor de garganta, cefaleia e mal-estar.
- Uma pneumonia intersticial extensa pode-se desenvolver.
- Complicações raras incluem pericardite, miocardite, endocardite, tromboflebite superficial, hepatite e encefalopatia.

Estudos de Laboratório
- Um aumento de quatro vezes no título de anticorpos pelo teste de fixação de complemento a partir de amostras coletadas com intervalo de 2–3 semanas é consistente com o diagnóstico de psitacose.
- Alguns laboratórios oferecem imunofluorescência ou PCR.

Tratamento
- A doxiciclina é o fármaco de escolha, mas eritromicina, azitromicina e claritromicina também são eficazes.
- Os pacientes devem ser tratados durante 10–14 dias após a defervescência.

Febre da Mordida de Rato

Epidemiologia e Etiologia
- O agente causal, *Streptobacillus moniliformis*, é parte da flora oral normal em ratos e pode ser excretado na urina de ratos. É importante notar que a doença também é causada por *Spirillum minus* na Ásia.
- A estreptobacilose (doença da mordida do rato) também pode ser transmitida por esquilos, ratos, gerbilos, gatos e doninhas; pela ingestão de leite ou alimentos contaminados; ou por meio do contato com um animal infectado.

Apresentação Clínica
- A doença envolve o início abrupto de febre, calafrios, erupções maculopapulares ou petequiais localizadas predominantemente nas extremidades (incluindo as palmas das mãos e plantas dos pés), mialgias, vômitos, dor de cabeça e adenopatias.
- Esse curso pode ser seguido por poliartrite migratória ou artralgia.
- As complicações incluem a doença reincidente, a pneumonia, a formação de abcessos, artrite séptica, miocardite, endocardite ou meningite.

Estudos de Laboratório
- *S. moniliformis* pode ser isolado a partir de sangue, material de lesões de mordida, aspirados de abcesso ou de líquido das articulações; o pessoal de laboratório deve ser notificado de que esse microrganismo é suspeito uma vez que as culturas devem ser mantidas até 3 semanas.
- Corante de Giemsa ou de Wright também deve ser realizado em amostras de sangue.

Tratamento
- Penicilina G procaína, durante 7–10 dias é o fármaco de escolha.
  - Como alternativa, pode ser usado ampicilina, cefuroxima ou cefotaxima.
  - A doxiciclina ou estreptomicina podem ser utilizadas em pacientes com alergia à penicilina.

Leptospirose

Epidemiologia e Etiologia
- O organismo causal, *Leptospira*, é excretado pelos animais na urina, líquido amniótico ou placenta e permanece viável no solo ou água de semanas a meses. O contato da pele esfolada ou das mucosas superfícies com água contaminada, solo ou matéria animal facilita a infecção humana.
- Os surtos da doença têm sido associados a caminhadas de lazer na água, natação ou passeios de barco na água contaminada.

Apresentação Clínica
- Uma doença febril aguda pode ser acompanhada de vasculite generalizada.
- O início da infecção é caracterizado por febre, calafrios, erupções cutâneas transitórias, náuseas, vômitos e dor de cabeça.
- Outras características eminentes incluem conjuntivite sem secreção e mialgias na região lombar e porção inferior da perna.
- Doença grave ocorre em 10% dos pacientes infectados, que inclui icterícia, disfunção renal, arritmias cardíacas, pneumonite hemorrágica ou insuficiência circulatória.

Estudos de Laboratório
- O microrganismo pode ser colhido a partir do sangue, urina ou CSF; a equipe do laboratório deve ser notificada sobre a suspeita de infecção por *Leptospira*.
- Teste de anticorpos sorológicos, imuno-histoquímica e PCR estão disponíveis em alguns laboratórios.

Tratamento
- Pacientes com doença grave que necessitam de hospitalização devem ser tratados com penicilina G por via intravenosa ou ceftriaxona.
- Infecções discretas podem ser tratadas com doxiciclina; azitromicina deve ser prescrita para crianças < 8 anos.

Yersiniose

Epidemiologia e Etiologia
- O agente causal é *Yersinia enterocolítica*.
- O reservatório principal é o porco e, assim, a infecção provavelmente ocorre pela ingestão de alimentos contaminados, incluindo produtos crus ou mal cozidos de carne de porco, leite não pasteurizado, água contaminada ou contato com animais. Os bebês podem ser infectados por cuidadores que manipulam intestinos crus de porco ("tripas").

Apresentação Clínica
- O achado mais comum em crianças pequenas é a enterocolite com febre e diarreia em que as fezes contêm muco, sangue e leucócitos.
- As crianças mais velhas e adultos jovens podem apresentar uma síndrome de pseudoapendicite incluindo febre, sensibilidade do quadrante inferior direito e leucocitose.

Estudos de Laboratório
- O microrganismo pode ser cultivado a partir das fezes durante as primeiras 2 semanas da doença.

Tratamento
- A terapia com antibióticos diminui a duração da excreção fecal do microrganismo. Isolados são comumente suscetíveis aos aminoglicosídeos, cefotaxima, trimetoprima-sulfametoxazol, fluoroquinolonas e tetraciclina ou doxiciclina.
- Não está claro se os antibióticos são benéficos para pacientes com enterocolite, adenite mesentérica ou síndrome da pseudoapendicite.

INFECÇÕES TRANSMITIDAS POR CARRAPATOS
- A prevenção de doenças transmitidas por carrapatos envolve:
  - Evitar áreas infestadas por carrapatos (florestas).
  - Se entrar em uma área infestada por carrapatos, usar roupas de cor clara, que cubra os braços, pernas e outras áreas expostas.

- Use repelente contra carrapatos e insetos. O melhor repelente contra insetos para todos os fins é N, N-dietil-m-toluamida (DEET). Em repelentes, concentrações de DEET entre 10 e 30% podem ser usadas com segurança na pele das crianças. DEET não é recomendado para crianças com menos de 2 meses de vida.
- Após possível exposição aos carrapatos, inspecione as roupas e corpos das crianças (especialmente regiões do corpo, incluindo cabeça e pescoço, onde frequentemente se ligam os carrapatos).
- Se for encontrado um carrapato, ele pode ser removido com uma pinça, com remoção forçada do carrapato inteiro com a boca intacta. Os carrapatos nunca devem ser cortados, queimados ou removidos em pedaços.
- Para mais detalhes sobre doenças específicas transmitidas por carrapatos e seu tratamento, ver Tabela 20-12.

DOENÇAS INFECCIOSAS E A CRIANÇA INTERNACIONALMENTE ADOTADA
- Todos os anos, as famílias nos Estados Unidos adotam muitas crianças de outros países. Essas crianças merecem uma consideração especial, uma vez que muitas são provenientes de países com recursos limitados e condições de vida menos favoráveis, além de terem históricos médicos desconhecidos.
- Ao longo da última década, a adoção internacional caiu de um pico de 22.991 em 2004 para 8.668 em 2013, provavelmente relacionada às mudanças nas políticas de adoção de países estrangeiros em relação aos Estados Unidos. Os países de origem mais comuns para adoção em 2012 foram a China, Etiópia, Rússia, Coreia do Sul e Ucrânia.
- Devem ser realizados vários testes de triagem em crianças adotadas internacionalmente (Tabela 20-13). Além disso, crianças com evidência sorológica de sífilis devem ser submetidas à avaliação radiológica e punção lombar. Outros testes que podem ser indicados incluem triagem do recém-nascido, teor de chumbo, urinálise, hormônio estimulante da tireoide e tiroxina, alanina transferase e aspartato transferase, bilirrubina e fosfatase alcalina, bem como exames de visão, audição e testes de desenvolvimento.
- Infecções cutâneas comuns em adotados internacionais incluem impetigo, molusco contagioso e sarna.

Imunizações
- Muitos adotados estrangeiros têm registros de imunização deficiente, incompletos ou ausentes na pré-adoção. Para abordar essas questões, os níveis de anticorpos podem ser analisados para verificar a imunidade ou a série de imunizações pode ser repetida.
- O protocolo de imunização recomendado para essas crianças está presente na Tabela 20-14.

Parasitas Intestinais
- Parasitas e outros agentes intestinais são comuns em crianças imigrantes ou retornando de viagens a países estrangeiros.
- Essas crianças que são sintomáticas (p. ex., sinais de gastroenterite ou desnutrição) devem ter os seguintes testes realizados:
  - Três amostras devem ser testadas quanto à presença de ovos e parasitas.
  - Uma amostra deve ser testada especificamente para antígenos de *Giardia lamblia* e *Cryptosporidium parvum*.
- Além disso, crianças com diarreia ativa (especialmente com fezes sanguinolentas) devem ter as fezes cultivadas para *Salmonella, Shigella, Campylobacter* e *E. coli* O157:H7. Os exames de fezes para as toxinas *Shiga* (produzidos por O157:H7 e outros sorotipos de *E. coli* diarreiogênica) devem ser realizados.

TABELA 20-12	Descrição e Tratamento das Doenças Transmitidas por Carrapatos						
Doença	Microrganismo	Distribuição geográfica	Reservatório	Apresentação dos sintomas comuns	Erupção cutânea	Resultados laboratoriais iniciais e testes diagnósticos	Tratamento
Doença de Lyme	*Borrelia Burgdorferi*	Nordeste e partes do Centro Oeste dos Estados Unidos, mais estados na costa ocidental	Camundongo de patas brancas	Febre, calafrios, dor de cabeça, mialgias, artralgias. Complicações: cardite e manifestações neurológicas (paralisia do nervo facial, meningite) Sequelas de doença tardia: artrite crônica, encefalopatia subaguda, neurite óptica	Eritema migratório (Fig. 20-7)	Não são necessários testes se o eritema estiver presente, tratar empiricamente. ELISA é negativo na infecção aguda, ELISA; se positiva, confirmar por Western blot	Doxiciclina[a] ou amoxicilina; ceftrionona IV/cefuroxima
Tularemia	*Francisella tularensis*	Sul, Sudeste e Centro-Oeste dos Estados Unidos	Coelhos, cães, roedores	Dependente da rota de aquisição Febre, calafrios, adenopatia, cefaleia, fadiga, tosse, faringite, mialgias, vômitos, dor abdominal, diarreia, úlceras de pele, pneumonia		Contagem de glóbulos brancos e ESR normais ou ligeiramente elevados Serologia pode confirmar em 1–2 semanas.	Gentamicina, estreptomicina, doxiciclina[a] ou fluoroquinolonas

Febre maculosa das Montanhas Rochosas	*Rickettsia rickettsii*	Sudeste e Centro-Oeste dos Estados Unidos	Cães, gatos, roedores, coelhos	Início abrupto de febre, dor de cabeça, mialgias, mal-estar e vômitos Doença grave: coração (miocardite, arritmias, CHF), pulmões (pneumonite, edema, ARDS), sistema nervoso central (meningismo, alteração do estado mental, ataxia, convulsões)	Começa como manchas vermelhas esbranquiçadas que evoluem para petéquias Erupções cutâneas começando nos pulsos e tornozelos e estendendo-se até extremidades e tronco; inclui palmas das mãos e solas dos pés (ver Fig. 20-4); envolve necrose da pele em doença grave	Leucopenia, trombocitopenia, transaminases elevadas, bilirrubina e nitrogênio úrico no sangue; hiponatremia Possibilidade de fazer diagnóstico com sorologia aguda e convalescente ou biópsia cutânea	Doxiciclina[a]

(Continua)

TABELA 20-12 Descrição e Tratamento das Doenças Transmitidas por Carrapatos (*Continuação*)

Doença	Microrganismo	Distribuição geográfica	Reservatório	Apresentação dos sintomas comuns	Erupção cutânea	Resultados laboratoriais iniciais e testes diagnósticos	Tratamento
Ehrlichiosis	Ehrlichiose monocítica humana (HME): *Ehrlichia chaffeensis* Anaplasmose granulocítica humana (HGA) (também conhecida como *Anaplasma*): *Ehrlichia phagocytophilum* Ehrlichiose: *Ehrlichia ewingii*	Sul, Sudeste e Centro-Oeste dos Estados Unidos	Cães, Roedores	Febre, calafrios, mialgias, dor de cabeça, vômitos, anorexia, hepatoesplenomegalia	Petéquia ou lesões maculopapulares eritematosas que envolvem o tronco e poupam as mãos e os pés	Leucopenia, trombocitopenia, anemia, transaminases elevadas, anormalidades do líquido cefalorraquidiano (pleocitose linfocítica, proteína elevada) coloração de Wright no esfregaço de sangue: mórulas possíveis Sorologia pode confirmar em 1–2 semanas. PCR de sangue muito sensível	Doxycycline[a]

| Recidiva de febre | Borrelia recurrentis (febre recidivante epidêmica: transmitida por piolho e por carrapatos), Borrelia hermsii e Borrelia turicatae (febre recidivante endêmica: transmitida por carrapato) e outras espécies de Borrelia | Piolho: B. recurrentis: África; carrapato: B. hermsii: áreas montanhosas ocidentais; B. turicatae: Texas | B. recurrentis: sem reservatório animal B. hermsii e B. turicatae: roedores | Início repentino de febre alta, sudorese, calafrios, dor de cabeça, artralgias, mialgias e fraqueza Possíveis complicações: tosse, dor pleurítica, pneumonite, miocardite, meningite, hepatoesplenomegalia, icterícia, epistaxe e iridociclite O episódio febril inicial dura 3-7 dias e é acompanhado por um período afebril de dias a semanas, o qual é, então, seguido de uma ou mais recaídas | Possível erupção maculopapular transitória do tronco e petéquias da pele e das membranas mucosas | As amostras podem ser enviadas para a Divisão de Doenças Infecciosas por Vetores, CDC, Fort Collins, CO, para testes laboratoriais | Penicilina ou doxiciclina[a] ou eritromicina |

(Continua)

TABELA 20-12 Descrição e Tratamento das Doenças Transmitidas por Carrapatos (Continuação)

Doença	Microrganismo	Distribuição geográfica	Reservatório	Apresentação dos sintomas comuns	Erupção cutânea	Resultados laboratoriais iniciais e testes diagnósticos	Tratamento
Babesiose	Babesia microti, Babesia divergens, Babesia bovis	Áreas costeiras e ilhas de Connecticut, Massachusetts, Rhode Island e Nova York	Roedores	Doença semelhante à malária com febre alta, fraqueza, dor de cabeça, mialgias, náuseas, vômitos, artralgia, perda de peso, tosse, dispneia, insuficiência renal. Complicações: insuficiência renal, ARDS, CHF, coagulação intravascular disseminada, hipotensão e choque, e infarto do miocárdio	Erupção cutânea é incomum	Anemia hemolítica leve a grave; diminuição discreta da contagem de leucócitos. O diagnóstico é geralmente fundamentado na morfologia típica de esfregaço de sangue. Coloração de Giemsa ou Wright demonstram parasitas intraeritrocíticas	Quinina mais clindamicina ou atovacuona mais azitromicina

[a]Embora a doxiciclina não seja recomendada para crianças com menos de 8 anos de idade em virtude da coloração dental associada às tetraciclinas mais antigas, cursos curtos foram utilizados com segurança.

ELISA, ensaio de imunoabsorção ligado a enzima; CHF, insuficiência cardíaca congestiva; ESR, taxa de sedimentação de eritrócitos; ARDS, síndrome do desconforto respiratório agudo; PCR, reação em cadeia da polimerase; CDC, Centros de Controle e Prevenção de Doenças.

Adaptada de Jacobs RF. Tick exposure and related infections. Pediatr Infect Dis J 1988;7:612–614; Gayle A, Ringdahl E. Tick-borne diseases. Am Fam Physician 2001;64:461–466.

TABELA 20-13	Testes de Triagem para Doenças Infecciosas em Crianças Adotadas Internacionalmente
Hemograma completo, com índices de glóbulos vermelhos	
Teste sorológico de vírus da Hepatite B (repetir 6 meses após a chegada, se inicialmente negativo): Hepatite B antígeno do capsídeo (HBsAg) Hepatite B anticorpo da superfície (anti-HBs) Hepatite B anticorpo do núcleo (anti-HBc)	
Teste sorológico do vírus da hepatite C (ver texto)	
Teste sorológico de sífilis Teste não treponêmico (RPR, VDRL, ART) Teste treponêmico (MHA-TP, FTA-ABS)	
Testes sorológicos do vírus da imunodeficiência humana 1 e 2 (repetir 6 meses após a chegada, se inicialmente negativo) Considere o teste de PCR DNA HIV em crianças < 6 meses de idade, com duas amostras de pelo menos 1 mês de intervalo com uma amostra após 4 meses de vida	
Nível de chumbo	
Exame de fezes para ovos e parasitas (três exemplares)	
Exame de fezes para *Giardia lamblia* e *Cryptosporidium* antígeno (uma amostra)	
Hormônio estimulante da tireoide, T4 livre	
Teste tuberculínico de pele IGRA preferido em crianças com > 5 anos de idade que tenham recebido a vacina BCG Repetição do teste deve ser realizada 6 meses após a chegada, se inicialmente negativa	

RPR, reagina plasma rápida; VDRL, Laboratório de Pesquisa de Doença Venérea; ART, teste de reagina automatizado; MHA-TP, teste de micro-hemaglutinação para *Treponema pallidum*; FTA-ABS, absorção de anticorpos treponema fluorescente; IGRA, ensaio de libertação de interferon-gama; BCG, vacina contra o bacilo de Calmette-Guérin.

Adaptada da American Academy of Pediatrics. Medical Evaluation of Internationally Adopted Children for Infectious Diseases. In: Pickering LK, Baker CJ, Kimberlin DW et al., eds. Red Book: 2012 Report of the Committee on Infectious Diseases. Elk Grove Village, IL: American Academy of Pediatrics, 2012:182–188.

- Muitos parasitas intestinais não são considerados patogênicos. Contudo, a sua presença sugere que o paciente também possa estar infectado com outros parasitas patogênicos. Exemplos desses parasitas não patogênicos incluem *Trichomonas hominis*, *Endolimax nana*, *Entamoeba coli* e *Entamoeba dispar*.
- O tratamento contra parasitas intestinais patogênicos está presente na Tabela 20-15.

TUBERCULOSE

Apresentação Clínica

- Embora a infecção por *Mycobacterium tuberculosis* (tuberculose [TB]) seja frequentemente assintomática em crianças e adolescentes, os pacientes podem ter febre, atraso de crescimento ou perda de peso, sudorese noturna, calafrios, tosse, produção de escarro ou hemoptise.
- As manifestações extrapulmonares incluem meningite e envolvimento da orelha média, mastoide, linfonodos, ossos, articulações e pele.

TABELA 20-14 — Abordagens para a Avaliação e Imunização de Crianças Adotadas Internacionalmente

Vacina	Abordagem recomendada	Abordagem alternativa
Hepatite B	Painel da atuação da hepatite B	–
Toxoides (DTaP, DT, Td, dTpa) contra difteria e tétano	Imunizar com vacina para difteria e tétano como apropriado para a idade; sorologia para anticorpos antitoxoides 4 semanas após a dose 1 se ocorrer uma reação local grave	Crianças cujos registros indicam o recebimento de ≥ 3 doses: sorologia para anticorpo antitoxoide para toxinas da difteria e tétano antes de administrar doses adicionais ou administrar uma única dose de reforço de vacina difteria e tétano, seguido pelo teste sorológico após 1 mês de anticorpo antitoxoide para toxinas de difteria e tétano com reimunização conforme apropriado
Haemophilus influenzae tipo b (Hib)	Idade apropriada para imunização	–
Coqueluche (DTaP, dTpa)	Nenhum teste sorológico rotineiramente disponível. Pode utilizar anticorpos contra toxoides da difteria ou tétano como um marcador de recepção de vacina contra a difteria, tétano e coqueluche	–
Poliovírus	Imunizar com vacina inativada contra poliovírus (IPV)	Teste sorológico para anticorpos neutralizantes de poliovírus tipos 1, 2 e 3 ou administrar dose única de IPV, seguida por teste sorológico para anticorpos neutralizantes de poliovírus tipos 1, 2 e 3
Sarampo, rubéola, caxumba (MMR)	Imunizar com a vacina MMR ou obter anticorpos contra o sarampo, e se positivo, dar vacina MMR para proteção contra caxumba e rubéola	Teste sorológico para o anticorpo imunoglobulina G (IgG) para os vírus da vacina indicada pelo registro de imunização

TABELA 20-14 Abordagens para a Avaliação e Imunização de Crianças Adotadas Internacionalmente (*Continuação*)

Vacina	Abordagem recomendada	Abordagem alternativa
Varicela	Imunização adequada à idade de crianças sem histórico confiável de varicela anterior ou evidência sorológica de proteção	–
Pneumocócica	Imunização adequada à idade	–

Adaptada da American Academy of Pediatrics. Medical Evaluation of Internationally Adopted Children for Infectious Diseases. In: Pickering LK, Baker CJ, Kimberlin DW et al., eds. Red Book: 2012 Report of the Committee on Infectious Diseases. Elk Grove Village, IL: American Academy of Pediatrics, 2012:191–199.

- A infecção tuberculosa das vértebras (conhecida como doença de Pott) se manifesta como febre baixa, irritabilidade e agitação, recusa em andar e dor nas costas sem sensibilidade significativa.
- Populações de alto risco incluem imigrantes de regiões de alta prevalência, pessoas sem teto e residentes de estabelecimentos penitenciários.

Estudos de Laboratório

- O diagnóstico é estabelecido pela coloração acidorrápida e cultura a partir de amostras de aspirados gástricos, escarro, lavagens brônquicas, líquido pleural, CSF, urina ou outros fluidos corporais ou amostras de biópsia. A melhor amostra colhida de crianças pequenas é de três aspirações gástricas consecutivas de manhã cedo.

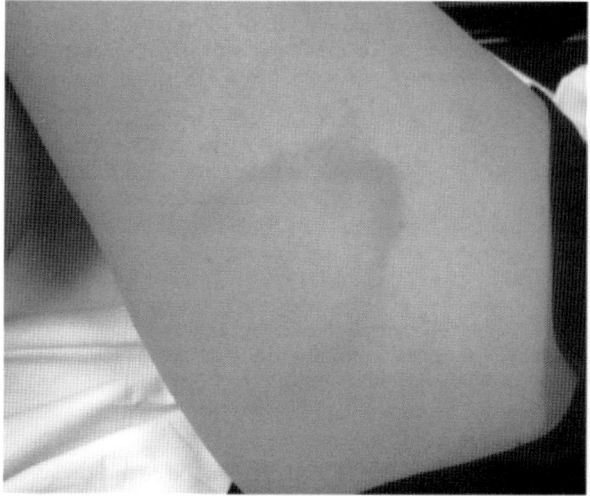

Figura 20-7 Eritema migratório em um paciente com doença de Lyme. (Foto de Indi Trehan, MD.)

TABELA 20-15 Tratamento de Parasitas Intestinais Comumente Identificados em Adotados Internacionais

Parasita	Tratamento de escolha
Giardia lamblia	Metronidazol
Espécies de Hymenolepis (tênia anã)	Praziquantel
Espécies de Taenia (tênias de carne bovina e suína)	Praziquantel
Ascaris lumbricoides (lombriga)	Albendazol ou mebendazol ou pamoato de pirantel
Trichuris trichiura (whipworm)	Albendazol ou mebendazol
Strongyloides stercoralis	Ivermectina
Entamoeba histolytica	Assintomática: Iodoquinol ou paromomicina ou furoato de diloxanida
	Doença intestinal ou extraintestinal: Metronidazole ou tinidazole seguido por iodoquinol ou paromomicina
Ancilóstomo	Albendazol ou mebendazol ou pamoato de pirantel

Adaptada da American Academy of Pediatrics. Drugs for Parasitic Infections. In: Pickering LK, Baker CJ, Long SS et al., eds. Red Book: 2012 Report of the Committee on Infectious Diseases. 29th Ed. Elk Grove Village, IL: American Academy of Pediatrics, 2012:848–868.

- O teste cutâneo de derivado de proteína purificada (PPD) torna-se positivo dentro de 2-12 semanas de infecção inicial (Tabela 20-16). Alternativamente, um ensaio de sangue QuantiFERON Ouro também está disponível para o teste, mas não está claro qual é o teste ideal para a detecção e diagnóstico de TB.
- A interpretação da PPD em receptores da vacina contra bacilos de Calmette-Guérin (BCG) deve ser geralmente a mesma que para pessoas que não receberam BCG. A TB deve ser suspeitada em qualquer paciente sintomático com PPD positivo, independentemente da vacinação com BCG. Se o PPD é positivo em uma pessoa que recebeu a vacina BCG, considere os seguintes fatores:
  - Tempo desde a vacinação com BCG
  - Número de doses de BCG recebidas
  - Prevalência de TB no país de origem
  - Contatos nos Estados Unidos
  - Achados radiográficos

Imagem
- Uma radiografia de tórax pode demonstrar linfadenopatia hilar, subcarinal ou mediastinal; derrame pleural; atelectasia lobar segmentar ou infiltrado; lesão cavitária particularmente nos campos pulmonares superiores; ou doença miliar.

Tratamento
- Recomenda-se consulta com funcionários locais de saúde ou de doenças infecciosas, já que os regimes de tratamento envolvem vários medicamentos e a resistência aos medicamentos é uma preocupação crescente.

TABELA 20-16	Definições dos Resultados Positivos dos Testes Cutâneos para Tuberculina em Recém-Nascidos, Crianças e Adolescentes[a]

Enduração ≥ 5 mm

Crianças em estreito contato com casos contagiosos conhecidos ou suspeitos de TB

Crianças com suspeita de TB:
- Achados de radiografia torácica compatíveis com TB ativa ou previamente ativa
- Evidência clínica de TB[b]

Crianças que recebem terapia imunossupressiva[c] ou em condições de imunossupressão, incluindo infecção por HIV

Enduração ≥ 10 mm

Crianças com risco aumentado de TB disseminada:
- Aquelas < 4 anos de idade
- Aquelas com outras condições médicas, incluindo doença de Hodgkin, linfoma, diabetes melito, insuficiência renal crônica ou desnutrição

Crianças com maior exposição à TB:
- Os nascidos, ou cujos pais nasceram, em regiões de alta prevalência no mundo
- Aquelas frequentemente expostas a adultos infectados pelo HIV, sem-teto, usuários de drogas ilícitas, residentes de lares de idosos, encarcerados ou institucionalizados, ou trabalhadores agrícolas migrantes
- Aquelas que viajam para regiões de alta prevalência no mundo

Enduração ≥ 15 mm

Crianças de 4 anos de idade ou mais, sem quaisquer fatores de risco para TB

[a]Essas definições aplicam-se independentemente da imunização prévia com o bacilo de Calmette-Guérin (BCG); eritema no local do teste tuberculínico (TST) não indica um resultado positivo do teste. TSTs devem ser lidos em 48-72 horas após a colocação.
[b]Evidência por exame físico ou avaliações laboratoriais que incluiria TB no diagnóstico diferencial (p. ex., meningite).
[c]Inclui doses imunossupressoras de corticosteroides ou antagonistas fator-alfa de necrose tumoral.
TB, tuberculose.
Adaptada de American Academy of Pediatrics. Tuberculosis. In: Pickering LK, Baker CJ, Kimberlin DW, et al., eds. Red Book: 2012 Report of the Committee on Infectious Diseases. Elk Grove Village, IL: American Academy of Pediatrics, 2012:736-759.

- Crianças internadas com TB devem ser colocadas em um local de isolamento de pressão negativa, e máscaras apropriadas do tipo respirador particulado devem ser usadas pela equipe hospitalar, especialmente porque os membros adultos da família (se infectados) podem ser contagiosos.

OUTRAS INFECÇÕES INFANTIS
- Outras infecções comuns da infância são descritas na Tabela 20-17.

TABELA 20-17 Outras Infecções Comuns da Infância

Infecção	Etiologias comuns	Terapia inicial[a]
Faringite estreptocócica	*Streptococcus pyogenes*	Não existe documentada a resistência ao antibiótico betalactâmico; usar penicilina ou amoxicilina; em alergia à penicilina, considerar clindamicina
Sinusite aguda (rara em crianças mais jovens, em decorrência dos seios imaturos)	Viroses *Streptococcus pneumoniae Haemophilus influenzae Moraxella catarrhalis*	Amoxicilina (dose alta) ou amoxicilina-clavulanato (dose alta) ou cefdinir ou cefpodoxima ou cefuroxima
Infecção de pele e tecidual leve	*Staphylococcus aureus* (incluindo MRSA) Estreptococos do grupo A	Dependente de padrões de resistência locais e gravidade da infecção, mas podem incluir dicloxacilina, cefalexina, clindamicina, sulfametoxazol-trimetoprim, oxacilina ou vancomicina
Osteomielite	Recém-nascido (idade < 4 meses): *S. aureus* Bacilos Gram-negativos Estreptococos do grupo B	Se MRSA for provável: vancomicina **associada à** cefalosporina de terceira geração Se MRSA for improvável: a oxacilina ou nafcilina **associada à** cefalosporina de terceira geração
	Crianças: *S. aureus*, *Streptococcus* do grupo A, bacilos Gram-negativos	Se MRSA for provável: vancomicina Se MRSA for improvável: nafcilina, oxacilina, ou cefazolina
	Crianças jovens: considerar *Kingella kingae*	Adicionar cefalosporina de terceira geração se bacilos Gram-negativos estiverem presentes na coloração de gram
Artrite infecciosa	Neonato (idade < 3 meses): *S. aureus* Enterobacteriaceae Estreptococos do grupo B	Se MRSA for provável: vancomicina associada à cefalosporina de terceira geração Se MRSA for improvável: oxacilina ou nafcilina associada à cefalosporina de terceira geração
	Crianças: *S. aureus Streptococcus pyogenes S. pneumoniae H. influenzae* Bacilos Gram-negativos *Neisseria gonorrhoeae Neisseria meningitidis*	Vancomicina associada à cefalosporina de terceira geração até que os resultados da cultura estejam disponíveis

TABELA 20-17 — Outras Infecções Comuns da Infância (*Continuação*)

Infecção	Etiologias comuns	Terapia inicial[a]
Endocardite	*Streptococcus viridans* *Streptococcus bovis* Enterococos *S. aureus* Estafilococos coagulase-negativo	O tratamento depende dos resultados da cultura sanguínea e da natureza da válvula acometida; consultar a American Heart Association Scientific Statement em endocardite infecciosa para os programas de tratamento específico
Tinea capitis	*Trichophyton tonsurans* *Microsporum canis*	Terbinafina ou griseofulvina
Linfadenite	Cervical: estreptococos do grupo A, estreptococos orais, *S. aureus*, anaeróbios	Dicloxacilina, cefalexina, clindamicina, oxacilina
	Micobactérias não tuberculosas	Claritromicina, etambutol
	Tularemia	Gentamicina, estreptomicina, fluoroquinolonas, doxiciclina
	Bartonella henselae	Azitromicina, rifampicina, sulfametoxazol-trimetoprim
	Inguinal: como acima, associada ao vírus herpes simples	Considerar aciclovir
Conjuntivite	Oftalmia neonatal Início no dia 1 de vida: irritação química decorrente da profilaxia por nitrato de prata	Nenhum
	Início 2–4 dia de idade: *N. gonorrhoeae*	Ceftriaxona
	Início 3–7 dia de idade: *C. trachomatis*	Azitromicina ou Eritromicina
	Início 2–16 dia de idade: vírus herpes simples	Considerar aciclovir IV
	Viral: adenovírus	Nenhum
	Conjuntivite supurativa não gonocócica, não clamídia: *S. aureus*, *S. pneumoniae*, *H. influenzae*	Gatifloxacin tópica, levofloxacina, moxifloxacina ou polimixina B associada à solução de trimetoprim

[a]Deve ser modificada quando os resultados da cultura estiverem disponíveis.
MRSA, *Staphylococcus aureus* resistente à meticilina; RSV, vírus sincicial respiratório.

LEITURAS SUGERIDAS

Alpert G, Plotkin SA. A practical guide to the diagnosis of congenital infections in the newborn infant. Pediatr Clin North Am 1986;33:465–479.

American Academy of Pediatrics. Cytomegalovirus Infection. In: Pickering LK, Baker CJ, Kimberlin DW, et al., eds. Red Book: 2012 Report of the Committee on Infectious Diseases. Elk Grove Village, IL: American Academy of Pediatrics, 2012:300–305.

American Academy of Pediatrics. Epstein-Barr Virus Infection. In: Pickering LK, Baker CJ, Kimberlin DW, et al., eds. Red Book: 2012 Report of the Committee on Infectious Diseases. Elk Grove Village, IL: American Academy of Pediatrics, 2012:308–321.

American Academy of Pediatrics. Hepatitis A. In: Pickering LK, Baker CJ, Kimberlin DW, et al., eds. Red Book: 2012 Report of the Committee on Infectious Diseases. Elk Grove Village, IL: American Academy of Pediatrics, 2012:361–369.

American Academy of Pediatrics. Hepatitis B. In: Pickering LK, Baker CJ, Kimberlin DW, et al., eds. Red Book: 2012 Report of the Committee on Infectious Diseases. Elk Grove Village, IL: American Academy of Pediatrics, 2012:369–390.

American Academy of Pediatrics. Hepatitis C. In: Pickering LK, Baker CJ, Kimberlin DW, et al., eds. Red Book: 2012 Report of the Committee on Infectious Diseases. Elk Grove Village, IL: American Academy of Pediatrics, 2012:391–395.

American Academy of Pediatrics. Hepatitis E. In: Pickering LK, Baker CJ, Kimberlin DW, et al., eds. Red Book: 2012 Report of the Committee on Infectious Diseases. Elk Grove Village, IL: American Academy of Pediatrics, 2012:397–398.

American Academy of Pediatrics. Pneumococcal Infections. In: Pickering LK, Baker CJ, Kimberlin DW, et al., eds. Red Book: 2012 Report of the Committee on Infectious Diseases. Elk Grove Village, IL: American Academy of Pediatrics, 2012:571–582.

American Academy of Pediatrics. Respiratory Syncytial Virus. In: Pickering LK, Baker CJ, Kimberlin DW, et al., eds. Red Book: 2012 Report of the Committee on Infectious Diseases. Elk Grove Village, IL: American Academy of Pediatrics, 2012:609–618.

American Academy of Pediatrics. Rubella. In: Pickering LK, Baker CJ, Kimberlin DW, et al., eds. Red Book: 2012 Report of the Committee on Infectious Diseases. Elk Grove Village, IL: American Academy of Pediatrics, 2012:629–634.

American Academy of Pediatrics. Syphilis. In: Pickering LK, Baker CJ, Kimberlin DW, et al., eds. Red Book: 2012 Report of the Committee on Infectious Diseases. Elk Grove Village, IL: American Academy of Pediatrics, 2012:690–703.

American Academy of Pediatrics. Toxoplasma Gondii Infections. In: Pickering LK, Baker CJ, Kimberlin DW, et al., eds. Red Book: 2012 Report of the Committee on Infectious Diseases. Elk Grove Village, IL: American Academy of Pediatrics, 2012:720–728.

American Academy of Pediatrics. Tuberculosis. In: Pickering LK, Baker CJ, Kimberlin DW, et al., eds. Red Book: 2012 Report of the Committee on Infectious Diseases. Elk Grove Village, IL: American Academy of Pediatrics, 2012:736–759.

American Academy of Pediatrics. Varicella-zoster Infections. In: Pickering LK, Baker CJ, Kimberlin DW, et al., eds. Red Book: 2012 Report of the Committee on Infectious Diseases. Elk Grove Village, IL: American Academy of Pediatrics, 2012:774–789.

Avner JR, Baker MD. Management of fever in infants and children. Emerg Med Clin North Am 2002;20:49–67.

Bradley JS, Byington CL, Shah SS, et al. Pediatric Infectious Diseases Society and the Infectious Diseases Society of America. The management of community-acquired pneumonia in infants and children older than 3 months of age: clinical practice guidelines by the Pediatric Infectious Diseases Society and the Infectious Diseases Society of America. Clin Infect Dis 2011;53(7):e25–e76.

Bartlet JG, Gallant JE. 2004 Medical Management of HIV Infection. Baltimore: Johns Hopkins Medicine Health Publishing Business Group, 2004:89–101, 128–129, and 243–244.

Byington CL, et al. Serious bacterial infections in febrile infants 1–90 days old with and without viral infection. Pediatrics 2004;113:1662–1665.

Byington CL, Kendrick J, Sheng X. Normative cerebrospinal fluid profiles in febrile infants. J Pediatr 2011;158(1):130–134.

Cardo DM, Culver DH, Ciesielski CA, et al. A case–control study of HIV seroconversion in healthcare workers after percutaneous exposure. Centers for Disease Control and Prevention Needlestick Surveillance Group. N Engl J Med 1997;337:1485–1490.

Centers for Disease Control and Prevention. Updated U.S. Public Health Service guidelines for the management of occupational exposures to HBV, HCV, and HIV and recommendations for postexposure prophylaxis. MMWR Morb Mortal Wkly Rep 2001;50(RR-11): 1–42.

Darmstadt GL. Purpura. In: Long SS, Pickering LK, Prober CG, eds. Principles and Practice of Pediatric Infectious Diseases. 4th Ed. New York: Elsevier Saunders, 2012:441–444.

Feigin RD. Use of corticosteroids in bacterial meningitis. Pediatr Infect Dis J 2004;23:355–357.

Fleisher GR, et al. Limitations of available tests for diagnosis of infectious mononucleosis. J Clin Microbiol 1983;17:619–624.

Greenhow TL, Hung YY, Herz AM, et al. The changing epidemiology of serious bacterial infections in young infants. Pediatr Infect Dis J 2014;33(6):595–599.

Gadomski AM, Brower M. Bronchodilators for bronchiolitis. Cochrane Database Syst Rev 2010;6:CD001266.

Hartling L, Bialy LM, Vandermeer B, et al. Epinephrine for bronchiolitis. Cochrane Database Syst Rev 2011;(6):CD003123.

Hunstad DA. Bacterial meningitis in children. Pediatr Case Rev 2002;2:195–208.

Hupertz V, Wyllie R. Perinatal hepatitis C infection. Pediatr Infect Dis J 2003;22:369–371.

Jacobs RF, Starke JR. Mycobacterium tuberculosis. In: Long SS, Pickering LK, Prober CG, eds. Principles and Practice of Pediatric Infectious Diseases. 4th Ed. New York: Elsevier Saunders, 2012:771–786.

Katz BZ. Epstein-Barr Virus (Mononucleosis and Lymphoproliferative Disorders). In: Long SS, Pickering LK, Prober CG, eds. Principles and Practice of Pediatric Infectious Diseases. 4th Ed. New York: Elsevier Saunders, 2012:1059–1065.

Kimberlin DW, Baley J; Committee on infectious diseases; Committee on fetus and newborn. Guidance on management of asymptomatic neonates born to women with active genital herpes lesions. Pediatrics 2013;131(2):e635–e646.

King SM, et al. Evaluation and treatment of the human immunodeficiency virus-1-exposed infant. Pediatrics 2004;114:497–505.

Koelfen W, Freund M, Guckel F, et al. MRI of encephalitis in children: comparison of CT and MRI in the acute stage with long-term follow-up. Neuroradiology 1996;38:73–79.

Lieberthal AS, Carroll AE, Chonmaitree T, et al. The diagnosis and management of acute otitis media. Pediatrics 2013;131(3):e964–e999.

Lin TY, Nelson JD, McCracken GH Jr. Fever during treatment for bacterial meningitis. Pediatr Infect Dis J 1984;3:319–322.

Long SS, Dowell SF. Principles of Anti-infective Therapy. In: Long SS, Pickering LK, Prober CG, eds. Principles and Practice of Pediatric Infectious Diseases. 4th Ed. New York: Elsevier Saunders, 2012:1412–1421.

Maldonado YA. Rubella Virus. In: Long SS, Pickering LK, Prober CG, eds. Principles and Practice of Pediatric Infectious Diseases. 4th Ed. New York: Elsevier Saunders, 2012:1112–1117.

Mazor SS, et al. Interpretation of traumatic lumbar punctures: who can go home? Pediatrics 2003;111:525–528.

McKinnon HD Jr, Howard T. Evaluating the febrile patient with a rash. Am Fam Physician 2000; 62:804–816.

Ramilo O. Global impact of the HIV/AIDS pandemic. 26th Annual National Pediatric Infectious Disease Seminar, San Francisco, April 20, 2006.

Shulman ST, Bisno AL, Clegg HW, et al. Clinical practice guideline for the diagnosis and management of group A streptococcal pharyngitis: 2012 update by the Infectious Diseases Society of America. Clin Infect Dis 2012;55(10):1279–1282.

Subcommittee on Urinary Tract Infection, Steering Committee on Quality Improvement and Management, Roberts KB. Urinary tract infection: clinical practice guideline for the diagnosis and management of the initial UTI in febrile infants and children 2 to 24 months. Pediatrics 2011;128(3):595–610.

Tanz RR, Shulman ST. Pharyngitis. In: Long SS, Pickering LK, Prober CG, eds. Principles and Practice of Pediatric Infectious Diseases. 4th Ed. New York: Elsevier Saunders, 2012:199–205.

The International Perinatal HIV Group. The mode of delivery and the risk of vertical transmission of human immunodeficiency virus type 1. N Engl J Med 1999;40:977–987.

Tunkel AR, Hartman BJ, Kaplan SL, et al. Practice guidelines for the management of bacterial meningitis. Clin Infect Dis 2004;39(9):1267–1284.

Waggoner-Fountain LA, Grossman LB. Herpes simplex virus. Pediatr Rev 2004;25:86–93.

Weisse ME. The fourth disease, 1900–2000. Lancet 2001;357:299–301.

Wolfrey JD, et al. Pediatric exanthems. Clin Fam Pract 2003;5:557–588.

Wormser GP, Dattwyler RJ, Shapiro ED, et al. The clinical assessment, treatment, and prevention of lyme disease, human granulocytic anaplasmosis, and babesiosis: clinical practice guidelines by the Infectious Diseases Society of America. Clin Infect Dis 2006;43(9):1089–1134.

Wubbel L, McCracken GH Jr. Management of bacterial meningitis: 1998. Pediatr Rev 1998;19:78–84.

Zhang L, Mendoza-Sassi RA, Wainwright C, et al. Nebulised hypertonic saline solution for acute bronchiolitis in infants. Cochrane Database Syst Rev 2013;(7):CD006458.

OUTRAS FONTES

American Academy of Pediatrics. Bite Wounds. In: Pickering LK, Baker CJ, Kimberlin DW, et al., eds. Red Book: 2012 Report of the Committee on Infectious Diseases. Elk Grove Village, IL: American Academy of Pediatrics, 2012:203–206.

American Academy of Pediatrics. Borrelia Infections. In: Pickering LK, Baker CJ, Kimberlin DW, et al., eds. Red Book: 2012 Report of the Committee on Infectious Diseases. Elk Grove Village, IL: American Academy of Pediatrics, 2012:254–256.

American Academy of Pediatrics. Brucellosis. In: Pickering LK, Baker CJ, Kimberlin DW, et al., eds. Red Book: 2012 Report of the Committee on Infectious Diseases. Elk Grove Village, IL: American Academy of Pediatrics, 2012:256–258.

American Academy of Pediatrics. Cat-scratch Disease. In: Pickering LK, Baker CJ, Kimberlin DW, et al., eds. Red Book: 2012 Report of the Committee on Infectious Diseases. Elk Grove Village, IL: American Academy of Pediatrics, 2012:269–271.

American Academy of Pediatrics. Chlamydial Infections. In: Pickering LK, Baker CJ, Kimberlin DW, et al., eds. Red Book: 2012 Report of the Committee on Infectious Diseases. Elk Grove Village, IL: American Academy of Pediatrics, 2012:272–281.

American Academy of Pediatrics. Drugs for Parasitic Infections. In: Pickering LK, Baker CJ, Kimberlin DW, et al., eds. Red Book: 2012 Report of the Committee on Infectious Diseases. Elk Grove Village, IL: American Academy of Pediatrics, 2012:848–868.

American Academy of Pediatrics. Leptospirosis. In: Pickering LK, Baker CJ, Kimberlin DW, et al., eds. Red Book: 2012 Report of the Committee on Infectious Diseases. Elk Grove Village, IL: American Academy of Pediatrics, 2012:469–471.

American Academy of Pediatrics. Medical Evaluation of Internationally Adopted Children. In: Pickering LK, Baker CJ, Kimberlin DW, et al., eds. Red Book: 2012 Report of the Committee on Infectious Diseases. Elk Grove Village, IL: American Academy of Pediatrics, 2012:191–199.

American Academy of Pediatrics. Prevention of Tickborne Infections. In: Pickering LK, Baker CJ, Kimberlin DW, et al., eds. Red Book: 2012 Report of the Committee on Infectious Diseases. Elk Grove Village, IL: American Academy of Pediatrics, 2012:207–209.

American Academy of Pediatrics. Q Fever. In: Pickering LK, Baker CJ, Kimberlin DW, et al., eds. Red Book: 2012 Report of the Committee on Infectious Diseases. Elk Grove Village, IL: American Academy of Pediatrics, 2012:599–600.

American Academy of Pediatrics. Rabies. In: Pickering LK, Baker CJ, Kimberlin DW, et al., eds. Red Book: 2012 Report of the Committee on Infectious Diseases. Elk Grove Village, IL: American Academy of Pediatrics, 2012:600–607.

American Academy of Pediatrics. Rat-bite Fever. Medical Evaluation of Internationally Adopted Children for Infectious Diseases. In: Pickering LK, Baker CJ, Kimberlin DW, et al., eds. Red Book: 2012 Report of the Committee on Infectious Diseases. Elk Grove Village, IL: American Academy of Pediatrics, 2012:608–609.

American Academy of Pediatrics. *Yersinia enterocolitica* and *Yersinia pseudotuberculosis* Infections. In: Pickering LK, Baker CJ, Kimberlin DW, et al., eds. Red Book: 2012 Report of the Committee on Infectious Diseases. Elk Grove Village, IL: American Academy of Pediatrics, 2012:795–797.

American Academy of Pediatrics. West Nile Virus. In: Pickering LK, Baker CJ, Kimberlin DW, et al., eds. Red Book: 2012 Report of the Committee on Infectious Diseases. Elk Grove Village, IL: American Academy of Pediatrics, 2012:792–795.

Baddour LM, et al. Infective endocarditis. Diagnosis, antimicrobial therapy, and management of complications. Circulation 2005;111(23):e394–e434.

Bregstein J, et al. Emergency Medicine. In: Polin RA, Ditmar MF, eds. Pediatric Secrets. 4th Ed. Philadelphia: Elsevier Mosby, 2005:146.

Gayle A, Ringdahl E. Tick-borne diseases. Am Fam Physician 2001;64:461–466.

Gilbert DN, Moellering RC, Eliopoulos GM, et al., eds. Sanford Guide to Antimicrobial Therapy. 44th Ed. Sperryville: Antimicrobial Therapy, Inc., 2014.

Hebert AA, Carlton S. Getting bugs to bug off: a review of insect repellents. Contemp Pediatr 1998;15:85–92.
Hostetter MK. Infectious diseases in internationally adopted children: the past five years. Pediatr Infect Dis J 1998;17:515–518.
Intercountry Adoption, Bureau of Consular Affairs, U.S. Department of State. Statistics. Available at http://adoption.state.gov/about_us/statistics.php. Accessed on July 18, 2014.
Litwin CM. Pet-transmitted infections: diagnosis by microbiologic and immunologic methods. Pediatr Infect Dis J 2003;22:768–777.
Miller LC. International adoption: infectious diseases issues. Clin Infect Dis 2005;40:286–293.
Mylonakis E. When to suspect and how to monitor babesiosis. Am Fam Physician 2001;63:1969–1974.
National HIV/AIDS Clinician's Consulting Center at 888-448-4911 www.hopkins-hivguide.org
Parola P, Raoult D. Ticks and tickborne bacterial diseases in humans: an emerging infectious threat. Clin Infect Dis 2001;32(6):897–928.
Prober CG. Viral infections of the central nervous system. 26th Annual National Pediatric Infectious Disease Seminar, San Francisco, April 20, 2006.
Razzaq S, Schutze GE. Rocky Mountain spotted fever: a physician's challenge. Pediatr Rev 2005;26:125–129.
Talan DA, et al. Bacteriologic analysis of infected dog and cat bites. New Engl J Med 1999;340:85–92.

21 Doenças Neurológicas
Alexander Fay ▪ Kristin P. Guilliams ▪ Christina A. Gurnett

EXAME NEUROLÓGICO

Perímetro Cefálico
- Sempre documentar a circunferência occipitofrontal (OFC, em Inglês) em crianças com menos de dois anos de idade e naquelas que se apresentam para consulta pela primeira vez. A regra dos 3s e dos 9s (nascimento: 35 cm; 3 meses: 40 cm; 9 meses: 45 cm; 3 anos: 50 cm; 9 anos até a vida adulta: 55 cm) ajuda a lembrar a OFC aproximada e apropriada para a idade.
- Documentar a OFC dos pais se houver preocupação quanto à macrocefalia ou microcefalia; a macrocefalia familiar benigna é a causa principal de macrocefalia.
- A fontanela posterior se fecha entre 1 e 3 meses após o nascimento. A anterior se fecha entre 7 e 19 meses após o nascimento, na maioria das crianças. Ela pode estar dilatada e ter fechamento retardado nos casos de trissomia 21, hipotireoidismo e acondroplastia.

Exame Geral
- O médico deve certificar-se de avaliar o seguinte: sinais vitais, incluindo padrão respiratório; aspectos dismórficos, incluindo genitália ambígua e anomalias sacrais; os sistemas pulmonar, cardíaco e gastrointestinal; manifestações cutâneas (buscar por características como máculas café com leite, neurofibromas, manchas hipopigmentadas [em folhas de cinzas], máculas hipomelanóticas, linhas espiraladas); coluna e extremidades.

Estado Mental
- Nível de conscientização e resposta a estímulos (p. ex., acordado, sonolento, abre os olhos ao estímulo da voz, careta mediante toque no esterno, não responsivo).
- Em bebês, avaliar fixação visual/rastreamento e, se irritável, se é consolável com chupeta, embalo no colo etc.
- Linguagem.
- Avaliar linguagem expressiva (fluência), linguagem receptiva (seguir comandos) e habilidade de repetição.
- Orientação quanto à Pessoa, Local, Tempo (Ano, Mês, Dia), Situação.
- Avaliação Cognitiva Superior (Deve ser apropriada para o nível de desenvolvimento).
- Registro e Recordação de Três Palavras (Cadeira, Vela, Cachorro).
- Habilidade de nomear cores e animais.
  - Contagem ou cálculos básicos: 24–36 meses "Conte o mais alto que você puder", 4–8 anos "Conte de trás para frente a partir de 20", 9–13 "Conte de trás para frente a partir de 50 de 3 em 3", mais de 13 "Conte de trás para frente a partir de 100 de 7 em 7".

Nervos Cranianos
- Olfatórios: usar estímulos não nocivos como café ou baunilha
  - Aplicação é obrigatória em casos de trauma facial.
- Nervo óptico

Doenças Neurológicas | **413**

- Exame da pupila (usar tamanho real e alteração [ou seja 4/4 para baixo a 2/2 rápido]).
- Exame fundoscópico – avaliar:
  - Papiledema (leva cerca de 24 horas para se desenvolver).
  - Hemorragia (indicador clínico mais sensível de hemorragia subaracnoide, mais fácil de demonstrar com dilatação da pupila).
  - Pulsações venosas (presentes quando a pressão intracraniana [ICP] for inferior a 180 mm; observar que cerca de 20% das pessoas normais não apresenta pulsações venosas.
- Campos visuais, acuidade visual: isto ajuda a diferenciar entre neurite óptica e papiledema porque há pouca alteração em campos ou acuidade com papiledema. A dessaturação vermelha ocorre com frequência na neurite óptica e pode ser testada comparando-se a intensidade de um objeto vermelho entre os dois olhos, ou usando placas coloridas de Ishihara. A hemianopsia bitemporal indica lesão do quiasma; a hemianopsia homônima ou quadrantopsia indica lesão de radiações ópticas ou do córtex occipital.
- Defeito relativo da pupila aferente: descoberto pelo teste de balanço de um *flash* luminoso que documenta a anormalidade no arco aferente da resposta pupilar à luz proximal ao mesencéfalo dorsal (ou seja, lesão na mácula, retina, nervo ou trato óptico, tronco cerebral; geralmente não observado em casos de catarata).
- Reflexo vermelho: manter o oftalmoscópio na extensão do braço em sala escurecida e examinar a equivalência em cor, intensidade, claridade e ausência de opacidades ou manchas brancas: o reflexo será mais luminoso que o usual em indivíduos pigmentados ou ausente em caso de retinoblastoma. Se anormal, examinar as pupilas dilatadas ou encaminhar para a oftalmologia.
- Nervos cranianos (CNs III, IV e VI)
  - Movimentos extraoculares: com uma órbita em forma de H para isolar os músculos, deve-se dedicar atenção especial ao nistagmo (nistagmo no olhar final que se extingue é normal, e indicativo mais frequente de miopia), paralisia do CN VI (reto lateral) e CN III (afetando a pupila) são quase sempre sinais precoces de ICP aumentada.
  - Olhar conjugado: examinar se a luz se reflete identicamente de cada íris; o teste de cobertura alternada revela esoforia latente (desvio para dentro) ou exoforia (desvio para fora)? A paralisia do CN IV causa hipertrofia (elevação) e exciclotorção do olho afetado, e o paciente pode inclinar a cabeça para longe do olho afetado para compensar.
- Nervo facial (CN VII): avalia a simetria facial; distingue entre a doença do neurônio motor superior (UMN) e do neurônio motor inferior (LMN) (ou seja, se toda a face está fraca, provavelmente será LMN, mas se a fraqueza for só da face inferior, então será UMN por causa do input cortical bilateral à testa).
- CN VIII: teste de impulso da cabeça; a manobra de Dix-Hallpike indica lesão periférica se positiva e pode ajudar a excluir uma lesão central. Audição: teste com diapasão de Weber e Rinne (512-Hz) para distinguir perda de audição condutiva e sensitivo-neural.
- CNs IX e X: determinar quaisquer alterações na voz, elevação do palato, reflexo de ânsia.
- CN XI: testar elevação do ombro e rotação da cabeça.
- CN XII: verificar movimentos da língua e buscar por atrofia ou fasciculações.

Exame Motor

- Avaliar volume do músculo, tônus (apendicular e axial) e força classificados na escala do Medical Research Council (MRC) (0—sem contração, 1—contração, mas sem movimento na articulação, 2—movimento na articulação sem gravidade, 3—movimento contra a gravidade, mas sem resistência, 4—movimento contra alguma resistência, mas não contra a força total do examinador, 5—o examinador não pode superar a força do paciente). Nos bebês, segurar sob os braços em suspensão ventral para avaliar o tônus axial.
- Avaliar movimentos adventícios (ou seja, tiques, coreia, distonia).

Exame Sensorial

- Verificar quatro modalidades (sensação de temperatura/picada de agulha, vibração, toque leve, posição da articulação) e avaliar negligência hemissensorial com estimulação simultânea bilateral. Testar ataxia sensorial com a manobra de Romberg.
- Tentar determinar se os déficits se correlacionam com regiões controladas pelo nervo, plexo, raiz, medula ou córtex cerebral.

Reflexos de Tendões Profundos

- Executar após os exames motor e sensorial, pois esses reflexos se baseiam em informações adquiridas desses exames (ou seja, evidência de miopatia, neuropatia, fraqueza). Tipicamente, os reflexos aumentam em lesões do Sistema Nervoso Central (SNC) e diminuem nas doenças neuropáticas e dos neurônios motores, embora possam se mostrar reduzidos na doença aguda da medula espinal.
- Classificar na escala do Medical Research Council (0—sem reflexo, que ocorre mais rápido na neuropatia comparado com a miopatia; 1—reflexo de traço; 2—reflexo normal; 3—hiper-reflexia, embora nem sempre patológica; 4— hiper-reflexia com clônus ou disseminação que é sempre patológica).
- Aplicar reflexos especiais como: empurrão da mandíbula, trapézio, peitoral, suprapatelar, abdominal, cremastérico e clônus do tornozelo, conforme o necessário.

Reflexos Primitivos

- De preensão palmar: presente desde o nascimento até 2–4 meses.
- De preensão plantar: presente desde o nascimento até 8 meses.
- De Moro: nascimento até 4–6 meses.
- Tônico do pescoço: nascimento até capacidade de rolar o corpo (3–6 meses).
- De Galant: (curvatura ipsolateral do tronco mediante estímulo ao longo da coluna): nascimento até 2–3 meses.

Coordenação

- A coordenação é, às vezes, difícil de testar em crianças, de modo que se deve buscar velocidade e precisão ao se atingir objetos como substituto.
- Usar movimentos de "sacudidelas" (excedendo ou não o alvo), dedo-nariz-dedo, espelho e calcanhar-canela-calcanhar.

Marcha

- Avaliar várias partes do eixo neural.
- Buscar por postura, balanço do braço, evidência de hemiparesia com circundução, fraqueza da marcha com calcanhar ou dedos e ataxia com marcha em sequência (*tandem*). Manobra de Gower para avaliar fraqueza proximal.

Exame em Coma

- Crítico em todos os pacientes com nível alterado de consciência. Localizar patologia no sistema de ativação bi-hemisférico, bitalâmico ou reticular (tronco cerebral).
- Estado mental: documentar nível de alerta, resposta a comandos, atenção e fala.
- Padrão respiratório: se intubado, determinar se o paciente está respirando à frequência superior àquela definida pelo ventilador e se o padrão de respiração é regular ou irregular.
- Reatividade da pupila.
  - Documentar tamanho e reatividade; pode ser necessário usar um otoscópio para visualizar pupilas com reação insatisfatória.

- A resposta é resistente ao transtorno metabólico com as seguintes exceções:
  - Opiáceos: pupilas puntiformes.
  - Anticolinérgicos e simpatomiméticos: fixas e dilatadas.
  - Colinérgicos: pupilas puntiformes.
  - Hipóxia ou hipotermia: ponto médio e fixas.
- Movimentos extraoculares
  - Calóricos de água fria (20 mL em cada orelha) para ativar o reflexo vestíbulo-ocular. Certificar-se de que não há cera nas orelhas e que a membrana timpânica esteja intacta. O exame do reflexo oculocefálico (olhos de boneca) poderá ser feito se a coluna cervical estiver estável
- Reflexo da córnea: testa o CN V aferente e o CN VII eferente.
- Careta facial a estímulos nocivos: pressão do leito da unha, "*swab*" nas narinas ou puxão da mandíbula são preferíveis à fricção externa.
- Tosse/reflexo de náusea.
- Resposta à dor.
  - Verificar abstinência proposital, flexão tripla (resposta esterotipada), postura descerebrada (extensora) ou descorticada (flexora) ou ausência de resposta.
  - Buscar assimetrias.
- Movimentos adventícios: observar qualquer tremor, mioclono ou outros movimentos involuntários.
- Reflexos de estiramento e reflexo de Babinski
  - Com frequência, a hiper-reflexia indica lesão estrutural, enquanto a hiporreflexia quase sempre indica lesão metabólica ou da medula espinal (agudamente). Entretanto, uremia, hipo/hiperglicemia e coma hepático podem fornecer sinais focalizados com hiper-reflexia.
  - Buscar assimetrias.

HIPERTENSÃO INTRACRANIANA (PRESSÃO INTRACRANIANA AUMENTADA)

Sinais e Sintomas Clínicos
- Fontanela abaulada em bebês.
- Estado mental prejudicado.
- Cefaleia e náusea pela manhã.
- Êmese sem náusea.
- Resposta de Cushing (pressão arterial aumentada, bradicardia, respirações irregulares) como achado tardio.
- Meningismo.
- Resposta pupilar assimétrica ou lenta.
- Ausência de pulsações venosas.
- Papiledema.
- Hemorragias retinais/sub-hialoides.
- Paralisias extraoculares dos nervos, como paralisia do CN VI ou sinal do sol nascente com paralisia do olhar para cima.

Tratamento
- Consulta com neurologista e neurocirurgião.
- Não reduzir a pressão arterial intensamente (pressão de perfusão cerebral = pressão arterial média – pressão intracraniana).
- Elevar a cabeceira da cama em 30 graus.
- Solicitar varredura de tomografia computadorizada (CT) "*stat*"* da cabeça. Pedir série de derivação ventriculoperitoneal (VP) se o paciente for portador dessa derivação.
- Verificar eletrólitos, hemograma completo (CBC) e glicemia.
- Telemetria cardíaca.

---

*N. do T.: com transdução e transcrição de sinal.

- Usar somente hiperventilação (PCO_2: < 35 mmHg) como medida de temporização para herniação iminente.
- Manitol (0,5–1g/kg de solução a 20% funciona para o edema intersticial, mas não muito bem para o edema citotóxico (ou seja, acidente vascular encefálico); pode-se considerar também o soro fisiológico hipertônico.
- Dexametasona (0,25–0,5 mg/kg, cada 6 horas, máximo de 16 mg/dia) pode melhorar o edema vasogênico do tumor cerebral.
- Tratar a hipertermia agressivamente com antipiréticos e monitorar de perto a glicose sanguínea.
- Solicitar uma punção lombar (LP) se indicado (p. ex., pseudotumor do cérebro, meningite) e não houver preocupação quanto à obstrução ou diferencial de pressão entre a coluna vertebral e os ventrículos [TC posterior da cabeça na maioria dos casos].

COMPRESSÃO DA MEDULA ESPINAL
- Considerar diagnóstico diferencial extensivo (trauma, tumor, mielite transversa, infarto, malformação vascular, abscesso epidural ou hematoma, infecção, protrusão de disco, subluxação atlantoaxial).

Sintomas e Sinais
- Dor nas costas (esp. focalizada).
- Fraqueza da extremidade inferior e/ou superior.
- Parestesias ou entorpecimento com nível sensorial.
- Constipação ou incontinência intestinal e/ou urinária.
- Hipotonia precoce, hipertonia tardia e hiper-reflexia.
- Perda de tônus do esfíncter anal, reflexo cremastérico, reflexos abdominais superficiais.

Tratamento
- Ter em mente que a compressão da medula (mielopatia) é uma emergência.
- Imobilizar o pescoço (colar cervical).
- Estabilizar a via aérea, mas evitar a hiperextensão do pescoço.
- Radiografias planas da coluna. MRI urgente.
- Inserir um cateter de Foley.
- Consultar os setores de trauma e/ou neurocirurgia (p. ex., trauma, abscesso epidural, massa).
- Administrar metilprednisolona dentro de 8 horas a partir da lesão; dose inicial de 30 mg/kg nos primeiros 15–30 minutos, seguida de 5,4 mg/kg/h para as 23 horas seguintes.
  - Os esteroides podem dificultar o diagnóstico, mas não devem ser retardados por esse motivo.
  - O benefício dos esteroides com base em estudos clínicos com adultos continua gerando controvérsia

FRAQUEZA AGUDA
Ver Tabela 21-1.

Métodos para Caracterização de Fraqueza
- Considerar a região (hemiplegia, diplegia, quadriplegia, envolvimento facial).
- Considerar curso no tempo (agudo, subagudo, crônico).
- Tentar localizar (sistema nervoso central, medula espinal, nervo, junção neuromuscular, músculo).
- Determinar a origem da fraqueza
  - Os sinais de UMN são: hiper-reflexia, espasticidade e sinal de Babinski; a fraqueza pode ser mais proeminente nos extensores da extremidade superior e nos flexores da extremidade inferior.
  - Os sinais de LMN são: hiporreflexia, hipotonicidade, fasciculações, fraqueza e atrofia.

Doenças Neurológicas | 417

TABELA 21-1 Avaliação de Ataxia Aguda

Categoria de doença	Exemplos	Verificação diagnóstica
Ingestão/tóxica	Medicamentos antiepilépticos, sedativos	Triagem de droga na urina e soro
Variantes de enxaqueca	Vertigem paroxística benigna, enxaqueca basilar	História, MRI normal
Pós-infecciosa	Ataxia cerebelar aguda, cerebelite aguda, encefalomielite desmielinizante aguda (ADEM)	MRI, LP
Infecciosa	Meningite, encefalite, labirintite	Cultura de CSF, PCR para HSV-1,2, EMV, CMV, VZV; HIV
Desmielinizante/ autoimune	MS, Sjogren, Behcet, neuromielite óptica (NMO), Celíaca	MRI do cérebro, faixas oligoclonais do CSF, NMO Ab, ANA/ENA
Paraneoplástica	Opsoclono-mioclono, encefalite do receptor de NMDA, encefalite GAD-65	Ab paraneoplástico, HVA+VMA da urina, TC do abdome, U/S testicular, varredura PET
Malignidade	Tumores da fossa posterior	MRI do cérebro com/sem contraste
Vascular	Acidente vascular encefálico da circulação posterior, dissecção de artéria vertebral ou basilar, vasculite	MRI do cérebro, angiografia por MR
Ataxia episódica	EA1: dura minutos, mioquimia, responde à carbamazepina EA2: horas-dias, cefaleia, responde à acetazolamida EA3-7: responde a medicamentos variáveis	Estudo com acetazolamida ou carbamazepina, verificação genética
Nervo periférico (ataxia sensorial)	Polirradiculoneuropatia desmielinizante inflamatória aguda (AIDP), síndrome de Miller-Fisher	EMG/SNC, LP para dissociação albuminocitológica
Metabólica	Mitocondrial, transtornos do ciclo da ureia, aminoacidopatias (MSUD), deficiência de GLUT-1, deficiência de piruvato desidrogenase	Lactato/Piruvato, glicose do CSF, aminoácidos do soro/CSF, ácidos orgânicos da urina, amônia, perfil de acilcarnitina
Orelha interna	Vertigem de posição paroxística benigna (BPPV), Menière, Schwannoma vestibular	Eletronistagmografia, MRI
Psicogênica	Transtorno de conversão	Marcha com astasia-abasia
Epilepsia	Estado pós-ictal	EEG

- A ataxia é primariamente cerebelar, mas também pode originar-se de lesões hemisféricas.
- Além disso, deve-se considerar a doença sistêmica, especialmente de células falciformes, defeitos cardíacos e coagulopatias.
- A história de trauma deverá levar à consideração de sangramento e dissecção arterial.

Características Úteis para Localização
- Sistema nervoso central
  - Hemiplegia típica em infarto da artéria cerebral média (braço = face > perna).
  - O envolvimento cortical bilateral quase sempre deprime o estado mental.
  - Sinais "da vizinhança" (p. ex., envolvimento dos nervos cerebrais (CNs) quase sempre presentes com sinais UMN indicativos de lesão do tronco cerebral. Lembrar que a paralisia de Bell resulta em fraqueza em toda a metade ipsolateral da face e a fraqueza sem envolvimento facial deverá levar à consideração do tronco cerebral e da medula espinal.
- Medula espinal: dor nas costas ou no pescoço, nível sensorial ou alterações do intestino ou da bexiga.
  - O envolvimento do trato corticospinal resulta em sinais UMN inferiores à lesão (podem não estar presentes em lesão aguda).
  - O envolvimento de células do corno anterior ou de raiz neural resulta em sinais LMN.
- Neuropatia: a fraqueza é maior distal que proximal e a arreflexia tem mais probabilidade que a miopatia.
- Junção neuromuscular: quase sempre envolvimento facial com sintomas bulbares, história de exaustão e evidência de fadiga muscular no exame. O teste com Tensilon raramente é usado.
- Miopatia: fraqueza flácida, mais proximal que distal, reflexos deprimidos ou ausentes; pode haver elevação da creatinoquinase sérica, hipertrofia ou miotonia.

Diagnóstico Diferencial com Base na Localização
- Sistema nervoso central: acidente vascular encefálico, anormalidade metabólica, lesão isquêmica hipóxica (ou seja, linha divisória envolvendo os hemisférios bilaterais), infecção, doença de desmielinização, leucoencefalia posterior reversível, enxaqueca complicada/hemiplégica, hemiplegia alternante da infância, paralisia de Todd pós-ictal.
- Medula espinal: trauma, tumor, mielite transversa, doença desmielinizante, acidente vascular encefálico, malformação vascular, abscesso epidural ou hematoma, infecção (p. ex., infecção enteroviral como poliomielite), protrusão de disco, subluxação atlantoaxial (consultar seção sobre Compressão da Medula Espinal).
- Radiculopatia/neuropatia: síndrome de Guillain-Barré, porfiria intermitente aguda, intoxicação por metal pesado, drogas, paralisia de Bell, impactação dos nervos, doença de Wegner, síndrome de Churg-Strauss, vasculite.
- Junção neuromuscular: miastenia grave, botulismo, paralisia do carrapato.
- Miopatia: polimiosite, dermatomiosite, rabdomiólise (múltiplas causas, quase sempre virais e drogas), paralisia periódica.

Diagnose
- Todos os casos: um exame neurológico minucioso e um exame sistêmico completo orientam o exame diagnóstico completo e o tratamento.
- Sistema nervoso central e medula espinal
  - A MRI é melhor, embora a TC seja mais rápida e deverá ser usada quando a MRI não estiver imediatamente disponível.
  - Lembrar-se de que o diagnóstico de hemorragia subaracnoide pode exigir LP, pois 5% a 10% dos casos são perdidos na varredura por TC. Na presença de infarto, geralmente se realiza um exame minucioso metabólico, hematológico e cardíaco completo.

- Neuropatia: estudos de condução neural, eletromiografia (EMG), LP para avaliar a dissociação albuminocitológica na síndrome de Guillian-Barré, painel de anticorpos de neuropatia periférica, biópsia neural.
- Junção neuromuscular: estudos de estimulação neural repetitiva, EMG, anticorpos do receptor de acetilcolina, teste com Tensilon (geralmente não recomendado), pacote de gelo na área afetada ou estudo clínico de inibidor da anticolinesterase.
- Miopatia: creatinoquinase do soro, estudos de condução neural, EMG, biópsia de músculos.

Transtornos Selecionados

Acidente Vascular Encefálico

- Este diagnóstico deverá ser considerado em qualquer quadro neurológico agudo. Em neonatos, qualquer alteração na função neurológica deverá levar à consideração de infarto.
- Cerca de 8 em cada 100.000 crianças são afetadas por ano.
- As causas são numerosas, mas as categorias gerais a considerar incluem: trauma, arteriopatias, vasospasmo, vasculite, doença vascular sistêmica, transtornos hematológicos incluindo neoplasia, estados pró-trombóticos tanto adquiridos quanto congênitos, transtornos metabólicos incluindo doença mitocondrial e de Fabry e doença cardíaca congênita e adquirida.
- Cuidado: até 15% das crianças portadoras de defeitos cardíacos congênitos conhecidos e acidente vascular encefálico também apresentam outros fatores de risco definíveis como um estado pró-trombótico. Assim, o exame minucioso de um acidente vascular encefálico em uma criança portadora de doença cardíaca congênita deverá incluir a busca de outras causas.
- A apresentação mais comum envolve fraqueza motora, mas um acidente vascular encefálico pode incluir perda de qualquer outra função neurológica incluindo habilidades sensoriais, linguagem ou visão.
- Existe, tipicamente, uma perda de função, não um ganho. Entretanto, até 1/3 dos acidentes vasculares encefálicos pediátricos se manifesta com convulsões, e mais da metade pode apresentar cefaleia no início do transtorno.
- A MRI com sequências de difusão e a angiografia por ressonância magnética para avaliar a dissecção ou vasculopatia desempenham papel essencial no diagnóstico. Considerar a venografia por MR com contraste se houver sinais de ICP elevada, fatores de risco para hipercoagulopatia; espectroscopia por MR se houver suspeita de transtorno mitocondrial.
- O melhor tratamento possível continua a evoluir.
  - Considerar a internação em uma unidade de terapia intensiva (UTI), hipertensão permissiva que permite que a pressão arterial fique moderadamente elevada após um acidente vascular encefálico agudo, prevenção de hipoglicemia, tratamento agressivo de febres, uso de fluidos isotônicos (para prevenir piora do edema cerebral) e monitoramento estrito. Deixar a cabeceira da cama nivelada a menos que haja preocupação quando à pressão intracraniana aumentada.
  - Não existem estudos clínicos randomizados controlados em crianças quanto à terapia para anticoagulação e antiplaquetas. Entretanto, os neonatos com acidente vascular encefálico apresentam baixo risco de recorrência; por isso, a aspirina não é recomendação de rotina. Crianças mais velhas têm risco de recorrência de 7% a 20%; neste caso, a aspirina deverá ser considerada.
  - A terapia mais agressiva, como trombólise e procedimentos endovasculares é controversa.
  - A anticoagulação deverá ser iniciada imediatamente na presença de trombose do seio venoso, após envio de exames laboratoriais para estudo minucioso de hipercoagulabilidade.
  - Em pacientes com doença de células falciformes com acidente vascular encefálico, a hematologia deverá ser consultada para transfusão de troca urgente.

Síndrome de Guillain-Barré

- Também chamada de polirradiculoneuropatia desmielinizante inflamatória aguda
- Em muitos casos, ocorre uma infecção viral antecedente (vírus de Epstein-Barr [EBV], citomegalovírus [CMV], *Campylobacter jejuni*).
- Os aspectos marcantes incluem fraqueza crescente e arreflexia.
- Em 50% dos pacientes, a fraqueza simétrica atinge o pico por volta de 2 semanas.

- A disfunção autonômica é comum.
- A dor, extremamente forte para imitar uma encefalopatia, pode ser parte significativa da apresentação em crianças mais novas.
- O diagnóstico é sugerido por:
  - Dissociação albuminocitológica do líquido cefalorraquidiano (CSF) (valor elevado de proteína, contagem celular tipicamente normal).
  - Estudos de condução neural podem demonstrar neuropatia seja axonal ou desmielinizante, embora essas alterações possam levar entre 1 e 2 semanas para se desenvolver. (A axonal tem pior prognóstico para a recuperação).
  - Soro para anticorpos contra EBV e CMV.
  - Cultura de fezes (especialmente para *C. jejuni*).
  - Soro para painel de anticorpos de neuropatia periférica (antes de administrar imunoglobulina intravenosa [IVIG]).
- O tratamento é recomendado para pacientes cuja fraqueza os impeça de andar com independência.
- Tratamento de escolha: IVIG
  - Tratamento prévio com acetaminofeno e difenidramina.
  - IVIG pode causar anafilaxia em indivíduos com deficiência de imunoglobulina A (IgA). Considerar dosagem de nível de IgA antes do tratamento.
  - A troca de plasma também é eficaz.
- A intubação pode ser necessária para a fraqueza respiratória. Acompanhar de perto a função respiratória com capacidade vital forçada (FVC) e função inspiratória negativa (NIF), particularmente durante os primeiros poucos dias da doença, quando a fraqueza pode progredir mais rapidamente. A intubação pode ser necessária se FVC cair para 50% do normal ou se NIF for baixa.
- Monitoramento para instabilidade vasomotora (*i. e.*, pressões arteriais lábeis), mas tratar com cuidado.

Botulismo
- A forma infantil resulta da ingestão e colonização de *Clostridium botulinum*, enquanto todas as outras formas resultam da ingestão da toxina produzida por esse organismo.
- Diplopia, disartria, disfagia e vertigem podem estar associadas à fraqueza flácida. A oftalmoplegia pode poupar as pupilas.
- A estimulação repetitiva dos nervos fornece resposta incremental, mas nem sempre está presente.
- O tratamento consiste em cuidados de suporte e, em casos selecionados, o uso da imunoglobulina botulínica.

Paralisia do Carrapato
- A causa dessa doença é a toxina exsudada de um carrapato.
- As anormalidades oculares e pupilares são comuns. A arreflexia também pode ocorrer.
- Esse transtorno é diferenciado da síndrome de Guillain-Barré pela paralisia descendente, em vez de ascendente.
- O tratamento é a remoção do carrapato.
- A ventilação assistida é frequentemente necessária em casos de paralisia respiratória.

Mielite Transversa
- A desmielinização súbita da medula espinal (geralmente torácica) com fraqueza máxima em poucos dias é característica. Além da fraqueza, déficits sensoriais, arreflexia ou hiper-reflexia e envolvimento intestinal e da bexiga estão tipicamente presentes.
- A doença pode ser assimétrica e dolorosa.
- Nos adolescentes, considerar esclerose múltipla, mas há muitas causas incluindo infecciosas/parainfecciosas (especialmente micoplasma), vasculares e autoimunes.
- A MRI pode mostrar a área de desmielinização. Uma LP pode mostrar proteína elevada no CSF.
- O tratamento envolve metilprednisolona IV seguida por retirada lenta da forma oral do esteroide e cuidados de suporte.

A CRIANÇA HIPOTÔNICA
- Lembrar que o tônus aumenta com a idade gestacional (antes de 28 semanas de gestação, extremidades mantidas em extensão; no parto, todas mantidas em flexão).

Localizando a Lesão
- Sistema nervoso central: comum com estado mental deprimido, nutrição inicial insatisfatória, achados de UMN como fraqueza, hiper-reflexia, espasticidade crescente, envolvimento diferencial de músculo axial e apendicular, convulsões (comum).
- Medula espinal: achados de UMN e LMN; com envolvimento das células do corno anterior, fasciculações, atrofia, estado mental preservado. Em uma criança fraca e hipotônica com sorriso e boa interação, considerar envolvimento da medula espinal.
- Neuropatia: achados de LMN.
- Junção neuromuscular: envolvimento facial é comum, cansaço e nutrição insatisfatória.
- Miopatia: fraqueza difusa que pode envolver a face, atrofia.

Diagnóstico Diferencial com base na Localização
- Sistema nervoso central: encefalopatia hipóxico-isquêmica, icterícia nuclear, hipotiroidismo, malformação do sistema nervoso central (SNC), infecção congênita, anormalidade metabólica, transtorno mitocondrial, anormalidade cromossômica (i. e., trissomia 21), síndrome de Algelman, síndrome de Prader-Willi.
- Medula espinal: atrofia muscular espinal (células do corno anterior).
- Neuropatia: neuropatia desmielinizante congênita.
- Junção neuromuscular: botulismo, miastenia neonatal familiar, síndrome miastênica congênita.
- Miopatia: distrofia muscular congênita, miopatia congênita, distrofia miotônica.

Diagnóstico
- Sistema nervoso central: MRI do cérebro, microensaio cromossomial e cariótipo, lactato sérico, piruvato, estudos de metilação para as síndromes de Prader-Willi e Angelman, hormônio de estimulação da tireoide e tiroxina livre.
- Medula espinal: teste do gene SMN, MRI da coluna, estudo de condução neural/EMG.
- Neuropatia: estudos de miastenia congênita, EMG.
- Junção neuromuscular: estimulação neural repetitiva, anticorpos do receptor de acetilcolina, estudo clínico de inibidor da anticolinesterase.
- Miopatia: creatinoquinase sérica, estudos de condução neural, EMG, biópsia muscular, teste genético para distrofia muscular de Duchenne, distrofia miotônica ou outro transtorno muscular específico.

TRANSTORNOS PAROXÍSTICOS ("SPELLS")
- Considerar primeiro a avaliação das causas mais potencialmente fatais (i. e., cardíacas). A história é a ferramenta diagnóstica mais útil. Obter um vídeo dos eventos, um eletroencefalograma (EEG) se possível.
- Diagnóstico diferencial extenso.
  - Arritmias cardíacas, apneia, síncope, ataque isquêmico transitório/hipoperfusão cerebral.
  - Convulsão.
  - Nervosismo, respostas de sobressalto, *breath-holding spell* (ataque de prender a respiração).
  - Terrores noturnos, narcolepsia-cataplexia, mioclono noturno benigno.

- Distonias paroxísticas, síndromes discinéticas, transtorno de tiques (síndrome de Tourette), estereotipias, ataxias episódicas e paralisias periódicas.
- Enxaqueca ou variante de enxaqueca (vômito cíclico, enxaqueca basilar), vertigem paroxística benigna.

CEFALEIA/ENXAQUECA

Definição
- Há múltiplos tipos de cefaleia incluindo a enxaqueca. O fator mais importante no tratamento é estabelecer o diagnóstico apropriado.
- Os critérios para o diagnóstico de enxaqueca infantil sem aura são a ocorrência de cinco ataques preenchendo as seguintes características:
  - Ataque de cefaleia com duração de 1 a 72 horas.
  - A cefaleia tem pelo menos dois dos seguintes aspectos:
    - Localização bilateral ou unilateral (frontal/temporal).
    - Qualidade pulsante.
    - Intensidade de moderada a grave.
    - Agravada por atividades físicas de rotina.
  - A cefaleia é acompanhada de pelo menos um dos quadros a seguir:
    - Náusea e/ou vômito.
    - Fotofobia e fonofobia (podem ser inferidas pelo comportamento).

História e Exame Físico
- Apalpar a cabeça: buscar por evidência de trauma, alodinia cutânea, disfunção da articulação temporomandibular.
- CNs: principalmente exame ocular e fundoscópico – buscar por paralisias oculares, papiledema, hemorragia, palidez óptica e corte de campo visual.
- Motor e sensorial: algum déficit?
- Cerebelar: a ataxia pode ser uma dica importante para enxaqueca basilar ou acidente vascular encefálico.
- Sinais de alerta: febre, pior deitado, acordar do sono, vômito matinal precoce associado, cefaleias repetitivas e piorando, "a pior dor de cabeça da minha vida", hipertensão, papiledema, hemorragias da retina, história de malignidade, quaisquer déficits focais ou consciência alterada. Se qualquer desses sinais estiver presente, recomenda-se considerar a investigação por imagens e/ou a punção lombar.
- Solicitar a venografia por MR com contraste para avaliar a presença de trombose venosa do seio com sinais de ICP elevada, déficits neurológicos focais e/ou preocupação quanto ao estado de hipercoagulabilidade.
- Considerar a hipertensão intracraniana idiopática (pseudotumor do cérebro) com sinais de ICP elevada (pseudotumor, paralisia do CN VI) com cefaleia. Investigação por imagens normal, sem trombose venosa do seio. LP com pressão de abertura elevada (> 28 cm H_2O) exigida para o diagnóstico.

Tratamento
- Na Pediatria, a maioria das cefaleias pode ser controlada com drogas anti-inflamatórias não esteroides (NSAIDs), mas é preciso estar alerta para as cefaleias induzidas pelo uso exagerado dessas drogas e para as cefaleias diárias crônicas. Essas exigem um plano diferente de tratamento que aquele desenhado a seguir.
- No Pronto Socorro, após avaliação completa, recomendamos fluidos IV, NSAIDS IV (Cetorolac [Toradol]) como tratamento de primeira linha e proclorperazina (Compazina) ou metoclopramida (Reglan), embora os índices de reação distônica possam chegar a 25%. A reação distônica pode ser prevenida ou tratada com difenidramina IV.

- Se a terapia de primeira-linha falhar ou se o paciente nunca tiver recebido triptanos anteriormente, não tiver contraindicações ao uso de triptanos (ou seja, hipertensão, déficit focal, doença de células falciformes, história de vasculopatia cerebral ou cardíaca) e não tiver apresentado alodinia cutânea anteriormente, usamos um triptano de curta ação (a melhor evidência é o sumatriptano intranasal).
- Os opioides não são recomendados para tratamento de enxaqueca.
- Se o tratamento ER não for bem-sucedido, o paciente deverá ser internado para terapia IV com ácido valproico, diidroergotamina (DHE) ou esteroides, dependendo das características desse paciente. A dosagem para os pacientes varia, mas as faixas são: DHE 0,2–1 mg t.i.d., ácido valproico: dose inicial de 15 mg/kg, seguida de 5 mg/kg cada 8 horas e metilprednisolona IV 0,5–2 mg/kg/dia.
- O nível de gonadotropina coriônica da urina humana deverá ser obtido de todas as mulheres, pois esses medicamentos são relativamente contraindicados em casos de gravidez.
- A punção lombar alivia a cefaleia na hipertensão intracraniana idiopática (pseudotumor do cérebro); o papiledema se resolve em semanas-meses. A terapia de manutenção com acetazolamida geralmente se inicia após a LP.

CONVULSÕES

Definição e Classificação

- A convulsão ocorre com a descarga elétrica excessiva de neurônios cerebrais, manifestada como deficiência transitória de função da região(ões) envolvida(s) – motora, sensorial, cognitiva (linguagem), visual e/ou auditiva.
- Muitos transtornos podem imitar convulsões (consultar Transtornos Paroxísticos [SPELLS']). A história de aspectos clínicos precoces e de quaisquer aspectos focais (i. e., desvio da cabeça ou do olho, postura distônica dos membros, automatismos) deverá ser obtida dos observadores.
- A classificação de convulsões é feita de acordo com o tipo clínico (Tabela 21-2)

TABELA 21-2 Classificação de Convulsões por Tipo Clínico
Convulsões focais
Sem prejuízo da consciência
Inclui fenômenos motores, autonômicos (p. ex., sensação epigástrica, piloereção, midríase), sensoriais (formigamento, clarões, zumbidos) e psíquicos (p. ex., medo, "déjà-vu").
Com prejuízo da consciência ou do nível de alerta/discognitivo
Evoluindo para convulsão convulsiva bilateral
Convulsões generalizadas (convulsivas ou não convulsivas)
Convulsões de ausência (prejuízo da consciência isolado ou com componente clônico leve, atônico ou tônico e automatismos)
Mioclônicas (incluindo mioclônica-atônica e miotônica-clônica)
Clônicas
Tônicas
Tônico-clônicas
Atônicas
Espasmos epilépticos

Fonte: Revised terminology and concepts for organization of seizures and epilepsies: report of the ILAE Commission on Classification and Terminology, 2005-2009. Epilepsia 2010;51(4):676-685.

Etiologia
- As convulsões mais frequentes são: idiopáticas; genéticas; relacionadas a uma síndrome, overdose de drogas, trauma, hemorragia, tumor ou infecção; um efeito colateral de um medicamento; ou metabólicas. (Capítulo 16, Doenças Genéticas, para mais informações).
- Em um paciente com epilepsia conhecida, a causa é, quase sempre, a não conformidade ou doses perdidas de medicamento antiepiléptico, doença concorrente, privação do sono ou um fator desconhecido, mas se o paciente estiver febril, deve-se excluir uma infecção grave.

Tratamento
- Tratamento da primeira convulsão sem febre
  - Estudos de laboratório clínico: Ca^{2+}, Mg^{2+} e glicose em geral não são indicados, mas podem ser necessários em algumas situações.
  - O EEG é útil para ajudar no diagnóstico e classificar a convulsão (descargas focais *versus* generalizadas). Observar que um EEG normal não descarta convulsões ou epilepsia.
  - A MRI do cérebro deverá ser considerada para qualquer convulsão focal, mas não é indicada para convulsões realmente generalizadas.
- Se a convulsão cessar espontaneamente após 5 minutos ou menos, aguardar os resultados do EEG, da MRI e dos estudos de laboratório antes de determinar o tratamento. Se a causa não foi descoberta, a maioria das convulsões de primeira vez não é tratada com medicamentos antiepilépticos. Lembramos que a epilepsia é definida como duas ou mais convulsões não provocadas, ou uma convulsão não provocada com alta probabilidade de outras convulsões dentro de 12 meses, com base no EEG, na MRI e em outros testes. Entretanto, muitos neurologistas não colocarão um paciente em tratamento antiepiléptico por causa de uma convulsão isolada.
- Considerar o uso de diazepam retal (Diastat) para uso doméstico para qualquer criança com história de estado epiléptico.
- Precauções contra convulsões: natação somente com supervisão em piscina transparente, encorajar banhos de chuveiro e não de banheira, sem atividades envolvendo alturas ou fogo aberto e não dirigir veículos até estar a pelo menos 6 meses sem convulsão (isso varia de estado para estado) (Tabela 21-3).

CONVULSÕES FEBRIS

Definições
- Convulsões febris são convulsões que ocorrem em crianças entre 6 e 60 meses de idade e associadas à doença febril não causada por infecção do SNC. As convulsões não preenchem critérios para outras convulsões sintomáticas agudas. Os pacientes não apresentaram convulsões neonatais anteriores ou convulsões anteriores não provocadas.
- As convulsões febris simples abrem de forma generalizada, duram menos de 15 minutos e não recorrem dentro de 24 horas. Essas convulsões constituem 85% de todas as convulsões febris.
- As convulsões febris complexas são focais, duram mais de 15 minutos ou recorrem dentro de 24 horas.

Epidemiologia
- A faixa etária para convulsões febris vai dos 6 meses aos 3 anos; são raras após os 6 anos de idade.
- O risco geral em crianças é de 2% a 5%; se um dos pais ou irmão tem convulsões febris, o risco aumenta para 10%–20%.
- As convulsões podem ocorrer precocemente em doenças como aumento da temperatura ou mesmo antes de a febre/doença ser reconhecida.

TABELA 21-3 Localização de Fraqueza

	Cérebro	Medula espinal	Neurônio motor	Nervo periférico	Junção neuromuscular	Músculo
Padrão	Piramidal (extensores UE, flexores LE), geralmente assimétrico, CN múltiplos	Geralmente bilateral, piramidal	Proximal > distal	Distal > proximal	Ptose, oftalmoplegia, proximal > distal	Proximal > distal, simétrico
Sensorial	Todas as modalidades, CN afetado	Nível sensitivo	Nenhum (cãibras)	Geralmente distal > proximal	Nenhum	Nenhum (mialgias)
Reflexos	Aumentados	Aumentados (podem estar reduzidos precocemente)	Reduzidos	Reduzidos/ ausentes	Normal até surgir fraqueza grave	Normal até surgir fraqueza grave
Outros aspectos	Afasia, estado mental alterado, corte de campo visual	Intestino/bexiga, tônus retal reduzido	Fasciculações, atrofia	Sintomas autonômicos, pés cavos, dedos em martelo	Fatigabilidade, melhora com aplicação de gelo (MG)	Miotonia, mioquimia, pseudo-hipertrofia

- O risco de recorrência da convulsão febril é de 25% a 30%. São fatores de risco:
  - Primeira convulsão febril antes de 1 ano de idade.
  - Convulsões febris após episódios de febre baixa.
  - História familiar de convulsões febris.
  - Creche.
  - Epilepsia em parentes de primeiro grau, convulsões febris complexas ou anormalidades de desenvolvimento neurológico.
- Risco de epilepsia mais tarde na vida após convulsão febril (geral 2%–4%). Fatores de risco para epilepsia eventual:
  - Convulsões febris complexas (aumentam em duas vezes o risco de recorrência).
  - Anormalidades de desenvolvimento neurológico, incluindo exame anormal.
  - Convulsões sem febre em parentes de primeiro grau.
  - Convulsões febris recorrentes.

Tratamento
- Tratamento da primeira convulsão febril
  - Se a convulsão durar mais de 5 minutos, tratar como estado epiléptico (veja discussão posterior).
  - Recomenda-se LP para todos os bebês com menos de 6 meses de idade. Considerar cuidadosamente LP para crianças com menos de 12 meses se não vacinadas ou tratadas anteriormente com antibióticos e para qualquer criança com sinais meníngeos (rigidez do pescoço, sinal de Kernig).
  - Considerar MRI do cérebro (não urgente) para a criança com convulsões e aspectos focais.
  - Estudos laboratoriais de rotina não são necessários, a menos que haja suspeita clínica de transtorno metabólico ou infecção grave.
  - EEG não é rotineiramente recomendado.
- O tratamento profilático não é tipicamente recomendado porque a maioria das convulsões febris é autolimitada e os medicamentos sempre têm riscos associados. Se um agente antiepiléptico for selecionado, valproato e fenobarbital são eficazes; fenitoína, carbamazepina e antipiréticos não funcionam. No início da febre, o diazepam intermitente é eficaz, assim como se a febre vier antes da convulsão.
- O diazepam retal deverá ser prescrito para crianças com história de convulsões prolongadas ou múltiplas, de modo que possa ser administrado agudamente para convulsões que duram mais de 5 minutos.

ESTADO EPILÉPTICO

Princípios Gerais
- Embora definido como qualquer convulsão (ou grupo de convulsões sem retorno à linha de base) com mais de 30 minutos, o tratamento farmacológico das convulsões é exigido, tipicamente, para qualquer convulsão com mais de 5 minutos de duração.
- O estado epiléptico é uma emergência. Todos os medicamentos são mais efetivos quando usados precocemente. Deve-se solicitar o medicamento seguinte antecipado assim que o primeiro tiver sido administrado.
- Em geral, o prognóstico está relacionado ao diagnóstico médico subjacente. A mortalidade geral fica entre 1% e 3%.

Tratamento
- Primeiros cinco minutos
  - Via aérea, respiração, circulação (ABCs), virar o paciente de lado, não colocar nada na boca, geralmente se coloca máscara de oxigênio, mas isso é desnecessário.
  - Estabelecer acesso IV.
  - Verificar níveis de glicose, eletrólitos, Mg^{2+}, PO_4, Ca^{2+} e de medicamentos antiepilépticos.

- Administrar lorazepam IV (0,05–0,1 mg/kg; dose máxima 4–6 mg) ou diazepam IV (0,1–0,3 mg/kg) durante 2–4 minutos.
- Se a via IV não for possível, administrar diazepam retal (idade 1-5 anos: 0,5 mg/kg; 6-11 anos: 0,3 mg/kg; 12 anos ou mais: 0,2 mg/kg). Isso leva cerca de 10 a 15 minutos para atingir níveis sanguíneos efetivos, de modo que não se deve repetir a dose antes de 15 minutos. Pode-se usar também midazolam intranasal, 0,2 mg/kg (dose máxima 10 mg).
- 6–10 minutos
  - Administrar segunda dose de lorazepam, 0,1 mg/kg.
  - Ou prosseguir para o tratamento de 11–14 minutos.
- 11–14 minutos
  - Administrar medicamento antiepiléptico de longa ação (fosfenitoína 20 mg/kg à taxa máxima de 150 mg/min ou fenobarbital 20 mg/kg durante 20 minutos).
  - Reexaminar o paciente, acompanhar pressão arterial.
- 15–30 minutos
  - Se a convulsão continuar por 15–20 minutos após conclusão da dose de longa ação da droga antiepiléptica, administrar mais 10 mg/kg de fosfenitoína ou 10 mg/kg de fenobarbital.
  - Se a convulsão cessou clinicamente, considerar a possibilidade de um estado não convulsivo se o paciente não estiver acordando ou despertável.
- Após 30 minutos
  - Providenciar leito na UTI.
  - Considerar intubação e linhas centrais.
  - Solicitar EEG STAT (imediato).
  - Se fenobarbital já tiver sido usado, administrar fosfenitoína, 10 mg/kg; se fosfenitoína já tiver sido usada, administrar fenobarbital 20 mg/kg.
  - Considerar tratamento com infusão de midazolam, pentobarbital ou outro agente para induzir o coma farmacológico.
- Observações de tratamento
  - Se o paciente for portador conhecido da síndrome de Dravet ou de epilepsia mioclônica juvenil (JME), não administrar fosfenitoína. Considerar valproato IV (Depacon) após benzodiazepina inicial. Além disso, se as convulsões piorarem após fosfenitoína, considerar JME e trocar para ou valproato ou fenobarbital. Evitar valproato em crianças menores de 2 anos e quando houver suspeita de transtorno mitocondrial.
  - O quadro refratário geralmente tem etiologia subjacente que precisa ser avaliada; buscar por eletrólitos anormais, infecção, hemorragia, acidente vascular encefálico, síndrome genética ou metabólica e, raramente, pseudoconvulsões (Tabela 21-4).

ENCEFALOPATIA NEONATAL

Princípios Gerais
- Termo geral para descrever a alteração anormal do estado, atividade, alerta no período perinatal.
- As causas podem incluir sepse, hipoglicemia em filhos de mães diabéticas, lesão hipóxico-isquêmica de complicações perinatais (descolamento de placenta, trabalho de parto prolongado, aspiração de mecônio), erros inatos de metabolismo, medicamentos maternos e transtornos genéticos que afetam o desenvolvimento do cérebro.
- Recém-nascidos com lesões hipóxico-isquêmicas apresentam, particularmente, sobrevida melhorada e resultados de desenvolvimento com hipotermia em 72 horas, como já demonstrado por vários estudos.

TABELA 21-4 Avaliação de Estado Mental Alterado

Categoria da doença	Exemplos	Verificação diagnóstica
Ingestão/tóxica	Drogas ilícitas, superdosagem da droga prescrita, síndrome da serotonina, síndrome neuroléptica maligna, mau funcionamento da bomba de baclofeno	Triagem drogas/medicamentos da urina e do soro
Metabólica	Hipo e hiperglicemia, hipo e hipernatremia, hipercalcemia, hipertermia/hipotermia, mitocondrial, defeitos do ciclo da ureia, aminoacidopatias	Glicose sérica, eletrólitos, lactato/piruvato, aminoácidos séricos/CSF, ácidos orgânicos da urina, amônia, perfil de acilcarnitina
Endócrina	Tempestade da tireoide, cetoacidose diabética	TSH, T4 livre, gases sanguíneos, urinálise
Vascular	Lesão cerebral hipóxico-isquêmica (pós-parada cardíaca), infarto bitalâmico/trombose do seio venoso, vasculite	MRI do cérebro, considerar angiografia por RM e/ou venografia com contraste
Convulsão	Estado epiléptico subclínico, estado pós-ictal	EEG
Infecção	Sepse, meningite, encefalite	Cultura de CSF, PCR para HSV-1,2, EMV, CMV, VZV; HIV; titulagens de arbovírus/riquétsias
Autoimune/pós-infecciosa	ADEM, encefalite NMDAR, encefalopatia de Hashimoto	MRI, LP, anticorpos paraneoplásicos, anticorpos antitireóideos
Malignidade	Linfoma, síndrome paraneoplástica, lesão de massa, tromboembolismo	MRI do cérebro com/sem contraste, citologia e citometria de fluxo do CSF, Ab paraneoplástico, Varredura PET
Trauma	Edema cerebral, lesão axonal difusa, hemorragia subaracnoide, hematoma epidural ou subdural	TC da cabeça, MRI Cuidado com LP em quadro de possível ICP aumentada
Hidrocefalia	Mau funcionamento de revascularização VP, lesão de massa, pós-traumática	TC da cabeça, série para revascularização, MRI do cérebro
Psiquiátrica	Transtorno de conversão, convulsão não epiléptica/ataque (spell) dissociativo, catatonia	Vídeo EEG

Critérios para a Terapia de Hipotermia
- ≥ 35 semanas de idade gestacional.
- Pelo menos um dos seguintes:
  - Reanimação prolongada com compressões no tórax, ventilação com pressão positiva ou intubação com ventilação mecânica aos 10 minutos ou mais.
  - pH do gás da medula ≤ 7,1 ou excesso da base ≤ −12.
  - Escore Apgar ≤ 5 aos 10 minutos.
- Um dos seguintes: encefalopatia clínica ou convulsão
- Critérios de exclusão:
  - Menos de 35 semanas de idade gestacional, mais de 6 horas de idade.
  - IUGR (< 1,888g).
  - PPHN intensa (hipertensão pulmonar persistente do recém-nascido).
  - Comprometimento hemodinâmico intenso (p. ex., sepse).
  - Coagulopatia com sangramento ativo.
  - ECMO.
  - Anomalias congênitas graves ou transtorno metabólico que explicam melhor a encefalopatia.

Protocolo de Hipotermia
- Manter a temperatura central do corpo em 33,5 graus por 72 horas, a seguir reaquecer para a temperatura normal durante 24 horas.
- Infusão de morfina para prevenir tremores.
- EEG STAT, seguido de EEG contínuo por 24 horas (mais prolongado na presença de convulsão).
- De modo geral, as convulsões são tratadas com lorazepam IV (0,1 mg/kg) ou fenobarbital (20 mg/kg). Midazolam (iniciar com 0,1 mg/kg/h) ou infusão de pentobarbital são usados para casos refratários.
- MRI do cérebro sem contraste quando o reaquecimento estiver concluído.

LEITURAS SUGERIDAS

Patel AD, Vidaurre J. Complex febrile seizures: a practical guide to evaluation and treatment. J Child Neurol 2013;28(6):762–767.

Subcommittee on Febrile Seizures; American Academy of Pediatrics. Neurodiagnostic evaluation of the child with a simple febrile seizure. Pediatrics 2011;127(2):389–394.

Jacobs SE, et al. Cooling for newborns with hypoxic ischaemic encephalopathy. Cochrane Database Syst Rev 2013;(1):CD003311.

Bodesteiner JB. The evaluation of the hypotonic infant. Semin Pediatr Neurol 2008;15(1):10–20.

Friedman DI, Liu GT, Digre KB. Revised diagnostic criteria for the pseudotumor cerebri syndrome in adults and children. Neurology 2013;81(13):1159–1165.

Pitfield AF, Carroll AB, Kissoon N. Emergency management of increased intracranial pressure. Pediatr Emerg Care 2012;28(2):200–204.

Sheridan DC, Spiro DM, Meckler GD. Pediatric migraine: abortive management in the emergency department. Headache 2014;54(2):235–245.

Wilkes R, Tasker RC. Pediatric intensive care treatment of uncontrolled status epilepticus. Crit Care Clin 2013;29(2):239–257.

Rozelle CJ, et al. Management of pediatric cervical spine and spinal cord injuries. Neurosurgery 2013;72(Suppl 2):205–226.

Moharir M, Deveber G. Pediatric arterial ischemic stroke. Continuum (Minneap Minn) 2014;20 (2 Cerebrovascular Disease):370–386.

Hulbert ML, et al. Exchange blood transfusion compared with simple transfusion for first overt stroke is associated with a lower risk of subsequent stroke: a retrospective cohort study of 137 children with sickle cell anemia. J Pediatr 2006;149:710–712.

Doenças Pulmonares
Katherine Rivera-Spoljaric ▪ Leonard B. Bacharier

CRUPE (LARINGOTRAQUEOBRONQUITE VIRAL)

Definição e Epidemiologia

- Crupe, ou laringotraqueobronquite, é uma inflamação aguda de toda a via aérea, principalmente nas áreas glótica e subglótica, resultando em estreitamento da via, obstrução e perda da voz. Assim, a doença tem sido descrita como uma tríade de voz rouca, tosse canina ressoante e estridor na inspiração.
- Tipicamente, o quadro afeta crianças mais novas (6–36 meses), com incidência de pico aos 2 anos de idade, sendo a causa mais comum de obstrução aguda da via aérea superior em crianças mais novas; cerca de 3% das crianças sofrem um episódio antes dos 6 anos de idade.
- Surtos sazonais têm sido descritos no outono e no inverno, embora possam ocorrer durante todo o ano em algumas áreas.
- A doença é mais comum na população masculina.

Etiologia e Fisiopatologia

- A etiologia predominante é a infecção viral; o vírus da parainfluenza (tipos 1, 2 e 3) é o agente mais comum. Outros agentes virais comuns são o vírus sincicial respiratório (RSV) e o vírus da influenza, e os menos comuns encontrados são: adenovírus, rinovírus, enterovírus e vírus do sarampo.
- O *Mycoplasma pneumoniae* é um dos poucos microrganismos não virais informados como sendo um agente etiológico.
- Nas crianças, a laringe é muito estreita e composta pelo anel rígido da cartilagem cricoide; por isso, uma infecção viral causando inflamação nessa área leva ao edema da via aérea e à obstrução subsequente. Essa obstrução resulta nos sintomas clássicos de estridor e tosse.

Apresentação Clínica

- O crupe geralmente se apresenta com um pródromo de coriza (1–4 dias).
- Os sintomas comuns incluem rinorreia transparente, baixa temperatura e taquipneia leve, seguida de tosse canina, rouquidão e estridor.
- Os sintomas obstrutivos são mais comuns à noite.
- A gravidade do estreitamento da via aérea pode ser determinada pela presença de estridor em repouso, taquipneia, retrações, esforço traqueal, cianose e palidez, assim como redução dos sons respiratórios, o que indica estreitamento crítico.

Diagnóstico

- O diagnóstico é clínico.
- A radiografia do pescoço não é necessária, mas pode mostrar o típico "sinal de campanário" ou estreitamento subglótico. A aparência radiográfica não se correlaciona com a gravidade da doença.

- As radiografias deverão ser obtidas se houver preocupação quanto ao diagnóstico e poderão distinguir o crupe de outras causas de obstrução da via aérea superior, como a epiglotite.
- As saturações de oxigênio e os gases do sangue arterial deverão ser obtidos se houver preocupação quanto à hipoxemia que pode ser indicada por inquietação, estado mental alterado e/ou cianose.
- O diagnóstico diferencial inclui epiglotite (embora o paciente tenha geralmente aparência tóxica), crupe espasmódica (sem pródromo viral e principalmente em crianças atópicas), traqueíte bacteriana, laringite, corpo estranho e laringospasmo.

Tratamento
- Alguns poucos sistemas de classificação clínica que orientam a avaliação e o tratamento já foram descritos na literatura. O mais comum é o sistema de classificação de Westley, descrito a seguir:
  - Os escores são dados com base na presença de estridor (nenhum 0, quando agitado 1, em repouso 2), retrações (nenhuma 0, leve 1, moderada 2, intensa 3), nível de entrada de ar (normal 0, reduzido 1, acentuadamente reduzido 2), cianose em ar ambiente (nenhuma 0, com agitação 4, em repouso 5) e nível de consciência (normal 0, desorientado 5).
  - O crupe leve é descrito como escores 1–2, crupe moderado como escores 3–8, e crupe intenso como escore superior a 8, com a consideração de terapia farmacológica e hospitalização em casos moderados e intensos.
- Em geral, os pacientes sem sinais de estreitamento intenso da via aérea ou estridor em repouso podem ser tratados no ambulatório após a observação apropriada. Os pais deverão ser reconfortados e instruídos sobre os sinais de piora da angústia respiratória.
- Em geral, recomendam-se medidas gerais de suporte como aumento da ingestão de fluidos, redução na manipulação e observação cuidadosa.
- As estratégias de tratamento podem incluir o uso de vaporizador de névoa fria, exposição ao ar frio quando em um veículo a motor e uso de inalação de vapor, embora esses métodos sejam anedóticos e não tenham comprovado benefício na redução dos escores dos sintomas durante vários estudos.
- Para crianças com evidência de estridor em repouso e/ou sinais de comprometimento de moderado a intenso da via aérea, é indicada a terapia farmacológica.
  - A epinefrina racêmica nebulizada atua reduzindo a permeabilidade vascular do epitélio da via aérea diminuindo, assim, o edema da via aérea, melhorando o calibre dessa via e, portanto, amenizando a resistência ao fluxo de ar.
  - Esse medicamento deverá ser administrado em doses de 0,25–0,5 mL, junto com oxigênio umidificado, conforme o necessário. Se o primeiro tratamento não resultar em resposta, a dose poderá ser repetida.
  - O paciente poderá voltar ao estado de pré-tratamento 30–60 minutos após uma dose e, portanto, ser observado durante pelo menos 2–3 horas após a administração, por causa do "fenômeno do rebote".
- Os corticosteroides sistêmicos são eficazes para reduzir os sintomas dentro de 6 horas e por pelo menos 12 horas após o tratamento inicial.
  - Dexametasona, dose única de 0,6 mg/kg/dose IM, IV, PO é o glicocorticoide mais usado, mas prednisolona 1–2 mg/kg/dose PO durante 3 dias é uma alternativa.
  - Estudos demonstraram que uma dose alta (2 mg) de budesonida nebulizada é superior ao placebo e tão eficaz quanto a dexametasona em reduzir os escores dos sintomas, mas a razão custo-benefício limita seu uso.

EPIGLOTITE

Definição e Epidemiologia
- A epiglotite representa uma emergência pediátrica verdadeira com obstrução supraglótica infecciosa aguda que pode rapidamente levar à obstrução potencialmente fatal da via aérea.
- A doença afeta crianças de todas as idades, com pico por volta dos 3–6 anos de idade, embora essa incidência tenha declinado significativamente desde a introdução da imunização contra o *Haemophilus influenzae* tipo B em 1998.

Etiologia e Fisiopatologia
- O *H. influenzae* tipo B é a causa mais comum em crianças, embora sua prevalência tenha diminuído acentuadamente na era pós-vacina. Os outros agentes incluem o grupo de *Streptococcus A*, *H. influenzae* (tipos A, F e sem tipo), *Staphilococcus aureus*, *Candida albicans* e *Streptococcus pneumoniae*.
- A invasão direta pelo agente incitante causa inflamação da epiglote, das pregas ariepiglóticas, das faixas ventriculares e das aritenoides. Subsequentemente, ocorre o acúmulo das células inflamatórias e do fluido do edema onde o epitélio escamoso estratificado está frouxamente aderido à superfície anterior e terço superior da porção posterior da epiglote.
- Observa-se a ocorrência de infiltração difusa com leucócitos polimorfonucleares, hemorragia, edema e deposição de fibrina. Microabscessos podem-se formar. À medida que o edema aumenta, a epiglote se enrola para trás e para baixo, causando assim a obstrução da via aérea.
- A inspiração tende a arrastar o anel supraglótico inflamado para o interior do folheto laríngeo.

Apresentação Clínica
- A epiglotite é uma moléstia de progressão rápida em indivíduos anteriormente sadios. Geralmente, os pacientes têm aparência ansiosa e tóxica e assumem a clássica "posição de tripé" (postura para frente com braços arqueados e extensão do pescoço para permitir a entrada máxima de ar).
- Outros sintomas tipicamente presentes são febre alta, voz abafada ou ausente ("batata quente"), garganta inflamada, salivação, estridor inspiratório, disfagia, mandíbula projetada e pescoço estendido.

Diagnóstico
- O diagnóstico presumível deverá ser feito em bases clínicas.
- Se o paciente apresentar angústia leve e o diagnóstico não for evidente, pode-se obter uma radiografia lateral do pescoço, que deverá mostrar o clássico sinal de impressão do polegar que representa epiglote e pregas ariepiglóticas inchadas. As radiografias podem ser normais em 20% dos pacientes.
- O diagnóstico definitivo exige visualização direta de uma epiglote vermelha e inchada mediante laringoscopia, mas esse exame só deverá ser feito em ambiente controlado, em colaboração com um anestesiologista e um otorrinolaringologista.
- O diagnóstico diferencial inclui aspiração de corpo estranho, reação anafilática, angioedema, ingestão cáustica, lesão térmica, lesão por inalação e infecção laringotraqueobrônquica e retrofaríngea.

Tratamento
- A estabilização e manutenção da via aérea devem ser feitas rapidamente e o mais cedo possível no curso do episódio.
- O oxigênio deverá ser administrado ao mínimo sinal de angústia respiratória.
- Deve-se minimizar a estimulação e a perturbação ao paciente para evitar a obstrução completa.

- Uma via aérea artificial deverá estar disponível próxima ao paciente e sempre pronta para uso.
- Uma vez estabelecido o tratamento apropriado da via aérea, deve-se iniciar imediatamente a terapia antibiótica intravenosa (IV) empírica contra patógenos produtores de β-lactamase. Para pacientes em estado muito grave, considerar a terapia de combinação com um agente antiestafilocóccico ativo contra MRSA.
- O uso de glicocorticoides IV é controverso e não demonstrou ser benéfico no tratamento inicial; entretanto, as doses são administradas com frequência para inflamação da via aérea, especialmente em pacientes com dificuldade com extubação.

TRAQUEÍTE BACTERIANA

Definição e Epidemiologia
- Esta infecção bacteriana aguda da traqueia invade com frequência também a laringe e os brônquios e foi denominada de laringotraqueobronquite e crupe pseudomembranosa.
- Sendo causa de obstrução aguda da via aérea, este quadro pode ser potencialmente fatal.
- A maioria dos pacientes tem menos de três anos de idade (geralmente de 3 meses a 2 anos), embora crianças mais velhas também possam ser afetadas. Não há diferenças claras entre os sexos tanto na incidência quanto na gravidade.
- Parece não haver preferências sasonais.

Etiologia e Fisiopatologia
- A causa mais comum é o *S. aureus*, mas outros agentes encontrados são: *S. pneumoniae*, *S. pyogenes*, *Moraxella catarrhalis* e *H. influenzae*. Organismos anaeróbios já foram também informados.
- A invasão de organismos bacterianos oportunistas que, quase sempre, acompanham uma infecção viral da via aérea superior, causa edema subglótico com ulcerações, secreções copiosas e purulentas e formação de pseudomembrana.

Apresentação Clínica
- A apresentação típica mostra história de infecção respiratória superior (URI) por cerca de três dias e caracterizada por febre baixa e tosse "metálica". A seguir, a moléstia evolui rapidamente com febre alta e sinais de obstrução da via aérea incluindo estridor, tosse, salivação excessiva e posicionamento em supino (preferencialmente a permanecer deitado).
- Em geral, os pacientes têm aparência tóxica.
- Existe também evidência de secreções purulentas na via aérea.

Diagnóstico
- O diagnóstico é clínico, com sinais clássicos de epiglotite e crupe ausentes. A visualização direta da traqueia via laringoscopia demonstra secreções espessas, abundantes e purulentas.
- O diagnóstico diferencial inclui epiglotite (embora sem disfagia e o paciente consiga permanecer deitado), crupe (embora a voz esteja normal e não exista a tosse canina) e abscessos laríngeo e retrofaríngeo.

Tratamento
- O tratamento da via aérea é crítico: intubação e a ventilação assistida deverão ser fortemente consideradas.
- Não existe papel comprovado para broncodilatadores e corticosteroides.
- A terapia antimicrobiana deverá ser instituída imediatamente. A escolha da terapia inclui antimicrobianos de amplo espectro com atividade antiestafilocóccica.

ASPIRAÇÃO DE CORPO ESTRANHO

Definição e Epidemiologia
- Essa ingestão acidental é muito comum em crianças com menos de cinco anos, mas tem sido informada em qualquer idade.
- Crianças mais novas estão, tipicamente, em risco mais alto por causa da exploração oral e imaturidade de suas funções de deglutição.
- Esse quadro pode ser potencialmente fatal, sendo a causa principal de morte acidental por ingestão em crianças mais novas.

Etiologia e Fisiopatologia
- Os alimentos e peças de brinquedos ingeridos são aspirados para a via aérea causando asfixia.
  - Um corpo estranho pode ser localizado na laringe, traqueia ou brônquios.
  - A impactação da laringe é particularmente perigosa, embora a maioria das partículas flua satisfatoriamente pela via aérea e se instale na área intratorácica.
- A partícula estranha provoca inflamação localizada na via aérea com edema na mucosa, inflamação e desenvolvimento de tecido de granulação. Pode ocorrer atelectasia da área envolvida e empiema.

Apresentação Clínica
- Em geral, após um episódio testemunhado de aspiração ou asfixia, os pacientes apresentam tosse alta e persistente junto com ânsia e estridor. Entretanto, os sintomas manifestados dependem muito da localização da partícula, seu tamanho e sua composição.
- Corpos estranhos na laringe podem causar rouquidão, afonia, tosse de crupe, odinofagia, roncos e sibilos e respiração difícil, dependendo do grau da obstrução.
- Corpos estranhos na traqueia podem causar o que já foi descrito como uma palmada audível, um baque palpável e roncos e sibilos.
- Nos brônquios, os corpos estranhos se manifestam, geralmente, por tosse e sibilos.
- Seja qual for a posição do corpo estranho, se o episódio não for testemunhado e a partícula remanescer alojada na via aérea por um longo período de tempo, o paciente geralmente desenvolverá tosse crônica com ou sem sibilos, quadro que é, com frequência, tratado como asma.
- A hemoptise pode ser sinal de lesão da via aérea.
- Não há febre associada, como no caso de obstrução infecciosa aguda da via aérea.
- Posição do paciente não tem efeito no grau de obstrução da via aérea, como na epiglotite.
- Achados assimétricos na ausculta do tórax podem fornecer uma dica diagnóstica, mas não servirão como critério de exclusão.

Diagnóstico
- Às vezes, uma história de asfixia poderá ser obtida dos pais. O diagnóstico deverá também ser cogitado quando a criança exibir sintomas inexplicados que não respondem ao tratamento médico padrão, como o tratamento para asma ou terapia antimicrobiana para pneumonia suspeita.

- A radiografia da via aérea superior e do tórax poderá ser útil para confirmar a aspiração de uma partícula radiopaca, mas quando negativa não deverá excluir a possibilidade de aspiração de corpo estranho.
- Radiografias do tórax em inspiração e expiração poderão mostrar um efeito de "válvula de bola" ou hiperinsuflação persistente da área suspeita de estar alojando a partícula. Outros achados radiográficos podem incluir infiltrados laterais persistentes ou atelectasia.
- Em caso de suspeita significativa, o encaminhamento para laringoscopia e broncoscopia rígida é, quase sempre, o único método para visualizar (e remover) o corpo estranho.
- O diagnóstico diferencial inclui epiglotite, laringotraqueobronquite viral, traqueíte bacteriana, asma, pneumonia, malácia da via aérea e tosse psicogênica.

Tratamento
- O tratamento geralmente cuida da remoção do corpo estranho por broncoscopia (tipicamente rígida) para controle apropriado da via aérea.
- Não existe papel estabelecido para o uso de antimicrobianos ou corticosteroides.
- Se a partícula permanecer na via aérea por período prolongado, poderão surgir complicações em potencial, incluindo estenose brônquica, bronquiectasia distal, fístula traqueoesofágica, formação de abscesso e lacerações ou perfuração da via aérea.

BRONQUIOLITE

Definição e Epidemiologia
- A bronquiolite é uma doença infecciosa aguda do trato respiratório inferior, especificamente das pequenas vias nos pulmões (bronquíolos) e geralmente causada por uma infecção viral.
- A doença é mais proeminente durante o inverno e início da primavera, com epidemias anuais em climas temperados. Entretanto, as infecções esporádicas podem ocorrer durante todo o ano.
- Ela ocorre nos primeiros dois anos de vida (0–24 meses) e o pico acontece aos seis meses (2–8 meses). É mais comum nos bebês do sexo masculino (1,5:1), naqueles alimentados com mamadeira, nos bebês que vivem em condições de superpopulação e naqueles filhos de mães fumantes.

Etiologia
- A etiologia é predominantemente viral. A fonte mais comum do vírus é um membro da família portador de URI.
- Os agentes virais mais comuns são os vírus sinciciais respiratórios (RSVs) (85% dos casos).
  - O RSV é disseminado principalmente por contato direto (segurança com mais de 2 m de distância). As gotículas grandes sobrevivem até 6 horas nas superfícies e até 30 minutos nas mãos. Portanto, a lavagem frequente das mãos é essencial para controle da infecção. A propagação do vírus ocorre por cerca de 3 a 8 dias, mas nas crianças pequenas pode levar de 3 a 4 semanas.
  - Essa infecção é a causa principal de hospitalização infantil e da infecção do trato respiratório inferior em bebês e crianças pequenas, com dois terços da população infectada em seu primeiro ano de vida e a infecção universal aos 2 anos de idade. A taxa de mortalidade por infecção com RSV pode chegar até 5% em pacientes de alto risco.
  - A reinfecção é comum, pois a doença não fornece imunidade duradoura.
- Vírus da parainfluenza (segunda causa mais comum)
  - Esse vírus é instável no ambiente, mas a disseminação ocorre por secreções respiratórias.
  - Há quatro sorotipos. O tipo 1 (5%–12%) e o tipo 2 (1%–5%) são responsáveis pelos surtos no outono e o tipo 3 (8%–15%) ocorre predominantemente da primavera até o outono. O tipo 4 é isolado raramente.

- Adenovírus (causa 3% a 10% dos casos)
  - A sobrevida fora do corpo é prolongada e a transmissão pode ocorrer por contato direto, pela via fecal-oral e, às vezes, pela água. A propagação pode ocorrer durante meses ou anos.
  - A infecção é endêmica em todas as estações.
  - O tipo 4 é responsável pela angústia respiratória aguda.
- O Influenza causa 5% a 8% dos casos. A infecção ocorre em epidemia desde o inverno até a primavera.
- Rinovírus (causa 3% a 8% dos casos)
  - A transmissão ocorre por aerossol ou contato direto.
  - É uma infecção endêmica em todas as estações.
  - A maioria dos casos é leve e autolimitada, mas a propagação pode durar até 3 a 4 semanas (pico entre 2 e 7 dias).
- O *M. pneumoniae* causa 1% a 7% dos casos, e a infecção é endêmica em todas as estações.

Fisiopatologia
- A doença ocorre por invasão dos bronquíolos menores pelas partículas, seguida da colonização e replicação viral. Isso causa necrose das células ciliadas e proliferação das células não ciliadas, levando à liberação deficiente das secreções, edema submucoso e congestão, resultando em tamponamento dos bronquíolos (muco e desbridamentos) e estreitamento da via aérea periférica. O aumento no esforço respiratório é secundário à obstrução inflamatória das pequenas vias aéreas (bronquíolos) por causa do edema.
- Essas alterações são indicadas por aumento da capacidade residual funcional, redução da conformidade, aumento da resistência da via aérea e aumento do espaço morto fisiológico com aumento da derivação. Como consequência, ocorre a incompatibilidade entre ventilação-perfusão com troca gasosa deficiente, resultando em hipóxia e retenção de CO_2.
- Os bebês são especialmente mais susceptíveis à doença grave. Suas vias aéreas são facilmente tamponadas por muco e resíduos inflamatórios, pois suas vias colaterais de ventilação (poros de Cohn e Lambert) são menos desenvolvidas, possuem mais glândulas mucosas e são mais passíveis de colapso em resposta a alterações da pressão.

Apresentação Clínica
- É comum haver história de exposição a URI na semana anterior ao início da doença.
- Os primeiros sintomas são, em geral, URI leve (1–4 dias), ingestão oral reduzida e febre com desenvolvimento gradual de angústia respiratória. Se a etiologia for o RSV, os sintomas terão seu pico por volta do 5° dia da doença.
- Os pacientes apresentam tosse paroxística com sibilos e dispneia. Nos casos leves, os sintomas duram por 1 a 3 dias. Os casos mais graves têm curso mais demorado.
- Os achados do exame físico pertinente incluem taquipneia (60 a 80 respirações por minuto), tórax hiperdilatado, batimento nasal, uso de músculos acessórios, crepitações finas e disseminadas, expiração prolongada, roncos e sibilos difusos e sons respiratórios diminuídos.
- Os fatores de risco para a doença grave incluem pré-maturidade, idade inferior a 12 semanas, doença pulmonar crônica, anomalias congênitas da via aérea, doença cardíaca congênita, imunodeficiência, doenças neurológicas e história de alimentação insatisfatória.
- Os bebês prematuros e aqueles com menos de dois meses podem estar em risco para apneia, a qual pode não estar relacionada com a angústia respiratória.

Diagnóstico
- O diagnóstico se baseia na apresentação clínica.
- Os recursos para confirmação do diagnóstico e prognóstico do curso da doença incluem: *swab* nasofaríngeo para diagnóstico viral (ensaio imunossorvente ligado a enzimas, anticorpo fluores-

cente direto ou testes baseados em PCR). Outras abordagens menos oportunas incluem cultura viral e sorologia para anticorpos virais.
- As radiografias de rotina não são recomendadas, mas podem ser úteis se houver suspeita de pneumonia bacteriana.
  - Os achados radiográficos podem incluir hiperinsuflação, diâmetro anteroposterior do tórax aumentado, espessamento peribrônquico, infiltrados intersticiais difusos e atelectasia.
  - Não há correlação entre achados radiográficos e gravidade da doença. Dez por cento das radiografias de tórax são normais.
- Hemogramas completos e eletrólitos não são específicos e, portanto, não recomendados rotineiramente, a não ser em caso de suspeita de sepse ou desidratação.
- A oximetria de pulso é recomendada para avaliar o grau de hipóxia e de resposta ao oxigênio.
- A saturação de oxigênio arterial durante a alimentação tem sido descrita como o único e melhor prognóstico de doença grave na literatura. A amostragem de gás sanguíneo é recomendada na doença respiratória intensa para avaliar uma possível insuficiência respiratória iminente.
- O diagnóstico diferencial inclui asma, fibrose cística (CF), miocardite, insuficiência cardíaca congestiva, aspiração de corpo estranho ou de alimento, coqueluche, envenenamento por organofosfatos, broncopneumonia bacteriana, infecção por *Mycoplasma* ou *Chlamydia* e anormalidade anatômica.

Tratamento
- Em geral, a base mais importante para o tratamento é o cuidado de suporte, monitoramento cuidadoso e manuseio mínimo.
- Hospitalização. Deve-se considerar a internação se houver apneia, taxa respiratória em repouso superior a 70 respirações por minuto, saturação reduzida de oxigênio arterial (menos de 95%), atelectasia na radiografia do tórax ou aparência doentia. A hospitalização também pode ser apropriada para aqueles em alto risco de doença grave.
  - Cerca de 2% a 7% dos bebês com doença grave pioram para a insuficiência respiratória e exigem intubação. As indicações para esse procedimento incluem angústia respiratória intensa, apneia, hipóxia ou hipercapnia, letargia, perfusão insatisfatória e acidose metabólica.
- Métodos não farmacológicos
  - Posicionamento. Em geral, recomenda-se que o paciente seja posicionado em ângulo sentado de 30–40 graus, com leve elevação da cabeça e do tórax.
  - Deve-se proceder à avaliação de hidratação e administração de fluidos, conforme o necessário.
  - Gotas nasais de soro fisiológico e aspiração mecânica das narinas regularmente demonstraram serem medidas eficazes (redução no tempo de hospitalização).
  - Suplementação de oxigênio frio e umidificado, conforme o necessário, por tubos nasais ou máscara facial para manter a saturação de oxigênio superior a 90%.
  - A fisioterapia do tórax não funciona no tratamento de bronquiolite.
- Métodos farmacológicos
  - Broncodilatadores (albuterol, levalbuterol, epinefrina racêmica, brometo de ipratrópio)
    - O uso desses agentes é controverso. Embora alguns estudos tenham mostrado melhora nos escores clínicos, como na frequência respiratória reduzida e no aumento da saturação do oxigênio arterial, não houve redução significativa na taxa de hospitalização com o uso da terapia com broncodilatadores.
  - Glicocorticoides
    - O uso também é controverso. A dexametasona não mostrou efeito benéfico quando usada como monoterapia em vários estudos.

- Antimicrobianos
  - A infecção bacteriana secundária é incomum; portanto, o uso rotineiro de antimicrobianos raramente é indicado.
  - O uso desses agentes deverá ser considerado em caso de crianças mais novas com febre persistente, dados os relatórios existentes na literatura de bacteremia, infecção do trato urinário (UTI) e otite média bacteriana em crianças com bronquiolite.
- Antivirais
  - O uso também é controverso. Considerar ribavirina inalada em bebês de alto risco. Ribavirina tem atividade virostática; ela interfere com o RNA mensageiro e evita a replicação do vírus. A American Academy of Pediatrics recomenda seu uso em bases individuais em pacientes com quadros específicos, como a doença cardíaca congênita complicada, fibrose cística (CF), doença pulmonar crônica (CLD), imunossupressão subjacente e doença grave, assim como em pacientes com menos de 6 semanas de idade.
- O soro fisiológico hipertônico nebulizado tem sido sugerido como agente para reduzir o edema e os plugues de muco da via aérea, e alguns estudos sugerem que esse tratamento pode reduzir a permanência e a necessidade da hospitalização; entretanto, esses achados não foram coerentemente replicados ainda e, portanto, seu uso permanece controverso no momento.

Prevenção

- Método mais importante de prevenção: lavagem frequente das mãos junto com as medidas de controle do hospital (isolamento) e orientação do paciente.
- Métodos farmacológicos
  - Imunoglobulina intravenosa de RSV (RSV-IVIG)
    - A RSV-IVIG é usada para minimizar ou prevenir a morbidade em uma população selecionada, geralmente com menos de 24 meses de displasia broncopulmonar e nascimento prematuro (menos de 35 semanas). A dose é de 15 mL/kg IV ou 750 mg/kg IV administradas em cinco doses mensais sequenciais começando antes do início da estação de RSV (novembro, nos EUA).
    - Se a RSV-IVIG for administrada, as vacinas para sarampo-caxumba-rubéola e varicela deverão ser retardadas para aplicação 9 meses após a última dose.
    - A RSV-IVIG é contraindicada na doença cardíaca congênita cianótica.
  - Profilaxia com RSV Palivizumabe
    - A American Academy of Pediatrics (2014) recomenda seu uso para:
      - Crianças nascidas com ≤ 28 semanas 6 dias de idade gestacional e menos de 12 meses no início da estação de RSV.
      - Bebês com < 12 meses e CLD da prematuridade.
      - Bebês com ≤ 12 meses e com doença cardíaca congênita significativa em termos hemodinâmicos.
      - Bebês e crianças com menos de 24 meses, com CLD da prematuridade e precisando de terapia clínica (ou seja, oxigênio suplementar, broncodilatador, diurético ou terapia esteroide crônica) dentro de 6 meses antes do começo da estação de RSV.
    - Recomenda-se considerar também a profilaxia para:
      - Bebês com menos de 12 meses e anomalias congênitas da via aérea ou com transtorno neuromuscular que reduz a habilidade de lidar com as secreções da via aérea.
      - Bebês com menos de 12 meses com CF e evidência clínica de CLD e/ou comprometimento nutricional.
      - Crianças com menos de 24 meses, com CF e doença pulmonar grave (hospitalização anterior por exacerbação pulmonar no primeiro ano de vida ou anomalias na radiografia do tórax ou na TC do tórax que persistem quando a criança está estável) ou peso por comprimento abaixo do 10º percentil.

- Bebês e crianças com menos de 24 meses e profundamente imunocomprometidos.
- Bebês e crianças com menos de 24 meses e submetidos a transplante cardíaco durante a estação de RSV.
  ○ A profilaxia deverá ser iniciada antes do início da estação de RSV (começo de novembro nos EUA), e terminar ao final dessa estação (começo de março, nos EUA). Os provedores de cuidados de saúde deverão individualizar a estação de acordo com suas áreas de atuação.
  ○ O palivizumabe não interfere com as respostas às vacinas.

FIBROSE CÍSTICA

Epidemiologia

- A fibrose cística (CF) é o transtorno genético potencialmente fatal mais comum na população caucasiana, com incidência estimada de 1:2.000 a 1:3.000 nascimentos vivos nos EUA e idade de sobrevida média de 36,8 anos naquele país.
- A doença é mais frequente nos europeus do norte e entre os Judeus Ashkenazi, mas também está presente com menos frequência nos afroamericanos (1:15.000), nos hispânicos (1:9.200), nos nativos americanos (1:10.900) e nos asiáticos (1:30.000).

Fisiopatologia

- A fibrose cística é um transtorno recessivo autossômico causado por mutações em ambos os alelos do gene da CF (cromossomo 7), resultando em anomalias na produção do produto do gene regulador da condutibilidade da transmembrana de CF (CFTR).
- A mutação mais comum é a deleção de três pares de bases que codifica a fenilanina na posição 508 do gene da CF, ou ΔF508, e isso é responsável por 70% das mutações nos caucasianos.
- O CFTR permite que o cloreto seja transportado para fora da célula, para a superfície epitelial e determine a hidratação do gel mucoso. Acredita-se que a hidratação inadequada do gel cause secreções espessadas e danos aos órgãos. Ele afeta pulmões, seios nasais, fígado, pâncreas e trato geniturinário. Nos pulmões, ele prejudica a liberação ciliar, promovendo a infecção bacteriana que responde pela maior parte da morbidade e da mortalidade pela doença.
- Os principais microrganismos colonizadores são: *S. aureus, H. influenzae* e *Escherichia coli* no começo da doença; a seguir são *Pseudomonas aeruginosa, Stenotrophomonas maltophilia* e *Achromobacter xylosoxidans*; e, finalmente, o complexo *Burkholderia cepacia* mais tarde na doença. Nesse último complexo, o *Burkholderia cenocepacia* (genomovar III) é responsável pelo aumento da morbidade e da mortalidade na população de pacientes com CF.

Apresentação Clínica

- As manifestações clínicas mais comuns atingem o trato gastrointestinal e respiratório.
  - As manifestações gastrointestinais geralmente são evidentes cedo na vida, com íleo de mecônio ocorrendo em 20% dos recém-nascidos. Outras manifestações gastrointestinais comuns incluem: déficit de crescimento, esteatorreia, icterícia obstrutiva, prolapso retal e hipoproteinemia.
  - As manifestações respiratórias aparecem nos primeiros anos de vida com inflamações recorrentes do trato respiratório (pneumonia, sinusite crônica), tosse e roncos e sibilos que podem ser confundidos com asma.
- Outros sinais e sintomas clínicos que deverão levar à avaliação imediata de CF são: passagem atrasada de mecônio (mais de 24 a 48 horas após o parto), síndrome da rolha meconial, colestase prolongada, obstrução intestinal distal, pancreatite recorrente ou crônica, pólipos nasais, sinusite crônica, aspergilose broncopulmonar alérgica (ABPA), bronquite por *Pseudomonas*, pneumotórax espontâneo, desidratação hiponatrêmica, alcalose metabólica hipoclorêmica, azoospermia

obstrutiva (ausência congênita bilateral dos *vas deferens*), osteoartropatia hipertrófica e baqueteamento digital.
- A definição da exacerbação pulmonar da CF na literatura é inconsistente, mas, em geral, se caracteriza por todas ou por algumas das características a seguir: aumento de tosse, febre, mudanças na espirometria (alteração em FEV_1 superior a 10%), alteração no nível de atividades, apetite reduzido, perda de peso, novos achados na radiografia do tórax (aumento de plugues mucosos ou novos infiltrados), novos sons adventícios na ausculta (novos estertores), alteração na frequência respiratória, intolerância ao exercício, absenteísmo escolar e no trabalho, aumento na produção de esputo e hemoptise.

Diagnóstico

- O diagnóstico de CF é feito com base em dois testes positivos de cloreto no suor usando iontoforese de pilocarpina (60 mmol/L) junto com os achados clínicos clássicos e história de CF em um membro imediato da família.
  - Resultados falso-positivos de testes de suor são raros, mas podem ocorrer na presença de insuficiência adrenal, diabetes insípido nefrogênico, doença de armazenamento de glicogênio tipo I, hipotireoidosmo, hipoparatireoidismo, colestase familiar e desnutrição.
- Os testes diagnósticos complementares são a triagem neonatal com níveis circulantes aumentados de tripsinogênio imunorreativo, genotipagem para mutações CFTR (duas mutações confirmam o diagnóstico), verificação da diferença do potencial nasal, tomografia computadorizada dos seios nasais demonstrando pansinusite, medição de gordura fecal de 24 horas em busca de sinais de insuficiência pancreática e ultrassom para avaliar a ausência de *vas deferens* nos pacientes do sexo masculino.
- A doença relacionada ao CFTR inclui moléstias associadas a essa mutação, mas que não atingem os critérios diagnósticos para CF incluindo: pancreatite crônica, ABPA, bronquiectasia idiopática, sinusite crônica e ausência bilateral congênita de *vas deferens*.
- A síndrome metabólica relacionada ao CFTR inclui bebês com triagem neonatal anormal, os quais mostram, posteriormente: (1) nível intermediário de cloreto no suor com uma mutação causando CF ou (2) nível normal de cloreto no suor com duas mutações de CFTR (uma causando CF e uma não causadora de CF).

Tratamento

- **Metas de tratamento.** Incluem retardamento ou prevenção da doença pulmonar, promoção de nutrição e crescimento satisfatório e tratamento das complicações.
- Tratamento de manutenção para pacientes com CF clássica
  - Liberação da via aérea. A limpeza diária da via aérea é um dos métodos mais importantes de prevenção das infecções do trato respiratório.
    - Há muitos métodos diferentes, incluindo a fisioterapia manual para o tórax, drenagem postural, drenagem autogênica, coletes de oscilação torácica de alta frequência e terapia de percussão manual.
    - As terapias adjuntas incluem a válvula de Flutter e o dispositivo de Acapella.
    - O uso de um método específico depende muito das preferências do paciente; nenhum estudo demonstra superioridade de um método sobre outro.
    - A dornase alfa promove a liberação da via aérea clivando o DNA liberado por neutrófilos em degeneração e, assim, reduzindo a viscosidade do muco. Seu uso demonstrou melhorar a função pulmonar e deverá ser considerado em crianças de seis anos e mais velhas como inalação diária (2,5 mg).

- O soro fisiológico hipertônico (7%) promove a limpeza da via aérea hidratando o muco espessado na via aérea. Ele demonstrou reduzir a frequência das exacerbações pulmonares e deverá ser considerado em crianças de seis anos e mais velhas com tosse crônica e redução na verificação de função pulmonar.
- Otimização da nutrição. Foi comprovado que a insuficiência nutricional está intimamente relacionada ao aumento da morbidade e à frequência das exacerbações pulmonares. Portanto, é importante manter a nutrição adequada por meio do encorajamento de uma dieta de altas calorias e rica em proteínas.
  - Para pacientes impossibilitados de atingir a ingestão calórica oral apropriada, um tubo de gastronomia para alimentação pode ser uma opção.
- Suplementação de enzimas pancreáticas. Os pacientes com a forma de insuficiência pancreática de CF manifestam sinais de absorção inadequada. A suplementação de enzimas pancreáticas é essencial para esses pacientes.
  - As doses usuais variam de 1.500 a 2.500 U de lípase por quilo do peso do paciente por refeição.
  - A dosagem normalmente começa no nível mais baixo e é titulada para cima conforme o necessário, não devendo exceder a 2.500 unidades de lípase/kg/refeição, pois doses altas já foram associadas a estenoses intestinais crônicas.
- Suplementação de vitaminas solúveis em lipídios (vitaminas A, D, E e K). Essas vitaminas não são bem absorvidas em pacientes com insuficiência pancreática.
- Antimicrobianos. A terapia antimicrobiana crônica é usada com frequência em pacientes com morbidade aumentada por causa dos microrganismos colonizadores, para tentar prevenir a exacerbação pulmonar. Esses agentes são usados com frequência contra *S. aureus* resistente à meticilina, *S. aureus* sensível à meticilina (positivo para a leucocidina de Panton-Valentine), *Pseudomonas* e *Aspergillus*. Além disso, a terapia crônica com azitromicina demonstrou ser benéfica em termos de seus efeitos imunomodulatórios; ela interfere com a formação do biofilme de *Pseudomonas* nas vias aéreas da CF.
- Agentes anti-inflamatórios
  - A terapia oral com glicocorticoides e drogas anti-inflamatórias não esteroidais como a dose elevada de ibuprofeno mostrou benefícios para alguns pacientes; entretanto, os efeitos colaterais da terapia em longo prazo deverão ser pesados contra os benefícios.
  - A azitromicina demonstrou melhorar a função respiratória e reduzir a frequência das exacerbações, e seu uso é recomendado para crianças de seis anos e mais velhas. Seu mecanismo de ação permanece obscuro.
- Moduladores de CFTR
  - Ivacaftor (VX-770) demonstrou eficácia na potencialização da função do canal de cloreto em células expressando as seguintes mutações: G551D, G1244E, G1349D, G178R, G551S, S1251N, S1255P, S549N, S549R ou R117H. Seu uso é recomendado para pacientes portadores de uma mutação aprovada e com seis anos de idade ou mais (dose de 150 mg cada 12 horas).
- Terapia para exacerbação pulmonar
  - Essa terapia deverá incluir sempre a fisioterapia intensiva do tórax 3 a 4 vezes por dia, com suporte nutricional satisfatório. A terapia ambulatorial com antimicrobianos deverá sempre ser tentada primeiro, se não houver sinais de angústia respiratória ou descompensação. A escolha da terapia deverá se basear em culturas anteriores de esputo.
  - A duração da terapia depende da melhora clínica, mas fica geralmente entre 2 e 3 semanas.
    - Se não houver melhora clínica durante a terapia ambulatorial, o paciente deverá ser hospitalizado para iniciar a terapia antimicrobiana IV durante um total de 2 a 4 semanas.

- Todos os pacientes deverão ser hospitalizados em quartos separados com medidas estritas de isolamento, conforme o necessário para organismos resistentes.
- A duração de hospitalização depende da gravidade da doença do paciente e do julgamento clínico (melhora clínica, melhora em espirometria, facilidade de completar o tratamento IV em casa).
• Considerações especiais
  • Aspergilose broncopulmonar alérgica (ABPA)
    - A ABPA é uma resposta imunológica exagerada nos pulmões contra o *Aspergillus* que resulta em sinais de obstrução da via aérea. Ela ocorre em 6% a 25% dos pacientes com CF.
    - Os critérios para diagnóstico incluem teste cutâneo positivo para *Aspergillus* junto com a detecção do *Aspergillus* anti-IgG e anti-IgE no soro. A evidência radiográfica de bronquiectasia central é sugestiva do diagnóstico.
    - O tratamento inclui corticosteroides orais e antifúngicos como itraconazol.
  • Diabetes melito relacionado à fibrose cística (CFRD)
    - O CFRD é causado pela destruição das células das ilhotas pancreáticas e da deficiência de insulina resultante desse processo. Pacientes com CF deverão se submeter com frequência (anual) a testes orais de tolerância à glicose para triagem de evidência de CFRD.
    - Geralmente, o tratamento é orientado por um endocrinologista pediátrico e envolve, com frequência, a administração de insulina e contagem de carboidratos sem comprometer a ingestão de lipídios e as necessidades calóricas elevadas.
  • Transplante de pulmão
    - A causa mais comum de óbito relacionado à CF é a doença pulmonar avançada, e, para esses pacientes, o transplante de pulmão pode ser a única alternativa para prolongar a sobrevida.
    - O modelo para sobrevida à CF mais usado usualmente foi publicado por Kerem *et al.* e descreve o alto risco de mortalidade para pacientes com FEV_1 inferior a 30% do prognosticado, hipercarbia (superior a 50 mm Hg), hipoxemia (inferior a 55 mm Hg), jovens do sexo feminino e com insuficiência nutricional. Esses pacientes deverão ser encaminhados para avaliação de transplante de pulmão.

LEITURAS SUGERIDAS

Cherry JD. Clinical practice. Croup. N Engl J Med 2008;358:384.
Cherry JD. Epiglottitis (Supraglottitis). In: Feigin RD, Cherry JD, Demmler-Harrison GJ, et al., eds. Textbook of Pediatric Infectious Diseases. 6th Ed. Philadelphia: Saunders, 2009:244.
Cherry JD. Croup (Laryngitis, Laryngotracheitis, Spasmodic Croup, Laryngotracheobronchitis, Bacterial Tracheitis, and Laryngotracheobronchopneumonitis) e Epiglottitis (Supraglottitis). In: Cherry JD, Harrison GJ, Kaplan SL, et al., eds. Feigin and Cherry's Textbook of Pediatric Infectious Diseases. 7th Ed. Philadelphia: Elsevier Saunders, 2014:241.
Hoffman LR, Ramsey BW. Cystic fibrosis therapeutics: the road ahead. Chest 2013;143:207.
Kliegman R. Nelson Textbook of Pediatrics. 19th Ed. Philadelphia: WB Saunders, 2011.
Mogayzel PJ Jr, Naureckas ET, Robinson KA, et al. Cystic fibrosis pulmonary guidelines. Chronic medications for maintenance of lung health. Am J Respir Crit Care Med 2013;187:680.
Ralston SL, Lieberthal AS, Meissner HC, et al. Clinical practice guideline: the diagnosis, management, and prevention of bronchiolitis. Pediatrics 2014;134:e1474.
Shah SS, Hopkins PM, Newland JG. Middle Respiratory Tract Infections and Bronchiolitis. In: Zaoutis LB, Chiang WV, eds. Comprehensive Pediatric Hospital Medicine. Philadelphia: Mosby, 2007:369.
Sobol SE, Zapata S. Epiglottitis and croup. Otolaryngol Clin North Am 2008;41:551.
Taussig L. Pediatric Respiratory Medicine. 2nd Ed. Philadelphia: Mosby, 2008.

23 Doenças Reumatológicas
Megan A. Cooper ▪ Andrew J. White

- A reumatologia pediátrica é um campo amplo que trata dos transtornos das articulações, tecidos conjuntivos e vascularização, assim como dos transtornos autoimunes e autoinflamatórios.

ABORDAGEM À CRIANÇA COM DORES E/OU INCHAÇO NAS ARTICULAÇÕES
- A dor articular é uma queixa comum nas crianças.
- Em geral, a dor é passageira, após trauma e/ou atividade exagerada.

Etiologia e Diagnóstico Diferencial
- É importante determinar se a dor é relacionada a articulação, músculo, ligamento ou osso, ou se é uma dor referida.
- A dor articular (artralgia) deverá ser diferenciada da artrite, a qual revela achados objetivos ao exame físico como efusão, calor e/ou eritema.
- A dor articular também pode ser resultado de várias condições, dependendo do número e do tipo de articulação envolvida.
  - Articulação isolada (monoarticular)
    - Infecciosa: articulação séptica, osteomielite, artrite de Lyme ou infecção gonocóccica.
    - Fratura.
    - Hemartrose (vista principalmente na doença de células falciformes).
    - Malignidade: tumor ósseo primário ou leucemia.
    - Inflamatória: artrite idiopática juvenil (JIA) ou outra artrite inflamatória (p. ex., espondiloartropatia, sarcoidose).
  - Articulações múltiplas (poliarticular)
    - Inflamatória: JIA, púrpura de Henoch-Schönlein (HSP), lúpus eritematoso sistêmico (SLE), reação semelhante à doença do soro, sarcoidose, artrite associada à doença inflamatória do intestino (IBD) ou doença de Kawasaki.
    - Malignidade: leucemia.
    - Infecciosa: artrite de Lyme ou por *Neisseria gonorrhoeae*.
    - Artrite reativa: *Salmonella*, Shigella, Yersinia, Campylobcter ou Chlamydia.
    - Febre reumática.
    - Raquitismo.
  - Atingindo o quadril (rara como a única apresentação de uma artrite inflamatória em crianças)
    - Necrose avascular: doença de Legg-Calve-Perthes, doença das células falciformes ou uso crônico de esteroides.
    - Deslizamento epifisário proximal do fêmur (SCFE).
    - Sinovite transitória (anteriormente conhecida como sinovite tóxica).
    - Articulação séptica.
    - Artrite de Lyme.

Estudos de Laboratório

Avaliação Inicial
- Culturas do sangue: sempre que houver febre e dor articular recente.
- Hemograma completo (CBC)
  - Leucócitos elevados (WBCs): infecção, artrite inflamatória, malignidades.
- Citopenias: SLE, malignidade.
- Anemia microcítica: IBD, JIA sistêmica.
- Trombocitose: JIA sistêmica.
- Taxa de sedimentação de eritrócitos (ESR) e Proteína C-reativa (CRP): elevadas em quadros infecciosos e inflamatórios; ambas não são específicas, mas podem ser úteis para acompanhar a atividade da doença estabelecida.
- Painel da função renal: SLE, vasculite (p. ex., HSP, vasculite associada ao anticorpo citoplasmático antineutrofílico (ANCA), síndrome de Goodpasture).
- Anticorpo antinuclear (ANA): se houver preocupação clínica quanto ao SLE ou com diagnóstico estabelecido de JIA para estratificar o risco de uveíte (consulte a seção sobre JIA).

Análise de Fluido Articular (Tabela 23-1)
- Para efusões isoladas com febre, a aspiração articular é necessária para excluir uma articulação séptica e deverá ser feita rapidamente e antes de se iniciar a terapia antimicrobiana, se o paciente estiver estável.
- Não considerar uma etiologia reumatológica ou iniciar esteroides em uma criança com febre e efusão articular antes de realizar uma investigação completa para articulação séptica ou osteomielite.

Investigação por Imagem
- As radiografias planas das articulações atingidas podem mostrar evidência de trauma, artrite e anormalidades ósseas.
- Em casos de história de trauma, de preocupação quanto à articulação séptica e/ou osteomielite, ou se o diagnóstico de artrite não é definitivo, uma varredura por imagens de ressonância magnética (IRM) com ou sem contraste poderá ser útil.

Tratamento
- O paciente que se apresenta com dor articular e febre deverá ser considerado suspeito de ter uma articulação séptica ou osteomielite, até prova em contrário.
- Uma articulação potencialmente séptica ou osteomielite é uma emergência que exige reconhecimento imediato, envolvimento da cirurgia ortopédica, investigação por imagens radiológicas e início de antimicrobianos intravenosos (IV) assim que as culturas de sangue e de fluido sinovial (se apropriado) forem obtidas.
- Os medicamentos usados com frequência em reumatologia são apresentados na Tabela 23-2.

TABELA 23-1 Propriedades do Fluido Sinovial das Articulações

	Normal	Artrite reativa	Inflamatório (p. ex., JIA)	Infeccioso
Cor	Variável	Amarelo	Amarelo	Variável
Claridade	Transparente	Transparente a nublado	Transparente a nublado	Nublado, turvo
Leucócitos (por mm³)	< 200	5.000–10.000	5.000–>100.000	> 50.000
% Neutrófilos	< 25%	> 50%	> 50%	> 75%
Cultura	Negativa	Negativa	Negativa	Positiva

JIA, artrite idiopática juvenil.

Doenças Reumatológicas | 445

TABELA 23-2 Medicamentos Comuns Usados em Reumatologia*

Medicamento	Mecanismo/ações	Dosagem	Principais efeitos colaterais
NSAIDs			
Naproxeno	Anti-inflamatório	20 mg/kg/dia PO div. q12h	Sangramento e hematomas com facilidade
Ibuprofeno	Anti-inflamatório	10 mg/kg/dose PO q6h	Gastrointestinais: gastrite, sangramento
Aspirina	Inibição da enzima de ciclo-oxigenase	75–90 mg/kg/dia PO div. q.i.d.	Síndrome de Reye (aspirina) Nefrotoxicidade
Corticosteroides			
Triamcinolona hexacetonida (IA)	Anti-inflamatório	Variável, 10–40 mg por articulação	Atrofia cutânea no sítio da injeção; infecção muito rara
Prednisona (PO)	Anti-inflamatório	Variável, 0,5–2 mg/kg/dia PO	Síndrome de Cushing, atraso de crescimento, osteoporose, necrose avascular
Metilprednisolona (IV)	Imunossupressivo (células T)	Dose inicial: 30 mg/kg/dia IV, máximo 1 g/dia	
Imunossupressivos			
Metotrexato	Inibe a síntese da purina	5–15 mg/m² uma vez por semana PO ou SC	Hepatotoxicidade Citopenias
Agentes citotóxicos			
Ciclofosfamida	Agente alquilante	Variável, a pulsoterapia mensal é de 500–1.000 mg/m² IV	Cistite Aumenta risco de infecção Risco de infertilidade com dose total elevada
Ciclosporina	Acredita-se que iniba a ativação de células T	Não padronizada	Nefrotoxicidade

(Continua)

TABELA 23-2 Medicamentos Comuns Usados em Reumatologia* (Continuação)

Medicamento	Mecanismo/ações	Dosagem	Principais efeitos colaterais
Agentes biológicos			
Rituximabe	mAb anti-CD20 (anti-células B)	Dosagem pediátrica não padronizada, administrada como infusão IV	Hepatotoxicidade Reações de infusão Aumento do risco de infecção incluindo reativação do vírus JC
Imunoglobulina intravenosa	Pool de imunoglobulina humana	Até 2 g/kg IV	Reações de infusão Meningite asséptica
Anakinra	IL1-Ra solúvel (inibe IL-1)	Dosagem pediátrica não padronizada, SC diariamente	Reações no sítio local da injeção
Agentes anti-TNF-α			**Para todos os agentes Anti-TNF-α**
Etanercept (Enbrel)	Receptor de TNF-α solúvel	0,4 mg/kg SC duas vezes por semana	Reações no sítio da infusão/injeção
Infliximabe (Remicade)	mAb quimérico anti-TNF-α	3–10 mg/kg IV q 4–8 semanas SC;	Reativação de tuberculose
Adalimumabe (Humira)	mAb humanizado anti-TNF-α	dosagem pediátrica não padronizada	Possível aumento no risco de malignidade

*Cada um desses medicamentos é usado em várias doenças reumatológicas; muitos ainda estão em fase de investigação e todos eles deverão ser administrados mediante consulta médica com um reumatologista pediátrico.
NSAID, droga anti-inflamatória não esteroidal; IA, intra-articular; PO, via oral; IV, intravenoso; TNF, fator de necrose de tumor; SC, subcutâneo.

ARTRITE IDIOPÁTICA JUVENIL
- JIA é um quadro caracterizado de artrite inflamatória crônica, mas sua etiologia exata é desconhecida.
- Essa doença pode ser classificada em três subconjuntos principais: oligoarticular, poliarticular e sistêmico (Tabela 23-3). Outros tipos de JIA também incluem: artrite psoriática, artrite relacionada à entesite (incluindo a espondilite anquilosante juvenil) e a artrite não diferenciada.

Diagnóstico
- JIA é um diagnóstico de exclusão (Tabela 23-3).
- O diagnóstico exige artrite em uma ou mais articulações por pelo menos seis semanas, manifestação antes dos 16 anos de idade e exclusão de outras causas de inflamação articular.
- Os valores de laboratório não são muito úteis no diagnóstico, mas ajudam a excluir outros diagnósticos, e são úteis para prognósticos (p.ex; risco aumentado de uveíte com ANA positivo), para classificação complementar de artrite crônica estabelecida (p. ex., fator reumatoide e HLA-B27) e para acompanhar a atividade da doença (ESR, CRP e CBC).

Tratamento
- Terapia farmacológica
  - Agentes anti-inflamatórios
    - Drogas anti-inflamatórias não esteroides (NSAIDs): naproxeno 20 mg/kg/dia dividido q12h ou ibuprofeno 40 mg/kg/dia dividido q6h. Os pacientes deverão assumir essa dosagem como base programada para a terapia inicial.
    - Corticosteroides intra-articulares: terapia de primeira linha para pacientes com artrite oligoarticular nas articulações passíveis de receberem injeção intra-articular. Muitos pacientes passarão mais de seis meses em remissão após essa aplicação. A triancinolona hexacetonida é uma formulação de longa duração preferida para a injeção intra-articular em crianças.
    - Corticosteroides sistêmicos: usados para exacerbações não responsivas a outras terapias ou manifestações sistêmicas graves; podem ser administrados por via oral ou intravenosa. Geralmente, os corticosteroides sistêmicos não são mais usados como terapia de primeira linha por causa do uso precoce de medicamentos biológicos.
  - Drogas antirreumáticas modificadoras de doença (DMARDs)
    - Metotrexato e leflunomida: necessário monitoramento da função do fígado e contagens sanguíneas.
    - Agentes dirigidos contra o fator de necrose tumoral alfa (agentes biológicos): etanercept, infliximabe, adalimumabe.
    - Outros medicamentos biológicos: Inibidores de IL-1 (anakinra, rilonacept, canakinumab), anticorpo do receptor de IL-6 (tocilizumabe), CTLA4-Ig (abatacept).
  - Consultar a Tabela 23-2 para dosagens e mais informações sobre medicamentos selecionados.
- Considerações especiais para terapia de JIA sistêmica
  - Com frequência, o tratamento inicial é instituído durante a hospitalização e até que os sintomas sistêmicos estejam sob controle.
  - As NSAIDs podem ajudar a controlar a dor e o inchaço, mas não são usadas isoladamente.
  - O tratamento inicial consiste, com frequência, em esteroides e metotrexato com um medicamento biológico.
  - O uso precoce de agentes biológicos, especialmente os inibidores das vias de IL-1 ou IL-6, pode ser benéfico em alguns pacientes após a avaliação por um reumatologista pediátrico.

TABELA 23-3 Classificação de Artrite Idiopática Juvenil (JIA)			
	Oligoarticular	**Poliarticular**	**Sistêmica**
Critérios diagnósticos			
Número de articulações	≤ 4	≥ 5	Qualquer quantidade, geralmente > 5
Duração da artrite	6 semanas	6 semanas	6 semanas
Outros			Febre diária > 39 °C durante pelo menos 2 semanas
Sexo	Feminino > masculino	Feminino > masculino	Masculino = feminino
Idade de pico	2-4 anos	1-4 anos e 6-12 anos	Nenhuma
Manifestações extra-articulares	Sintomas sistêmicos raros Uveíte (15%-20%)	Fadiga Crescimento insatisfatório Febre baixa Uveíte (5%-10%)	Aparência doentia Erupção cutânea macular eritematosa Doença cardíaca Linfadenopatia e esplenomegalia Doença pulmonar Uveíte é rara
Achados de laboratório	65%-85% ANA+ ↑ESR, CRP	~50% ANA+ ↑ESR, CRP ↑WBC, plaquetas RF usado para classificar como doença RF+ ou RF-	↑ WBC, plaquetas ↓ hemoglobina ↑ ESR, CRP Geralmente ANA e RF negativos
Prognóstico	No geral, excelente ↑ uveíte com ANA+	Pode ser crônico RF+ mais grave	Inicialmente reservado ~50% de recuperação total

ANA, anticorpo antinuclear; CRP, Proteína-C reativa; ESR, taxa de sedimentação de eritrócitos; RF, fator reumatoide; WBC, leucócitos.
Adaptada de Cassidy JT, et al. A study of classification criteria for a diagnosis of juvenile rheumatoid arthritis. Arthritis Rheum 1986;29(2):274-281.
Cassidy JT, Petty RE, Laxer RM, et al. Textbook of Pediatric Rheumatology. 6th ed. Philadelphia: Elsevier Inc., 2011.

- Outros monitoramentos/terapias
  - Exames oftalmológicos para uveíte são necessários a cada 3–6 meses para JIA oligoarticular e poliarticular e mais cedo para JIA sistêmica. Crianças com menos de seis anos com ANA positivo e doença oligoarticular estão em risco mais alto de sofrer doença ocular.
  - Fisioterapia, terapia ocupacional e suporte psicológico podem ser importantes para o resultado em longo prazo. Entretanto, com as terapias cada vez melhores, hoje são poucas as incapacidades físicas ocorridas e relacionadas com JIA.

Complicações
- A maioria das complicações/emergências está relacionada à terapia para JIA, incluindo infecções associadas à terapia imunossupressora (corticoides e agentes anti-TNF-alfa) ou ao sangramento gastrointestinal relacionado ao uso de NSAIDs.
- Crianças com JIA sistêmica estão quase sempre doentes e se apresentam com múltiplas manifestações extra-articulares, como descrito na Tabela 23-3.
- A síndrome de ativação de macrófagos é uma complicação rara e potencialmente fatal associada à JIA sistêmica e a outros transtornos autoimunes. Essa síndrome se caracteriza por inflamação sistêmica esmagadora, coagulação intravascular disseminada, insuficiência hepática e citopenias; é quase sempre fatal e o reconhecimento rápido e o tratamento em consulta com um reumatologista pediátrico e um hematologista pediátrico é necessário.

LÚPUS ERITEMATOSO SISTÊMICO
Definição e Epidemiologia
- O SLE é um transtorno inflamatório autoimune caracterizado pela desregulação das células T e B com deposição do complexo imune em vários órgãos.
- A doença afeta mais geralmente as mulheres após a puberdade.
- Ela pode desenvolver-se em qualquer idade, mas raramente ocorre em crianças com menos de cinco anos.

Diagnóstico e Estudos de Laboratório
- O SLE é um diagnóstico clínico que exige a presença de, pelo menos quatro ou mais critérios clínicos e/ou ambulatoriais (Tabela 23-4; pense no mnemônico **MD SOAP BRAIN**).
- Além dos critérios laboratoriais listados na Tabela 23-4 e usados para diagnóstico e classificação, os itens a seguir podem ser usados como marcadores para monitorar a atividade da doença e a resposta à terapia no SLE.
  - C3 e C4. Níveis baixos indicam aumento da atividade da doença.
  - CBC. Com frequência os pacientes apresentam citopenias.
  - dsDNA. Os títulos estão frequentemente altos e podem ser reflexo da atividade da doença.
  - Função renal. Até 75% das crianças com SLE apresentam nefrite por lúpus.
  - Anticorpos antifosfolipídios (que também podem apresentar-se em pacientes sem SLE ou outra doença autoimune). Os pacientes estão em maior risco de sofrerem eventos trombóticos. O diagnóstico da síndrome de antifosfolipídios é feito com base na história de trombose ou perda de gestação ou prematuridade com anticoagulante de lúpus persistente, anticorpo anticardiolipina (IgG ou IgM), ou positividade de anticorpo contra glicoproteína β2 (IgG ou IgM) com diferença de 12 semanas.

Tratamento
- Objetivo: controlar a resposta imune e tratar manifestações da doença específicas dos órgãos.
- Terapias farmacológicas (para mais informações sobre agentes específicos, consulte Tabela 23-2).
  - NSAIDs (usar com cautela em pacientes com doença renal).

TABELA 23-4 — Critérios de Classificação para Lúpus Eritematoso Sistêmico

1. Erupção cutânea **M**alar: poupa as pregas nasolabiais e as pálpebras
2. Erupção cutânea **D**iscoide: geralmente no escalpo ou nos membros
3. **S**erosite: pleurite ou pericardite
4. Úlceras mucocutâneas **O**rais ou nasais; geralmente indolores
5. **A**rtrite: duas ou mais articulações periféricas, não erosiva
6. **P**hotossensitivity (fotossensibilidade): por meio da história ou do exame
7. **B**lood (sangue): citopenias (uma das seguintes):
   - Anemia hemolítica
   - Leucopenia (< 4.000/mm^3) em duas ou mais ocasiões
   - Linfopenia (< 1.500/mm^3) em duas ou mais ocasiões
   - Trombocitopenia (< 100.000/mm^3)
8. Transtorno **R**enal:
   - Proteinúria > 0,5 g/dia **ou**
   - Cilindros celulares
9. **A**NA: positivo na ausência de medicamentos conhecidos por causarem lúpus associado a eles
10. **I**munológico (um dos seguintes):
    - Anticorpos anti-dsDNA
    - Antígeno nuclear anti-Sm
    - Anticorpos antifosfolipídicos: anticorpos anticardiolipina, anticoagulante de lúpus ou teste sorológico falso-positivo para sífilis por pelo menos 6 meses
11. **N**eurológico (um dos seguintes):
    - Convulsão
    - Psicose

Adaptada de Tan E, et al. The 1982 revised criteria for the classification of systemic lupus erythematosus. Arthritis Rheum 1982;25:1271–1277; Hochberg MC. Updating the American College of Rheumatology revised criteria for the classification of systemic lupus erythematosus. Arthritis Rheum 1997;40:1725.

- Corticosteroides
  - Prednisona oral, 0,5–2 mg/kg/dia com retirada lenta até melhora dos marcadores laboratoriais de controle da doença; pode exigir uso prolongado.
  - Pulsoterapia de esteroides IV
- Agentes imunossupressores/citotóxicos; ciclofosfamida, micofenolato, azatioprina e ciclosporina.
- Modificadores biológicos: rituximabe (anticorpo monoclonal anti-CD20).
- Anticoagulação: deverá ser considerada se os pacientes apresentarem título alto de anticorpos antifosfolipídios e história de trombose; não há padronização de melhor tratamento.

Complicações

- Os pacientes com SLE podem apresentar-se com vários quadros emergentes incluindo vasculite mesentérica (manifestando-se como dor abdominal aguda); tamponamento cardíaco; endocardite de Libman-Sacks; efusões pleurais; hemorragia pulmonar; insuficiência renal e trombose com derrame ou embolia pulmonar relacionada à síndrome de antifosfolipídios.
- A terapia imunossupressora torna esses pacientes susceptíveis à infecção.

Doenças Reumatológicas | 451

LÚPUS NEONATAL
- Esse quadro autolimitado é visto em recém-nascidos como resultado da passagem transplacentária de autoanticorpos maternos (SSA e SSB; também conhecidos como Ro e La). Essa doença não é sistêmica, e os sintomas ficam geralmente limitados à pele e ao coração.
- A maioria das mães dessas crianças não tem SLE ou um transtorno conhecido do tecido conjuntivo, mas tem mais probabilidade de desenvolver essas condições no futuro e deverão receber aconselhamento.
- As manifestações clínicas incluem erupção cutânea, bloqueio cardíaco congênito e, menos comum, doença hepática ou citopenias.
- O tratamento é de suporte até que os anticorpos maternos sejam eliminados (geralmente por volta de 6 a 8 meses de idade).
- Se presente, o bloqueio cardíaco congênito geralmente é permanente e pode exigir um marca-passo.
- As crianças não parecem ter risco aumentado de desenvolverem SLE mais tarde na vida, mas podem estar em maior risco de autoimunidade, com base em uma predisposição genética.

DERMATOMIOSITE JUVENIL
Definição e Epidemiologia
- A dermatomiosite juvenil é um transtorno autoimune caracterizado por inflamação do músculo e da pele, levando ao enfraquecimento muscular proximal e a lesões de pele características. O mecanismo parece estar relacionado com vasculopatia (inflamação dos vasos sanguíneos).
- Antes da terapia com corticoides, um terço dos pacientes ia a óbito, mas com a terapia a sobrevida atual é superior a 95%.
- Idade de pico para o aparecimento da doença: entre 5 e 14 anos.
- O quadro é mais comum em meninas.

Apresentação Clínica
- Os pacientes podem apresentar-se com um quadro agudo, sem capacidade de andar por causa da fraqueza muscular; buscar pelo sinal de Gower no exame físico.
- As erupções características incluem um exantema heliotrópico com descoloração púrpura das pálpebras superiores e edema periorbital, assim como pápulas de Gottron (dermatite eritematosa brilhante e escamosa no dorso das articulações metacarpofalângicas e interfalangianas proximais).
- Outros achados comuns incluem febre, fadiga e perda de peso; disfagia; artralgias e artrite; calcinose subcutânea, às vezes resultando em ulcerações; telangiectasias dos leitos das unhas, que são quase patognomônicas e vasculite que afeta os órgãos viscerais (sangramento GI) e a pele.

Tratamento
- Terapia farmacológica. Para mais informações sobre agentes específicos, consultar Tabela 23-2.
  - Corticosteroides: pulso IV ou oral 1–2 mg/kg/dia até melhora dos sintomas (força, enzimas musculares); em seguida, redução gradativa. Entretanto, essas drogas podem ser necessárias por vários anos.
  - Agentes imunossupressores/citotóxicos: já foram usados metotrexato, hidroxicloroquina, ciclofosfamida, ciclosporina e azatioprina.
  - Modificadores biológicos: IVIG e rituximabe (experimental) já foram usados com algum sucesso.

Complicações

- O reconhecimento imediato dos sintomas e os avanços no tratamento reduziram significativamente a morbidade e a mortalidade dessa doença.
- Entretanto, os pacientes ainda estão em risco de insuficiência cardiorrespiratória por causa de fraqueza muscular, pneumonias por aspiração e danos orgânicos como hemorragia gastrointestinal relacionada à vasculite.

PÚRPURA DE HENOCH-SCHÖNLEIN

Definição e Epidemiologia

- A HSP se caracteriza por uma erupção cutânea purpúrica sem evidência de coagulopatia, dor abdominal e glomerulonefrite.
- Trata-se de uma vasculite comum em crianças, ocorrendo geralmente entre 3 e 15 anos.
- A doença é mais frequente no inverno.
- Em geral, o quadro surge após infecção viral do trato respiratório superior.

Apresentação Clínica e Diagnóstico

- Uma vez excluídas as outras causas de púrpura (p. ex., infecção, trombocitopenia, DIC e outras vasculites), a HSP poderá ser diagnosticada se pelo menos duas das características a seguir estiverem presentes (adaptado dos critérios do American College of Rheumatology):
  - Menos de 20 anos de idade.
  - Erupção cutânea purpúrica sem trombocitopenia, geralmente em áreas pendentes como pernas e nádegas.
  - Dor abdominal ou diarreia sanguinolenta indicando isquemia da parede intestinal.
  - Biópsia (p. ex., pele, rim) mostrando granulócitos nas paredes dos vasos sanguíneos.
- Outros achados comuns incluem artrite e artralgias nas grandes articulações; glomerulonefrite, que ocorre em um terço dos casos e geralmente se resolve, mas pode resultar em insuficiência renal (pode ser necessária a biópsia do rim) e orquite.

Tratamento

- Em geral, o tratamento é de suporte e sintomático.
- Os corticosteroides podem ser eficazes e a terapia em curto prazo pode ajudar com a artrite, orquite e hemorragia gastrintestinal. Entretanto, essas drogas não parecem alterar o curso da HSP no longo prazo.
- É necessário o tratamento da hemorragia gastrointestinal e das complicações renais.
- As crianças deverão ser monitoradas quanto envolvimento renal, com urinálise e pressão arterial a cada 1–2 semanas no primeiro mês e depois mensalmente por pelo menos 6 meses após o diagnóstico.

RESULTADOS

- A maioria dos pacientes se recupera em 2–4 semanas e o curso da HSP geralmente é benigno. Um terço das crianças sofre recidiva com erupção cutânea e dor abdominal, geralmente logo após o episódio inicial.
- Menos de 5% dos pacientes com doença renal progride para a insuficiência renal e pode precisar de transplante.

FEBRE REUMÁTICA AGUDA

Etiologia e Epidemiologia

- Trata-se de um processo inflamatório multissistêmico que se segue a uma faringite com infecção pelo *Streptococus* hemolítico β do grupo A. Esse quadro não ocorre após infecções cutâneas por *Streptococcus* do grupo A.
- Acredita-se que a febre reumática aguda (ARF) seja causada pelos anticorpos autorreativos direcionados contra antígenos das bactérias *Streptococcus* que imitam antígenos do hospedeiro.
- A idade de pico para incidência vai dos 6 aos 15 anos.

Estudos de Laboratório e Investigações por Imagens

- Cultura da garganta ou teste rápido para estreptococos.
- Títulos de anticorpos estreptocócicos (ASO e anti-DNAseB).
- Ecocardiograma e EKG para pacientes com febre reumática confirmada e/ou suspeita de doença cardíaca.

Critérios Diagnósticos

- O diagnóstico de episódio inicial de ARF se baseia nos critérios de Jones (Tabela 23-5). É necessária a evidência de infecção estreptocócica anterior com dois critérios maiores ou um maior e dois critérios menores.
- Pacientes com história de ARF têm risco maior de recorrência ou de infecções estreptocócicas subsequentes e não precisam cumprir com os critérios de Jones para diagnóstico de uma exacerbação aguda.

TABELA 23-5 Critérios de Jones para Febre Reumática

Evidência de infecção anterior por *Streptococcus*

1. Cultura positiva da garganta ou teste rápido para estreptococos
2. Títulos elevados ou ascendentes de anticorpos estreptocócicos (ASO e/ou DNAse)

Critérios maiores:

Articulações (**J**oints): poliartrite, geralmente migratória e afetando joelhos, cotovelos e punhos Joints (articulações)

♥**C**ardite: doença valvular, pericardite

Nódulos subcutâneos: indolores, sobre as superfícies extensoras das articulações

Eritema marginado: erupção cutânea eritematosa serpiginosa com centro transparente

Coreia de **S**ydenham: movimentos súbitos e rápidos do tronco e/ou das extremidades

Critérios menores

1. Febre
2. Artralgia
3. Intervalo PR prolongado
4. ESR ou CRP elevadas

Adaptada de Dajani AS, Ayoub E, Bierman FZ, et al: Special Writing Group of the Committee on Rheumatic Fever, Endocarditis, and Kawasaki Disease of the Council on Cardiovascular Disease in the Young of the American Heart Association. Guidelines for the diagnosis od rheumatic fever: Jones criteria, 1992 update [a correção publicada aparece em JAMA 1993;269:476]. JAMA 1992;268:2069–2073

Tratamento
- O tratamento consiste em terapia antibiótica e tratamento de cardite (se presente) assim como profilaxia contra infecção recorrente.
- O tratamento inicial visa eliminar a infecção estreptocócica, mesmo se as culturas forem negativas à época do diagnóstico. **Um** dos seguintes será apropriado:
  - Penicilina benzatina: 0,6 (< 27 kg) ou 1,2 (> 27 kg) milhões de unidades internacionais IM dose única.
  - Penicilina VK: 25–50 mg/kg/dia (< 27 kg) divididos t.i.d.-q.i.d. (dose máxima 3 g/dia). Ou 500 mg (< 27 kg) b.i.d.-t.i.d. durante 10 dias.
  - Eritromicina: 20–40 mg/kg/dia (máximo 1 g/dia) PO b.i.d.-q.i.d. durante 10 dias.
  - Cefalosporina oral durante 10 dias.
- Cardite. Se houver evidência de cardite, o tratamento inicial incluirá aspirina 80–100 mg/kg/dia divididos q.i.d. e consulta cardiológica.
  - A doença cardíaca reumática pode progredir para insuficiência cardíaca congestiva aguda e os pacientes com cardite deverão ser monitorados estritamente quanto a um comprometimento cardiovascular.
  - Às vezes, os corticosteroides são usados para casos graves de cardite e de insuficiência cardíaca congestiva.
- A artrite geralmente é autolimitada e responde significativamente ao tratamento com aspirina.
- Profilaxia para doença cardíaca reumática
  - A profilaxia é importante para a prevenção de infecção recorrente e doença cardíaca reumática e deverá continuar por pelo menos cinco anos (diretrizes da American Heart Association [AHA]).
    - Se a doença cardíaca não se desenvolver, pode-se considerar interromper a profilaxia aos 21 anos ou depois de 5 anos (o que for mais longo). Deve-se considerar o tratamento mais longo em populações de alto risco (p. ex., professores, provedores de cuidados de saúde, pessoal militar).
    - Se houver evidência de cardite, os pacientes poderão precisar da profilaxia por toda a vida.
  - **Um** dos agentes a seguir deverá ser usado:
    - Penicilina benzatina: 1,2 milhões IM cada 3–4 semanas; essa é a terapia preferida por causa da aderência.
    - Penicilina VK 250 mg PO b.i.d.
    - Eritromicina 250 mg PO b.i.d.
    - Sulfadiazina 0,5 g (< 27 kg) ou 1 g (> 27 kg) PO diariamente.

Artrite Reativa Pós-Estreptocócica
- As crianças que não cumprem com os critérios para ARF, mas têm artrite e história de faringite estreptocócica do grupo A poderão contrair artrite reativa pós-estreptocócica (PSRA).
- Diferentemente da ARF, na PSRA a artrite não é prolongada e migratória e não responde ao tratamento com aspirina.
- O aparecimento da artrite com PSRA ocorre tipicamente nas primeiras duas semanas da infecção estreptocócica, ao contrário da artrite na ARF, que leva 2–3 semanas para se desenvolver.
- O tratamento inclui NSAIDs e, às vezes, corticosteroides para artrite. Os pacientes deverão ser tratados para a infecção estreptocócica e considerar a profilaxia por pelo menos 1 ano se não houver sinais de cardite.

DOENÇA DE KAWASAKI
- A causa dessa vasculite aguda é desconhecida, mas suspeita-se de uma etiologia infecciosa.

Apresentação Clínica e Diagnóstico
- Kawasaki é um diagnóstico clínico. Na falta de outro processo de doença, as características clínicas, conforme descritas pela American Academy of Pediatrics (AAP) e pela AHA incluem:
  - Febre (geralmente > 39 °C) durante ≥ 5 dias e, pelo menos, quatro dos quadros a seguir:
    - Conjuntivite bilateral (bulbar), não exsudativa.
    - Mucosite: eritema dos lábios, lábios fissurados, língua em morango ou eritema orofaríngeo.
    - Linfadenopatia cervical, > 1,5 cm; tipicamente unilateral e solitária.
    - Erupção cutânea eritematosa e polimórfica.
    - Alterações nas extremidades: inchaço, eritema ou descamação periungueal.
- Exceções
  - Se houver anormalidades de artéria coronária, a doença de Kawasaki poderá ser diagnosticada com menos de quatro dos critérios anteriores.
  - Mesmo com cultura viral positiva, a doença de Kawasaki ainda deverá ser considerada se o paciente não apresentar melhora.
- Outros sintomas associados
  - Sistema nervoso central: irritabilidade, letargia, meningite asséptica e perda auditiva.
  - Cardiovasculares: anormalidades de artéria coronária, aneurismas de outros vasos de médio porte, pericardite, insuficiência cardíaca conjuntiva e anormalidades valvulares.
  - Gastrintestinais: dor abdominal, diarreia, vômito, disfunção hepática e hidropisia da vesícula biliar.
  - Geniturinários: uretrite e erupção cutânea perineal descamativa.
  - Musculosqueléticos: artrite e artralgias.

Doença de Kawasaki Atípica
- A KD Atípica (às vezes chamada de incompleta) deverá ser considerada em crianças com febre inexplicada por mais de 5 dias e que cumpram com apenas 2 ou 3 dos critérios clínicos adicionais. Bebês com doença de Kawasaki apresentam, tipicamente, a doença atípica e podem manifestar-se só com febre prolongada e anormalidades vasculares.
- As diretrizes sugeridas pela AAP e AHA incluem:
  - Tratar e obter ecocardiograma para pacientes com febre ≥ 5 dias mais dois ou três critérios clínicos, se CRP ≥ 3,0 mg/dL, ou se ESR ≥ 40 mm/h **e** pacientes apresentarem três ou mais critérios de laboratório complementares:
    - Albumina ≤ 3,0 g/dL.
    - Alanina aminotransferase elevada.
    - Anemia.
    - Trombocitose ≥ 450.000/mm^3.
    - Contagem de leucócitos (WBC) ≥ 15.000 mm^3.
    - Piuria estéril (≥ 10 WBC/HPF).
- Se o paciente não apresentar três critérios de laboratório complementares, deve-se obter um ecocardiograma, se clinicamente indicado, e tratar se houver achados cardíacos.
- A doença de Kawasaki atípica é mais comum em bebês, e a ecocardiografia deverá ser considerada com febre por ≥ 7 dias em bebês ≤ 6 meses de idade, independentemente da ausência de outros critérios clínicos.

Estudos de Laboratório e Investigação por Imagem
- Os estudos de laboratório não são diagnósticos. As anormalidades comuns incluem ESR e CRP elevados, piúria estéril, hipoalbuminemia, anemia, trombocitose (geralmente após 7 dias) e pleocitose do líquido cefalorraquidiano.

- Se a doença de Kawasaki for diagnosticada ou suspeita, a avaliação de função cardíaca e de artérias coronárias com ecocardiografia será essencial. Ecocardiogramas de repetição deverão ser realizados após o tratamento de modo rotineiro, dependendo do grau de envolvimento cardíaco inicial.

Tratamento
- A terapia deverá ser iniciada antes do décimo dia de febre e, de preferência, nos primeiros sete dias.
  - A terapia padrão é de aspirina e IVIG. Supressores imunes adicionais incluindo corticosteroides deverão ser considerados para a doença que não responda a duas doses de IVIG, KD grave ou KD atípica.
  - O tratamento nos dez primeiros dias da doença reduz o risco de aneurismas coronários, que diminui de aproximadamente 20% para 5%.
- A terapia farmacológica inclui:
  - Aspirina
    - Começar com dose alta de aspirina 80–100 mg/kg/dia, dividida em 4 vezes ao dia.
    - As diretrizes da prática variam. Pode ser possível trocar por dose baixa de aspirina (3–5 mg/kg/dia) a qualquer momento de 48 horas após a resolução da febre até 14 dias após o começo da doença, ou após a resolução da trombocitose.
    - Continuar com a dose baixa de aspirina por pelo menos 6–8 semanas e por mais tempo se houver envolvimento cardíaco.
  - IVIG
    - Iniciar com 2 g/kg em infusão única.
    - Aplicar uma segunda dose se a febre continuar ≥ 36 horas após o tratamento.
  - Corticosteroides e outros supressores imunes
    - Para pacientes com febre persistente após IVIG e/ou vasculite grave, corticosteroides e outros supressores imunes, incluindo medicamentos anti-TNF-alfa podem ser indicados.
  - Anticoagulação
    - Isso é necessário para pacientes com grandes aneurismas coronarianos ou trombose de artéria coronária.
    - Podem ser usados: aspirina, clopidogrel, dipiridamol, warfarina e/ou heparina de baixo peso molecular.

Complicações
- Para pacientes sem envolvimento cardíaco o resultado é excelente.
- Para pacientes com envolvimento cardíaco:
  - O risco mais alto para infarto do miocárdio está no primeiro ano após o diagnóstico.
  - Cerca de 50% das lesões coronarianas se resolvem após 1–2 anos. Aneurismas coronarianos ou de outros vasos de médio porte podem-se romper.
- Podem ocorrer reações à IVIG (p. ex., anafilaxia com deficiência de IgA).
- A consulta com subespecialidades apropriadas (reumatologia, doenças infecciosas e/ou cardiologia) pode ser importante, dependendo do curso clínico do paciente.

SÍNDROMES DE FEBRE PERIÓDICAS
- Essas são transtornos autoinflamatórios causados por sinalização imune inata anormal e caracterizados por episódios recorrentes de febre sem uma fonte infecciosa.

Apresentação Clínica e Diagnóstico
- Os pacientes são jovens (geralmente < 3 anos) e se apresentam com episódios recorrentes bem caracterizados de febre sem infecção.
- Os sintomas associados podem incluir dor abdominal, erupção cutânea, dor articular, fadiga, garganta inflamada e/ou linfadenopatia.
- Mutações genéticas autossômicas dominantes e recessivas foram descobertas para algumas síndromes hereditárias de febre incluindo a febre familiar do Mediterrâneo (FMF), síndrome da hiperimunoglobina D (HIDS), síndrome periódica associada ao receptor do fator de necrose tumoral (TNF) (TRAPS) e síndrome periódica associada à criopirina (CAPS).
- A febre periódica com estomatite aftosa, faringite e adenite (PFAPA) é uma síndrome clínica heterogênea de febres recorrentes associadas a garganta inflamada e adenite cervical.

Tratamento
- O tratamento varia com base na causa das síndromes de febre.
- Com frequência, os corticosteroides interrompem os episódios febris agudos, mas são limitados para a terapia em longo prazo.
- Pacientes com FMF reagem satisfatoriamente à colchicina, e essa é, em geral, uma terapia para toda a vida.
- CAPS responde às terapias biológicas anti-IL-1.

Complicações
- CAPS pode apresentar-se com manifestações significativas em bebês incluindo erupção cutânea, artropatia, encefalite e outros sintomas neurológicos.
- A amiloidose pode ser uma complicação da inflamação de longo prazo e foi associada às síndromes periódicas de febre.
- O tratamento com colchicina de pacientes com FMF demonstrou reduzir substancialmente o risco de amiloidose.

SÍNDROMES DE DOR CRÔNICA
- Abrangem uma ampla faixa de transtornos em crianças incluindo dor musculoesquelética aumentada (AMP), dor abdominal crônica, síndrome da fadiga crônica, fibromialgia e outros transtornos de dor.
- Os reumatologistas estão sempre recebendo pacientes com AMP; entretanto, as estratégias gerais de tratamento são aplicáveis à maioria das síndromes de dor crônica.

Apresentação Clínica e Diagnóstico
- Os fatores de risco para AMP incluem lesão recente com imobilidade, sexo feminino, estresse psicológico e, possivelmente, a genética.
- Muitos pacientes passam em consulta com vários médicos antes de receberem o diagnóstico.
- O reconhecimento precoce e o diagnóstico de síndromes de dor crônica são importantes para evitar verificação diagnóstica adicional e o estresse que esses testes trazem para o paciente e sua família.

Tratamento
- O tratamento visa atenuar a dor e melhorar as atividades do dia a dia.
- Nas crianças, o esteio do tratamento inclui:

- Aumentar a atividade física incluindo exercícios e, com frequência, a terapia física e ocupacional (PT e OT). Os pacientes deverão ser informados de que o aumento de atividade pode, de início, piorar os sintomas, mas o exercício físico é crítico para a melhora.
- Estabelecer uma rotina regular incluindo ida a escola e participação nas atividades.
- Práticas sadias para dormir evitando-se os eletrônicos na cama e tendo um programa regular para dormir/acordar.
- Os pacientes poderão se beneficiar de aconselhamento psicológico para trabalhar em estratégias que permitam reconhecer e evitar as exacerbações.
- Em geral, os analgésicos não têm utilidade para muitos transtornos de dor crônica.
- Alguns pacientes exigem terapia mais intensiva no cenário hospitalar ou ambulatorial com PT e OT diárias.

LEITURAS SUGERIDAS

Cassidy JT, Petty RE, Laxer RM, et al. Textbook of Pediatric Rheumatology. 6th Ed. Philadelphia: Elsevier Inc., 2011.

Dajani A, Taubert K, Ferrieri P, et al. Treatment of acute streptococcal pharyngitis and prevention of rheumatic fever: a statement for health professionals. Committee on Rheumatic Fever, Endocarditis, and Kawasaki Disease of the Council on Cardiovascular Disease in the Young, the American Heart Association. Pediatrics 1995;96:758–764.

Mills JA, Michel BA, Bloch DA, et al. The American College of Rheumatology 1990 criteria for the classification of Henoch-Schönlein purpura. Arthritis Rheum 1990;33:1114–1121.

Newburger JW, Takahashi M, Gerber MA, et al. Diagnosis, treatment and long-term management of Kawasaki disease: a statement for health professionals. Committee on Rheumatic Fever, Endocarditis, and Kawasaki Disease, Council on Cardiovascular Disease in the Young, American Heart Association. Pediatrics 2004;114:1708–1733.

Tan EM, Cohen AS, Fries JF, et al. The 1982 revised criteria for the classification of systemic lupus erythematosus. Arthritis Rheum 1982;25:1271–1277.

WEBSITES SOBRE REUMATOLOGIA

The American College of Rheumatology, http://www.rheumatology.org/
The Arthritis Foundation, http://www.arthritis.org/
Pediatric Rheumatology European Section, http://www.pres.org.uk/

24 Doenças Renais
Anne Marie Beck

ESTUDOS DA FUNÇÃO RENAL E DA URINA
- Três atributos essenciais da função renal:
  - Ultrafiltração glomerular.
  - Absorção tubular de solutos filtrados e de água.
  - Secreção tubular de íons orgânicos e não orgânicos.

História
- Geral: mal-estar e falha de crescimento.
- Gastrointestinal (GI): dificuldades de alimentação, vômito, anorexia e, às vezes, sangramento GI.
- Assintomática em muitos casos.
- História neonatal
  - Diagnóstico pré-natal de hidronefrose ou de anormalidade do trato urinário.
  - Placenta edematosa/hipertrofiada (> 25% do peso ao nascer) sugere síndrome nefrótica congênita.
  - Infecção materna. Infecções TORCH congênitas podem-se apresentar como síndrome nefrótica neonatal e inocular o parênquima renal com infecções (p. ex., citomegalovírus); a sepse materna pode causar hipoperfusão e lesão dos rins do lactente.
  - Asfixia perinatal com hematúria macroscópica em período neonatal pode sugerir trombose venosa renal na mesma criança com hematúria quando mais velha.
- História familiar: quadros renais herdados como doenças císticas dos rins (ARPKD, ADPKD, nefronoftise), doença da membrana de base delgada, síndrome de Alport e algumas síndromes nefróticas por causa de mutações herdadas. Com frequência, é sempre criterioso conduzir pesquisa sobre qualquer membro da família em diálise ou com transplante de rim.
- História clínica anterior: hematúria macroscópica recorrente (nefropatia de IgA), inchaço intermitente, pressão arterial alta, exposição a medicamentos e enurese diária ou noturna.
- História dietética.

Exame Físico
Buscar os aspectos a seguir do exame físico para ajudar no diagnóstico de doença renal:
- Crescimento e nutrição.
- Situação da hidratação (edema ou desidratação).
- Circulação, incluindo pulsos das quatro extremidades, precórdio, pulmões (edema pulmonar) e palpação abdominal.
- Exame físico.

- Manter foco mais amplo nos recém-nascidos, pois muitas doenças renais estão associadas a outros defeitos congênitos (ânus imperfurado, associação VACTERL, artéria umbilical única, disgenesia gonadal e tumor de Wilms).
- Apalpar o abdome quanto a massas renais (rim dilatado em trombose da veia renal, tumores renais e rins multicísticos displásticos).

Urinálise

Segue-se uma lista de achados da urinálise que sugerem ou confirmam a doença renal:
- Anormalidades de aparência
  - Hematúria (confirmar com urinálise e exame microscópico).
  - Turva: sugestiva de infecção/cristalúria.
- Anormalidades de volume da urina
  - Anúria: cessação completa de débito urinário.
  - Oligúria: urina insuficiente para homeostasia (geralmente < 500 mL/24 h para adultos ou 1 mL/kg/h para crianças). A Tabela 24-1 mostra valores de laboratório que indicam causa pré-renal ou renal.
  - Poliúria: consumo aumentado de fluidos, insuficiência de liberação de hormônio antidiurético (ADH), resistência ao ADH e diurese osmótica.
- Sangue: testes para componente heme (hemoglobina e mioglobina). Se positivo, é necessário confirmar a morfologia das hemácias (RBC) por exame microscópico.
- Proteína: Clinistix padrão detecta albumina; menos sensível para proteínas da cadeia leve livre (Bence Jones) ou proteínas "tubulares" de baixo peso molecular.
- Glicose: Clinistix padrão detecta glicose isolada: para testar outros açúcares, é necessário o Clinitest.
- Nitrito: 90% dos patógenos urinários comuns são bactérias formadoras de nitrito.
- Concentração urinária: testada para gravidade específica, mas a osmolalidade é mais precisa com grandes moléculas, como a glicose.
- Bilirrubina na urina: elevada em qualquer doença que cause aumento da bilirrubina conjugada na corrente sanguínea (negativa em doença hemolítica).

TABELA 24-1 Diferenciação Laboratorial de Oligúria

Teste	Oligúria pré-renal*	Oligúria renal intrínseca*
Gravidade específica	> 1,020 (> 1,015)	< 1,010 (< 1,010)
Osmolalidade da urina (mOsmol/kg)	> 500 (> 400)	< 350 (< 400)
Osmolalidade da urina/plasma	> 1,3 (> 2,0)	< 1,3 (< 1,0)
Sódio na urina (mEq/L)	< 20 (< 30)	> 40 (> 70)
FE_{Na}	< 1 (< 2,5)	> 3 (> 10)
Ureia na urina/plasma	> 8 (> 30)	< 3 (< 6)
FE_{Ureia}	< 30	> 70
Creatinina urina/plasma	> 40 (> 30)	< 20 (< 10)
$FE_{microglobulina\ \beta_2}$	< 0,4	> 0,5

*Índices para neonatos com mais de 32 semanas são mostrados entre parênteses.
FE, excreção fracionada.

- Urobilinogênio da urina: aumentado em quadros que aumentam a produção de bilirrubina ou reduzem a habilidade do fígado de remover o urobilinogênio reabsorvido da circulação portal (positivo em doença hepática e em doença hemolítica).
- Exame microscópico
  - Em crianças sadias, 1–2 RBCs/campo de alta potência (HPF) ou 1–2 leucócitos (WBCs)/HPF é normal.
  - Cilindros: precipitação de resíduos nos túbulos renais
    ○ Cilindros hialinos: fluxo sanguíneo renal baixo.
    ○ Cilindros de hemácias: hematúria de origem glomerular sugestiva de glomerulonefrite.
    ○ Cilindros adiposos (estruturas em formato de cruz maltesa): muito comuns em síndrome nefrótica.
- Cristais
  - Oxalato de cálcio: hipercalciúria (cristais em forma de envelope ou de halteres).
  - Cristais de ácido úrico: hiperuricosúria (aparecem com placas ou rosetas rombiformes).
  - Cristais de cistina hexagonais (estrutura de anel de benzeno): cistinúria.
  - Cristais de fosfato de amônio magnésio (triplo): formam-se somente em pH alcalino: observados com organismos separadores de urease (cristais com aparência de tampa de caixão).
  - Cristais finos, semelhantes a agulhas: tirosinemia.

Cálculo do *Clearance* de Creatinina
- Fórmula de Schwartz: usada para calcular a taxa de filtração glomerular (GFR) mL/min/1,73 m²

$$GFR = \frac{k \times L}{P_{Cr}}$$

- L = comprimento em cm.
- K = constante de proporcionalidade.
  - Recém-nascido a termo durante o primeiro ano: 0,45.
  - Crianças até 13 anos: 0,55.
  - Adolescentes masculinos (13–21 anos): 0,7.
  - Adolescentes femininas (13–21 anos): 0,57.
  - Criança com doença renal crônica: 0,413.
  - P_{Cr} = creatinina do plasma.
- Nitrogênio ureico do sangue (BUN): não é um preditor preciso de função renal.
  - Fatores que aumentam BUN sérico: hemorragia GI, desidratação, ingestão aumentada de proteínas e catabolismo de proteína aumentado (infecção sistêmica, queimaduras, terapia glicocorticoide, fase inicial do jejum).
  - Fatores que reduzem BUN sérico: alta ingestão de fluidos, ingestão reduzida de proteína, jejum avançado e doença hepática.
- Cálculo de GFR usando U × V/P
  - Para padronizar: *clearance* de creatinina

$$(mL/min/1{,}73m^2) = \frac{U_{Cr}(mg/dL) \times V(mL) \times 1{,}73}{P_{Cr}(mg/dL) \times 1440 \times SA\,(m^2)}$$

  ○ U_{Cr} = concentração urinária de creatinina.
  ○ V = volume de urina em 24 horas.
  ○ P_{Cr} = concentração de creatinina no plasma.
  ○ SA = área de superfície corporal.

TABELA 24-2 — Taxa Normal de Filtração Glomerular (GFR) por Idade

Idade	GFR e (mL/min/1,73 m^2)
Nascimento	20,8
1 semana	46,6
3–5 semanas	60,1
6–9 semanas	67,5
3–6 meses	73,8
6 meses–1 ano	93,7
1–2 anos	99,1
2–5 anos	126,5
5–15 anos	116,7

- Se uma criança com mais de 3 anos de idade apresentar menos de 15 mg/kg/dia de creatinina em uma coleta de urina de 24 horas, isso provavelmente significa que ou a coleta não ocorreu realmente durante 24 horas ou que nem toda a urina foi colhida.
- Para os valores normais de GFR consulte a Tabela 24-2.
- A função renal pode ser classificada como glomerular, tubular ou hormonal (Tabela 23-3).

INSUFICIÊNCIA RENAL AGUDA

- Definida como aumento em creatinina de 0,5 mg/dL acima da linha de base.

TABELA 24-3 — Resumo de Avaliação Renal Diagnóstica por Função

Função glomerular	Função tubular	Função hormonal
Nitrogênio ureico do sangue	Metabolismo da água • Gravidade específica da urina • Osmolalidade da urina • Habilidade máxima de concentração da urina	Eritropoietina • Hematócrito • Reticulócito
Creatinina sérica e *clearance* de inulina	Metabolismo ácido-base • pH da urina	Vitamina D • Concentração de 1,25-(OH)$_2$D$_3$ no soro
Estudo de GFR de iotalamato	• Excreção de ácido titulável da urina • Excreção de amônio da urina • Pco$_2$ da urina-sangue • FE de bicarbonato em nível normal de bicarbonato sérico	• Concentração de cálcio no soro • 25-OH Vit D3

Etiologia
- Necrose tubular aguda (ATN): 45% (isquemia ou nefrotoxinas).
- Pré-renal: 21% (insuficiência cardíaca, sepse ou depleção de volume).
- Aguda sobre crônica: 13% (principalmente ATN e doença pré-renal).
- Obstrução do trato urinário: 10%.
- Glomerulonefrite ou vasculite: 4%.
- Nefrite intersticial aguda: 2%.

Estudos de Laboratório
- Proporção BUN sérico/creatinina (usar com cautela em crianças)
  - Pré-renal superior a 20:1.
  - Outras causas de BUN elevado: sangramento GI, esteroides, tetraciclina.
  - Outras causas de creatinina baixa: massa muscular reduzida em crianças com doença crônica.
- Urinálise
  - Pré-renal: cilindros hialinos.
  - Doença renal intrínseca: RBCs e WBCs, cilindros granulares/RBC/WBC ou células epiteliais renais.
- Concentração de sódio na urina
  - Pré-renal: < 20 mEq/L.
  - Doença intrínseca: > 40 mEq/L.
- Excreção fracional de Na $(FE_{Na}) = (U_{Na} \cdot Cr)/(P_{Na} \cdot U_{Cr}) \times 100$
  - Pré-renal: < 1%.
  - ATN: > 2%.
  - Inequívoco se 1%–2%.
  - Inútil se pacientes estiverem recebendo diuréticos.
- Excreção fracional (FE) de ureia = $(U_{ureia} \cdot P_{Cr})/(P_{ureia} \cdot U_{Cr}) \times 100$
  - Pré-renal: < 35%.
  - Intrínseca: > 60%–65%.
- Osmolalidade da urina
  - Pré-renal: > 500 mOsmol.
  - Intrínseca: < 450 mOsmol.
- Concentração relativa de creatinina urinária-plasma
  - Pré-renal: > 40.
  - Intrínseca: < 20.

ACIDOSE METABÓLICA
- Intervalo aniônico aumentado
  - Aumento em ânions não mensurados: cetoacidose diabética; acidose láctica; uremia; e ingestão de salicilatos, etilenoglicol e metanol
  - Diarreia grave também pode causar acidose com aumento do intervalo aniônico em crianças e lactentes.
- Intervalo aniônico normal
  - Perda de bicarbonato GI (diarreia, fístulas intestinais/pancreáticas, resinas)
  - Acidose tubular renal (RTA)
    - Tipo I: secreção defeituosa de prótons (H^+).
    - Tipo II: reabsorção defeituosa de HCO_3.
    - Tipo III: hipoaldosteronismo.

TABELA 24-4	Tipos de Acidose Tubular Renal		
	Tipo I distal	**Tipo II proximal**	**Tipo IV**
Intervalo aniônico da urina	Positivo	Negativo	Positivo
Amônia na urina	Baixa	Apropriadamente alta	Baixa
Potássio no plasma	Baixo	Baixo	Alto
pH da urina (quando acidótico)	> 6	< 6	< 6
Defeito	Bomba de H^+ anormal	Transporte anormal de HCO_3	Transporte de sódio distal baixo, aldosterona baixa
Tratamento	Bicarbonato	Investigar e tratar doença subjacente	Fludrocortisona (Florinet), cirurgia
Exemplos	Anfotericina, nefrocalcinose	Síndrome de Fanconi (p. ex., cistinose), envenenamento por metais pesados, drogas (p. ex., ifosfamida), hiperparatiroidismo primário	Uropatia obstrutiva, desidratação crônica

- Teste para diagnóstico de RTA (Tabela 24-4)
    - pH da urina
        - pH: < 5,5 tipo I proximal e tipo IV.
        - pH: > 5,5 tipo I distal.
    - Níveis de amônia na urina: baixo em tipo I distal.
    - Intervalo aniônico da urina (sódio da urina + potássio + cloreto).
        - Negativo em tipo I proximal.
        - Positivo em tipo I distal e tipo IV.

PROTEINÚRIA

Definição e Epidemiologia
- Excreção normal de proteína: < 4 mg/m^2/h
    - Proteinúria intensa: > 1g/dia.
    - Proteinúria de faixa nefrótica: > 40 mg/m^2/h.
    - Excreção de proteína mais alta em lactentes (imaturidade de função renal); diminui vagarosamente até atingir níveis adultos no final da adolescência.

História
- História da doença atual
    - Idade no início da doença
        - Quanto mais jovem o paciente, maior a probabilidade de se descobrir a causa.
    - Sintomas associados
        - Disúria uretral: inflamação/irritação ao redor da uretra ou bexiga.

- Sensibilidade suprapúbica: bexiga.
- Dor nas costas, no flanco/unilateral: rim.
- Hemoptise: síndrome de Goodpasture, granulomatose de Wegener ou tuberculose.
- Equimose em extremidade inferior, artrite, dor abdominal ou inchaço/desconforto testicular: púrpura de Henoch-Schönlein (HSP).
- Artrite, fenômeno de Raynaud, alopecia, fotossensibilidade, perda de peso ou erupção malar: lúpus eritematoso sistêmico (SLE) ou outro transtorno reumático.
- História clínica anterior
  - Pielonefrite/febre inexplicada recorrente na infância: rim com cicatrizes.
  - Infecção estreptocócica recente: glomerulonefrite aguda pós-estreptocócicos.
  - História de hepatite ou tuberculose.
  - Infecção viral recente: glomerulonefrite pós-infecciosa.
  - Presença de hematúria com sintomas de infecção respiratória superior: nefropatia de IgA.
  - Insuficiência cardíaca congestiva do lado direito ou pericardite: síndrome de congestão de veia renal.
  - Lactente de mãe diabética, síndrome nefrótica, desidratação grave: trombose de veia renal.
  - História de diarreia sanguinolenta: síndrome hemolítica-urêmica (HUS).
  - Insuficiência cardíaca congênita: glomerulonefrite proliferativa associada a endocardite bacteriana subaguda.
  - História de viagens.
  - Enurese diurna ou noturna.
- História familiar: surdez ou transtornos visuais sugestivos de nefrite hereditária.

Exame Físico

- Peso, altura, circunferência occipitofrontal (falha de crescimento).
- Pressão arterial e frequência cardíaca.
- Edema (periorbitário, pré-sacral, genital, tornozelo).
- Politelia, seio pré-auricular, artéria umbilical única e orelha de implantação baixa/malformada: pode indicar problema urinário congênito (hidronefrose, rins císticos/displásticos).
- Examinar a micção para garantir corrente urinária satisfatória (obstrução/estreitamento uretral).
- Bexiga grande: obstrução uretral.

Estudos de Laboratório

- Urinálise da primeira amostra matinal (descartar proteinúria ortostática).
- Exame microscópico: examinar cor, cálculos, WBCs, eosinófilos, cilindros de WBC, de RBC, RBCs dismórficos e corpos/cilindros lipídicos.
- Medição quantitativa de excreção de proteína (ou proporção proteína/creatinina da urina).
  - Excreção de proteína > 1 g/24 h implica, na maioria dos casos, em disfunção glomerular; < 1 g/24 h implica, quase sempre, em disfunção tubular.
- Proporção proteína/creatinina da urina
  - Proteína total da urina $(g/m^2/dia) = 0,63 \times (U_{Pr}/U_{Cr})$.
  - Adultos e crianças > 2 anos: $U_{Pr}/U_{Cr} < 0,2$.
  - Crianças 6 meses–2 anos: $U_{Pr}/U_{Cr} < 0,5$.
  - Proteinúria em faixa nefrótica: $U_{Pr}/U_{Cr} > 3$.
  - Não válida em desnutrição grave e reduções significativas de GFR.
- Tira reagente: proteinúria definida como 1+ ou mais
  - Resultado falso-positivo: urina concentrada (gravidade específica > 1,030), urina alcalina e secreções de muco/sangue/pus/sêmen/vaginais espessas.

- Resultado falso-negativo: urina diluída (gravidade específica < 1,010), urina acídica e outras proteínas além da albumina (as tiras reagentes reagem preferencialmente à albumina).
- Turbidimetria de ácido sulfossalicílico: adicionar 3 gotas de ácido sulfossalicílico a 20% a 5 mL de urina para provocar a precipitação de proteínas em ambiente ácido; observar a turbidez por inspeção.
  - Vantagem: não limitada à albumina.
  - Desvantagem: precisa de urina com gravidade específica > 1,015.
  - Resultados falso-positivos: contraste radiográfico, altas doses de penicilina, cefalosporina ou sulfonamidas.
- Coleta programada de urina durante 12 ou 24 horas: mais difícil de se obter.
- Hemograma completo (CBC) e painel metabólico básico.
- Outros testes de laboratório, dependendo de diagnósticos diferenciais.

Investigações por Imagens
- Ultrassom do trato urinário com Doppler das veias renais para descartar anormalidades anatômicas.
- Considerar uretrocistografia miccional se o paciente tiver rins pequenos ou cicatrizados ou história de pielonefrite.
- Considerar varredura com ácido dimercaptossuccínico (DMSA) se o paciente apresentar cicatriz renal.

Indicações para Biópsia Renal
- Critérios definitivos: sintomas acompanhados de (1) hematúria, (2) hipertensão, (3) complemento persistentemente baixo, (4) GFR persistentemente reduzido, (5) sinais e sintomas de doença vascular do colágeno, (6) insuficiência renal crônica, (7) história familiar de insuficiência renal crônica, (8) proteinúria superior a 1 g/m²/dia, (9) síndrome nefrótica apresentando-se em pacientes com menos de 1 ano de idade ou mais de 13 anos e (10) síndrome nefrótica não respondendo a um curso de prednisona de 4 semanas.
- Critérios passíveis de discussão: proteinúria com surgimento tardio, não respondendo à terapia, ou proteinúria com duração de 6 meses a 1 ano.

Diagnóstico Diferencial
- Proteinúria funcional (ou transitória) (exposição ao frio, CHF, epinefrina, febre, convulsões, cirurgia abdominal, excesso de exercícios).
- Proteinúria por hiperfluxo (após transfusão de albumina, hemólise intravascular, rabdomiólise).
- Proteinúria ortostática.
- Doença glomerular: síndrome nefrótica e glomerulonefrite (discussões específicas a seguir).
- Nefrite intersticial
  - Primária/isolada: infecção, exposição à droga, doença imunológica e idiopática.
  - Associada à glomerulonefrite e síndrome nefrótica.
  - Associada à doença renal estrutural: refluxo vesicouretérico, obstrução e doença cística.
  - Hereditária/metabólica: nefrite intersticial familiar idiopática, cistinose, síndrome de Wilson, doença de células falciformes, hipercalcemia, hiperuricemia, síndrome de Lesch-Nyhan, hiperoxalúria e hipocalemia.
  - Doença neoplásica.
  - Associada à doença renal crônica progressiva de qualquer etiologia.
- Transtornos renais tubulares
  - Síndrome de Fanconi (p. ex., cistinose, doença de Dent, galactosemia, intolerância hereditária à frutose, síndrome de Lowe).

- Toxinas tubulares: medicamentos (aminoglicosídeos, penicilina) e proteinúria tubular renal primária (polimixinas, cefalosporina, fenacetina, naproxeno, alopurinol, fenindiona, metais pesados).
- Lesão tubular isquêmica.
- Outros quadros: nefropatia de refluxo, doença policística do rim e rejeição de transplante renal.

Tratamento
- Tratar a causa, se conhecida.

SÍNDROME NEFRÓTICA

Definição e Epidemiologia
- A síndrome nefrótica é um estado clínico caracterizado por:
  - Proteinúria volumosa (superior a 40 mg/m^2/h).
  - Hipoalbuminemia (albumina inferior a 2,5 g/dL).
  - Edema.
  - Hipercolesterolemia.
- Trata-se de um estado funcional associado a muitas doenças glomerulares.
- A incidência é mostrada na Tabela 24-5.

Classificação
- Síndrome nefrótica congênita e infantil: tipo de Finnish, esclerose mesangial difusa ou secundária à infecção congênita.
- Síndrome nefrótica primária ou idiopática: doença de alteração mínima e esclerose segmentar focal primária sem doença sistêmica identificável.
- Síndrome nefrótica secundária: síndrome nefrótica na presença de uma doença sistêmica subjacente (ou seja, SLE, HSP, estreptococos).

Tratamento (Primário ou Idiopático)
- Prednisona, 60 mg/m^2/dia divididos em doses durante 4–6 semanas, seguido de 40 mg/m^2/dia em dose única, em dias alternados, por mais 6–8 semanas.
- Recaída: definida como proteinúria de > 2+ durante 3 dias consecutivos
  - Tratar com 60 mg/m^2/dia em doses divididas até resolução por 3 dias, seguido de redução gradual.
  - Em caso de mais de 4 recaídas/ano, considerar clorambucil ou ciclofosfamida com prednisona gradualmente reduzida em dias alternados.

TABELA 24-5 Incidência de Síndrome Nefrótica

Tipo de síndrome nefrótica primária	Idade 1–12 anos	Idade 13–19 anos
Síndrome nefrótica com alteração mínima	76%	43%
Glomeruloesclerose segmentar focal	7%	13%
Glomerulonefropatia membranoproliferativa	7%	14%
Nefropatia membranosa	2%	22%
Outros	8%	8%

TABELA 24-6	**Complicações de Síndrome Nefrótica**
Complicações	**Causa**
Infecção: peritonite (*Streptococcus pneumoniae* e *Escherichia coli*)	Edema
	IgG sérica baixa
	Fator B baixo
	Fluxo sanguíneo mesentérico baixo
Tromboembolia: geralmente venosa	Perda de antitrombina III na urina
	Fibrinogênio alto
	Viscosidade alta do sangue
	Fluxo sanguíneo renal reduzido
Hiperlipidemia	Aumento de lipoproteínas de densidade muito baixa produzidas pelo fígado
	Perda urinária de lipoproteínas de baixa densidade e de lipoproteínas
Hipocalcemia	Hipocalcemia de artefato secundária à hipoalbuminemia e hipocalcemia real de perda urinária de Vitamina D
Deficiências de cobre, zinco e ferro	Perda de proteínas transportadoras
Hipotiroidismo de artefato	Perda de globulina de adesão a tiroxina

- Medidas complementares
  - Adequar a proteína na dieta para síntese endógena de albumina.
  - Restringir o sal na dieta.
  - Restrição de fluidos: 600–800 mL.

Complicações (Tabela 24-6)

Indicações para Biópsia Renal/Verificação Genética

- Síndrome nefrótica resistente a esteroides.
- Síndrome nefrótica respondendo a esteroides com recaídas frequentes.
- Complemento sérico baixo (C3 baixo) na apresentação.
- Pacientes com menos de 1 ano de idade – risco de síndrome nefrótica congênita.
- Evidência de insuficiência renal com creatinina elevada na apresentação.
- SLE com proteinúria ou síndrome nefrótica.

HEMATÚRIA

Definição e Epidemiologia

- Definida como > 5 RBCs/HPF.
- Hematúria isolada: hematúria sem proteinúria (hematúria associada a proteinúria persistente [> 1+] deverá ser encaminhada à nefrologia pediátrica).
- Prevalência: 1,5% em pacientes pediátricos (0,5% a 1% apresentam micro-hematúria com duração superior a 1 mês). O quadro é mais transitório ou intermitente.

Etiologia
- O diagnóstico diferencial é obtido determinando-se a origem do sangramento.
- Glomerular: glomerulonefrite pós-infecciosa (mais comum/pode durar até 1 ano), nefropatia de IgA, nefrite por lúpus, nefrite de púrpura anafilactoide, síndrome de Alport, hematúria familiar benigna, glomerulosclerose segmentar focal, glomerulonefrite membranoproliferativa ou nefropatia membranosa.
- Não glomerular
  - Tubulointersticial: infecciosa, metabólica, vasculite alérgica, induzida por drogas ou veneno, ou ATN.
  - Vascular: trombose venosa renal, nefropatia de células falciformes ou malformações.
  - Proliferativa: tumor de Wilms, carcinoma de células renais, doença policística do rim ou cisto simples.
- Renal pélvica e ureteral: cálculos renais, trauma, malformações vasculares, necrose papilar, hidronefrose, infecções ou vasculite.
- Bexiga: infecção/inflamação, cálculos renais, drogas (ciclofosfamida), trauma, tumores ou malformações vasculares.
- Uretral: infecção/inflamação ou trauma.
- Indefinida: hipercalciúria ou doença induzida por exercícios.

História
- Características da hematúria: ritmo, início e duração.
- Sinais e sintomas associados: doença concorrente, dor nas articulações, disúria, edema, dor no flanco, erupção cutânea, dor abdominal, exercício vigoroso ou ingestão de drogas.
- História clínica anterior: doença cística do rim, doença de células falciformes, infecções cutâneas e da garganta, SLE, malignidade e curso neonatal.
- História familiar: doença cística do rim, surdez, hematúria, insuficiência renal, doença/traço de células falciformes e/ou nefrolitíase.
- Frequência, disúria e enurese diurna ou noturna.

Exame Físico
- Verificar anormalidades das orelhas e avaliar a audição (síndrome de Alport).
- Apalpar o abdome por massas (doença policística do rim, tumor de Wilms) e sensibilidade costovertebral/flanco.
- Verificar genitália externa para a presença de trauma.
- Verificar a presença de edema (periorbitário ou pedal) e lesões cutâneas (erupção malar, lesões purpúricas em HSP, impetigo).
- Examinar a micção do paciente para confirmar que o fluxo urinário é satisfatório (estreitamento ou obstrução uretral).

Estudos de Laboratório e Investigação por Imagens
- Pesquisa completa para hematúria é necessária se a hematúria microscópica persistir por mais de 1 mês.
- Urinálise
  - É necessário repetir a urinálise 2–3 vezes em intervalos de alguns dias.
  - Muitos quadros podem causar descoloração da urina, seja com heme positivo ou negativo. As causas por heme negativo incluem: beterraba, amoras silvestres, ibuprofeno, sorbitol ferrroso, metildopa, metronidazol, nitrofurantoína, rifampicina e sulfasalazina.
  - Tiras reagentes detectam a fração heme de modo que os resultados são positivos para hemoglobinúria ou mioglobinúria, com ou sem hematúria verdadeira. Se a tira reagente for positiva para heme, deve-se executar um exame microscópico para determinar a presença de hematúria verdadeira.

TABELA 24-7	Características de Sangramento Glomerular *versus* Não Glomerular
Glomerular	**Não glomerular**
Urina marrom ou cor de chá	Urina vermelha ou rosa
Cilindros de RBC, cilindros celulares, células tubulares	Coágulos de sangue
RBCs dismórficas	RBCs isomórficas
Proteinúria > 2+	Sem proteinúria

RBC, hemácia.

- A urinálise pode fornecer uma dica para a localização do sangramento; a hematúria glomerular exige avaliação mais extensa (ultrassom renal; CBC; níveis de complemento; anticorpo antinuclear (ANA); anticorpo citoplásmico antineutrofílico (ANCA) e títulos de ASO; triagem para hepatite B; e possivelmente biópsia renal). A Tabela 24-7 fornece mais informações.
- Cultura de urina.
- "Prep" de células falciformes para pacientes afro-americanos (traço falciforme causa hematúria).
- Cálcio urinário e proporção entre cálcio na urina e creatinina (hipercalciúria idiopática definida como proporção > 0,20, cálcio na urina > 20 mg/dL ou excreção de cálcio em urina de 24 horas superior a 4 mg/kg/dia).
- Eletrólitos, BUN, creatinina.
- Ultrassom renal.
- Complemento (C3).

Tratamento
- A terapia depende da causa.
  - Para hipercalciúria aumentar fluidos, citrato de sódio ou de potássio e tiazidas.
  - Para glomerulonefrite pós-infecciosa usar restrição de sal, diuréticos se necessário e acompanhamento rígido.
  - Para SLE, usar esteroides com ou sem outros imunossupressores e acompanhamento rígido.
  - Para a síndrome de Alport, usar ACE/ARB para proteinúria e antecipar doença renal em estágio terminal.
  - Se o exame minucioso apontar para hematúria isolada sem causa patológica grave, acompanhar 6 meses a 1 ano sem mais exame minucioso. Acompanhar padrão de crescimento, pressão arterial e urinálise. Consultar seção "Glomerulonefrite".

GLOMERULONEFRITE
- Essa doença glomerular com inflamação de tufo glomerular se caracteriza por hematúria (RBCs e cilindros de RBC), proteinúria na faixa subnefrótica (casos graves ou certo grau de glomerulonefrite podem mostrar faixa nefrótica), oligúria e edema, azotemia e hipertensão.
- O diagnóstico diferencial de glomerulonefrite é mostrado na Tabela 24-8.

TABELA 24-8 Diagnóstico Diferencial de Glomerulonefrite

Causa da glomerulonefrite (GN)	Achados sorológicos	Achados da biópsia	Tratamento
GN pós-estreptocócica aguda	C3 baixo	EM: "corcovas" subepiteliais IM: depósitos ao longo das alças capilares e mesângio	Conservador: tratar a hipertensão e a infecção estreptocócica persistente
Nefropatia por IgA	Nenhum	EM e IM: depósitos mesangiais + IgA	Proteinúria em faixa não nefrótica: ACE I NS: prednisona
Doença da membrana de base delgada	Nenhum	EM: medição de GBM < 300 nm	Proteinúria: inibidor de ACE
Nefrite hereditária	Nenhum	EM: separação de lâmina densa e áreas luminosas em GBM	Proteinúria: inibidor de ACE
Púrpura de Henoch-Schönlein	Nenhum	IM e EM: depósitos mesangiais + IgA	Proteinúria em faixa não nefrótica: inibidor de ACE Síndrome nefrótica ou RPGN: prednisona
GN membranoproliferativa	C3 baixo +/-C4	IM: depósitos mesangiais e capilares EM: depósitos subepiteliais em tipos 1 e 3; depósitos de GBM em tipo 2	Terapia imunossupressora baseada em achados da biópsia
GN por lúpus eritematoso sistêmico	C3 baixo +/- C4	IM: depósitos mesangiais e capilares; EM: depósitos subendoteliais ou subepiteliais	Terapia imunossupressora baseada em achados da biópsia

(Continua)

TABELA 24-8 Diagnóstico Diferencial de Glomerulonefrite (*Continuação*)

Causa da glomerulonefrite (GN)	Achados sorológicos	Achados da biópsia	Tratamento
Vasculite	+ ANCA	± deposição mesangial imune	Terapia imunossupressora baseada em achados da biópsia
RPGN	Variável com base na doença subjacente	> 50% de glomérulos com crescentes	Terapia imunossupressora agressiva

ACE, enzima de conversão de angiotensina; C, complemento; IM, microscopia por imunofluorescência; EM, microscopia eletrônica; RPGN, nefrite glomerular de progressão rápida; GBM, membrana glomerular de base.

Diagnóstico
- Biópsia
  - C3 persistentemente baixo (glomerulonefrite membranoproliferativa) ou C4 baixo (SLE).
  - ANA positivo.
  - Complementos normais com proteinúria persistente.
  - Síndrome nefrótica na apresentação.
  - Azotemia progressiva (glomerulonefrite rapidamente progressiva).
  - Histologia de glomérulo.
  - Inflamação/cicatrização tubulointersticial.
  - Função renal no diagnóstico.
  - Hipertensão.
  - Grau de proteinúria.

Tratamento
- Terapia imunossupressora dependendo do tipo de glomerulonefrite.

HIPERTENSÃO

Definições
- Hipertensão: definida como pressão arterial ≥ 95° percentil em três momentos separados. (Apêndice F para tabelas de pressão arterial normal por gênero, idade e altura).
- Estágios de hipertensão
  - Normal: pressão arterial sistólica e diastólica abaixo do 90° percentil (normotenso).
  - Hipertensão pré-hipertensão: pressão arterial sistólica e diastólica ≥ 90° percentil, mas abaixo do 95° percentil ou pressão arterial excedendo 120/80 mm Hg mesmo inferior ao 90° percentil.

- Estágio 1 de hipertensão: pressão arterial sistólica e/ou diastólica entre o 95° e 5 mm Hg acima do 99° percentil.
- Estágio 2 de hipertensão: pressão arterial sistólica e/ou diastólica = 99° percentil mais 5 mm Hg.

Epidemiologia
- Triagem: medições anuais de pressão arterial iniciando aos 3 anos de idade.
- Prevalência: aumentando na última década, agora 5% no geral em pediatria.
- Sintomas só na metade dos pacientes gravemente hipertensos.
  - No primeiro ano de vida, os pacientes podem apresentar-se com déficit de crescimento, irritabilidade, problemas de alimentação, cianose, angústia respiratória, insuficiência cardíaca ou convulsões.
- O quadro se torna geralmente silente após 1 ano de idade.

Etiologia
- A hipertensão pode ser dividida em transitória (geralmente mais por indução medicamentosa, lesão renal aguda com recuperação, hipervolemia por sobrecarga de volume, após cirurgias como transplantes renais, operação geniturinária ou ortopédica, síndrome de Guillain-Barré, pressão intracraniana aumentada e envenenamento por chumbo) e sustentada. O tipo sustentado pode representar:
- Hipertensão primária/essencial (> 20%).
- Doença renal: pielonefrite crônica/nefropatia de refluxo, glomerulonefrites crônicas, insuficiência renal crônica, HUS, doença policística do rim ou tumor de Wilms.
- Doença vascular renal: displasia fibromuscular, estenose arterial renal congênita, neurofibromatose ou estenose arterial de transplante renal (incluindo a induzida por calcineurina).
- Quadros cardiovasculares: coarctação da aorta ou arterite de Takayasu.
- Quadros endócrinos: tumores secretores de catecolamina (feocromocitoma ou neuroblastoma) ou defeitos enzimáticos nas sínteses de esteroides adrenais, hiper e hipotiroidismo.
- Outros quadros: anemia de células falciformes, síndrome de Williams, síndrome de Turner, obesidade, defeitos de fechamento da parede abdominal em neonatos.
- Em geral, a idade ajuda a determinar a causa (Tabela 24-9).

TABELA 24-9	Diagnóstico Diferencial de Hipertensão
Grupo de idade	**Causas**
Neonatos	Trombose de artéria renal, estenose de artéria renal, malformações renais congênitas, coarctação da aorta, displasia broncopulmonar, ducto arterioso patente, hemorragia intraventricular
Infância–10 anos	Doença do parênquima renal, coarctação da aorta
	Menos comum: estenose de artéria renal, hipercalcemia, neurofibromatose, feocromocitoma, excesso de mineralocorticoides, hipertiroidismo, hipertensão transitória pós-cirurgia geniturinária ou imobilização, hipertensão primária
Adolescência	Hipertensão primária, doença do parênquima renal
	Menos comum: idem ao período de Infância–10 anos

História

- História familiar de hipertensão ou história neonatal (cateter de artéria umbilical na infância).
- Dor abdominal, disúria, frequência, noctúria ou enurese: podem sugerir doença renal subjacente.
- Dor/inchaço ou edema nas articulações: doença de tecido conjuntivo e/ou nefrite.
- Perda de peso, falha de ganho de peso, sudorese, rubor, febres ou palpitações: podem sugerir feocromocitoma ou hipertiroidismo.
- Cãibras musculares, fraqueza ou constipação: hipocalemia ou hiperaldosteronismo.
- Idade de início da menarca e desenvolvimento sexual: deficiências de hidroxilase.
- Uso de medicamentos: fármacos sem receita médica, contraceptivos orais, medicamentos estimulantes e drogas ilegais.

Exame Físico

- Geral
  - Examinar a pele quanto a palidez, rubor, aumento da sudorese e membranas pálidas.
  - Observar edema, aspectos cushingoides, aspectos dismórficos (síndrome de Turner ou de Williams), dilatação da tireoide e marcas de nascença como manchas café com leite ou neurofibromas.
- Cardiovascular
  - Observar ausência ou atraso de pulsos femorais ou se existe discrepância entre pulsos das extremidades superiores e inferiores. Obter medições de pressão arterial das quatro extremidades.
  - Examinar tamanho do coração, frequência, ritmo, sopros, trabalho da respiração, hepatomegalia e sopros anormais sobre os vasos principais.
- Abdome
  - Apalpar por massas (unilateral ou bilateral) ou sopros epigástricos.
- Neurológico
  - Examinar o fundo de olho e observar déficits neurológicos.

Estudos de Laboratório e Investigação por Imagens

- Suspeita de hipertensão essencial: CBC, urinálise, BUN, creatinina, ácido úrico, colesterol em jejum, triglicerídeos, colesterol (lipoproteína de alta densidade- HDL), colesterol (lipoproteína de baixa densidade-LDL) e ecocardiograma.
- Suspeita de etiologia secundária
  - Ajustar, dependendo da causa suspeita.
  - Os estudos iniciais incluem: CBC, urinálise (e cultura para doença renal suspeita), eletrólitos com BUN, creatinina e ácido úrico, assim como ecocardiograma.
  - Outros estudos a considerar, dependendo da etiologia suspeita: ultrassom renal e estudos de radionuclídeos, tomografia computadorizada do abdome (examinando os rins e as glândulas suprarrenais), catecolaminas da urina e do plasma, renina e aldosterona do plasma, tireoide e hormônio de estimulação da tireoide e hormônios adrenais se houver hidroxilase ou outros defeitos enzimáticos suspeitos.

Tratamento

- É necessário o aconselhamento geral sobre os fatores de risco cardiovasculares (obesidade, exercício, tabagismo). O tratamento, especialmente da hipertensão primária, deverá começar com terapia não farmacológica e modificação do estilo de vida (perda de peso, modificações da dieta e prática de exercícios); essa prática deverá continuar com ou sem indicação de medicamentos.

- A terapia é indicada para pacientes com hipertensão sintomática, hipertensão severa (definida como 99º percentil e acima), dano orgânico terminal após crise de hipertensão ou hipertensão refratária ao tratamento não farmacológico.
  - A abordagem tipo "cuidado escalonado" é útil. Inicia-se um medicamento em dose baixa e aumenta-se a dose até que a pressão arterial esteja controlada, atinja-se dose máxima, ou haja ocorrência de efeitos colaterais. Se o controle adequado falhar, deve-se trocar para ou acrescentar um segundo agente e proceder como já explicado anteriormente. Consultar um especialista antes de se adicionar um terceiro medicamento.
  - As mesmas classes de anti-hipertensivos (incluindo diuréticos, bloqueadores beta, inibidores da enzima de conversão da angiotensina e antagonistas dos canais de cálcio) são usadas em crianças, assim como em adultos, mas há menos informações sobre a eficácia e a segurança no longo prazo em crianças.
- Se o peso for um fator:
  - Em pacientes obesos ou naqueles com peso superior a 90% para a idade e com pressão arterial na faixa normal elevada, iniciar o tratamento não farmacológico como perda de peso e restrição de sal. Se a pressão arterial estiver no limite superior da normalidade e o peso estiver acima do 90º percentil de obesidade, sugerir perda de peso e continuar a monitorar regularmente a pressão arterial.
  - Se o peso for aceitável, monitorar a pressão arterial a cada 6 meses.

LEITURAS SUGERIDAS

Barratt T, Avner E, Harmon W. Pediatric Nephrology. Baltimore: Lippincott Williams & Wilkins, 1999:317–329.

Cruz CC, Spitzer A. When you find protein or blood in the urine. Contemp Pediatr 1998;15(9):89–109.

Flynn JT. Neonatal hypertension: diagnosis and management. Pediatr Nephrol 2000:14:332–341.

Leung AKC, Robson WL. Evaluating the child with proteinuria. J Royal Society Promotion Health March 2000;120(1):16–22.

Lurbe E, Cifkova R, Cruickshank JK, et al. Management of high blood pressure in children and adolescents: recommendations of the European Society of Hypertension. J Hypertens 2009;27:1719–1742.

National High Blood Pressure Education Program Working Group on High Blood Pressure in Children and Adolescents. The Fourth Report on the Diagnosis, Evaluation, and Treatment of High Blood Pressure in Children and Adolescents. Pediatrics 2004;114:555.

Roy S. Proteinuria. Pediatr Ann May 1997;25(5):277–282.

Roy S III. Hematuria. Pediatr Rev 1998;19(6):209–212.

25 Radiologia
Kiran M. Sargar • William H. McAlister

SOLICITAÇÃO DE EXAME RADIOLÓGICO

- Os procedimentos para investigações por imagens podem ser solicitados dependendo do quadro clínico do paciente. As recomendações para essas investigações podem representar ou a melhor seleção (com base na disponibilidade) ou exames complementares que melhoram significativamente as chances de um bom diagnóstico.
- O radiologista pode personalizar o exame ou até sugerir um exame diferente para responder uma pergunta clínica específica. As seguintes informações essenciais deverão ser fornecidas:
  - Procedimento radiológico solicitado.
  - Pergunta clínica específica ou situação clínica.
    - Condições gastrointestinais (GI) (Tabela 25-1).
    - Outras condições (Tabela 25-2).
  - História clínica relevante, diagnósticos e cirurgias.
    - Pacientes com câncer: última quimioterapia ou radioterapia.
  - Estudos de imagem anteriores e os laudos (especialmente se os estudos foram feitos em outra localidade).
  - Alergia a contraste intravenoso (IV) iodado.
  - Função renal (creatinina sérica) se o contraste IV for usado.
  - Acesso IV (local e calibre).
  - Fatores do paciente: estabilidade (exame no leito ou no departamento de radiologia), quadro de jejum (NPO), ventilação mecânica, nível de cooperação e necessidade de sedação.

Considerações sobre Segurança

- A sedação consciente monitorada com agentes como pentobarbital, midazolam ou propofol IV é adequada para pacientes jovens que não podem ficar imóveis, para pacientes que não cooperam e para procedimentos potencialmente dolorosos.
- Deixar os pacientes NPO ao solicitar qualquer exame com sedação, tomografia computadorizada (CT) que inclua contraste IV, MRI com contraste IV ou exame fluoroscópico GI.

Considerações sobre Radiação

- Radiografia, fluoroscopia e CT expõem o paciente à radiação ionizante, o que não acontece com ultrassom e RMI.
- Em hospitais infantis e em centros de imagem, as doses podem ser, e geralmente são, significativamente reduzidas por modificação na técnica de imagem.

Considerações sobre Contraste Gastrointestinal

- Bário e agentes de contraste solúveis em água
  - Geralmente o bário é o contraste GI preferido, mas não deverá ser usado em caso de suspeita de fístula, pois pode causar peritonite ou mediastinite ou então quando a cirurgia for iminente. Além disso, o bário pode limitar a investigação abdominal por imagens de CT no futuro, por causa de artefatos de difusão do material retido.

TABELA 25-1 Situações Gastrointestinais: Imagem Recomendada

Situação	Imagem usada
Enterocolite necrosante	Radiografias abdominais em série a cada 4–6 h podem demonstrar pneumatose, ar livre no peritônio e gás na veia porta
Intussuscepção	A rotina de abdome agudo pode ser útil para sugerir (efeito de massa) ou excluir (ar ou fezes no cólon direito e no íleo terminal). O US deverá estabelecer o diagnóstico
Má rotação	A rotina de abdome agudo geralmente está normal, a menos que haja vólvulo no tubo digestivo; é necessário um estudo do trato GI superior. Imagem urgente é obrigatória
Apendicite	Em geral, as radiografias abdominais não são específicas, embora, às vezes, se possa observar um quadro de apendicolito (15%). O US é o estudo preferido em crianças magras e menores. A CT é o estudo preferido em crianças maiores com gordura corporal moderada. Tipicamente, usa-se o contraste intravenoso. A MRI pode ser usada para diagnosticar apendicite
Perfuração intestinal	A rotina de abdome agudo pode mostrar ar livre. São necessárias radiografias em posição ereta e em decúbito. A CT pode ser útil em demonstrar pequenos volumes de ar livre e em sugerir uma causa
Estenose do piloro	O US é o procedimento escolhido, o qual mostra o músculo pilórico espessado. O exame contrastado do GI superior é comparável
Atresia esofágica/fístula traqueosofágica	As radiografias abdominais e do tórax podem mostrar bolsa proximal dilatada e tubo nasogástrico proximal espiralado. Observa-se gás abdominal em atresia com fístula traqueosofágica, enquanto a ausência de gás abdominal indica atresia sem fístula. O exame GI superior é o preferido para buscar fístula "tipo H". O quadro está associado a VACTERL (anomalias vertebrais, anorretais, cardíacas, traqueoesofágicas, renais e dos membros)
Atresia duodenal	A radiografia abdominal é diagnóstica (estômago e duodeno proximal distendidos com abdome, ao contrário, sem gás)
Divertículo de Meckel	Quadro difícil de avaliar. A "varredura de Meckel" de Medicina Nuclear pode demonstrar ~80%–90% de sensibilidade e 90%–95% de especificidade se houver mucosa gástrica. A CT com contraste oral e IV ou a MRI podem demonstrar o divertículo
Atresia biliar	O US é útil para avaliar a presença da vesícula e de seu tamanho (geralmente inferior a 1,5 cm) assim como para excluir obstrução biliar por cistos do colédoco. O chamado "sinal do cordão triangular" é um cordão ecogênico de tecido fibroso na *porta hepatis*. A varredura HIDA é útil para diagnosticar obstrução

(Continua)

TABELA 25-1 Situações Gastrointestinais: Imagem Recomendada (*Continuação*)

Situação	Imagem usada
Ascite	O US pode diagnosticar e localizar para drenagem
Doença inflamatória do intestino	A enterografia por MR é preferida em comparação com o trânsito do intestino delgado e útil para avaliar a extensão e o grau de inflamação intestinal e as complicações como abscesso, fístula e estenose. A MRI ponderada em difusão pode distinguir entre inflamação aguda *vs.* crônica
Neuroblastoma	A CT é recomendada para o estadiamento inicial e mostra massa heterogênea com realce e calcificações. A massa geralmente cruza a linha média e aprisiona os vasos. A CT também é útil para avaliar metástases ósseas e do fígado. A MRI é útil para avaliar a extensão intraespinal da massa. A varredura MIBG ajuda a detectar doença metastática
Tumor de Wilms	Esta é a malignidade renal mais comum em crianças mais novas e a varredura por CT do tórax e do abdome é feita para estadiamento inicial. A varredura por CT revela massa renal em realce, a qual tende a deslocar os vasos adjacentes. Calcificações são raras e o tumor pode-se estender ao longo da veia renal. Metástases do pulmão são comuns na apresentação. A MRI pode ser usada para envolvimento abdominal
Hepatoblastoma	Esta é a malignidade hepática pediátrica mais comum. O US mostra massa heterogênea no fígado com vascularização moderada e efeito de massa. A varredura por CT revela massa predominantemente hipodensa, a qual pode conter calcificação. Tanto a CT quanto a MRI são precisas para avaliar a extensão do envolvimento do fígado, a invasão da veia porta e a metástase nodal linfática
Púrpura de Henoch-Schonlein	É a vasculite pediátrica mais comum. O US ajuda a avaliar o envolvimento do intestino e mostra espessamento da parede intestinal, hidropisia da bexiga, envolvimento escrotal e complicações como a intussuscepção. Pode-se usar MRI e CT
Hemorragia de glândulas suprarrenais	Mais comum em neonatos, e o US é a primeira modalidade para avaliar e mostrar massa suprarrenal heterogênea sem vascularização. O US de acompanhamento após 3-4 semanas revela resolução ou redução do tamanho da massa, ajudando a excluir neuroblastoma. A MRI é útil para confirmar hemorragia em casos duvidosos e ajuda a excluir neuroblastoma

TABELA 25-2 — Situações Não Gastrointestinais Selecionadas: Imagem Recomendada

Situação	Imagem usada
Estridor/crupe, epiglotite	As radiografias frontal e lateral de partes moles do pescoço e do tórax mostram sinal do campanário do crupe e sinal do polegar da epiglotite
Efusão pleural	As radiografias frontal e lateral do tórax podem ser suficientes. As radiografias em decúbito podem demonstrar mobilidade de fluido. Usar US se as radiografias forem inconclusivas ou se for necessária localização para drenagem. Usar CT com contraste se houver preocupação quanto a empiema, fluido loculado ou pneumonia necrosante
Embolia pulmonar	A CT com protocolo de embolia é necessária, a qual exige acesso intravenoso (IV) excelente para contraste. Se essa CT não estiver disponível, a varredura nuclear de ventilação-perfusão será uma opção menos específica
Celulite orbitária	CT orbitária com contraste IV
Trauma abdominal	CT com contraste IV é o estudo preferido
Trauma torácico	CT com contraste IV é o estudo preferido. Em pacientes com trauma menor, as radiografias do tórax podem ser úteis
Trauma da cabeça, hematoma epidural/subdural	Usar CT com e sem contraste IV, com imagem por ressonância magnética (MRI), se a CT for inconclusiva
Derrame	Usar CT sem contraste IV para avaliar sangramento e edema, MRI sem contraste e arteriograma por MR para etiologia suspeita de hemorragia e para pacientes com doença de células falciformes
Trombose venosa profunda de extremidade	Usar US venoso com Doppler
Mal funcionamento de derivação ventriculo-peritoneal	As séries para derivação (radiografias do crânio, tórax e abdome) para avaliar descontinuidade são úteis, com CT sem contraste do crânio para avaliar hidrocefalia
Abscesso retrofaríngeo	Radiografias AP e lateral de partes moles do pescoço para avaliação inicial. Tipicamente, CT do pescoço com contraste IV é usada para melhor identificação
Trauma da coluna cervical	As radiografias anteroposterior (AP) e lateral da coluna cervical (também projeção odontoide em crianças com mais de 6 anos de idade) são úteis. Usar CT se ainda houver dúvida de fratura. Se houver preocupação quanto a lesão ligamentar, radiografias laterais de flexão e extensão ou MRI sem contraste serão necessárias
Escoliose	Usar pesquisa de escoliose (radiografia AP total da coluna), adicionando projeção lateral em caso de escoliose, lordose ou cifose significativas

(Continua)

TABELA 25-2	Situações Não Gastrointestinais Selecionadas: Imagem Recomendada (*Continuação*)
Situação	**Imagem usada**
Displasia de desenvolvimento do quadril	O estudo por imagens deverá ser postergado até que o paciente tenha pelo menos 2 semanas de vida; a imagem mais cedo com frequência é inconclusiva por causa da frouxidão ligamentar transitória decorrente dos hormônios maternos. O US é o estudo preferido até os 6 meses. Radiografia AP da pelve após os 6 meses de idade
Pielonefrite	Usar US para avaliação de pielonefrite aguda ou complicações dessa doença, como abscesso perinéfrico ou pionefrose. A CT com contraste e a MRI são excelentes para esse diagnóstico. Considerar um cistouretrograma de micção para avaliar refluxo vesicoureteral uma vez resolvida a infecção
Torção ovariana	US pélvico com Doppler para mostrar ovário aumentado e com vascularidade reduzida e cistos periféricos no ovário
Torção testicular	US escrotal
Artrite séptica	Mais comum nas articulações do quadril, joelho e tornozelo. O US é útil para diagnosticar as efusões, as quais podem ser reduzidas gradativamente mediante orientação por US ou fluoroscopia para obtenção de fluido articular para citologia e cultura. A MRI também é útil
Osteomielite	Com frequência, as radiografias são negativas em casos de osteomielite aguda precoce, e a MRI é preferida para diagnóstico de osteomielite aguda, a qual mostra edema da medula, rupturas corticais, abscessos subperiosteais e subcutâneos e do tecido muscular, fístulas e sequestros
Epífise deslizada da cabeça do fêmur	Meninos e meninas adolescentes. Radiografias AP e *frog leg* (posicionamento em perna de rã) mostram a extensão e a gravidade do deslizamento que é medial e posterior
Abuso infantil	O exame completo do esqueleto pode mostrar múltiplas fraturas em vários estágios de cicatrização, fraturas do canto metafisário, fraturas posteriores das costelas, do esterno, fraturas complexas do crânio e das falanges, tudo isso altamente sugestivo de abuso infantil. A CT ou MRI da cabeça é útil para avaliar hemorragia intracraniana e fraturas do crânio
Malformações vasculares e linfáticas	US, CT e MRI são úteis para conhecer o tipo de malformação vascular e linfática, a extensão da lesão e a vascularidade
Displasias do esqueleto	O exame do esqueleto ajudará a estabelecer o diagnóstico
Histiocitose das células de Langerhans	Pode afetar ossos únicos ou múltiplos. As localizações mais comuns são: crânio, pelve, fêmur, costelas e úmero. Nas radiografias, a doença mostra lesões líticas com ou sem borda esclerótica. No crânio, as lesões líticas apresentam bordas chanfradas. Pode-se observar a aparência de dente flutuando. Vértebras planas ou deformidade de compressão dos corpos vertebrais podem ser visualizadas na coluna
Lesões císticas do pescoço.	Cisto do ducto tireoglosso, dermoides, malformação linfática e abscesso são as lesões císticas mais comuns no pescoço. O US é preferido para avaliação inicial dessas lesões císticas

- Agentes de contraste iônicos solúveis em água (p. ex., Hypaque, Gastroview) são usados quando o bário for contraindicado. A vantagem desses agentes sobre o bário é o fato de eles reabsorverem de cavidades corporais, mas a desvantagem é a pior qualidade das imagens.
  - Esses agentes são hiperosmolares e podem causar desvios de fluido no trato GI, embora isso seja geralmente bem tolerado pelo paciente.
  - Eles não deverão ser usados quando houver possibilidade de aspiração de grande volume, pois podem causar edema pulmonar.
- Agentes de contraste não iônicos de baixa osmolaridade e solúveis em água (p. ex., Omnipaque, Optiray) podem ser usados por via oral em bebês quando o risco de aspiração for elevado ou quando houver suspeita de fístula GI. Agentes de contraste não iônicos podem ser diluídos para torná-los isotônicos e ainda produzir qualidade satisfatória das imagens.

Considerações sobre Contraste Intravenoso
- O radiologista ajudará o médico a determinar a adequação com base em fatores como indicações clínicas e função renal.
- Bombas injetoras de meios de contraste fornecem a melhor imagem possível para todas as varreduras de CT, exceto para a investigação da cabeça, e exigem agulha calibre 22 ou maior e, de preferência, acesso IV antecubital. Acessos IV na mão e a maioria das linhas centrais deverão ser injetadas manualmente, o que leva à opacificação subótima do vaso.
- O contraste é relativamente contraindicado em pacientes com insuficiência renal (creatinina e GFR elevados), crise falciforme ou reação alérgica anafilática anterior de grande porte ao contraste.
- Pacientes com reações anteriores menos intensas ao contraste podem receber contraste IV se pré-medicados.
  - De acordo com o manual ACR sobre recomendações de meios de contraste, prednisona 0,5–0,7 mg/kg PO (até máximo de 50 mg) poderá ser aplicada 13 horas, 7 horas e 1 hora antes da injeção de contraste. Além disso, difenidramina 1,25 mg/kg PO (máximo de 50 mg) poderá ser administrada 1 hora antes da injeção de contraste.
  - Doses IV apropriadas do medicamento poderão ser dadas para pacientes que não conseguem engolir medicamentos via PO.

Considerações sobre Investigações por Imagens de Ressonância Magnética
- As contraindicações à MRI incluem a presença de dispositivos implantados programáveis (p. ex., marca-passo, implantes cocleares), grampos de aneurismas não compatíveis com a MRI e fragmentos metálicos nos olhos. A compatibilidade também deve ser considerada para outros implantes, próteses, objetos de metal e algumas tatuagens escuras.
- Fios em alça fechada tendem a aquecer durante o exame. Grampos cutâneos são geralmente tolerados se devidamente protegidos.
- Alguns *stents*, fios, molas e próteses de válvulas exigem 6–8 semanas para crescimento de tecidos antes da realização de uma MRI.
- Gadolínio IV é contraindicado em pacientes com insuficiência renal devido ao risco de fibrose sistêmica nefrogênica (NSF).
- Em geral, os pacientes devem ficar em repouso deitado por 30–90 minutos ou mais e precisam ser suficientemente colaboradores para permanecerem imóveis (ou serem sedados).

RADIOGRAFIA DO TÓRAX
- Verificar infiltrados, paredes brônquicas espessadas, edema pulmonar, vascularização pulmonar aumentada ou reduzida, efusões pleurais, pneumotórax, tamanho do coração, traqueia na linha média, lado do arco aórtico, fraturas de costelas, linhas septais (linhas B de Kerley) etc.
- A proporção cardiotorácica normal é de 65% em lactentes e 55% em crianças mais velhas. Uma grande sombra tímica é normal até os 2 anos de idade.
- Verificar a aeração. Na projeção lateral, o diafragma plano ou invertido sugere aprisionamento de ar.

- Verificar anomalias. Verificar em qual lado (esquerdo ou direito) o ápice cardíaco, arco aórtico, bolha do estômago e fígado formam sombra. Observar quaisquer anomalias vertebrais ou das costelas.

Avaliação de Infiltrados

- Verificar infiltrados sutis atrás do diafragma e do coração na projeção frontal. Normalmente, as bordas do coração e do diafragma são agudas e as sombras do coração direito e esquerdo deverão ser semelhantes em densidade. Infiltrados no lobo médio direito e lingulares projetam-se sobre o coração nas laterais e obscurecem as bordas do coração nas radiografias AP (sinal da silhueta).
- Haverá infiltrados se o pulmão, projetando-se sobre a coluna, não se tornar cada vez mais escuro inferiormente na radiografia lateral (sinal da coluna).
- O timo normal que pode ser grande e triangular em crianças mais novas é, às vezes, confundido com infiltrados do lobo superior, especialmente à direita.
- Aparências clássicas de entidades comuns
  - Pneumonia/bronquiolite viral: hiperinsuflação, infiltrados peri-hilares e paredes brônquicas espessadas (Fig. 25-1).
  - Pneumonia bacteriana: infiltrado focal, consolidação lobar com broncogramas aéreos (Fig. 25-2) e líquido pleural parapneumônico.
  - Atelectasia: opacidades lineares e perda de volume.
  - Pneumonia redonda: comum em crianças com menos de 8 anos por causa do desenvolvimento incompleto de vias respiratórias colaterais. Nas radiografias, aparece como radiopacidade circunscrita com broncogramas aéreos e tendência a apresentar margens levemente irregulares. A localização mais comum são os segmentos superiores dos lobos inferiores.
  - Síndrome torácica aguda (ACS): observada em pacientes com doença de células falciformes. Nas radiografias, observa-se consolidação segmentar, lobar ou multilobar, com ou sem efusão pleural. Nessa síndrome, a consolidação pode progredir rapidamente, muito mais que em outras pneumonias. Outros sinais radiográficos de doença de células falciformes podem ser

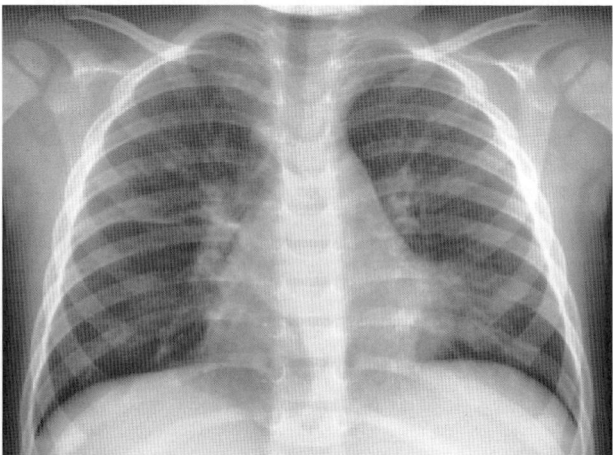

Figura 25-1 Bronquiolite viral. Projeção frontal do tórax mostrando hiperinsuflação com infiltrados peri-hilares e espessamento peribrônquico coerente com doença reativa das vias respiratórias. Observar atelectasia subsegmentar associada nos dois lobos inferiores.

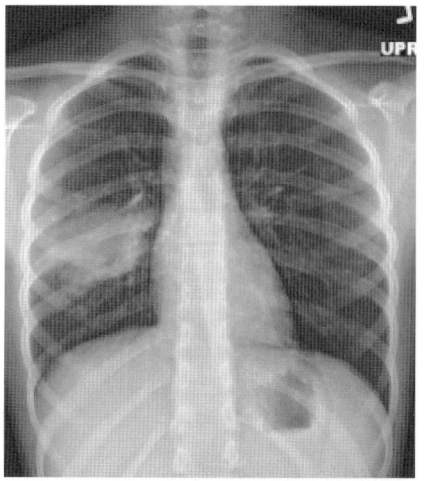 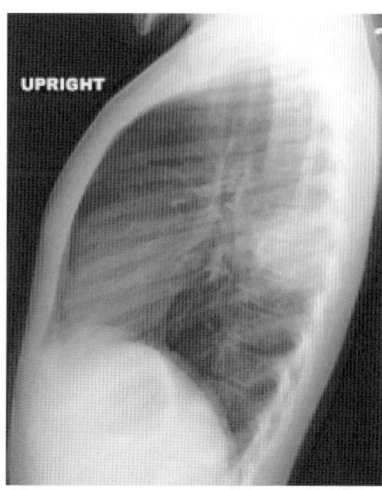

A **B**

Figura 25-2 Pneumonia do lobo inferior direito. Radiografias frontal (**A**) e lateral (**B**) do tórax revelando opacidade do espaço aéreo com broncogramas aéreos em segmento superior do lobo inferior direito consistente com pneumonia.

vistos como cardiomegalia e infartos vertebrais de placa terminal (vértebra H), necrose asséptica de cabeças do úmero e baço pequeno e calcificado.
- A aparência de infiltrados virais ou bacterianos e de atelectasia pode ser similar, especialmente em lactentes.

Avaliação de Radiografias de Tórax da Unidade de Terapia Intensiva Neonatal
- Verificar cada acesso vascular e posição do tubo.
- Verificar se há pneumotórax.
- Verificar as aparências clássicas de entidades comuns.
  - Taquipneia transitória do recém-nascido: densidades estriadas estendendo-se desde as áreas hilares que tende a se resolver em alguns dias e fluido na fissura menor, geralmente com volumes pulmonares normais.
  - Doença da membrana hialina: aparência difusa de vidro moído ou finamente granular, volumes pulmonares pequenos e sem efusões pleurais. Com a piora da opacificação, considerar ducto arterioso patente ou sobrecarga de fluido.
  - Pneumonia por aspiração de mecônio: comum em bebês a termo e pós-termo; pulmões hiperinflados com infiltrados grosseiros e esparsos. Os bebês pós-termo já podem apresentar epífises no úmero proximal.
  - Pneumonia neonatal: aparência variável incluindo infiltrados assimétricos, quase sempre com efusões pleurais e podendo simular doença da membrana hialina. Um patógeno comum é o estreptococo do Grupo B.

Verificação de Ar Livre no Tórax

Pneumotórax
- Buscar por uma linha fina e bem-definida representando a superfície pleural, com ar além da pleura visceral (o ar é mais escuro, brilhante e sem vasos) (Fig. 25-3).

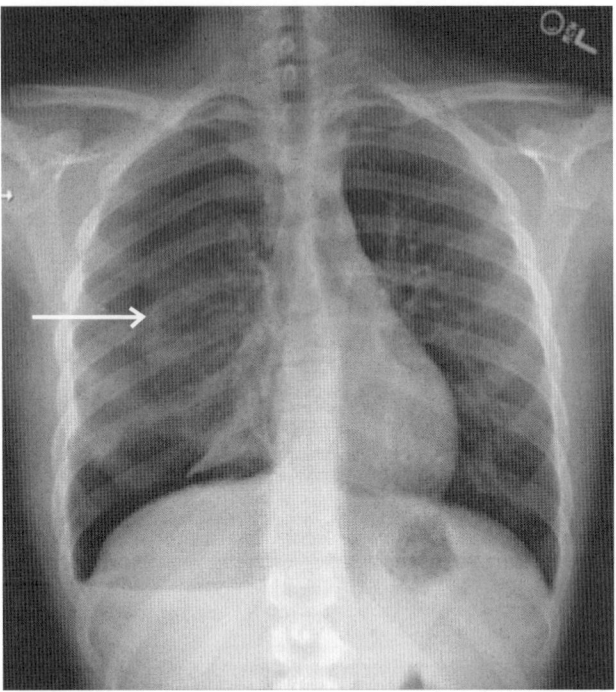

Figura 25-3 Pneumotórax. Radiografia frontal do tórax demonstrando um grande pneumotórax direito com colapso do pulmão direito. Observar linha pleural bem definida *(seta)* com ausência de marcações pulmonares.

- Outros sinais a buscar:
  - Sinal de sulco profundo: ângulo costofrênico lateral aprofundado com brilho aumentado (pneumotórax basilar).
  - Lucência aumentada sobre um pulmão (pneumotórax anterior).
  - Borda cardiomediastinal com definição aumentada e radiotransparência ao longo da silhueta cardiomediastinal.
  - Desvio do mediastino para longe do pneumotórax ou hemidiafragma deprimido do lado do pneumotórax sugere pneumotórax de tensão. A quantidade de tensão pode variar dependendo do tamanho do pneumotórax e da condição do pulmão subjacente. Esses achados radiográficos de tensão podem não ser visualizados com ventilação de pressão positiva expiratória final ou com pulmões muito doentes não complacentes.
- Em pacientes colaboradores, um exame em pé ou expiratório ou uma projeção em decúbito dorsal (lado oposto para baixo) em pacientes não colaboradores ou intubados deverá ser obtido para confirmar a presença de ar pleural.
- Pneumomediastino: nas radiografias, as radiolucências são vistas no mediastino com o ar delineando as bordas do coração, ar na superfície subjacente do timo (Fig. 25.4), artéria pulmonar (sinal do anel ao redor da artéria), aorta e diafragma (sinal de diafragma contínuo) e ar no pescoço. Nas radiografias em decúbito lateral, o ar livre não se movimenta, diferentemente do que acontece no pneumotórax.

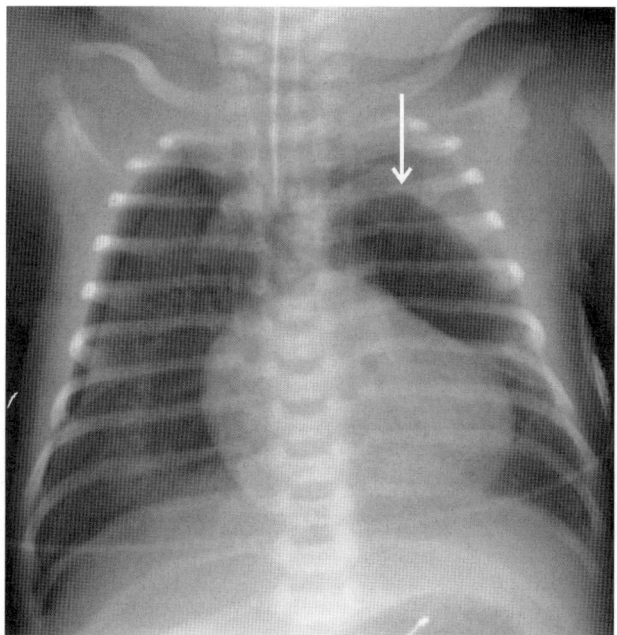

Figura 25-4 Pneumodiastino e pneumotórax. Radiografia frontal do tórax mostrando lucência no mediastino subjacente ao timo, com elevação do timo (*seta*). Observar pneumotórax pequeno à direita. Além disso, observa-se colapso do lobo inferior esquerdo na região retrocardíaca.

- Pneumopericárdio: aparece como ar cercando o coração com delineamento exato do pericárdio pela densidade do ar de cada lado. O ar fica paralelo ao coração, mesmo na região inferior. Ele não se estende acima do nível da aorta ascendente.

Verificação de Corpo Estranho

- Na maioria das vezes, corpos estranhos aspirados causam aprisionamento do ar ipsolateral levando a um campo do pulmão aparecendo mais transparente. Para avaliar corpos estranhos não opacos as radiografias do tórax em decúbito lateral ou expiratórias são úteis. Essas últimas são especialmente úteis em lactentes e crianças mais novas.
- Deve-se suspeitar sempre de corpo estranho aspirado quando um campo pulmonar aparece mais transparente. A fluoroscopia pode ser realizada se as radiografias não forem conclusivas.

INVESTIGAÇÃO POR IMAGENS DE TOMOGRAFIA COMPUTADORIZADA E DE RESSONÂNCIA MAGNÉTICA DO TÓRAX

- A CT sem contraste é adequada para avaliar nódulos pulmonares periféricos e doença leve do parênquima pulmonar.
- O contraste IV otimiza a avaliação de pacientes com pneumonias mais extensas, doença pleural *vs.* doença parenquimatosa, massas nos pulmões ou no mediastino, anomalias vasculares, doença

cardíaca congênita, trauma torácico, embolia pulmonar, infiltrados pulmonares complexos e tumores ósseos.
- A investigação por imagens de CT de alta resolução pode ser conduzida para caracterizar ainda mais a doença do parênquima pulmonar, especialmente as doenças intersticiais dos pulmões.
- A MRI é usada para avaliar o coração e os grandes vasos e para avaliação pré-operatória de *pectus excavatum*.

RADIOGRAFIA ABDOMINAL
- Uma incidência do abdome: também conhecida como projeção de rins, ureteres e bexiga (KUB), placa abdominal plana (AFP) e radiografia do abdome em supino.
- Duas incidências do abdome: também conhecida como estudo para abdome agudo (duas projeções: supino e ou em pé ou em decúbito lateral esquerdo) podendo incluir uma projeção do tórax com o paciente em pé.
  - A radiografia em supino é usada para avaliar o padrão de gás intestinal, massas, dilatação de órgãos, matéria fecal colônica e calcificações anormais (p. ex., cálculos renais, cálculos da vesícula e apendicolitos). As projeções em pé ou em decúbito lateral esquerdo permitem a avaliação de pneumoperitônio e níveis hidroaéreos.
  - As radiografias em decúbito são geralmente obtidas em crianças mais novas, enquanto as radiografias em posição ereta são obtidas de crianças mais velhas.

Avaliação do Padrão de Gás Intestinal
- Padrão normal de gás intestinal
  - Cólon não dilatado com fezes e gás, gás no reto, algumas alças do intestino delgado não dilatadas e com gás e ar gástrico.
  - As crianças que choram geralmente engolem ar e apresentam muitas alças do intestino delgado cheias de ar, não dilatadas e em formato de polígono.
  - Lembrar que as pregas do intestino delgado circulam completamente o intestino e que pregas colônicas (haustrações) circulam o intestino só parcialmente.
  - A posição do intestino no abdome ajuda a diferenciar o intestino grosso do delgado, além das marcas de válvulas coniventes e haustrações.
- Obstrução completa do intestino delgado (Fig. 25-5)
  - O sinal mais importante é a dilatação do intestino delgado. Em geral, o cólon tem pouco ou nenhum gás. Geralmente não se observa gás no reto, mas se houver ele não está distendido.
  - Quanto mais alças do intestino delgado dilatado, mais distal a obstrução.
- Obstrução parcial ou precoce do intestino delgado
  - O intestino delgado se mostra dilatado, mas menos que uma obstrução completa.
  - Gás e fezes ainda são observados no cólon e no reto.
- Íleo
  - Os intestinos delgado e grosso se mostram dilatados, com proeminência do grosso mais dilatado que o delgado.
  - O paciente pode estar em estado pós-operatório.
- Intussuscepção: padrão de obstrução do intestino delgado, mas pode ser um padrão de gás intestinal não específico.
  - Achados clássicos: massa de partes moles no quadrante superior direito, logo depois da flexura hepática, sem gás colônico reconhecível à direita.
  - Cólon direito cheio de gás ou de fezes vai contra o diagnóstico.
  - O ultrassom pode ser usado para confirmar o diagnóstico e é muito preciso quando conduzido por um examinador experiente (Fig. 25-6).
  - Em pacientes sem ar livre, peritonite ou instabilidade cardiovascular, recomenda-se a redução por enema usando geralmente ar ou agentes de contraste solúveis em água. Os índices de redução ficam por volta de 90% em pacientes que não tenham obstrução.

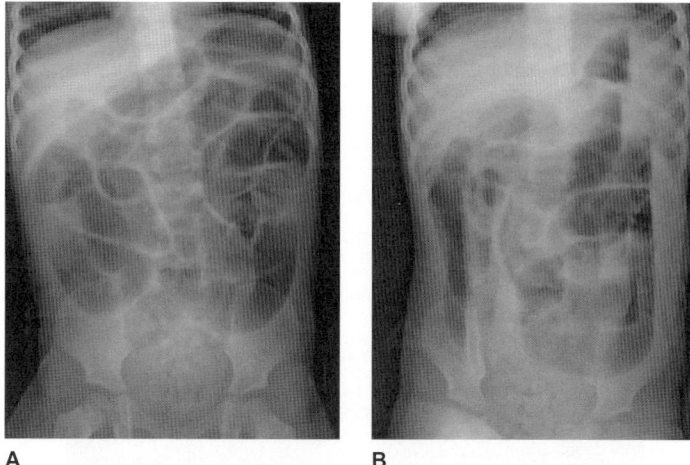

A **B**

Figura 25-5 Obstrução do intestino delgado. Projeções frontal (**A**) e em decúbito lateral esquerdo (**B**) do abdome mostrando várias alças intestinais dilatadas com cólon retossigmoide sem gás.
A projeção em decúbito mostra níveis hidroaéreos disseminados no intestino delgado em padrão típico de obstrução do intestino delgado distal.

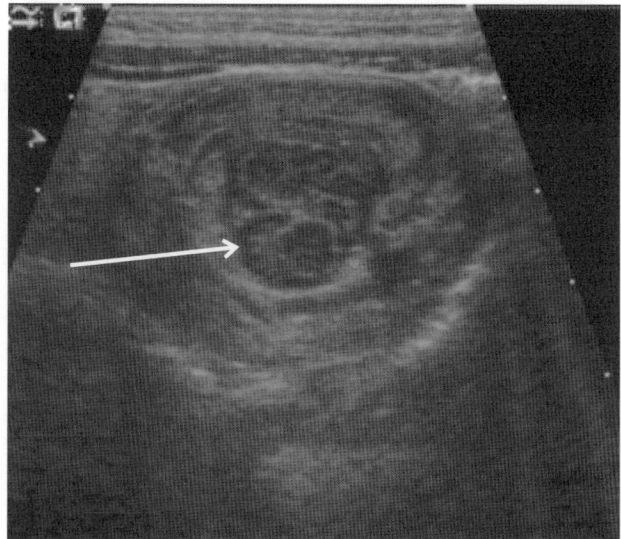

Figura 25-6 Intussuscepção. Imagem transversa de ultrassom em escala de cinza mostrando massa com aparência em alvo e bordas concêntricas hipo e hiperecoicas, coerente com intussuscepção. Observar pequenos linfonodos no intussuscepto (*seta*).

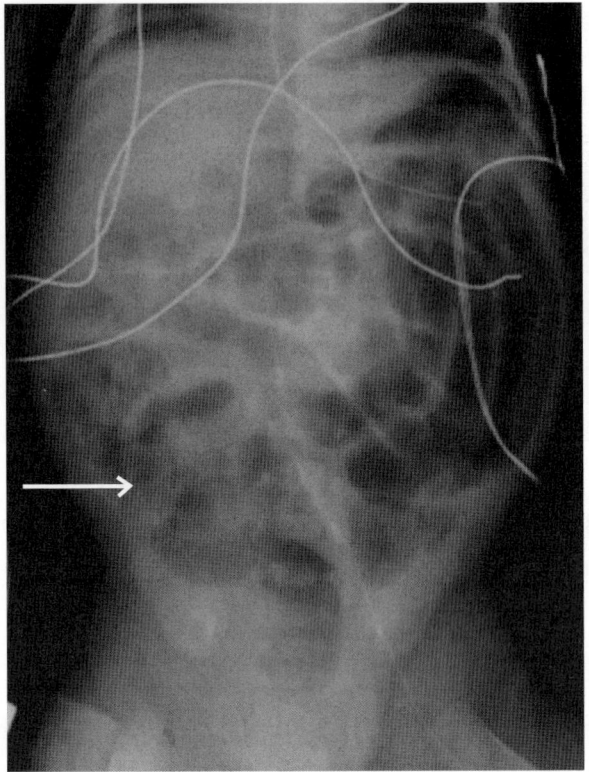

Figura 25-7 Enterocolite necrosante. Radiografia frontal do abdome mostrando lucências minúsculas no quadrante inferior direito (*seta*), compatível com quadro de pneumatose intestinal. Observar distensão gasosa difusa das alças intestinais.

- Enterocolite necrosante: buscar por pneumatose na parede intestinal, tipicamente no cólon (Fig. 25-7). O ar na parede intestinal aparece "bolhoso" quando subseroso e "linear" quando submucoso. Além disso, buscar por gás venoso portal e por pneumoperitônio (Fig. 25-8). O intestino pode estar dilatado. Alças intestinais podem aparecer espessadas e podem não se movimentar nas radiografias em decúbito.
- Padrão de gás intestinal não específico: anormal, mas não claramente obstruído.
  - Geralmente há algumas alças de intestino delgado moderadamente dilatado ou um abdome sem gás.
  - Esse quadro pode ser visto em muitas doenças abdominais como gastroenterite ou pancreatite.
- Atenção: se alças do intestino dilatado estiverem cheias de fluido, elas poderão passar despercebidas. Por isso, a escassez de gás intestinal pode sugerir uma obstrução do intestino delgado no cenário clínico apropriado.

Avaliação de Pneumoperitônio
- Projeção em pé: gás subdiafragmático. O exame adequado deve incluir uma porção do tórax e é mais apropriado para crianças mais velhas.
- Projeção em decúbito lateral esquerdo (Fig. 25-7): gás entre o fígado e a parede corporal. Os exames adequados devem incluir todo o abdome direito.

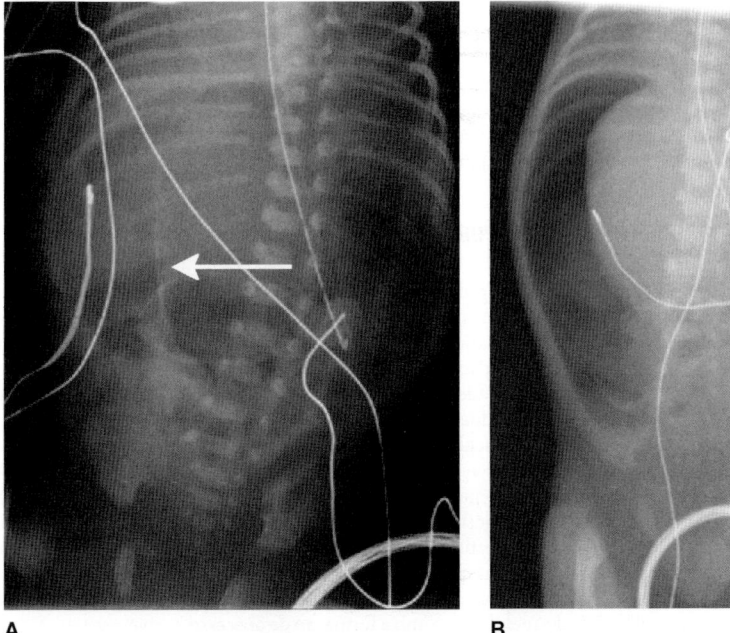

A **B**

Figura 25-8 Pneumoperitônio. Projeção frontal (**A**) do abdome mostrando grande lucência no abdome. O ligamento falciforme (*seta*) é visualizado, pois é delineado pelo ar. A projeção em decúbito lateral esquerdo (lado esquerdo para baixo) (**B**) do abdome mostra ar livre no peritônio lateral à borda do fígado.

- Projeção em supino (Fig. 25-7). Os achados incluem aparência aguda da borda inferior do fígado; brilho aumentado, especialmente sobre o fígado; ligamento falciforme delineado pelo ar; margens interna e externa visíveis da parede intestinal (Sinal de Rigler); e ar não coerente com a aparência típica do ar intestinal como no espaço sub-hepático.

Avaliação de Tubos e Linhas (Acessos Vasculares)

- Verificar todas as posições das linhas.
  - Cateter arterial umbilical: corre em sentido caudal desde o umbigo até as artérias ilíacas internas e então em sentido do crânio até a aorta. Há duas posições preferidas:
    - Entre a artéria torácica mediodescendente (abaixo do *ductus arteriosus*) e acima do corpo vertebral T10 (acima da artéria celíaca, geralmente T7-T9).
    - Ao nível do corpo vertebral de L3 ou L4 (abaixo das artérias renais e acima da bifurcação da aorta).
  - Cateter venoso umbilical: corre desde o umbigo em sentido cranial através da veia umbilical para o ducto venoso e para a veia cava inferior intra-hepática. A posição preferida é na veia cava inferior/junção atrial direita. Verificar cateteres mal posicionados na veia porta (direita ou esquerda) e na veia mesentérica superior.
  - Tubo endotraqueal (ETT) > a posição preferida da ponta fica inferior à entrada torácica e superior à carina. O ETT se desvia com a posição da cabeça. Se a cabeça está flexionada para fren-

te, o tubo passa mais baixo na traqueia em direção à carina e à medida que a cabeça se estende para trás, o tubo correrá mais alto para cima na traqueia.
- ECMO arterial-venoso (AV): a ponta do cateter arterial deverá estar no ou próximo ao arco aórtico (nível T4) e a ponta do cateter venoso deverá estar no átrio direito.
- ECMO venoso-venoso (VV): a ponta do cateter venoso deverá estar no átrio direito.
- Tubo NG: a ponta do tubo nasogástrico deverá estar na porção média do estômago, com todos os orifícios laterais inferiores à junção gastroesofágica.

INVESTIGAÇÕES ABDOMINAIS POR IMAGEM
- Ultrassom abdominal
  - Avalia os órgãos abdominais: fígado, vesícula biliar, ductos biliares, pâncreas, baço e rins; sensível para cálculos da vesícula e incapaz de avaliar estruturas cheias de gás como os intestinos. As paredes intestinais e sua vascularização podem ser avaliadas em intestino cheio de fluido.
  - Pode ser realizado no leito do paciente; manter paciente NPO.
    ○ O US é a primeira modalidade para avaliação de apendicite (Fig. 25-9), intussuscepção, colecistite, lesões hepáticas, doenças renais, púrpura de Henoch-Schonlein, torção ovariana, cistos, massas e doenças testiculares.
- CT abdominal/pélvica
  - Avalia muito bem órgãos abdominais sólidos (Fig. 25-10), intestinos, mesentério e retroperitônio; pode ser usada no diagnóstico de obstrução intestinal, massas (Fig. 25-11), doença inflamatória do intestino, pancreatite e cálculos do trato urinário. O ultrassom pode ser melhor para caracterizar doença uterina e dos anexos.
  - É a técnica preferida para avaliar crianças maiores e quando o ultrassom for inconclusivo e para avaliar complicações de apendicite, como a formação de abscesso.

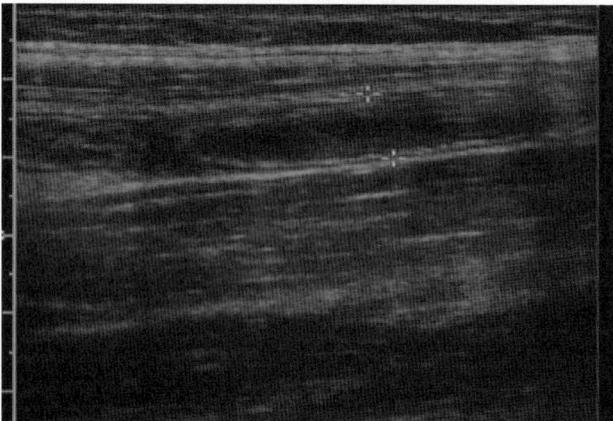

Figura 25-9 Apendicite. Imagem de ultrassom do quadrante inferior direito mostrando estrutura hipoecoica não passível de compressão, tubular e em fundo cego no quadrante inferior direito, compatível com apendicite. O apêndice normal é compressível e tem menos de 6 mm de diâmetro.

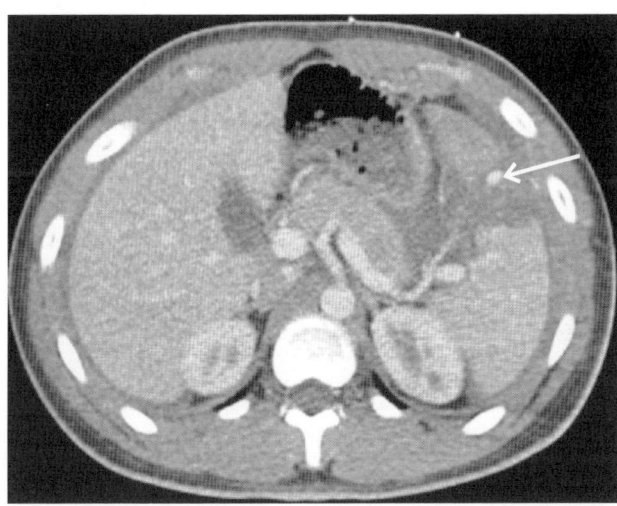

Figura 25-10 Trauma esplênico. Imagem axial de CT do abdome superior mostrando hipodensidade envolvendo o baço, coerente com quadro de laceração esplênica. Observar pequeno foco em realce (*seta*) na hipodensidade sugestivo de extravasamento ativo.

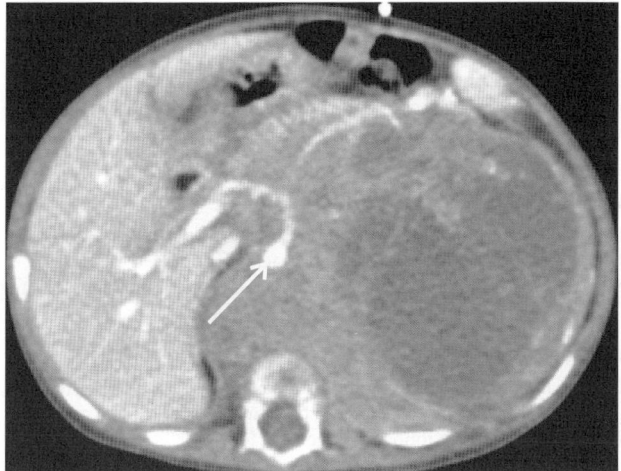

Figura 25-11 Neuroblastoma. Imagem axial de CT do abdome após contraste mostrando grande massa com realce heterogêneo no retroperitônio no lado esquerdo cruzando a linha média e causando aprisionamento e deslocamento da aorta e do eixo celíaco (*seta*) compatível com neuroblastoma.

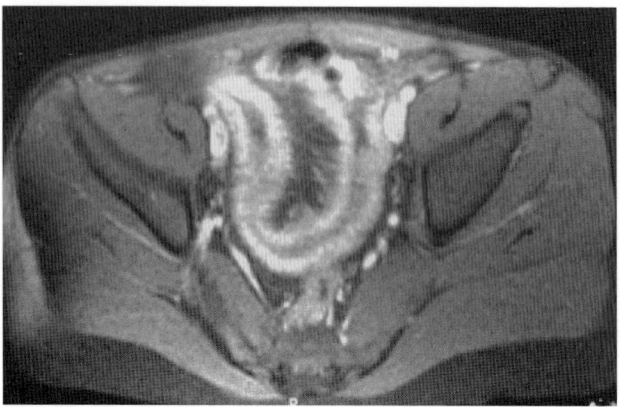

Figura 25-12 Doença de Crohn. Imagem axial de enterografia por RM sem gordura e ponderada em T1 através da pelve revela espessamento circunferencial da parede intestinal envolvendo o íleo distal com realce. Observar vasos ingurgitados no mesentério dando o "sinal de pente" positivo.

- Realizada tipicamente com contraste oral e IV
  - Sem contraste oral, a diferenciação entre intestino delgado e massas ou coleção de fluidos pode ser mais difícil, mas é apropriada para cálculos do trato urinário.
  - Sem contraste IV, a avaliação de órgãos abdominais sólidos e vasos fica limitada. Manter paciente NPO.
- MRI Abdominal/pélvico
- Geralmente reservado para caracterizar lesões atípicas observadas por outras investigações por imagem.
- A MRCP é usada para caracterizar a anatomia de ductos pancreáticos e biliares.
- Enterografia por RM para avaliação de doença inflamatória do intestino (Fig. 25-12).
- RMI é útil para avaliação de doenças do fígado e das glândulas adrenais.

EXAMES GASTROINTESTINAIS POR FLUOROSCOPIA

- Os exames fluoroscópicos podem ser realizados com bário ou contraste solúvel em água.
- Os exames envolvem um radiologista ao lado do paciente durante o exame.
- O paciente deverá estar NPO por 4 horas, exceto para lactentes prematuros muito pequenos.

Estudo de Deglutição e da Fala

- Várias consistências sólidas e líquidas administradas junto com a avaliação fluoroscópica em tempo real para avaliar quais tipos de alimento podem ser tolerados sem aspiração.
- Realizado em conjunto com um fonoaudiólogo treinado.

Exame da Deglutição/Trato Gastrointestinal Superior com Bário

- Esse procedimento é usado para avaliar faringe, esôfago, estômago e duodeno. Gastrointestinal superior (UGI) é o exame preferido para avaliar má rotação (Fig. 25-13) e vólvulo do tubo digestivo (o acompanhamento completo complementar do trânsito do intestino delgado em geral não é necessário).
- Em pacientes com anel vascular suspeito, a deglutição de bário é útil para conhecer o tipo de anomalia vascular como: arco aórtico duplo, anel pulmonar e artéria subclávia aberrante. A diferenci-

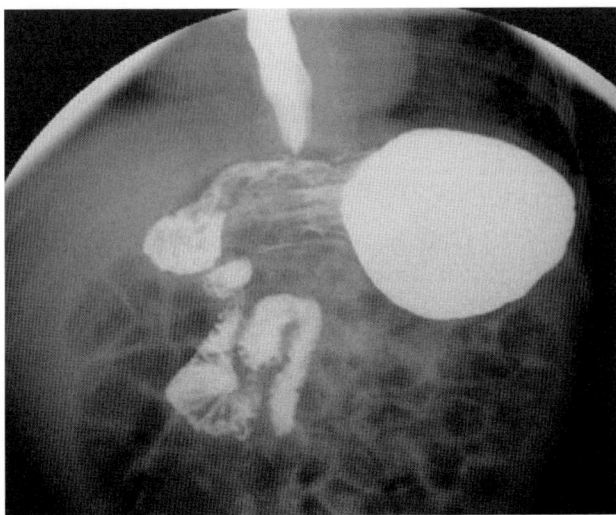

Figura 25-13 Má rotação. O exame GI superior com bário mostra junção duodenojejunal próxima à linha média, compatível com má rotação. Normalmente, a junção D-J deverá cruzar a linha média e ficar localizada à esquerda do pedículo esquerdo da vértebra L1.

ação entre um arco aórtico duplo e um arco aórtico direito de uma artéria subclávia esquerda aberrante não pode ser feita na deglutição com bário. Um anel da artéria pulmonar poderá ter associação com anéis cartilaginosos completos da traqueia e um defeito entre o esôfago e a traqueia distal.
- Ao avaliar a estenose pilórica hipertrófica (HPS), o ultrassom é a opção de primeira linha (Fig. 25-14), mas o UGI também pode ser usado.

Trânsito do Intestino Delgado
- Este procedimento é usado para avaliar o intestino delgado, sendo geralmente conduzido em conjunto com um exame de UGI.
  - Os quadros avaliados incluem, geralmente: doença de Crohn, estenoses, massas e obstrução.
  - A obstrução do intestino delgado pode ser diagnosticada geralmente por radiografias planas do abdome, embora estudos de bário do intestino delgado e a CT possam ser confirmatórias.
- O contraste oral administrado é avaliado por fluoroscopia periodicamente, pois a peristalse carrega o contraste por todo o intestino delgado.

Enema com Contraste (Clister Opaco)
- Esse procedimento é usado para avaliar o cólon quanto a estenose, obstrução, massas e fístulas.
  - Avaliação de obstrução congênita, como a doença de Hirschsprung com cólon sigmoide maior que o reto (Fig. 25-15), íleo de mecônio (Fig. 25-16), síndrome da rolha meconial (cólon esquerdo pequeno) e atresia do intestino distal.
  - Com intussuscepção, indica-se a redução terapêutica (com ar ou contraste solúvel em água).

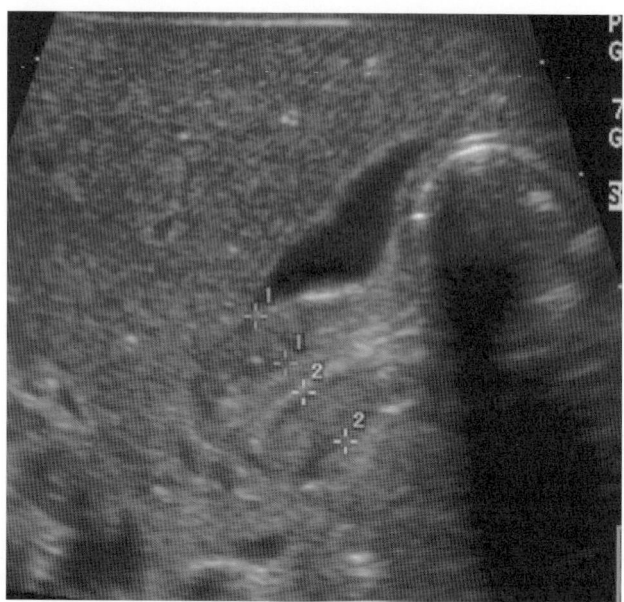

Figura 25-14 Estenose hipertrófica do piloro. Imagem de US do estômago revelando parede espessada do piloro e canal pilórico alongado, coerente com HPS. A espessura normal da parede do piloro é inferior a 3 mm e a extensão é inferior a 15 mm.

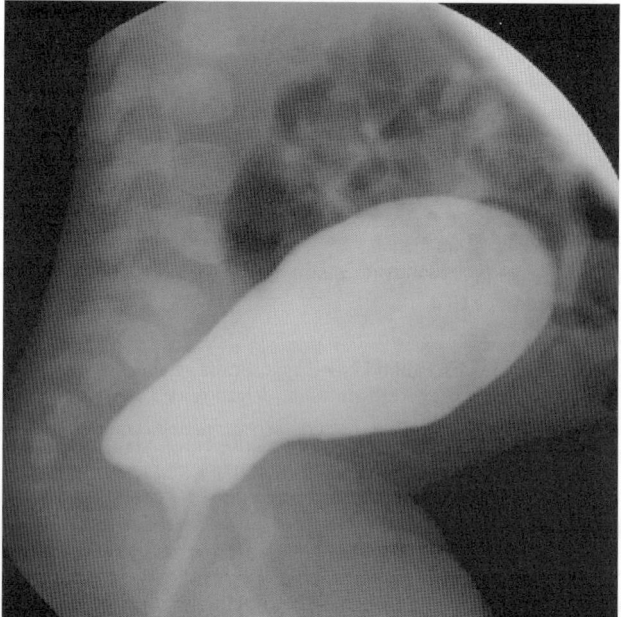

Figura 25-15 Doença de Hirschsprung. Enema com Hypaque mostrando reto de pequeno calibre com cólon sigmoide dilatado com zona de transição na junção retossigmoide, coerente com doença de Hirschsprung.

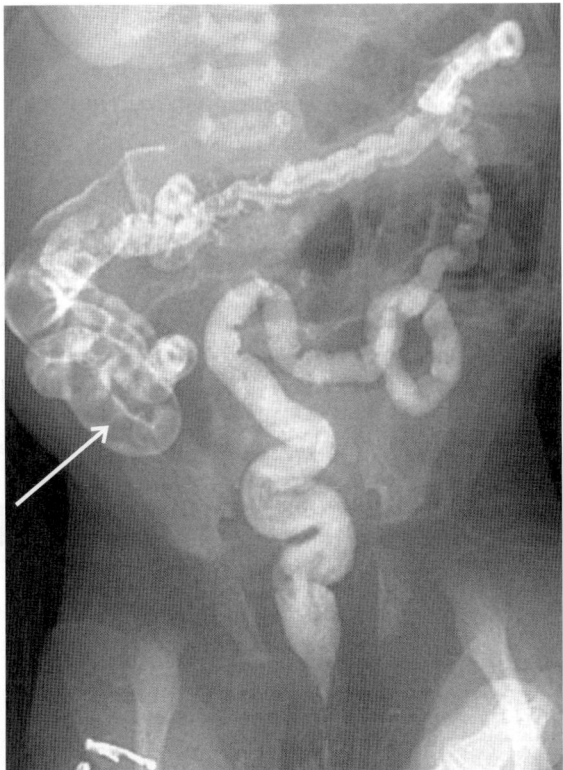

Figura 25-16 Íleo meconial. Enema com Hypaque mostrando defeitos de preenchimento (mecônio) em alças do íleo distal (*seta*) com cólon de pequeno calibre não usado, compatível com íleo de mecônio.

- A redução terapêutica carrega um pequeno risco de perfuração, de modo que o acesso IV e uma consulta a um cirurgião são necessários antes da execução do exame. Colite ativa é uma contraindicação relativa a um enema.

INVESTIGAÇÃO GENITURINÁRIA POR IMAGENS

Uretrocistografia Miccional (VCUG)
- Após a cateterização da bexiga urinária, a fluoroscopia é realizada durante o preenchimento da bexiga com micção espontânea ou voluntária.
- A VCUG pode classificar refluxo vesicoureteral e diagnosticar obstrução, incluindo válvulas uretrais posteriores ou dissinergia da bexiga. A urina deverá estar livre de infecção. O refluxo vesicoureteral é classificado de I a V.

Ultrassom
- Ultrassom renal
  - Esse procedimento é aplicado para avaliar tamanho do rim apropriado à idade, massas sólidas, cistos e hidronefrose, cicatrizes, cálculos e doenças que alteram a ecogenicidade renal.

- Para a avaliação de hidronefrose detectada no período pré-natal em neonatos, o US é realizado com 1 semana de vida, a menos que o grau da hidronefrose pré-natal seja moderado ou significativo. O US conduzido no nascimento pode subestimar o grau da doença.
- A CT é mais sensível para massas sólidas pequenas e cálculos minúsculos.
- Ultrassom escrotal
  - O exame preferido para avaliar doença testicular ou escrotal, incluindo torção testicular, torção de apêndice testicular, trauma, massas e infecção.
  - US com Doppler é realizado para avaliar fluxo sanguíneo.
- Ultrassom da pelve
  - Esse é o exame preferido para doença ovariana e uterina.
  - O US pediátrico pélvico é realizado por via transabdominal. É necessário que a bexiga esteja cheia.
    - US com Doppler é realizado para avaliar fluxo sanguíneo.
    - As indicações comuns incluem: dor pélvica, torção ovariana, abscesso tubo-ovariano, gravidez, gravidez ectópica, massas anexiais e sangramento uterino.

Investigação Geniturinária por Imagens de Tomografia Computadorizada e Ressonância Magnética
- Os protocolos para cálculos são realizados sem contraste oral ou IV para avaliar cálculos renais e ureterais e obstrução associada.
- A CT com contraste é usada para avaliar possíveis massas, pielonefrite, obstrução e anomalias do trato geniturinário.
- MRI está sendo crescentemente usada para diagnosticar tumores, pielonefrite, massas e função.

INVESTIGAÇÃO DAS EXTREMIDADES POR IMAGENS
- Os ossos são geralmente avaliados com radiografias planas.
- A CT fornece detalhes ósseos excelentes e alguns detalhes de partes moles.
- O US e a MRI podem ser usados para melhor diferenciação de tecidos moles (Fig. 25-17).
- Radiografias do crânio, tórax, abdome e extremidades são realizadas para indicações como deslizamento da epífise da cabeça do fêmur (SCFE) (Fig. 25-18), abuso infantil (Figs. 25-19 e 25-20), displasias do esqueleto (Fig. 25-21) e histiocitose X das células de Langerhans.
- O US do quadril é realizado tipicamente para duas indicações diferentes:
  - Para avaliar luxações (displasia de desenvolvimento do quadril) em crianças com menos de 6 meses
  - Para verificar presença de fluido em lactentes e crianças com suspeita de quadril séptico ou outras causas de efusão do quadril, como sinovite tóxica/transitória.
- A idade óssea é usada para avaliar se a idade esquelética está adiantada ou atrasada em relação à idade cronológica.
  - Uma radiografia simples da mão esquerda é comparada com um atlas de exemplos padronizados normais (método de Greulich e Pyle).
  - Várias radiografias são obtidas de um lado do paciente para contar os centros de ossificação em todo o esqueleto (método de Elgenmark): esse exame é mais preciso em pacientes com menos de 2 anos de idade.

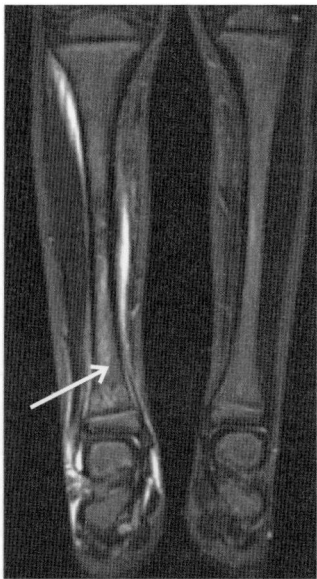

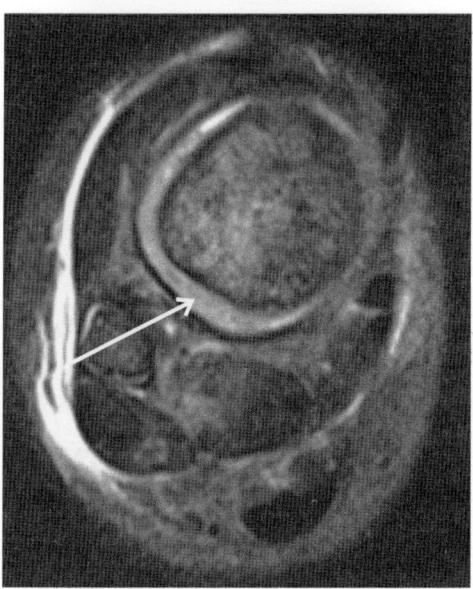

Figura 25-17 Osteomielite. (A) Imagem coronal de RM ponderada em T2 com supressão de gordura demonstrando edema da medula óssea envolvendo a metadiáfise distal femoral direita com edema associado de partes moles e efusão na articulação do tornozelo direito. **(B)** Imagem axial de RM ponderada em T2 mostrando coleção subperiosteal cercando a metáfise femoral distal, compatível com abscesso subperiosteal.

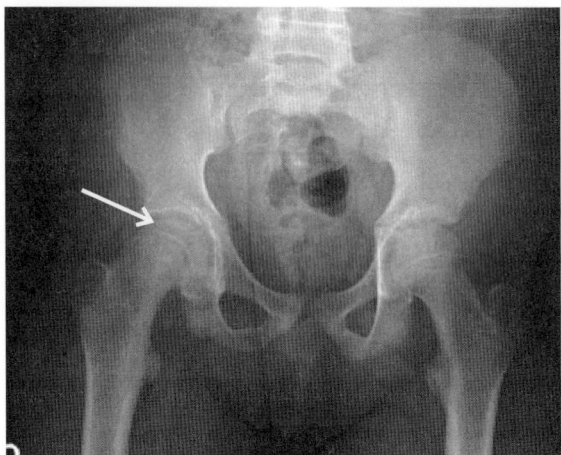

Figura 25-18 Epífise deslizada da cabeça do fêmur. Radiografia frontal da pelve mostrando epífise deslizada da cabeça do fêmur do lado direito (*seta*). Observar que a linha desenhada ao longo do aspecto lateral do colo do fêmur direito não cruza com o aspecto lateral da epífise da cabeça do fêmur.

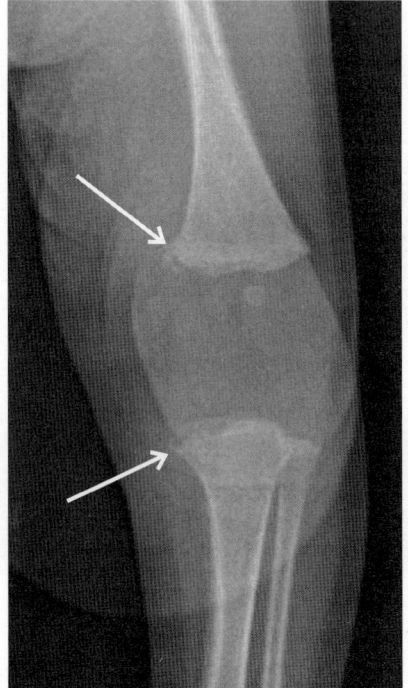

Figura 25-19 Abuso infantil. Radiografia frontal do joelho revelando fraturas de canto (*setas*) envolvendo metáfises femorais distal e proximal, características de abuso infantil.

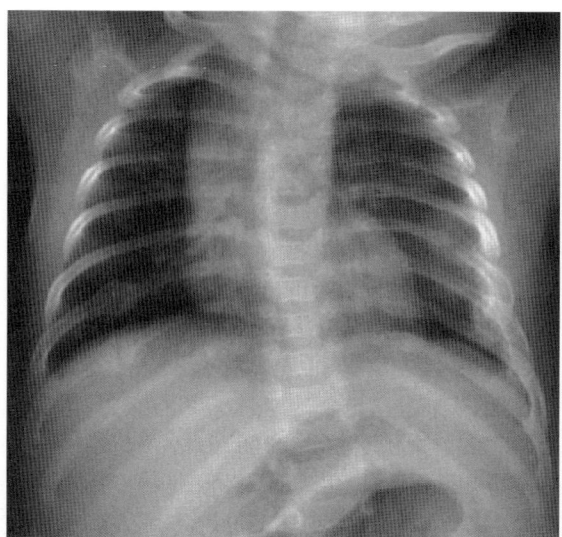

Figura 25-20 Abuso infantil. Radiografia frontal do tórax revelando fraturas em processo de cicatrização envolvendo as costelas direitas 7ª e 8ª e as esquerdas 6ª, 7ª, 8ª e 9ª, sugestiva de abuso infantil.

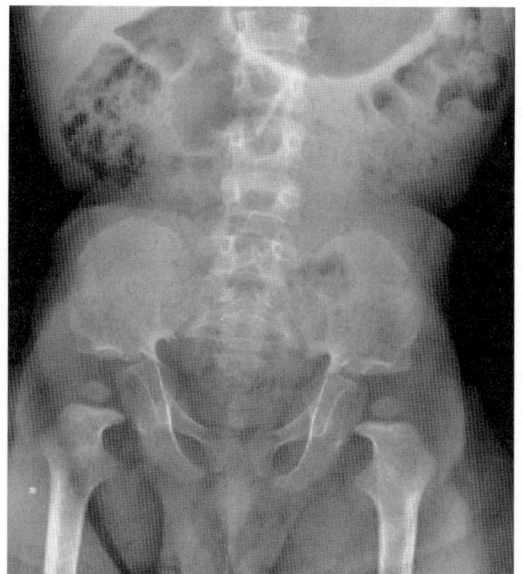

Figura 25-21 Acondroplasia. Radiografia frontal da pelve mostrando estreitamento da distância interpedicular inferiormente pela coluna lombar, achatamento e irregularidade dos tetos acetabulares, quadratura das asas ilíacas e incisuras ciáticas estreitas, compatível com quadro de acondroplasia. Observa-se alargamento metafisário envolvendo os dois fêmures.

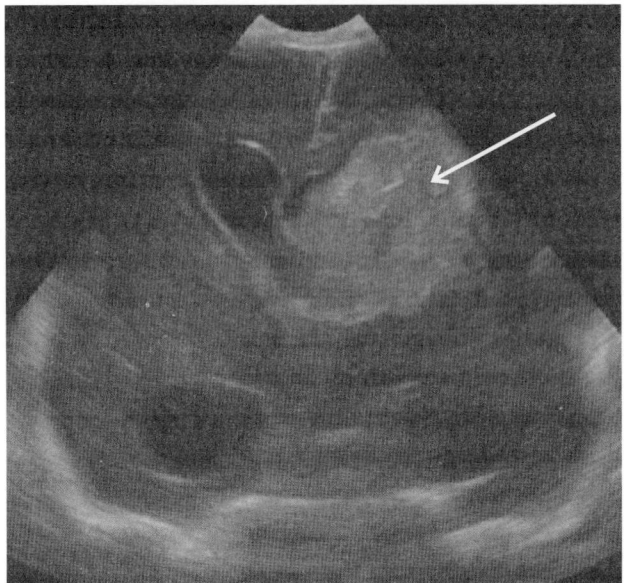

Figura 25-22 Hemorragia em grau IV em lactente pré-termo. Imagem coronal de US da cabeça revelando hemorragia significativa no sulco caudotalâmico esquerdo com extensão intraparenquimatosa no lobo frontal esquerdo e nos gânglios basais (*seta*) e dilatação ventricular, coerente com hemorragia em grau IV.

NEUROIMAGEM

- O ultrassom neonatal do crânio é usado para avaliar hemorragia intracraniana (Fig. 25-22), hidrocefalia, leucomalacia periventricular, grandes derivações AV, anomalias de desenvolvimento do cérebro, coleções de fluido extra-axial e maturidade grosseira do cérebro.
- O Doppler transcraniano ajuda a avaliar o risco de derrame em crianças com doença de células falciformes, pois avalia as velocidades do fluxo sanguíneo na carótida interna distal ou na artéria cerebral média proximal.
    - CT do crânio.
    - Após o período pré-natal, a CT sem contraste do crânio é o procedimento usual de triagem, incluindo para hematomas (Fig. 25-23) e trauma (Fig. 25-24).
    - O contraste pode ser usado para avaliar tumores, mas a MRI é preferida para maior sensibilidade.
- A MRI é usada para avaliar convulsões, tumores, anomalias congênitas e derrames. A imagem ponderada em difusão (DWI) e o mapa aparente de coeficiente de difusão (ADC) são mais sensíveis para isquemia aguda.
- CT da coluna vertebral: excelente para avaliar lesão após radiografias planas, assim como para avaliar tumores, infecções e deformidades vertebrais congênitas.
- MRI da coluna vertebral: excelente para imagem geral da coluna incluindo medula espinal, discos intervertebrais e doença subaracnoide e epidural. A MRI é o exame preferido para tumores, extensão de tumor para o canal espinal como neuroblastoma, anomalias congênitas e abscessos epidurais.
- A tomografia com emissão de pósitrons é usada principalmente para detecção de tumor e vigilância e também para localizar focos de convulsão.

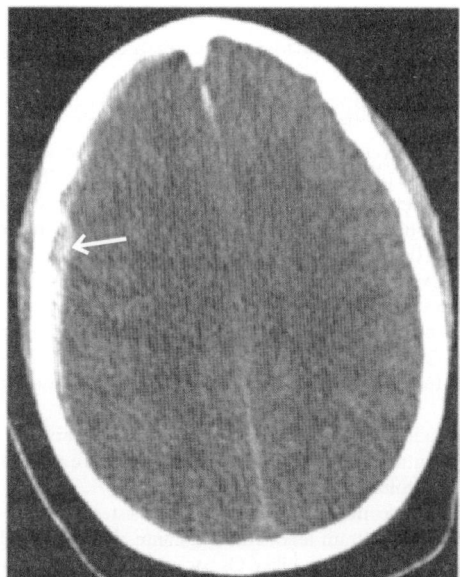

Figura 25-23 Hemorragia subdural. Imagem axial de CT da cabeça mostrando sangue de atenuação elevada e crescente ao longo da região frontoparietal (*seta*) com efeito de massa leve sobre o aspecto anterior da foice. Observar hemorragia subdural pequena ao longo da fissura inter-hemisférica anterior.

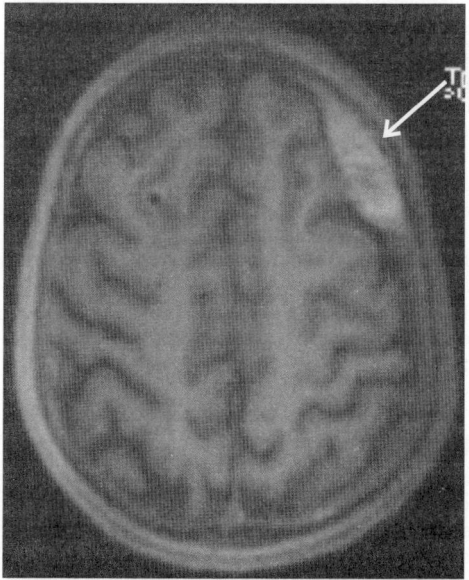

Figura 25-24 Hemorragia epidural. Imagem axial ponderada em T1 do cérebro revelando hemorragia epidural hiperintensa em formato lenticular na região frontal esquerda (*seta*).

MEDICINA NUCLEAR

- Os exames de medicina nuclear podem fornecer informações funcionais não demonstráveis em outras modalidades de investigação por imagens.
- Alguns exames de medicina nuclear podem ser realizados com equipamento portátil.
- Varredura óssea
  - Esta varredura é mais sensível que a radiografia, mas menos específica para doença dos ossos. A MRI também é excelente para doenças ósseas e muito mais específica.
  - O radiologista ajuda a determinar qual dos dois tipos de varredura óssea é mais apropriado.
    - A varredura óssea de três fases consiste em imagem de fluxo sanguíneo, captação imediata e retenção de demora (cerca de 2–4 horas após a injeção) com agente radiotraçador com tecnécio injetado por via intravenosa. A investigação por imagens das primeiras duas fases é limitada à região principal de preocupação. A imagem tardia é, com frequência, de todo o corpo. A indicação usual é a osteomielite (que pode ser multifocal em crianças via disseminação hematogênea) ou fratura oculta.
    - Imagem tardia de todo o corpo: usado para pesquisa de metástases no esqueleto.
- Varredura renal
  - Injeta-se um agente radiomarcado com tecnécio por via intravenosa.
  - Usada para avaliar a contribuição relativa da função de cada rim e avaliar a obstrução urinária.
- Varredura por ácido hepatoiminodiacético (HIDA)
  - Um agente radiomarcado com tecnécio é excretado no sistema biliar.
  - Alguns radiologistas administram fenobarbital durante alguns dias antes da varredura para melhorar a sensibilidade para atresia biliar. Os pacientes deverão ser mantidos NPO.
  - As varreduras HIDA são úteis para diferenciar atresia biliar congênita de hepatite neonatal e para diagnóstico de colecistite aguda ou crônica.
- Varredura de hemácias marcadas para sangramento GI
  - Hemácias radiomarcadas com tecnécio são injetadas por via IV para avaliar o sangramento durante 60–90 minutos de investigação por imagens.
  - O paciente precisa apresentar sangramento ativo para obter resultado positivo.
  - Uma vez que o sangramento GI é episódico, a evacuação de fezes sanguinolentas não se correlaciona diretamente com o ritmo do sangramento ativo.
- Varredura de Meckel
  - Um composto radiomarcado de tecnécio é injetado por via IV e, então, é feita a investigação por imagens do abdome.
  - Esse exame é altamente específico para o divertículo de Meckel contendo mucosa gástrica ectópica.
  - A técnica não exige sangramento ativo.
- Varredura do pulmão
  - Em geral, trata-se de um exame em duas partes:
    - Imagem da ventilação com gás xenônio inalado ou partículas radiomarcadas com tecnécio.
    - Imagem da perfusão com partículas radiomarcadas com tecnécio e injetadas por via IV, as quais são aprisionadas em pequenos ramos arteriais.
  - Usada para avaliar embolia pulmonar e vigilância para transplante de pulmão.
  - A CT tem sido usada mais frequentemente para embolia pulmonar.

RADIOLOGIA DE INTERVENÇÃO

- Acesso venoso: ultrassom e fluoroscopia são usados para inserir cateteres centrais perifericamente (PICC) e linhas venosas centrais.
- Cateteres de gastrostomia ou de gastrojejunostomia podem ser inseridos ou trocados mediante orientação fluoroscópica de maneira minimamente invasiva sob sedação IV ou anestesia geral.
- Angiografia diagnóstica e angioembolização: a angiografia com subtração digital é usada para diagnóstico e tratamento de malformações vasculares e embolização pré-operatória de tumores vasculares.

- Biópsia com agulha: ultrassom e a orientação por CT são usados para biópsias renais, hepáticas, da tireoide e do pulmão.
- Drenagem de abscesso: abscessos intra-abdominais podem ser drenados de maneira minimamente invasiva mediante orientação de ultrassom e CT.
- Nefrostomias percutâneas: o sistema pelvicaliceal renal obstruído é drenado com cateteres de drenagem em rabo de porco inseridos mediante orientação fluoroscópica ou de ultrassom.

LEITURAS SUGERIDAS

Coley BD, ed. Caffey's Pediatric Diagnostic Imaging. 12th Ed. Philadelphia: Mosby Elsevier, 2013.
Donnelly LF, ed. Diagnostic Imaging Pediatrics. 1st Ed. Salt Lake City: Amirsys, 2009.
Seibert JJ, James CA, eds. Pediatric Radiology Case Base. New York: Thieme, 1998.
Swischuk LE, ed. Imaging of the Newborn, Infant, and Young Child. 5th Ed. Baltimore: Lippincott Williams & Wilkins, 2003.

Sedação

Lynne M. Sterni ▪ Mythili Srinivasan ▪ Robert M. (Bo) Kennedy

- Os objetivos da sedação incluem: alívio da dor e da ansiedade relacionadas ao procedimento, imobilidade quando necessária para completar o procedimento e manutenção da segurança do paciente com limitação de complicações relacionadas à sedação.
- Na pediatria, observa-se aumento da necessidade de sedação para procedimentos.
  - Muitos procedimentos e estudos por imagem exigem a cooperação do paciente com pouco ou nenhum movimento, enquanto outros exigem controle da dor e a necessidade de ansiedade reduzida e relaxamento.
  - Nas crianças, por causa do *status* de desenvolvimento e dos comportamentos relacionados à idade, a realização desses procedimentos quase sempre exige sedação.
- Os sedativos nunca deverão ser prescritos e administrados em casa, seja antes ou depois de um procedimento. Essa prática está associada a riscos aumentados de depressão respiratória e óbito e é significativamente desencorajada pela American Academy of Pediatrics (AAP).
- Embora muitas instituições possuam protocolos de sedação estabelecidos, a alternativa mais segura é um serviço designado de sedação pediátrica ou unidade conduzida por fornecedores de sedação experientes e treinados em tratamento das vias respiratórias e nas técnicas de sedação.
  - No ambiente do pronto-socorro, as sedações são consideradas "urgentes" e deverão ser conduzidas por prestadores desse departamento com treinamento em vias respiratórias e em habilidades de sedação.
  - Tanto os departamentos de pronto-socorro quanto as unidades de sedação deverão ter acesso a pessoal extra em caso de efeitos adversos, e a disponibilidade de prestadores experientes em habilidades avançadas para as vias respiratórias, se necessário.
- Durante o procedimento de sedação – desde o momento da administração do sedativo até a criança acordar – é necessário o monitoramento contínuo tanto pelos monitores eletrônicos quanto pelos prestadores de serviços clínicos treinados em sedação e em suporte pediátrico avançado à vida.
  - O equipamento tamanho infantil para as vias respiratórias deverá estar imediatamente disponível, assim como uma fonte de oxigênio e medicamentos de emergência.
  - O pessoal de sedação deverá observar a via respiratória e o *status* cardíaco, além dos sinais vitais.
    - Esse pessoal é responsável pelo tratamento de quaisquer complicações relacionadas à sedação.
    - O pessoal não deverá estar desempenhando papel significativo no procedimento, para não ficar distraído da observação das vias respiratórias e do paciente.
- Quando forem encontrados pacientes considerados em alto risco de complicações de sedação, este capítulo sugere as razões para envolvimento de um anestesiologista.
- Este capítulo visa servir como referência para médicos treinados em sedação e não deverá ser considerado como completo sobre o assunto ou como substituto ao treinamento formal sobre sedação antes de participarem dos cuidados ao paciente em relação à sedação.

DEFINIÇÕES
- Seguem-se as definições da American Society of Anesthesiologists (ASA), AAP, e as diretrizes da Joint Commission (anteriormente Joint Commission on Accreditation of Healthcare Organizations [JCAHO]):
  - Sedação mínima: o estado induzido pela droga durante o qual o paciente responde normalmente a comandos verbais. Embora a função cognitiva e a coordenação possam estar prejudicadas, as funções de ventilação e cardiovascular não são afetadas.
  - Sedação moderada/analgesia: depressão da consciência induzida pela droga, durante a qual os pacientes respondem propositadamente a comandos verbais, sejam isolados ou acompanhados de estimulação táctil leve a moderada. Não há necessidade de intervenções para manter uma via respiratória patente e a ventilação espontânea é adequada. Usualmente a função cardiovascular é mantida.
  - Sedação profunda/analgesia: depressão da consciência induzida pela droga, durante a qual os pacientes não podem ser facilmente despertados ou não podem responder propositadamente após estimulação repetida ou dolorosa. A habilidade de manter a função de ventilação independente pode estar prejudicada. Os pacientes podem precisar de assistência para manter a via respiratória patente e a ventilação espontânea pode ser inadequada. Geralmente a função cardiovascular é mantida.

ESTÁGIOS DE SEDAÇÃO E RECUPERAÇÃO
- **Pré-sedação:** exame físico, avaliação da história clínica e experiências anteriores de sedação/anestesia, plano de sedação e consentimento informado; reunir equipamento e medicamentos e obter acesso intravenoso (IV).
- **Sedação**
  - Indução: administração de sedação/analgesia (risco mais alto de apneia ou laringospasmo nessa fase). O provedor da sedação não deverá se afastar do leito do paciente a partir desse momento.
  - Manutenção: manter uma profundidade de sedação pré-planejada.
    - Isso pode exigir doses adicionais ou titulação de medicamentos, tendo em mente a duração do procedimento (evitar o prolongamento da sedação) e o tipo de agente necessário (analgesia vs. ansiolítico/hipnótico).
    - Monitoramento contínuo e registro de sinais vitais a cada 5 minutos são necessários durante a sedação.
    - Um escore de sedação deverá ser registrado a cada 15 minutos até que o paciente esteja pronto para alta ou transferência. No St. Louis Children's Hospital, os autores usam a Escala de Sedação da Universidade de Michigan (consultar referência por Malviya et al. em Referências):
      0 = acordado e alerta.
      1 = sedação mínima: cansado/sonolento, resposta apropriada à conversação e/ou som.
      2 = sedação moderada: sonolento/dormindo, facilmente despertado com estimulação táctil leve ou comando verbal simples.
      3 = sedação profunda: sono profundo, pode ser despertado com resposta proposital a estímulo físico significativo.
      4 = o paciente não desperta ou resposta não proposital a estímulo físico significativo.
  - Emergência: recuperando-se dos efeitos da sedação. O paciente deverá ser totalmente monitorado com o fornecedor da sedação ou enfermeiro(a) **credenciado(a)** ao lado da cama (alto risco de laringospasmo nessa fase).

- **Recuperação**
  - Fase I (sedação profunda com escore de recuperação ≥ 3; consultar Tabela 26-1 para sistema de classificação de recuperação de Aldrete). É necessário o monitoramento contínuo e registro de sinais vitais a cada 5 minutos.
    - Sedação, dor e escores de recuperação são documentados a cada 15 minutos.
    - A transição para a recuperação da fase II começa quando o nível de consciência fica coerente com a sedação moderada (escore 2 de sedação); o paciente está clinicamente estável e os sinais vitais estão na linha de base (+/- 20%); o suporte complementar para O_2, via respiratória, ventilação e cardiovascular não são necessários; e o escore de Aldrete é de 8, com escore de dor de 6 ou menos.
  - Fase II (sedação mínima a moderada com escore de sedação ≤ 2): o prestador de serviços de recuperação deve estar imediatamente disponível.
    - Os sinais vitais e o escore de sedação são registrados a cada 15 minutos até a conclusão da recuperação de fase II.
    - Os escores de dor e de recuperação são documentados ao final da recuperação de fase II.
    - O monitoramento não invasivo da pressão arterial e o eletrocardiograma poderão ser dispensados se representarem interferência com o paciente e os cuidados de recuperação, desde que os sinais vitais estejam estáveis.
    - A recuperação da fase II termina com a alta, uma vez cumpridos os critérios padronizados de alta pelo paciente. Os cuidados podem ser transferidos ao genitor responsável/guardião legal/equipe de cuidados de paciente internado.

TABELA 26-1 Sistema de Classificação de Aldrete para Recuperação de Sedação*

Situação	Escore
Atividade	
Capaz de movimentar as quatro extremidades voluntariamente ou mediante comando	2
Capaz de movimentar duas extremidades voluntariamente ou mediante comando	1
Incapaz de mover as extremidades voluntariamente ou sob comando	0
Respirações	
Capaz de respirar profundamente e tossir livremente	2
Dispneia ou respiração limitada	1
Apneico	0
Circulação	
Pressão arterial +/- 20% do nível de pré-sedação	2
Pressão arterial +/- 20%-50% do nível de pré-sedação	1
Pressão arterial +/- 50% ou mais do nível de pré-sedação	0
Consciência	
Totalmente desperto	2
Desperta com estimulação verbal	1
Não responde	0
Cor	
Rosado	2
Pálido, moreno, manchado, amarelado	1
Cianótico	0

*É necessário escore 9 para alta ou 8 para internação.

Critérios de Alta/Transferência
- Sugerimos que os critérios a seguir sejam cumpridos antes da alta da unidade de sedação:
  - Sinais vitais na linha de base de +/- 20%.
  - Ausência de angústia respiratória.
  - SpO_2 na linha de base (+/- 3%) ou ≥ 95% à temperatura ambiente.
  - Função motora na linha de base ou capaz de se sentar/ficar em pé com assistência mínima.
  - Fluidos/hidratação normal e ausência de êmese/náusea.
  - Escore de recuperação de Aldrete ≥ 9 para alta, ≥ 8 para internação em enfermaria de hospital, onde o monitoramento não é um a um (Tabela 26-1).
  - Escore de dor ≥ 4 para alta ou ≥ 6 para internação (ou escore de dor reduzido em 50% após o procedimento).
  - Escore de sedação ≥ 1 para alta ou ≥ 2 para internação; sem administração de naloxona ou de agentes de reversão por 2 horas.
- É importante reforçar aos pais que após a sedação as crianças não devem subir escadas, tomar banho ou nadar sozinhas; serem deixadas sozinhas em um assento de veículo ou participar de atividades que exijam coordenação física durante 24 horas.

AVALIAÇÃO PRÉ-SEDAÇÃO
- Os objetivos são: identificar a via respiratória difícil; avaliar quaisquer fatores de risco cardíaco, respiratório ou neurológico; e prevenir as complicações da sedação.

História
- A história e o exame físico deverão determinar quaisquer riscos *versus* benefícios de sedação. Os problemas a serem discutidos com um médico atendente com experiência em sedação ou anestesia incluem preocupações sobre a história e o exame físico; quaisquer pacientes ASA das classes III, IV ou V (consultar discussão posterior para o sistema de classificação ASA); ou quaisquer pacientes com instabilidade cardiopulmonar que possa piorar a sedação.
- A história clínica passada deverá se concentrar nas condições sistêmicas que afetam o resultado da sedação:
  - História cardíaca: doença cardíaca congênita, história de arritmias, intervenções radiológicas ou cirúrgicas anteriores, medicamentos cardíacos atuais e questões de pressão arterial. Cuidar da profilaxia de endocardite, se justificado.
  - Questões respiratórias: infecção atual ou recente dos tratos respiratórios superior ou inferior, história de roncos e sibilos, pneumonia recorrente e medicamentos/inalantes respiratórios, história de crupe, pré-maturidade ou intubação prolongada, amígdalas cronicamente dilatadas, apneia obstrutiva do sono ou quaisquer massas em potencial nas vias respiratórias/tumores/hemangiomas.
  - Questões gastrointestinais: história de doença do refluxo esofágico, vômito frequente, doença de movimento ou vômito prolongado após sedação ou anestesia anterior, história de esvaziamento gástrico demorado, gastroparesia, melena ou perda sanguínea gastrointestinal conhecida.
  - Transtornos neurológicos: epilepsia – última convulsão, frequência e características da convulsão, tratamento típico de resgate epiléptico e terapia anticonvulsivante atual.
  - Doença neuromuscular: grau de comprometimento da musculatura respiratória, qualquer envolvimento cardíaco, desequilíbrio de K+ em potencial, história de doença/infecções respiratórias.
  - Doença renal: distúrbios eletrolíticos potenciais, função renal reduzida o suficiente para exigir alterações em dosagem de medicamentos ou intervalos de dosagem, hipoalbuminemia secundária a perdas renais, hipertensão, desidratação, história de oligúria ou anúria e necessidade de cateterização intermitente da bexiga com sensibilidade de látex associada.

- Doença do fígado: disfunção hepática que pode impactar o metabolismo da droga, hepatomegalia que pode impactar volumes correntes do pulmão, história de varizes esofágicas ou ascite.
- Doença hematológica/oncológica:
  - Contagem completa de hemácias/eletrólitos mais recente, último regime de quimioterapia e quaisquer linhas centrais *in situ*.
  - Porfiria: se presente, evitar barbitúricos.
- Doença endócrina:
  - Diabetes – nível corrente de glicose no sangue, medicamentos diabéticos e última dose, contagem recente de eletrólitos, em caso de hiperglicemia.
  - Doença da tireoide – TSH e T4 recentes, avaliação de sintomas do paciente de hiper/hipotireoidismo.
  - Doença de glândulas suprarrenais – tratamento medicamentoso atual e exigências de dosagem de reforço.
- Doença genética: muitas síndromes estão associadas a desarranjos cardíacos, renais e metabólicos, assim como anormalidades craniofaciais/das vias respiratórias. As condições clínicas da síndrome específica deverão ser revisadas antes de se proceder à sedação.
- Importância dos registros anteriores de sedação/anestesia.
  - **Os registros de sedação/anestesia deverão ser revisados** quando disponíveis para avaliar o tamanho dos tubos endotraqueais (ETTs) e lâminas necessárias de laringoscópio, qualquer dificuldade com ventilação com máscara ou intubação e quaisquer reações medicamentosas adversas ou resultados não esperados e causados por procedimento de sedação.
- História de náusea ou vômito pós-sedação ou pós-operatória.
- Agentes sedativos usados no passado (se conhecidos) e quaisquer complicações/preocupações dos pais.
- História familiar de reações adversas ou eventos durante a sedação ou anestesia, especialmente tratando hipertermia maligna (relevante se usando succinilcolina).

Sistemas de Classificação

Sistema de Classificação de Mallampati

- Durante a avaliação pré-sedação, cada paciente deverá receber um escore de Mallampati, com o entendimento de que cada classificação está associada à antecipação de uma via respiratória cada vez mais difícil. Há quatro classes (Fig. 26-1) e a Classe 4 é considerada a mais difícil.

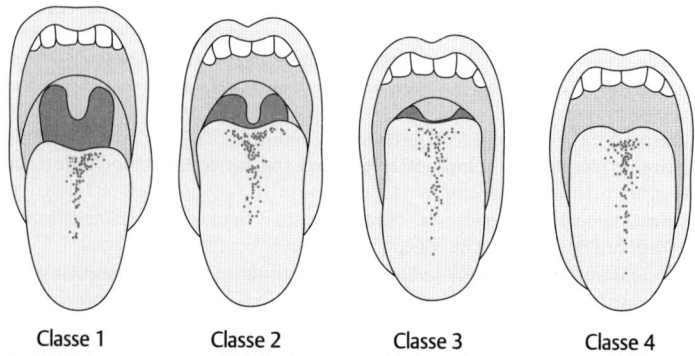

Classe 1   Classe 2   Classe 3   Classe 4

Figura 26-1 Sistema de classificação de Mallampati para uso durante a avaliação pré-sedação. (Cortesia de Mallampati S, Gatt S, Gugino L, et al. A clinical sign to predict difficult tracheal intubation: a prospective study. Can Anaesth Soc J 1985;32(4):429-434.)

- A classificação de Mallampati deverá ser feita durante o exame físico, em conjunto com a determinação de mobilidade do pescoço, habilidade de abrir a boca sem doença da articulação temporomandibular ou mandíbula, *status* da dentição, tamanho da boca e da língua e distância cricoide-mandíbula. Isso é feito solicitando-se que a criança abra a boca e coloque a língua para fora o mais possível sem ajuda de lâminas de língua ou ajuda. Muitas crianças pequenas não conseguem executar essa tarefa.
- Isso ajuda o prestador da sedação a ter uma ideia de grau de dificuldade em tratar a via respiratória caso a ventilação com máscara ou a intubação se tornem necessárias.

Classificação ASA de Estado Físico
- Durante a avaliação pré-sedação cada paciente pode receber um escore ASA para determinar o *status* fisiológico do paciente antes da sedação:
  - Classe I: paciente sadio e normal sem quadros clínicos crônicos.
  - Classe II: paciente com quadro clínico leve a moderado, mas bem controlado, como asma ou diabetes sob controle satisfatório.
  - Classe III: paciente com doença sistêmica grave como doença cardíaca com controle de pressão arterial fronteiriça ou sob tratamento com inotropos, transtorno de convulsões com episódios frequentes.
  - Classe IV: paciente com doença sistêmica grave e potencialmente fatal.
  - Classe V: paciente moribundo com poucas chances de sobrevivência; a cirurgia é o último esforço para salvar sua vida.
- Os pacientes com *status* I, II ou III exigem médicos de sedação especialmente treinados e experientes; aqueles com *status* III, IV ou V justificam consulta com os colegas anestesiologistas.

Problemas de Alto Risco
- Quadros clínicos
  - Classes ASA III, IV ou V.
  - Obstrução da via respiratória em potencial: amígdalas/adenoides dilatadas, história de roncos altos, apneia de sono obstrutiva, aspiração ou ingestão de corpo estranho, abscesso da via respiratória, trauma oral ou faríngeo, massas conhecidas ou suspeitas na via respiratória, suspeita de epiglotite.
  - Asma mal controlada.
  - Obesidade mórbida (superior a 2 vezes o peso corporal ideal).
  - Quadros cardiovasculares (cianose, insuficiência cardíaca congestiva, história de doença cardíaca congênita).
  - História de prematuridade com problemas pulmonares, cardiovasculares e gastrointestinais ou problemas neurológicos.
  - Quadros neurológicos como convulsões mal controladas, hipotonia global, história de assistência de ventilação +/- traqueostomia, incapacidade de controlar secreções ou história de aspiração, hipertonia com incapacidade de ficar em supino para acessar a via respiratória, apneia central.
  - Quadros gastrointestinais: refluxo gastroesofágico não controlado, mobilidade gastrointestinal insatisfatória, abdome cirúrgico.
  - Idade inferior a 3 meses.
  - Gravidez ou suspeita de gravidez.
  - URI atual ou roncos e sibilos que não melhoram com um tratamento com albuterol.
  - Doença neuromuscular.
- Procedimentos que exigem sedação profunda em pacientes com estômago cheio.
- Quadros que colocam os pacientes em risco de falha de sedação
  - Atraso intenso de desenvolvimento.
  - Questões de comportamento ou doença psicológica/psiquiátrica grave.
  - História de falha de sedação, sedação exagerada ou resposta paradoxal a sedativos (hiperativo).

Triagem para Doença Aguda

- Os pacientes deverão ser triados para doença aguda que possa aumentar o risco de reações adversas relacionadas à sedação.
  - Quando uma doença aguda é detectada, o prestador de serviços de sedação deve pesar os riscos aumentados da sedação contra a necessidade do procedimento diagnóstico ou terapêutico.
- Se o procedimento for considerado eletivo, as seguintes diretrizes são sugeridas:
- **As indicações para cancelamento ou atraso de sedações eletivas incluem:**
  - Doença com febre superior a 100,4 °F (38° C) dentro de 24 horas.
  - Infecções infantis ativas com comprometimento cardiopulmonar.
  - Vômito ativo dentro de 12 horas da sedação.
  - Qualquer infecção respiratória com roncos e sibilos persistentes **não** melhorados com um tratamento de albuterol.
- As recomendações de reprogramação incluem:
  - Asma sem infecção subjacente: 7 dias.
  - Asma com componente infeccioso: 3 semanas.
  - URI com tosse/congestão: 3 semanas.
    - Os sintomas de URI podem aumentar o risco de laringospasmo, broncospasmo e hipóxia durante a sedação.
    - Sintomas leves de URI isolados (rinite não purulenta, *status* afebril, tosse que elimina) podem não ser uma indicação para cancelar ou retardar um procedimento; o tratamento da sedação deverá refletir antecipação das complicações em potencial mencionadas.
    - URI intensa (febril, secreção purulenta, tosse úmida) deverá sugerir consideração de cancelamento; recomenda-se a discussão com um prestador de sedação avançada para rever os riscos *versus* a urgência do procedimento. Os procedimentos eletivos deverão ser cancelados.
  - Febre: de volta para a linha de base > 24 horas e indo bem.
  - Êmese: resolvida por 24 horas e tolerando líquidos transparentes, produção normal de urina e sinais adequados de normovolemia.
  - Crupe: 3 semanas, com consulta ao médico de cuidados primários antes da sedação.
  - Pneumonia: 4 semanas após resolução dos sintomas.
  - Influenza: 3 semanas após resolução dos sintomas.
  - Bronquiolite: 6 semanas após resolução com consulta ao médico de cuidados primários antes da sedação.
  - Crianças com infecção conhecida (p. ex., otite/amigdalite): > 24 horas sem febre ou em tratamento farmacoterápico, se justificado.

VIA RESPIRATÓRIA PEDIÁTRICA E POSICIONAMENTO

Anatomia

- A laringe está ao nível de C3-C6 e serve como a área da fonação. Ela também protege as vias respiratórias inferiores do conteúdo da orofaringe.
- A laringe é formada de cartilagens distintas: tiroide, cricoide, aritenoides, corniculadas e epiglote.
- As cordas vocais ficam abaixo da saliência da epiglote, ao nível da cartilagem da tireoide.
- A abertura entre as cordas vocais verdadeiras é a abertura glótica, na qual são passados os tubos de intubação. Essa é a parte mais estreita da via respiratória em crianças maiores de 10 anos. Em crianças menores de 10 anos, a via respiratória é mais estreita ao nível do anel cricoide, logo abaixo das cordas vocais.

- A inervação da laringe é fornecida por dois ramos do nervo vago: os nervos laríngeos superior e recorrente.
- A traqueia começa ao nível de C6, ramificando-se para os brônquios principais à direita e à esquerda em T5.
- Os receptores sensíveis aos estímulos mecânicos e químicos ficam na traqueia e atuam para regular a frequência e a profundidade da respiração, assim como causar a tosse e as ações reflexivas de broncoconstrição.
- O posicionamento da via respiratória pediátrica é complicado por um occipício grande em relação ao tamanho do corpo, a língua grande em relação ao tamanho da boca e cordas vocais, que são anguladas para frente, em comparação com as dos adultos. A laringe é mais cranial que nos adultos, com estreitamento abaixo das cordas vocais.

Técnicas de Posicionamento
- Evitar a flexão da cabeça ou a extensão extrema da cabeça.
- Colocar uma toalha enrolada sob os ombros (em caso de lactente ou criança começando a andar) para alinhar a via respiratória e conseguir a posição "sniffing" (olfativa).
- Pacientes adultos podem precisar de um rolo de toalha sob a cabeça, em vez dos ombros, para alinhar a via respiratória.

Identificação da Via Respiratória Potencialmente Difícil
- Cabeça: occipício proeminente ou crânio disforme.
- Costas: escoliose moderada a intensa ou cifose.
- Pescoço: pescoço curto, gorduroso, mobilidade cervical insatisfatória, massas no pescoço e colar cervical ou tração instalados.
- Face: anormalidades craniofaciais como abertura pequena da boca, anormalidades da mandíbula, língua larga, palato estreito (associado a vias respiratórias difíceis), fenda palatina ou micrognatia.
- Via respiratória: história de roncos, estridor, rouquidão, salivação, amígdalas dilatadas ou inclinação para frente para abrir a via respiratória.
- História clínica anterior: história de intubação prolongada, tumores/hemangiomas/inflamação das vias respiratórias, obesidade, síndromes craniofaciais ou hipotiroidismo.
- Síndromes: síndromes craniofaciais como as síndromes de Crouzon, de Apert, de Goldenhar ou de Pierre Robin; síndromes de Down, de Turner, ou de Hurler/Hunter.

EQUIPAMENTO, MEDICAMENTOS E PESSOAL PARA VIA RESPIRATÓRIA.
Equipamento
Recomenda-se dispor de livros (livros de códigos) ou tabelas com estimativas pré-calculadas com base no peso de equipamento e doses de medicamentos para as vias respiratórias imediatamente disponíveis.

No Leito ou Imediatamente Disponíveis
- ETTs: três (tamanho estimado para peso mais um tamanho para cima e para baixo)
  - Tamanho no Livro de Códigos ou calcular o tamanho por:
    ETT sem manguito: (16 + idade)/4. ETT com manguito é a metade do tamanho.
- Via respiratória com máscara laríngea (LMA).
- Vias respiratórias oral e nasofaríngea.
- Laringoscópio e lâminas curvas e retas, verificar para confirmar funcionamento completo.
- Toalha enrolada para posicionamento, se necessário.

- Estiletes.
- Seringas e agulhas limpas para medicamentos adicionais.

Na Sala
- Unidade de sucção, ligada.
- Bolsa de anestesia (pressão positiva contínua de via respiratória [bolsa CPAP] com máscara de tamanho apropriado montada e anexa a 10 L de oxigênio.
- Cânula nasal +/- $ETCO_2$ com tanque **cheio** de oxigênio para acompanhar o paciente durante o transporte.
- Monitoramento cardiorrespiratório contínuo (transportar monitor se necessário).
- Conjunto IV ou IO prontamente disponível em caso de perda de acesso IV ou se o acesso vascular for necessário como emergência, quando os medicamentos de sedação forem administrados por via oral ou inalação.

Medicamentos (Disponíveis Imediatamente)
- Medicamentos de emergência
  - Succinilcolina (20 mg/mL).
  - Atropina (0,4 mg/mL).
  - Epinefrina (**10 μg/mL**) para crianças pequenas ou (1 mg/mL) para paciente com tamanho de adulto.
- Medicamentos de sedação (Tabelas 26-2 e 26-3 para medicamentos e dosagem de sedação). O médico de sedação deverá:
  - Estar pronto com doses extra de medicamentos, como antecipado.
  - Dispor de soro fisiológico normal, com seringas de 10 mL, disponíveis para medicamentos para lavagens.
  - Rever as doses de medicamentos para reversão, se aplicável (*i. e.*, flumazenil ou naloxona) (Tabela 26-4).
  - Rever a dose de succinilcolina para um quadro grave de laringospasmo.

Pessoal Necessário
- A AAP recomenda que um enfermeiro, um profissional de sedação/anestesiologista e um profissional para o procedimento (se justificável) estejam presentes.
- A observação do paciente e o monitoramento dos sinais vitais deverá ser o único trabalho do profissional de sedação durante a sedação de moderada a profunda.
- Após a sedação, o paciente deverá ser monitorado, com os sinais vitais registrados a cada 5 minutos até despertar e daí em diante a cada 15 minutos até que o paciente atinja o estado mental básico. Uma área de recuperação designada deverá dispor de pessoal e equipamento apropriados em caso de comprometimento da via respiratória durante a recuperação.

RECONHECIMENTO DE VENTILAÇÃO NÃO EFICIENTE
- A administração de oxigênio suplementar durante a sedação reduz o risco de lesão hipóxica ao retardar o início da hipoxemia caso ocorra depressão respiratória ou apneia. Entretanto, o uso de oxigênio suplementar geralmente atrasa o reconhecimento da respiração não efetiva uma vez que saturações de oxigênio não caem durante vários minutos, mesmo durante a apneia. Por isso, recomenda-se que $ETCO_2$ seja monitorado quando se usar oxigênio suplementar. O monitoramento de $ETCO_2$ detecta depressão respiratória/apneia mais rapidamente que a oximetria de pulso ou a observação direta. Quando o paciente está respirando o ar ambiente, a saturação de oxigênio por oximetria de pulso pode ser usada como representante para a ventilação, se não houver $ETCO_2$ disponível.

TABELA 26-2 Medicamentos Comuns para Sedação e Analgesia

Droga	Latência	Via	Dosagem	Contraindicações	Duração da ação	Comentários
Sedativos/Hipnóticos						
Propofol	15–30 s	IV	Para uso somente por médicos atendentes aprovados e credenciados em propofol/anestesia	Alergia a ovos (relativa) História de via respiratória difícil; se doença cardíaca, renal, metabólica, mitocondrial ou pulmonar, discutir com anestesia.	3–5 min sem infusão	Pode causar depressão respiratória profunda, apneia e hipotensão
Midazolam	2–3 min	IV	6 meses–6 anos: 0,05 mg/kg (ansiólise) e 0,1 mg/kg (sedação); as doses podem ser tituladas em 0,05 mg/kg até o máximo de 0,6 mg/kg; considerar máximo de 2 mg a menos que haja um anestesiologista envolvido 6–12 anos: 0,025–0,05 mg/kg inicialmente (ansiólise) e 0,05–0,1 mg/kg (sedação); dose única máxima 2,5 mg até máximo de 0,4 mg/kg; considerar dose máxima de 4 mg total a menos que haja um anestesiologista envolvido	História de reação paradoxal	IV 45–60 min PO 60–90 min	Pode causar depressão respiratória, bradicardia e hipotensão Níveis séricos aumentados com cimetidina, eritromicina, claritromicina e antifúngicos
	20–30 min	PO	0,25–0,5 mg dose única (dose máxima 20 mg)			As doses ansiolíticas não devem ser superiores a 2–4 mg total; as doses de sedação não devem exceder a 10 mg total

(Continua)

TABELA 26-2 Medicamentos Comuns para Sedação e Analgesia (*Continuação*)

Droga	Latência	Via	Dosagem	Contraindicações	Duração da ação	Comentários
Pentobarbital	3–5 min	IV	1ª dose 2,5 mg/kg; pode repetir 1,25 mg/kg três vezes até máximo de 7,5 mg/kg OU 200 mg total	História de reação paradoxal: porfiria Apneia quando usado com outros agentes	IV 15–45 min PO 60–240 min	Pode causar arritmias ou depressão respiratória
	15–60 min	PO/PR	(< 4 anos) 3–6 mg/kg até máximo de 100 mg total	Não recomendado em insuficiência cardíaca congestiva, hipotensão ou insuficiência hepática		
Analgésicos						
Fentanil	2–3 min	IV	0,5–1µg/kg. Administrar durante 30–60 s; pode repetir a cada 2–3 min. até efeito desejado, com dose máxima de 100µg em intervalo de 30 min Consultar atendente com experiência em sedação se doses maiores forem necessárias para pacientes maiores	Apneia quando usado com outros agentes, especialmente benzodiazepinas (midazolam) Ajustar a dose em caso de insuficiência renal Recomenda-se consultar anestesista em caso de bradicardia, hipotensão ou depressão respiratória, pois os efeitos de fentanil podem ser perigosos	30–60 min	A infusão rápida pode causar rigidez da parede torácica e/ou depressão respiratória
Cetamina	1 min	IV	0,5–1,0 mg/kg para repetir conforme o necessário a cada 5–10 min	Contraindicada em pacientes com pressão intracraniana aumentada, craniotomia recente, hipertensão, aneurisma, tirotoxicose ou transtorno psicótico Pode causar hipertensão, taquicardia, nistagmo, náusea/vômito, salivação e reação de emergência Laringospasmo pode ocorrer	Dissociação: 15–30 min. Recuperação: 90–150 min.	Usar com cautela em paciente com transtorno de convulsão Considerar glicopirrolato 5µg/kg IV (máx. 0,2 mg) uma vez para secreções, especialmente se forem antecipadas múltiplas doses de cetamina ou se procedimento intraoral estiver sendo conduzido (p. ex., abscesso peritonsilar, dentário)

Óxido nitroso	2–5 min	máscara	Maioria das sedações realizada usando N2O a 70%; com frequência os pacientes são pré-medicados com 0,1–0,3 mg/kg de oxicodona para aumentar profundidade da sedação	Contraindicado em pacientes com pneumotórax, obstrução intestinal, cirurgia recente de orelha/olho/seio nasal/craniana, pressão intracraniana aumentada, fibrose cística, enfisema. Lesão craniofacial ou do seio nasal, gravidez ou intoxicação por etanol/droga	Menos de 5 min	Reações adversas incluem náusea e vômito, diaforese e alucinações. Uso prolongado está associado a anemia megaloblástica, mieloneuropatia e desenvolvimento fetal prejudicado. Funciona melhor em crianças > 2 anos; deve tolerar a máscara
Morfina	5–10 min	IV	0,05–0,15 mg/kg cada 10–20 min, dose máxima 10 mg. Efeito de pico aos 20 min	Usar com cautela em pacientes com apneia do sono obstrutiva conhecida ou suspeita, hipotensão, doença cardíaca e depressão respiratória. Pode causar liberação de histamina com prurido e broncospasmo	180–300 min	Reações adversas incluem náusea e vômito, prurido, depressão respiratória ou do sistema nervoso central, miose, espasmo biliar, pressão intracraniana aumentada e hipotensão/bradicardia. Usar naxolona para reversão
Oxicodona	30–60 min	PO	0,1–0,2 mg/kg para dosagem hospitalar: dosagem de prescrição limitada a 0,05–0,1 mg/kg/dose – dose máx. 10 mg. Consultar especialista de dor se o paciente tolerar opioides	Usar com cautela em pacientes com doença renal, hipotensão, doença cardíaca e doença respiratória	120–180 min	

TABELA 26-3 — Agentes Antináusea*

Medicamentos antináusea	Classe	Via	Dose
Ondansetron (Zofran)	Antisserotonina	IV/PO	0,15 mg/kg a cada 8 h
Metoclopramida (Reglan)	Benzamidas	IV/PO	0,05–0,1 mg/kg a cada 6 h (máx. 10 mg)
Difenidramina (Benadril)	Anti-histamina	PO/IV	0,5–1mg/kg a cada 4–6 h (máx. 50 mg)
Prometazina (Fenergan)	Anti-histamina	IV	0,25–0,5 mg/kg a cada 6 h

*Alguns procedimentos de sedação podem ser complicados por náusea e vômito pós-procedimento. Medicamentos podem ser administrados para ajudar a combater esses efeitos colaterais e reduzir as complicações. O uso de dois agentes de classes *diferentes* poderá ser necessário se o paciente não responder a uma única droga. Atenção: as anti-histaminas podem piorar a sonolência pós-sedação.

TABELA 26-4 — Drogas de Emergência*

Droga	Dose
Atropina	0,02 mg/kg/dose IV a cada 3–5 min. (dose mínima 0,1 mg)
	Dose total máxima para criança: 1 mg
	Dose total máxima para adolescente: 2 mg
Epinefrina	0,01 mg/kg/dose (ou 0,1 mL/kg de 1:10.000) IV/IO a cada 3–5 min
Flumazenil	0,01 mg/kg IV (dose máx. 0,2 mg) durante 15 s pode repetir essa dose 4 vezes até o máximo de 3 mg
	Monitorar para nova sedação: usar com cautela em pacientes recebendo terapia com benzodiazepina para convulsões porque flumazenil pode induzir a convulsão
Naloxona	0,01–0, 0,02 mg/kg IV, pode repetir a cada 2–3 min. conforme necessário
	Dose máxima: 2 mg
	Monitorar para nova sedação
Rocurônio	0,6 mg/kg/dose para paralisia para intubação – a dose deverá ser reduzida em 25%–50% em bebês com menos de 1 ano
Succinilcolina	1–2 mg/kg/dose IV/IO (máximo 80 mg) para paralisia para intubação: 0,1–0,5 mg/kg/dose para laringospasmo
	Contraindicado em crianças com queimaduras há mais de 48 horas, doença neuromuscular, hipercalemia, distrofia muscular, aumento suspeito de pressão intracraniana ou imobilização prolongada: esses pacientes deverão ser discutidos com anestesia antes de qualquer sedação e podem precisar de cuidados em nível de anestesia

*Matemática da droga:
1:100.000 = 10 µg/mL = 0,01 mg/mL.
1:10.000 = 100 µg/mL = 0,1 mg/mL.
1:1.000 = 1.000 µg/mL = 1 mg/mL.

- Sinais de ventilação não efetiva:
  - Alterações de cor: palidez perioral e facial. A cianose não é notada até que as saturações de oxigênio caiam para 85% ou menos.
  - Movimento da parede torácica: A elevação do tórax deverá ser visível sempre; deve-se expor a parede do tórax antes da sedação.
  - Respiração abdominal: as retrações oscilantes ("*see-saw*") são sinal de obstrução de via respiratória superior.
  - Roncos/sons respiratórios superiores: são sinais de obstrução de via respiratória superior e exigem ou reposicionamento da via, projeção da mandíbula, colocação de via respiratória oral ou nasal ou possivelmente a colocação de uma via respiratória mais definitiva (*i. e.*, LMA ou ETT).
  - Som da oximetria de pulso, com timbre decrescente indica queda de saturações de oxigênio. O uso do som permite a observação do paciente em vez do monitor.
  - Capnografia de volume-corrente final: $ETCO_2$ deverá mostrar 30–50 mm Hg a menos que haja desarranjo metabólico. A perda do formato de onda de $ETCO_2$ é o sinal inicial de alerta de apneia/obstrução.
    - $ETCO_2$ reduzido pode indicar má ventilação e obstrução *versus* apneia.
    - $ETCO_2$ aumentado pode indicar má ventilação e frequência respiratória inadequada.
    - A perda de formato de ondas associada ao movimento da parede torácica indica obstrução da via respiratória superior, como um laringospasmo.

LISTA DE VERIFICAÇÃO PARA SEDAÇÃO

- Intervalo: verificar as informações do paciente, prontuário clínico e procedimento a ser conduzido com a família/guardião/pais e a equipe médica.
- O registro completo da sedação deverá documentar:
- História da doença atual: diagnóstico, motivo para a sedação.
- História clínica anterior (relevante para a sedação).
- Registros anteriores de sedação/história de anestesia.
- Alergias medicamentosas/sensibilidades.
- Revisão de sistemas.
- Testes de laboratório.
- Sinais vitais básicos.
- Exame físico.
- *Status* NPO (Tabela 26-5).
- Classificação ASA.
- Classificação Mallampati.
- Consentimento informado.

TABELA 26-5 Diretrizes para Jejum (NPO) para Sedação Eletiva*

	Idade	Tempo
Líquidos transparentes	Todas as idades	2 h
Leite do peito/mamadeira/sólidos	0–6 meses	4 h
Leite do peito/mamadeira/sólidos	> 6 meses	6 h

*Essas diretrizes devem ser estritamente seguidas para todas as sedações eletivas e qualquer violação do NPO deve ser reprogramada ou retardada até que os critérios sejam atingidos.
Líquidos transparentes: água, água com açúcar, Kool-aid, Pedialite, refrigerante, suco de maçã ou de uva sem polpa, Gatorade.
Sólidos: todos os alimentos, leite de vaca, sucos de frutas naturais, alimentos por tubo, doces e gomas.
Fonte: St. Louis Children's Hospital.

- Desenvolver e documentar avaliação e plano para realizar a sedação. Informar os pais e os membros da equipe sobre o plano.
- Conduzir a lista de verificação antes de executar a sedação. (Pensar **SOAP ME**.)
  Sucção: cateter de Yankauer ligado e testado.
  Oxigênio: cânula nasal, bolsa de CPAP disponível com fonte de oxigênio.
  Via **A**érea: vias respiratórias nasofaríngeas e orofaríngeas de tamanho apropriado, ETTs e LMA, Lâminas funcionais de laringoscópio e estiletes disponíveis.
  Pharmacy (Farmácia): medicamentos para intubação, medicamentos de emergência incluindo succinilcolina com doses/concentrações conhecidas. Dispor de soro fisiológico para lavagem.
  Monitores: oximetria de pulso, pressão arterial não invasiva, $ETCO_2$ conforme o necessário e monitoramento com ECG no paciente. Dispor de estetoscópio.
  Equipamento: qualquer equipamento especial antecipado. Carrinho de emergência/de via respiratória disponível e próximo.
- Números de contato da equipe de anestesia e de código devem estar prontos e disponíveis em caso de necessidade de assistência.
- Garantir área de recuperação devidamente assessorada e equipada para monitoramento pós-sedação.
- Ter o médico atendente responsável na sala ou imediatamente disponível e ciente de que a sedação vai começar.
- Dispor de linha IV para técnicas intravenosas de sedação, verificar fluxo antes de administrar os medicamentos.
- Pré-oxigenar, conforme o necessário (se monitor de $ETCO_2$ for usado).
- Se todos os itens da lista de verificação foram concluídos, o paciente estará pronto para a sedação. **Antes de iniciar a sedação, certificar-se de verificar de novo a dose do agente sedativo para a idade e peso, assim como para doses máximas.** Certificar-se de anotar horários das medicações e quaisquer pré-medicamentos administrados. Os sinais vitais são registrados a cada 5 minutos no registro de sedação.
- Documentar quaisquer complicações relacionadas com a sedação: qualquer reposicionamento de via respiratória ou vias nasofaríngeas/orais necessárias para dosagem de drogas maior que a usual para conseguir a sedação, quaisquer sinais de obstrução de vias respiratórias (roncos, dessaturação, elevação não satisfatória do tórax) ou dificuldades com ventilação com máscara ou intubações. Essas são informações valiosas para o próximo profissional de sedação/anestesiologista.

REAÇÕES ADVERSAS DURANTE A SEDAÇÃO

Obstrução de Via Respiratória Superior/Laringospasmo

- O estridor indica obstrução parcial; a obstrução completa será silenciosa.
- Reposição usando elevação do queixo ou projeção da mandíbula.
- Considerar inserção de via respiratória oral.
- Aplicar bolsa de CPAP e máscara. Manter a pressão contínua em 15–20 mm Hg. Distendendo-se a faringe pode-se abrir parcialmente a laringe e permitir a troca do ar. Esse tratamento é bem-sucedido para a maioria dos casos de laringospasmo associado à sedação.
- Se não houver resposta, administrar succinilcolina 0,25–0,5 mg/kg. Observar que a succinilcolina não consta tipicamente dos Carrinhos de Emergência pois é refrigerada quando raramente usada.
- *Buscar ajuda.*
- A ventilação de pressão positiva com bolsa-máscara pode ser necessária só rapidamente quando o paciente se recupera da anestesia Estágio II ou é sedado mais profundamente com medicamento adicional, por exemplo, propofol. Ambas as estratégias reduzem a probabilidade de laringospasmo.
- Se a criança não puder ser oxigenada, realizar a intubação. Uma vez garantida a via respiratória, considerar a colocação de um tubo nasogástrico para descompressão gástrica.

Apneia com ou sem Hipóxia
- Reposição usando elevação do queixo ou projeção da mandíbula.
- Administrar oxigênio a 100%.

- Reduzir ou descontinuar a taxa de infusão do sedativo, se aplicável.
- Estimular o esterno com uma fricção dolorosa.
- Se não ocorrer a respiração espontânea, ventilar com CPAP ou máscara-bolsa tipo Ambu™.
- Considerar flumazenil ou naloxona conforme apropriado:
  - Flumazenil: 0,01 mg/kg IV (dose máxima 0,2 mg) durante 15 segundos: pode-se repetir essa dose 4 vezes até o máximo de 3 mg.
  - Naloxona: 0,01–0,02 mg/kg IV; pode-se repetir a cada 2–3 minutos, conforme o necessário. O objetivo é titular com naloxona até que o paciente comece a respirar; a reversão total pode causar hipertensão e dor intensa.
    - **Se incapaz de ventilar,** por exemplo, tórax rígido, administrar naloxona 0,1 mg/kg IV ou succinilcolina 0,25–0,5 mg/kg IV ou 4 mg/kg IM se não houver acesso vascular.
- *Buscar ajuda.*
- Realizar a intubação se necessário.

Hipotensão (redução na pressão arterial sistólica em mais de 20%)
- Para aumentar a pressão arterial, considerar as etiologias
  - Reação adversa de medicamento para sedação.
  - Reação alérgica: consultar protocolo.
  - Perturbação do ritmo cardíaco.
  - Choque ou perfusão insatisfatória.

Hipovolemia
- Conduzir infusão rápida de 20 mL/kg de soro fisiológico normal ou solução de Ringer lactato se não houver contraindicações (doença cardíaca, renal ou pulmonar); reavaliar BP, HR, preenchimento capilar; repetir conforme o necessário.
- Alterar a taxa de verificação do manguito de pressão arterial para cada 1–3 minutos até que a pressão arterial esteja estabilizada.
- Considerar redução da taxa de infusão do agente de sedação (conforme aplicável).
- Se não houver resposta, desligar a infusão e permitir a recuperação.
- Considerar infusão de inotropos ou vasopressores e transferir para UTI se a hipotensão não responder às intervenções.

Reação Alérgica
- Colocar o paciente na posição de Trendelenburg: administrar oxigênio a 100%.
- *Buscar ajuda*
- Administrar epinefrina 10 µg/kg (solução de 1:1.000) IM; OU administrar 10 µg/kg de epinefrina (solução a 1:10.000) IV se o quadro for potencialmente fatal; pode-se repetir a cada 15 minutos, conforme o necessário.
- Administrar *bolus* IV de 20-mL/kg de soro fisiológico normal; repetir conforme o necessário.
- Se o quadro respiratório estiver comprometido, pode ser necessário administrar albuterol nebulizado (2,5 ou 5 mg em 3 mL de soro fisiológico normal) ou intubar se o envolvimento respiratório for intenso.
- Administrar, assim que possível:
  - Antagonista do receptor de H-1 (difenidramina 1 mg/kg IM/IV/PO [dose máxima 50 mg]).
  - Antagonista do receptor de H-2 (p. ex., cetirizina ou famatodina: 6 meses–5 anos 2,5 mg PO; 6 anos-adulto 5–10 mg PO).
  - Corticosteroides (metilprednisolona 2 mg/kg IV em *bolus* ou prednisona 2 mg/kg PO dose única)
- Observar durante 6–24 horas para vigiar sintomas de rebote de fase tardia.

Aspiração
É possível que a aspiração significativa ocorra silenciosamente. Um paciente com vômito ativo provavelmente possui reflexos protetores da via respiratória. A regurgitação passiva de conteúdo gás-

trico decorrente do relaxamento esofágico está mais provavelmente associada à aspiração clinicamente significativa. Isso pode ocorrer durante sedação muito profunda com opioides e propofol e durante paralisia para intubação, e só pode ser apreciada quando o conteúdo gástrico for observado na boca.

- Girar a cabeça/corpo de lado e efetuar a sucção imediata; interromper o procedimento conforme o necessário.
- Desligar a medicação de infusão (se aplicável) e permitir a recuperação.
- Administrar oxigênio conforme o necessário, vigiando sinais de laringospasmo; se continuado, dessaturação pode exigir via respiratória definitiva (ETT) para facilitar a administração de PEEP.
- Obter a radiografia do tórax para avaliar sinais de aspiração se clinicamente indicada (novo episódio de tosse, taquipneia, nova exigência de oxigênio, achados da ausculta pulmonar).
- Profissional de sedação por uma noite para observar caso apareça qualquer nova exigência de oxigênio.

LEITURAS SUGERIDAS

Aldrete JA, Kroulik D. A postanesthetic recovery score. Anesth Analg 1970;49:924–934.
Al-alami AA, Zestos MM, Baraka AS. Pediatric laryngospasm: prevention and treatment. Curr Opin Anaesthesiol 2009;22(3):388–395.
American Society of Anesthesiologists. Continuum of depth of sedation: definition of general anesthesia and levels of sedation/analgesia. Available at http://www.asahq.org/standards/20. htm. Accessed February 13, 2001.
American Society of Anesthesiology. Practice guidelines for sedation and analgesia by non-anesthesiologists. Anesthesiology 2002;96(4):1004–1017.
American Academy of Pediatrics. Guidelines for monitoring and management of paediatric patients during and after sedation. Pediatrics 2006;118(6):2587–2602.
Cote CJ, Tordres ID, Ryan JF, et al., eds. A Practice of Anesthesia for Infants and Children. 3rd Ed. Philadelphia: WB Saunders, 2001.
Doyle L, Colletti JE. Pediatric sedation and analgesia. Pediatr Clin North Am 2006;53(2):279–292.
Green SM, Roback MG, Krauss B, et al. Predictors of airway and respiratory adverse events with ketamine sedation in the emergency department: an individual-patient data meta-analysis of 8,282 children. Ann Med 2009;54(2):158–168; e151–e154.
Green SM, Roback MG, Kennedy RM, et al. Clinical practice guideline for emergency department ketamine dissociative sedation: 2011 update. Ann Emerg Med 2011;57(5):449–461.
Gregory GA. Pediatric Anesthesia. New York: Churchill Livingstone, 2002.
Malviya S, Voepel-Lewis T, Tait AR, et al. Depth of sedation in children undergoing computed tomography: validity and reliability of the University of Michigan Sedation Scale (UMSS). Br J Anaesth 2002;88(2):241–245.
Joint Commission on Accreditation of Healthcare Organizations. Standards and intents for sedation and anesthesia care. In: Revisions to Anesthesia Care Standards, Comprehensive Accreditation Manual for Hospitals, Oakbrook Terrace, IL. Joint Commission on Accreditation of Healthcare Organizations, 2001. Available at http://www.jcaho.org/standard/aneshap.html. Accessed February 13, 2001.
Larson CP Jr. Laryngospasm—the best treatment. Anesthesiology 1998;89(5):1293–1294.
Kennedy RM. Sedation in the Emergency Department: A Complex and Multifactorial Challenge. In: Mason KP, ed. Pediatric Sedation Outside of the Operating Room: A Multispecialty International Collaboration. 2nd Ed. New York: Springer Science+Business Media LLC, 2014, Chapter 15.
Malviya S, Voepel-Lewis T, Tait AR, et al. Depth of sedation in children undergoing computed tomography: validity and reliability of the University of Michigan Sedation Scale (UMSS). Br J Anaesth 2002;88:241–245.
Motoyama EK, Davis PJ. Smith's Anesthesia for Infants and Children. 7th Ed. Philadelphia: Mosby, 2006.
Miller RD. Miller's Anesthesia. 6th Ed. New York: Churchill Livingstone, 2005.
Shankar V, Deshpande JK. Procedural sedation in the pediatric patient. Anesthesiol Clin North Am 2005;23(4):635–654.

Segurança do Paciente e Melhoria da Qualidade

Peter Michelson ▪ Kevin O'Bryan

Sustentar a segurança do paciente tem importância crítica na prestação de cuidados efetivos a ele. Reduzir os episódios clínicos adversos e o perigo associado é essencial para todos os prestadores de cuidados de saúde. A vigilância constante para prevenir erros médicos exige a cooperação de toda a equipe de cuidados de saúde. Para reduzir erros e prestar cuidados seguros ao paciente, os sistemas de cuidados de saúde devem ser redesenhados com a incorporação de processos altamente confiáveis. Somente com esses esforços a qualidade de cuidados de saúde vai melhorar e os cuidados seguros e efetivos ao paciente tornar-se-ão possíveis.

Para desenvolver uma cultura de segurança e incorporar práticas altamente confiáveis, os hospitais-escola devem integrar os médicos em todas as fases de esforços para melhoria da qualidade. Os estudantes médicos e os residentes prestam uma porcentagem substancial de cuidados diretos aos pacientes nessas instituições e impactam diretamente os resultados desses cuidados por meio de seu conhecimento, habilidades e atitudes. Além disso, a participação ativa dos residentes em todas as fases dos cuidados de saúde os transforma em uma força poderosa para mudar a cultura do hospital. Os esforços focados em comunicação melhorada durante mudanças de turno e transferência de cuidados funcionam como experiências educacionais para toda a equipe de cuidados de saúde, assim como fornecem oportunidades para reduzir erros passíveis de prevenção. A incorporação de médicos *trainees* em atividades de melhora de qualidade não só aumenta seu conhecimento e confiança como também envolve esses depositários na promoção dos princípios de segurança e qualidade.

TRANSFERÊNCIAS E REGISTROS

Com o advento das restrições de horário de trabalho e da transição de cuidados clínicos para modelos de cuidados baseados em turnos, a responsabilidade pelos cuidados ao paciente é, com frequência, transferida de prestador para prestador durante toda a permanência do paciente internado. É reconhecimento geral que essas transições em cuidados são de alto risco e estão implicadas em erros médicos que atingem os pacientes. Para tratar essa questão, recomenda-se que todos os prestadores completem as transferências de maneira padronizada para assegurar que as informações exigidas sejam transmitidas com sucesso. Há vários meios de fazer isso, inclusive com o uso do pneumônico I-PASS para cadastro padronizado. I-PASS significa: Gravidade da Doença (**I**llness), Resumo do **P**aciente; Lista de **A**ção, Consciência da **S**ituação com o planejamento de contingência, assim como a **S**íntese pelo receptor.

Seja qual for o sistema usado, há vários componentes essenciais:

- Minimização das distrações: registros precisos entre serviços de cuidados de saúde são essenciais à prestação de cuidados seguros. É necessário que isso ocorra em um ambiente calmo, com o mínimo de distrações. Isso significa trabalhar com a equipe de enfermagem e com os pares para estabelecer um momento tranquilo "sem interrupções" e/ou uma área separada e dedicada especialmente a essa atividade.
- As transferências de tarefas seguem um processo padronizado: a transferência deverá ser realizada de acordo com um fluxo de trabalho padronizado que se aplique a todos os pacientes. Ao obedecerem à abordagem padronizada, tanto o transmissor quando o receptor das informações saberão o que esperar a seguir e poderão ser responsáveis mutuamente por fornecerem informações completas e precisas e na ordem correta.

- Comunicação em circuito fechado: a pessoa que recebe o registro, repete de volta sua compreensão sobre o paciente à pessoa fornecendo o registro, para assegurar que as informações essenciais foram compreendidas. Nem todos os dados precisam ser repetidos, mas os elementos críticos deverão ser reafirmados de modo que o prestador das informações possa avaliar a compreensão do receptor sobre a transferência e assegurar sua precisão. Existem outras transferências que ocorrem menos frequentemente durante a entrega dos cuidados, incluindo as transições entre equipes de prestação de cuidados. Isso pode ocorrer quando um paciente é transferido para ou de uma UTI ou vai para a sala de operações. Isso pode ocorrer também quando o paciente é internado ou recebe alta do hospital e nas transições entre prestadores de cuidados para pacientes ambulatoriais e internados. Durante essas transições, uma transferência verbal modificada deverá ocorrer semelhante ao modelo descrito anteriormente. Uma vez que essas transferências ocorrem entre estruturas diferentes, como entre uma clínica pediátrica e uma unidade ambulatorial de hospital, é mais difícil estruturar e padronizar essas interações.

COMUNICAÇÃO ESCRITA

A comunicação escrita é outro componente importante no fornecimento de cuidados seguros aos pacientes. Para complementar as transferências verbais durante essas transições em cuidados, é necessária a comunicação escrita que pode ser uma notificação de transferência, uma nota fora do trabalho ou um resumo de alta, dependendo da situação. A oportunidade é fundamental para que esse complemento escrito seja eficaz. Os documentos dessa natureza deverão ser completados assim que possível e idealmente antes de o prestador recebendo as informações comece a prestar cuidados de saúde. Isso pode ser difícil de conseguir quando um paciente é transferido para a UTI, mas deverá ser definitivamente cumprido quando os pacientes recebem alta hospitalar ou são transferidos de volta para prestadores de cuidados ambulatoriais. Uma carta de alta deverá estar disponível para qualquer prestador de cuidados e em tempo para sua consulta de acompanhamento. Uma boa regra é completar essa carta pelo menos três dias antes da primeira consulta ambulatorial.

A comunicação escrita também deverá ser precisa, legível e de fácil interpretação. A maioria dos sistemas hospitalares está mudando para anotações eletrônicas que tratam da legibilidade associada às anotações feitas à mão; entretanto, ainda é obrigatório que os envolvidos sejam responsáveis pela garantia de que as anotações sejam passíveis de boa interpretação. De maneira ideal, essas anotações deveriam ser concisas e exatas e fornecer ao leitor todas as informações necessárias à continuidade dos cuidados. Muitas anotações eletrônicas estão propensas a "inchar" pelo uso desnecessário de procedimentos de copiar e colar, nos quais informações alheias ou imprecisas são copiadas de anotações anteriores. Essas práticas deverão ser evitadas e, quando aplicadas, deverão ser feitas de modo que as informações copiadas sejam cuidadosamente revisadas e editadas para garantir sua exatidão. Recomendamos que o "copiar e colar" seja usado somente como uma ferramenta para assegurar que as informações não sejam perdidas entre os encontros e não como ferramenta para eficiência de documentação.

Outro componente para garantir práticas seguras, assim como preparar anotações legíveis é o uso apropriado de abreviações. Essa prática é susceptível de erros porque o significado pode ser diferente entre as instituições e os indivíduos. A organização deverá ter uma lista de abreviações aprovadas e proibidas e se o leitor pretender usar esse recurso, ele deverá estar familiarizado com essas regras. A Tabela 27-1 mostra a lista JAHCO[*] de "não usar" para termos de solicitação de medicamentos.

PAPEL DO RESIDENTE NA SEGURANÇA DO PACIENTE

A residência é um período ocupado e desgastante na educação do médico. A tensão é constante entre ganhar independência e fornecer cuidados seguros e eficazes. É importante que

---

[*]N do T.: organismo de acreditação de entidades de saúde nos EUA.

TABELA 27-1	Lista Oficial de "Não Usar"*	
Não usar	**Problema em potencial**	**Em vez disso, usar**
U, u (unidade)	Confundir com "0" (zero), o número "4" (quatro) ou "cc"	Escrever "unidade"
IU (Unidade Internacional)	Confundir com IV (intravenoso) ou com o número 10 (dez)	Escrever "Unidade Internacional"
Q.D., QD, q.d., qd (diariamente)	Confundir um com o outro	Escrever "diariamente"
Q.O.D., QOD, q.o.d, qod (dia sim, dia não)	Ponto depois do Q pode ser confundido com "I" e o "O" confundido com "I"	Escrever "dia sim, dia não"
Zero de fuga (X,0 mg)†	Perda do ponto decimal	Escrever X mg
Falta do zero (.X mg)		Escrever 0,X mg
MS	Pode significar "sulfato de morfina" ou "sulfato de magnésio"	Escrever "sulfato de morfina"
MSO_4 e $MgSO_4$	Confundir um com o outro	Escrever "sulfato de magnésio"

*Aplica-se a todos os pedidos e documentação relacionados a medicamentos que estejam manuscritos (incluindo entrada de texto livre em computador) ou em formulários pré-impressos.
†Exceção: um "zero de fuga" pode ser usado somente onde exigido para demonstrar o nível de precisão do valor sendo informado, como para resultados de laboratório e estudos de imagem que informem tamanho de lesões ou tamanho de cateteres/tubos. Ele não pode ser usado em pedidos de medicamentos ou em outra documentação relacionada a medicamentos.

os *trainees* passem por experiências de independência de modo gradativo enquanto garantindo os cuidados apropriados de seus pacientes. Aumentos incrementais na autonomia podem estar associados a risco maior de erros médicos. Todos os esforços deverão ser dedicados para minimizar o risco de uma lesão. Para reduzir os perigos passíveis de prevenção, as estratégias a serem aplicadas incluem:

- Verificação em dobro, pelo envolvido, em seu trabalho e no trabalho daqueles ao redor. Itens importantes deverão ser imediatamente revisados e situações de alto risco, como solicitar uma nova droga ou tratamento, devem ser duplamente verificadas. O envolvido deverá sempre confiar nos pedidos que fizer e não confiar nas verificações de segurança de terceiros para corrigir seus enganos.
- Manter uma atitude de questionamento em relação a planos e diagnósticos. Manter seus diagnósticos diferenciais ampliados e tentar evitar "inércia diagnóstica", o conceito de manter um diagnóstico em particular ou uma avaliação fornecida por um prestador de cuidados anterior. A inércia diagnóstica impede que o profissional considere diagnoses alternativas e reconheça erros na avaliação inicial.
- Buscar ajuda quando necessário e escalar essa assistência conforme apropriado. Considerar primeiro uma consulta à literatura ou materiais de referência, seguida de discussão com um colega, consulta a um profissional auxiliar como um farmacêutico, assim como buscar ajuda de seu supervisor médico e/ou ajuda de consultoria de outra especialidade ou de um médico de terapia intensiva, quando indicado. A atenção a todas as vias de suporte é essencial aos médicos praticantes, assim como a habilidade em usar essas vias no cenário apropriado.

Infelizmente, todos os médicos cometem erros e os *trainees* estão especialmente susceptíveis. Os erros podem assumir várias magnitudes e podem ocorrer independentemente da experiência do profissional. É importante que se reconheça quando um erro ocorrer, que ele seja informado e que se tente reduzir os danos. O médico deverá compreender e seguir as políticas locais da sua instituição para administrar erros médicos. Segue-se uma abordagem genérica para a administração de um erro médico:

- Reconhecer o erro: os pacientes podem manifestar resultados negativos com ou sem a ocorrência de um erro e os erros ocorridos podem ou não impactar um paciente. A vigilância quanto aos erros e a informação quando ocorrerem, seja qual for o seu impacto, são fatores de extrema importância.
- Comunicar o erro: todos os hospitais possuem um mecanismo para a comunicação de erros médicos. Os erros deverão ser informados de acordo com os fatos e evitando-se linguagem emocional ou de culpa. Os fatos relevantes deverão ser declarados simplesmente, sem julgamento.
- Divulgar o erro: a pesquisa mostrou que a divulgação do erro no, ou próximo do momento da ocorrência reduziu a responsabilidade do médico. Essa ação também ajuda a salvar a relação terapêutica com o paciente e a família. Isso deverá ser feito cuidadosamente e de acordo com a abordagem da instituição. O médico supervisor deverá estar sempre ciente do plano de divulgação e geralmente participará dela. Na divulgação, é importante não culpar outros membros da equipe de cuidados, mas assumir a responsabilidade como membro da equipe como um todo. O uso do termo "nós" e a explicação completa das circunstâncias podem ajudar. Uma vez divulgado o erro, a discussão deverá ser completamente documentada no registro clínico. Novamente, a instituição deverá dispor de diretrizes para cumprir essa exigência.
- Equipe de cuidados após os serviços: os erros médicos afetam não só o paciente como também a equipe de cuidados. A função dessa equipe poderá ser diminuída se houver culpa associada; além disso, os indivíduos podem sofrer de culpa significativa depois de terem sido envolvidos nesse tipo de ocorrência. Dependendo do impacto da situação, pode ser importante questionar o episódio como uma equipe de cuidados, buscando e fornecendo suporte aos membros da equipe afetados. É importante saber que o impacto a um prestador de cuidados não está necessariamente correlatado com a intensidade do erro em si mesmo.
- Acompanhar o evento: a entrada do episódio em um sistema de comunicação de episódios de segurança desencadeará, geralmente, algum tipo de monitoramento ou de acompanhamento. Dependendo da prática local e da gravidade do erro, isso poderá resultar em uma investigação e/ou análise da causa raiz. Essa análise se torna um processo quando um grupo de prestadores na linha de frente se reúne para identificar onde os mecanismos de segurança no sistema falharam e como os episódios futuros podem ser prevenidos. Se o médico tiver oportunidade de participar em uma dessas sessões, essa será uma oportunidade de aprendizagem muito valiosa.

MELHORIA DA QUALIDADE

Habilidades em melhoria da qualidade estão se tornando essenciais para todos os médicos. Os *trainees*, assim como os médicos praticantes, agora estão sendo solicitados a participar em melhoria da qualidade como parte de sua certificação e manutenção dessa certificação. Muitos programas de residência estão hoje solicitando que os *trainees* completem um projeto de melhoria da qualidade como parte de seu treinamento. Há várias metodologias para melhoria de qualidade, e a literatura disponível é extensa tratando de oportunidades de melhoria da qualidade em cuidados de saúde. Os fatores a considerar na conquista bem-sucedida de um projeto de residência em melhoria da qualidade deverão envolver:

- A escolha de um projeto de interesse – a organização pode ter projetos disponíveis para serem escolhidos, ou o envolvido pode ser solicitado a desenvolver seu próprio projeto. O participante apreciará o projeto e aprenderá mais se estiver engajado e interessado.

- Escolher um mentor que esteja interessado no projeto e que tenha alguma habilidade em metodologia de melhoria da qualidade. Se o projeto for grande, o envolvido pode querer recrutar pares para participar do projeto e disseminar a carga de trabalho.
- Definir o escopo e o foco do trabalho! O envolvido deve ter em mente que dispõe de um período de tempo definido para completar esse trabalho e de que estará muito ocupado durante todo o tempo de residência. O participante deverá trabalhar com o mentor para descobrir uma peça suficientemente pequena que ele poderá alcançar. Certos projetos poderão ser mais bem-sucedidos se confiarem mais em medidas de processo que em medidas de resultado. Por exemplo, pode ser preferível medir a porcentagem de prestadores usando uma nova lista de verificação de segurança em um período de 1 semana de encontros de rotina (*well child visits*) em vez de tentar medir se as consultas de PS para acidentes passíveis de prevenção se mostrarem reduzidas após a introdução dessa mesma lista de verificação.
- O participante deve engajar-se com os depositários relevantes. Ele precisará trabalhar com o pessoal que será atingido pela mudança que ele estiver fazendo. Ele deverá se envolver com esses indivíduos para obter suas impressões, sugestões e comprá-las. Não se pode simplesmente pedir que eles mudem seu fluxo de trabalho sem seu "input".
- Registrar seu projeto por escrito à medida que avança. Escrever seu plano e intervenções mantém o participante responsável pelo plano e ajuda o mentor a mantê-lo na linha, evitando o problema de crescimento de seu projeto à medida que ele se envolve com outros participantes.

Um processo comum usado para introduzir projetos de melhoria da qualidade é o ciclo PDSA. Trata-se de um método iterativo usado para melhorar continuamente um processo e que envolve quatro passos que se repetem até que se atinja o sucesso; Planejar, Fazer, Ver e Agir[*]. Para ilustrar esse processo, temos um exemplo de um ciclo PDSA para melhorar a lavagem das mãos em uma clínica.

1. Planejar: o primeiro passo é planejar uma intervenção para melhorar o processo no qual o participante está interessado. Isso significa medir o processo que se deseja alterar e, então, usar essas medições ou observações para criar uma intervenção direcionada para melhorar o processo. Para um exemplo de lavagem das mãos, o profissional precisa saber primeiro como está seu desempenho no processo atual. Portanto, ele poderá medir durante 1 hora, diariamente, qual a porcentagem de tempo em que as pessoas lavam suas mãos ao saírem do quarto do paciente. Após colher esses dados, o profissional deverá criar um plano para melhorar os índices de lavagem das mãos na clínica. Isso pode significar, por exemplo, o acréscimo de desinfetantes para as mãos nas portas de todas as salas da clínica. É muito importante que o profissional planeje sua intervenção com base nos dados de medição colhidos. Se a porcentagem antes da intervenção for de 100%, não faz sentido usar esse processo como alvo.
2. Fazer: o "fazer" do ciclo é introduzir o plano ou, no exemplo, instalar os desinfetantes.
3. Ver: nessa parte do ciclo, ou estudo, observar e medir as mudanças após a intervenção. Nesse exemplo, medir a conformidade percentual da lavagem das mãos. O profissional também poderá observar e, possivelmente, pesquisar outras mudanças relacionadas à intervenção. Por exemplo, o profissional poderá descobrir que, na sala 6, a lavagem das mãos diminuiu porque a sala tem um *layout* diferente e o desinfetante não fica visível na saída da sala.
4. Agir: o passo final é agir, ou seja, decidir manter ou rejeitar a mudança feita e decidir se o sucesso atingido foi adequado. Na história de lavagem das mãos, poderemos descobrir, por exemplo, que atingimos o sucesso com exceção da sala 6 e precisamos elaborar outro ciclo PDSA para mudar a localização do desinfetante na sala 6 e, de novo, avaliar a melhoria.

Concluindo, os prestadores de cuidados de saúde devem acompanhar as outras indústrias no estabelecimento de processos altamente confiáveis para reduzir os perigos passíveis de prevenção. A incorporação de atividades de melhoria da segurança e da qualidade nos programas de treinamento médico no fim ajudará a atingir esses resultados e reduzir o risco de episódios clínicos adversos.

---

[*]N do T.: Plan, Do, See and Act.

LEITURAS SUGERIDAS

Berwick DM, Nolan TW, Whittington J. The triple aim: care, health and cost. Health Aff 2008;27(3):759–769.

Resar R, Griffin FA, Haraden C, et al. Using Care Bundles to Improve Health Care Quality. Cambridge, MA: IHI Innovation Series white paper, Institute for Healthcare Improvement, 2012. (Available on www.IHI.org).

Starmer AJ, Spector ND, Srivastava R, et al. Changes in medical errors after implementation of a handoff program. NEJM 2014;371(19):1803–1812.

Formulário

Jonica Huntman

Esta lista não é de forma alguma exaustiva. As classes de medicamentos que mudam frequentemente (*i. e.*, medicamentos para o vírus da imunodeficiência adquirida) ou que devem ser administrados somente com a ajuda de um especialista (*i. e.*, antiarrítmicos) não foram incluídas. Esta lista representa os medicamentos mais comuns prescritos por pediatras gerais, bem como por pediatras em treinamento. Devido aos dados incompletos sobre doses pediátricas, muitas dosagens de medicamentos serão modificadas após a publicação deste texto. **As concentrações específicas dos medicamentos administrados por injeção NÃO estão listadas no formulário porque são preparadas para cada paciente individual pelo farmacêutico.**

Os autores recomendam que o leitor cheque as informações sobre o produto e a literatura publicada quanto às alterações na dosagem, especialmente no caso de medicamentos mais recentes. Para informações sobre a dosagem de anestésicos e sedativos, veja o Capítulo 26, Sedação.

Um dia se refere a um período de 24 horas. Outras abreviações: sol, solução; supp, supositório; tab, comprimido; *cap*, cápsula; susp, suspensão; oint, pomada; SR, liberação contínua; ER, liberação prolongada; MDI, inalador com dose metrificada; DPI, inalador de pó seco; *máx*, máxima; *prn*, quando necessário; *R*, ajustar em insuficiência renal; INR, índice normalizado internacional; PNA, idade pós-natal; PMA, idade pós-menstrual = idade gestacional + idade pós-natal; AAP, Academia Americana de Pediatria; MAOI, inibidor da monoamina oxidase; JRA, artrite reumatoide juvenil; GI, gastrointestinal; TB, tuberculose; CMV, citomegalovírus; PCP, pneumonia por *pneumocystis jiroveci* (anteriormente referido como *carinii*).

Nome	Forma oral ou tópica	Dosagem	Comentários
acetaminofeno (Tylenol)	Susp: 160 mg/ 5 mL Elixir: 160 mg/ 5 mL Tab: 325, 500 mg Cap: 325, 500, 650 mg Cápsulas gelatinosas: 500 mg Tab mastigáveis: 80 mg Tab, oralmente dispersíveis: 80, 160 mg Supp: 80, 120, 325, 650 mg	Dosagem em recém-nascidos: 10–15 mg/kg/dose PO/PR q6-12h (reduzir a dose/ intervalo para PMA < 32 semanas) Crianças: 10–15 mg/kg/dose PO/PR q4-6h; máx: 4 g/dia IV: Recém-nascidos: carga de 20 mg/kg e depois: PMA 28–32 semanas: 10 mg/kg/dose q12h PMA 33–36 semanas: 10 mg/kg/dose q8h PMA > 37 semanas: 10 mg/kg/dose q6h < 2 anos: 7,5–15 mg/kg/dose q6h, máx: 60 mg/kg/dia 2–12 anos: 15 mg/kg q6h, máx: 75 mg/kg/dia ≥ 12 anos: 15 mg/kg q6h, (máx: 1 g/dose ou 4 g/dia)	–

(Continua)

Nome	Forma oral ou tópica	Dosagem	Comentários
acetaminofeno/ codeína (Tylenol nº 2, nº 3, nº 4) = BR = Tylex	Tab: todos com 300 mg de acetaminofeno Tylenol nº 2: 15 mg de codeína Tylenol nº 3: 30 mg de codeína Tylenol nº 4: 60 mg de codeína Sol: 12 mg de codeína/ 120 mg acetominofeno em 5 mL	Com base no componente codeína: 0,5–1 mg/kg/dose q4-6h prn 3–6 anos: 5 mL t.i.d.-q.i.d. prn 7–12 anos: 10 mL t.i.d.-q.i.d. prn > 12 anos: 15 mL q4h prn	Pode ocorrer depressão respiratória
acetaminofeno/ hidrocodona (Lorcet, Lortab, Norco, Vicodin)	Tab: todos com 300–325 mg de acetaminofeno; depende da marca 2,5 mg, 5 mg, 7,5 mg, 10 mg de hidrocodona Sol: 7,5 mg de hidrocodona/300 mg de acetaminofeno em 15 mL	Com base no componente hidrocodona: < 50 kg: 0,1–0,2 mg/kg/dose q4-6h ≥ 50 kg: 5-10 mg q4–6h	Pode ocorrer depressão respiratória Usar com cautela (doses reduzidas) em bebês
acetazolamida (Diamox)	Tab: 125, 250 mg Susp (Composto): 25, 50 mg/mL Cap, SR: 500 mg	Diurético: 5 mg/kg/dose PO/IV q.d-q.o.d. Glaucoma: 20–40 mg/kg/dia IV q6h (máx: 1 g/dia) ou 8–30 mg/kg/dia PO q6-8h Convulsões: 8–30 mg/kg/dia PO q6-8h (máx: 1g/dia) Alcalinização da urina: 5 mg/kg/dose PO b.i.d.-t.i.d. Hidrocefalia: inicial: 20 mg/kg/dia PO/IV q8h, titular para 100 mg/kg/dia; máx: 2 g/dia	R
aciclovir (Zovirax)	Cap: 200 mg Tab: 400, 800 mg Susp: 200 mg/5 mL	Recém-nascidos: 20 mg/kg IV q8h Pacientes imunocompetentes: HSV mucocutâneo: Infecção inicial: IV 15 mg/kg/dia q8h × 5–7 dias ou PO 1.200 mg/dia q8h × 7–10 dias Recorrência: PO: 30 mg/kg/dia q8h OU 200 mg 5 vezes/dia OU 80 mg b.i.d. Supressivo: PO: 40–80 mg/kg/dia t.i.d. OU PO 800 mg/dia b.i.d. por até 1 ano Max: PO 80 mg/kg/dia q6-8h Zoster: IV 30 mg/kg/dia q8h × 7–10 dias ou se > 12 anos: PO 4.000 mg/dia 5 vezes/dia × 5–7 dias Varicela: IV 30 mg/kg/dia div. q8h × 7–10 dias ou PO 80 mg/kg/dia q.i.d. × 5 dias. Máx: 3.200 mg/dia Pacientes imunocomprometidos: a dosagem é diferente; consultar AAP Red Book ou Physicians Desk Reference	R Hidratação adequada e administração IV lenta são necessárias para prevenir cristalização nos túbulos renais

Nome	Forma oral ou tópica	Dosagem	Comentários
ácido valproico (Depakene, Depakote, Stavzor)	Cap: 250 mg Pulverização: 125 mg Xarope: 250 mg/5 mL Tab de liberação retardada: 125, 250, 500 mg Tab (ER): 250, 500 mg Gelatina mole, liberação retardada: 125, 250, 500 mg	Convulsões: PO: Inicial: 10–15 mg/kg/dia q.d.-t.i.d.; aumentar 5–10 mg/kg/dia semanalmente até um máx de 100 mg/kg/dia Manutenção: 30–60 mg/kg/dia b.i.d.-t.i.d. IV: mesma dose diária total que PO, mas dividida q6h Profilaxia de enxaqueca: Depakote: ≥ 16 anos: 250 mg b.i.d., aumentar a dose quando necessário até um máx: 1.000 mg/dia Stavzor: ≥ 12 anos: 250 mg b.i.d., aumentar a dose quando necessário até um máx: 1.000 mg/dia Depakote ER: ≥ 12 anos: 500 mg q.d. × 7 dias, pode ser aumentado para 1.000 mg q.d. Aumentar a dose quando necessário, variação usual: 500–1.000 mg/dia Estado migranoso: 15 mg/kg IV dose de carga (máx: 1.000 mg), depois 5–8 mg/kg/dose IV q8h; máx: 750 mg	Contraindicado em doença hepática Pode causar disfunção hepática, pancreatite, trombocitopenia, erupção cutânea, disfunção plaquetária e hiperamonemia Muitas interações medicamentosas Níveis terapêutico: 50–100 mg/L R Considerar ajuste da dose com comprometimento hepático
adapaleno (Differin)	Creme 0,1%, gel 0,1%, 0,3%, loção 0,1%	Aplicar na área afetada q.h.s.	–
albendazol (Albenza)	Tab: 200 mg	Hidatiose: 15 mg/kg/dia PO b.i.d. com as refeições; usar por 28 dias, interromper por 14 dias e depois repetir por um total de 3 ciclos; máx: 800 mg/dia Neurocisticercose: 15 mg/kg/dia PO b.i.d.; máx: 800 mg/dia Larva migrans cutânea: 400 mg PO q.d. × 3 dias Lombriga, tênia, nemátodos: 400 mg PO × 1 dose Oxiúro: 400 mg PO × 1 dose, repetir em 2 semanas	–
albuterol (Ventolin, Proventil, ProAir)	MDI: 90 μg/atuação Sol nebulizadora: 0,083%, 0,5%	MDI: 2 tragadas q4-6h Nebulização: < 5 anos: 1,25–2,5 mg/dose q4-6h ≥ 5 anos: 2,5–5 mg/dose q4-6h > 12 anos: 2,5–5 mg/dose q6h	A nebulização pode ser feita mais frequentemente, se necessário Sempre usar MDI com espaçador; isso melhora a eficácia

(Continua)

Nome	Forma oral ou tópica	Dosagem	Comentários
alprostadil (PGE 1)		0,0125–0,1 µg/kg/min; titular até a dose efetiva mais baixa	Efeitos colaterais: palpitações, tremor, insônia, nervosismo, náusea e dor de cabeça Possível apneia, pirexia, hipotensão
alteplase (t-PA) (Cathflo Activase)	Frasco de 2 mg	Para uso em cateteres IV ocluídos: < 10 kg: 0,5 mg em cada lúmen ≥ 10 kg: 1–2 mg em cada lúmen, instilar no cateter por 1–2 min e deixar no lugar por 2–4h antes de retirar o sangue; pode ser repetido × 1	Não infundir no paciente
amantadina (Symmetrel)	Tab: 100 mg Susp: 50 mg/5 mL	Profilaxia e tratamento da gripe A: 1–9 anos: 5 mg/kg/dia PO b.i.d.; máx: 150 mg/dia > 9 anos: 5 mg/kg/dia PO-b.i.d.; máx: 200 mg/dia	R Possível tontura, depressão e ansiedade Iniciar a terapia dentro de 2 dias do início dos sintomas Não recomendado atualmente para gripe A em decorrência da resistência
amicacina (Amikin)		Recém-nascidos: IV: PMA ≤ 27 semanas: 15–20 mg/kg/dose q48h PMA 28-33 semanas: 15–20 mg/kg/dose q36h PMA ≥ 34 semanas: 15 mg/kg/dose q24h Bebês/crianças: 15–22,5 mg/kg/dia q8h IV/IM	R Checar máximo e mínimo com a terceira dose
amitriptilina (Elavil)	Tab: 10, 25, 50, 75, 100, 150 mg	Depressão: Crianças: PO: iniciar com 1 mg/kg/dia t.i.d. por 3 dias e depois aumentar para 1,5 mg/kg/dia; pode ser aumentado até um máx de 5 mg/kg/dia. Adolescentes, PO: 25–50 mg/dia; pode ser dado em doses divididas; aumentar gradualmente até um máx de 200 mg/dia, dividido b.i.d. Dor crônica: PO: iniciar com 0,1 mg/kg/dose q.h.s. e aumentar por 2–3 semanas até 0,5–2 mg/kg/dose q.h.s.	Contraindicado em glaucoma de ângulo estreito, convulsões, distúrbios cardíacos severos e MAOIs Antidepressivos podem piorar a depressão e aumentar ideação suicida em crianças e adultos jovens

Nome	Forma oral ou tópica	Dosagem	Comentários
			Evitar descontinuação abrupta
amoxicilina (Amoxil, Moxatag)	Cap: 250, 500 mg Tab mastigável: 125, 200, 250, 400 mg Susp: (por 5 mL) 125, 200, 250, 400 mg Tab: 500, 875 mg Tab ER 24 h: 775 mg	Dose padrão: 25–50 mg/kg/dia b.i.d.-t.i.d. PO máx: 500 mg/dose Alta dose: 80–90 mg/kg/dia b.i.d. PO, máx: 4 g/dia	R
amoxicilina e clavulanato (Augmentin)	Tab mastigável: 200/28,5 mg, 400/57 mg Tab: 250/125, 500/125, 875/125 mg Augmentin ES: 600/42,9 mg/5 mL Susp (por 5 mL): 125/31,25 mg, 200/28,5 mg, 250/62,5 mg, 400/57 mg Augmentin XR: 1.000/62,5 mg	Dosagem baseada no componente amoxicilina: < 3 meses: 30 mg/kg/dia b.i.d. PO > 3 meses: 20–40 mg/kg/dia t.i.d. PO dose máx: 500 mg ou 25–45 mg/kg/dia b.i.d. PO dose máx: 875 mg Augmentin ES: > 3 meses e < 40 kg: 90 mg/kg/dia b.i.d. PO Dose máx: 1.620 mg	R
ampicilina (Principen)	Cap: 250, 500 mg Susp: 125, 250 mg/5 mL	Recém-nascidos: IV Bacteremia estreptocócica grupo B: Wt ≤ 2kg: PNA ≤ 7 dias: 100 mg/kg/dose q12h PNA 8–28 dias: 50 mg/kg/dose q8h Wt > 2 kg: PNA ≤ 7 dias: 100 mg/kg/dose q12h PNA 8–28 dias: 50 mg/kg/dose q6h Crianças: Infecções leves-moderadas: IM/IV: 100–200 mg/kg/dia q6h; PO 50–100 mg/kg/dia q6h; máx PO: 4 g/dia Infecções severas: 200–400 mg/kg/dia q6h IM/IV; máx IV/IM; dose: 12 g/dia	R
ampicilina sulbactam (Unasyn)		Dose baseada no componente ampicilina Recém-nascido: Dosagem geral: IV: Recém-nascido prematuro: 100 mg/kg/dia q12h Recém-nascido a termo: 100 mg/kg/dia q8h	R

(Continua)

Nome	Forma oral ou tópica	Dosagem	Comentários
		Bebês e crianças: Infecção leve/moderada: 100–200 mg/kg/dia q6h IM/IV Infecção severa: 200–400 mg/kg/dia q4-6h IM/IV Dose máx: 2 g	
anfotericina formulações com lipídios B (Ambisome, Anfotec, Abelcet)		5 mg/kg/dose IV q24h, durante 2 h Checar painel metabólico básico e Mg 2×/semana	Possível hipocalemia, hipomagnesemia, acidose renal tubular Possível febre, calafrios, hipotensão com a infusão; dar meperidina para os calafrios Pré-medicar com acetaminofeno e difenidramina
anlodipino (Norvasc)	Tab: 2,5, 5, 10 mg Susp (Composto): 1 mg/mL	Dose inicial: PO 0,05–0,1 mg/kg/dia q.d.-b.i.d. e titular para cima q5-7 dias até um máx de 0,34 mg/kg/dia ou 10 mg/dia	–
aspirina (Ecotrin, Bayer)	Tab: 325, 500 mg Tab revestido entérico: 81, 325, 500, 650 mg Tab tamponado: 325, 500 mg Tab mastigável: 81 mg Supp: 300, 600 mg	Anti-inflamatório: 60–90 mg/kg/dia PO q6-8h Doença de Kawasaki: 80–100 mg/kg/dia PO q6h durante a fase febril e depois 3–5 mg/kg/dia todas as manhãs quando defervescência; dar até que a taxa de sedimentação dos eritrócitos e a contagem de plaquetas sejam normais	R Não usar se < 16 anos de idade em paciente com gripe ou varicela em decorrência do risco de síndrome de Reye
atenolol (Tenormin)	Tab: 25, 50, 100 mg Susp (Composto): 2 mg/mL	0,5–1 mg/kg/dia q.d.-b.i.d. PO; máx: 2 mg/kg/dia ou 100 mg/dia	R Contraindicado em edema pulmonar e choque cardiogênico
atomexetina (Strattera)	Tab: 10, 18, 25, 40, 60, 80, 100 mg	< 70 kg: iniciar com 0,5 mg/kg PO todas as manhãs × 3 dias; depois titular para cima prn até um máx de 1,4 mg/kg/dia > 70 kg: iniciar com 40 mg PO todas as manhãs × 3 dias; depois titular para cima prn até um máx de 100 mg/dia	Evitar o uso com MAOIs Pode ter risco aumentado de ideação suicida Considerar ajuste da dose com insuficiência hepática

Nome	Forma oral ou tópica	Dosagem	Comentários
azatioprina (Imuran)	Susp (Composto) 50 mg/mL Tab: 50, 75, 100 mg	A dose depende do tratamento do estado da doença. Inicial: 2–5 mg/kg/dia IV/ PO q.d. Manutenção: 1–3 mg/kg/dia IV/PO q.d. Máx: 3–4 mg/kg/dia	R Toxicidades hematológicas
azitromicina (Zithromax)	Tab: 250, 500, 600 mg Susp: 100, 200 mg/5 mL Embalagem: 1.000 mg, dose única	Otite média ou pneumonia: 10 mg/kg PO dia 1 (máx 500 mg), depois 5 mg/kg/dia PO (máx 250 mg) q.d. × mais 4 dias Faringite: 12 mg/kg/dia PO q.d. × 5 dias (máx: 500 mg/dia) Tosse convulsa: < 6 meses: 10 mg/kg/dose q.d. × 5 dias ≥ 6 meses: 10 mg/kg PO dia 1 (máx 500 mg) e depois 5 mg/kg/dia PO (máx 250 mg) q.d. × mais 4 dias	–
aztreonam (Azactam)		Crianças: 90–120 mg/kg/dia IV/IM q6-8h. Máx 8 g/dia Fibrose cística: 150–200 mg/kg/dia IV/IM q6-8h. Máx 12 g/dia	R
bacitracina	Oint: 500 unidades/g	Aplicar pequena quantidade na área afetada q.d.-t.i.d.	–
bacitracina/ neomicina/ polimixina B (Neosporin)	Oint: 400 unidades/3,5 mg/5.000 unidades/g Pomada oftálmica: 400 unidades /3,5 mg/ 5.000 unidades/g	Aplicar pequena quantidade na área afetada q.d.-t.i.d. Oftálmico: instilar 1/2 polegada no saco conjuntival q3-4h	–
bacitracina/ polimixina (Polysporin)	Oint: 500 unidades/ 10.000 unidades/g	Aplicar pequena quantidade na área afetada q.d.-t.i.d.	–
baclofeno (Lioseral)	Tab: 10, 20 mg Susp (Composto): 5, 10 mg/mL	< 2 anos: 10, 20 mg/dia PO q8h, máx: 40 mg/dia 2–7 anos: 20–30 mg/dia PO q8h, máx 60 mg/dia > 8 anos: 30–40 mg/dia PO q8h, máx 120 mg/dia Titular a dose q3d com incrementos de 5–15 mg/dia	Possível sonolência (dose relacionada), as doses podem começar mais baixas e titular lentamente Não interromper abruptamente
beclometasona (Qvar)	MDI: 40, 80 μg/atuação	Inalação oral: 40 μg b.i.d. e titular até um máx de 320 μg b.i.d.	
benzocaína/ antipirina (Auralgan)	Sol: 1,4%/5,4%	Encher o canal, colocar algodão no ouvido externo: pode ser repetido q1-2h prn	–

(Continua)

Nome	Forma oral ou tópica	Dosagem	Comentários
bisacodil (Dulcolax)	Tab: 5 mg Supp: 10 mg Enema: 10 mg/30 mL	PO: 3–12 anos: 5–10 mg OU 0,3 mg/kg/dia; máx: 15 mg/dia. > 12 anos: 5–15 mg/dia PR: < 2 anos: 5 mg q.d. 2–11 anos: 5–10 mg q.d. > 11 anos: 10 mg q.d.	–
brometo de ipratrópio (Atrovent HFA)	Sol nebulizadora: 0,02% (500 µg/2,5 mL) MDI: 17 µg/atuação	Exacerbações de asma aguda: 250–500 µg/dose neb q6h ou MDI: 4–8 tragadas prn Dose de manutenção: 250–500 µg/dose neb q6h 1–2 tragadas (< 12 anos) ou 2–3 tragadas (≥ 12 anos) q6h	Mais efetivo nas primeiras 24 h de manejo de doença reativa das vias aéreas Pode ser combinado com albuterol
budesonida (Pulmicort, Flexhaler, Pulmicort)	DPI: 90, 180 µg/atuação Nebulização: 0,25 mg/2 mL, 0,5 mg/ 2 mL, 1 mg/ 2 mL	DPI: 180 µg b.i.d. e titular para cima até um máx de 720 µg b.i.d. Nebulização: 0,25 mg b.i.d. e titular para cima até um máx de 1 mg/dia	Enxaguar a boca após o uso
budesonida (Rhinocort Aqua)	*Spray* nasal: 32 µg/atuação	> 6 anos: inicial: 2 jatos (1 jato em cada narina) q.d., a dose pode ser aumentada se necessário; Dose máx: < 12 anos: 4 jatos q.d. ≥ 12 anos: 8 jatos q.d	–
budesonida/ formoterol (Symbicort)	MDI: 80 µg/4,5 µg, 160 µg/4,5 µg/atuação	Inalação oral: > 5 anos: Iniciar 80 µg/4,5 µg/atuação 2 tragadas b.i.d., pode ser aumentado até 160 µg/4,5 µg 2 baforadas b.i.d., se necessário. Dose máx: 4 inalações/dia de cada força	Enxaguar a boca após o uso
bumetanida (Bumex)	Tab: 0,5, 1, 2 mg	Recém-nascidos: 0,01–0,05 mg/kg IV q12-24h Bebês e crianças: 0,015-0,1 mg/kg/dose PO/IV/IM q6-24h; máx: 10 mg/dia	–
calamina	Loção: 8%	Aplicar uma camada fina na área afetada q.d-q.i.d.	–
calcitriol (análogo da vitamina D, Rocaltrol)	Cap: 0,25, 0,5 µg Sol: 1 µg/mL	Insuficiência renal: PO: < 10 kg: 0,05 µg em dias alternados: 10–20 kg: 0,1–0,15 µg/dia; > 20 kg: 0,25 µg/dia; doses então tituladas com base em valores laboratoriais Hipoparatiroidismo: < 1 ano: 0,04–0,08 µg/kg q.d. PO 1–5 anos: 0,25–0,75 µg/ kg q.d. PO > 6 anos: 0,5–2 µg q.d. PO Raquitismo dependente de vitamina D: 1 µg q.d. PO Raquitismo resistente à vitamina D: inicial 0,015–0,02 µg/kg PO q.d.; manutenção 0,03–0,06 µg/kg/dia q.d.; máx: 2 µg q.d.	–

Nome	Forma oral ou tópica	Dosagem	Comentários
captopril (Capoten)	Tab: 12,5, 25, 50, 100 mg Susp (Composto): 1 mg/mL	Recém-nascidos: Inicialmente: 0,01–0,05 mg/kg/dose q8-24h, pode ser titulado para cima até um máx de 0,5 mg/kg/dose Bebês: Inicialmente: 0,15 mg–0,3 mg/kg/dose PO; titular para cima se necessário até um máx de 6 mg/kg/dia q.d.-q.i.d. Crianças: Inicialmente: 0,3–0,5 mg/kg/dose PO q8h; titular para cima até um máx de 6 mg/kg/dia t.i.d.	Pode causar tosse
carbamazepina (Tegretol, Carbatrol, Equetro)	Tab: 200 mg Tab mastigável: 100 mg Tab (ER): 100, 200, 400 mg Cap (ER): 100, 200, 300 mg Susp: 100 mg/5 mL	< 6 anos: 10–20 mg/kg/dia PO b.i.d.-t.i.d.; aumentar q5-7 dias até 35 mg/kg/dia b.i.d.-t.i.d PO 6–12 anos: 100 mg PO b.i.d.; aumentar 100 mg/dia com intervalos de 1 semana; máx: 1.000 mg/dia ou 35 mg/kg/dia > 12 anos: inicial: 200 mg PO b.i.d.; aumentar 200 mg/dia com intervalos de 1 semana b.i.d.-t.i.d.; máx: 1.200 mg/dia	R Comprimidos de liberação imediata e comprimidos mastigáveis devem ser dosados b.i.d.-t.i.d. Suspensão deve ser dosada t.i.d.-q.i.d. Não deve ser tomado com clozapina em virtude do risco aumentado de supressão medular, agranulocitose Muitas interações medicamentosas
caspofungina (Cancidas)		1 a 3 meses: 25 mg/m²/dose q.d. 3 meses–17 anos. Carga IV 70 mg/m² (máx 70 mg) no dia 1 e depois 50 mg/m²/dia (máx: 50 mg) q24 > 17 anos: carga IV 70 mg no dia 1 e depois 50 mg q24	Ajustar para disfunção hepática
cefaclor (Ceclor)	Cap: 250, 500 mg Susp: 125, 250, 375 mg/5 mL	20–40 mg/kg/dia PO q8-12h; máx: 2 g/dia Adultos: 250–500 mg q8h	R Administrar com o estômago vazio
cefalexina (Keflex)	Cap: 250, 500, 750 mg Susp: 125, 250 mg/5 mL Tab: 250 mg, 500 mg	25–100 mg/kg/dia PO q6h; máx 4 g/dia Faringite: 20–50 mg/kg/dia q12h	R
cefazolina (Ancef)		Dosagem para recém-nascidos: IV: < 2 kg: 25 mg/kg/dose q12h > 2 kg: PNA ≤ 7 dias: 25 mg/kg/dose q12h	R Não penetra bem no sistema nervoso central

(Continua)

Nome	Forma oral ou tópica	Dosagem	Comentários
		PNA 8–28 dias: 25 mg/kg/dos q8h > 1 mês: 50–100 mg/kg/dia q8h IV/IM; máx: 6 g/dia	
cefdinir (Omnicef)	Cap: 300 mg Susp: 125 mg/5 mL, 250 mg/5 mL	14 mg/kg/dia PO q.d.-b.i.d.; máx: 600 mg/dia Adolescentes: 600 mg/dia PO q.d.-b.i.d.	R
cefepime (Maxipime)		Recém-nascidos: 50 mg/kg/dose q8h-12h Bebês, crianças, adolescentes: 50 mg/kg/dose q8-12h IV/IM, dependendo da severidade da infecção; máx: 2.000 mg/dose Meningite: febre e neutropenia, fibrose cística: 150 mg/kg/dia q8h IV/IM; máx 2.000 mg/dose	R
cefixima (Suprax)	Tab, Cap: 400 mg Susp: 100 mg/5 mL, 200 mg/5 mL, 500 mg/5 mL Tab mastigáveis: 100 mg, 200 mg	8 mg/kg/dia q12-24h; máx: 400 mg/dia	R
cefotaxima (Claforan)		Recém-nascidos, dosagem geral IV: < 1 kg: PNA ≤ 14 dias: 50 mg/kg/dose q12h PNA 15–28 dias: 50 mg/kg/dose q8-12h 1–2 kg: PNA ≤ 7 dias: 50 mg/kg/dose q12h PNA 8–28 dias: 50 mg/kg/dose q8-12h > 2 kg: PNA ≤ 7 dias: 50 mg/kg/dose q12h PNA 8–28 dias: 50 mg/kg/dose q8h < 50 kg: 100-200 mg/kg/dia q6-8h IV/IM; máx: 2.000 mg/dose > 50 kg: 1–2 g/dose q6-8h IV/IM; máx: 2.000 mg/dose	R
cefoxitina (Mefoxin)		Recém-nascidos: 90–100 mg/kg/dia IM, IV q8h Bebês e crianças: 80–160 mg/kg/dia IM/IV q4-8h; máx: 12 g/dia	R
cefprozil (Cefzil)	Tab: 250, 500 mg Susp: 125, 250 mg/5 mL	Otite média: ≥ 6 meses: 30 mg/kg/dia PO q12h Faringite: ≥ 2 anos: 15 mg/kg/dia PO q12h Sinusite aguda: ≥ 6 meses: 15–30 mg/kg/dia PO q12h	R

Nome	Forma oral ou tópica	Dosagem	Comentários
		Infecção cutânea: ≥ 2 anos: 20 mg/kg/dia PO q24h Máx: 500 mg/dose	
ceftazidima (Fortaz)		90–150 mg/kg/dia q8h IV/IM Máx: 2.000 mg/dose Meningite ou fibrose cística: 150 mg/kg/dia IV/IM q8h	R
ceftriaxona (Rocephin)		Oftalmia gonocócica do recém-nascido: 25–50 mg/kg/dose IM/IV × 1; máx: 125 mg/dose Crianças: 50–75 mg/kg/dia q12-24h IM/IV Meningite: 100 mg/kg/dia IM/IV q12h; máx: 4 g/dia Otite média: 50 mg/kg IM × 1–3 doses; máx: 1 g	Pode causar hiperbilirrubinemia em recém-nascidos; usar com cautela Não administrar com soluções contendo cálcio em recém-nascidos em virtude do risco de precipitação de sais de ceftriaxona cálcica; já ocorreram reações fatais
cefuroxima (Ceftin)	Tab: 250, 500 mg Susp: 125, 250 mg/5 mL	Recém-nascidos: Dosagem geral: IV: < 1kg PNA ≤ 14 dias: 50 mg/kg/dose q12h PNA 15–28 dias: 50 mg/kg/dose q8-12h 1–2 kg: PNA ≤ 7 dias: 50 mg/kg/dose q12h PNA 8–28 dias: 50 mg/kg/dose q8-12h > 2 kg: PNA ≤ 7 dias: 50 mg/kg/dose q12h PNA 8–28 dias: 50 mg/kg/dose q8h Crianças: IM/IV: 75–150 mg/kg/dia q8h, máx: 6 g/dia: PO Faringite: susp: 20 mg/kg/dia q12h; máx: 500 mg/dia Otite média: susp: 30 mg/kg/dia q12h; máx: 1 g/dia	R Comprimidos e suspensão não são bioequivalentes; não podem ser substituídos na proporção mg/mg

(Continua)

Nome	Forma oral ou tópica	Dosagem	Comentários
cetirizina (Zyrtec)	Xarope: 5 mg/5 mL Tab: 10 mg Tab mastigáveis: 5, 10 mg Tab ER com pseudoefedrina: 5 mg/120 mg	6–12 meses: 2,5 mg q.d. 12–23 meses: 2,5 mg q.d., pode ser aumentado para b.i.d. 2–5 anos: 2,5 mg PO q.d., pode ser aumentado para uma máx de 5 mg/dia como dose única ou dividida > 5 anos: 5–10 mg PO q.d.-b.i.d. Tab ER > 11 anos: 1 tab b.i.d.	R
cetoconazol (Nizoral)	Tab: 200 mg Susp (Composto): 100 mg/5 mL Creme, Espuma, Gel: 2% Xampu: 1%, 2%	PO: > 2 anos: 3,3–6,6 mg/kg q.d.; máx: 800 mg/dia b.i.d. Tópico: 2 aplicações/dia por 4 semanas Xampu: duas vezes por semana por até 8 semanas	Não usar concomitantemente com cisaprida, terfenadina, astemizol Forte inibidor de CYP – muitas interações medicamentosas com terapia sistêmica Monitorar testes da função hepática em uso de longo prazo
cetorolaco (Toradol)	Tab: 10 mg	IM/IV: 0,5 mg/kg/dose q6h; máx 30 mg q6h ou 120 mg/dia PO: > 50kg > 10 mg prn q6h; máx: 40 mg/dia	R Não exceder 5 dias de terapia
ciprofloxacina (Cipro)	Tab: 100, 250, 500, 750 mg Susp: 250, 500 mg/5 mL	Crianças: PO: 20–30 mg/kg/dia q12h; máx: 1,5 g/dia IV: 20–30 mg/kg/dia q12h; máx: 800 mg/dia Fibrose cística: PO: 40 mg/kg/dia q12h; máx: 2 g/dia IV: 30 mg/dia q8h; máx: 1,2 g/dia	R A suspensão não deve passar por sondas G e J – pode obstruir. Usar comprimido e esmagar, misturar com água para colocar nas sondas
ciprofloxacina/ hidrocortisona (Cipro HC Otic)	Susp: 0,2%/1%	≥ 1 ano: instilar 3 gotas no(s) ouvido(s) afetado(s) b.i.d. por 7 dias	–
cipro-heptadina (Periactin)	Tab: 4 mg Xarope: 2 mg/5 mL	0,25–0,5 mg/kg/dia PO q8-12h Máx em 2–6 anos: 12 mg/dia Máx em 7–14 anos: 16 mg/dia Máx em adultos: 0,5 mg/kg/dia	Contraindicado em recém-nascidos Contraindicado em glaucoma
claritromicina (Biaxin)	Tab: 250, 500 mg Susp: 125, 250 mg/5 mL XL: 500 mg	15 mg/kg/dia PO q12h. Máx: 1 g/dia	R Pode prolongar o intervalo QT

Nome	Forma oral ou tópica	Dosagem	Comentários
clindamicina (Cleocin)	Cap: 75, 150, 300 mg Susp: 75 mg/5 mL	Recém-nascidos: Dosagem geral: IV/IM < 1 kg: PNA ≤ 14 dias: 5 mg/kg/dose q12h PNA 15–28 dias: 5 mg/kg/dose q8h 1–2 kg: PNA ≤ 7 dias: 5 mg/kg/dose q12h PNA 8–28 dias: 5 mg/kg/dose q8h > 2 kg: PNA ≤ 7 dias: 5 mg/kg/dose q8h PNA 8–28 dias: 5 mg/kg/dose q6h Crianças: PO: infecções leves a moderadas: 10–25 mg/kg/dia 8 h Infecções severas: 30–40 mg/kg/dia q6-8h (máx: 1,8 g/dia) IM/IV: 25–40 mg/kg/dia q6-8h (máx: 4,8 g/dia)	Pode causar colite pseudomembranosa Suspensão com pouco gosto
clindamicina (Cleocin T, Clindagel, Evoclin, ClindaMax)	Gel, espuma, loção, solução: 1%	> 12 anos: Aplicar na área q.d.-b.i.d. dependendo da formulação	–
clobazam (Onfi)	Tab: 10, 20 mg Susp: 2,5 mg/mL	< 2 anos: Inicial: 0,5–1 mg/kg/dia divididos b.i.d., pode ser aumentado q5-7 dias até um máx de 10 mg/dia ≥ 2 anos: Inicial 5 mg q.d., aumentar lentamente para 10–20 mg/dia divididos b.i.d. máx: 40 mg/dia	R Ajuste da dosagem com insuficiência hepática
clonazepam (Klonopin)	Tab: 0,5, 1, 2 mg Pastilha: 0,125, 0,25, 0,5, 1, 2 mg Susp (Composto): 100 µg/mL	< 10 anos ou < 30 kg: inicial: 0,01–0,03 mg/kg/dia PO b.i.d. ou t.i.d., aumentar 0,25–0,5 mg/dia q3d até um máx de 0,1–0,2 mg/kg/dia > 10 anos ou > 30 kg: inicial: 1,5 mg/dia PO t.i.d.; aumentar 0,5–1 mg/dia q3d; máx: 20 mg/dia	Contraindicado em doença hepática severa, glaucoma de ângulo estreito agudo Não descontinuar abruptamente É atingida condição estável depois de 5–8 dias de terapia com a mesma dose
clonidina (Catapres)	Tab: 0,1, 0,2, 0,3 mg Adesivo: 0,1, 0,2, 0,3 mg Susp (Composto): 20 µg/mL, 100 µg/mL	5-10 µg/kg/dia PO q6-12h; titular para cima até q5-7d para 5–25 µg/kg/dia PO q6h; máx: 0,9 mg/dia	–

(Continua)

Nome	Forma oral ou tópica	Dosagem	Comentários
clorotiazida (Diuril)	Tab: 250, 500 mg Susp: 250 mg/5 mL	< 6 meses: 20-40 mg/kg/dia IV, PO divididos q12h ou doses mais baixas de 2–8 mg/dose IV divididos q12h PO: 20 mg/kg/dia b.i.d.; máx: 1 g/dia IV: 4 mg/kg/dia q.d.-b.i.d.; máx: 500 mg/dia	R Pode causar hipercalcemia, alcalose, hipocalemia, hipomagnesemia
clotrimazol (Mycelex, Lotrimin)	Creme: 1% Creme vaginal: 1%, 2% Pastilha PO: 10 mg	Tópico: Aplicar na área afetada b.i.d. Candidíase vaginal: um aplicador q.h.s. × 7 dias (1%) ou 1 aplicador q.h.s. × 3 dias (2%) Candidíase oral: > 3 anos: Dissolver um comprimido 5x/dias × 14 dias Tópico: Aplicar b.i.d.	–
codeína	Tab: 15, 30, 60 mg	0,5–1 mg/kg/dose PO q4-6h prn; máx: 60 mg/dose	R
colecalciferol (D-Vi-Sol)	Líquido: 400 unidades/mL Tab: 400, 1.000, 2.000, 3.000, 5.000 unidades	Prevenção de deficiência de vitamina D: Bebês amamentados no seio: 400 unidades/dia Bebês alimentados com fórmula ingerindo < 1.000 mL de fórmula fortificada com vitamina D: 400 unidades/dia Crianças ingerindo < 1.000 mL de leite fortificado com vitamina D: 400 unidades/dia Crianças com maior necessidade de vitamina D podem precisar de doses mais altas com base em testes laboratoriais	
cromolina sódica (Opticrom)	Sol oftalmológica: 4%	1–2 gotas em cada olho 4–6 vezes/dia	
deferasirox (Exjade)	Comprimido solúvel: 125, 250, 500 mg	Sobrecarga de ferro crônica: Inicial: 10–20 mg/kg uma vez por dia; ajustar q3-6 meses com base em resultados laboratoriais. Calcular a dose e arredondar para o tamanho mais próximo de um comprimido inteiro	R Ajustar a dose em insuficiência hepática O comprimido deve ser dissolvido e administrado como suspensão
desmopressina (DDAVP, Stimate)	Tab: 0,1, 0,2 mg Sol nasal: 0,1 mg/mL, 1,5 mg/mL	*Diabetes insipidus*: PO: Iniciar com 0,05 mg/dose q.d.-b.i.d. e titular até obter efeito Intranasal: 5–30 µg/dia q.d.-b.i.d.; máx: 40 µg/dia IV/SC: 2–4 µg/dia b.i.d.	

Nome	Forma oral ou tópica	Dosagem	Comentários
		Hemofilia A e doença de von Willebrand: Intranasal: < 50 kg; 150 µg, > 50 kg: 300 µg, IV 0,2–0,4 µg/kg/dose por 15–30 min Enurese noturna: PO: 0,2 mg q.h.s., titulado até um máx de 0,6 mg	–
dexametasona (Decadron)	Tab: 0,5, 0,75, 1, 1,5, 2, 4, 6 mg Elixir: 0,5 mg/5 mL Sol oral: 1 mg/mL	Reposição fisiológica: 0,03–0,15 mg/kg/dia q6-12h IV/IM/PO Edema cerebral: dose de carga: 1–2 mg/kg/dose IV/IM/PO × 1, depois manutenção: 1–1,5 mg/kg/dia q4-6h; máx: 16 mg/dia Edema de vias aéreas: 2 mg/kg/dia IV/IM/PO q6h; máx: 10 mg/dose Crupe: 0,6 mg/kg/dose PO/IV/IM × 1; máx: 16 mg/dose Antiemético: inicial: 10 mg/m²/dose IV (máx: 20 mg), depois 5 mg/m²/dose q6h IV Anti-inflamatório: 0,08–0,3 mg/kg/dia PO/IV/IM q6-12h	Contraindicado em infecções ativas não tratadas Pode causar hiperglicemia, alterações no humor, osteopenia Reduzir se dado por mais de 7 dias
dextroanfetamina (Dexedrine, ProCentra, Zenzedi)	Tab: 2,5, 5, 10 mg Cap (SR): 5, 10, 15 mg	3–5 anos: 2,5 mg/dia PO todas as manhãs, aumentar 2,5 mg/dia a cada semana até um máx de 40 mg/dia q.d-t.i.d. > 5 anos: 5 mg/dia PO, aumentar 5 mg/dia a cada semana até um máx de 40 mg/dia q.d.-t.i.d.	Substância controlada II Uso foi associado a eventos cardiovasculares graves Potencial para dependência da droga Evitar o uso com MAOIs Usar com cautela em pacientes com hipertensão ou doença cardiovascular
dextroanfetamina /anfetamina (Adderall)	Tab: 5, 7,5, 10, 12,5, 15, 20, 30 mg Susp (Composto): 1 mg/mL Cap (ER): 5, 10, 15, 20, 25, 30 mg	3–5 anos: 2,5 mg/dia PO todas as manhãs, aumentar 2,5 mg/dia a cada semana até um máx de 40 mg/dia q.d-b.i.d. > 5 anos: 5 mg/dia PO, aumentar 5 mg/dia a cada semana até um máx de 40 mg/dia q.d-b.i.d.	Usar com cautela em pacientes com hipertensão ou doença cardiovascular Substância controlada II Uso foi associado a eventos cardiovasculares graves

(Continua)

Nome	Forma oral ou tópica	Dosagem	Comentários
dextrometorfano (Delsym)	Delsym (SR): 30 mg/5 mL	6 anos: 2,5–7,5 mg PO q4-8; SR: 15 mg/dose PO b.i.d 7–12 anos: 5–10 mg PO q4h ou 15 mg PO q6-8h, SR: 30 mg/dose PO b.i.d. > 12 anos: 10–30 mg PO q4-8h; SR: 60 mg/dose PO b.i.d.	Potencial para dependência da droga Evitar uso com MAOIs Remédio para tosse não é recomendado para crianças com menos de 6 anos
diazepam (Valium, Diastat)	Tab: 2, 5, 10 mg Sol: 1, 5 mg/mL Gel retal pediátrico: 2,5 mg Gel retal (AcuDial): 10, 20 mg	Sedação consciente para procedimentos: PO 0,2–0,3 mg/kg (máx 10 mg) 45–60 min antes do procedimento Estado epiléptico: 0,2–0,5 mg/kg IV; Diastat (PR): 1–5 anos: 0,5 mg/kg 6–11 anos: 0,3 mg/kg 12 + anos: 0,2 mg/kg Relaxante muscular: IV/IM: 0,04–0,3 mg/kg/dose q2-4h (máx: 0,6 mg/kg em 8 h); PO: 0,12–0,8 mg/kg/dia q6-8h	Pode causar hipotensão, depressão respiratória Não usar com inibidores da protease
diazóxido (Proglycem)	Susp: 50 mg/mL	Hipoglicemia hiperinsulinêmica: Bebês: 8–15 mg/kg/dia PO q8-12h Crianças: 3–8 mg/kg/dia PO q8-12h	Pode causar hiponatremia, cetoacidose, hiperuricemia
dicloxacilina (Dynapen)	Cap: 250, 500 mg	< 40 kg: 25–50 mg/kg/dia PO q6h (50–100 mg/kg/dia para osteomielite); máx: 2 g/dia > 40 kg: 125–500 mg/dose PO q6h; máx: 2 g/dia	–
difenidramina (Benadryl)	Elixir, xarope, líquido: 12,5 mg/5 mL Cap/tab: 25, 50 mg Tab mastigável: 12,5 mg	5 mg/kg/dia q6h PO/IV/IM; máx: 300 mg/dia	R
digoxina (Lanoxin)	Tab: 62,5, 125, 187,5, 250, µg Elixir: 50 µg/mL	1 mês–2 anos: Inicial: 35–60 µg/kg PO ou 30–50 µg/kg IV/IM Manutenção: 10–15 µg/kg/dia PO ou 7,5–12 µg/kg/dia IV/IM 2–5 anos: Inicial: 30–40 µg/kg PO ou 25–35 µg/kg IV/IM Manutenção: 8–10 µg/kg/dia PO ou 6–9 µg/kg/dia IV/IM 5–10 anos: Inicial: 20–35 µg/kg PO ou 15–30 µg/kg IV/IM Manutenção: 5–10 µg/kg/dia PO ou 4–8 µg/kg/dia IV/IM	R Dar metade da dose total inicial e depois dar um quarto da dose restante em cada uma das duas doses subsequentes a intervalos de 6–8 h. Obter eletrocardiograma 6 h depois de cada dose para avaliar a toxicidade

Nome	Forma oral ou tópica	Dosagem	Comentários
		> 10 anos: Inicial: 10–15 µg/kg PO ou 8–12 µg/kg IV/IM Manutenção: 2,5–5 µg/kg/dia PO ou 2–3 µg/kg/dia IV/IM	Condições tóxicas: bradicardia, bloqueio cardíaco, arritmias ventriculares, vertigem, hipercalemia, dor abdominal Rota IM não geralmente recomendada em virtude de dor e lesão nos tecidos
digoxina imune Fab (DigiFab)		A dosagem depende de múltiplos fatores (agudo vs. crônico, nível sérico de digoxina, ou se a quantidade de ingestão é conhecida). Consulte o encarte da embalagem para recomendações sobre a dosagem	–
diltiazem (Cardizem, Cartia, Dilacor, Tiazac)	Cap, ER (24 h): 120, 180, 240, 300, 360, 240 mg Cap, ER (12 h): 60, 90, 120 mg Tab: 30, 60, 90, 120 mg Susp (Composto): 12 mg/mL	Inicial: 1,5–2 mg/kg/dia PO t.i.d.-q.i.d.; máx: 3,5 mg/kg/dia	–
docusato sódico (Colace)	Cap: 50, 100, 240, 250 mg Tab: 100 mg Xarope: 20 mg/5 mL Líquido: 3,33, 10 mg/mL	5 mg/kg/dia PO q.d.-q.i.d.; máx: 400 mg/dia	–
donarse alfa (Pulmozyme)	Sol nebulizadora: 1 mg/mL	> 5 anos: 2,5 mg q.d	Não misturar com outras drogas nebulizadas
doxiciclina (Viramycin)	Cap ou tab: 20, 50, 75, 100, 150 mg Susp: 25 mg/5 mL Xarope: 50 mg/5 mL	2–4 mg/kg/dia PO/IV q12-24h; máx: 200 mg/dia	Usar com cautela em crianças
enalapril (Vasotec) enalaprilato (IV)	Tab: 2,5, 5, 10, 20 mg Susp (Composto): 1 mg/mL	Bebês e crianças: PO: 0,1 mg/kg/dia q.d.-b.i.d., titular para cima quando necessário por 2 semanas até um máx de 0,5 mg/kg/dia IV: 5–10 µg/kg/dose q8-24h	R

(Continua)

Nome	Forma oral ou tópica	Dosagem	Comentários
enoxaparina (Lovenox)	Seringas pré-cheias: 30 mg/0,3 mL 40 mg/0,4 mL 60 mg/0,6 mL 80 mg/0,8 mL 100 mg/1 mL 120 mg/0,8 mL 150 mg/1 mL	Tratamento: < 2 meses: 1,5 mg/kg/dose q 12h SC > 2 meses: 1 m/kg/dose q 12h SC Profilaxia: < 2 meses: 0,75 mg/kg/dose q 12h SC > 2 meses: 0,5 mg/kg/dose q 12h SC	R Checar nível do fator Xa 4h após a dose
epinefrina (EpiPen, EpiPen Jr, Auvi-Q.)	EpiPen, Auvi-Q: 0,3 mg EpiPen Jr, Auvi-Q: 0,15 mg	< 30 kg: 0,15 mg/dose IM ≥ 30 kg: 0,3 mg/dose IM	A ser usada apenas em reações de hipersensibilidade severa
epinefrina racêmica (AsthmaNefrin, MicroNefrin)	Sol nebulizadora: 2,25%	Nebulizador: 0,5 mL/dose diluída em 3 mL de solução salina normal por 15 min	–
epoetina Alfa (Epogen, Procrit)		Anemia in CKD na diálise: SC/IV: Dose inicial de 50 unidades/kg/dose 3×/semana; aumentar a dose se hematócritos não aumentarem > 1 g/dL depois de 4 semanas	É recomendada suplementação de ferro antes e durante a terapia
ergocalciferol (vitamina D)	Sol: 8.000 unidades/mL Cap: 50.000 unidades Tab: 400, 2.000 unidades	Hipoparatireoidismo: 1,25–5 mg/dia PO Raquitismo dependente de vitamina D: 1–12 meses: 25–125 µg/dia (1.000–5.000 unidades) por 2–3 meses até a recuperação, depois 10 µg/dia (400 unidades) > 12 meses: 125–500 µg/dia (5.000–10.000 unidades) por 2–3 meses até a recuperação, depois 10 µg/dia (400 unidades) Insuficiência de vitamina D decorrente de CKD: 2.000–8.000 unidades (dependendo do nível sérico de 25(OH) D) q.d. × 3 meses; depois 200–1.000 unidades/dia	1 µg = 40 unidades internacionais segundo a USP Usar com cautela em pacientes com cálculos renais, insuficiência renal e doença cardíaca.
eritromicina	Oint, gel, solução: 2%	Aplicar na área afetada b.i.d.	–
eritromicina (Ilotycin)	Oint oftalmológica: 0,5%	Aplicar tira de 1 cm no olho afetado até 6 vezes/dia dependendo da gravidade da infecção	–

Nome	Forma oral ou tópica	Dosagem	Comentários
espironolactona (Aldactone)	Tab: 25, 50, 100 mg Susp (Composto): 1, 2,5 25 g/mL	Diurético: Recém-nascidos: PO: 1–3 mg/kg/dia q12-24h Crianças: 1–3,3 mg/kg/dia PO q6-12h Máx: 100 mg/dia Aldosteronismo primário: 100–400 mg/m²/dia PO q.d.-b.i.d.; máx: 400 mg q.d.	R Contraindicado em insuficiência renal aguda Possível hipercalemia
etambutol (Myambutol)	Tab: 100, 400 mg	TB: 15–25 mg/kg/dose PO q.d. (máx 1 g/dia) ou 50 mg/kg/dose PO duas vezes por semana; máx: 2,5 g/dia Infecção micobacteriana não TB: 15–25 mg/kg/dia; máx: 2,5 g/dia	R Possível neurite óptica reversível
etanercepte (Enbrel)	25 mg/0,5 mL 50 mg/mL	Artrite idiopática juvenil: ≥ 2 anos de idade 0,8 mg/kg/dose SC uma vez por semana (máx 50 mg) OU 0,4 mg/kg/dose SC 2×/semana espaço de 72–96 h; máx: 25 mg/dose	Deve ser feito rastreamento de TB antes de iniciar e durante a terapia Contraindicado em infecções graves. Não administrar vacinas vivas concomitantemente Início da ação: 1–2 semanas
famotidina (Pepcid)	Líquido: 40 mg/5 mL Tab: 10, 20, 40 mg Cap gelatinosa: 10 mg	Recém-nascidos: 0,5 mg/kg/dose IV, PO q24h Crianças: IV/PO: 0,5–1 mg/kg/dia b.i.d.; máx: 80 mg/dia	R
fenilefrina (Neo-Synephrine)	Gotas nasais: 0,125% Spray nasal: 0,25, 0,5, 1%	Bebês e crianças < 2 anos: dados limitados usando solução 0,5% (0,1 mL em cada narina) como dose única 2 a < 6 anos: 2–3 gotas de solução 0,125% q4h prn 6–12 anos: 1–3 jatos de solução 0,25% q4h prn > 12 anos: 1–3 gotas ou jatos de solução 0,25% a 1% q4h prn	Não exceder 3 dias de terapia porque pode ocorrer congestão nasal de rebote
fenitoína (Dilantin)	Tab mastigável: 50 mg Cap (ER): 30, 100, 200, 300 mg Susp: 125 mg/5 mL	Estado epiléptico: 15–20 mg/kg IV Epilepsia: iniciar com 5 mg/kg/dia PO/IV q8-12h; variação da dosagem usual: recém-nascidos: 5–8 mg/kg/dia 6 meses-3 anos: 8–10 mg/kg/dia 4–6 anos: 7,5–9 mg/kg/dia 7–9 anos: 7–8 mg/kg/dia > 9 anos: 6–7 mg/kg/dia	R Contraindicada em bloqueio cardíaco ou bradicardia sinusal

(Continua)

Nome	Forma oral ou tópica	Dosagem	Comentários
			Pode causar hiperplasia gengival, hirsutismo, dermatite, ataxia, síndrome semelhante a lúpus, lesão hepática Muitas interações medicamentosas Níveis terapêuticos: 10-20 mg/L Considerar ajuste da dose com insuficiência hepática
fenobarbital (Luminal)	Tab: 15, 16,2, 30, 32,4, 60, 64,8, 97,2, 100 mg Elixir: 20 mg/5 mL	Estado epiléptico: 15–20 mg/kg IV Manutenção: Bebês: 5–6 mg/kg/dia PO q.d.-b.i.d. 1–5 anos: 6–8 mg/kg/dia PO q.d.-b.i.d. 5–12 anos: 4–6 mg/kg/dia PO q.d.-b.i.d. > 12 anos: 1–3 mg/kg/dia PO q.d.-b.i.d.	R Contraindicado em porfiria, doença respiratória severa Pode causar depressão respiratória ou hipotensão Muitas interações medicamentosas Níveis terapêuticos: 15-40 mg/L Considerar ajuste da dosagem com insuficiência hepática
fexofenadina (Allegra)	Tab: 30, 60, 180 mg Tab ER com pseudoefedrina: 60 mg/120 mg Susp: 30 mg/5 mL	2–11 anos: 30 mg PO b.i.d > 11 anos: 60 mg PO b.i.d. ou 180 mg PO q.d.	R
filgrastim (G-CSF, Neupogen) BR = Granulokine		IV/SC: 5 µg/kg/dose q24h × 14 dias ou até contagem absoluta de neutrófilos > 10.000/mm³ Pode-se aumentar a dose em 5 µg/kg/dia se o efeito desejado não foi alcançado dentro de 7 dias	Usar com cautela em malignidades mieloides

Nome	Forma oral ou tópica	Dosagem	Comentários
fitonadiona (vitamina K)	Tab: 5 mg Susp (composta): 1 mg/mL	Sangramento por deficiência de vitamina K: Profilaxia: 0,5–1 mg IM × 1, Tratamento: 1–2 mg/dia IM/SC Deficiência de vitamina K: PO: 2,5–5 mg/dia IM/SC: 1–2 mg/dose × 1 Adultos: PO: 2,5–25 mg/24 h SQ, IM, IV: 10 mg	Monitorar tempo de protrombina/ tromboplastina parcial A rota SC é preferida; IM/IV deve ser restringida a situações em que a rota SC não é viável A dosagem IV pode causar rubor, vertigem, hipotensão ou parada cardíaca
fluconazol (Diflucan)	Tab: 50, 100, 150, 200 mg Susp: 10, 40 mg/mL	Recém-nascidos: carga de 12 mg/kg, depois manutenção com 6–12 mg/kg/dose IV, PO q24h; profilaxia: 3 mg/kg/dose IV q24h Crianças: carga de 12 mg/kg IV/PO, depois manutenção de (24 h após a carga) 3–12 mg/kg q.d. IV/PO; máx: 12 mg/kg/dia (dose máx: 800 mg) Candidíase vaginal: 150 mg PO × 1	R
fludrocortisona (Florinef)	Tab: 0,1 mg	0,05–0,2 mg PO q.d.	Contraindicado em insuficiência cardíaca congestiva e infecções fúngicas
fluoxetina (Prozac)	Líquido: 20 mg/5 mL Cap: 10, 20, 40 mg Liberação lenta (semanalmente): 90 mg Tab: 10, 20, 60 mg	Depressão: > 8 anos: 5–20mg PO q.d.; máx 20 mg/dia; adolescente: máx: 40 mg/dia Bulimia: Pode ser iniciada com 20 mg q.d. e aumentar para 60 mg a cada 3 dias	Evitar o uso com MAOIs Evitar descontinuação abrupta. Dividir as doses > 20 mg/24 h q.d. ou b.i.d. Antidepressivos podem piorar a depressão e aumentar a ideação suicida em crianças e adultos jovens Considerar o ajuste da dose com insuficiência hepática

Nome	Forma oral ou tópica	Dosagem	Comentários
fluticasona (Flonase, Veramyst)	*Spray* nasal: 27,5, 50 μg/atuação	Flonase: > 4 anos: 1 jato por narina q.d.; pode ser aumentado para 2 jatos por narina todos os dias quando sintomático (máx: 4 jatos/dia) Veramyst: 2–11 anos: 1 jato por narina q.d., pode ser aumentado para 2 jatos por narina q.d. > 11 anos: 2 jatos por narina q.d., pode ser reduzido para 1 jato q.d. quando os sintomas estiverem controlados	–
fluticasona (Flovent HFA, Flovent Diskus)	DPI: 50, 100, 250 μg/inalação MDI: 44, 110, 220 μg/atuação	MDI: 88 μg b.i.d. e titular para cima até um máx de 440 μg b.i.d. DPI: 50 μg b.i.d. e titular para cima até um máx de 500 μg b.i.d.	Pode causar disfonia, candidíase oral Enxaguar a boca após o uso Tem menos efeito na supressão do crescimento linear comparado com beclometasona
fluticasona/ salmeterol (Advair HFA, Advair Diskus)	DPI: 100/50, 250/50, 500/50 μg/μg/inalação MDI: 45/21, 115/21, 230/21μg/μg/atuação	DPI: 100/50 μg tragada b.i.d.; pode ser titulado para cima até a obtenção de efeito ao mudar as forças, não o número de inalações MDI: 45/21 ou 115/21 2 tragadas b.i.d; pode ser titulado para cima até a obtenção de efeito ao mudar as forças, não o número de inalações	Pode causar disfonia, candidíase oral Enxaguar a boca após o uso Tem menos efeito na supressão do crescimento linear comparado com beclometasona
foscarnet (Foscavir)		Retinite por CMV: Indução: 60 mg/kg/dose IV q8h Manutenção: 90–120 mg/kg/dose IV uma vez por dia Vírus do herpes simples resistente a aciclovir: 40 mg/kg/dose IV q8h ou 60 mg/kg/dose q12h por até 3 semanas ou até que as lesões cicatrizem	R Nefrotoxicidade, desequilíbrio eletrolítico
fosfato de sódio (Fleet enema)	Fleet Enema (133 mL): 19 g fosfato Na e 7 g bifosfato Na/118 mL dose aplicada, Fleet Pedia-Lax (tamanho pediátrico) (66 mL): 9,5 g fosfato Na e 3,5 g bifosfato Na/59 mL aplicado	Fleet Enema: 2–4 anos: Administrar 1/2 do conteúdo de 2,25 onças de enema pediátrico 5–11 anos: Administrar conteúdo de 2,25 onças de enema pediátrico ≥ 12 anos: Administrar o conteúdo de enema de 4,5 onças	R Contraindicado em pacientes com insuficiência renal severa, megacólon, obstrução intestinal, insuficiência cardíaca congestiva

Nome	Forma oral ou tópica	Dosagem	Comentários
			Pode causar hiperfosfatemia, hipernatremia, hipocalcemia, hipotensão, desidratação, acidose
fosfenitoína (Cerebyx)		Estado epiléptico: Dose de carga: 15–20 mg equivalente a fenotoína (PE)/kg IV, terapia de manutenção começa 12 h depois da carga Dose de carga não emergente: 10–20 mg PE/kg IV/IM Dose inicial de manutenção: 4–6 mg PE/kg/dia IV/IM	R Possíveis sinais de overdose: fala arrastada, tontura, ataxia, erupção cutânea, nistagmo, zumbido, diplopia, vômito Muitas interações medicamentosas Níveis terapêuticos: 10–20 mg/L Considerar ajuste da dose em insuficiência hepática ou hipoalbuminemia
furosemida (Lasix)	Tab: 20, 40, 80 mg Sol: 10 mg/mL, 40 mg/5 mL	Recém-nascidos: 1 mg/kg/dose IV, 1–2 mg/kg/dose PO, o intervalo varia Bebês e crianças: PO: 1–6 mg/kg/dia q6-12h IV/IM: 1–2 mg/kg/dose q6-12h Máx: 6 mg/kg/dose	R Contraindicado em anúria e coma hepática Possível hipocalemia, alcalose, hiperuricemia, hipercalciúria
gabapentina (Neurontin)	Cap: 100, 300, 400 mg Tab: 300, 600, 800 mg Sol: 250 mg/5 mL	Convulsões: 3–12 anos: dia 1: 10–15 mg/kg/dia PO t.i.d., aumentar para o seguinte por 3 dias Dose de manutenção: 3–4 anos: 40 mg/kg/dia PO t.i.d. > 5 anos: 25–35 mg/kg/dia PO t.i.d.; máx: 50 mg/kg/dia Dor neuropática: Crianças e adolescentes: Dia 1: 5 mg/kg/dose PO às h (máx: 300 mg); Dia 2: aumentar para b.i.d.; Dia 3: aumentar para t.i.d. A dose pode ser mais aumentada, se necessário. Máx 35 mg/kg/dia ou 3.600 mg/dia	R Não interromper abruptamente

(Continua)

Nome	Forma oral ou tópica	Dosagem	Comentários

ganciclovir (Cytovene)		CMV congênito:
		  6 mg/kg/dose IV q12h
		Infecção por CMV ou prevenção de CMV em transplante:
		  > 3 meses
		  Indução: 5 mg/kg/dose IV q12h
		  Manutenção: 5 mg/kg/dose IV q.d. ou 6 mg/kg/dose IV q.d. por 5 dias/semana
			R
			Efeitos colaterais comuns: neutropenia, trombocitopenia

gentamicina (Garamycin)		Recém-nascidos:
		  GA < 32 semanas: 4–5 mg/kg/dose q48h
		  GA 32–36 semanas: 4–5 mg/kg/dose q36h
		  GA ≥ 37 semanas: 4–5 mg/kg/dose q24h
		  Monitoramento dos altos 6–15 µg/mL e baixos ≤ 1,5 µg/mL. Checar os níveis com 4ª dose se o paciente estiver sendo avaliado para sepse e 3ª quando está sendo tratada infecção conhecida
		1 mês–18 anos:
		Dosagem convencional:
		  2,5 mg/kg/dose IV q8 dose máx inicial: 150 mg
		  Checar altos e baixos com 3ª dose
		  Objetivo de pico 6–10, baixo < 2 µg/mL
		Dosagem com intervalo prolongado:
		  3 meses–2 anos: 9,5 mg/kg/dose q24h
		  2–7 anos: 8,5 mg/kg/dose q24h
		  ≥ 8 anos: 7 mg/kg/dose q24h
		  O monitoramento não foi padronizado; existem muitos métodos
		  Objetivo do baixo: não detectável
			R
			Dosagem com intervalo prolongado não apropriada em peso > 20% do peso corporal ideal, ascites, > 20% de queimaduras, função renal alterada, endocardite, tularemia, meningite, osteomielite ou instabilidade hemodinâmica
			A dosagem pode precisar ser ajustada em pacientes com fibrose cística

glicerina	Sol retal: 4 mL por aplicação Supp: pediátrico, adulto	Recém-nascidos: 0,5 mL/kg/dose de sol retal como enema < 6 anos: 1 supp pediátrico prn ≥ 6 anos: 1 supp adulto	–
glicopirrolato (Robinul, Cuvposa)	Tab: 1, 2 mg Sol (Cuvposa): 1 mg/5 mL	Secreções orais: PO: 20–100 µg/kg/dose 3–4 vezes/dia IV: 4–10 µg/kg/dose q3-4h	R
glucagon (Glucagon)	Glucagon emergência: 1 mg GlucaGen: 1 mg	< 20 kg: 0,5 mg/dose (ou 0,02–0,03 mg/kg/dose) IM a cada 20 min prn > 20 kg: 1 mg/dose IM a cada 20 min prn	1 mg = 1 unidade

Nome	Forma oral ou tópica	Dosagem	Comentários
gluconato de clorexedina (Peridex)	0,12%	Imunocompetentes: 15 mL b.i.d. Imunocomprometidos: 10–15 mL b.i.d.-t.i.d.	–
griseofulvina (Grifulvin V, Gris-PEG)	Tamanho micro: tab: 500 mg; susp: 125 mg/5 mL Tamanho ultra micro: tab: 125, 250 mg	Tamanho micro: > 2 anos: 10–20 mg/kg/dia PO q.d.-b.i.d.; máx: 1 g/dia Tamanho ultramicro: > 2 anos: 5–15 mg/kg/dia PO q.d.-b.i.d.; dose máx: 750 mg/dia	Contraindicado em doença hepática
guaifenesina (Mucinex, Robitussin)	Tab: 200, 400 mg Xarope: 100 mg/5 mL Tab ER: 600 mg	Medicamento para tosse não é recomendado para crianças com menos de 2 anos de idade. ≥ 2 anos: 12 mg/kg/dia em 6 doses OU: 2–5 anos: 50–100 mg PO q4h; máx: 600 mg/dia 6–11 anos: 100–200 mg PO q4h ou 600 mg de tab ER q12h; máx: 1,2 g/dia > 11 anos: 200–400 mg PO q4h ou 600–1.200 mg de tab ER q12h; máx: 2,4 g/dia	–
haloperidol (Haldol)	Tab: 0,5, 1, 2, 5, 10, 20 mg Sol: 2 mg/mL	PO: 3–12 anos: dose inicial de 0,25–0,5 mg/dia b.i.d.-t.i.d. e aumentar em 0,25–0,5 mg/dia q5-7 dias prn até um máx de 0,15 mg/kg/dia; > 12 anos: 0,5–5 mg PO b.i.d.-t.i.d.; máx: 30 mg/dia IM: 6–12 anos: 1–3 mg/dose IM q4-8h; máx: 0,15 mg/kg/dia; > 12 anos: 2–5 mg/dose IM, q4-8h prn	Usar com cautela em pacientes com doença cardíaca (risco de hipotensão) ou epilepsia (baixa o limiar das convulsões) A forma IM vem em formas imediata e de longa ação Contraindicado com glaucoma de ângulo estreito, supressão da medula óssea e doença cardíaca e hepática severa Risco aumentado de prolongação de QT e *torsade de pointes* Pode causar sintomas extrapiramidais

(Continua)

Nome	Forma oral ou tópica	Dosagem	Comentários
heparina		Anticoagulação: 50–100 unidades/kg bolo IV e depois manutenção: 10–25 unidades/kg/h IV. Ajustar a dose q4h com base no tempo de tromboplastina parcial ativada (aPTT): se < 50: dar 50 unidades/kg de *bolus* e aumentar a taxa em 10%; se 50–59: aumentar a taxa em 10%; se 60–85: manter a mesma taxa; se 86–95: reduzir a taxa em 10%; se 96–120: manter a infusão por 30 min e depois retomar com taxa reduzida em 10%; se > 120: manter a infusão por 60 min e depois retomar com taxa reduzida em 15%. Remensurar um aPTT 4h depois de cada mudança	Checar PTT q6h enquanto a dose é ajustada e depois todos os dias durante dose constante
hidroclorotiazida (HCTZ, Microzide)	Cap: 12,5 mg Tab: 12,5, 25, 50 mg Sol (Composto): 50 mg/5 mL	< 6 meses: 1–3 mg/kg/dia q.d.-b.i.d. PO; máx: 37,5 mg/dia > 6 meses: 1–2 mg/kg/dia q.d.-b.i.d. PO; máx: 100 mg/dia	R Pode causar hipercalcemia, alcalose, hipocalemia, hipomagnesemia
hidrocortisona (Cortef)	Tab: 5, 10, 20 mg Susp (Composto): 10 mg/5 mL	Insuficiência adrenal aguda: 1–2 mg/kg/dose *bolus* IV, depois 25–250 mg/dia IM/IV q6-8h Hiperplasia adrenal congênita: inicial: 10–20 mg/m²/dia PO t.i.d.; manutenção: 2,5–10 mg/dia PO t.i.d. Reposição fisiológica: PO: 8–10 mg/m²/dia q8h; Anti-inflamatório/ imunossupressor: PO: 2,5–10 mg/kg/dia q6-8h; IM/IV: 1–5 mg/kg/dia q12-24h	Contraindicado em infecções ativas não tratadas Pode causar hiperglicemia, alterações de humor, osteopenia Reduzir se dada por mais de 7 dias
hidrocortisona/ polimixina B/neomicina (Cortisporin Otic)	Sol, susp: 10 mg/10.000 unidades, 3,5 mg/mL	3 gotas no ouvido afetado t.i.d.-q.i.d.	–
ibuprofeno (Motrin, Advil, NeoProfen)	Susp: 100 mg/5 mL Gotas: 40 mg/mL Tab mastigável: 50, 100 mg Cap: 200 mg Tab: 200, 400, 600, 800 mg	Analgésico, antipirético: 4–10 mg/kg/dose PO q6-8h; máx 40 mg/kg/dia ou 2.400 mg/dia Fechamento dos ductos: 10 mg/kg IV × 1, depois 5 mg/kg IV q24h × 2 doses	R Contraindicado com sangramento GI e doença ulcerosa; inibe a agregação plaquetária

Nome	Forma oral ou tópica	Dosagem	Comentários
			Monitorar débito urinário e contagem de plaquetas durante a terapia; não ministrar doses subsequentes se um dos dois tiver queda acentuada
imiquimod (Aldara, Zyclara)	Creme: Aldara: 5% Creme: Zyclara 2,5 (bomba), 3,75%	Aldara: Aplicar 3×/semana; deixar na pele 6–10 h e depois retirar com água. Usar por até 16 semanas Zyclara: Aplicar camada fina q.h.s.; deixar na pele 8 horas e depois retirar com água. Usar por até 8 semanas	–
indometacina (Indocin)	Cap: 25, 50 mg Cap, ER: 75 mg Supp: 50 mg Susp: 25 mg/5 mL	Anti-inflamatório: ≥ 2 anos: 1–2 mg/kg/dia PO b.i.d.-q.i.d.; máx: 150–200 mg/dia ou 4 mg/kg/dia Adolescentes: 25–50 mg/dose b.i.d.-t.i.d.; máx 200 mg/dia Fechamento dos ductos: 0,1–0,2 mg/kg/dose IV q12-24h × 3 doses totais	R Contraindicado em sangramento, enterocolite necrozante, coagulopatias Monitorar débito urinário e contagem de plaquetas durante a terapia; não ministrar doses subsequentes se um dos dois tiver queda acentuada
isoniazida (INH)	Tab: 100, 300 mg Xarope: 50 mg/5 mL	Profilaxia: 10–15 mg/kg PO q.d.; máx: 300 mg; OU 20–30 mg/kg (máx 900 mg) por dose PO, duas vezes por semana Tratamento: 10–15 mg/kg (dose máx 300 mg) PO q.d. ou 20–30 mg/kg PO (dose máx 900 mg) por dose duas vezes por semana como parte de um regime multidroga	Piridoxina suplementar recomendada
isotretinoína (Absorica, Amnesteem, Claravis, Myorisan, Zenatane)	Cap: 10, 20, 30, 40 mg	Acne comum: ≥ 12 anos: 0,5–1 mg/kg/dia PO b.i.d. por 15–20 semanas. (Pode requerer 2 mg/kg/dia em casos graves)	Programa REMS – todos os pacientes, prescritores e farmácia devem participar no programa iPLEDGE

(Continua)

Nome	Forma oral ou tópica	Dosagem	Comentários
			Teratógeno conhecido; contraindicado na gravidez Pode causar hiperlipidemia, pseudotumor cerebral, transaminases elevadas
ivermectina (Stromectol)	Tab: 3 mg	> 15 kg: Estrongiloidíase, escabiose: 200 μg/kg PO × 1 dose Oncocercose: 150 μg/kg PO × 1 dose	–
lactulose (Enulose)	Xarope: 10 g/15 mL	Constipação: Crianças: 1–3 mL/kg/dia em doses divididas; pode ser aumentado até um máx de 60 mL/dia Adultos: 15–30 mL/dia; pode ser aumentado para 60 mL/dia Encefalopatia hepática: bebês: 2,5–10 mL/dia PO t.i.d.-q.i.d.; crianças: 40–90 mL/dia PO t.i.d.-q.i.d.	Contraindicado em galactosemia
lansoprazol (Prevacid)	Cap: 15, 30 mg Prevacid Solu-Tab (tab dispersível): 15, 30 mg Susp: 3 mg/mL	Bebês: 1 mg/kg/dose PO q24h (máx para < 10kg: 7,5 mg PO q24h) Crianças: 1–11 anos: ≤ 30kg: 15 mg PO q.d. > 30 kg: 15–30 mg PO q.d.	–
levalbuterol (Xopenex)	Sol nebulizadora: 0,31, 0,63, 1,25 mg/3 mL MDI: 45 μg/atuação	0,31–1,25 mg inalação q4-6h MDI: 2 inalações q4-6h	Pode ser ministrado mais frequentemente, se necessário
levetiracetam (Keppra)	Sol: 100 mg/mL Tab: 250, 500, 750, 1.000 mg Tab ER: 500, 750 mg	10 mg/kg/dose b.i.d. Pode ser aumentado a cada 2 semanas em 10 mg/kg/dose b.i.d. Máx: 60 mg/kg/dia ou 3.000 mg/dia	R
levofloxacina (Levaquin)	Tab: 250, 500, 750 mg Sol: 25 mg/mL	< 5 anos: 10 mg/kg/dose b.i.d. ≥ 5 anos: 10 mg/kg/dose q.d. Dose máx: 500–750 mg/dia dependendo da infecção	R
levotiroxina (Synthroid)	Tab: 25, 50, 75, 88, 100, 112, 125, 137, 150, 175, 200, 300 μg Susp (Composto): 25 μg/mL	PO: 0–3 meses: 10–15 μg/kg/dose q.d. 3–6 meses: 8–10 μg/kg/dose q.d. 6–12 meses: 6–8 μg/kg/dose q.d. 1–5 anos: 5–6 μg/kg/dose q.d. 6–12 anos: 4–5 μg/kg/dose q.d. > 12 anos: 2–3 μg/kg/dose q.d. IM/IV: 50%–75% de dose PO	Contraindicado em infarto agudo do miocárdio, tirotoxicose, insuficiência adrenal não corrigida

Nome	Forma oral ou tópica	Dosagem	Comentários
lidocaína/ prilocaína (EMLA)	Creme: 2,5%/2,5%	Dose máx total: < 5kg: 1 g (10 cm^2), 5–10 kg: 2 g (20 cm^2), 10–20kg:10 g (100 cm^2), > 20 kg: 20 g (200 cm^2)	Não usar em membranas, mucosas ou olhos
linezolida (Zyvox)	Susp: 100 mg/5 mL Tab: 600 mg	< 12 anos: 10 mg/kg/dose IV/PO q8 ≥ 12 anos: 10 mg/kg/dose IV/PO q12h máx: 600 mg/dose	Bacteriostático
loratadina (Claritin)	Tab: 10 mg Tab dispersível: 5, 10 mg Mastigável: 5 mg Xarope: 1 mg/mL Tab ER com pseudoefedrina: 12 h: 5 mg/120 mg; 24 h: 10 mg/240 mg	2–5 anos: 5 mg PO q.d. > 5 anos: 10 mg PO q.d. ER > 11 anos: 1 tab PO b.i.d. por 12 h e 1 tab q.d. por 24 h	R
lorazepam (Ativan)	Tab: 0,5, 1, 2 mg Sol: 2 mg/mL	Estado epiléptico: 0,1 mg/kg/dose IV, dose máx 4 mg Ansiedade/sedação: PO/IV: 0,05–0,1 mg/kg/dose q4-8h; dose máx inicial: 2 mg	Contraindicado em glaucoma de ângulo estreito e hipotensão severa Pode causar depressão respiratória
maleato de clorfeniramina (Chlor-Trimeton)	Tab: 4 mg Tab ER: 12 mg Xarope: 2 mg/5 mL	2–5 anos: 1 mg/dose PO q4-6h; máx: 6 mg/dia 6–11 anos: 2 mg/dose PO q4-6h; máx: 12 mg/dia ≥ 12 anos: 4 mg/dose q4-6h PO; máx: 24 mg/dia ER: ≥ 12 anos: 8–12 mg PO q12h	–
manitol		Edema cerebral: 0,25 g/kg/dose IV por 20–30 min; pode ser aumentado para 1 g/kg/dose se necessário	R Contraindicado em doença renal severa, sangramento intracraniano ativo, desidratação, edema pulmonar
meclizina (Antivert)	Tab: 12,5, 25, 50 mg Tab: mastigável: 25 mg	> 12 anos PO: Vertigem: 25–100 mg/dia Enjoo de movimento: 25–50 mg 1 h antes de viajar, repetir a dose q.d. se necessário	–

(Continua)

Nome	Forma oral ou tópica	Dosagem	Comentários
meropenem (Merrem IV)		Recém-nascidos: Sepse: 20 mg/kg/dose IV q8-12h Meningite: 40 mg/kg/dose IV q8h Infecção leve a moderada (> 3 meses): 20 mg/kg/dose IV q8h; máx 3 g/dia Infecções severas (incluindo meningite): 40 mg/kg/dose IV q8h; máx: 6 g/dia	R Interação medicamentosa significativa com ácido valproico e derivativos – reduzindo os níveis de ácido valproico. Evitar o uso
mesalamina (Asacol, Pentasa, Lialda, Delzicol)	Cap, liberação prolongada: (Pentasa): 250, 500 mg Cap, liberação retardada: (Delzicol): 400 mg Tab, liberação retardada: (Asacol): 800 mg; (Lialda):1,2 g	50–100 mg/kg/dia divididos q6-12h	R Não usar em crianças com sintomas semelhantes a gripe Usar com cautela em pacientes com úlcera péptica ativa, insuficiência renal severa
metformina (Glucophage, Riomet, Glumetza)	Tab: 500, 850, 1.000 mg Tab ER (24 h): (Glucophage XR): 500 mg, 750 mg: (Glumetza): 500, 1.000 mg Sol: 500 mg/5 mL	10–16 anos: dose inicial de 500 mg b.i.d. PO; aumentar a cada semana até um máx de 2.000 mg/dia > 17 anos: mesma dosagem exceto máx é 2.500 mg/dia	R Contraindicado em comprometimento renal, insuficiência cardíaca congestiva, acidose metabólica Acidose láctica possivelmente fatal
metilfenidato (Ritalin, outros)	Tab (Ritalin): 5, 10, 20 mg Tab (ER) (Metadate ER, Ritalin SR): 20 mg Concerta: 18, 27, 36, 54 mg Cap (ER) (Metadate CD): 10, 20, 30, 40, 50, 60 mg (Ritalin LA): 10, 20, 30, 40 mg Tab mastigável: 2,5, 5, 10 mg Adesivo (Daytrana): 10, 15, 20, 30 mg Sol: 1 mg/mL, 2 mg/mL Susp: (Quillivant XR): 25 mg/5 mL	> 5 anos: inicial 0,3 mg/kg/dose ministrado antes do café da manhã e almoço; aumentar e 0,1 mg/kg/dose PO a cada semana até atingir 0,3–1 mg/kg/dia; máx: 2 mg/kg/dia ou 60 mg/dia Produtos de liberação prolongada (Ritalin SR, Metadate ER) podem ser usados em vez de comprimidos de liberação imediata. Duração da ação – 8 h Dosagem uma vez por dia (Concerta): começar com 18 mg PO todas as manhãs; aumentar 18 mg por semana até um máx de 54 mg/dia	Substância controlada II O uso foi associado a eventos cardiovasculares graves Contraindicado em glaucoma, transtornos de ansiedade, tiques motores, síndrome de Tourette Evitar o uso com MAOIs Potencial para dependência da droga

Nome	Forma oral ou tópica	Dosagem	Comentários
metilprednisolona (Solu-Medrol, Medrol)	Tab: 2, 4, 8, 16, 32 mg	Anti-inflamatório/imunossupressor: 0,5–1,7 mg/kg/dia PO/IV/IM q6-12h Estado asmático: 1–2 mg/kg/dia IM/IV q6h Lesão aguda na medula espinal: 30 mg/kg IV por 15 min seguidos em 45 min por uma infusão contínua de 5,4 mg/kg/h × 23 h	Contraindicado em infecções ativas não tratadas Pode causar hiperglicemia, alterações de humor, osteopenia Reduzir se dado por mais de 7 dias
metimazol (Tapazole)	Tab: 5, 10 mg	Inicial: 0,4 mg/kg/dia PO q8h; depois manutenção 0,2 mg/kg/dia q8h	–
metoclopramida (Reglan)	Tab: 5, 10 mg Xarope: 5 mg/5 mL	Refluxo gastroesofágico (PO, IV, IM) (bebês/crianças): 0,4–0,8 mg/kg/dia q.i.d. Antiemético (induzido por quimioterapia) (PO, IV): 1–2 mg/kg/dose q2-4h (pré-tratar com difenidramina para reduzir sintomas extrapiramidais) Náusea/vômito pós-operatório (IV) (criança): 0,1–0,2 mg/kg/dose q6-8h prn (máx: 10 mg/dose)	R
metolazona (Zaroxolyn)	Tab: 2,5, 5, 10 mg Susp (compost): 1 mg/mL	0,2–0,4 mg/kg/dia PO q.d.-b.i.d.	Contraindicado em pacientes com anúria ou coma hepático Pode causar desequilíbrio eletrolítico, hiperglicemia, supressão medular
metotrexato (Rheumatrex, Trexall)	Tab: 2,5, 5, 7,5, 10, 15 mg	JIA: inicial: 10 mg/m² uma vez por semana; 15–20 mg/m²/semana PO/SQ/IM como dose única ou em 3 doses dadas com espaço de 12 h	R Toxicidade hepática Dar reposição de folato durante a terapia
metronidazol (Flagyl)	Tab: 250, 500 mg Tab, ER: 750 mg Cap: 375 mg Susp (composto): 50 mg/mL Gel, tópico: 0,75, 1% Creme, tópico: 0,75, 1% Gel, vaginal: 0,75%	Recém-nascidos: infecções anaeróbicas: PO, IV: 15 mg/kg dose de carga, depois 7,5 mg/kg/dose q6-48h dependendo da idade pós-menstrual	Os pacientes devem evitar álcool enquanto usam

(Continua)

Nome	Forma oral ou tópica	Dosagem	Comentários
		Bebês e crianças: Amebíase: 35–50 mg/kg/dia PO t.i.d.; máx: 750 mg/dose *Clostridium difficile*, infecção anaeróbica: 30 mg/kg/dia IV/PO q6h; máx: 2 g/dia Vaginose bacteriana: 500 mg b.i.d. PO × 7 dias ou 750 mg ER q.d. × 7 dias ou 5 g gel vaginal q.d.-b.i.d. × 5 dias Giardíase: 15 mg/kg/dia PO t.i.d. × 5–7 dias; máx: 250 mg/dose Tricomoníase: 15 mg/kg/dia PO t.i.d. × 7 dias (máx: 2 g/dia) ou 2 g PO × 1	
miconazol (Monistat, Lotrimin, outros)	Creme, loção, pomada, pó, sol: 2%, supp vaginal: 100, 200 mg	*Tinea cruris* ou *corporis* ou candidíase: aplicar b.i.d. *Tinea versicolor*: aplicar q.d. Vaginal: 1 aplicador cheio de creme vaginal ou 100 mg supp q.h.s. × 7 dias OU 200 mg supp q.h.s. × 3 dias	–
minociclina (Minocin)	Cap: 50, 75, 100 mg Tab: 50, 100 mg	8–12 anos: 4 mg/kg/dose × 1 PO/IV, depois 2 mg/kg/dose q12h PO/IV; máx: 400 mg/dia > 12 anos: 200 mg/dose × 1 PO/IV, depois 100 mg q12h PO/IV Acne: 100 mg q.d., pode ser aumentado para 150–200 mg/dia	Usar com cautela em crianças com < 8 anos em decorrência do risco de hipoplasia e descoloração do esmalte dos dentes
mometasona (Asmanex)	DPI: 110, 220 μg/inalação	4–11 anos: 110 μg q.d. (máx: 110 μg/dia) ≥ 12 anos: 220 μg q.d., pode ser aumentado até 440 μg/dia (q.d.-b.i.d.)	Enxaguar a boca após o uso
mometasona (Nasonex)	Nasal: 50 μg/*spray*	2–11 anos: 1 jato em cada narina q.d. ≥ 12 anos: 2 jatos em cada narina q.d.	
montelucaste (Singulair)	Tab mastigável: 4, 5 mg Tab: 10 mg Embalagem: 4 mg	6 meses–5 anos: 4 mg PO q.h.s. 6–14 anos: 5 mg PO q.h.s. > 15 anos: 10 mg PO q.h.s.	Contraindicado em fenilcetonúria Ajustar a dose com fenobarbital e rifampina

Nome	Forma oral ou tópica	Dosagem	Comentários
morfina	Tab: 15, 30 mg Tab de liberação controlada (MS Contin): 15, 30, 60, 100, 200 mg Sol: 10 mg/5 mL, 20 mg/5 mL Sol concentrada oral: 20 mg/mL Cap, liberação prolongada: (Avinza): 30, 45, 60, 75, 90, 120 mg (Kadian): 10, 20, 30, 40, 50, 60, 70, 80, 100, 130, 150, 200 mg	Recém-nascidos: 0,05 mg/kg IV, IM, SQ q4-8h pm (máx: 0,1 mg/kg) Bebês/crianças: 0,2–0,5 mg/kg/dose PO q3-4h prn; 0,05–0,2 mg/kg/dose IV, IM, SQ q2-4h prn Infusão IV contínua: Recém-nascidos: 10–20 µg/kg/h Bebê/criança: 10–40 µg/kg/h (pós-operatoriamente); pacientes com anemia/oncologia podem precisar mais (40–70 µg/kg/h)	Pode ocorrer depressão respiratória Produto de liberação controlada: não pretendido para uso prn; para dor leve, dor pós-operatória imediata ou dor que não é esperado que persista por um período prolongado
mupirocina (Bactroban)	Creme, oint: 2%	Aplicar 3–5 vezes/dia Intranasal: b.i.d. x 5–14 dias	Evitar contato com os olhos
nafcilina (Nallpen)		Recém-nascidos: Dosagem geral: IM, IV < 1 kg: PNA ≤ 14 dias: 25 mg/kg/dose q12h PNA 15–28 dias: 25 mg/kg/dose q8h 1–2 kg: PNA ≤ 7 dias: 25 mg/kg/dose q12h PNA 8-28 dias: 25 mg/kg/dose q8h > 2 kg: PNA ≤ 7 dias: 25 mg/kg/dose q8h PNA 8–28 dias: 25 mg/kg/dose q6h Crianças: IM/IV: infecções leves a moderadas: 100–150 mg/kg/dia q6h Infecção severa: 150–200 mg/kg/dia q4-6h Máx: 12 g/dia	R
naproxeno/ naproxeno sódico (Naprosyn, Aleve, Anaprox)	Tab: (naproxeno): 250, 375, 500 mg, Tab (naproxeno sódico): Anaprox: 275 mg (250 mg base), 550 mg (500 mg base) Aleve: 220 mg (200 mg base) Susp (naproxeno): 125 mg/5 mL	> 2 anos: Analgésico: 5–7 mg/kg/dose PO q8-12h JIA: 10–20 mg/kg/dia PO q12h; máx: 1.000 mg/dia	R Possível sangramento GI, hematomas, trombocitopenia 200 mg naproxeno base = 220 mg de naproxeno sódico

(Continua)

Nome	Forma oral ou tópica	Dosagem	Comentários
neomicina/ polimixina B/hidrocortisona (Cortisporin)	Creme: 3,5 mg/10.000 unidades/5 mg/g Oint (também tem 400 unidades de bacitracina): 3,5 mg/5.000 unidades/10 mg/g	Aplicar uma camada fina na área afetada b.i.d.-q.i.d.	–
nifedipina (Procardia, Adalat, Nifediac)	Cap: 10, 20 mg Tab (CC, XL, CR): 30, 60, 90 mg	Urgência hipertensiva: 0,1–0,25 mg/kg/dose q4-6h prn PO/SL; máx 10 mg/dose ou 2 mg/kg/dia Cardiomiopatia hipertrófica: 0,5–0,9 mg/kg/dia q6-8h PO/SL	–
nistatina	Tab: 500.000 unidades Susp: 100.000 unidades/mL Creme/oint: 100.000 unidades/g Pó para uso tópico: 100.000 unidades/g	PO: Bebês prematuros: 0,5 mL em cada lado da boca q.i.d. Bebês a termo: 1–2 mL em cada lado da boca q.i.d. Crianças: Susp: 4–6 mL bochechar e engolir q.i.d. Tópico: Aplicar b.i.d.-q.i.d.	–
nitrofurantoína (Furadantin, Macrobid, Macrodantin)	Caps: 25, 50, 100 mg Susp: 25 mg/5 mL	> 1 mês: 5–7 mg/kg/dia PO q6h; máx: 400 mg/dia OU 100 mg cap q12h Profilaxia de UTI: 1–2 mg/kg/dose PO q.h.s. PO; máx: 100 mg/dia	R
nortriptilina (Pamelor)	Cap: 10, 25, 50, 75 mg Sol: 10 mg/5 mL	Depressão: Evitar o uso em pacientes pediátricos. 6–12 anos: 1–3 mg/kg/dia t.i.d.-q.i.d. PO > 12 anos: 1–3 mg/kg/dia t.i.d.-q.i.d. PO; máx: 150 mg/dia	Contraindicado em glaucoma de ângulo fechado e com MAOIs Antidepressivos podem piorar a depressão e aumentar ideação suicida em crianças e adultos jovens
octreotide (Sandostatin)		IV/SC: 1–10 µg/kg/dia q12-24h; máx: 1.500 µg/dia Infusão contínua: 1 µg/kg/h	R
óleo mineral	Líquido retal: 133 mL	2–11 anos: 30–60 mL PR × 1 > 11 anos: 60–150 mL PR × 1	Usar como laxativo, não deve ultrapassar 1 semana
olopatadina (Patanol, Pataday)	Sol oftalmológica: Patanol 0,1% Pataday 0,2%	Patanol: 1 gota no olho afetado b.i.d Pataday: 1 gota no olho afetado q.d.	Não usar durante o uso de lentes de contato

Nome	Forma oral ou tópica	Dosagem	Comentários
omeprazol (Prilosec)	Cap/Tab: (DR) 10, 20, 40 mg Embalagem: 2,5, 10 mg Susp: 2 mg/mL	Bebês: 0,7 mg/kg/dose PO q.d. ≥ 1 ano: 5 a < 10 kg: 5 mg/dia; 10 a < 20 kg: 10 mg q.d.; ≥ 20 kg: 20 mg q.d.	–
ondansetron (Zofran)	Tab: 4, 8 mg Tab, desintegração oral: 4, 8 mg Sol: 4 mg/5 mL	Prevenção de náusea/vômito associados a quimioterapia (dar 30 min antes) ou radiação (dar 1–2 h antes) Oral: Com base na área da superfície corporal: < 0,3 m^2: 1 mg t.i.d. 0,3–0,6 m^2: 2 mg t.i.d. 0,6-1 m^2: 3 mg t.i.d.: > 1 m^2: 4 mg t.i.d. Com base na idade: 4–11 anos: 4 mg t.i.d. > 11 anos: 8 mg t.i.d. ou 24 mg q.d. IV: 6 meses–18 meses: 0,15 mg/kg/dose 30 min antes, depois 4 e 8 h após a quimioterapia, depois 6 h prn. Pode ser necessário menos frequentemente com quimioterapia emetogênica moderada a baixa Prevenção de náusea/vômito pós-operatório (administrado imediatamente antes da anestesia ou pós-operatoriamente se sintomático) < 40 kg 0,1 mg/kg IV; > 40 kg: 4 mg IV	Doses pós-operatórias adicionais para controle de náusea/vômito podem não proporcionar benefícios
oseltamivir (Tamiflu)	Cap: 30, 45, 75 mg Susp: 6 mg/mL	Tratamento de gripe (todos por 5 dias) Recém-nascidos prematuros: 1 mg/kg/dose b.i.d. Recém-nascidos e bebês a termo: 3 mg/kg/dose b.i.d. ≥ 2 anos baseado no peso: ≤ 15 kg: 30 mg PO b.i.d. > 15–23 kg: 45 mg PO b.i.d. > 23–40 kg: 60 mg PO b.i.d. > 40 kg: 75 mg PO b.i.d. > 12 anos: 75 mg PO b.i.d.	R Iniciar terapia dentro de 2 dias do início dos sintomas Pacientes hospitalizados podem precisar de mais tempo do que um curso de 5 dias
oxacilina (Bactocill)		Recém-nascidos: Dosagem geral: IM, IV: < 1 kg: PNA ≤ 14 dias: 25 mg/kg/dose q12h PNA 15–28 dias: 25 mg/kg/dose q8h 1–2 kg:	R

(Continua)

Nome	Forma oral ou tópica	Dosagem	Comentários
		PNA ≤ 7 dias: 25 mg/kg/dose q12h PNA 8-28 dias: 25 mg/kg/dose q8h > 2 kg: PNA ≤ 7 dias: 25 mg/kg/dose q8h PNA 8-28 dias: 25 mg/kg/dose q6h Crianças: IM/IV: infecções leves a moderadas: 100-150 mg/kg/dia q6h. Máx 4 g/dia Infecção severa: 150-200 mg/kg/dia q4-6h Máx: 12 g/dia	
oxicodona (Roxicodone, OxyContin)	Tab: 5, 7,5, 10, 15, 20, 30 mg Cap: 5 mg Sol: 5 mg/5 mL Tab de liberação controlada (OxyContin): 10, 15, 20, 30, 40, 60, 80 mg Sol concentrada: 20 mg/mL	Crianças: 0,05-0,15 mg/kg/dose PO q4-6h prn (até 5-10 mg/dose)	Pode ocorrer depressão respiratória Produto de liberação controlada; não pretendido para uso prn; ou para dor leve, dor pós-operatória imediata ou dor que não se espera que persista por um período prolongado
oxicodona/ acetominofeno (Percocet, Roxicet)	Tab: 5 mg/325 mg (mais comum) Outras formas: 2,5 mg/325 mg, 7,5 mg/325 mg, 10 mg/325 Sol (Roxicet): 5 mg/325 mg em 5 mL	Com base na quantidade de oxicodona e acetaminofeno	Pode ocorrer depressão respiratória
oximetazolina (Afrin)	Spray nasal: 0,05%	> 5 anos: 2-3 jatos em cada narina b.i.d.	Não ultrapassar 3 dias de terapia porque pode ocorrer congestão nasal rebote
palivizumab (Synagis)	Frascos de 50 ou 100 mg	Profilaxia de vírus sincicial respiratório (RSV): 15 mg/kg IM todos os meses durante a estação de RSV	–

Nome	Forma oral ou tópica	Dosagem	Comentários
pamidronato (Aredia)		Hipercalcemia: Crianças: 0,5–1 mg/kg/dose IV × 1; dose máx: 90 mg, pode ser repetido em 7 dias Adultos: com base no Ca sérico 12–13,5 mg/dL: 60–90 mg; > 13,5 mg/dL: 90 mg, pode ser repetido em 7 dias	R Manter hidratação adequada e débito urinário durante o tratamento. Infundir por 2–24 h Em virtude do risco aumentado de nefrotoxicidade, as doses não devem exceder 90 mg
paroxetina (Paxil)	Tab: 10, 20, 30, 40 mg Tab (liberação controlada): 12,5, 25, 37,5 mg Susp: 10 mg/5 mL	Depressão: evitar em pacientes pediátricos; em adultos, iniciar com 20 mg PO q.d. e ajustar para cima quando necessário q7d com incrementos de 10 mg, até um máx de 50 mg/dia Transtorno obsessivo-compulsivo: iniciar com 10 mg PO q.d. e ajustar para cima 10 mg/kg/dia q2 semanas até um máx de 60 mg/dia Transtorno do pânico: iniciar com 10 mg PO q.d. e ajustar para cima em 10 mg/dia a cada semana até um máx de 60 mg/dia Transtorno de ansiedade social/generalizada: 20 mg PO todas as manhãs	R Evitar o uso com MAOIs Evitar descontinuação abrupta Antidepressivos podem piorar a depressão e aumentar ideação suicida em crianças e adultos jovens Considerar ajuste da dose com insuficiência hepática
penicilina G (cristalina aquosa)		Recém-nascidos: Infecção geral (não CNS) IV: < 1 kg: PNA ≤ 14 dias: 25.000–50.000 unidades/kg/dose q12h PNA 15–28 dias: 25.000–50.000 unidades/kg/dose q8h > 1 kg: PNA ≤ 7 dias: 25.000–50.000 unidades/kg/dose q12h PNA 8–28 dias: 25.000–50.000 unidades/kg/dose q8h Meningite: Estreptococos grupo B: PNA 0–7 dias: 250.000–450.000 unidades/kg/dia divididas q8h PNA 8–28 dias: 450.000–500.000 unidades/kg/dia divididas q6h Outros organismos: PNA 0–7 dias: 50.000 unidades/kg/dia divididas q8h PNA 8–28 dias: 200.000 unidades/kg/dia divididas q6-8h	–

(Continua)

Nome	Forma oral ou tópica	Dosagem	Comentários
penicilina G benzatina (Bicillin L-A)		Estreptococos grupo A: ≤ 27 kg: 600.000 unidades IM × 1 dose > 27 kg: 1,2 milhão de unidades IM × 1 dose Profilaxia de febre reumática: < 27 kg: 600.000 unidades IM q3-4 semanas > 27 kg: 1,2 milhão de unidades IM q3-4 semanas	Proporciona níveis prolongados por 2-4 semanas Não ministrar IV
penicilina G procaína		Sífilis congênita: 50.000 unidades/kg/dia IM q.d. Crianças: 25.000-50.000 unidades/kg/dia q12-24h IM Máx: 4,8 milhões de unidades/dia	Não ministrar IV
penicilina V potássio	Tab: 250, 500 mg Susp: 125, 250 mg/5 mL	25-50 mg/kg/dia q6-8h PO; máx 3 g/dia *Streptococus* grupo A agudo: ≤ 27 kg: 250 mg PO b.i.d.-t.i.d. x 10 dias > 27 kg: 500 mg PO b.i.d.-t.i.d. x 10 dias Profilaxia de febre reumática/pneumocócica: ≤ 3 anos: 125 mg PO b.i.d.; > 3 anos: 250 mg PO b.i.d.	R
pentamidina (Pentam, NebuPent)		PCP: 4 mg/kg/dia IM/IV q.d. × 14-21 dias Tripanossomíase: 4 mg/kg/dia IM q.d. × 7 dias Leishmaníase visceral: 2-4 mg/kg/dose IM/IV q24h por 15 doses Leishmaníase cutânea: 2-3 mg/kg/dose IM q24h ou q48h × 4-7 doses Profilaxia (PCP): IM/IV: 4 mg/kg/dose q4sem (≥ 5 anos: 300 mg nebulizados em 6 mL de água todos os meses)	R
permetrina (Elimite, Nix)	Creme: 5% Enxágue: 1%	Piolho capilar: saturar o cabelo e couro cabeludo com 1% de enxágue depois de usar o xampu e secar o cabelo com toalha; deixar por 10 min; enxaguar; pode ser repetido em 7-10 dias Escabiose: aplicar creme a 5% do pescoço até os dedos dos pés; retirar com água em 8-14 h; pode ser repetido em 7 dias	—

Nome	Forma oral ou tópica	Dosagem	Comentários
peróxido de benzoila	Gel, solução para lavagem, creme, loção 2,5%, 5%, 10%	Aplicar na área afetada q.d.-b.i.d.	–
peróxido de carbamida (Debrox)	Sol: 6,5%	1–10 gotas (individualizar a quantidade com base no tamanho do paciente) b.i.d. por até 4 dias	–
pimecrolimo (Elidel)	Creme: 1%	Crianças ≥ 2 anos: Aplicar uma camada fina nas áreas afetadas b.i.d.	Pode ser usado no rosto. Não colocar sobre áreas de pele infectada
piperacilina/tazobactam (Zosyn)		Dosagens baseadas no componente piperacilina Recém-nascido: Dosagem geral: IV: GA < 36 semanas PNA ≤ 7 dias: 75 mg/kg/dose q12h 8–28 dias: 75 mg/kg/dose q8h GA ≥ 36 semanas: PNA ≤ 7 dias: 75 mg/kg/dose q8h PNA 8–28 dias: 75 mg/kg/dose q6h Infecção severa: < 2 meses: 100 mg/kg/dose q6h 2–9 meses: 80 mg/kg/dose q8h > 9 meses: 100 mg/kg/dose q8h; máx: 16 g/dia Apendicite: 2–9 meses: 80 mg/kg/dose q8h > 9 meses: 100 mg/kg/dose q8h; máx: 16 g/dia Crianças pesando > 40 kg e adolescentes: 3.000 mg q6h Fibrose cística, infecção por pseudômonas: 240–400 mg/kg/dia divididos a cada 6–8 h	R
pirantel (Pin-X)	Susp: 50, 144 mg/mL Tab: 180 mg Tab mastigável: 720,5 mg	Lombriga: 11 mg/kg/dose PO × 1 Oxiúro: 11 mg/kg/dose PO × 1 dose, repetir 2 semanas depois Tênia: 11 mg/kg/dose PO q.d. × 3 dias; máx: 1 g/dose	–
piridostigmina (Mestinon)	Xarope: 60 mg/5 mL Tab: 60 mg Tab (SR): 180 mg	Miastenia grave: Recém-nascidos: PO: 1 mg/kg/dose q4h, máx: 7 mg/kg/dia Crianças: PO: 1 mg/kg/dose q4-6h; máx: 7 mg/kg/dia em 5–6 doses divididas Recém-nascidos e crianças IM/IV: 0,05–0,15 mg/kg/dose q4-6h; máx IM/IV dose: 10 mg/dose	R Contraindicado em obstrução mecânica intestinal ou urinária

(Continua)

Nome	Forma oral ou tópica	Dosagem	Comentários
podofilox (Condylox)	Sol: 0,5% Gel: 0,5%	Aplicar b.i.d. por 3 dias, depois esperar 4 dias; continuar a reaplicar por 3 dias. Esperar 4 dias, por um máximo de 4 ciclos de uma semana	–
polietilenoglicol (MiraLAX, outros)	Pó para solução PO	Constipação: 0,5–1,5 g/kg diariamente, titular até que seja obtido efeito Tipicamente: 8,5–17 g PO q.d.-b.i.d.	1 cápsula = 17 g Contraindicado em megacólon tóxico, retenção gástrica, colite, perfuração intestinal
polietilenoglicol com eletrólitos (GoLytely, NuLytely, outros)		Limpeza intestinal PO/NG: 25–40 mL/kg/h PO até que o efluente retal esteja escuro/claro	Limpeza intestinal contraindicada em megacólon tóxico, retenção gástrica, colite, perfuração intestinal Usar com cautela em pacientes com estado mental alterado ou mastigação prejudicada
prednisolone (Pediapred, Prelone, Orapred, AsmalPred, Veripred, Millipred)	Tab: 5 mg Xarope: 15 mg/ 5 mL (Prelone, Orapred, AsmalPred); 5 mg/5 mL (Pediapred); 20 mg/5 mL (Veripred); 10 mg/5 mL (Millipred) Comprimido de desintegração oral (ODT): 10, 15, 20 mg	Anti-inflamatório/imunossupressor: 0,1–2 mg/kg/dia PO q.d.-q.i.d. Asma aguda: 1–2 mg/kg/dia PO q.d.-b.i.d.; máx: 60 mg/dia Síndrome nefrótica: iniciar com 2 mg/kg/dia PO q.d.-t.i.d.; máx: 80 mg/dia	Contraindicada em infecções ativas não tratadas Pode causar hiperglicemia, alterações no humor, osteopenia Reduzir se dado por mais de 7 dias
prednisona	Tab: 1, 2,5, 5, 10, 20, 50 mg Xarope: 5 mg/mL, 1 mg/mL	Anti-inflamatório/imunossupressor: 0,05–2 mg/kg/dia PO q.d.-q.i.d. Asma aguda: 1–2 mg/kg/dia PO q.d.-b.i.d. Máx: 60 mg/dia Síndrome nefrótica: iniciar com 2 mg/kg/dia PO q.d.-t.i.d. Máx: 80 mg/dia	Contraindicado em infecções ativas não tratadas Pode causar hiperglicemia, alterações no humor, osteopenia Reduzir se dado por mais de 7 anos

Nome	Forma oral ou tópica	Dosagem	Comentários
preparações com eritromicina (E-mycin)	Base: Cap (DR): 250 mg Tab (DR): 250, 333, 500 mg Tab: 250, 500 mg Etilsuccinato (EES): Susp: 200, 400 mg/5 mL Tab: 400 mg	Conjuntivite e pneumonia por *Chlamydia*: 50 mg/kg/dia PO q6h × 14 dias Tosse convulsa: 40 mg/kg/dia PO q6h × 14 dias Outras infecções: base, etilsuccinato e estearato: 30–50 mg/kg/dia PO q6-8h; máx: 2 g/dia (4 g/dia para infecções severas)	R Muitas interações medicamentosas Risco de estenose pilórica em bebês com < 1 mês de idade
proclorperazina (Compazine)	Tab: 5, 10 mg Supp: 25 mg	Antiemético: (> 2 anos e ≥ 9 kg) PO: 9–13 kg: 2,5 mg q12-24h (dose máx 7,5 mg/dia) > 13–18 kg: 2,5 mg q8-12h (dose máx 10 mg/dia) > 18–39 kg: 2,5 mg q8h OU 5 mg q12h (dose máx 15 mg/dia) > 39 kg: 5–10 mg q6-8h (dose máx: 40 mg/dia) IV: 0,1–0,15 mg/kg/dose q8-12h (máx: 10 mg/dose) Enxaqueca, intratável: IV 0,1–0,15 mg/kg como dose única	Contraindicado em pacientes < 2 anos e < 9 kg Usar a dose mais baixa possível para diminuir a incidência de reações extrapiramidais
prometazina (Fenergan)	Tab: 12,5, 25, 50 mg Xarope: 6,25 mg/5 mL Supp: 12,5, 25, 50 mg	Antiemético: > 2 anos: PO, IM, IV, PR: 0,25-1 mg/kg 4–6 vezes/dia	Usar com extrema cautela em crianças e evitar o uso em crianças com < 2 anos devido ao potencial para depressão respiratória severa e potencialmente fatal
propiltiouracil (PTU)	Tab: 50 mg Susp (Composto): 5 mg/mL	Recém-nascidos: 5 mg/kg/dia em doses divididas q8h; se não houver resposta em 36–48 h, aumentar a dose em 50%; variação usual: 5–10 mg/kg/dia Crianças: inicial: 5–7 mg/kg/dia PO q8h, a seguir manutenção depois de 2 meses. 1/3 a 2/3 da dose inicial; máx: 300 mg/dia	R

(Continua)

Nome	Forma oral ou tópica	Dosagem	Comentários
propranolol (Inderal)	Cap, ER: 60, 80, 120, 160 mg Sol: 20, 40 mg/5 mL Tab: 10, 20, 40, 60, 80 mg	Recém-nascidos: PO: Dose inicial 0,25 mg/kg/dose q6-8h; aumentar lentamente quando necessário até um máximo de 5 mg/kg/dia IV: Inicial: 0,01 mg/kg, injetar IV lentamente por 10 minutos; pode ser repetido q6-8h, quando necessário; aumentar lentamente até um máximo de 0,15 mg/kg/dose q6-8h Arritmias (bebês e crianças) PO: Inicial: 0,5–1 mg/kg/dia em doses divididas q6-8h; titular a dosagem para cima q3-5 dias; dose usual: 2–4 mg/kg/dia; doses mais elevadas podem ser necessárias; não exceder 16 mg/kg/dia ou 60 mg/dia IV: 0,01–0,1 mg/kg IV lento por 10 minutos; máx: 1 mg (bebês); 3 mg (crianças) Hipertensão (crianças): PO: inicial: 0,5–1 mg/kg/dia q6-12h; aumentar q5-7 dias prn até um máximo de 8 mg/kg/dia Profilaxia de enxaqueca: < 35 kg: 10–20 mg PO t.i.d., > 35 kg: 20–40 mg PO t.i.d. Crises em portadores de tetralogia de Fallot (bebês e crianças): PO: usual 1-2 mg/kg/dose q6h; pode ser iniciado com metade da dose usual; pode ser aumentado em 1 mg/kg/dia q24h até um máx de 5 mg/kg/dia IV: 0,15–0,25 mg/kg/dose IV lenta. Pode ser repetido em 15 min x 1 Tirotoxicose: Recém-nascidos: PO: 2 mg/kg/dia em doses divididas q6-12h; ocasionalmente doses mais altas podem ser necessárias Adolescentes e adultos: 10–40 mg/dose PO q6h	R Contraindicado em asma, insuficiência cardíaca e bloqueio cardíaco

Nome	Forma oral ou tópica	Dosagem	Comentários
protamina		IV: 1 mg de protamina neutraliza 115 unidades de heparina intestinal suína ou 90 unidades de heparina pulmonar bovina ou 1 mg (100 unidades) SC de heparina de baixo peso molecular Máx: 50 mg	–
ranitidina (Zantac)	Tab: 75, 150, 300 mg Xarope: 15 mg/mL Cap: 150, 300 mg	Úlcera: PO: tratamento: 4–8 mg/kg/dia q12h; máx: 300 mg/dia; manutenção: 2–4 mg/dia q12-24h; máx: 150 mg/dia IV: 2–4 mg/kg/dia q6-8h; máx: 200 mg/dia Refluxo gastroesofágico/esofagite erosiva: PO: 4–10 mg/kg/dia q12h; máx: 300 mg/dia (GERD), 600 mg/dia (esofagite erosiva) IV: 2–4 mg/kg/dia q6-8h; máx: 200 mg/dia	R
rifampina (Rimactane, Rifadin)	Cap: 150, 300 mg Susp (Composto): 10, 25 mg/mL	TB: pode ser usada terapia duas vezes por semana depois de 1–2 meses de terapia diária; 10–20 mg/kg/dia IV/PO q12-24h, depois 10-20 mg/kg/dia PO duas vezes por semana; máx: 600 mg/dia Profilaxia de *neisseria meningitidis*: 0–1 mês: 10 mg/kg/dia PO q12h × 2 dias > 1 mês: 20 mg/kg/dia PO q12h × 2 dias; máx: 600 mg/dose Sinergia para *Staphylococcus aureus*: recém-nascidos: 5–20 mg/kg/dia IV/PO q12h Adultos: 600 mg q.d. ou 300–450 mg q12h	R Causa descoloração laranja dos fluidos corporais Muitas interações medicamentosas Dar 1h antes ou 2h após as refeições
rimantadina (Flumadine)	Tab: 100 mg Susp (Composto): 50 mg/5 mL	Profilaxia de gripe A: < 10 anos: 5 mg/kg/dia PO q.d.-b.i.d.; máx: 150 mg/dia. > 10 anos: 5 mg/kg/dia b.i.d. até 100 mg PO b.i.d. Tratamento: Mesma dosagem que para profilaxia, duração do tratamento: 5–7 dias	R Iniciar terapia dentro de 2 dias do início dos sintomas. Não recomendado atualmente para gripe A em decorrência da resistência

(Continua)

Nome	Forma oral ou tópica	Dosagem	Comentários
salmeterol (Serevent)	DPI: 50 μg/dose	> 4 anos: 50 μg q12h	–
senna (Senokot)	Líquido: 8,8 mg/5 mL Tab: 8,6, 17,2, 25 mg Tab mastigável: 15 mg	Líquido: 1 mês–2 anos: 2,2–4,4 mg q.h.s.; máx: 8,8 mg/dia 2–< 6 anos: 4,4–6,6 mg q.h.s.; máx: 6,6 mg b.i.d. 6–12 anos: 8,8–13,2 mg q.h.s.; máx: 13,2 mg b.i.d. > 12 anos: 17,6–26,4 mg q.h.s.; máx: 26,4 mg b.i.d. Comprimido: 2–< 6 anos: 4,3 mg q.h.s.; máx: 8,6 mg b.i.d. 6–12 anos: 8,6 mg q.h.s.; máx: 17,2 mg b.i.d. ≥ 12 anos: 17,2 mg q.h.s.; máx: 34,4 mg b.i.d.	
sertralina (Zoloft)	Tab: 25, 50, 100 mg Sol: 20 mg/mL	Depressão ou transtorno obsessivo-compulsivo: 6–12 anos: não aprovado pela Administração de Alimentos e Drogas; iniciar com 12,5–25 mg PO q.d. e aumentar em 25–50 mg q7 dias até um máx de 200 mg/dia > 12 anos: Iniciar com 25–50 mg PO q.d. e aumentar em 50 mg a cada semana até um máx de 200 mg/dia	Evitar o uso com MAOIs Antidepressivos podem piorar a depressão e aumentar ideação suicida em crianças e adultos jovens Considerar ajuste da dose com insuficiência hepática Evitar descontinuação abrupta
sirolimo (Rapamune)	Tab: 0,5, 1, 2 mg Sol: 1 mg/mL	Crianças ≥ 13 anos e com < 40 kg: 3 mg/m² PO × no dia 1; dose de manutenção: 1 mg/m²/dia q12h ou q.d. Transplante intestinal (adultos): Inicial: 2–3 mg/m²; dose de manutenção 1 mg/m² q.d. para atingir um máximo de 8–10 ng/mL	Comprimidos e solução oral não são bioequivalentes em virtude das diferenças na absorção; no entanto, foi demonstrada equivalência clínica com o nível de dose de 2 mg
sulfadiazina de prata (Silvadene)	Creme: 1%	Aplicar q.d.-b.i.d. com a espessura de 1/16 polegada	Contraindicado em bebês com < 2 meses Pode causar supressão medular, nefrite intersticial

Nome	Forma oral ou tópica	Dosagem	Comentários
sulfasalazina (Azulfidine, Azulfidine EN-tabs, Salazopyrin EN-tabs)	Tab: 500 mg Tab DR: 500 mg	Colite ulcerativa (> 6 anos); dosagem inicial: Moderada a severa: 50–60 mg/kg/dia q4-6h PO; máx: 4 g/dia Leve: 40–50 mg/kg/dia PO q6h Manutenção: 30–50 mg/kg/dia PO q4-8h PO máx: 2 g/dia JIA: > 6 anos: iniciar com 10 mg/kg/dia b.i.d. PO e aumentar em 10 mg/kg/dia q7d até manutenção de 30–50 mg/kg/dia b.i.d.; máx: 2 g/dia	R Contraindicado em alergia a sulfa, porfiria, obstrução GI Pode causar descoloração amarelo-alaranjada da pele e membranas mucosas
sulfato de hidroxicloroquina (Plaquenil)	Tab: 200 mg	JRA ou SLE: 3–5 mg/kg/dia PO q.d.-b.i.d.; máx: 400 mg/dia	R Supressão da medula óssea, toxicidade retiniana
sulfato de selênio (Selsun, Dandrex)	Xampu: 1% Loção: 2,5% Espuma: 2,25%	Caspa, seborreia: massagear 5–10 Ml no couro cabeludo seco, deixar por 5–10 min e depois enxaguar. Alternativa: Massagear 5–10 mL no couro cabeludo seco, deixar por 2–3 min, enxaguar e depois repetir a aplicação *Tinea versicolor*: loção 2,5% em uma camada fina cobrindo o corpo desde o rosto até os joelhos, deixar por 10 min e depois enxaguar. Aplicar diariamente por 7 dias e depois todos os meses por 3 meses	–
sulfato ferroso (Fer-in-sol, Fer-iron)	Líquido, Elixir: 220 (Fe elementar 44) mg/mL Sol: 75 (Fe elementar 15) mg/mL Tab: 325 (Fe elementar 65) mg	Anemia por deficiência de ferro: Severa: 4–6 mg ferro elementar/kg/dia b.i.d.-t.i.d. Leve a moderada: 3 mg ferro elementar/kg/dia q.d.-b.i.d.	

(Continua)

Nome	Forma oral ou tópica	Dosagem	Comentários
sumatriptano (Imitrex)	Tab: 25, 50, 100 mg Susp (Composto): 5 mg/mL *Spray* nasal: 5 mg, 20 mg/atuação Seringa descartável: seringa de 4 mg/0,5 mL, 6 mg/0,5 mL (0,5 mL)	PO: 25 mg com início de dor de cabeça; podem ser ministradas mais 25–100 mg se não houver alívio depois de 2 h até um máx de 200 mg/dia SC: 3–6 mg × 1 com início de dor de cabeça; pode ser dada dose adicional se não houver alívio até um máx de 12 mg/dia Nasal: 5–20 mg/dose com início de dor de cabeça; pode ser ministrado até 40 mg/dia se não houver resposta em 2h; pode ser repetida a dose até um máx de 40 mg/dia	R Contraindicado com ergotaminas, doença cardíaca isquêmica ou síndromes vasculares periféricas Rubor e vertigem podem ocorrer
tazaroteno (Tazorac)	Creme, Gel: 0,05%, 0,1%	Aplicar na área afetada todas as noites.	–
terbutalina (Brethine, Bricanyl)		Infusão contínua: 2-10 μg/kg IV dose de carga seguida por 0,08–0,4 μg/kg/min; titular em incrementos de 0,1–0,2 μg/kg/min a cada 30 min; máx: 10 μg/kg/min	–
testosterona		IM (ester cipionato ou enantato) Hipogonadismo masculino: Início do crescimento puberal: 25–75 mg q3-4 semanas; titular gradualmente dose q6-9 meses para 100–150 mg Terapia de manutenção: 200–250 mg q3-4 semanas; depois de atingida a idade adulta esperada e a virilização; pode se converter para outra forma de dosagem Puberdade atrasada: 50 mg/dose q4 semanas por 3–6 meses; a dose pode ser aumentada em incrementos de 25–50 mg (máx: 100 mg) por outros 3–6 meses	Usar com cautela em doença renal, cardíaca ou hepática severa
tetraciclina (Achromycin, Sumycin)	Cap: 250, 500 mg	> 8 anos: 25–50 mg/kg/dia PO q6h; máx: 3 g/dia	R Usar com cautela em crianças com < 8 anos em virtude de hipoplasia e descoloração do esmalte dentário

Nome	Forma oral ou tópica	Dosagem	Comentários
ticarcilina/ clavulanato (Timentin)		Dosagens baseadas no componente tircacilina Recém-nascidos: Dosagem geral: IV: < 1 kg: PNA ≤ 14 dias: 75 mg/kg/dose q12h PNA 15–28 dias: 75 mg/kg/dose q8h > 1 kg: PNA ≤ 7 dias: 75 mg/kg/dose q12h PNA 8–28 dias: 75 mg/kg/dose q8h Crianças: 200–300 mg/kg/dia IV q4-6h; máx: 18 g/dia Fibrose cística: 400 mg/kg/dia q6h IV; máx: 18 g/dia	R
tobramicina (Nebcin)		Recém-nascidos: GA < 32 semanas: 4–5 mg/kg/dose q48h GA 32-36 semanas: 4–5 mg/kg/dose q36h GA ≥ 37 semanas: 4–5 mg/kg/dose q24h Monitoramento do pico 6–15 µg/mL, mínimo ≤ 1,5 µg/mL, checar níveis com 4ª dose ao avaliar um paciente para sepse e 3ª ao tratar uma infecção conhecida 1 mês–18 anos: Dosagem convencional: 2,5 mg/kg/dose IV q8. Dose máx inicial: 150 mg Checar o pico e mínimo com 3ª dose Meta de pico 6–10, mínimo < 2 µg/mL Dosagem com intervalo prolongado: 3 meses–2 anos: 9,5 mg/kg/dose q24h 2–7 anos: 8,5 mg/kg/dose q24h ≥ 8 anos: 7 mg/kg/dose q24h O monitoramento não foi padronizado; existem muitos métodos Meta mínima: não detectável	R Dosagem com intervalo prolongado não apropriada em peso > 20% do peso corporal ideal, ascite, > 20% queimaduras, função renal alterada, endocardite, tularemia, meningite, osteomielite ou instabilidade hemodinâmica A dosagem pode precisar ser ajustada em pacientes com fibrose cística

(Continua)

Nome	Forma oral ou tópica	Dosagem	Comentários
		Fibrose cística, infecção pulmonar: Dosagem convencional: 3,3 mg/kg/dose q8h Checar pico e mínimo com 3ª dose Meta de pico 8–12, mínimo < 2 µg/mL Dosagem com intervalo prolongado: 10–12 mg/kg/dose q24h O monitoramento não foi padronizado; existem muitos métodos Meta mínima: não detectável	
tobramicina (TOBI, Bethkis)	Sol, neb (TOBI): 300 mg/5 mL Sol, neb (Bethkis): 300 mg/4 mL Cap, inalação (TOBI Podhaler): 28 mg	Fibrose cística > 6 anos: Neb: 300 mg q12h Podhaler: 112 mg (4 × 28 mg cap) q12h	Considerar a checagem do nível de tobramicina com função renal deficiente
tobramicina (Tobrex)	Pomada oftalmológica: 0,3% Solução oftalmológica: 0,3%	Aplicar fita de 0,5" de pomada no olho afetado b.i.d.-t.i.d. ou 1–2 gotas de solução no olho afetado q4h	–
tracolimo (Protopic)	Oint: 0,03%, 0,1%	> 2 anos: Aplicar pomada 0,03% nas áreas afetadas b.i.d. Continuar por 1 semana após a resolução dos sintomas.	–
tretinoína (Retin-A, Tretin-X, Avita, Atralin, Renova)	Creme: 0,02%, 0,025%, 0,0375%, 0,05%, 0,075%, 0,1% Gel: 0,01%, 0,025%, 0,04%, 0,05%, 0,08%, 0,1%	Aplicar na área afetada q.h.s. iniciando com concentração mais baixa e aumentar quando tolerado	Evitar exposição excessiva ao sol durante o uso
trimetoprima/ sulfametoxazol (Bactrim, Septra)	Tab: Força dupla: 160–800 mg Força única: 80–400 mg Susp: 40–200 mg/5 mL	Dose baseada no componente trimetoprima: Infecções menores: 8–12 mg/kg/dia PO/IV b.i.d.; máx: 320 mg/dia Profilaxia de infecção do trato urinário: 2 mg/kg/dia PO q.d. Tratamento para PCP: 15–20 mg/kg/dia PO/IV q6-8h Profilaxia para PCP: 5 mg/kg/dia PO b.i.d. ou 150 mg/m²/dia b.i.d. × 3-7 dias consecutivos/semana	R Pode causar querníctero em recém-nascidos
ursodiol (Actigall)	Susp (Composto) 20, 25, 50, 60 mg/mL Cap: 300 mg Tab: 250, 500 mg	Atresia biliar: 10–15 mg/kg PO q.d. Colestase induzida por TPN, tratamento: 30 mg/kg/dia t.i.d. Dissolução de cálculo biliar: 8–10 mg/kg/dia b.i.d.-t.i.d.; manutenção: 250 mg q.h.s. por 6–12 meses	Contraindicado em cálculos renais

Nome	Forma oral ou tópica	Dosagem	Comentários
valaciclovir (Valtrex)	Tab: 500, 1.000 mg Susp (Composto): 50 mg/mL	Varicela (pt imunocompetente): 20 mg/kg/dose t.i.d. × 5 dias; dose máx: 1.000 mg Tratamento de herpes labial: > 12 anos: 2.000 mg q12h × 1 dia HSV, tratamento (pt imunocompetente): 20 mg/kg/dose b.i.d.; dose máx: 1.000 mg	R
vancomicina (Vancocin)	Cap: 125, 250 mg Sol: 25, 50 mg/mL	Recém-nascidos: IV: PNA < 7 dias: < 1,2 kg: 15 mg/kg/dose q24h 1,2–2 kg: 10–15 mg/kg/dose q12-18h > 2 kg: 10–15 mg/kg/dose q8-12h PNA ≥ 7 dias: < 1,2 kg: 15 mg/kg/dose q24h 1,2–2 kg: 10–15 mg/kg/dose q8-12h > 2 kg: 10–15 mg/kg/dose q6-8h Crianças: Infecção do sistema nervoso central, osteomielite, bacteremia por MRSA, infecções severas: 60 mg/kg/dia IV q6h, outras infecções: 40–60 mg/kg/dia IV q6-8h; máx: 1.000–1.5000 mg/dose Diarreia por *clostridium dificile*: 40 mg/kg/dia PO q6-8h; máx: 2.000 mg/dia	R Infusão por 60 min Associada à "síndrome do homem vermelho" Tratar com infusão lenta de difenidramina e vancomicina durante 2 horas Monitorar níveis mínimos de vancomicina após a 3ª dose. A meta mínima = 10-20 µg/mL, varia dependendo da indicação. O pico não se correlaciona com a eficácia Vancomicina oral não absorvida
varfarina (Coumadin)	Tab: 1, 2, 2,5, 3, 4, 5, 6, 7,5, 10 mg	Carga de dose: linha básica INR: 1–1,3: 0,1–0,2 mg/kg/dose PO q.d. x 2 dias; máx: 10 mg/dose Manutenção: 0,05–0,34 mg/kg/dia PO q.d. Ajustar para o tempo de protrombina ou INR desejado	R Contraindicado em doença hepática ou renal severa, sangramento não controlado, úlceras gastrointestinais ou hipertensão maligna Muitas interações medicamentosas Monitorar INR. Efeito máx visto dentro de 5–7 dias

(Continua)

Nome	Forma oral ou tópica	Dosagem	Comentários
vasopressina (Pitressin)		*Diabetes insipidus*: Titular dose para efeito: SC/IM: 2,5–10 unidades b.i.d.-q.i.d. Infusão contínua: iniciar com 0,5 miliunidade/kg/h, dose dupla a cada 30 min até um máx de 10 miliunidades/kg/h Hemorragia GI: iniciar com 0,002–0,005 unidades/kg/min IV e titular até um máx de 0,01 unidades/kg/mg	Usar com cautela em doença vascular Não interromper a infusão abruptamente
voriconazol (Vfend)	Tab: 50, 200 mg Susp: 40 mg/mL	IV: Aspergilose, invasiva: 2–11 anos: 7 mg/kg/dose q12h ≥ 12 anos-adulto: 6 mg/kg q12h por 2 doses, depois 4 mg/kg b.i.d. Candidíase ou outra infecção fúngica: 7–8 mg/kg/dose q12h PO: Aspergilose, invasiva: Dose de carga: 8 mg/kg/dose (máx: 400 mg) q12h × 1 dia Dose de manutenção: 7 mg/kg/dose (máx: 200 mg) q12h Candidemia ou outras infecções por Candida: > 12 anos e ≥ 40 kg: 200 mg b.i.d. > 12 anos e < 40 kg: 100 mg b.i.d.	R somente para forma IV O uso concomitante de ciclosporina ou tacrolimo resulta em concentrações aumentadas de ciclosporina/tra colimo; reduzir empiricamente a dose de ciclosporina/tra colimo em 67%–75% ao iniciar voriconazol. A coadministração com sirolimo é contraindicada

LEITURAS SUGERIDAS

American Academy of Pediatrics. Red Book: 2012 Report of the Committee on Infectious Diseases, 29th Ed. Pickering LK, ed. Elk Grove Village, IL: American Academy of Pediatrics, 2012.

Briggs GG, Freeman RK, Yaffe SJ, eds. Drugs in Pregnancy and Lactation. 9th Ed. Philadelphia, PA: Lippincott Williams &Wilkins, 2011.

Taketomo CK, Hodding JH, Kraus DM, eds. Lexi Comp Pediatric & Neonatal Dosage Handbook. 20th Ed. Hudson, OH: Lexi-Comp Inc, 2013–2014.

Apêndice A

Diretrizes de Imunização, 2015

Para aqueles que se atrasam ou começam mais tarde, consultar a agenda de recuperação

Vacina ▼ Idade ►	Nasc.	1 mês	2 meses	4 meses	6 meses	12 meses	15 meses	18 meses	19-23 meses	2-3 anos	4-6 anos
Hepatite B[1]	Hep B	Hep B		Ver nota 1		Hep B					
Rotavírus[2]			Rota	Rota	Rota						
Difteria, Tétano, Pertussis[3]			DTaP	DTaP	DTaP	Ver nota 3	DTaP				DTaP
H. Influenzae Tipo b[4]			Hib	Hib	Hib[4]	Hib					
Pneumocócica[5]			PCV	PCV	PCV	PCV			PPV		
Poliovirus Inativado			IPV	IPV		IPV					IPV
Influenza[6]						Influenza (Anual)					
Sarampo, Caxumba, Rubéola[7]						MMR					MMR
Varicela[8]						Varicela					Varicela
Hepatite A[9]						Hep A (2 doses)				Série Hep A	
Meningocócica[10]											MCV4

Essa agenda indica as idades recomendadas para a administração de rotina de vacinas infantis atualmente licenciadas, a partir de 1º de dezembro de 2007, para crianças de 0 a 6 anos. Informações complementares disponíveis em www.cdc.gov/vaccines/recs/schedules. Qualquer dose não administrada na idade recomendada deverá ser aplicada em qualquer consulta subsequente, quando indicado e viável. Vacinas adicionais podem ser licenciadas e recomendadas durante o ano. Vacinas em combinação licenciadas podem ser usadas sempre que quaisquer componentes da combinação sejam indicados e outros componentes da vacina não sejam contraindicados e se aprovados pela Food and Drug Administration (EUA) daquela dose da série. Os provedores deverão consultar o Comitê de Aconselhamento ou a declaração de Práticas de Imunização para as recomendações detalhadas, incluindo aquelas para condições de alto risco: http://www.cdc.gov/vaccin s/pubs/ACIP-list.htm. Reações adversas clinicamente significativas que se seguem à imunização deverão ser comunicadas ao Vaccine Adverse Event Reporting System (VAERS). A orientação sobre como obter e completar um formulário VAERS está disponível em www.vaers.hhs.gov ou pelo telefone 800-822-7967.

Certos grupos de alto risco

1. **Vacina da Hepatite B (Hep B).** (Idade mínima: ao nascer)
   Ao nascer:
   - Administrar Hep B monovalente a todos os recém-nascidos antes da alta hospitalar.
   - Se a mãe for positiva para o antígeno de superfície da Hepatite B (HBsAg), administrar Hep B e 0,5 mL da imunoglobulina da Hepatite B (HBIG) dentro de 12 horas a partir do nascimento.
   - Se o status de HBsAg da mãe for desconhecido, administrar Hep B dentro de 12 horas do nascimento. Determinar o status de HBsAg assim que possível e, se HBsAg for positivo, administrar HBIG (até 1 semana de idade).
   - Se a mãe for HBsAg negativa, a dose ao nascimento pode ser atrasada, em casos raros, com a solicitação do provedor e uma cópia do relatório do laboratório atestando o HBsAg negativo da mãe no prontuário do bebê.

   Após a dose ao nascer:
   - A série de Hep B deverá ser completada ou com Hep B monovalente ou com uma vacina de combinação contendo Hep B. A segunda dose deverá ser administrada na idade de 1-2 meses. A dose final deverá ser administrada não antes de 24 semanas. Bebês nascidos de mães HBsAg positivas deverão ser testados para HBsAg e anticorpos para HBsAg após a administração de pelo menos 3 doses de uma série licenciada de Hep B, na idade de 9 a 18 meses (geralmente na próxima consulta de rotina).

   Dose de 4 meses:
   - É permitida a administração de 4 doses da Hep B quando as vacinas de combinação forem administradas após a dose ao nascer. Se a Hep B monovalente for usada para as doses após a dose ao nascer, a dose aos 4 meses de idade não será necessária.

2. **Vacina Rotavírus (Rota).** (Idade mínima: 6 semanas)
   - Administrar a primeira dose na idade de 6-12 semanas.
   - Não iniciar a série após a idade de 12 semanas.
   - Administrar a dose final na série nas 32 semanas de idade. Não administrar nenhuma dose após a idade de 32 semanas.
   - Os dados sobre a segurança e a eficácia fora dessas faixas de idade são insuficientes.

3. **Toxoides de difteria e de tétano e vacina pertussis acelular (DTaP).**
   (Idade mínima: 6 semanas)
   - A quarta dose da DTaP pode ser administrada já aos 12 meses de idade, desde que tenha havido um período de 6 meses desde a terceira dose.
   - Administrar a dose final na série na idade entre 4 e 6 anos.

4. **Vacina conjugada de Haemophilus Influenzae tipo b (Hib).**
   (Idade mínima: 6 semanas)
   - Se PRP-OMP (PedvaxHIB® ou ComVax® [Merck]) for administrada na idade de 2 e 4 meses, a dose aos 6 meses não será necessária.
   - Produtos de combinação TriHIBit® (DTaP/Hib) não deverão ser usados para imunização primária, mas podem ser usados para doses de reforço após qualquer vacina Hib em crianças com 12 meses de idade ou mais.

5. **Vacina pneumocócica.** (Idade mínima: 6 semanas para vacina conjugada pneumocócica [PVC]; 2 anos para vacina pneumocócica de polissacarídeos [PPV]).
   - Administrar uma dose de PCV a todas as crianças sadias na idade entre 24 e 59 meses com qualquer agenda incompleta.
   - Administrar PPV a crianças com 2 anos de idade ou mais com quadros clínicos subjacentes.

6. **Vacina da influenza.** (Idade mínima: 6 meses para a vacina da influenza trivalente inativada [TIV]; 2 anos para vacina da influenza de vírus vivo atenuado [LAIV]).
   - Administrar anualmente a crianças de 6 a 59 meses de idade e a todos os contatos elegíveis das crianças de 0 a 59 meses.
   - Administrar anualmente a crianças de 5 anos ou mais com certos fatores de risco, a terceiros (incluindo os membros da casa) em contato íntimo com pessoas em grupos de risco mais alto e a qualquer criança cujos pais solicitem a vacinação.
   - Para pessoas sadias (aquelas sem quadros clínicos subjacentes que as predisponham a complicações do vírus influenza) entre 2 e 49 anos, tanto LAIV quanto TIV podem ser usadas.
   - Crianças tratadas com TIV deverão receber 0,25 mL se na faixa de 6 a 35 meses ou 0,5 mL se na faixa de 3 anos ou mais.
   - Administrar 2 doses (separadas por intervalo de 4 semanas ou mais) a crianças até 9 anos de idade e que estejam recebendo a vacina da influenza pela primeira vez, ou que foram vacinadas pela primeira vez na última estação, mas que receberam apenas uma dose.

7. **Vacina de Sarampo, caxumba e rubéola (MMR).** (Idade mínima: 12 meses).
   - Administrar a segunda dose da MMR em crianças entre 4 e 6 anos. A MMR deve ser administrada antes dessa faixa desde que tenha havido um intervalo de 4 semanas ou mais desde a primeira dose.

8. **Vacina de Varicela.** (Idade mínima: 12 meses)
   - Administrar a segunda dose na faixa de 4-6 anos; pode ser administrada 3 meses ou mais após a primeira dose.
   - Não repetir a segunda dose administrada 28 dias ou mais após a primeira dose.

9. **Vacina da Hepatite A (Hep A).** (Idade mínima: 12 meses)
   - Administrar a todas as crianças com 1 ano de idade (i. e. 12-23 meses). Administrar as 2 doses da série com pelo menos um intervalo de 6 meses.
   - Crianças não vacinadas completamente aos 2 anos poderão ser vacinadas nas consultas de rotina subsequentes.
   - A Hep A é recomendada para outros grupos de crianças, incluindo em áreas onde os programas de vacinação visam crianças mais velhas.

10. **Vacina meningocócica.** (Idade mínima: 2 anos para vacina meningocócica conjugada [MCV4] e 2 anos para vacina meningocócica de polissacarídeos (MPSV4).
    - Administrar MCV4 a crianças com idade entre 2 e 10 anos com deficiências terminais do complemento ou asplenia anatômica ou funcional e certos outros grupos de alto risco.
    - A MPSV4 também é aceitável.
    - Administrar MCV4 a crianças que receberam MPSV4 durante 3 ou mais anos anteriormente e permanecem em risco aumentado para a doença meningocócica.

Os Programas de Imunização Recomendados para Pessoas de 0 a 18 anos são aprovados pelo Advisory Committee on Immunization Practices (www.cdc.gov/vaccines/recs/acip), pela American Academy of Pediatrics (http://www.aap.org) e pela American Academy of Family Physicians (http://www.aafp.org).

Figura A-1 Programa de imunização recomendado para pessoas entre 0 e 18 anos. (*Fonte:* Centers for Disease Control and Prevention, Morbidity & Mortality Weekly Report (MMWR). As diretrizes de imunização mais atualizadas podem ser encontradas em: http://www.cdc.gov/vaccines/schedules/hcp/child-adolescent.html)

Apêndice A | 579

Para aqueles que se atrasam ou começam mais tarde, consultar a tabela abaixo e a agenda de recuperação

Vacina ▼ Idade ►	7–10 anos	11–12 anos	13–18 anos
Difteria, Tétano, *Pertussis*[1]	Ver nota 1	Tdap	Tdap
Papilomavírus Humano[2]	Ver nota 2	HPV (3 doses)	Série de HPV
Meningocócica[3]	MCV4	MCV4	MCV4
Pneumocócica[4]		PPV	
Influenza[5]		Influenza (anual)	
Hepatite A[6]		Série de Hep A	
Hepatite B[7]		Série de Hep B	
Poliovírus Inativado[8]		Série de IPV	
Sarampo, Caxumba, Rubéola[9]		Série de MMR	
Varicela[10]		Série de Varicela	

Faixa de idade recomendada

Agenda de recuperação

Certos grupos de alto risco

Essa agenda indica as idades recomendadas para a administração de rotina de vacinas infantis atualmente licenciadas, a partir de 1º de dezembro de 2007, para crianças de 7 a 18 anos. Informações complementares disponíveis em www.cdc.gov/vaccines/recs/schedules. Qualquer dose não administrada na idade recomendada deverá ser aplicada em qualquer consulta subsequente, quando indicado e viável. Vacinas adicionais podem ser licenciadas e recomendadas durante o ano. Vacinas em combinação licenciadas podem ser usadas sempre que quaisquer componentes da combinação sejam indicados e outros componentes da vacina não sejam contraindicados e se aprovados pela Food and Drug Administration (EUA) para aquela dose da série. Os provedores deverão consultar o Comitê de Aconselhamento ou a declaração de Práticas de Imunização para as recomendações detalhadas, incluindo aquelas para **condições de alto risco: http://www.cdc.gov/vaccines/pubs/ACIP-list.htm**. Reações adversas clinicamente significativas que se seguem à imunização deverão ser comunicadas ao *Vaccine Adverse Event Reporting System (VAERS)*. A orientação sobre como obter e completar um formulário VAERS está disponível em **www.vaers.hhs.gov** ou pelo telefone 800-822-7967.

1. **Toxoides do tétano e da difteria e vacina acelular de *pertussis* Tdap).** *(Idade mínima: 10 anos para BOOSTRIX® e 11 anos para ADACEL™).*
   - Administrar aos 11-12 anos para aqueles que completaram a série de vacinação de DTP/DTaP recomendada para a infância e não receberam uma dose de reforço de toxoides de tétano e difteria (Td).
   - As crianças entre 13 e 18 anos que perderam o TdaP dos 11-12 anos ou que só receberam Td são encorajadas a receber uma dose de TdaP 5 anos após a última d ose de Td/DTaP.

2. **Vacina do papilomavírus humano (HPV).** *(Idade mínima: 9 anos).*
   - Administrar a primeira dose da série de vacinas do HPV às meninas com idade entre 11-12 anos.
   - Administrar a segunda dose 2 meses após a primeira dose e a terceira dose 6 meses após a primeira dose.
   - Administrar a série de vacinas do HPV às meninas com idade entre 13 e 18 anos, se não vacinadas anteriormente.

3. **Vacina meningocócica.**
   - Administrar MCV4 aos 11-12 anos e aos 13-18 anos se a criança não foi vacinada anteriormente. A MPSV4 é uma alternativa aceitável.
   - Administrar MCV4 a calouros de Faculdades não vacinados e morando em dormitórios.
   - A MCV4 é recomendada para crianças entre 2 e 10 anos com deficiências terminais do complemento ou com asplenia anatômica ou funcional e a certos outros grupos de alto risco.
   - Pessoas que receberam MPSV4 há 3 ou mais anos e que continuam em risco aumentado para doença meningocócica deverão ser vacinadas com MCV4.

4. **Vacina pneumocócica de polissacarídeos (PPV).**
   - Administrar PPV a certos grupos de alto risco.

5. **Vacina da *influenza*.**
   - Administrar anualmente a todos os contatos íntimos das crianças com idade entre 0 e 59 meses.
   - Administrar anualmente a pessoas com certos fatores de risco, aos profissionais de cuidados de saúde e outros (incluindo os membros da família) em contato próximo com pessoas em grupos de risco mais alto.
   - Administrar duas doses (separadas por intervalo de 4 semanas ou mais) a crianças com menos de 9 anos que estejam recebendo a vacina da influenza pela primeira vez ou que tenham sido vacinadas pela primeira vez na estação anterior, mas que receberam apenas uma dose.
   - Para mulheres sadias e não grávidas (usuárias sem condições clínicas subjacentes que possam predispô-las a complicações da influenza) e com idade entre 2 e 49 anos, tanto LAIV ou TIV podem ser usadas.

6. **Vacina da hepatite A (Hep A).**
   - Administrar as duas doses da série com intervalo de pelo menos 6 meses.
   - A Hep A é recomendada para certos grupos de crianças, incluindo aquelas em áreas onde os programas de vacinação vi sam crianças mais velhas.

7. **Vacina da hepatite B (Hep B).**
   - Administrar a série de 3 doses àqueles não vacinados anteriormente.
   - A série de duas doses de Recombivax HB® é licenciada para crian ças com idade entre 11 e 15 anos.

8. **Vacina de poliovírus inativado (IPV).**
   - Para crianças que receberam todas as séries de IPV e de poliovírus oral (OPV), a quarta dose não será necessária se a terceira dose foi administrada aos 4 anos de idade ou mais.
   - Se tanto OPV quanto IPV foram administradas como parte de uma série, um total de 4 doses deverá ser aplicado, seja qual for a idade atual da criança.

9. **Vacina de sarampo, caxumba e rubéola (MMR).**
   - Se não aplicada anteriormente, administrar 2 doses de MMR durante qualquer consulta, com 4 ou mais semanas entre as doses.

10. **Vacina da varicela.**
    - Administrar 2 doses da vacina da varicela às pessoas com até 13 anos de idade e com intervalo de pelo menos 3 meses. Não repetir a segunda dose se administrada 28 ou mais dias após a primeira dose.
    - Administrar 2 doses da vacina da varicela às pessoas com 13 anos ou mais com intervalo de pelo menos 4 semanas.

Os Programas de Imunização Recomendados para Pessoas de 0 a 18 anos são aprovados pelo Advisory Committee on Immunization Practices (www.cdc.gov/vaccines/recs/acip), pela American Academy of Pediatrics (http://www.aap.org) e pela American Academy of Family Physicians (http://www.aafp.org).

Figura A-2 Agenda de recuperação para pessoas com idade entre 4 meses e 18 anos que iniciam a vacinação mais tarde ou que apresentam atraso superior a 1 mês. (*Fonte:* Centers for Disease Control and Prevention, MMWR).

AGENDA DE RECUPERAÇÃO PARA CRIANÇAS ENTRE 4 MESES E 6 ANOS DE IDADE

Vacina	Idade mín. p/ Dose 1	Dose 1 a Dose 2	Dose 2 a Dose 3	Dose 3 a Dose 4	Dose 4 a Dose 5
Hepatite B[1]	Nasc.	4 semanas	8 semanas (e 16 semanas após 1ª dose)		
Rotavírus[2]	6 sem.	4 semanas	4 semanas		
Difteria, Tétano, Pertussis[3]	6 sem.	4 semanas	4 semanas	6 meses	6 meses[3]
H. influenzae tipo b[4]	6 sem.	4 semanas (Se 1ª dose administrada antes de 12 meses de idade) / 8 semanas (dose final) Se 1ª dose administrada entre 12-14 meses / Doses adicionais não necessárias Se dose atual administrada aos 15 meses de idade ou mais	4 semanas[4] Se idade atual for menor de 12 meses / 8 semanas (dose final)[4] Se idade atual for 12 meses ou mais e 2ª dose administrada antes dos 15 meses de idade / Doses adicionais não necessárias Se dose atual administrada aos 15 meses ou mais	8 semanas (dose final) Dose só necessária para crianças com idade entre 12 meses e 5 anos que receberam 3 doses antes dos 12 meses	
Pneumocócica[5]	6 sem.	4 semanas Se 1ª dose administrada antes dos 12 meses / 8 semanas (dose final) Se 1ª dose aplicada aos 12 meses ou mais ou na idade atual entre 24-59 meses / Doses adicionais não necessárias Para crianças sadias se 1ª dose administrada aos 24 meses ou mais	4 semanas Se idade atual inferior a 12 meses / 8 semanas (dose final) Se idade atual for 12 meses ou mais / Doses adicionais não necessárias Para crianças sadias se dose anterior administrada aos 24 meses ou mais	8 semanas (dose final) Essa dose só é necessária para crianças entre 12 meses e 5 anos que receberam 3 doses antes dos 12 meses	
Poliovirus Inativado[6]	6 sem.	4 semanas	4 semanas	4 semanas[6]	
Sarampo, Caxumba, Rubéola[7]	12 meses	4 semanas			
Varicela[8]	12 meses	3 meses			
Hepatite A[9]	12 meses	6 meses			

AGENDA DE RECUPERAÇÃO PARA CRIANÇAS ENTRE 7 E 18 ANOS DE IDADE

Tétano, Difteria/ Tétano, Difteria, Pertussis[10]	7 anos[10]	4 semanas	4 semanas Se 1ª dose administrada antes dos 12 meses / 6 meses Se 1ª dose administrada aos 12 meses ou mais	6 meses Se 1ª dose administrada antes dos 12 meses	
Papilomavirus Humano[11]	9 anos	4 semanas	12 semanas (e 24 semanas após a primeira dose)		
Hepatite A[9]	12 meses	6 meses			
Hepatite B[1]	Nasc.	4 semanas	8 semanas (e 16 semanas após 1ª dose)		
Poliovirus Inativado[6]	6 sem.	4 semanas	4 semanas	4 semanas[6]	
Sarampo, Caxumba, Rubéola[7]	12 meses	4 semanas			
Varicela[8]	12 meses	4 semanas Se 1ª dose administrada aos 13 anos ou mais / 3 meses Se 1ª dose administrada antes dos 13 anos			

1. **Vacina da hepatite B (Hep B).**
   - Administrar a série de 3 doses àqueles não vacinados anteriormente.
   - A série de 2 doses de Recombivax HB® é licenciada para crianças entre 11 e 15 anos.

2. **Vacina rotavírus (Rota)**
   - Não iniciar a série após a idade de 12 semanas.
   - Administrar a dose final na série por volta das 32 semanas.
   - Não administrar a dose após 32 semanas.
   - Dados sobre segurança e eficácia fora destas faixas de idade são insuficientes.

3. **Vacina de toxoides de difteria e tétano e vacina acelular de pertussis (DTaP).**
   - A quinta dose não será necessária se a quarta dose foi administrada aos 4 anos ou mais.
   - DTaP não é indicada para pessoas com 7 anos ou mais.

4. **Vacina de H. influenza conjugada tipo B (Hib).**
   - Em geral, a vacina não é recomendada para crianças com 5 anos ou mais.
   - Se a idade atual for inferior a 12 meses e as primeiras 2 doses foram de PRP-OMP (PedvaxHIB® ou ComVax® [Merck]), a terceira (e final) dose deverá ser administrada entre 12 e 15 meses e pelo menos 8 semanas após a segunda dose.
   - Se a primeira dose foi administrada entre 7 e 11 meses, aplicar 2 doses, separadas por um intervalo de 4 semanas, mais uma dose de reforço entre 12 e 15 meses.

5. **Vacina pneumocócica conjugada (PCV).**
   - Administrar uma dose de PCV a todas as crianças sadias entre 24 e 59 meses com agenda incompleta.
   - Para crianças com condições clínicas subjacentes, administrar 2 doses de PCV com pelo menos 8 semanas de intervalo, caso elas tenham recebido menos de 3 doses anteriormente, ou 1 dose de PCV, se receberam 3 doses.

6. **Vacina de poliovirus inativada (IPV).**
   - Para crianças que recebem uma série completa de IPV ou de poliovirus oral (OPV), uma quarta dose não será necessária se a terceira dose foi administrada aos 4 anos ou mais.

- Se tanto OPV quanto IPV foram administradas como parte de uma série, um total de 4 doses deverá ser administrado, seja qual for a idade atual da criança.
- A IPV não é rotineiramente recomendada para pessoas com 18 anos ou mais.

7. **Vacina de sarampo, caxumba e rubéola (MMR).**
   - A segunda dose da MMR é recomendada rotineiramente aos 4-6 anos, mas poderá ser administrada mais cedo, se desejado.
   - Se não administrada anteriormente, aplicar 2 doses de MMR durante qualquer consulta, com 4 ou mais semanas entre as doses.

8. **Vacina da varicela.**
   - A segunda dose da vacina da varicela é recomendada rotineiramente na faixa de 4-6 anos, mas poderá ser administrada mais cedo, se desejado.
   - Não repetir a segunda dose em pessoas com menos de 13 anos de idade, se administrada 28 ou mais dias após a primeira dose.

9. **Vacina da hepatite A (Hep A).**
   - A vacina Hep A é recomendada para certos grupos de crianças incluindo aqueles em áreas onde os programas de vacinação visam crianças mais velhas. Consultar MMWR 2006;55 (N. RR-7):1-23.

10. **Vacina de toxoides de tétano e de difteria (Td) e vacina de toxoides de tétano e difteria e vacina acelular de pertussis (TdaP).**
    - A TdaP deverá ser substituída por uma única dose de Td na série de recuperação primária ou como dose de reforço se na idade apropriada; usar Td para outras doses.
    - Um intervalo de 5 anos desde a última dose de Td é recomendado quando TdaP for usada como dose de reforço. Uma dose de reforço (quarta dose) é necessária se qualquer das doses anteriores foi administrada antes dos 12 meses de idade. Consultar as recomendações do ACIP para mais informações. Consultar MMWR 2006;55(N. RR 3).

11. **Vacina do papilomavirus humano (HPV).**
    - Administrar a série da vacina HPV às meninas entre 13 e 18 anos, se não foram vacinadas

As informações sobre reações informadas após a imunização estão disponíveis em: http://www.vaers.hbs.gov ou por telefone pela central nacional de informações 24 h, gratuita, 800-322-7567. Casos suspeitos de doenças que possam ser evitadas com vacinas deverão ser informados para o departamento de saúde local ou estadual. Informações complementares, incluindo precauções e contraindicações para a imunização, estão disponíveis no National Center for Immunization and Respiratory Diseases em: http://www.cdc.gov/vaccines, ou pelo telefone: 800-CDC-INFO (800-232-4636)

Figura A-3 Novas* Recomendações da ACIP para Vacinação com Papilomavírus Humano: Centers for Disease Control and Prevention. MMWR 2015;64(11):300-304.

- 9vHPV, 4vHPV ou 2vHPV para vacinação de rotina de meninas de 11 ou 12 anos** e meninos até os 21 anos que não tenham sido vacinados anteriormente ou que não completaram a série de 3 doses.

- 9vHPV ou 4vHPV para vacinação de rotina de meninos de 11 ou 12 anos (nota 2) e homens até 21 anos de idade que não tenham sido vacinados anteriormente ou que não completaram a série de 3 doses.

- 9vHPV ou 4vHPV para vacinação de homens homossexuais e homens imunocomprometidos (incluindo aqueles com infecção por HIV) até a idade de 26 anos, se não vacinados anteriormente.

*As agendas sindicadas e impressas ainda não refletem essa mudança. Essa recomendação foi incorporada em agendas de imunização publicadas em fevereiro de 2016.
**Pode ser administrada a partir dos 9 anos de idade.

Apêndice B

Marcos de Desenvolvimento

582 | Apêndice B

Idade	Motor grosseiro	Motor fino	Autoajuda	Solução de problemas	Social/emocional	Linguagem receptiva	Linguagem expressiva
1 mês	• Levanta o queixo em posição prona • Gira a cabeça em posição supina	• Mãos empunhadas próximo à face	• Boa sucção	• Fixa objetos pretos-brancos • Segue a face	• Discrimina a voz da mãe • Grita de angústia	• Assusta-se com voz/som	• Ruídos guturais
2 meses	• Levanta o tórax em posição prona • Cabeça pende se mantido sentado	• Mãos soltas em 50% • Segura chocalho se colocado em suas mãos • Segura as duas mãos juntas	• Abre a boca ao ver a mamadeira ou a mama	• Alerta visual presente • Segue objetos grandes e altamente contrastantes • Reconhece a mãe	• Sorriso recíproco: responde à voz do adulto e sorri	• Alerta para voz/som	• Arrulha • Sorriso social (6 semanas) • Ruídos semelhantes à vogais
3 meses	• Apoia-se nos antebraços em posição prona • Rola para os lados	• Mãos soltas em 50% • Inspeciona os dedos • Rebate em objetos	• Leva as mãos à boca	• Alcança o rosto. • Segue objetos em círculo (em posição supina) • Considera brinquedos	• Expressão de desgosto (sabor azedo, som alto) • Segue visualmente a pessoa que se move no ambiente	• Considera quem está falando	• Dá risadas • Vocaliza quando estimulado

Apêndice B | 583

Idade	Motor grosseiro	Motor fino	Autoajuda	Solução de problemas	Social/emocional	Linguagem receptiva	Linguagem expressiva
4 meses	• Senta-se com suporte do tronco • Sem atraso da cabeça quando erguido para se sentar • Apoia-se nos punhos • Rola o corpo da frente para trás	• Mãos mantidas predominantemente abertas • Agarra as roupas • Alcança com persistência • Brinca com chocalho	• Segura brevemente a mama ou a mamadeira	• Apanha objetos com a boca • Olha fixamente por mais tempo para faces novas e não familiares • Balança o chocalho • Alcança anel/chocalho	• Sorri espontaneamente mediante visão/som agradável • Para de chorar ao ouvir a voz dos pais • Movimenta-se para frente e para trás alternando vocalizações	• Orienta a cabeça em direção a uma voz • Para de chorar ao som de uma voz suave	• Dá risadas em voz alta • Vocaliza quando sozinho
5 meses	• Senta-se com suporte pélvico • Rola o corpo para trás e para frente • Proteção anterior • Senta-se com os braços apoiando o tronco	• Agarra cubos com a palma • Transfere objetos: mão-boca-mão • Mantém as mãos juntas • Alcança/agarra um anel pendurado	• Mastiga/apanha com a boca alimentos pastosos	• Gira a cabeça buscando a colher que caiu • Considera grânulos ou biscoito pequeno	• Reconhece visualmente o cuidador • Forma relação de apego com o cuidador	• Começa a responder ao próprio nome	• Fala "Ah-goo" • Provoca, grita alto • Expressa raiva com sons diferentes do choro
6 meses	• Senta-se momentaneamente • Apoiado nas mãos • Gira em posição prona • Em posição prona, sustenta peso em uma das mãos	• Transfere objetos entre as mãos • Procura grânulos • Toma um segundo cubo e o coloca em cima do primeiro • Alcança com uma das mãos	• Come biscoito sozinho • Coloca as mãos na mamadeira	• Toca reflexos e vocaliza • Remove roupas do rosto • Bate e chacoalha brinquedos	• Fica ansioso diante de estranhos (pessoas familiares vs. não familiares)	• Para momentaneamente a um "não" • Gesticula para "subir"	• Balbucio reduplicativo com consoantes • Ouve e vocaliza quando o adulto para de falar • Sorri/vocaliza diante de espelho

(Continua)

Idade	Motor bruto	Motor fino	Autoajuda	Solução de problemas	Social/emocional	Linguagem receptiva	Linguagem expressiva
7 meses	• Salta quando sustentado • Senta-se firmemente sem apoio • Proteção lateral • Coloca os braços para os lados para equilíbrio	• Agarro radial-palmar	• Recusa excesso de alimentos	• Explora os diferentes aspectos de um brinquedo • Observa cubos em cada uma das mãos • Encontra objetos parcialmente escondidos	• Olha para o objeto e para os pais quando quer ajuda (p. ex., com um brinquedo de enrolar)	• Olha para um objeto familiar quando nomeado • Responde a uma música	• Variedade crescente de sílabas
8 meses	• Chega à posição sentada • Arrasta-se pelo chão mediante comandos • Arrasta-se para a posição sentado/ajoelhado	• Bate a colher após demonstração • Pega o cubo em pinça • Tira o cubo do copo • Arranca pinos grandes	• Segura a própria mamadeira • Alimenta-se com os dedos para salgadinhos ou feijão de corda	• Busca por objeto que tenha caído silenciosamente no chão	• Deixa que os pais percebam quando está alegre ou aborrecido • Ocupa-se com monitoramento do olhar: o adulto olha para longe e a criança segue o olhar do adulto com os próprios olhos	• Responde a um "venha cá" • Busca os membros da família: "Onde mamãe está?" etc.	• Diz "Dada" (não específico) • Ecolalia (8 aos 30 meses) • Balança a cabeça para "não"

Apêndice B | 585

Idade	Motor bruto	Motor fino	Autoajuda	Solução de problemas	Social/emocional	Linguagem receptiva	Linguagem expressiva
9 meses	• Sustenta-se sobre os pés e as mãos • Começa a rastejar • Empurra para ficar em pé • Anda apoiado (todos os quatro membros retos)	• Pegada radial-digital do cubo • Bate dois cubos juntos	• Morde e mastiga biscoitos	• Inspeciona um sino • Toca o sino • Puxa o cordão para obter o som	• Usa sons para chamar a atenção • Ansiedade de separação • Segue um ponto "Oh Veja..." • Reconhece visualmente as pessoas familiares	• Gosta de jogos com gesticulação • Orienta-se bem pelo nome • Orienta-se pelo sino	• Diz "Mama" (não específico) • Balbucio não reduplicativo • Imita sons
10 meses	• Rasteja bem • Cruza entre a mobília usando duas mãos • Fica em pé segurando-se em uma das mãos • Anda com as duas mãos seguras	• Liberação desajeitada do cubo • Agarra grânulo com pinçamento inferior • Isola o dedo indicador e empurra	• Bebe de xícara segura para crianças	• Descobre brinquedo sob as roupas • Empurra grânulos em uma mamadeira. • Tenta colocar cubo no copo, mas pode não ser capaz de continuar	• Manifesta medo • Olha preferencialmente quando chamado pelo nome	• Adora esconder-achar • Devolve saudação de "até logo"	• Diz "Dada" (específico) • Acena "até logo"
11 meses	• Gira na posição sentada • Cruza pela mobília usando uma das mãos • Fica parado por alguns segundos • Anda com uma das mãos segura	• Atira objetos • Agita a colher	• Coopera para se vestir	• Encontra um brinquedo sob um copo • Olha para as figuras em um livro	• Dá objetos para um adulto para ação após demonstração (deixa o adulto saber que precisa de ajuda)	• Interrompe o que está fazendo ao ouvir "não" • Movimenta-se com música	• Diz sua primeira palavra • Vocaliza diante de sons

(Continua)

Idade	Motor bruto	Motor fino	Autoajuda	Solução de problemas	Social/emocional	Linguagem receptiva	Linguagem expressiva
12 meses	• Fica bem em pé com os braços elevados, pernas abertas • Proteção posterior • Passos independentes	• Rabisca após demonstração • Agarro fino do grânulo em pinça • Segura um lápis • Tenta fazer uma torre com dois cubos	• Alimenta-se com os dedos em parte da refeição • Tira o chapéu	• Chacoalha a colher na caneca • Ergue a tampa da caixa para achar um brinquedo	• Mostra o objeto aos pais para compartilhar interesse • Aponta para conseguir o objeto desejado (indicação protoimperativa)	• Acompanha comando único com gesticulação • Reconhece nome de dois objetos e olha quando nomeados	• Aponta para conseguir o objeto desejado (indicação protoimperativa) • Usa vários gestos com vocalização (acenando, tentando alcançar)
13 meses	• Anda com os braços erguidos e afastados (guarda alta)	• Tenta liberar grânulo na mamadeira	• Bebe da caneca com algum derramamento	• Toca o sino pe o cordão • Alcança barreira livre para obter um objeto • Tira a roupa de um brinquedo	• Mostra desejo de agradar a cuidadora • Brinca sozinho • Brincadeira funcional	• Olha adequadamente quando perguntado: "Onde está a bola"?	• Usa três palavras • Jargão imaturo: inflexão sem palavras reais
14 meses	• Fica em pé sem ser puxado • Cai por colapso • Anda satisfatoriamente	• Imita rabiscos para a frente e para trás • Adiciona o terceiro cubo à torre de dois cubos • Coloca um pino redondo dentro e fora de um orifício	• Remove meias/sapatos • Mastiga bem • Coloca a colher na boca (e a inverte)	• Despeja grânulos para fora da mamadeira após demonstração	• Aponta para um objeto para expressar interesse (indicação protodeclarativa) • Exploração proposital dos brinquedos por meio de tentativas e erros	• Acompanha comando único sem gesticulação	• Nomeia um objeto • Aponta para um objeto para expressar interesse (indicação protodeclarativa)

Apêndice B | 587

Idade	Motor bruto	Motor fino	Autoajuda	Solução de problemas	Social/emocional	Linguagem receptiva	Linguagem expressiva
15 meses	• Inclina-se para apanhar um brinquedo • Sobe escadas rastejando • Corre com as pernas rígidas • Anda carregando um brinquedo • Sobe na mobília	• Ergue torre de três a quatro cubos • Coloca 10 cubos em copo • Libera grânulos na mamadeira	• Usa a colher com algum derramamento • Tenta pentear o próprio cabelo • Fica agitado para ser trocado	• Vira as páginas de um livro • Coloca círculos em jogo de formato único	• Demonstra empatia (alguém que chora, criança triste) • Abraça o adulto em retribuição • Reconhece, sem demonstração, que o brinquedo precisa ser ligado: estende o brinquedo para um adulto se não puder ligar	• Aponta para uma parte do corpo • Aponta para um objeto entre três quando o objeto é nomeado • Traz um objeto de outro ambiente mediante solicitação	• Usa de três a cinco palavras • Jargão maduro, com palavras reais
16 meses	• Apoia-se em um só pé com algum apoio • Anda de costas • Sobe escadas com uma das mãos segura	• Coloca vários pinos redondos no tabuleiro com pressa • Rabisca espontaneamente	• Pega o copo e bebe o conteúdo • Busca e carrega objetos (na mesma sala)	• Despeja grânulos para fora sem demonstração • Encontra brinquedo que viu escondido sob várias camadas • Coloca o círculo no tabuleiro de formas	• Beija tocando os lábios na pele • Periodicamente reloca visualmente o cuidador • Autoconsciente; fica incomodado ao perceber pessoas olhando para ela;	• Compreende comandos simples "Traga para a mamãe" • Aponta para uma figura quando nomeada	• Usa de 5 a 10 palavras

(Continua)

Idade	Motor bruto	Motor fino	Autoajuda	Solução de problemas	Social/emocional	Linguagem receptiva	Linguagem expressiva
18 meses	• Rasteja escada abaixo • Corre satisfatoriamente • Senta-se sozinho em cadeira pequena • Atira a bola enquanto em pé	• Monta torre de quatro cubos • Imita grosseiramente um golpe vertical	• Tira a roupa sozinho • Sobe em cadeira de adulto sem ajuda • Move-se pela casa sem o adulto	• Combina pares de objetos • Torna a pôr o círculo no tabuleiro de formas depois de ter virado a peça (geralmente com tentativas e erros)	• Passa na escala M-CHAT • Envolve-se em brincadeiras de faz de conta com outras pessoas (p. ex., festa do chá, festa de aniversário) • Começa a demonstrar vergonha (quando age errado) e possessividade	• Aponta para dois ou três objetos quando nomeados • Aponta para duas ou três partes do corpo • Aponta para si mesmo • Compreende "é meu" • Aponta para pessoas conhecidas quando nomeadas	• Usa de 10 a 25 palavras • Usa palavras gigantes (tudo se foi, pare com isso) • Imita sons do ambiente (p. ex., animais) • Dá nome a uma figura quando solicitado
20 meses	• Agacha-se para brincar • Carrega objeto grande • Desce escadas com uma das mãos segura	• Coloca vários pinos no tabuleiro, mas sem pressa • Monta torre com cinco a seis cubos • Completa tabuleiro quadrado	• Coloca na boca somente comestíveis • Alimenta-se sozinho com a colher ingerindo toda a refeição	• Deduz a localização de um objeto escondido • Coloca o quadrado no quadro de formas	• Começa a pensar sobre os sentimentos • Envolve-se em festas do chá com bichos de pelúcia • Beija franzindo a boca	• Aponta para três figuras • Começa a compreender dela/dele/eu	• Holofrases ("Mamãe?" e aponta as chaves significando: "Estas chaves são da mamãe") • Combina duas palavras • Responde a pedidos com "não"

Apêndice B | 589

Idade	Motor bruto	Motor fino	Autoajuda	Solução de problemas	Social/emocional	Linguagem receptiva	Linguagem expressiva
22 meses	• Sobe escadas segurando o corrimão, colocando os dois pés em cada degrau • Chuta a bola mediante demonstração • Anda com um pé na tábua de andar	• Fecha caixa com a tampa • Imita linha vertical • Imita rabisco circular	• Usa bem a colher • Serve-se satisfatoriamente com o copo • Abre zíper • Coloca parcialmente os sapatos	• Completa o tabuleiro de formas	• Olha intensamente para outras crianças • Começa a demonstrar comportamento desafiador	• Aponta para quatro ou cinco figuras quando nomeadas • Aponta para quatro a seis partes do corpo • Aponta para quatro a seis peças de roupa quando nomeadas	• Usa 25 a 50 palavras • Pede mais • Acrescenta uma a duas palavras/semana
24 meses	• Desce escadas segurando o corrimão, os dois pés em cada degrau • Chuta bola sem demonstração • Atira de cima do ombro	• Monta um "trem" de cubos em linha única • Imita um círculo • Imita linha horizontal	• Abre a porta usando botão • Suga por canudinho • Tira roupas sem botões • Tira as calças	• Escolhe objetos • Combina objetos a figuras • Mostra o uso de objetos familiares	• Brinca em paralelo • Começa a mascarar emoções por etiqueta social	• Obedece a comando de duas etapas • Compreende "eu/você" • Aponta para 5 a 10 figuras	• Forma sentença de duas palavras (nome + verbo) • Linguagem telegráfica • Usa 50 palavras ou mais • Inteligibilidade de 50% • Refere-se a si mesmo pelo nome • Nomeia três figuras

(Continua)

Idade	Motor bruto	Motor fino	Autoajuda	Solução de problemas	Social/emocional	Linguagem receptiva	Linguagem expressiva
28 meses	• Pula do último degrau da escada com um pé • Anda na ponta dos pés após demonstração • Anda 10 passos de costas	• Enfileira contas grandes em cordão • Desenrosca a tampa de um pote • Vira páginas de papel (às vezes, várias de uma vez)	• Controla e verbaliza necessidades fisiológicas • Veste calças com ajuda	• Combina as formas • Combina as cores	• Diminuição da ansiedade na separação	• Compreende "só um"	• Repete dois dedos • Começa a usar pronomes (eu, para mim, você) • Nomeia 10 a 15 figuras
30 meses	• Sobe escadas com o corrimão alternando os pés • Pula no lugar • Fica em pé com ambos os pés na barra de equilíbrio • Anda com um pé só na barra de equilíbrio	• Monta uma torre com oito cubos • Forma um "trem" de cubos e inclui uma pilha	• Lava as mãos • Guarda coisas • Escova os dentes com ajuda	• Torna a pôr o círculo no tabuleiro de formas depois que girou (pouca ou nenhuma tentativa e erro) • Aponta para pequenos detalhes nas figuras	• Imita atividades dos adultos (p. ex., varrer, falar ao telefone)	• Acompanha duas preposições: "coloque o bloco dentro... na caixa" • Compreende palavras de ação: "brincar...lavar... estourar"	• Ecolalia e jargão desaparecem • Nomeia objetos pelo uso • Refere-se a si mesma com o pronome correto • Recita partes de histórias bem conhecidas/ preenche com palavras

Apêndice B | 591

Idade	Motor bruto	Motor fino	Autoajuda	Solução de problemas	Social/emocional	Linguagem receptiva	Linguagem expressiva
33 meses	• Anda balançando os braços em oposição às pernas (marcha síncrona)	• Monta torre com nove a dez cubos • Coloca seis pinos quadrados no tabuleiro • Imita cruz	• Treinada nas necessidades fisiológicas • Veste o casaco sem ajuda	• Aponta a si própria nas fotos • Aponta para partes do corpo com base na função ("Com o que você ouve?")	• Começa a dar voltas • Tenta ajudar nas tarefas domésticas	• Compreende três preposições • Compreende sujo, molhado • Aponta para objetos pelo uso: "cavalgar no...colocar nos pés...escrever com"	• Menciona o primeiro e o último nome • Conta até três • Começa a usar o tempo passado • Gosta que leiam para ela (histórias curtas)
3 anos	• Equilibra-se em um pé só por 3 segundos • Sobe escadas alternando os pés, sem corrimão • Pedala um triciclo • Anda do calcanhar para os pés • Agarra a bola com braços rígidos	• Copia círculo • Corta com tesouras: lado a lado (desajeitadamente) • Enfia pequenas contas satisfatoriamente • Imita uma ponte de cubos	• Alimenta-se sozinha • Despeja líquido de um recipiente para outro • Calça sapatos sem cadarço • Desabotoa a roupa	• Desenha uma pessoa com duas ou três partes • Compreende: longo/curto, grande/pequeno, mais/menos • Conhece o próprio gênero • Sabe a própria idade • Combina letras e números	• Começa a compartilhar com/sem aviso • Tem medo de coisas imaginárias • Brincadeiras com imaginação • Usa palavras para descrever o que outra pessoa está pensando ("Mamãe pensou que eu estivesse dormindo")	• Aponta para partes de figuras (nariz da vaca, porta do carro) • Nomeia as partes do corpo com a função • Compreende as negativas • Agrupa objetos (alimentos, brinquedos)	• Usa mais de 200 palavras • Sentenças de 3 palavras • Usa pronomes corretamente • Inteligibilidade de 75% • Usa plurais • Nomeia partes do corpo pelo uso • Pede que leiam para ela

(Continua)

Idade	Motor bruto	Motor fino	Autoajuda	Solução de problemas	Social/emocional	Linguagem receptiva	Linguagem expressiva
4 anos	• Equilibra-se em um pé só durante 4 a 8 segundos • Salta com um pé só 2 a 3 vezes • Salto amplo em pé: 30 a 60 cm • Corre galopando • Atira a bola a 30 cm por cima dos ombros • Agarra uma bola saltada (4 ½ anos)	• Copia um quadrado • Amarra nó simples • Corta círculo de 10 cm • Usa pinçamento para transferir • Escreve parte do primeiro nome • Imita um portão com cubos	• Vai ao banheiro sozinho • Sabe se higienizar após funcionamento do intestino • Lava o rosto e as mãos • Escova os dentes sozinho • Sabe abotoar • Sabe usar o garfo	• Desenha quatro a seis partes de uma pessoa • Pode fornecer quantidades (geralmente até 5) corretamente • Analogias simples: Pai/menino: Mãe/??? Gelo/frio: Fogo/??? Teto/ em cima: Chão/??? • Aponta para cinco a seis cores • Aponta para letras/numerais quando nomeados • Conta até 4 rotineiramente • "Lê" vários sinais comuns/nomes de lojas	• Decepção: Interessado em "pregar peças" nos outros e preocupado em ser vítima da mesma brincadeira • Tem um amigo preferido • Demonstra felicidade, tristeza, medo e raiva em si mesma • Brinca em grupos	• Segue comandos de três etapas • Indica coisas idênticas vs. uma coisa diferente • Nomeia coisas mediante descrição das ações (p. ex., nadar na água, você corta com ela, é algo que você lê, ele conta as horas...) • Compreende adjetivos: cabeludo, comprido, magro, pontudo	• Usa de 300 a 1.000 palavras • Conta histórias • 100% de inteligibilidade • Usa palavras "sensíveis" • Usa palavras que falam sobre o tempo

Idade	Motor bruto	Motor fino	Autoajuda	Solução de problemas	Social/emocional	Linguagem receptiva	Linguagem expressiva
5 anos	• Desce escadas com o corrimão, alternando os pés • Equilibra-se em um pé só por mais de 8 segundos • Salta 15 vezes com um pé só • Escorrega • Dá pulos amplos correndo: 30 a 90 cm • Anda para trás apoiando-se no calcanhar e nos pés • Salta para trás	• Copia um triângulo • Coloca clipes em papéis • Pode usar pregadores para transferir objetos • Corta com tesouras • Escreve o primeiro nome • Monta escadas a partir de um modelo	• Espalha com a faca • Veste-se sozinho • Toma banho sozinho	• Desenha 8 a 10 partes de uma pessoa • Fornece quantidades (< 10) • Identifica moedas • Nomeia letras e numerais fora de ordem • Conta até 10 rotineiramente • Nomeia 10 cores • Usa nomes das letras como sons para inventar soletração • No final do jardim de infância, conhece o som das consoantes e das vogais curtas • Lê 25 palavras	• Tem um grupo de amigos • Pede desculpas pelos erros • Responde verbalmente à boa sorte dos outros	• Conhece lado esquerdo e direito em si mesmo • Aponta para o diferente em uma série de iguais • Compreende os sufixos (p. ex., skatista, artista) • Compreende adjetivos: ocupado, comprido, magro, pontudo • Gosta de rimar palavras e aliterações • Produz palavras que rimam • Indica corretamente para "lado", "meio", "canto"	• Repete sentenças de seis a oito palavras • Define palavras simples • Usa 2.000 palavras • Conhece números de telefone • Responde a perguntas "por quê" • Reconta histórias com começo, meio e fim

(Continua)

Idade	Motor bruto	Motor fino	Autoajuda	Solução de problemas	Social/emocional	Linguagem receptiva	Linguagem expressiva
6 anos	• Caminha em tandem	• Monta escadas de memória • Desenha em diamante • Escreve o primeiro e o último nome • Cria e escreve sentenças curtas • Forma letras com cursos descendentes e anti-horário • Copia bandeiras	• Amarra cordões dos sapatos • Penteia o cabelo • Olha para os dois lados na rua • Lembra-se de pegar seus pertences	• Desenha 12 a 14 partes de uma pessoa • Numera conceitos até 20 • Faz adições/subtrações simples • Compreende as estações do ano • Sonoriza regularmente palavras soletradas • Ao final do 1º ano lê 250 palavras	• Tem o melhor amigo do mesmo sexo • Joga jogos de tabuleiro • Distingue a fantasia da realidade • Quer agradar os amigos e ser como eles • Gosta da escola	• Pergunta o significado das palavras que não conhece • Pode dizer quantas palavras não pertencem a um grupo	• Repete sentenças de 8 a 10 palavras • Descreve eventos na ordem em que acontecem • Conhece os dias da semana • Vocabulário de 10.000 palavras

Copyright 2007 por Chris Johnson, MD, AAP Council on Children with Disabilities. Adaptado pelos autores com autorização e contribuições de Frances Page Glascoe, PhD, and Nicholas Robertshaw, autores de *PEDS: Developmental Milestones*; Franklin Trimm, MD, Vice Chair of Pediatrics, USA/APA Education Committee; iniciativa "Act Early" dos Centers for Disease Control and Prevention; the National Institute for Literacy/Reach Out and Read; e o inventário de Early Development de Albert Brigance, publicado por Curriculum Associates, Inc. É concedida autorização para a reprodução dessas páginas mediante a condição de que elas serão usadas somente como orientação ao desenvolvimento típico e não como substituto de triagem validada e padronizada para problemas de desenvolvimento.
Cortesia de Gerber RJ, Wilks T, Erdie-Lalena C. Developmental milestones: motor development, Pediatr Rev 2010;31:267-277. Doi:10.1542/pir.31-7-267
Disponível em: http://pedsinreview.aapublicatios.org/content/31/7/267:full.pdf+htm

Apêndice C
Curvas de Crescimento

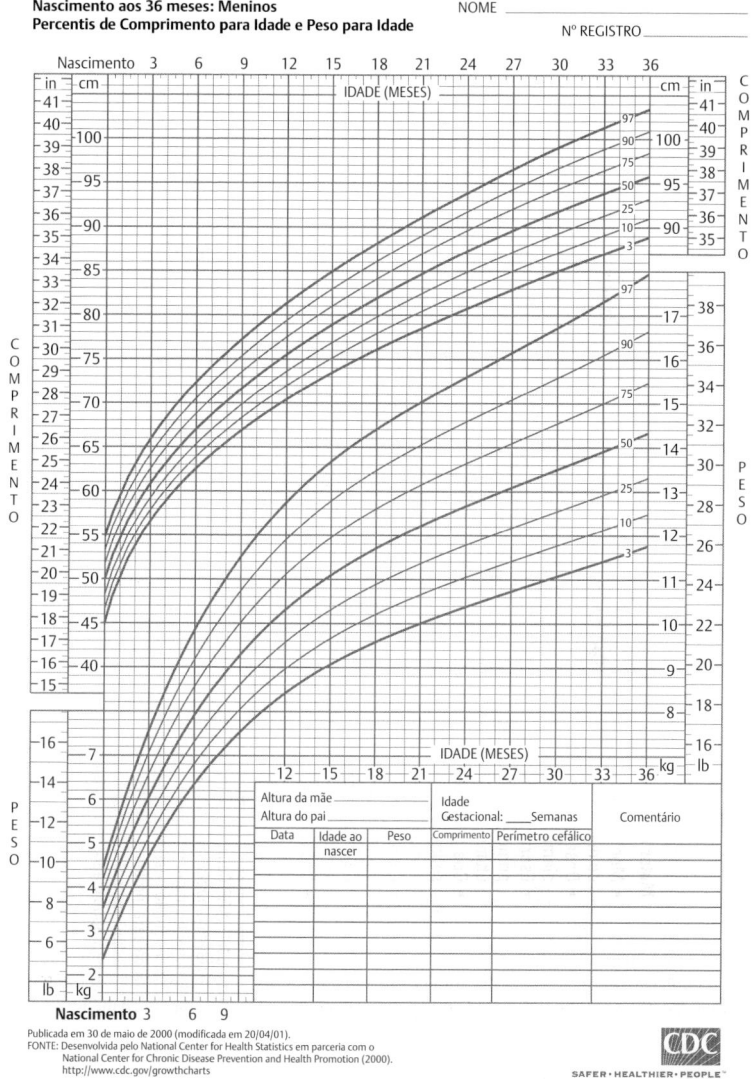

Figura C-1 Nascimento até 36 meses: percentis de comprimento por idade e de peso por idade para meninos. (*Fonte:* National Center for health Statistics in collaboration with the National Center for Chronic Disease Prevention and Health Promotion, May 30, 2000. Modificada em 20 de abril de 2001.)

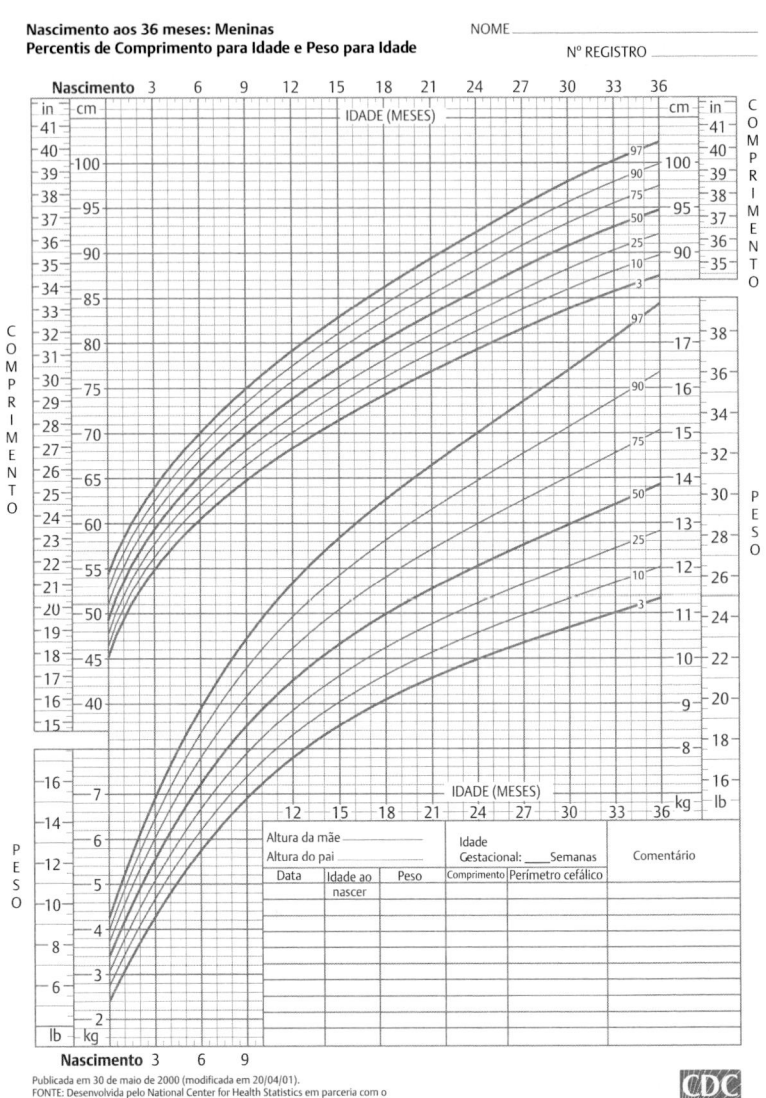

Figura C-2 Nascimento até 36 meses: percentis de comprimento por idade e de peso por idade para meninas. (*Fonte:* National Center for Health Statistics in collaboration with the National Center for Chronic Disease Prevention and Health Promotion, May 30, 2000. Modificada em 20 de abril de 2001.)

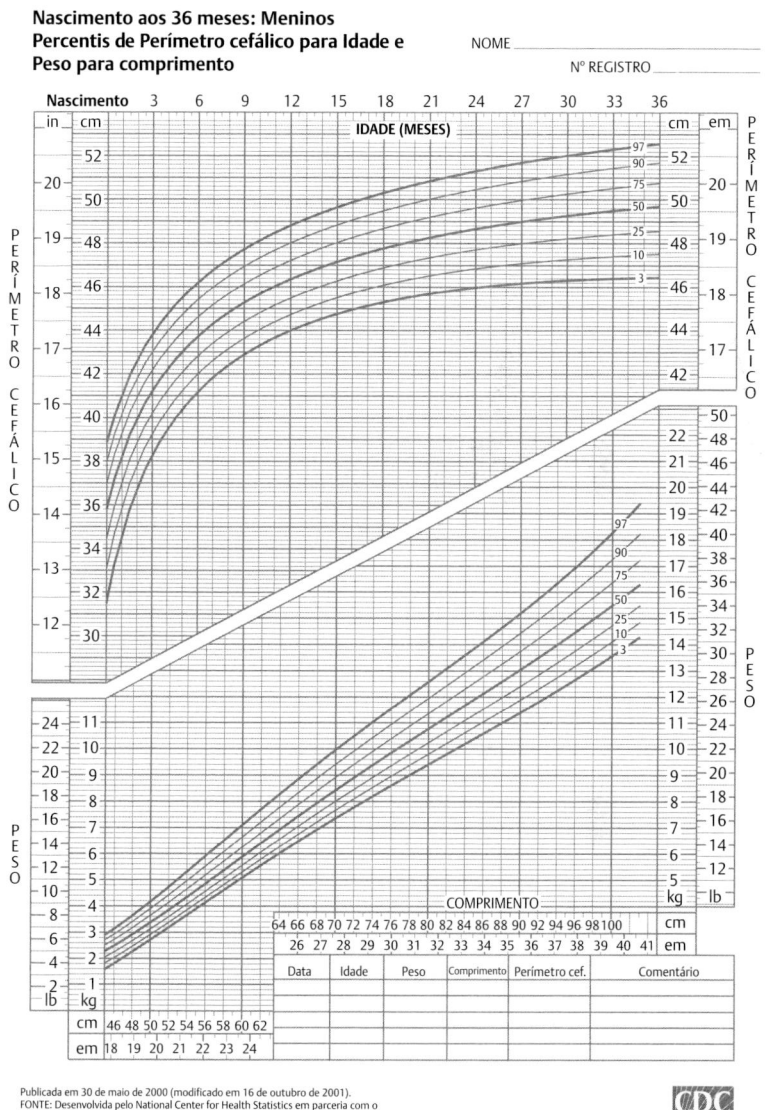

Figura C-3 Nascimento até 36 meses: percentis de perímetro cefálico para idade e comprimento para meninos. (*Fonte:* National Center for Health Statistics in collaboration with the National Center for Chronic Disease Prevention and Health Promotion, May 30, 2000. Modificada em 20 de abril de 2001.)

Nascimento aos 36 meses: Meninas
Percentis de Perímetro cefálico para idade e
Peso para comprimento

NOME ____________________

Nº REGISTRO ____________________

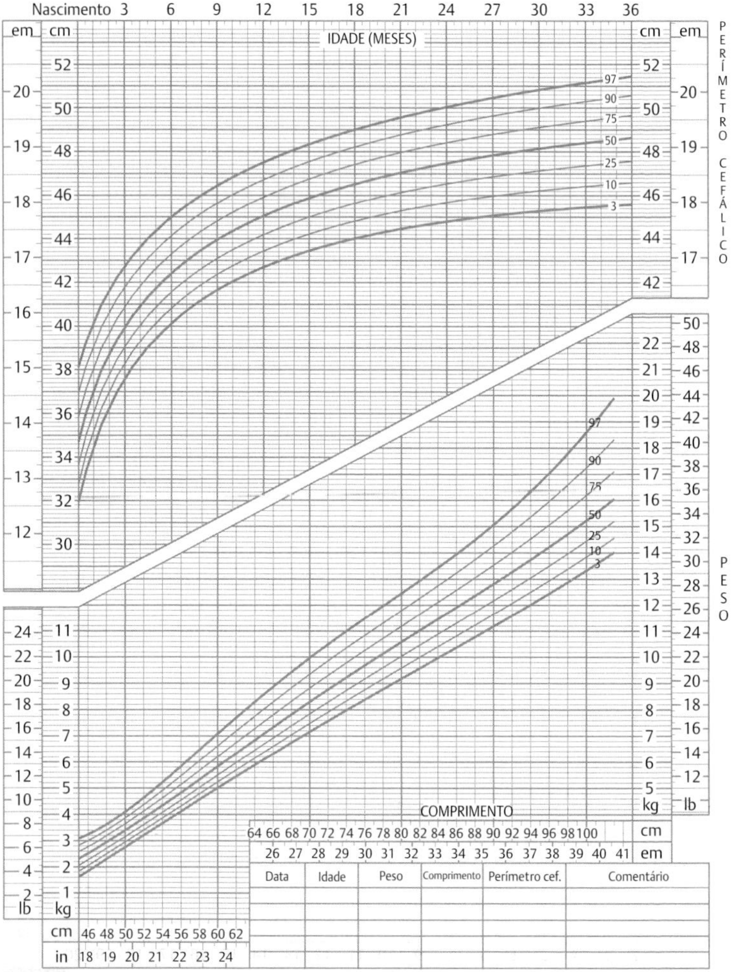

Publicada em 30 de maio de 2000 (modificada em 16 de outubro de 2001).
FONTE: Desenvolvida pelo National Center for Health Statistics em parceria com o National Center for Chronic Disease Prevention and Health Promotion (2000).
http://www.cdc.gov/growthcharts

CDC
SAFER • HEALTHIER • PEOPLE™

Figura C-4 Nascimento até 36 meses: percentis de perímetro cefálico para idade e peso para comprimento para meninas. (*Fonte:* National Center for Health Statistics in collaboration with the National Center for Chronic Disease Prevention and Health Promotion, May 30, 2000. Modificada em 20 de abril de 2001.)

Apêndice C | 599

12 a 20 anos: Meninos
Percentis de Altura para Idade e Peso para Idade

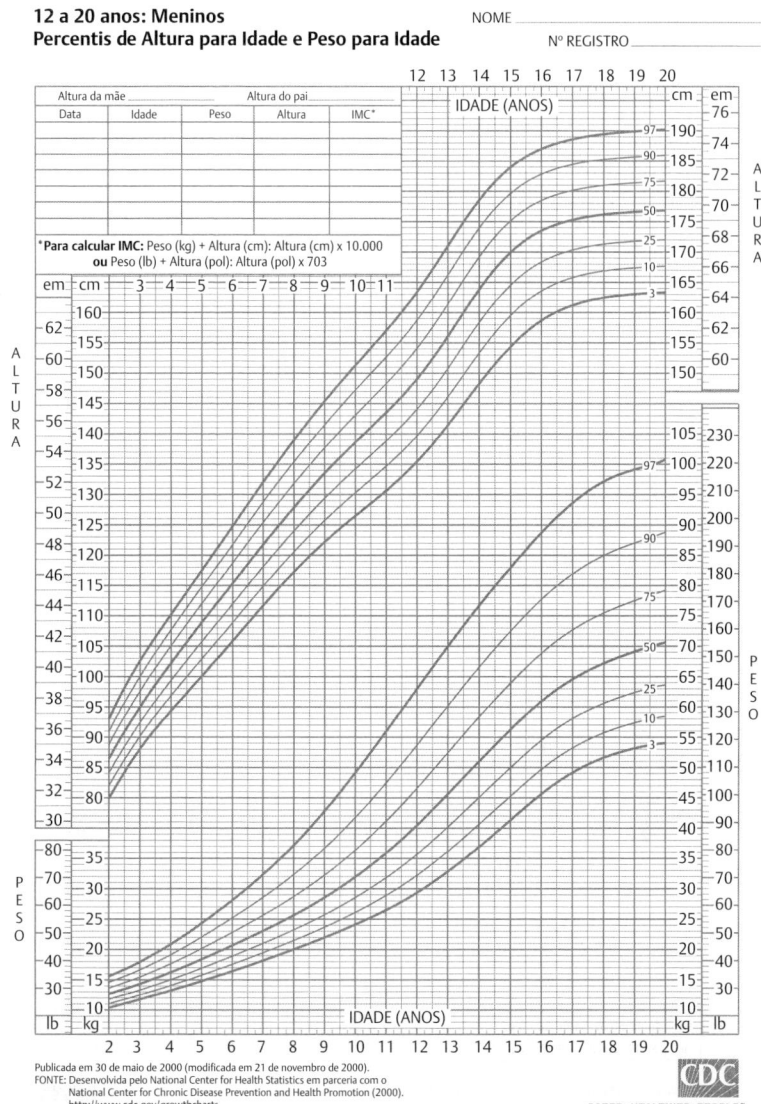

Figura C-5 Dos 2 aos 20 anos: percentis de altura para idade e peso para idade para meninos. (*Fonte:* National Center for Health Statistics in collaboration with the National Center for Chronic Disease Prevention and Health Promotion, May 30, 2000. Modificada em 20 de abril de 2001.)

2 a 20 anos: Meninas
Percentis de Estatura para Idade e Peso para Idade

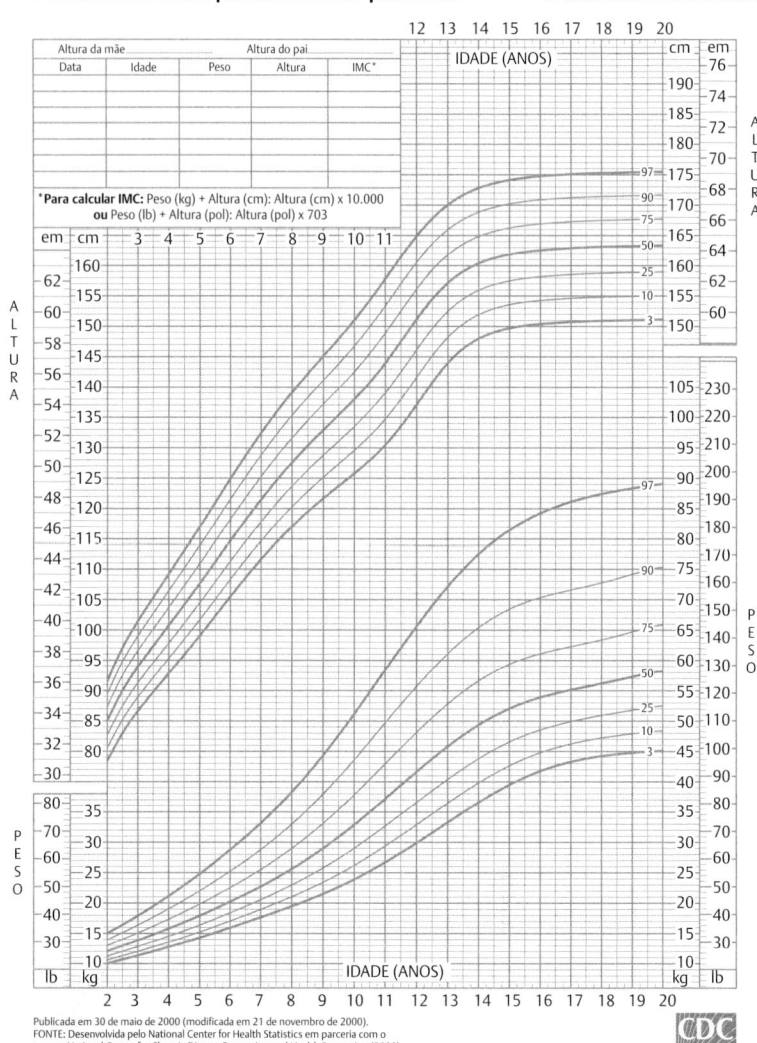

Figura C-6 Dos 2 aos 20 anos: percentis de altura para idade e peso para idade para meninas. (*Fonte:* National Center for Health Statistics in collaboration with the National Center for Chronic Disease Prevention and Health Promotion, May 30, 2000. Modificada em 20 de abril de 2001.)

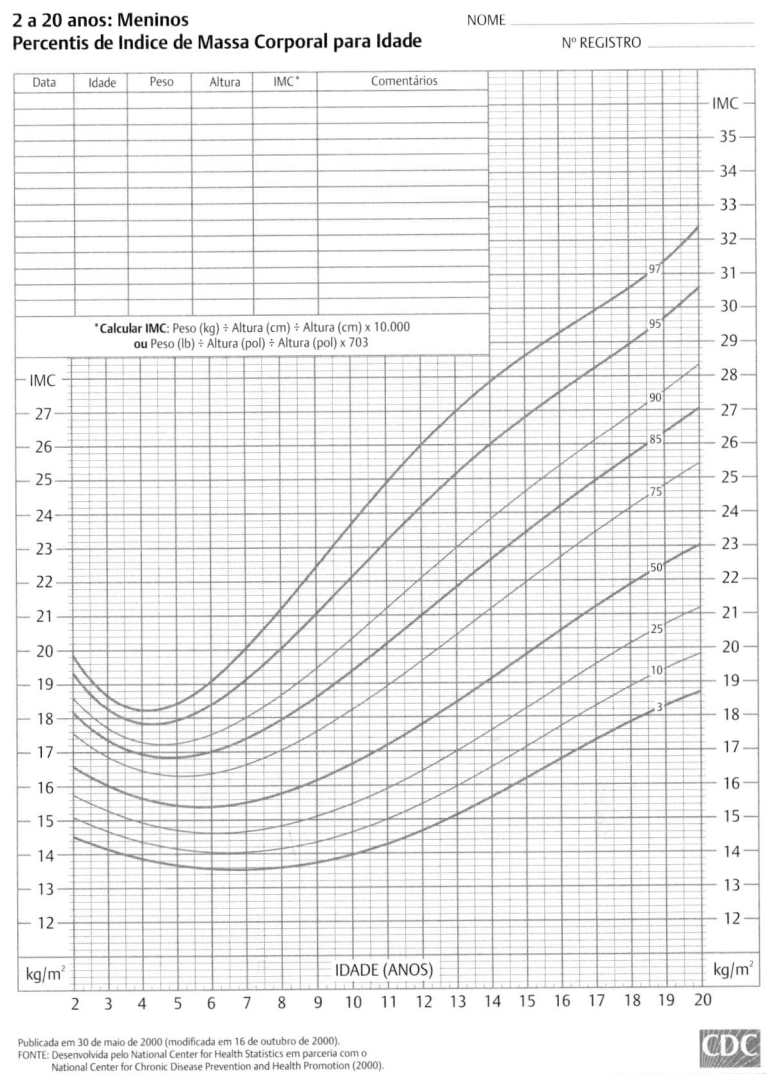

Figura C-7 Dois a vinte anos: percentis de índice de massa corporal (IMC) para idade para meninos. (*Fonte:* National Center for Health Statistics in collaboration with the National Center for Chronic Disease Prevention and Health Promotion, May 30, 2000. Modificada em 20 de abril de 2001.)

Apêndice C

2 a 20 anos: Meninas
Percentis de Índice de Massa Corporal para Idade

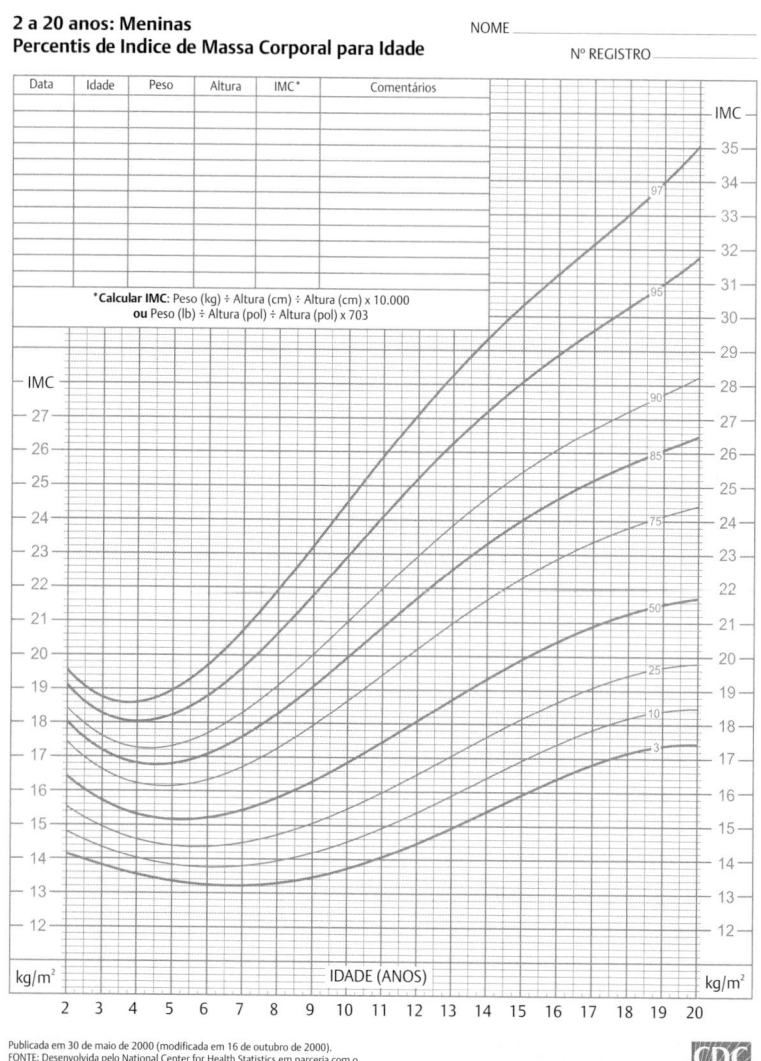

Figura C-8 Dois a vinte anos: percentis de índice de massa corporal (IMC) para idade para meninas. (*Fonte:* National Center for Health Statistics in collaboration with the National Center for Chronic Disease Prevention and Health Promotion, May 30, 2000. Modificada em 20 de abril de 2001.)

Apêndice C | 603

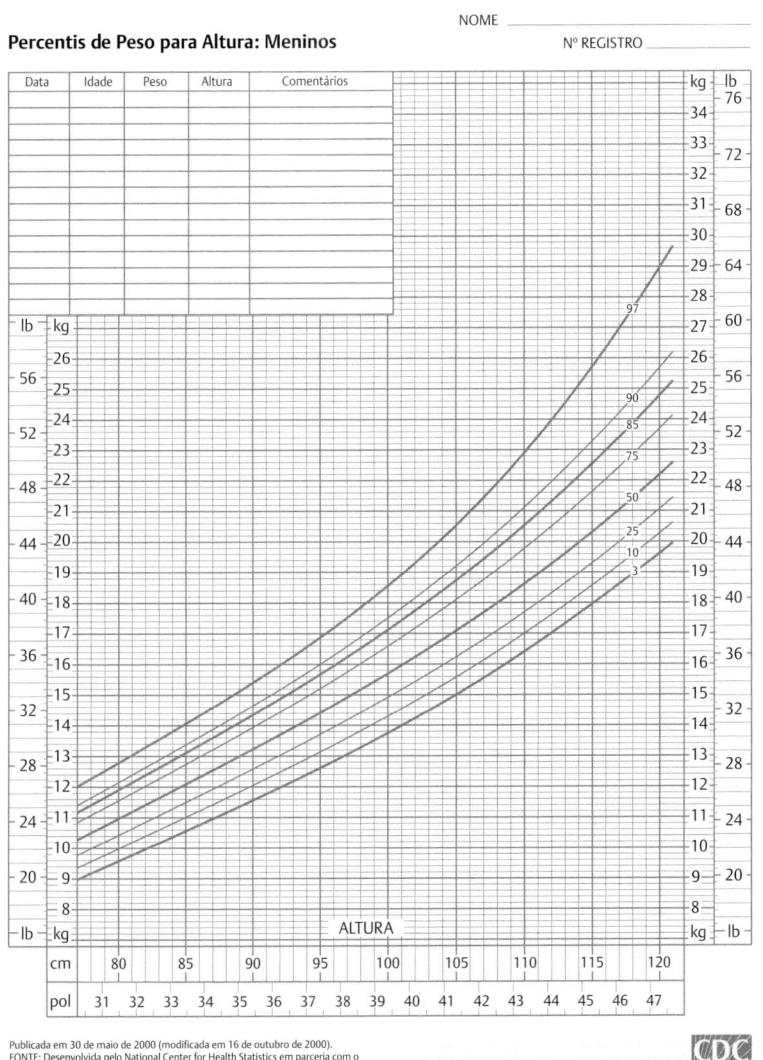

Figura C-9 Percentis de peso para altura para meninos. (*Fonte:* National Center for Health Statistics in collaboration with the National Center for Chronic Disease Prevention and Health Promotion, May 30, 2000. Modificada em 20 de abril de 2001.)

Apêndice C

Percentis de Peso para Altura: Meninas

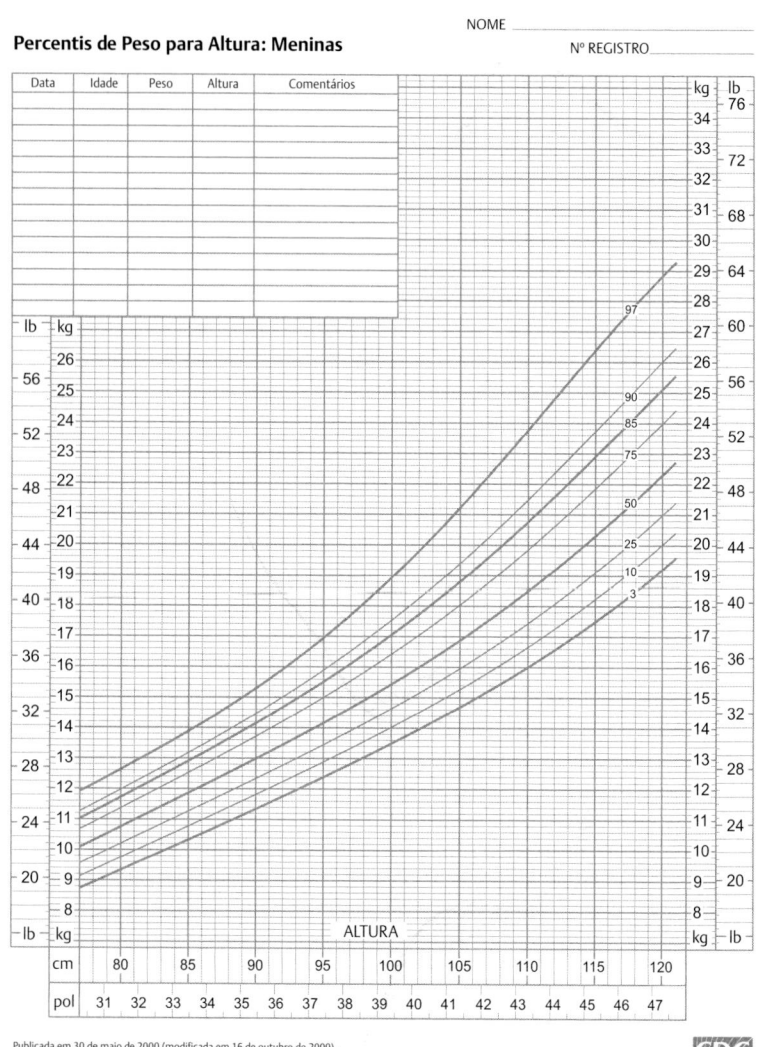

Figura C-10 Percentis de peso para altura para Meninas. (*Fonte:* National Center for Health Statistics in collaboration with the National Center for Chronic Disease Prevention and Health Promotion, May 30, 2000. Modificada em 20 de abril de 2001.)

Apêndice D
Estágios de Tanner

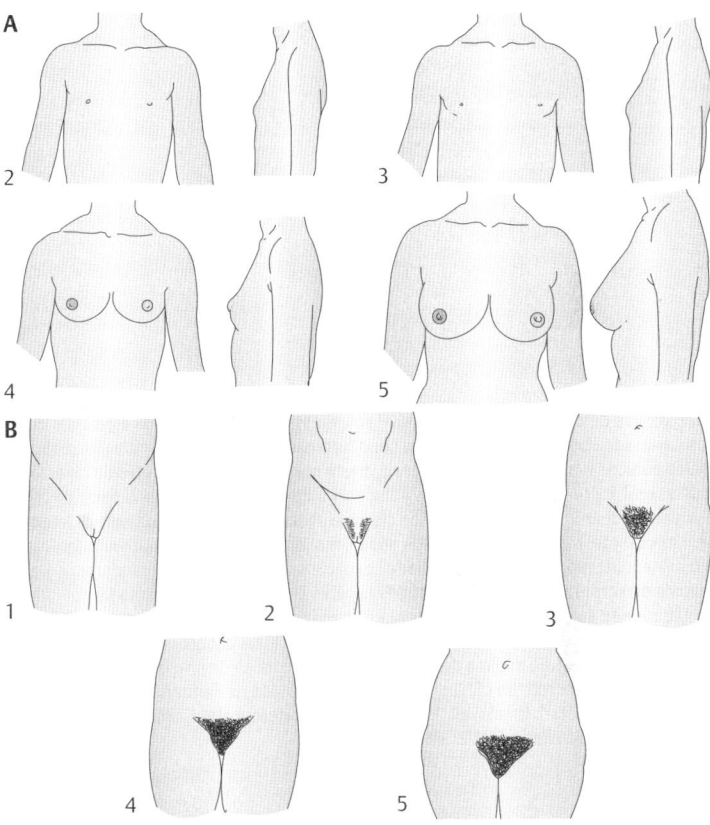

Figura D-1 Estágios de Tanner femininos. **A.** Desenvolvimento da mama feminina. Índice de maturidade sexual 1 (não mostrado): pré-puberal; somente elevação da papila. Índice de maturidade sexual 2: os brotos da mama aparecem; a aréola se mostra levemente alargada e projeta-se como um montículo pequeno. Índice de maturidade sexual 3: dilatação de toda a mama sem protrusão da papila ou do mamilo. Índice de maturidade sexual 4: dilatação da mama e projeção da aréola e da papila como montículo secundário. Índice de maturidade sexual 5: configuração adulta da mama com protrusão do mamilo; a aréola não se projeta mais separadamente do restante da mama. **B.** Desenvolvimento dos pelos púbicos femininos. Índice de maturidade sexual 1: pré-puberal; sem pelos púbicos. Índice de maturidade sexual 2: pelos retos estendem-se ao longo dos lábios e, entre os índices 2 e 3, começam na púbis. Índice de maturidade sexual 3: pelos púbicos aumentam em quantidade, escurecem e apresentam-se no triângulo feminino típico, mas em quantidade menor. Índice de maturidade sexual 4: pelos púbicos mais densos, encaracolados e em distribuição adulta, porém menos abundantes. Índice de maturidade sexual 5: abundantes, padrão adulto; os pelos podem se estender até a parte medial das coxas. (Adaptada de Tanner JM. Growth at Adolescence. 2nd Ed. Oxford: Blackwell, 1962; Pillitteri A. Maternal and Child Nursing. 7th Ed. Philadelphia: Lippincott Williams & Wilkins 2014.)

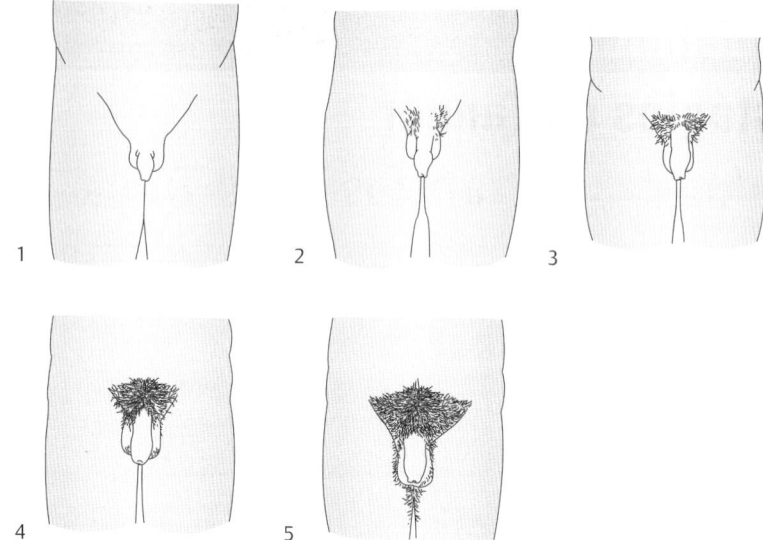

Figura D-2 Estágios de Tanner masculinos. Desenvolvimento dos pelos púbicos e genitais do homem. Os índices para esse desenvolvimento podem ser diferentes em um menino típico em qualquer época, pois os pelos púbicos e a genitália não se desenvolvem necessariamente na mesma taxa. Índice de maturidade sexual 1: pré-puberal; sem pelos púbicos; genitália sem mudanças a partir da infância precoce. Índice de maturidade sexual 2: pelos claros e descendentes desenvolvem-se lateralmente e escurecem mais tarde; o pênis e os testículos podem mostrar-se levemente aumentados; o escroto torna-se mais texturizado. Índice de maturidade sexual 3: os pelos púbicos estenderam-se pelo púbis; os testículos e o escroto estão mais aumentados; o pênis é maior, especialmente no comprimento. Índice de maturidade sexual 4: pelos púbicos mais abundantes e encaracolados; a genitália lembra a do adulto; a glande tornou-se maior e mais larga; o escroto é mais escuro. Índice de maturidade sexual 5: quantidade e padrão adultos de pelos púbicos, com os pelos presentes pelas bordas internas das coxas: testículos e escroto do tamanho de adulto. (Adaptada de Tanner JM. Growth at Adolescence. 2nd Ed. Oxford: Blackwell, 1962; Pillitteri A. Maternal and Child Nursing. 7th Ed. Philadelphia: Lippincott Williams & Wilkins 2014.)

Apêndice E
Diretrizes para Fototerapia/Transfusão de Troca

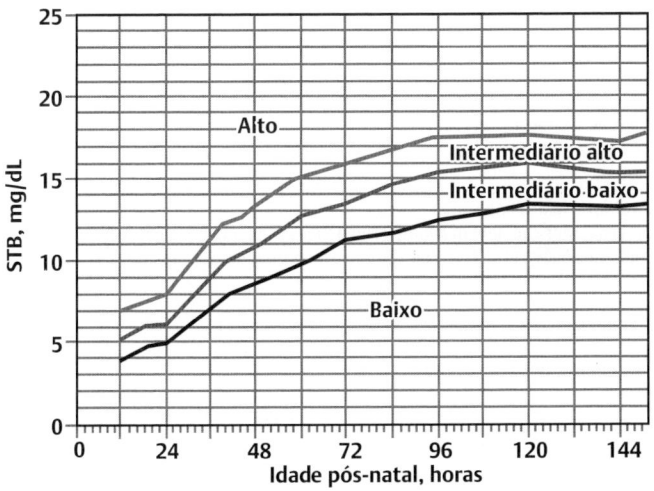

Figura E-1 Nomograma de bilirrubina total sérica (STB) específica para a hora. (*Fonte:* Subcommittee on Hyperbilirubinemia. Management of hyperbilirubinemia in the newborn infant 35 or more weeks of gestation. Pediatrics 2004;114:297. ©2004 The American Academy of Pediatrics.)

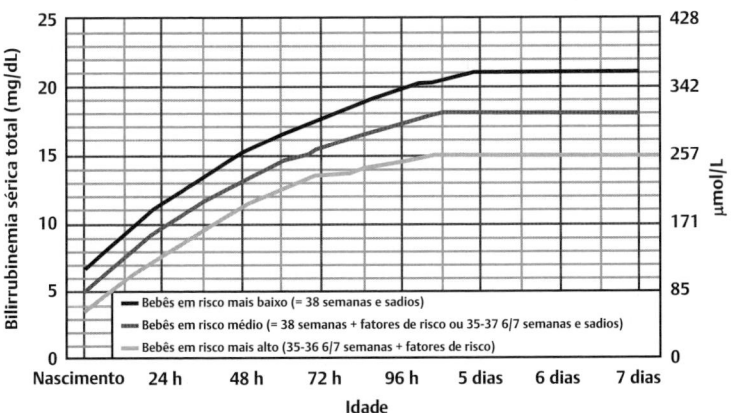

Figura E-2 Diretriz de bilirrubina sérica total para fototerapia. (*Fonte:* Subcommittee on Hyperbilirubinemia. Management of hyperbilirubinemia in the newborn infant 35 or more weeks of gestation. Pediatrics 2004;114:297. ©2004 The American Academy of Pediatrics.)

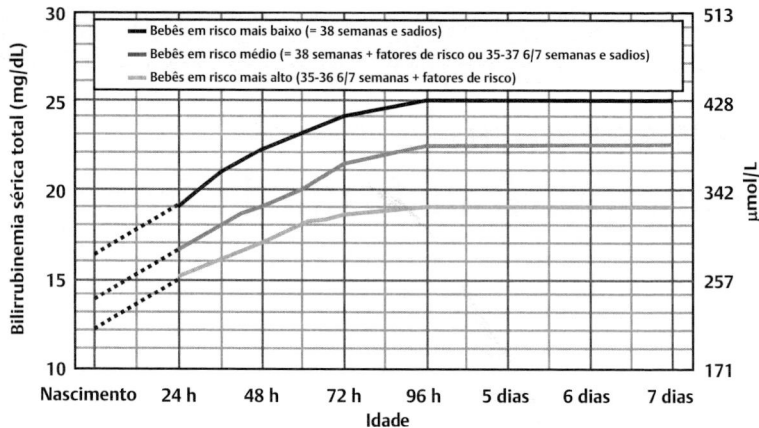

Figura E-3 Diretriz de bilirrubina sérica total para transfusão de troca. (*Fonte:* Subcommittee on Hyperbilirubinemia. Management of hyperbilirubinemia in the newborn infant 35 or more weeks of gestation. Pediatrics 2004;114:297. ©2004 The American Academy of Pediatrics.)

Apêndice F
Hipertensão em Crianças e Adolescentes

TABELA F-1 Níveis de Pressão Arterial para Meninos por Idade e Percentil de Altura

Idade, a	Percentil BP	SBP, mm Hg Percentil de Altura							DBP, mm Hg Percentil de Altura						
		5º	10º	25º	50º	75º	90º	95º	5º	10º	25º	50º	75º	90º	95º
1	50º	80	81	83	85	87	88	89	34	35	36	37	38	39	39
	90º	94	95	97	99	100	102	103	49	50	51	52	53	53	54
	95º	98	99	101	103	104	106	106	54	54	55	56	57	58	58
	99º	105	106	108	110	112	113	114	61	62	63	64	65	66	66
2	50º	84	85	87	88	90	92	92	39	40	41	42	43	44	44
	90º	97	99	100	102	104	105	106	54	55	56	57	58	58	59
	95º	101	102	104	106	108	109	110	59	59	60	61	62	63	63
	99º	109	110	111	113	115	117	117	66	67	68	69	70	71	71
3	50º	86	87	89	91	93	94	95	44	44	45	46	47	48	48
	90º	100	101	103	105	107	108	109	59	59	60	61	62	63	63
	95º	104	105	107	109	110	112	113	63	63	64	65	66	67	67
	99º	111	112	114	116	118	119	120	71	71	72	73	74	75	75
4	50º	88	89	91	93	95	96	97	47	48	49	50	51	51	52
	90º	102	103	105	107	109	110	111	62	63	64	65	66	66	67
	95º	106	107	109	111	112	114	115	66	67	68	69	70	71	71
	99º	113	114	116	118	120	121	122	74	75	76	77	78	78	79
5	50º	90	91	93	95	96	98	98	50	51	52	53	54	55	55
	90º	104	105	106	108	110	111	112	65	66	67	68	69	69	70
	95º	108	109	110	112	114	115	116	69	70	71	72	73	74	74
	99º	115	116	118	120	121	123	123	77	78	79	80	81	81	82
6	50º	91	92	94	96	98	99	100	53	53	54	55	56	57	57
	90º	105	106	108	110	111	113	113	68	68	69	70	71	72	72
	95º	109	110	112	114	115	117	117	72	72	73	74	75	76	76
	99º	116	117	119	121	123	124	125	80	80	81	82	83	84	84

Apêndice F | **611**

Idade	PA percentil	PAS (mmHg) — Percentil de altura							PAD (mmHg) — Percentil de altura						
		5%	10%	25%	50%	75%	90%	95%	5%	10%	25%	50%	75%	90%	95%
7	50º	92	94	95	97	99	100	101	55	55	56	57	58	59	59
	90º	106	107	109	111	113	114	115	70	70	71	72	73	74	74
	95º	110	111	113	115	117	118	119	74	74	75	76	77	78	78
	99º	117	118	120	122	124	125	126	82	82	83	84	85	86	86
8	50º	94	95	97	99	100	102	102	56	57	58	59	60	60	61
	90º	107	109	110	112	114	115	116	71	72	72	73	74	75	76
	95º	111	112	114	116	118	119	120	75	76	77	78	79	79	80
	99º	119	120	122	123	125	127	127	83	84	85	86	87	87	88
9	50º	95	96	98	100	102	103	104	57	58	59	60	61	61	62
	90º	109	110	112	114	115	117	118	72	73	74	75	76	76	77
	95º	113	114	116	118	119	121	121	76	77	78	79	80	81	81
	99º	120	121	123	125	127	128	129	84	85	86	87	88	88	89
10	50º	97	98	100	102	103	105	106	58	59	60	61	61	62	63
	90º	111	112	114	115	117	119	119	73	73	74	75	76	77	78
	95º	115	116	117	119	121	122	123	77	78	79	80	81	81	82
	99º	122	123	125	127	128	130	130	85	86	86	88	88	89	90
11	50º	99	100	102	104	105	107	107	59	59	60	61	62	63	63
	90º	113	114	115	117	119	120	121	74	74	75	76	77	78	78
	95º	117	118	119	121	123	124	125	78	78	79	80	81	82	82
	99º	124	125	127	129	130	132	132	86	86	87	88	89	90	90
12	50º	101	102	104	106	108	109	110	59	60	61	62	63	63	64
	90º	115	116	118	120	121	123	123	74	75	75	76	77	78	79
	95º	119	120	122	123	125	127	127	78	79	80	81	82	82	83
	99º	126	127	129	131	133	134	135	86	87	88	89	90	90	91
13	50º	104	105	106	108	110	111	112	60	60	61	62	63	64	64
	90º	117	118	120	122	124	125	126	75	75	76	77	78	79	79
	95º	121	122	124	126	128	129	130	79	79	80	81	82	83	83
	99º	128	130	131	133	135	136	137	87	87	88	89	90	91	91

(Continua)

TABELA F-1 Níveis de Pressão Arterial para Meninos por Idade e Percentil de Altura (*Continuação*)

Idade, a	Percentil BP	SBP, mm Hg Percentil de Altura							DBP, mm Hg Percentil de Altura						
		5º	10º	25º	50º	75º	90º	95º	5º	10º	25º	50º	75º	90º	95º
14	50º	106	107	109	111	113	114	115	60	61	62	63	64	65	65
	90º	120	121	123	125	126	128	128	75	76	77	78	79	79	80
	95º	124	125	127	128	130	132	132	80	80	81	82	83	84	84
	99º	131	132	134	136	138	140	140	87	88	89	90	91	92	92
15	50º	109	110	112	113	115	117	117	61	62	63	64	65	66	66
	90º	122	124	125	127	129	130	131	76	77	78	79	80	80	81
	95º	126	127	129	131	133	134	135	81	81	82	83	84	85	85
	99º	134	135	136	138	140	142	142	88	89	90	91	92	93	93
16	50º	111	112	114	116	118	119	120	63	63	64	65	66	67	67
	90º	125	126	128	130	131	133	134	78	78	79	80	81	82	82
	95º	129	130	132	134	135	137	137	82	83	83	84	85	86	87
	99º	136	137	139	141	143	144	145	90	90	91	92	93	94	94
17	50º	114	115	116	118	120	121	122	65	66	66	67	68	69	70
	90º	127	128	130	132	134	135	136	80	80	81	82	83	84	84
	95º	131	132	134	136	138	139	140	84	85	86	87	87	88	89
	99º	139	140	141	143	145	146	147	92	93	93	94	95	96	97

O 90º percentil é 1,28 SD, o 95º percentil é 1,645 SD e o 99º percentil é 2,326 SD sobre a média.
Para fins de pesquisa, os SDs na Tabela B-1 permitem a computação de escores BP Z e percentis para meninos com percentis de altura apresentados na Tabela 3 (ou seja, o 5º, 10º, 25º, 50º, 75º, 90º e 95º percentis). Esses percentis de altura devem ser convertidos em escores Z de altura dados por: 5% = -1,645; 10% = -1,28; 25% = -0,68; 50% = 0,75; 75% = 0,68; 90% = 1,28 e 95% = 1,645 e então computados de acordo com a metodologia nos passos 2 a 4 descritos no Apêndice B. Para crianças com percentis de altura diferentes, obedecer aos passos 1 a 4 descritos no Apêndice B.
Cortesia de National High Blood Pressure Education Program Working Group on High Blood Pressure in Children and Adolescents: The Fourth Report on the Diagnosis, Evaluation and Treatment of High Blood Pressure in Children and Adolescents. Pediatrics 2004;114(2):555-576. ©2004. The American Academy of Pediatrics.

TABELA F-2 — Níveis de Pressão Arterial para Meninas por Idade e Percentil de Altura

Idade, a	Percentil BP	SBP, mm Hg Percentil de Altura							DBP, mm Hg Percentil de Altura						
		5º	10º	25º	50º	75º	90º	95º	5º	10º	25º	50º	75º	90º	95º
1	50º	83	84	85	86	88	89	90	38	39	39	40	41	41	42
	90º	97	97	98	100	101	102	103	52	53	53	54	55	55	56
	95º	100	101	102	104	105	106	107	56	57	57	58	59	59	60
	99º	108	108	109	111	112	113	114	64	64	65	65	66	67	67
2	50º	85	85	87	88	89	91	91	43	44	44	45	46	46	47
	90º	98	99	100	101	103	104	105	57	58	58	59	60	61	61
	95º	102	103	104	105	107	108	109	61	62	62	63	64	65	65
	99º	109	110	111	112	114	115	116	69	69	70	70	71	72	72
3	50º	86	87	88	89	91	92	93	47	48	48	49	50	50	51
	90º	100	100	102	103	104	106	106	61	62	62	63	64	64	65
	95º	104	104	105	107	108	109	110	65	66	66	67	68	68	69
	99º	111	111	113	114	115	116	117	73	73	74	74	75	76	76
4	50º	88	88	90	91	92	94	94	50	50	51	52	52	53	54
	90º	101	102	103	104	106	107	108	64	64	65	66	67	67	68
	95º	105	106	107	108	110	111	112	68	68	69	70	71	71	72
	99º	112	113	114	115	117	118	119	76	76	76	77	78	79	79
5	50º	89	90	91	93	94	95	96	52	53	53	54	55	55	56
	90º	103	103	105	106	107	109	109	66	67	67	68	69	69	70
	95º	107	107	108	110	111	112	113	70	71	71	72	73	73	74
	99º	114	114	116	117	118	120	120	78	78	79	79	80	81	81

(Continua)

TABELA F-2 Níveis de Pressão Arterial para Meninas por Idade e Percentil de Altura (Continuação)

Idade, a	Percentil BP	SBP, mm Hg Percentil de Altura							DBP, mm Hg Percentil de Altura						
		5º	10º	25º	50º	75º	90º	95º	5º	10º	25º	50º	75º	90º	95º
6	50º	91	92	93	94	96	97	98	54	54	55	56	56	57	58
	90º	104	105	106	108	109	110	111	68	68	69	70	70	71	72
	95º	108	109	110	111	113	114	115	72	72	73	74	74	75	76
	99º	115	116	117	119	120	121	122	80	80	80	81	82	83	83
7	50º	93	93	95	96	97	99	99	55	56	56	57	58	58	59
	90º	106	107	108	109	111	112	113	69	70	70	71	72	72	73
	95º	110	111	112	113	115	116	116	73	74	74	75	76	76	77
	99º	117	118	119	120	122	123	124	81	81	82	82	83	84	84
8	50º	95	95	96	98	99	100	101	57	57	57	58	59	60	60
	90º	108	109	110	111	113	114	114	71	71	71	72	73	74	74
	95	112	112	114	115	116	118	118	75	75	75	76	77	78	78
	99º	119	120	121	122	123	125	125	82	82	83	83	84	85	86
9	50º	96	97	98	100	101	102	103	58	58	58	59	60	61	61
	90º	110	110	112	113	114	116	116	72	72	72	73	74	75	75
	95º	114	114	115	117	118	119	120	76	76	76	77	78	79	79
	99º	121	121	123	124	125	127	127	83	83	84	84	85	86	87
10	50º	98	99	100	102	103	104	105	59	59	59	60	61	62	62
	90º	112	112	114	115	116	118	118	73	73	73	74	75	76	76
	95º	116	116	117	119	120	121	122	77	77	77	78	79	80	80
	99º	123	123	125	126	127	129	129	84	84	85	86	86	87	88
11	50º	100	101	102	103	105	106	107	60	60	60	61	62	63	63
	90º	114	114	116	117	118	119	120	74	74	74	75	76	77	77
	95º	118	118	119	121	122	123	124	78	78	78	79	80	81	81
	99º	125	125	126	128	129	130	131	85	85	86	87	87	88	89

Idade	BP percentil	|SBP	5º	10º	25º	50º	75º	90º	95º	|DBP	5º	10º	25º	50º	75º	90º	95º
12	50º		102	103	104	105	107	108	109		61	61	61	62	63	64	64
	90º		116	116	117	119	120	121	122		75	75	75	76	77	78	78
	95º		119	120	121	123	124	125	126		79	79	79	80	81	82	82
	99º		127	127	128	130	131	132	133		87	87	86	88	88	89	90
13	50º		104	105	106	107	109	110	110		62	62	62	63	64	65	65
	90º		117	118	119	121	122	123	124		76	76	76	77	78	79	79
	95º		121	122	123	124	126	127	128		80	80	80	81	82	83	83
	99º		128	129	130	132	133	134	135		87	87	88	89	89	90	91
14	50º		106	106	107	109	110	111	112		63	63	63	64	65	66	66
	90º		119	120	121	122	124	125	125		77	77	77	78	79	80	80
	95º		123	123	125	126	127	129	129		81	81	81	82	83	84	84
	99º		130	131	132	133	135	136	136		88	88	89	90	90	91	92
15	50º		107	108	109	110	111	113	113		64	64	64	65	66	67	67
	90º		120	121	122	123	125	126	127		78	78	78	79	80	81	81
	95º		124	125	126	127	129	130	131		82	82	82	83	84	85	85
	99º		131	132	133	134	136	137	138		89	89	90	91	91	92	93
16	50º		108	108	110	111	112	114	114		64	64	65	66	66	67	68
	90º		121	122	123	124	126	127	128		78	78	79	80	81	81	82
	95º		125	126	127	128	130	131	132		82	82	83	84	85	85	86
	99º		132	133	134	135	137	138	139		90	90	90	91	92	93	93
17	50º		108	109	110	111	113	114	115		64	65	65	66	67	67	68
	90º		122	122	123	125	126	127	128		78	79	79	80	81	81	82
	95º		125	126	127	129	130	131	132		82	83	83	84	85	85	86
	99º		133	133	134	136	137	138	139		90	90	91	91	92	93	93

O 90º percentil é 1,28 SD, o 95º percentil é 1,645 SD e o 99º percentil é 2,326 SD sobre a média.
Para fins de pesquisa, os SDs na Tabela B-1 permitem a computação de escores BP Z e percentis para meninas com percentis de altura apresentados na Tabela 4 (ou seja, o 5º, 10º, 25º, 50º, 75º, 90º e 95º percentis). Esses percentis de altura devem ser convertidos em escores Z de altura dados por: 5% = -1,645; 10% = -1,28; 25% = -0,68; 50% = 0,75; 75% = 0,68; 90% = 1,28 e 95% = 1,645 e então computados de acordo com a metodologia nos passos 2 a 4 descritos no Apêndice B. Para crianças com percentis de altura diferentes, obedecer aos passos 1 a 4 descritos no Apêndice B.
Cortesia de National High Blood Pressure Education Program Working Group on High Blood Pressure in Children and Adolescents: The Fourth Report on the Diagnosis, Evaluation and Treatment of High Blood Pressure in Children and Adolescents. Pediatrics 2004;114(2):555-576. ©2004. The American Academy of Pediatrics.

TABELA F-3 Classificação de Hipertensão em Crianças e Adolescentes com Frequência de Medição e Recomendações de Terapia

	Percentil SBP ou DBP*	Frequência de medição de BP	Mudanças terapêuticas no estilo de vida	Terapia farmacológica
Normal	< 90º	Reavaliar no próximo exame físico programado	Estimular uma dieta sadia, sono e atividade física	—
Pré-hipertensão	90º a < 95º ou se BP exceder 120/80 mesmo se percentil < 90º até percentil < 95º†	Reavaliar em 6 meses	Aconselhamento sobre tratamento do peso, em caso de obesidade; introduzir atividade física e tratamento dietético‡	Nenhuma, a menos por indicações convincentes como doença renal crônica, diabetes melito, insuficiência cardíaca ou LVH
Hipertensão em Estágio 1	Percentil > 95º-99º + 5 mm Hg	Reavaliar em 1-2 semanas ou antes se paciente sintomático; se persistentemente elevada em 2 ocasiões adicionais, avaliar ou encaminhar para a origem dos cuidados dentro de 1 mês	Aconselhamento sobre tratamento do peso, em caso de obesidade; introduzir atividade física e tratamento dietético‡	Iniciar terapia com base em indicações na Tabela 6 ou se houver indicações convincentes (como mostrado anteriormente)
Hipertensão em Estágio 2	Percentil > 99º + 5 mm Hg	Avaliar ou encaminhar para fonte de cuidados em 1 semana ou imediatamente se paciente sintomático	Aconselhamento sobre tratamento do peso, em caso de obesidade; introduzir atividade física e tratamento dietético‡	Iniciar terapia§

*Para gênero, idade e altura medidos em pelo menos três ocasiões separadas. Se categorias sistólica e diastólica forem diferentes, categorizar pelo valor mais alto.
†Isso ocorre tipicamente aos 12 anos de idade para SBP e aos 16 anos de idade para DBP.
‡Pais e crianças tentando modificar o plano de alimentação para o plano do Dietary Approaches to Stop Hypertension Study poderão se beneficiar com a consulta a um nutricionista registrado ou licenciado para ajudá-los.
§Várias drogas poderão ser necessárias.
Cortesia de National High Blood Pressure Education Program Working Group on High Blood Pressure in Children and Adolescents: The Fourth Report on the Diagnosis, Evaluation and Treatment of High Blood Pressure in Children and Adolescents. Pediatrics 2004;114(2):555-576. ©2004. The American Academy of Pediatrics.

Apêndice G

Procedimentos Comuns

Akshaya J. Vachharajani

- O profissional deve ficar confortável. Esse é o aspecto mais importante para começar um procedimento.
- Se o *profissional* não estiver confortável, o procedimento levará mais tempo e terá maior probabilidade de ser malsucedido.
- Para todos os procedimentos descritos a seguir:
  - Fazer um intervalo.
  - Usar máscara.
  - Usar avental esterilizado e luvas esterilizadas após a escovação.
  - Preparar e drapejar a pele com iodo-povidona mediante precauções de assepsia.

CATETERIZAÇÃO DA ARTÉRIA UMBILICAL

Indicações

- Monitorar gases do sangue arterial e pressão arterial.
- Administrar nutrição parenteral total (TPN) ou soluções hipertônicas.

Complicações

- Hemorragia (pelo deslocamento da linha).
- Trombose.
- Infecção.
- Isquemia/infarto das extremidades inferiores, do intestino ou do rim.
- Arritmia.
- Hipertensão.

Colocação da Linha e Comprimento do Cateter

- Com linha alta, colocar a ponta do cateter acima do diafragma, entre T6 e T9 (superior às artérias renal e mesentérica). Essa abordagem tem menos propensão a complicações.
- Use a fórmula para determinar o comprimento do cateter (linha alta):

$$\text{Comprimento do cateter (cm)} = (3 \times \text{o peso ao nascer (kg)}) + 9$$

Procedimento

- Determinar o comprimento do cateter.
- Restringir o lactente. Usando técnica estéril, preparar e drapear o campo cirúrgico do cordão umbilical e pele adjacente.
- Borrifar o cateter com soro fisiológico esterilizado (após ter inserido torneira de passagem de três vias) antes da inserção para evitar embolia de ar.
- Colocar a fita umbilical esterilizada ao redor da base do cordão. Cortar o cordão em sentido horizontal, cerca de 1,5–2,0 cm acima da pele. Apertar a fita umbilical para parar o sangramento.
- Identificar uma veia grande de paredes finas e as duas artérias menores, de paredes mais espessas. Usar uma pinça com ponta curvada para abrir delicadamente e dilatar uma das artérias.
- Pinçar o cateter ~ 1 cm a partir da ponta com pinça sem dentes e inserir o cateter na artéria, até a extensão desejada. Alimentar o cateter na artéria usando pressão suave.
  - Não forçar o cateter.
  - Forçar o cateter pode causar um trajeto luminar falso.

- Prender o cateter com uma sutura pelo cordão e ao redor do cateter.
- Confirmar a posição do cateter com uma radiografia. O cateter poderá ser puxado de volta, mas não avançado uma vez violado o campo estéril.

CATETERIZAÇÃO DA VEIA UMBILICAL

Indicações
- Administrar cristaloides ou coloides na sala de parto para reanimar neonatos em choque.
- Administrar os medicamentos rapidamente.
- Administrar fluidos hipertônicos ou TPN.

Complicações
- Hemorragia por deslocamento da linha ou da perfuração de um vaso.
- Infecção.
- Embolia aérea.
- Arritmia.
- Trombose da veia porta e hipertensão portal (complicação tardia).
- Efusão pleural e pericárdica e tamponamento pericárdico.

Colocação da Linha e Comprimento do Cateter
- Colocar o cateter na veia cava inferior acima do nível do ducto venoso e das veias hepáticas e abaixo do nível do átrio esquerdo. Praticamente, isso significa ao nível da abóbada direita do diafragma.
- Usar a fórmula para determinar o comprimento do cateter:

Comprimento do cateter (cm) = [0,5 × comprimento do cateter da artéria umbilical (cm)] + 1

Procedimento
- Seguir os passos do procedimento para a colocação de cateter de artéria umbilical até identificar a artéria. Neste caso, identificar a veia de parede fina e inserir o cateter.
  - Avançar suavemente o cateter até a distância desejada.
  - Não forçar o cateter porque isso poderá causar um trajeto luminar falso.
- Prender o cateter como na colocação de cateter de artéria umbilical.
- Confirmar a colocação do cateter com radiografia.
- Na sala de parto, onde a rapidez da inserção da linha umbilical é essencial, inserir o cateter até 5 cm em um bebê a termo (ou até que se consiga retirar sangue facilmente); isso é suficiente.

PUNÇÃO LOMBAR

Indicações
- Diagnosticar meningite (suspeita de sepse em neonatos, apneia e bradicardia, avaliação de neonatos ou de crianças com culturas sanguíneas positivas).
- Aliviar a pressão intracraniana aumentada (ICP) em neonatos com hidrocefalia (punções lombares em série).

Contraindicações
- ICP aumentada
  - Se houver sinais ou sintomas de ICP aumentada (papiledema, hemorragia da retina, trauma com lesão craniana associada), solicitar a tomografia computadorizada (TC) antes de realizar a punção lombar. Em lactentes, a ICP aumentada não é contraindicação significativa, pois a

fontanela está aberta e o risco de herniação cerebelar é baixo. A varredura por TC raramente é realizada nesses bebês.
- A punção lombar não deverá ser realizada em neonatos muito doentes, que não tolerem o posicionamento exigido.
- Diátese de sangramento
  - Contagem de plaquetas > 50.000/mm^3 é a preferida.
  - A correção de deficiências do fator de coagulação antes da punção lombar previne a hemorragia do cordão espinal e a paralisia em potencial.
- Inspecionar as infecções cutâneas, as quais podem inocular o líquido cefalorraquidiano (LCR).

Complicações

- Punção seca ou traumática (a complicação mais comum).
- Cefaleia.
- Tumor adquirido do cordão espinal epidérmico causado por implante de material epidérmico no canal espinal, caso nenhum estilete tenha sido usado na entrada da pele.
- Dor localizada nas costas.
- Infecção.
- Sangramento.
- Herniações associadas à ICP aumentada. A herniação tonsilar do cerebelo não é uma complicação temida em lactentes com fontanela anterior aberta.

Procedimento

- A criança deve ficar sentada ou em posição recumbente lateral com os quadris, joelhos e pescoço flexionados. O status cardiorrespiratório deverá ser monitorado para evitar comprometimento.
- Localizar o interespaço entre L3-L4 ou L4-L5 desenhando uma linha imaginária entre as duas cristas ilíacas.
- Limpar a pele com iodo-povidona e drapear a criança de modo estéril.
- Usar agulha espinal calibre 20 ou 22 do comprimento desejado.
- Anestesiar a pele de cobertura e o tecido subcutâneo com lidocaína tamponada a 1%.
- Puncionar a linha média bem caudal ao processo espinhoso apalpado, angulando a agulha levemente em sentido do crânio e em direção ao umbigo. Avançar a agulha lentamente; retirar o estilete a cada poucos milímetros para verificar o fluxo do LCR.
- Se encontrar resistência (p. ex., tocar em um osso), retirar a agulha até a pele e redirecionar o ângulo da agulha.
- Enviar o LCR para os estudos apropriados (tubo 1 para cultura e corante de Gram, tubo 2 para glicose e proteína, tubo 3 para contagem celular e diferencial e tubo 4 para LCR salvo ou para quaisquer estudos especializados complementares). O tubo com o LCR mais transparente deverá ser enviado para contagem celular, independentemente de seu número.
- Para medir a pressão do LCR, o paciente deverá estar deitado reto (não curvado) e de lado. Uma vez estabelecido o fluxo livre de LCR, apoiar o manômetro e medir a pressão do LCR.

COLOCAÇÃO DE TUBO TORÁCICO E TORACOCENTESE

Indicações

- Pneumotórax de tensão e efusão pleural.

Complicações

- Pneumotórax ou hemotórax.
- Sangramento ou infecção.
- Contusão ou laceração pulmonar.
- Punção de diafragma, fígado ou baço.

Procedimento

Descompressão com Agulha

- Para pneumotórax de tensão, descomprimir inserindo um angiocateter borboleta de calibre 23 ou 22 no segundo espaço intercostal na linha medioclavicular, com precauções de assepsia.
- Inserir a agulha ou o angiocateter anexo a uma torneira de três vias aberto para a seringa e aspirar à medida que se avança a agulha. O avanço deve ser suspenso assim que o ar for aspirado na seringa. Parar de aspirar depois que a seringa estiver cheia de ar, fechar a torneira e esvaziar a seringa.
- Girar a torneira alinhada com a seringa e começar a aspirar de novo. Repetir até não haver mais aspiração de ar.

Colocação de Tubo Torácico

- Posicionar a criança em supino ou com o lado afetado para cima.
- Identificar o ponto de entrada, que é o terceiro ao quinto espaço intercostal no meio para a linha axilar anterior, geralmente ao nível do mamilo. (Cuidado para evitar o tecido mamário).
- Anestesiar localmente a pele, o tecido subcutâneo, os músculos da parede torácica e a pleura parietal com lidocaína.
- Fazer a incisão no ponto de inserção desejado e dissecar cegamente pelas camadas de tecido até atingir a porção superior da costela. (Isso evita o feixe neurovascular na porção inferior de cada costela).
- Empurrar um hemostato no topo da costela, pela pleura e no espaço pleural. Penetrar esse espaço pleural cuidadosamente. Estender o hemostato para abrir, colocar o tubo torácico em grampo e orientar no ponto de entrada.
- Inserir o tubo
  - Para pneumotórax, inserir o tubo anteriormente em direção ao ápice do pulmão oposto.
  - Para efusão pleural, direcionar o tubo para baixo e para trás.
- Fixar o tubo com suturas em bolsa.
- Anexar o tubo ao sistema de drenagem com -20 a -30 cm de pressão de água.
- Aplicar um curativo oclusivo estéril.
- Confirmar a posição com radiografia do tórax. É necessária uma radiografia torácica lateral para confirmar que a ponta do tubo torácico esteja no mediastino anterior, especialmente quando evacuando um pneumotórax.

Toracocentese

- Confirmar presença de fluido no espaço pleural com exame clínico, radiografia do tórax ou ultrassonografia. Confirmar que o volume de fluido é suficiente para ser drenado.
- Colocar a criança sentada repousando sobre uma mesa, se possível. Caso contrário, colocá-la em supino.
- Identificar o ponto de entrada no sétimo espaço intercostal e linha axilar posterior.
- Preparar e montar o sítio cirúrgico mediante precauções de assepsia.
- Anestesiar a pele, tecido subcutâneo, músculos da parede torácica e a pleura com lidocaína.

- Avançar um cateter intravenoso calibre 18 a 22 ou uma agulha de grande calibre anexa a uma seringa e uma torneira e então "caminhar" com a agulha sobre o topo da costela para o espaço pleural, enquanto fornecendo pressão negativa uniforme.
- Aspirar o fluido.
- Após remover a agulha ou o cateter, colocar um curativo oclusivo e obter uma radiografia do tórax para descartar um pneumotórax iatrogênico.

SUTURA

Informações Gerais

- As lacerações a serem suturadas deverão ter menos de 6 horas de vida (12 horas no rosto).
- Geralmente, ferimentos por mordida não devem ser suturados.
- Quanto mais tempo as suturas permanecerem no sítio, maior o potencial para cicatrizes e infecção.
- A cirurgia plástica deverá ser considerada com qualquer laceração envolvendo a face, os lábios, mãos, genitália, boca ou área orbitária, incluindo as lacerações profundas com dano neural; lacerações estreladas; lacerações de retalhos; lacerações envolvendo a borda do lábio; lacerações com viabilidade questionável de tecidos e lacerações grandes e complexas.

Procedimento

- Remover corpos estranhos.
- Examinar a área quanto a nervos, tendões e ossos expostos.
- Realizar um exame neurovascular.
- Lembrar-se de perguntar sobre o *status* de tétano e imunizar, se necessário.
- Irrigar o ferimento com quantidade copiosa de soro fisiológico estéril para limpar a área. (Este é o passo mais importante para prevenir a infecção).
- Aplicar um anestésico
  - Injetável
    - Sem suprimento de artéria terminal: lidocaína a 1% com epinefrina a 1%; dose máxima: 7 mg/kg.
    - Suprimento de artéria terminal: lidocaína a 1% sem epinefrina: dose máxima: 3–5 mg/kg.
  - Tópico: lidocaína, epinefrina, tetracaína (LET), lidocaína (ELA-Max)
- Desbridar todas as áreas necessárias.
- Iniciar a sutura (Tabela G-1).
- Aplicar unguento antibiótico e curativo estéril.

TABELA G-1	Exigências de Sutura para Lacerações por Sítio	
Sítio	Sutura (monofilamento)	Remoção (dias)
Face	6–0	3–5
Couro cabeludo	4–0 ou 5–0, considerar grampos	5–7
Pálpebra	6–0 ou 7–0	3–5
Sobrancelha	5–0 ou 6–0	3–5
Tronco	4–0 ou 5–0	5–7
Extremidades	4–0 ou 5–0	7
Superfície articular	4–0	10–14
Mão	5–0	7
Sola do pé	3–0 ou 4–0	7–10

APLICAÇÃO DE ADESIVOS CUTÂNEOS

- Usos apropriados: áreas de baixa tensão.
- Usos não apropriados: áreas de alta tensão, ferimentos contaminados, ferimentos envolvendo junções musculocutâneas, mordidas humanas ou de animais ou ferimentos com evidência de infecção.

Procedimento

- Limpar e secar a área.
- Obter hemostasia.
- Aproximar as bordas do ferimento.
- Espremer o adesivo pelas bordas do ferimento e depois aplicar em movimentos circulares ao redor do ferimento.
- Aplicar pelo menos três camadas, permitindo a secagem de cada camada entre as aplicações.

Aplicação Posterior

- Não aplicar curativo. Não é necessário e o adesivo se solta em 5-10 dias.
- Evitar unguentos tópicos.
- Não esfregar nem submergir a área.

LEITURAS SUGERIDAS

Dieckman R, Fisher D, Selbst S. Pediatric Emergency and Critical Care Procedures. St. Louis: Mosby-Year Book, 1997.
The Cochrane Database of Systematic Reviews. 2005: Issue 4, http://www.cochrane.org/reviews

Índice Remissivo

Números acompanhados pelas letras *f* em itálico e **t** em negrito indicam figuras e tabelas respectivamente.

A

Abscesso
　no tecido mole, 147
　　definição, 147
　　epidemiologia, 147
　　estudos laboratoriais e imagem, 148
　　etiologia, 147
　　exame físico, 148
　　histórico, 148
　　procedimentos de diagnóstico
　　　cirúrgico, 148
　　tratamento, 148
　　　cirurgia, 148
　　　medicações, 148
Abuso de álcool e drogas, 166
　definição e epidemiologia, 166
　ferramenta de triagem, 166
　tratamento, 166
Abuso infantil, *498f, 499f*
　por envenenamento, 61
　　diagnóstico, 61
　reconhecendo e respondendo a, 188
　sexual, 195
　　avaliação médica, 196
Acetaminofeno
　intoxicação por, 59
Acidemias orgânicas, 282
Acidente vascular encefálico, 339, 419
　diagnóstico, 339
　　diferencial, 339
　tratamento, 340, 419
Ácidos graxos
　oxidação de
　　distúrbios de, 282
Acidose metabólica, 463
　intervalo, 463
　tipos de, **464t**
Acne
　cística, 266
　inflamatória, 266
　neonatal, 256, *258f*
　　sintomas, 256
　　tratamento, 256
　vulgar, 265, *265f*
　　classificação, 265
　　etiologia, 265
　　tratamento, 266
Acondroplastia, *499f*
Adesivos cutâneos
　aplicação de, 622
　　aplicação posterior, 622
　　procedimento, 622
Adolescentes
　envenenamento de, 49
　medicina dos, 150
　　abuso de álcool e drogas, 166
　　consentimento e confidencialidade, 166
　　contracepção, 158
　　depressão, 164
　　desordens alimentares, 158
　　dismenorreia, 157
　　doença inflamatória pélvica, 156
　　doenças sexualmente transmissíveis, 150
　　sangramento uterino anormal, 157
　　suicídio, 165
　　varredura e prevenção, 151
Adrenarca prematura, 335
　diagnóstico, 335
　etiologia, 335
　telarca prematura benigna, 335
　tratamento, 335
Agentes antináusea, **516t**
　medicamentos, **516t**
Alagille
　síndrome de, **279t**
Albuterol
　dosagem de emergência de, **217t**
Aleitamento materno, 14
Alérgenos
　alimentares comuns, **225t**

Alergia alimentar, 225
  apresentação clínica, 225
  características das reações adversas, **226t**
  hipersensibilidade, 227
  IgE-mediada, 226
  definição, 225
  desafios alimentares orais, 228
  diagnóstico, 227
  estudos laboratoriais, 228
  epidemiologia, 225
  história, 227
  tratamento, 229
Alimentação
  seletiva, 18
  apresentação clínica, 18
  avaliação, 18
  tratamento, 18
Alimentos
  complementares, 14
Anafilaxia, 230
  definição, 230
  diagnóstico, 230
  etiologia, 230
  fisiopatologia, 230
  tratamento, 230
    alta e acompanhamento, 231
    observação, 231
    terapia aguda, 230
Anel vaginal, **160t**
Anemia, 352
  avaliação laboratorial, 353
  classificação, 352
  definição, 352
  etiologia, 354
  histórico, 352-353
  tratamento, 354
Angelman
  síndrome de, **279t**
Angioedema
  sem urticária, 224
    avaliação, 224
    sintomas, 224
    testes de rastreio, 224
    tratamento, 225
Anorexia nervosa, 158
  achados laboratoriais, 163
  apresentação clínica, 163
  complicações, 163
  definição, 158
  epidemiologia, 162

exame físico, 163
restrição alimentar, 158
tratamento, 163
Anormalidades
  eletrolíticas, 25
  hipercalcemia, 29
  hipercalemia, 28
  hiperfosfatemia, 31
  hipernatremia, 25
  hipocalcemia, 30
  hipocalemia, 28
  hipofosfatemia, 31
  hiponatremia, 26
Ansiedade
  transtornos de, 176
  desencadeantes de, **177t**
  de separação, 177
  diretrizes de tratamento, 178
  fobias específicas, 177
  generalizada, 177
  pânico, 177
Antebraço
  fraturas no, 69
Aparelhos cardíacos implantados, 254
  desfibrilador intracardíaco, 254
  gravador de eventos implantável, 254
  marca-passo, 254
  terapia de ressincronização cardíaca, 254
Apêndice A, 52
  diretrizes de imunização, 2015, 578
  programa de imunização
    recomendado para pessoas entre 0 e 18
    anos, 578
Apêndice B, 581-594
  marcos de desenvolvimento, 581
Apêndice C, 595, 605
  curvas de crescimento, 595-604
  estágios de Tanner, 605-606
Apêndice E, 607
  diretrizes para fototerapia
    transfusão de troca, 607-608
Apêndice F, 609
  hipertensão em crianças
    e adolescentes, 609-616
Apêndice G, 617
  procedimentos comuns, 617
  cateterização da artéria umbilical, 617
Apendicite, 145, *490f*
  definição, 145
  diagnóstico diferencial, 146
  epidemiologia, 145

estudos laboratoriais, 145
  etiologia, 145
  exame físico, 145
  histórico, 145
  imagem, 145
  tratamento, 146
    cirurgia, 146
    complicações, 146
Aplasia cútis
  congênita, 262
  definição, 262
  lesões, 262
  tratamento, 262
Apneia e bradicardia
  com ou sem hipóxia, 518
  recém-nascido com
    abordagem ao, 89
Aprendizagem
  transtornos de, 170
    identificando as crianças em risco, 170
    subtipo, 170
Aranhas
  picadas de, 46
    aranha marrom, 46
      tratamento, 46
    viúva negra, 46
      tratamento, 47
Arlequim
  alteração da cor do, 259
    ocorrência, 259
    tratamento, 259
Arritmia, 237
  diagnóstico, 237
    apresentação clínica e história, 237
    diferencial, 237
    exame físico, 237
    princípios gerais, 237
  tratamento, 240
    terapia inicial, 240
    terapia para cessar, 240
Artrite idiopática
  juvenil, 447
    classificação, **448t**
      achados de laboratório, **448t**
      critérios diagnósticos, **448t**
      prognóstico, **448t**
      sexo, **448t**
    complicações, 449
    diagnóstico, 447
    tratamento, 447

Artrite infecciosa, **406t**
  etiologia, **406t**
  terapia, **406t**
Artrite séptica, 74
  administração, 75
  antecedentes, 74
  apresentação clínica, 74
  avaliação, 75
  diagnóstico, 75
Asma, 209
  definição, 209
  diagnóstico, 209
    diferencial, **210t**
  educação do paciente, 222
  exame físico, 210
  exames laboratoriais, 215
  frequência respiratória, **215t**
  história, 209
  manejo diário, 218
  tratamento
    no episódio agudo, 215
Aspiração
  de corpo estranho, 434
Aspirado
  pré-gavagem
    recém-nascido com
      abordagem ao, 92
Atresia esofágica, 138
  definição e anatomia, 138
  epidemiologia, 138
  estudos laboratoriais e imagem, 138
  etiologia, 138
  exame físico, 138
  histórico, 138
  tratamento, 139
    complicações, 139
Azelastina
  na conjuntivite alérgica, **206t**

B
Babinski
  reflexo de, 415
Baixa estatura, 329
  crescimento fetal, 329
  estudos de laboratório, 332
  etiologia, 329
  exame físico, 331
  falha de crescimento primário, 330
  falha de crescimento secundário, 330
  histórico, 331

tratamento, 332
Beckwith-Wiedemann
  síndrome de, **279t**
Benzodiazepínicos, 58
Blefarite, 270
Bócio, 328
  definição, 328
  diagnósticos, 329
  etiologia, 328
  tratamento, 329
Bolsa-válvula-máscara
  ventilação com, 110
Botulismo, 420
  causas, 420
  sinais e sintomas, 420
  tratamento, 420
Bronquiolite, 363, 435
  apresentação clínica, 363, 436
    sintomas inicias, 363
  associação com, 365
  definição, 435
  diagnóstico, 436
  epidemiologia e etiologia, 363, 435
    incidência, 363
  estudos laboratoriais e de imagem, 363
  fisiopatologia, 436
  tratamento e prevenção, 363, 437, 438
Brucelose, 392
  apresentação clínica, 392
    achados, 392
    sintomas, 392
  epidemiologia, 392
  estudos de laboratório, 392
  etiologia, 392
  tratamento, 392
Budesonida
  na rinite alérgica, **204t**
Bulimia nervosa, 162
  achados laboratoriais, 163
  apresentação clínica, 163
  autoavaliação, 162
  definição, 182
  epidemiologia, 162
  exame físico, 163
  tratamento, 163

C

Café com leite
  manchas, 260
  ocorrência, 260

Canalopatias, 240
  síndromes, 241
  tratamento, 241
Cancroide, **154t**
  características, **154t**
  terapia, **154t**
Carboxi-hemoglobina
  envenenamento por, 60
Cardiologia, 233
  aparelhos cardíacos implantados, 254
  arritmia, 237
  canalopatias, 240
  dor torácica, 244
  insuficiência cardíaca congestiva, 253
  interpretação de eletrocardiograma, 233
  murmúrios cardíacos, 248
  recém-nascido com doença cardíaca, 241
  síncope, 245
Cardiomiopata
  distúrbios genéticos
    associados à, 287
    diagnóstico e avaliação, 287
Carrapato
  infecções transmitidas por, 394
  descrição e tratamento das, **396t-400t**
  prevenção, 395
  paralisia do, 420
  tratamento, 420
Catecolamina, 120
Cateterização
  da artéria umbilical, 617
    colocação da linha
      comprimento do cateter, 617
    procedimento, 617
  da veia umbilical, 618
    colocação da linha
      e comprimento do cateter, 618
    complicações, 618
    indicações, 618
    procedimento, 618
Cefaleia
  enxaqueca, 422
    definição, 422
    exame físico, 422
    história, 422
    tratamento, 422
Cetamina, **109t**
Cetoacidose diabética, 307
  apresentação clínica, 308
  características, 307

edema cerebral, 311
estudos de laboratório, 308
etiologia, 307
grave, 309
leve, 308
moderada, 308
tratamento, 308
 outras estratégias terapêuticas, 310
 hidratação intravenosa, 310
 insulina intravenosa, 311
 substituição do potássio, 311
Cetotifeno
 na conjuntivite alérgica, 206t
Choque, 116
 classificação, 116, 117t
 definição, 116
 medicações vasoativas usadas no, 119t
 dobutamina, 119t
 dopamina, 119t
 epinefrina, 119t
 milnirona, 119t
 norepinefrina, 119t
 monitoramento, 116
 tratamento, 118
Chumbo
 envenenamento por, 354
Chvostek
 sinal de, 30
Cirurgia de, 135
 doenças adquiridas, 141
 abscesso no tecido mole, 147
 apendicite, 145
 enterocolite necrosante, 141
 estenose pilórica hipertrófica infantil, 143
 intussuscepção, 143
 trauma abdominal, 146
 doenças congênitas, 135
 atresia esofágica, 136
 defeito na parede abdominal, 135
 fístula traqueoesofágica, 138
 hérnia diafragmática congênita, 136
 hérnia inguinal, 140
 má rotação, 139
Cirurgia cardíaca
 cuidado pós-operatório, 125
 conduta na UTI
 as primeiras horas, 125
 durante a noite, 126
 detalhes operatórios, 125
 detalhes pré-operatórios, 125

Cistite
 hemorrágica, 339
 diagnóstico, 339
 prevenção, 339
 tratamento, 339
Citomegalovírus, 380
 apresentação clínica, 381
 definição, 380
 tratamento, 381
Clamídia, 152t
 características, 152t
 terapia, 152t
Claudicação
 criança com, 73
 avaliação de uma, 73
 diagnóstico diferencial, 73
 por idade, 74t
 exame físico, 73
 histórico, 73
 laboratorial e radiográfica, 73
Coagulação intravascular disseminada, 356
 avaliação laboratorial, 356
 tratamento, 356
Cólica
 diagnóstico, 5
 princípios gerais, 5
 tratamento, 5
Colite
 induzida por alimento, 227
Coma, 35
 Escala de Coma de Glasgow, 35t
 exame físico, 35
 exames laboratoriais, 35
 tratamento, 36
Comportamento disruptivo
 transtorno do, 182
 definição, 182
Concussão
 avaliação e tratamento de, 40t
 características, 40
Conjuntivite alérgica, 205, 407t
 avaliação, 205
 definição, 205
 etiologias, 407t
 exame físico, 205
 história, 205
 sintomas, 205
 terapia inicial, 407t
 tratamento, 206

Consciência alterada, 339
  diagnóstico diferencial, 339
Consentimento e confidencialidade
  no adolescente, 166
    definições, 166
Consultas
  de supervisão de saúde, 1
Constipação, 6, 297
  apresentação clínica, 6, 298
  avaliação diagnóstica, 6
  definição, 6
  funcional, 297
  tratamento, 6, 298
Contracepção, 158
  contraindicações, 158
  metas, 158
Convulsões, 340, 423
  avaliação laboratorial, 340
  classificação, 423
    por tipo clínico, **423t**
  definição, 423
  diagnóstico diferencial, 340
  etiologia, 424
  febris, 424
    definições, 424
    epidemiologia, 424
    localização de fraqueza, **425t**
    tratamento, 340, 424, 426
Corpo estranho
  aspiração de, 434
    apresentação clínica, 434
    definição, 434
    diagnóstico, 434
    epidemiologia, 434
    etiologia, 434
    fisiopatologia, 434
    tratamento, 435
Corticosteroides, 120
  sistêmicos, 217
Costelas
  fraturas de, 65
Cotovelo(s)
  lesões nos, 68
  puxado, 68
CRAFFT
  ferramenta de triagem, 166
Crânio
  fraturas complexas no, 65
Crescimento e nutrição, 13
  dieta normal, 14
    crianças pequenas, crianças maiores e
    adolescentes, 14
  lactentes, 14
  nutrição enteral infantil comum, **15t**
  normal, 13
    altura, 13
    padrões típicos, 13
    perímetro cefálico, 13
    peso, 13
    recém-nascidos prematuros, 13
  preocupações comuns da infância, 16
    alimentação seletiva, 18
    deficiência de vitaminas, 19
      sinais clínicos de, **19t**
    déficit de crescimento, 16
    obesidade, 18
    refluxo fisiológico, 17
Criança(s)
  com dores e/ou inchaço
    nas articulações, 443
    análise de fluido articular, 444
    diagnóstico diferencial, 443
    estudos de laboratório, 444
      avaliação inicial, 444
    etiologia, 443
    investigação por imagem, 444
    tratamento, 444
  envenenamento em, 49
  febril
    abordagem para a
      com menos de 90 dias de vida, 367,
        368t-369t
      fatores de risco, 367
    frequência respiratória para, **215t**
    hipotônica, 421
      diagnóstico, 421
      diagnóstico diferencial, 421
      localização, 421
    internacionalmente adotada
      abordagem para avaliação e imunização
        de, **402t-403t**
      doenças infecciosas e a, 395
      imunizações, 395
      parasitas intestinais, 395
        tratamento de, **404t**
      testes de triagem para, **401t**
Cri-du-Chat
  síndrome de, **279t**
Crise aplástica, 350
  avaliação laboratorial, 350
  definição, 350
  tratamento, 350

Crises vasoclusivas/dor, 351
    estudos laboratoriais, 351
    exame físico, 351
    tratamento, 351
Crohn
    doença de, 492f
Crupe, 430
    apresentação clínica, 430
    definição, 430
    diagnóstico, 430
    epidemiologia, 430
    etiologia, 430
    fisiopatologia, 430
    tratamento, 431
Cuidado crítico, 106
    choque, 116
    cuidado pós-operatório
        de paciente após cirurgia cardíaca, 125
    falência respiratória, 106
    manejo das vias aéreas, 110
    manejo de crianças com lesões
        tipo ventrículo único, 129
    morte com base em
        critérios neurológicos, 124
    pressão intracraniana aumentada, 120
    suporte respiratório, 107
Cutis marmorata, 256
    diagnóstico diferencial, 256
    sintomas, 256
    tratamento, 256

D

Dedos
    para dentro, 79
    para fora, 79
Deficiência intelectual
    distúrbios genéticos que se apresentam
        com, 286
        avaliação inicial, 286
        definições, 286
        tratamento, 287
Déficit de atenção
    transtorno de, 175
        diagnóstico, 175
        efeitos colaterais, 176
        medicações, 176
        tratamento, 176
Déficit de crescimento, 16
Depressão, 164
    definições, 164

    epidemiologia, 164
    tratamento, 164
Dermatoses neonatais, 256
Dermatite atópica, 206, 266, 267f
    avaliação, 207
    considerações especiais, 209
    definição, 206, 266
    epidemiologia, 266
    exame físico, 207
    história, 206
    medicações usadas, **206t**
    prevalência, 206
    subtipos, 267
    tratamento, 208, 269
Dermatite da fralda, 269
    sintomas, 269
    tratamento, 269
Dermatite de contato, 270
    causas, 270
    lesões, 270
    tratamento, 270
Dermatite seborreica, 270
    características, 270
    formas, 270
    ocorrência, 270
    tratamento, 270
Dermatomiosite juvenil, 451
    apresentação clínica, 451
    complicações, 452
    definição, 451
    epidemiologia, 451
    tratamento, 451
Derrame pleural, 338
    tamponamento, 338
    toracocentese, 338
    tratamento, 338
Desafios alimentares orais, 228
Desenvolvimento
    por idade, **2t**
Desidratação e hipovolemia, 22
    definição, 22
    reposição de perdas, 23
    sintomas associados à, **23t**
    tipos de, 22
    tratamento, 22
        hospitalar
            indicações, 25
Desmotilidade intestinal
    no recém-nascido, 93

Desordens alimentares, 158
  definições e critérios, 158
Desvio de Fontan, 132
Diabetes insipidus, 322
  causas, 322
  definição, 322
  etiologia, 322, **323t**
  apresentação clínica, 322
  estudos de laboratório, 322
  teste de privação de água, **323t**
  teste de vasopressina, 324
  tratamento, 324
    central, 324
Desenvolvimento puberal, 332
  definições, 332
  exame físico, 333
  histórico, 333
Desvio de Glenn, 132
Diabetes melito, 305
  adrenarca prematura, 335
  baixa estatura, 329
  bócio, 328
  cetoacidose diabética, 307
  definição, 305
    critérios diagnósticos, 305
  desenvolvimento puberal, 332
  excesso de glicocorticoides, 319
  genitália ambígua, 320
  hiperplasia adrenal congênita, 317
  hipertireoidismo, 327
  hipoglicemia, 307, 311
  hipotireoidismo, 325
    adquirido, 327
    congênito, 326
  insuficiência adrenal, 315
  puberdade atrasada, 335
  puberdade precoce, 334
  síndrome do hormônio antidiurético inapropriado, 324
  tipo 1, 305
  tipo 2, 305
  tratamento, 305
    monitoramento de glicose no sangue, 306
    recomendações dietéticas, 306
    regimes de insulina, 305
    tempo de curso na preparação de, **306t**
  valores e níveis de glicose, **307t**
Diafragma, **161t**

Diarreia, 7, 296
  apresentação clínica, 6
  avaliação diagnóstica, 6
  em crianças pequenas, 7
  ocorrência, 7
  tratamento, 7
  infecciosa aguda, 296
  intratável da infância, 7
    definição, 7
    fatores, 7
    ocorrência, 7
  não bacteriana, 296
  tratamento, 7
Difenidramina
  na rinite alérgica, **203t**
Dificuldades respiratórias
  recém-nascido com
    abordagem ao, 82
Difusão
  deficiência de, 107
    achados no exame, 107
    exemplos de, 107
    tratamento, 107
DiGeorge
  síndrome de, 30
Disciplina
  ferramenta para orientar o comportamento da criança, 8
Dismenorreia, 157
  definição e etiologia, 157
  tratamento, 157
Displasia de desenvolvimento dos quadris, 76
  administração, 77
  avaliação, 77
  definição e etiologia, 76
  epidemiologia, 76
Dispositivo intrauterino, **159t**
Dobutamina, **119t**
Doença(s)
  alérgicas e asma, 201
  alergia alimentar, 225
  anafilaxia, 230
  conjuntivite alérgica, 205
  dermatite atópica, 206
  rinite alérgica, 201
  urticária e angioedema, 222
  da arranhadura do gato, 390
  apresentação clínica, 390
  sintomas, 390
  epidemiologia, 390

estudos de laboratório, 391
etiologia, 390
tratamento, 391
de Legg-Calve-Perthes, 70
de Osgood-Schlatter, 71
dermatológicas, 256
  acne vulgar, 265
  dermatite atópica, 266
  dermatite da fralda, 269
  dermatite de contato, 270
  dermatite seborreica, 270
  dermatoses neonatais, 256
  eritema multiforme, 276
  hemangiomas, 262
  marcas de nascença, 259
  molusco contagioso, 275
  verrugas, 273
de Sever, 73
de Von Willebrand, 357
do enxerto *versus* hospedeiro, 342
  definição, 342
  sintomas, 342
  tratamento, 342
fabricada pelo cuidador, 198
falciforme, 348
febril em crianças, 348
genéticas, 278
  descompensação metabólica, 283
  distúrbios genéticos, 284
    associados à lesão cardíaca congênita, 287
    com deficiência intelectual, 286
    com hiperamonemia, 284
    com hipoglicemia, 284
    com hipotonia infantil, 285
    com sintomatologia hepática, 288
  informações on-line sobre, 291
  malformações e características dismórficas, 278
  triagem do recém-nascido, 282
infecciosas, 362
  associadas a animais, 389
    brucelose, 392
    doença da arranhadura do gato, 390
    febre da mordida do gato, 393
    febre Q, 391
    leptospirose, 393
    psitacose, 392
    raiva, 389
    yersiniose, 394

  comuns, 362
    abordagem para a criança febril, 367
    bronquiolite, 363
    encefalite
      pelo vírus herpes simples, 372
    erupções na infância, 374
      eritema multiforme, 377
      petequiais, 377
    infecção do trato urinário, 366
    meningite, 369
    mononucleose infecciosa, 373
    otite média aguda, 362
    pneumonia, 365
  congênitas, 379
    citomegalovírus, 380
    hepatite, 384
    por vírus herpes simples, 381
    rubéola, 380
    sífilis, 383
    toxoplasmose, 379
    vírus da imunodeficiência humana, 383, 387
    vírus da varicela-zóster, 383
  e a criança internacionalmente adotada, 395
    tuberculose, 401
  transmitidas por carrapatos, 394
inflamatória pélvica, 156
  acompanhamento, 157
  definição e etiologia, 156
  diagnóstico, 156
  tratamento, 156
musculoesqueléticas
  de desenvolvimento, 76
neurológicas, 412
  cefaleia/enxaqueca, 422
  compressão da medula espinal, 416
  convulsões, 423
    febris, 424
  criança hipotônica, 421
  encefalopatia neonatal, 427
  estado epiléptico, 426
  exame, 412
  fraqueza aguda, 416
  hipertensão intracraniana, 415
  transtornos paroxísticos, 421
pulmonares, 430
  aspiração de corpo estranho, 434
  bronquiolite, 435
  crupe, 430

epiglotite, 432
fibrose cística, 439
traqueíte bacteriana, 433
renais, 459
acidose metabólica, 463
estudos da função renal e da urina, 459
glomerulonefrite, 470
hematúria, 468
hipertensão, 472
insuficiência renal aguda, 462
proteinúria, 464
síndrome nefrótica, 467
reumatológicas, 443
abordagem à criança com dores e/ou inchaço nas articulações, 443
artrite idiopática juvenil, 447
dermatomiosite juvenil, 451
doença de Kawasaki, 454
febre reumática
aguda, 453
lúpus eritematoso sistêmico, 449
lúpus neonatal, 451
púrpura de Henoch-Schölein, 452
síndromes de dor crônica, 457
síndromes de febre periódicas, 456
sexualmente transmissíveis, 150
características e terapia para, **152t-155t**
definição e etiologia, 150
varredura e prevenção, 151
diagnóstico e tratamento, 151
Dopamina, **119t**
Dor abdominal
em adolescentes, 293
em crianças em idade escolar, 293
em lactentes, 293
exame físico, 294
histórico, 294
Dor torácica, 244
diagnóstico, 244
apresentação clínica, 244
estudos diagnósticos, 244
exame físico, 244
histórico, 244
tratamento, 245
encaminhamentos, 245
medicações, 245
Doxepina, 224
Doxiciclina, 392
Down
síndrome de, **280t**

E

Eczema, 206. *Ver* Dermatite atópica
Eletrocardiograma
interpretação de, 233
anormalidades no, 234
eixo e duração QRS, 234
variações normais, **236t**
frequência, 233
normal em crianças, **234t**
intervalo PR, 234
normais, **235t**
ritmo, 233
QRS
duração normal de, **236t**
Eletrólitos
controle de, 22
anormalidades, 25
Emergências, 33
coma, 35
lacerações, 43
mordidas, 45
queimaduras, 41
reanimação cardiopulmonar, 33
sedação
para procedimentos em crianças, 47
trauma, 36
Emplastro transdérmico, **160t**
Encefalite
pelo vírus herpes simples, 372
apresentação clínica, 372
sinais e sintomas, 372
estudos de diagnóstico, 372
estudos de laboratório, 372
tratamento, 373
Encefalopatia
neonatal, 427
princípios gerais, 427
causas, 427
Endocardite, **407t**
etiologias, **407t**
terapia, **407t**
Endocrinologia, 305
adrenarca prematura, 335
baixa estatura, 329
cetoacidose diabética, 307
desenvolvimento puberal, 332
diabetes insipidus, 322
diabetes melito, 395
excesso de glicocorticoides, 319
genitália ambígua, 320

hiperplasia adrenal congênita, 317
hipertireoidismo, 327
hipoglicemia, 311
hipotireoidismo, 325
  adquirido, 327
  congênito, 326
  insuficiência adrenal, 315
  puberdade atrasada, 335
  puberdade precoce, 334
  síndrome do hormônio antidiurético
    inapropriado, 324
Enema
  com contraste, 493
Enterocolite necrosante, 92, 488f
  definição e anatomia, 141
  diagnóstico diferencial, 142
  epidemiologia, 141
  estudos laboratoriais e imagem, 142
  etiologia, 141
  exame físico, 142
  histórico, 142
  monitoramento, 142
  no recém-nascido, 92
  tratamento, 142
    cirurgia, 142
    não operatório, 142
Enterocolite neutropênica, 339
  definição, 339
  sinais e sintomas, 339
Entorses
  do tornozelo, 72
  classificação, 72
Enurese, 7
  apresentação clínica, 7
  avaliação laboratorial, 8
  definição, 7
  tratamento, 8
Envenenamento(s), 49
  abuso infantil por, 61
  achados comuns e abordagem terapêutica
    nas ingestões de medicamentos, 53t-54t
  apresentação clínica, 52
  centros antiveneno, 49
  classificação por idade, 49
  diagnóstico, 50
    histórico, 50
    plantas de jardim de interesse, 51t
  exames laboratoriais, 52
    específicos, 58
  outros exames diagnósticos úteis, 60

por chumbo, 354
  apresentação clínica, 354
  diagnóstico, 354
  edetato de cálcio, 354
  tratamento, 354
  tratamento, 60
  antídotos, 61
  eliminação de venenos ingeridos, 60
Enxaqueca. Ver Cefaleia
Epididimite, 153t
  características, 153t
  terapia, 153t
Epiglotite, 432
  apresentação clínica, 432
  definição, 432
  diagnóstico, 432
  epidemiologia, 432
  etiologia, 432
  fisiopatologia, 432
  tratamento, 432
Epinastina
  na conjuntivite alérgica, 206t
Epinefrina, 119t
  na urticária, 229
Eritema multiforme, 276, 276f, 377
  causas, 377
  definição, 377
  maior, 277
  minor, 276
  tratamento, 276
Eritema tóxico neonatal, 256, 257f
  incidência, 256
Erupções
  na infância, 374
  petequiais, 377, 378f
    causas, 377
Escala de Coma de Glasgow, 35t
Escoliose, 78, 78f
  administração, 78
  classificação, 78
  diagnóstico, 78
  exame físico, 78
  incidência, 78
  terapia, 79
Esofagite
  eosinofílica, 227
Espectro autista
  transtornos do, 178
  critérios diagnósticos, 178
  definição, 178

instrumentos de rastreamento, 181
medicina complementar, 182
testagem genética, 181
Estado epiléptico, 426
princípios gerais, 426
tratamento, 426
Estado mental
alterado
avaliação do, **428t**
categoria da doença, **428t**
exemplos, **428t**
verificação diagnóstica, **428t**
Estenose pilórica hipertrófica, *494f*
infantil, 143
definição, 143
epidemiologia, 143
estudos laboratoriais e imagem, 143
etiologia, 143
exame físico, 143
histórico, 143
tratamento, 143
resultados e complicações, 143
Evacuação, 5
de lactentes, 6
frequência, 6
princípios gerais, 5
Exame
neurológico, 412
coordenação, 414
em coma, 414
estado mental, 412
geral, 412
marcha, 414
motor, 413
nervos cranianos, 412
perímetro cefálico, 412
reflexos dos tendões profundos, 414
reflexos primitivos, 414
sensorial, 414
Exantemas
numerados, 374
entidades, **375t-376t**
erupção cutânea, **375t-376t**
etiologia, **375t-376t**
manifestações clínicas, **375t-376t**

F
Fala
desenvolvimento e transtornos da, 171
componentes, **172t**

Falência respiratória, 106
definição, 106
Faringite estreptocócica, **406t**
etiologia, **406t**
terapia, **406t**
Febre
da mordida do rato, 393
apresentação clínica, 393
epidemiologia, 393
estudos de laboratório, 393
etiologia, 393
tratamento, 393
e neutropenia, 337
Q, 391
apresentação clínica, 391
epidemiologia, 391
estudos de laboratório, 392
etiologia, 391
tratamento, 392
reumática aguda, 453
artrite reativa pós-estreptocócica, 454
critérios de Jones para, **453t**
critérios diagnósticos, 453
epidemiologia, 453
estudos de laboratório, 453
e investigação por imagens, 453
etiologia, 453
tratamento, 454
Fêmur
cabeça do, 70
escorregamento da epífise da, 70
apresentação clínica, 70
avaliação radiográfica, 70
tratamento, 70
fratura de, 67
Fentanil, **109t**
Ferro
deficiência de, 19
anamnese, 20
epidemiologia, 19
exame físico, 20
prevenção, 20
sinais clínicos de, **19t**
tratamento, 21
triagem de anemia, 20
Fexofenadina
na rinite alérgica, **203t**
Fibrose cística, **210t**, 439
apresentação clínica, 439
sinais e sintomas, 439

diagnóstico, 440
   testes, 440
e diabetes melito, 442
epidemiologia, 439
etiologia, 439
tratamento, 440
   agentes, 441
   terapia, 441
Fístula
   traqueoesofágica, 138. *Ver* Atresia esofágica
Fluidos
   controle de, 22
   desidratação e hipovolemia, 22
      sintomas associados à, **23t**
   manutenção de, 22
Fluoroscopia
   exames gastrointestinais por, 492
      enema com contraste, 493
      estudo de deglutição e da fala, 492
      trato gastrointestinal superior
         com bário, 492
      trânsito do intestino delgado, 493
Fontan
   desvio de, 132
Fórmula infantil, **15t**
   alimentação com, 14
Formulário, 527-577
   medicamentos comuns, 527
      prescritos por pediatras, 577
         com dosagem, 527
         comentários, 527
         forma oral ou tópica, 527
         nome, 527
FPIES
   sintomas de, 227
Fraqueza
   aguda, 416
      avaliação da, **417t**
      categoria da, **417t**
      exemplos, **417t**
      verificação diagnóstica, **417t**
      características úteis para localização, 418
      diagnose, 418
      diagnóstico diferencial, 418
      métodos para caracterização, 416
      transtornos selecionados, 419-420
   localização de, **425t**
      cérebro, **425t**
      junção neuromuscular, **425t**
      medula espinal, **425t**
      músculo, **425t**
      nervo periférico, **425t**
      neurônio motor, **425t**
Fraturas, 63
   administração geral, 63
   avaliação, 63
   clavicular, 67
   complexas
      no crânio, 65
   das costelas, 65
   de canto, 67
   do fêmur, 67
   de joelho, 70
   do úmero, 67
   e abuso infantil, 188
   em crianças, 63
      pequenas, 72
         tratamento, 72
   gessos para, *66f*
   múltiplas, 65
   na diáfise tibial, 72
   nas mãos, 69
   no antebraço, 69
      das hastes radiais e ulnares, 69
      de Colles, 69
   tipos de fraturas de Salter-Harris, **64t**
FTT
   causas de, 16
Furoato
   de fluticasona
      na rinite alérgica, **204t**
   de mometasona, **204t**

G

Gastroenterologia, 293
   constipação, 297
   diarreia, 296
   dor abdominal, 293
   hemorragia gastrointestinal, 299
   icterícia, 300
   insuficiência hepática aguda, 303
   vômitos, 294
Genética
   informações on-line sobre, 291
GeneReviews, 291
Genitália
   ambígua, 320
      definição, 320
      diagnóstico diferencial, 321
      tratamento, 321

exame físico, 321
histórico, 320
Geno valgo, 80
Geno varo, 79
Glasgow
  Escala de Coma de, **35t**
Glenn
  desvio de, 132
Glicocorticoides
  excesso de, 319
  no diabetes, 319
Glicose
  no sangue, **307t**
  monitoramento de, 306
Glomerulonefrite, 470
  características, 470
  diagnóstico, 472
  diagnóstico diferencial, 470, **471t-472t**
  tratamento, 472
Gonorreia, **152t**
  características, **152t**
  terapia, **152t**
Guillain-Barré
  síndrome de, 419

H

Hemangiomas, 262, *264f*
  aparência, 262
  complicações e associações, 264
  curso, 264
  tratamento, 264
Hematologia e oncologia, 337
  anemia, 352
  coagulação intravascular disseminada, 356
  doença de Von Willebrand, 357
  doença falciforme, 348
  emergências oncológicas, 338
  envenenamento por chumbo, 354
  febre e neutropenia, 337
  hemofilia, 356
  hipercoagulopatia, 358
  leucemia aguda linfoblástica, 342
  leucemia mieloblástica aguda, 343
  linfoma de Hodgkin, 345
  linfomas não Hodgkin, 344
  neuroblastoma, 346
  osteossarcoma, 347
  pesquisa para sangramento, 354
  princípios de transfusão, 359
  púrpura trombocitopênica idiopática, 258

questões BMT, 341
rabdomiossarcoma, 347
retinoblastoma, 348
sarcoma de Ewing, 347
trombocitopenias, 357
trombocitose, 358
tumor de Wilms, 346
Hematomas
  e abuso infantil, 188
  características comuns, **189t**
Hematúria, 468
  definição, 468
  epidemiologia, 468
  estudos de laboratório, 469
  etiologia, 469
  exame físico, 469
  história, 469
  investigação por imagem, 469
  tratamento, 470
Hemocromatose
  juvenil, **289t**
  neonatal, **289t**
Hemofilia, 356
  deficiência de fator VIII, 356
    tratamento, 356
  deficiência de fator IX, 356
    tratamento, 356
  deficiência de fator XI, 357
    tratamento, 357
  deficiência de fator XIII, 357
    diagnóstico, 357
    tratamento, 357
Hemoptise
  maciça, 338
  diagnóstico, 338
    diferencial, 338
  tratamento, 338
Hemorragia epidural, *501f*
Hemorragia gastrointestinal, 299
  avaliação, 299
  considerações diagnósticas, 299
  hematoquezia, 300
  testes laboratoriais, 299
  tratamento, 299
Hemorragia subdural, *501f*
Hemorragias retinianas, 193
Henoch-Schölein
  púrpura de, 452
  apresentação clínica, 452
  definição, 452

diagnóstico, 452
  epidemiologia, 452
  tratamento, 452
Hepatite
  A, 384
    apresentação clínica, 384
    epidemiologia, 384
    estudos de laboratório, 384
    etiologia, 384
    prevenção, 384
    tratamento, 384
  B, 384
    apresentação clínica, 385
    sintomas, 385
    epidemiologia, 384
    estudos de laboratório, 385
    etiologia, 384
    prevenção, 386
    testes de diagnóstico, 385t
    tratamento, 386
  C, 386
    apresentação clínica, 386
    sintomas, 386
    epidemiologia, 386
    modos de transmissão, 386
    estudos de laboratório, 386
    etiologia, 386
    tratamento, 386
  E, 387
    transmissão, 387
Hérnia diafragmática
  congênita, 136
    definição e anatomia, 136
    diagnóstico diferencial, 137
    epidemiologia, 137
    estudos laboratoriais e imagem, 137
    etiologia, 137
    exame físico, 137
    histórico, 137
    resultados e complicações, 138
    tratamento, 137
Hérnia inguinal, 140
  definição, 140
  diagnóstico diferencial, 141
  epidemiologia, 140
  etiologia, 140
  exame físico, 140
  histórico, 140
  imagem, 141

tratamento, 141
  cirurgia, 141
  complicações, 141
Herpes, **153t**
  características, **153t**
  terapia, **153t**
Híbrido
  procedimento, 132
Hidroxizina
  na rinite alérgica, **203t**
Hiperamonemia
  distúrbios genéticos
    que se apresentam com, 284
    apresentação clínica, 284
    estudos laboratoriais, 285
    tratamento, 285
Hiperatividade
  transtorno de, 175
  diagnóstico, 175
  efeitos colaterais, 176
  medicações, 176
  tratamento, 176
Hipercalcemia, 29, 341
  apresentação clínica, 29
  avaliação diagnóstica, 29
  definição, 29
  etiologia, 29
  fatores de risco, 341
  sintomas, 341
  tratamento, 29, 341
Hipercalemia, 28
  apresentação clínica, 28
  definição, 28
  etiologia, 28
  tratamento, 28
Hipercoagulopatia, 358
  avaliação laboratorial, 358
  tratamento, 358
Hiperfosfatemia, 31
  apresentação clínica, 31
  definição, 31
  etiologia, 31
  tratamento, 31
Hiperleucocitose, 340
  complicações, 340
  sinais e sintomas, 340
  tratamento, 340
Hipernatremia, 25
  apresentação clínica, 25
  definição, 25

638 | Índice Remissivo

etiologia, 25
tratamento, 25
Hiperplasia adrenal congênita, 317
   causas, 317
   definição, 317
   triagem neonatal, 317
Hipertensão, 472
   definições, 472
   diagnóstico diferencial, **473t**
   epidemiologia, 473
   estudos de laboratório, 474
   etiologia, 473
   exame físico, 474
   história, 474
   intracraniana, 415
      sinais e sintomas clínicos, 415
      tratamento, 415
   recém-nascido com, 101
      abordagem ao, 101
      etiologia, 101
      exame físico, 101
      histórico, 101
      tratamento, 102
   tratamento, 474
Hipertireoidismo, 327
   apresentação clínica, 328
   crise
      sinais e sintomas, 328
      estudos de laboratório, 328
   etiologia, 327
   neonatal, 328
   tratamento, 328
      cirurgia, 328
      medicações, 328
Hipocalcemia, 30
   apresentação clínica, 30
   avaliação diagnóstica, 30
   definição, 30
   etiologia, 30
   tratamento, 30
Hipocalemia, 28
   apresentação clínica, 29
   definição, 28
   etiologia, 28
   tratamento, 29
Hipofosfatemia, 31
   apresentação clínica, 31
   definição, 31
   etiologia, 31
   tratamento, 31

Hipoglicemia, 311
   apresentação clínica, 312
   avaliação, 312
   definição, 312
   distúrbios genéticos
      que se apresentam com, 284
      e diabetes, 307
   estudos de laboratório, 312
   histórico, 312
   persistente de infância, 313
   recém-nascido com
      abordagem ao, 94, 97f
      transitória da infância, 312
   tratamento, 315
Hiponatremia, 26
   apresentação clínica, 27
   definição, 26
   etiologia, 26
   tratamento, 27
Hipotensão, 519
Hipotermia
   critérios para terapia de, 429
   protocolo, 429
Hipotireoidismo, 325
   adquirido, 327
      apresentação clínica, 327
      estudos de laboratório, 327
      tratamento, 327
   congênito, 326
      apresentação clínica, 326
      epidemiologia e etiologia, 326
      estudos de laboratório, 326
      tratamento, 326
   primário, 325
   secundário, 325
Hipotonia infantil
   distúrbios genéticos
      que se apresentam com, 285
      apresentação clínica, 285
      estudos laboratoriais, 285
      etiologia, 285
      tratamento, 286
Hipovolemia, 519
Hipoxemia
   causas adicionais de, 107
   desvio, 107
   achados, 107
   etiologias, 107
   tratamento, 107

pressão parcial inspirada na baixa de
    oxigênio, 107
  exame físico, 106
  múltiplas etiologias, 106
  tratamento, 106
Hipóxia, 121
  apneia com ou sem 518
Hirschsprung
  doença de, *494f*
Humanos
  mordidas por, 45
    microrganismos mais comuns, 45
    tratamento, 45
  Hymenoptera, 46
    picadas por, 46
    profilaxia, 46
    tratamento, 46

I

Icterícia, 300
  avaliação inicial, 302
  bebê com
    abordagem ao, 98
    acompanhamento, 99
    epidemiologia, 98
    histórico e exame físico, 98
    tratamento, 98, 302
  considerações diagnósticas, 301
Íleo
  meconial, *495f*
Imunização
  diretrizes de, 578
Infância
  maus-tratos na, 187
    notificação obrigatória, 187
    reconhecendo e respondendo a, 187
    problemas de abuso, 188
      fraturas, 188
      hematomas, 188
      queimaduras, 192
      trauma abdominal, 193
      trauma craniano abusivo, 192
      suspeita de abuso sexual, 195
      avaliação médica, 196
      suspeita de doença fabricada pelo
        cuidador, 198
Infecções
  associadas a animais, 389
    cão ou gato, 389
    humano, 389

répteis, 389
  do trato urinário 366
  transmitidas por carrapatos, 394
Insônia
  comportamental
    da infância, 4
    apresentação clínica, 4
    tratamento, 4
Insuficiência adrenal, 315
  apresentação clínica, 316
    sinais, 316
    sintomas, 316
  definição, 315
  etiologia, 315
  tratamento, 316
    aguda, 316
    crônica, 316
  triagem e diagnóstico, 316
Insuficiência cardíaca congestiva, 253
  casos comuns, **253t**
  diagnóstico, 253
    apresentação clínica, 253
    estudos diagnósticos, 253
    exame físico, 253
    história, 253
    princípios gerais, 253
  tratamento, 254
Insuficiência hepática aguda, 303
  causa, 303
  diagnóstico, 303
  etiologia, 303
  hepatoxicidade, 303
Insuficiência renal aguda, 462
  definição, 462
  estudos de laboratório, 463
  etiologia, 463
Insulina humana
  preparações de, **306t**
Intestino delgado
  obstrução do, *487f*
Intubação, 108
  preparação, 108
  seleção de medicamentos para, **109t**
  sinais de vias aéreas difíceis, 108
Intussuscepção, 143, *487f*
  definição e classificação, 143
  epidemiologia, 144
  estudos laboratoriais e imagem, 144
  etiologia, 144
  exame físico, 144
  histórico, 144

tratamento, 144
cirurgia, 144
não operatório, 144
recorrência, 145
Investigação das extremidades
por imagens, 496
Investigações abdominais
por imagem, 490
ultrassom, 490
Investigação geniturinária
por imagens, 495
por tomografia computadorizada
e ressonância magnética, 496
ultrassom, 495
uretrocistografia miccional, 495

J
Joelho
fraturas de, 70
doença de Osgood-Schlatter, 71
lesões ligamentosas, 71, **71t**
para dentro, 80
diagnóstico diferencial, 80
frequência, 80

K
Kaufman
avaliação de, 185
Kawasaki
doença de, 454
apresentação clínica, 455
atípica, 455
causa, 454
complicações, 456
diagnóstico, 454
tratamento, 456
Kearns-Sayre
síndrome de, 30

L
Lacerações, 43
características dos fios de suturas, **43t-44t**
Lactentes
dieta normal de, 14
aleitamento materno, 14
alimentação com fórmula infantil, 14
alimentos complementares, 14
envenenamento de, 49
Lâmina
laringoscópica, 110

Laringospasmo, 518
Legg-Calve-Perthes
doença de, 70
Leis federais, 170
Leptospirose, 393
apresentação clínica, 394
epidemiologia, 393
estudos de laboratório, 394
etiologia, 393
tratamento, 394
Lesões metafisárias clássicas, 67
Lesões tipo ventrículo único
crianças com
manejo de, 129
Lesões musculoesqueléticas
nas extremidades superiores, 67
circulação equilibrada, 130
cirurgia, 131
fluxo de sangue pulmonar
insuficiente, 130
fluxo pulmonar excessivo, 130
Leucemia
aguda linfoblástica, 342
apresentação clínica, 342
avaliação de risco, 342
classificação, 343
epidemiologia, 342
tratamento, 343
mieloblástica aguda, 343
avaliação de risco, 343
classificação, 343
marcadores de superfície para, **343t**
tratamento, 344
Linfadenite, **407t**
etiologias, **407t**
terapia, **407t**
Linfomas
de Hodgkin, 345
apresentação clínica, 345
características, 345
diagnóstico, 346
epidemiologia, 345
tratamento, 346
não Hodgkin, 344
apresentação clínica, 344
classificação, **344t**
diagnóstico, 345
frequência, 344
tratamento, 345

Linguagem
  desenvolvimento e transtornos da, 171
  componentes da, **172t**
  expressiva, 174
  marcos no, **173t**
  misto, 174
  pragmática, 175
  receptiva, 174
Loratadina
  na rinite alérgica, **203t**
Lúpus eritematoso sistêmico, 449
  complicações, 450
  critérios de classificação, **450t**
  definição, 449
  diagnóstico, 449
  epidemiologia, 449
  estudos de laboratório, 449
  tratamento, 449
Lúpus neonatal, 451
  manifestações clínicas, 451
  sinais e sintomas, 451
  tratamento, 451
Luz ultravioleta, 209

M
Malassezia sympodialis, 208
Malformações e características
  dismórficas, 278
  avaliação, 278
  definições e epidemiologia, 278
  diagnóstico, 278
  etiologia, 278
  transtornos genéticos encontrados,
    279t-281t
Mamíferos
  mordidas por, 45
  microrganismos mais comuns, 45
  profilaxia antitetânica, **45t**
  tratamento, 46
Mãos
  fraturas nas, 69
  de boxeador, 69
    avaliação, 69
    tratamento, 69
  escafoide, 69
    características, 69
    tratamento, 69
Má rotação, 139
  cirurgia, 140
  complicações, 140

definição e anatomia, 139
epidemiologia, 139
estudos laboratoriais e imagem, 140
etiologia, 139
exame físico, 139
histórico, 139
Marcas de nascença, 259
  aplasia da cútis congênita, 262
  hemangioma, 262
  mancha em vinho do porto, 262
  mancha salmão, 262
  manchas café com leite, 260
  manchas mongólicas, 259, **260f**
  nevo melanocítico congênito, 260
  nevo sebáceo, 260, **261f**
Marfan
  síndrome de, **280t**
Maus-tratos
  na infância, 187
Medicina nuclear, 502
  exames de, 502
  varredura de Meckel, 502
  varredura óssea, 502
  varredura renal, 502
Medroxiprogesterona, **160t**
Medula espinal
  compressão da, 340, 416
  avaliação, 340
  sinais, 416
  sintomas, 340
  tratamento, 340, 416
Melanose pustular neonatal
  transitória, 256
  ocorrência, 256
  sintomas, 256
Meningite, 369
  acompanhamento, 372
  apresentação clínica, 369
  sinais e sintomas, 369
  estudos de laboratório, 370
  diagnóstico, 370
  etiologias comuns, **371t**
  exame físico, 369
  tratamento, 371
  duração do, **372t**
Metabolismo
  erros inatos do
    descompensação metabólica como
      apresentação de, 283
    apresentação clínica, 283

exames laboratoriais, 283
tratamento, 283
Metformina, 306
Métodos contraceptivos, **159t-161t**
  efeitos adversos, **159t**
  mecanismo de ação, **159t**
  taxa de fracasso, **159t**
Mielite transversa, 420
Milia, 256
  sintomas, 256
  tratamento, 256
Miliária, 259
  definição, 259
  tipos de, 259
  tratamento, 259
Micção, 7
  princípios gerais, 7
  enurese, 7
Milnirona, **119t**
Molusco contagioso, 275, 276f
  causa, 275
  definição, 275
  tratamento, 275
Mononucleose infecciosa, 373
  apresentação clínica, 373
  sinais e sintomas, 373
  epidemiologia, 373
  estudos de laboratório, 374
  etiologia, 373
  tratamento, 374
Mordidas, 45
  aranhas, 46
  humanos, 45
  hymenoptera, 46
  mamíferos, 45
  profilaxia, 45
  antitetânica, **45t**
Morte cerebral, 124
  definição, 124
  diagnóstico, 124
  exame, 124
Murmúrio cardíaco
  características, **249t, 251t-252t**
  diagnóstico, 248
  apresentação clínica, 248
  exame físico, 248
  história, 248
  princípios gerais, 248
  recém-nascido com
    abordagem ao, 85
  tratamento, 249

N

Necrose
  da gordura subcutânea, 259
  início, 259
Neonatologia, 82
  abordagem ao recém-nascido
    com alimentação ruim, 93
    com alto potássio no soro, 100
    com apneia e bradicardia, 89
    com aspirado pré-gavagem, 92
    com dificuldades respiratórias, 82
    com hipoglicemia, 94
    com icterícia, 98
    com murmúrio cardíaco, 85
    com pressão sanguínea alta, 101
    com resultado de análise de gás no
      sangue inaceitável, 90
    que não urinou, 97
  requisitos nutricionais dos recém-nascidos,
    102
  retinopatia da prematuridade, 103
Neuroblastoma, 346, *491f*
  apresentação clínica, 346
  definição, 346
  diagnóstico, 346, 347
  tratamento, 347
Neuroimagem, 500
  Doppler, 500
  ultrassom neonatal, 500
Neutropenia
  febre e, 337
  princípios gerais, 337
  avaliação laboratorial, 337
    diagnóstico diferencial, 337
    tratamento, 337
Nevo
  melanocítico congênito, 260, *261f*
    descrição, 260
    lesões, 260
    tamanho, 260
    sebáceo, 260, *261f*
    definição, 260
    localização, 260
    tratamento, 261
Nexplanon, **159t**
NHLBI, 218
  Abordagem Gradual para Manejo da Asma
    do, 218
Niemann Pick, **290t**

Nomograma, 58f
Noonan
  síndrome de, 280t
Norepinefrina, 119t
Norwood
  cirurgia, 131
Nutrição
  enteral
    infantil comum, 15t

O

Obesidade, 18
  avaliação, 18
  tratamento, 18
Obstrução intestinal
  no recém-nascido, 93
Oligúria
  no recém-nascido, 97
    diagnóstico e tratamento, 97
    etiologia, 97
Olopatadina
  na conjuntivite alérgica, 206t
Ombro
  deslocamento do, 67
OMIM, 291
Oncologia, 337
  emergências em, 338
Ortopedia básica, 63
  avaliação de uma criança
    com claudicação, 73
  doenças musculoesqueléticas de
    desenvolvimento, 76
  etiologias infecciosas, 74
  lesões musculoesqueléticas
    nas extremidades superiores, 67
  trauma musculoesquelético, 63
Osgood-Schlatter
  doença de, 71
Osteomielite, 75, 406t, 497f
  administração, 76
  antecedentes, 75
  apresentação clínica, 75
  avaliação, 76
Osteossarcoma, 347
  apresentação clínica, 347
  definição, 347
  diagnóstico, 347
  epidemiologia, 347
  tratamento, 347

Otite média
  aguda, 362
  apresentações clínicas, 362
  epidemiologia e etiologia, 362
  tratamento, 362
Ottawa
  regras de, 72
  para tornozelo e pé, 72

P

Paciente
  segurança do
    e melhora da qualidade, 521, 524
    comunicação escrita, 522
    lista oficial
      de "não usar", 523t
    papel do residente, 522
    transferências e registros, 521
Parede abdominal
  defeitos na, 135
    definição e anatomia, 135
    epidemiologia, 135
    etiologia, 135
    histórico e exame físico, 135
    imagem, 136
    resultados e complicações, 136
    tratamento, 136
Pavilizumabe
  profilaxia com, 364t
Pediatria
  comportamental e do desenvolvimento,
    169
  da fala e da linguagem, 171
  intervenções e defesa, 170
  princípios fundamentais, 169
  testes psicoeducacionais, 184
  transtorno de déficit de
    atenção/hiperatividade, 175
  transtornos de ansiedade, 176
  transtornos de aprendizagem, 170
  transtornos do comportamento
    disruptivo, 182
  transtornos do espectro autista, 178
  variações, 172
Pediculose pubiana, 155t
  características, 155t
  terapia, 155t
Penicilinas, 230
Perfusão cerebral
  pressão da, 121

Perímetro cefálico, 13
  de bebês nascidos a termo, 13
Pernas
  tortas, 79
    diagnóstico diferencial, 79
    fatores de risco, 79
    tipos, 79
Pés
  para dentro
    tipos de, **80t**
Pesadelos, 4
  apresentação clínica, 4
  avaliação diagnóstica, 4
  tratamento, 5
Peso
  do recém-nascido, 13
Pneumonia, 365
  apresentação clínica, 365
  exame físico, 365
  sintomas, 365
  epidemiologia, 365
  estudos laboratoriais e de imagem, 365
  etiologia, 365
  tratamento e prevenção, 366
Pneumotórax, 483, **484f**
Prader-Willi
  síndrome de, **280t**
Pressão intracraniana
  aumentada, 120
Priapismo, 352
  definição, 352
Propofol, **109t**
Proprionato
  de fluticasona
    na rinite alérgica, **204t**
Proteinúria, 464
  definição, 464
  diagnóstico diferencial, 466
  epidemiologia, 464
  estudos de laboratório, 465
  exame físico, 465
  história, 464
  indicações para biópsia renal, 466
  investigações por imagem, 466
  tratamento, 467
Psitacose, 392
  apresentação clínica, 393
  epidemiologia, 392
  estudos de laboratório, 393

etiologia, 392
tratamento, 393
Puberdade atrasada, 335
  definição, 335
  diagnóstico, 336
  etiologia, 335
  tratamento, 336
Puberdade precoce, 334
  definição, 334
  diagnóstico, 334
    imagem, 334
    teste inicial, 334
  etiologia, 334
  tratamento, 334
Punção lombar, 618
  complicações, 619
  contraindicações, 618
  indicações, 618
  procedimento, 619
Púrpura de Henoch-Schölein, 452
Púrpura trombocitopênica idiopática, 358
  tratamento, 358

Q

Quadris
  displasia de desenvolvimento dos, 76
Queimaduras, 41
  classificação, 41
  diagnóstico e tratamento, 41
  e abuso infantil, 192
Questões BMT, 341
  doença do enxerto *versus* hospedeiro, 342
  gerenciamento de líquidos, 342
  infecção, 342
  síndrome obstrutiva sinusoidal, 341
  vacinação, 342

R

Rabdomiossarcoma, 347
  apresentação clínica, 347
  definição, 347
  diagnóstico, 347
  tratamento, 347
Radiografia
  abdominal, 486
    avaliação de pneumoperitônio, 488
    avaliação de tubos e linhas, 489
    avaliação do padrão de gás intestinal, 486
Radiologia, 476
  de intervenção, 502
    biópsia com agulha, 503

drenagem de abscesso, 503
nefrostomias percutâneas, 503
do tórax, 481
   avaliação de infiltrados, 482
   da Unidade de Terapia Intensiva
      Neonatal, 483
   verificação de ar livre, 483
   verificação de corpo estranho, 485
   solicitação de, 476
   considerações
      situações gastrointestinais, **477t**
      imagens recomendadas, **478t**
      situações
         não gastrointestinais, **479t-480t**
   sobre contraste gastrointestinal, 476
   sobre contraste intravenoso, 481
   sobre investigações por imagens de
      ressonância magnética, **481t**
   sobre radiação, 476
   sobre segurança, 476
Raiva, 389
   apresentação clínica, 389
   sintomas, 389
   epidemiologia, 389
   estudos de laboratório, 390
   tratamento, 390
Reanimação cardiopulmonar, 33
   etiologia, 34
   técnicas básicas
      de suporte de vida pediátrico, **34t**
   tratamento, 34
Recém-nascido(s)
   altura, 13
   com alimentação ruim, 93
      apresentação clínica e exame físico, 93
      diagnóstico e tratamento, 94
   com alto potássio no soro, 100
      tratamento, 100
   com apneia e bradicardia, 89
      diagnóstico diferencial, 89
      com aspirado pré-gavagem, 92
      diagnóstico e tratamento, 92
   com dificuldades respiratórias, 82
      estudos laboratoriais e de imagem, 82
      etiologia, 82
      exame físico, 82
      hipertensão pulmonar, 85
      histórico, 82
      tratamento, 83

com doença cardíaca, 241
   diagnóstico, 241
   apresentação clínica e história, 241,
      242t
   estudos diagnósticos, 243
   exame de imagem, 243
   exame físico, 242
   princípios gerais, 241
   tratamento, 243
com hipoglicemia, 94
com icterícia, 98
   acompanhamento, 99
   epidemiologia, 98
   histórico e exame físico, 98
   tratamento, 98
com murmúrio cardíaco, 85
   diagnóstico diferencial, 86
   diagnósticos clínicos, 88
   etiologia, 86
   tubo endotraqueal, **85t**
com pressão sanguínea alta, 101
   etiologia, 101
   exame físico, 101
   histórico, 101
   tratamento, 102
com resultado de análise de gás no sangue
   inaceitável, 90
   etiologia e tratamento, 91
   imagem, 91
perímetro cefálico dos, 13
peso de, 13
prematuros, 13
que não urinou, 87
   definição, 97
   diagnóstico e tratamento, 97
   etiologia, 97
   requisitos nutricionais dos, 102
   retinopatia da prematuridade, 103
   triagem do, 282
Refluxo fisiológico, 17
   apresentação clínica, 17
   tratamento, 17
Regras de Ottawa, 72
Ressonância magnética, 373
   investigação por imagens, 485
Retinoblastoma, 348
   hereditário variante, 348
   histórico, 348
   tratamento, 348

variante não hereditária, 348
  histórico, 348
  tratamento, 348
Retinopatia da prematuridade, 103
  classificação, 104, **104t**
  definição, 104
  exame, 104
  tratamento, 105
Rett
  síndrome de, **280t**
Reumatologia
  medicamentos comuns usados em, **445t**
    agentes biológicos, **446t**
    agentes citotóxicos, **445t**
    corticosteroides, **445t**
    imunossupressores, **445t**
Rinite alérgica, 201
  avaliação, 202
  definição, 201
  exame físico, 201
  fisiopatologia, 201
  história, 201
  tratamento, 202
    farmacoterapia, 202
    medicações usadas, **203t-204t**
Rocurônio, **109t**
Rubéola, 380
  apresentação clínica, 380
  sinais e sintomas, 380
  estudos de laboratório, 380
  tratamento e prevenção, 380

S
Salmão
  mancha, 262
  lesões, 262
  tipo, 262
Salter-Harris
  fraturas de, **64t**
Sangramento
  pesquisa para, 355
  testes, **355t**
  uterino anormal, 157
    definição e etiologia, 157
    diagnóstico, 158
    estudos laboratoriais, 158
    exame físico, 157
    histórico, 157
    tratamento, 158

Sarcoma de Ewing, 347
  apresentação clínica, 348
  definição, 347
  diagnóstico, 348
  tratamento, 348
Sarna, **155t**
  características, **155t**
  terapia, **155t**
Saúde oral, 8
  cáries dentárias, 9
    precoces, 9
  desenvolvimento dentário, 8
  higiene dental, 9
Sedação, 504
  avaliação pré-sedação, 507
  história, 507
  definições, 505
  drogas de emergência, **516t**
  e analgesia
    medicamentos para, **513t**
      analgésicos, **514t**
      sedativos hipnóticos, **513t**
    eletiva, **517t**
    estágios de, 505
    recuperação, 505
  lista de verificação para, 517
  objetivos da, 504
  para procedimentos em crianças, 47
  problemas de alto risco, 509
  reações adversas durante a, 518
    obstrução da
      via respiratória superior, 518
  sistemas de classificação, 508
  triagem para doença aguda, 510
Sequestro esplênico
  agudo, 350
  avaliação laboratorial, 350
  monitoramento, 350
  tratamento, 350
Sever
  doença de, 73
  exames, 73
  tratamento, 73
Sífilis, **152t**, 383
  apresentação clínica, 383
  sinais e sintomas, 383
  características, **152t**
  estudos de laboratório e de imagem, 383
  terapia, **152t**
  transmissão, 383

tratamento e prevenção, 383
Síncope, 245
　definição, 245
　diagnóstico, 245
　apresentação clínica, 245
　história, 245
　epidemiologia, 245
　etiologia, 245
　situações comuns para, **246t**
　　exame físico, 246
　　sinais de alerta, **246t**
　　testes diagnósticos, 246
　tratamento, 247
　　comportamental, 247
　　encaminhamentos, 248
　　medicações, 247
Síndrome
　da enterocolite induzida por proteína alimentar, 227
　da veia cava superior, 338
　　apresentação clínica, 338
　　diagnóstico diferencial, 338
　　tratamento, 338
　de alergia oral, 227
　de compartimento, 65
　de dor crônica, 457
　　apresentação clínica, 457
　　diagnóstico, 457
　　tratamento, 457
　de febre periódicas, 456
　　apresentação clínica, 457
　　complicações, 457
　　diagnóstico, 457
　　tratamento, 457
　de Guillain-Barré, 419
　　tratamento, 420
　de lise tumoral, 340
　　estudos laboratoriais, 341
　　fatores de risco, 340
　　tratamento, 341
　de Stevens-Johnson, 277
　　lesões, 277
　　superfície corporal afetada, 277
　　tratamento, 277
　do hormônio antidiurético inapropriado, 324
　　apresentação clínica, 325
　　etiologia, 325
　　tratamento, 325
　　　nefrogênico, 325
　　　resposta trifásica, 325
　nefrótica, 467
　　classificação, 467
　　complicações, **468t**
　　definição, 467
　　epidemiologia, 467
　　incidência, **467t**
　　indicações para biópsia, 468
　　tratamento, 467
　obstrutiva sinusoidal, 341
　　apresentação clínica, 341
　　fatores de risco, 341
　　tratamento, 341
　torácica aguda, 349
　　avaliação laboratorial, 349
　　definição, 349
　　tratamento, 349
Sinovite transitória, 76
　administração, 76
　apresentação, 76
　avaliação, 76
Sintomatologia hepática
　distúrbios genéticos
　　que se apresentam com, 287
　　características clínicas, **288t-291t**
　　diagnóstico e avaliação, 287
　　tratamento, 291
Sinusite
　aguda, **406t**
Sonambulismo, 5
　apresentação clínica, 5
　avaliação diagnóstica, 5
　tratamento, 5
Sono
　princípios gerais, 1
　duração do, 1
　problemas comuns, 4
　　insônia comportamental na infância, 4
　　pesadelos, 4
　　sonambulismo, 5
　　terrores noturnos, 4
Sotos
　síndrome de, **281t**
Stanford-Binet
　teste, 185
Substâncias recreacionais ilícitas, 58
Succinilcolina, **109t**
Suicídio
　nos adolescentes, 165
　　epidemiologia, 165
　　tratamento, 165

Sulfonamidas, 230
Suporte básico de vida, 34
Suporte respiratório
  estratégia para prover, 113
  invasivo, 108
    indicações, 108
  não invasivo, 107
  mecânico, 107
    indicações, 108
    desvantagens, 108
    vantagens, 108
Sutura, 621
  informações gerais, 621
  procedimento, 621
Swan-Ganz
  cateterismo de, 130

T

Tampão cervical, **161t**
Tecido mole
  abscesso no, 147
Terrores noturnos, 4
  apresentação clínica, 4
  avaliação diagnóstica, 4
  tratamento, 4
Teste(s)
  de chumbo e toxicidade, 9
    anamnese, 10
    avaliar a presença de fatores de risco, 10
    avaliação e controle de BLL elevado, **11t**
    definições, 9
    epidemiologia, 9
    exame físico, 10
    exames laboratoriais, 10
    tratamento, 10
    triagem para exposição no chumbo, 10
    psicoeducacionais, 184
    de inteligência, 184
Tíneas, 272, 273f
  apresentação clínica, 273
  diagnóstico, 272
  frequência, 272
  transmissão, 272
  tratamento, 273
Tomografia computadorizada
  investigação por imagens de, 485
Tópicos comuns, 1
  cólica, 5
  consultas de supervisão de saúde, 1

desenvolvimento, 1
disciplina, 8
evacuação, 5
micção, 7
saúde oral, 8
sono, 1
teste de chumbo e toxicidade, 9
vacinações, 8
Tórax
  radiografia do, 481
    avaliação de infiltrados, 482
    na Unidade de Terapia Intensiva Neonatal, 483
    verificação de ar livre no, 483
    verificação de corpo estranho, 485
Tornozelo
  entorse do, 72
    classificação, 72
    regras de Ottawa, 72
    tratamento, 72
Toxoplasmose, 379
  apresentação clínica, 379
    sinais e sintomas, 379
  epidemiologia, 379
  estudos laboratoriais e de imagem, 379
  diagnóstico, 379
  etiologia, 379
  tratamento e prevenção, 380
Transfusão
  princípios de, 359
  concentrado de eritrócitos, 359
  crioprecipitado, 359
  plaquetas, 359
  plasma fresco congelado, 359
  recomendações, **360t-361t**
  reações transfusionais, 359
Transplante
  de medula óssea, 341
Transtornos
  da fala e da linguagem, 171
  de ansiedade, 176
  de aprendizagem, 170
  de conduta, 184
  do comportamento disruptivo, 182
  do espectro autista, 178
  explosivo intermitente, 184
  opositor desafiador, 183
  paroxísticos, 421
    diagnóstico diferencial, 421

Transtorno alimentar compulsivo, 162
  episódios de, 162
  outros, 162
Traqueíte
  bacteriana, 433
    apresentação clínica, 433
    definição, 433
    diagnóstico, 433
    epidemiologia, 433
    etiologia, 433
    fisiopatologia, 433
    tratamento, 434
Trato urinário
  infecção do, 366
    apresentação clínica, 366
    sintomas, 366
    epidemiologia, 366
    estudos laboratoriais e de imagem, 366
    diagnóstico, 366
    ultrassom, 367
    etiologia, 366
    tratamento, 367
Trauma, 36
  abdominal, 146
    definição e anatomia, 146
    epidemiologia, 146
    estudos laboratoriais e imagem, 147
    etiologia, 146
    exame físico, 147
    histórico, 146
    infantil, 193
    tratamento, 147
      cirurgia, 147
      não operatório, 147
  causas, 36
  craniano abusivo, 192
  esplênico, 491f
  exames laboratoriais e imagiológicos, 37
  histórico, 36
  lesão cerebral traumática, 38
    diagnóstico e tratamento, 38
  lesão cervical, 39
    avaliação e tratamento de concussão, 40t
    diagnóstico e tratamento, 39
  musculoesquelético, 63
    administração geral, 63
    avaliação, 63
    fraturas, 63
  pesquisa primária
    e tratamento do paciente vítima de, 36
  pesquisa secundária, 37
  prevenção, 38
  tipos de lesão, 38
Triancinolona
  na rinite alérgica, 204t
Tricomoníase, 153t
  características, 153t
  terapia, 153t
Trombocitopenia, 357
  diagnóstico diferencial, 357
    em crianças mais velhas, 358
    em recém-nascidos, 357
Trombocitose, 358
Tuberculose, 401
  apresentação clínica, 401
    sintomas, 403
  estudos de laboratório, 403
    imagem, 404
  tratamento, 404
Tubo torácico
  e toracocentese, 619
    colocação do, 620
    complicações, 620
    indicações, 619
    procedimento, 620
      descompressão com agulha, 620
Tubos endotraqueais, 110
  tipos de, 110
Tumor
  de Wilms, 346
Turner
  síndrome de, 281t

U

Úmero
  fratura de, 67
  supracondiliana no, 68
  proximal
    fratura do, 67
Urina
  estudos da, 459
  exame físico, 459
  história, 459
  urinálise, 460
Urticária
  e angioedema, 222
    aguda, 222
      avaliação, 223
      etiologia, 222
      tratamento, 222
    crônica, 223
      avaliação, 223

etiologia, 223
tratamento, 224
definição, 222

V

Vacinações, 8
  programa, 8
  riscos e benefícios, 8
Vaginose, 155t
  características, 155t
  terapia, 155t
Vasopressina
  teste de, 324t
Venenos ingeridos
  antídotos, 61
  eliminação de, 60
Ventilação assistida ou suportada, 112
Ventilação espontânea, 112
Ventilação mandatória, 112
Ventilação mecânica, 111
  avaliação da, 115
  falência respiratória refratária à, 116
  modos de, 111
Ventilação não eficiente
  reconhecimento de, 512
Ventilação oscilatória
  de alta frequência, 115
  parâmetros, 115
Ventilação/perfusão
  incompatibilidade de, 106
    causas, 106
    exame físico, 106
    tratamento, 106
Verrugas, 273, 274f
  causas, 273
  classificação, 273
  tratamento, 275
Via respiratória pediátrica
  e posicionamento, 510
    anatomia, 510
    equipamento, medicamentos e pessoal
      para, 511
      disponíveis, 512
      pessoal necessário, 512
    identificação da via respiratória, 511
    técnicas de posicionamento, 511
Via respiratória
  obstrução de, 518
Vias aéreas
  durante e após a intubação, 111
  manejo das, 110, 121

intubação emergencial, 110
ventilação com bolsa-válvula-máscara, 110
pressão média nas, 115
Vinho do porto
  mancha em, 262
  distribuição, 262
  terapia, 262
Vitaminas
  deficiência de, 19
Vômitos, 294
  definições, 294
  na infância, 295
Vírus da imunodeficiência humana, 387
  infecção materna, 387
    acompanhamento sugerido, 388t
    dose de AZT
    em recém-nascidos, 388t
    exposição à hepatite
      B, 389
      C, 389
  exposição de patógenos, 387
  fatores de risco, 387
  transmissão, 387
  tratamento, 387
Vírus da varicela-zóster, 383
  apresentação clínica, 383
  prevenção, 384
  testes de laboratório, 383
  tratamento, 384
Vírus herpes simples
  infecção por, 381
    apresentação clínica, 381
    sinais e sintomas, 381
    epidemiologia, 381
    estudos de laboratório, 382
    etiologia, 381
    prevenção, 382
    tratamento, 382
Von Willebrand
  doença de, 357
    apresentação, 357
    avaliação laboratorial, 357
    tipos, 357
    tratamento, 357

W

Wechsler
  escala, 185
  de inteligência, 185
Williams
  síndrome de, 29, 281t

Wilms
   tumor de, 346
      apresentação, 346
      diagnóstico, 346
      histologia, 346
Wilson
   síndrome de, **281t**

X
Xenônio
   gás, 502
Xerose, 207

Y
Yersinia enterocolitica, 394
Yersiniose, 394
   apresentação clínica, 394
      sintomas, 394
   epidemiologia, 394
   estudos de laboratório, 394
   etiologia, 394
   tratamento, 394

Z
Zidovudina, 387